中國中藥植物圖鑑

Chinese Herbal Drugs Atlas 【第一輯】

攝影・撰文—冼建春

人人出版

編寫說明

《中國中藥植物圖鑑》全套共收集近1200多種中藥植物。

1、按植物學的分類高低分為四冊，第一冊主要包括蕨類植物、裸子植物及被子植物中少量的雙子葉植物；第二、三、四冊是被子植物，其中第二、三冊主要是雙子葉植物，第四冊主要是單子葉植物和少量的雙子葉植物。每一冊約收錄300種中藥植物。

2、每一冊的結構包括：目錄、正文、索引；第一冊正文之前還有總論。

（1）總論：包括常用植物名詞解釋、常見中藥學名詞解釋及常見中藥炮製學。

（2）正文：

按照植物的入藥部位不同，分為：根類藥、莖類藥、皮類藥、葉類藥、花類藥、果類藥、種子類藥、全草類藥八類。每一類藥中的植物又是以其科屬依次描述。

每一種中藥的描述內容大致包括：

1）中藥名：傳統常用中草藥名稱。

2）基源：各種原植物的科名、植物名、拉丁學名及入藥部位。

3）別名：各地常用名稱。

4）原植物：詳細描述植物的形態特徵、植物的生長環境及分布地區。

5）採收：包括藥材的採收時節、採收方法及簡單的加工方法。

6）性味：記述該藥主要的性味和藥性歸經。

7）功用主治：收錄該藥的主要功效及主治症。

8）用法與用量：該藥的使用方法（如內服、外用）、用量（單位用「克」）。

9）宜忌：記載該藥的毒性、配伍、使用禁忌等注意事項。

有些植物因為較少被應用，因此缺乏可供參考的古今文獻，故以上所列的內容可能有部分無法詳述。此外，因同類書籍所參考的文獻資料來源大致相同，所以文字內容可能會有部分相似。

（3）索引：包括中藥名、別名、植物名的中文筆劃索引和中藥植物拉丁學名索引。

鄧序

建春經

因自小受父親、家庭和環境的影響，喜愛中藥，特別是嶺南地區的中草藥。他目睹父輩們用普通中草藥治癒疑難雜症，因此在心中播下「學習中醫中藥，發揚光大中醫中藥」的念頭。當他擁有第一部相機時，第一時間想到的就是拍中藥。在將近二十年的時間裡，他不管因公外出，還是旅遊度假，相機總帶在身邊。當別人在休息、欣賞風光時，他卻扛著相機，尋找植物、觀看植物、拍攝植物。而爲了拍攝某一種藥用植物，不管路途多麼艱難，一定都會千里迢迢特地前往。

他利用多個寒暑假跑遍全中國二十多個省市拍攝中草藥。現在已拍攝了將近二千餘種植物，從中挑選一部分編輯《中國中藥植物圖鑑》一書。在全球提倡自然療法、重視中醫藥的大環境下，編著這類的書籍，無疑是一件好事。

鄧鐵濤

2005.11.15

用相機記錄的中醫藥草圖典鉅著

記得五、六歲的時候，在廣西北海，先父冼平（廣州中醫學院中藥方劑教研室老師）騎著自行車帶我到郊外採藥，其中我印象最深的一種藥是「雞骨香」，淡黃色的葉子，手感粗糙，味道很濃香。這是我認識的第一種中藥，也是我第一次發現肉眼看不到的東西可以借用放大鏡來觀察。雞骨香是嶺南靠近海邊一帶特有的中藥，我家用來製成跌打藥酒、蛇傷藥和胃藥等，療效非常好，當地許多老百姓都喜歡上門索取這些藥物，我們也是樂於相贈，自此之後，我就對中藥產生了興趣。

六0年代，我經常跟著幾位兄長到郊外打柴、打鳥、採集野果和野菜。那時他們已經認得不少藥物，因此我逢草必問、逢樹必看。在廣州中醫學院讀書時，雖然我專攻中醫學，但我最有興趣及投入最多時間的是藥物學，而且院內藥圃是我最喜歡去的地方，周圍的前輩們也都是我最好的老師。

自古以來，學習及認識中藥，大都以「父傳子」、「師傳徒」的方式傳承，歷代幾本本草學專著都有描圖和生態論述，但這已經滿足不了現代人的需要。在八0年代早中期，我利用每年的寒暑假和其他假日，開始到全中國各省拍攝中藥植物的照片。特別是九0年代，我開始負責廣州中醫學院中藥標本中心的工作後，對中草藥的研究和攝影更加投入。校方也特別重視這方面的工作，尤其是中藥學院的黃兆勝、杜同仿、江濱、林輝等上司們，經常派我和其他同事外出學習、拍攝和移植中草藥。此外，中藥鑒定學的劉心純教授是我的前輩、導師，她一直在背後提供我學術方面的支援；中醫藥學術泰斗鄧鐵濤教授對我這個小輩更是呵護有加，不斷鼓勵我在挖掘、整理中藥的道路上一直走下去。

藥用植物的拍攝不同於一般的人物和景物題材，除了要求攝影者對藥用植物有一定的認識和瞭解外，還要準確掌握藥用植物的分布地域和生長時間。拿我們自己總結的話來說，就是「植物不等人」、「只有人等植物」，如果這幾天沒有拍到所需的植物，那你只有等到明年了。所以，爲了拍攝一種藥用植物，得付出不少代價，這是一般人難以體會的。有一年七月，爲了拍攝人參果實紅透的照片（人參果實熟透了會引致老鼠偷吃，並很快掉下來），我和學生從廣州坐了三十多小時的火車到三千公里外的瀋陽，一下火車就立即趕赴兩百里外的目的地，途中不斷更替各種交通工具。當最後終於步行抵達時，已經是煙雨朦朧、略有寒意的鄉村之夜了。

同樣也是在一個炎熱的七月，我在海南拍攝肉豆蔻，剛好成熟肉豆蔻的果實準備裂開。當時的溫度接近攝氏四十度，我打開腳架，在陽光下一站就是兩小時，把果實裂開的過程整個拍了下來。好多年過去了，我一直很喜歡這個肉豆蔻的照片，並把它裝裱後放在辦公室，臺灣一本雜誌也曾用它作爲封面。

我出生於中醫藥家庭、身爲中醫藥工作者，挖掘和整理這幾千年的傳統文化精髓，是我義不容辭的任務。爲此我花去了大部分的積蓄，放棄了不知多少的休息時間和假日，以及與家人一起的天倫之樂，也放棄各種升職的考試機會；因爲我覺得：在高山林海中、在雪山草原裡，有我想要尋找的東西，有我的精神財富，有我的歡樂。書中的每一張照片，是我跑遍各地的汗水結晶，當然還有一群朋友們的支持，他們當中有專家學者，也有工人和農民，在我的心目中，不管他們的社會地位如何，只要懂得一草一木、一方一藥，都是我的老師。

感謝上蒼讓我擁有這份職責、擁有這個機會，可以將中醫藥草的精髓與人們一起分享。儘管其中仍有不盡如人意的地方，但它畢竟是我多年辛勤耕耘的結果，希望讀者在翻閱本書時能夠得到有用的資訊，那麼我也倍感欣慰了！

冼建春

目錄

總論

圖鑑

根類藥

莖類藥

皮類藥

葉類藥

花類藥

果類藥

種子類藥

全草類藥

【總論一】

常用植物名詞解釋

植物形態有多種多樣，在描述中草藥的形態特徵時，常會使用到一些專有名詞，分別介紹如下：

一、一般名稱

喬木——比較高大的樹木，有明顯的主幹及分枝，如樟樹、松樹等。（見圖1）

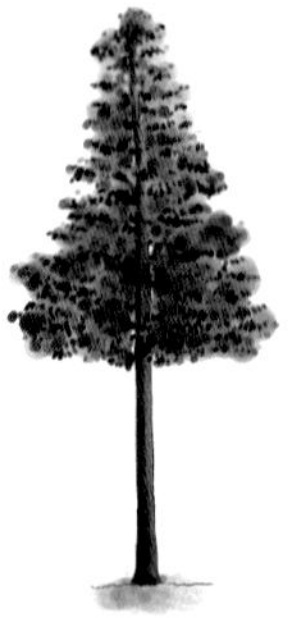

圖1 喬木

灌木——比較矮小的樹木，沒有明顯的主幹，枝條從地面叢生，分枝較多，如算盤子、了哥王等。（見圖2）

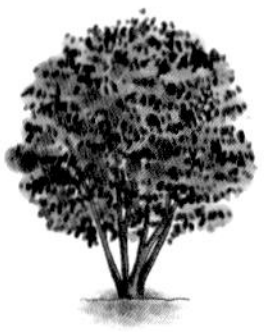

圖2 灌木

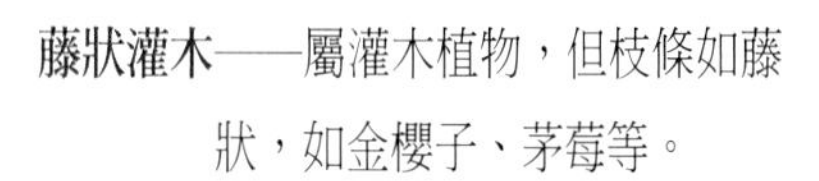

藤狀灌木——屬灌木植物，但枝條如藤狀，如金櫻子、茅莓等。

藤本——莖長，本身不能直立，多匍匐地面或攀援、纏繞其他植物生長。（見圖3-1、圖3-2）

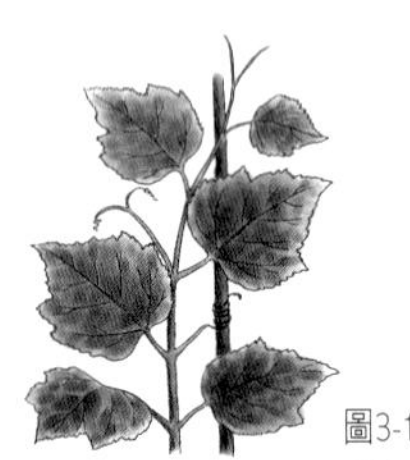

圖3-1 藤本（攀援莖）

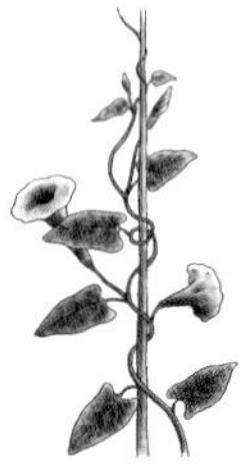

圖3-2 藤本（纏繞莖）

木質藤本——莖較粗大，木質堅硬，如過江龍、雞血藤等。

草質藤本——莖長而細小，草質柔軟，如雞屎藤、百部等。

草本——矮小的草類植物，莖葉較柔軟，莖部木質少，含水分較多。（見圖4）

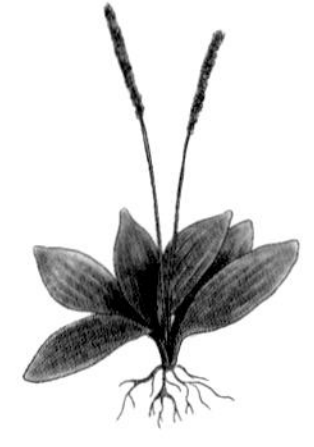

圖4 草本

（1）一年生草本：在一年內開花、結果後即乾枯死亡的草本，如旱蓮草、馬齒莧等。

（2）二年生草本：第一年生根、莖、葉等營養器官，第二年開花、結果後即乾枯死亡的草本，如青蒿、薄荷等。

（3）多年生草本：能活兩年以上的草本植物，如白茅根、崩大碗等。有的多年生草本其地上部分隨氣候條件改變，會枯萎或死亡，但地下部分仍可存活多年，當生長條件適合，再由根部抽出莖葉來，如仙鶴草、人參等。

（4）寄生：以吸根侵入另一植物內吸取養分和水分，全賴其他植物而生活，如桑寄生、槲寄生等。

（5）附生：植物有根，能單獨生活，只是附在他物上，如石仙桃、石葦等。

二、根

用於固定植物體，並可從土壤吸收水分和養分的器官。常見的有下列幾種。

正常根——

（1）主根和側根：植物最初由種子的胚根直接發育來的根，稱為「主根」；當主根生長到一定長度，會從側面生出許多支根，稱為「側根」。（見圖5）

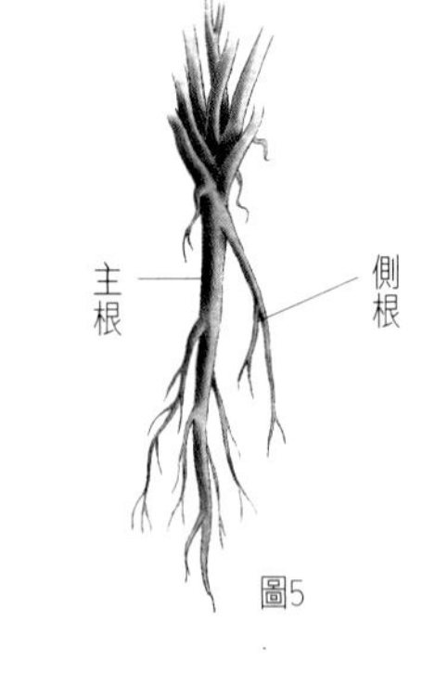

圖5

（2）定根和不定根：凡直接或間接由胚根發育而成的主根及其各級側根稱為「定根」；不是直接或間接來源於胚根，而是從植物莖、葉或其他部位生長出來的根稱為「不定根」。

（3）直根系和鬚根系：一株植物地下部分所有的根總稱為「根系」。凡由明顯而發達的主根及各級側根組成的根系稱為「直根系」，如人參、甘草、桔梗等；主根不發達，或早期死亡，由莖的基部節上生出許多大小、長短相似的不定根根系，稱為「鬚根系」，如水稻、小麥、百合等。（見圖6）

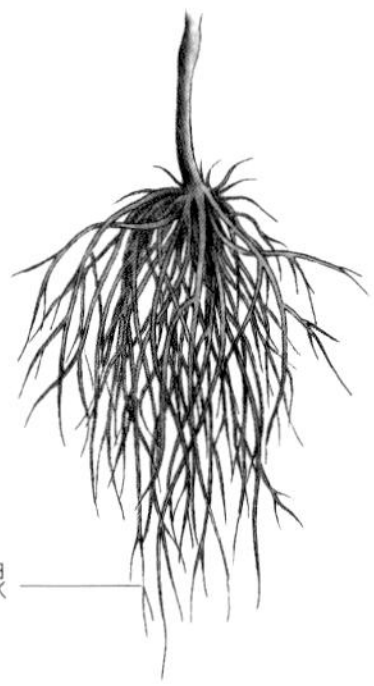

圖6 鬚根

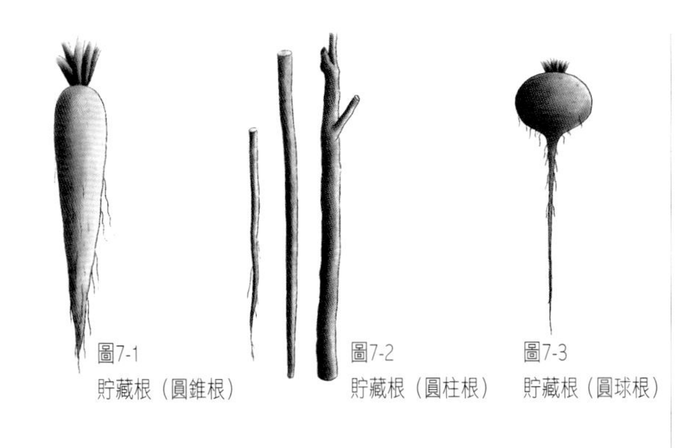

圖7-1
貯藏根（圓錐根）

圖7-2
貯藏根（圓柱根）

圖7-3
貯藏根（圓球根）

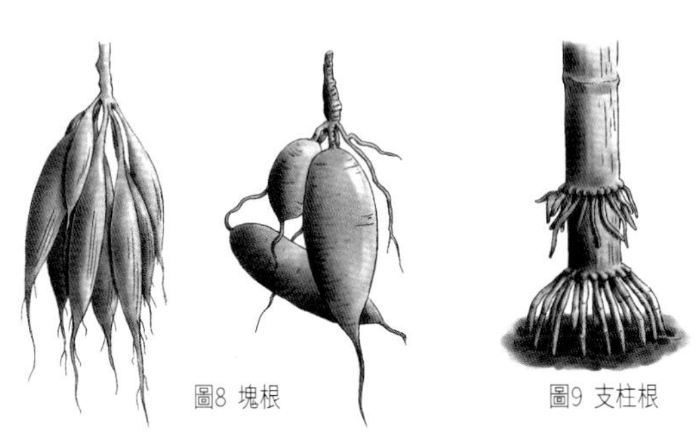

圖8 塊根

圖9 支柱根

變態根——

（1）貯藏根：因貯藏營養物質而成肉質肥大狀的根，可分為「肉質直根」和「塊根」，前者由主根發育而成，一株植物只有一個（見圖7-1、7-2、7-3）；後者由側根或不定根肥大而成。（見圖8）

（2）支柱根：在靠近泥土的莖上產生，並深入土中以增強支撐莖幹作用的不定根，如玉米、薏苡、甘蔗等。（見圖9）

（3）攀援根：從地上莖生出，使植物能攀附於他物上的不定根，如常春藤、薜荔、絡石等。（見圖10）

圖10 攀援根

（4）氣生根：從莖上長出、不入土中而暴露於空氣中的不定根，如榕樹、吊蘭、石斛等。（見圖11）

圖11 氣生根

（5）呼吸根：部分垂直向上生長，暴露於空氣中進行呼吸的根，如水松、紅樹等湖沼或熱帶海灘植物。（見圖12）

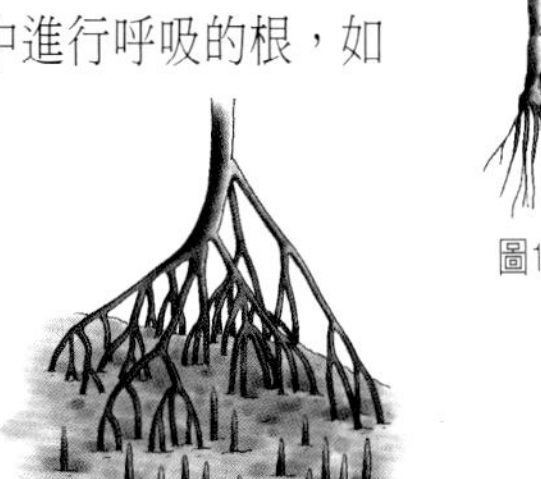

圖12 呼吸根

（6）水生根：水生植物的根呈鬚狀垂直生於水中，纖細柔軟，如浮萍、菱、睡蓮等。（見圖13）

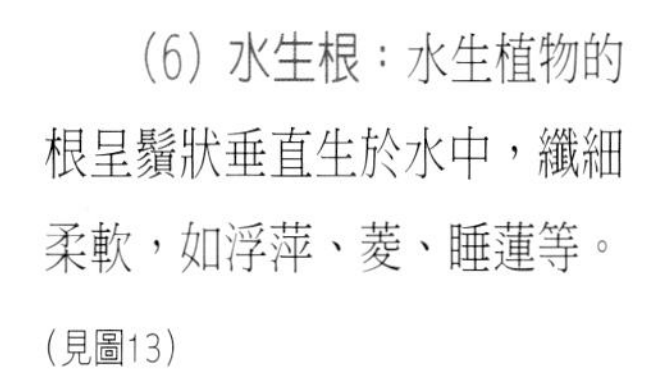

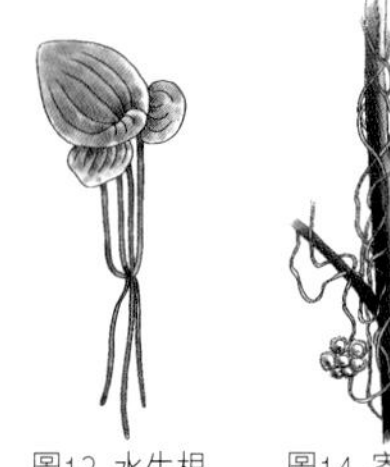

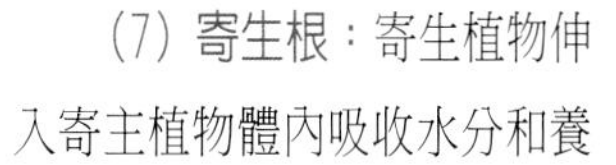

圖13 水生根　圖14 寄生根

（7）寄生根：寄生植物伸入寄主植物體內吸收水分和養分的不定根稱為「寄生根」，如菟絲子、列當等。（見圖14）

三、莖

植物下接根部，上承枝葉的部分，負責植物的支撐和養分輸導作用。

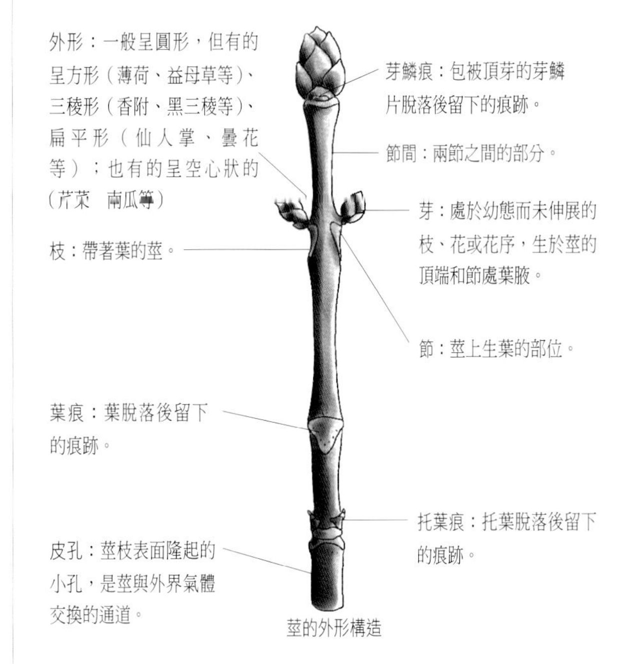

莖的外形構造

莖的分枝：常見的有四種

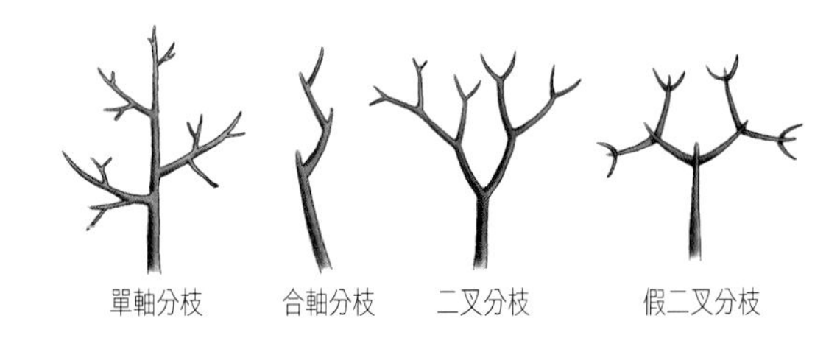

基本形態——

正常莖的類型——

（1）木質莖：質地堅硬、木質部發達的莖，如喬木、灌木、木質藤本等植物。（見圖1、2）

（2）草質莖：質地較柔軟、木質部不發達的莖，如草本、草質藤本等植物。（見圖4）

(3) 肉質莖：質地柔軟多汁，肉質肥厚的莖，如蘆薈、景天、仙人掌等。

(4) 直立莖：垂直地面生長的莖，如松、杉等。

(5) 匍匐莖：沿地生長的莖，莖的每節上有芽和不定根，如透骨消、崩大碗等；若莖上不生芽和不定根則稱為平臥莖，如小飛揚、鵝不食草等。

(6) 纏繞莖：不能直立，必須纏繞他物才能上升的莖，如雞屎藤、黃藥子等。(見圖3-2)

(7) 攀援莖：不能直立，而要攀援他物才能上升的莖。攀援莖上生有捲鬚（如蛇葡萄）、吸盤（如爬牆虎）等攀援構造。(見圖3-1)

變態莖的類型——

(1) 根狀莖：形如根，但有明顯的節與節間，節上可生出地上的枝和芽，向下可形成不定根，如茅根、三白草等。(見圖15)

(2) 塊莖：短而肥大的地下莖，莖上有明顯的節與節間之分，頂端有芽，節上有幹膜狀小鱗葉，如半夏、薑黃等。(見圖16)

(3) 鱗莖：有肥厚多汁的鱗葉片包圍或不包圍的縮短地下莖，如百合。(見圖17)

(4) 球莖：肉質肥大呈球狀或扁球狀的地下莖。(見圖18)

(5) 葉狀莖：植物部分莖枝變成綠色扁平葉狀，代替葉的作用，如仙人掌、竹節蓼、天門冬等。(見圖19)

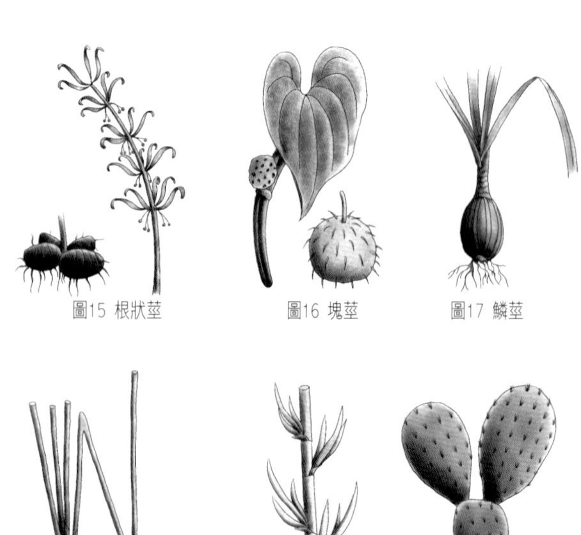

圖15 根狀莖　圖16 塊莖　圖17 鱗莖

圖18 球莖　圖19 葉狀莖

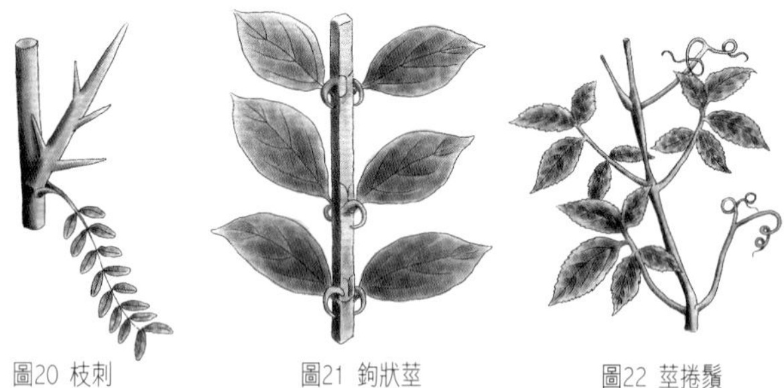

圖20 枝刺　圖21 鉤狀莖　圖22 莖捲鬚

(6) 枝刺：莖變為刺，常粗短堅硬，具保護作用，如山楂、酸橙、皂莢等。(見圖20)

(7) 鉤狀莖：由莖的側軸變態彎曲呈鉤狀，硬而無分枝，位於葉腋，如鉤藤。(見圖21)

(8) 莖捲鬚：莖變為捲鬚狀，柔軟常有分枝，用於攀援或纏繞他物向上生長，如葡萄、絲瓜、栝樓等。(見圖22)

(9) 小塊莖和小鱗莖：前者由植物腋芽形成的小塊莖，如零余子、黃藥子等；後者由花芽或腋芽形成的小鱗莖，如大蒜、洋蔥等。

四、葉

植物製造養分和蒸發水分的主要器官。

葉的組成——

完全的葉是由葉片、葉柄和一對托葉組成。因厚薄的不同而有「革質葉」，葉片稍厚而硬，如樟樹葉、榕樹葉等；「紙質葉」，葉片稍薄而軟，如蛇葡萄葉、桑葉等；「膜質葉」，葉片很薄嫩易碎，如白花蛇舌草葉、海南金不換葉等。

葉片：多數為葉的扁闊部分，但亦有針狀的。
葉鞘：葉片基部擴大或葉柄形成鞘狀而包圍莖的部分。
托葉：是生長於葉柄的附屬物，形態有小葉狀、鱗片狀、鞘狀、盾狀等。如葉下珠的托葉呈盾狀，火炭母草的托葉呈鞘狀。
葉柄：葉片下部的柄，其基部著生於莖上。
葉腋：葉柄與莖枝連接上方的叉窩。

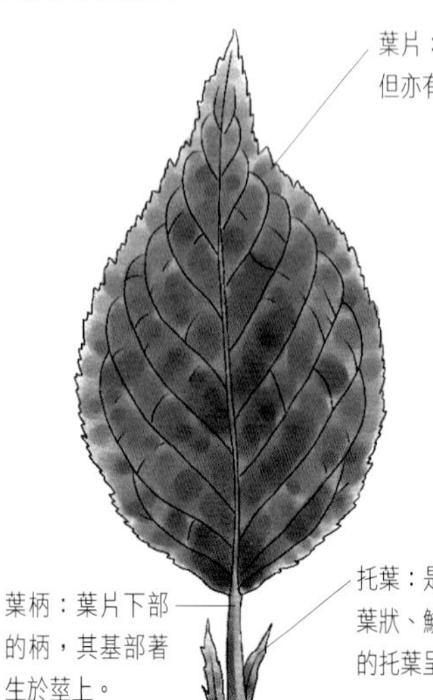

葉形——葉片的形狀。

(1) 葉片的全形

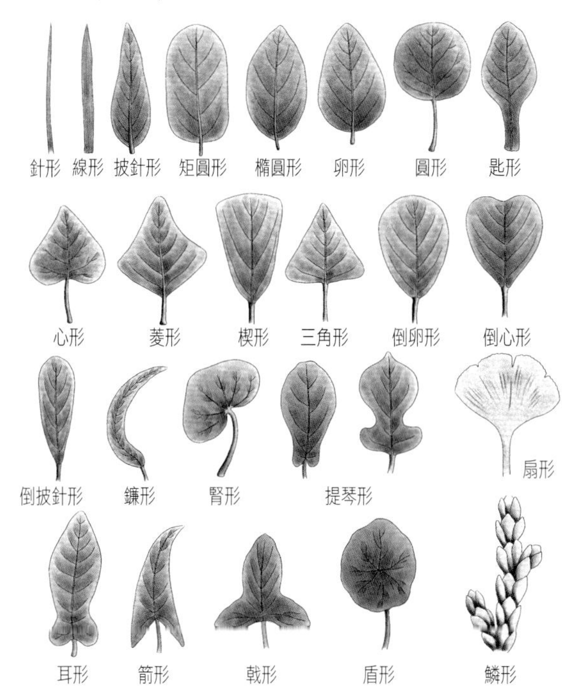

(2) 葉尖的形態

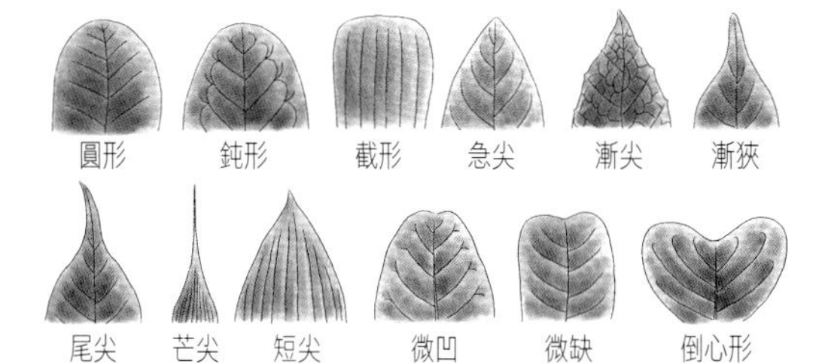

(3) 葉緣的形狀

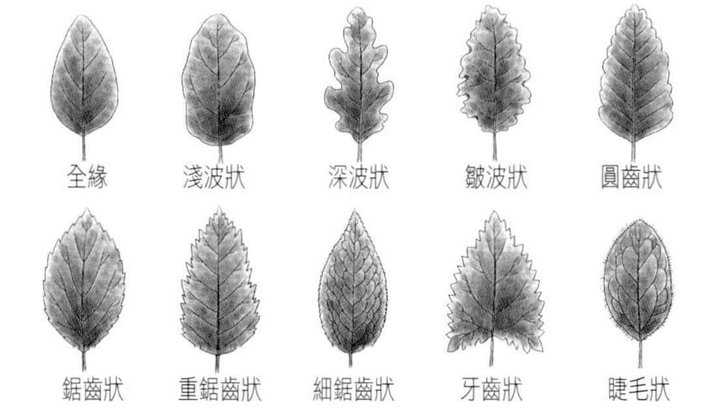

(4) 葉片基部的形狀

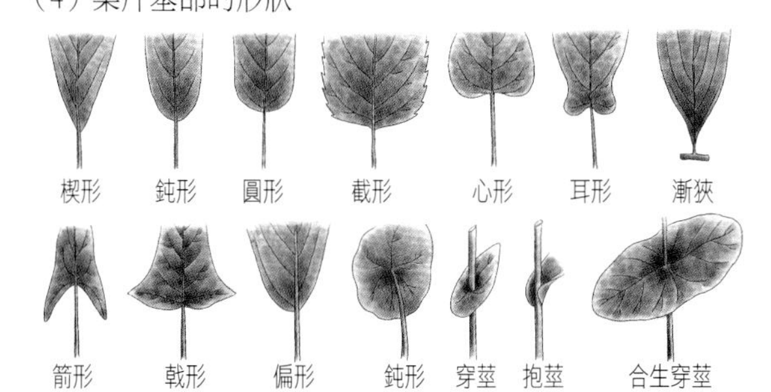

葉脈——葉片上的脈紋。從葉柄發出直到葉尖的脈，稱「主脈」或「中脈」；主脈兩側的小脈，稱「側脈」。常見的葉脈排列方式和位置有下列幾種。(見圖23)

圖23-1 平行脈序

圖23-2 弧形脈序

叉狀脈序

圖23-3 弧形脈序

葉序——即葉在莖、枝上著生的形式。常見的有下列幾種。(見圖24)

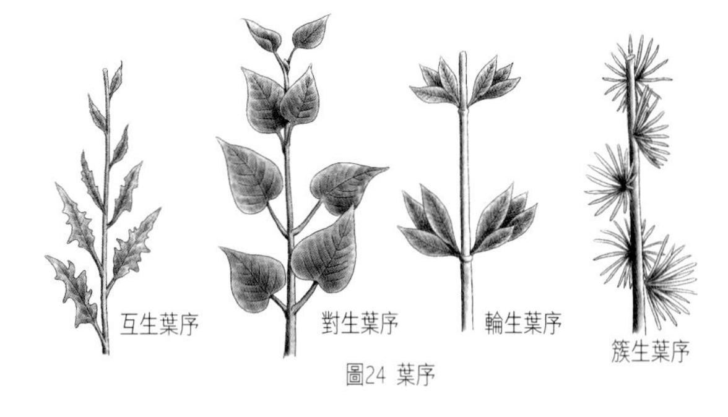

圖24 葉序

單葉——一個葉柄上只著生一片葉片的稱為單葉。

複葉——一條總葉柄上生兩片葉以上的叫複葉，複葉中的每一片葉稱「小葉」，按小葉排列形式和小葉數目而有不同的名稱。(見圖25)

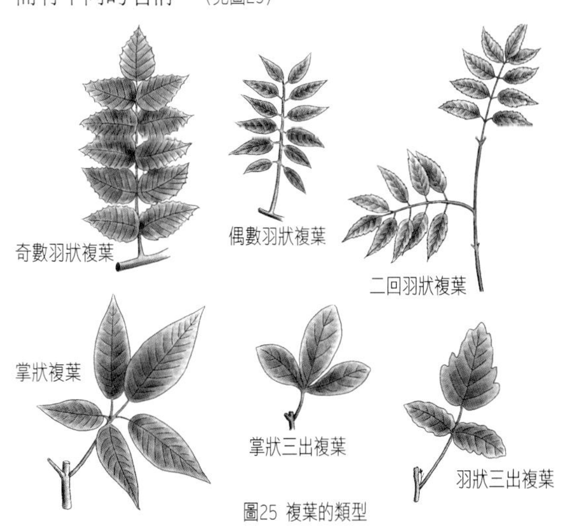

圖25 複葉的類型

葉片的分裂——（見圖26）

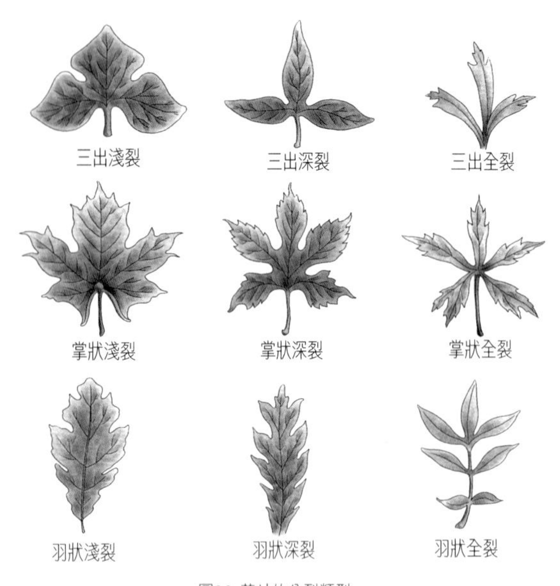

圖26 葉片的分裂類型

變態葉——

(1) 苞片：生於花或花序下的變態葉，如天南星科植物花序的總苞片（習稱佛焰苞）、菊科花序的苞片等。

(2) 鱗片：特化或退化成鱗片狀的變態葉，如百合、洋蔥等鱗莖上的鱗葉，麻黃的葉等。

(3) 葉刺：葉片或托葉變態成刺狀，具有保護作用或適應乾旱環境，如小檗、仙人掌、酸棗、紅花等的刺。

(4) 葉捲鬚：葉或托葉全部或部分變成捲鬚，藉以攀援他物，如豌豆的捲鬚、菝葜的捲鬚。

(5) 根狀葉：水生植物浸於水中的葉細裂變態成細鬚根狀，以吸收養分、水分，如槐葉萍、金魚藻等。

(6) 捕蟲葉：捕蟲植物的葉常變態成盤狀、瓶狀或囊狀以利捕食昆蟲，如茅膏菜、豬籠草等。

葉片表面性狀——葉的表面常有附屬而呈各種表面特徵，常見的有：光滑的（如枸骨葉）、被粉的（粉防己）、粗糙的（紫草）、被毛的（毛地黃）等。

異形葉性——同一植物上具有不同形狀葉的特性，如藍桉、小檗等。

五、花

種子植物的繁殖器官。

凡是具備花萼、花冠、雄蕊、雌蕊四部分的花，屬於「完全花」，如桃、桔梗等；凡是不全的花，則是「不完全花」，如南瓜、桑、柳等。

花的構造——

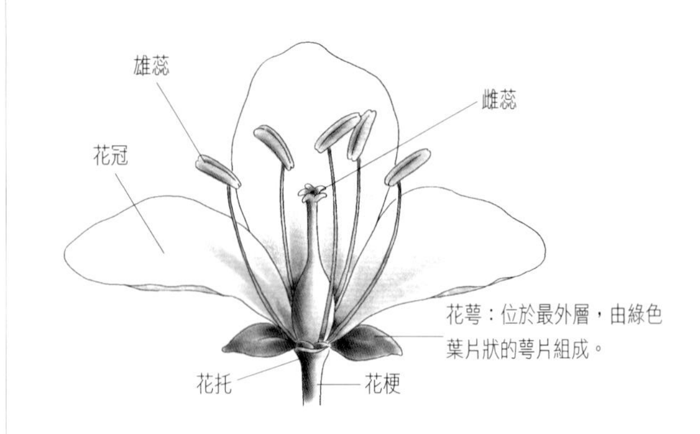

花冠的類型——

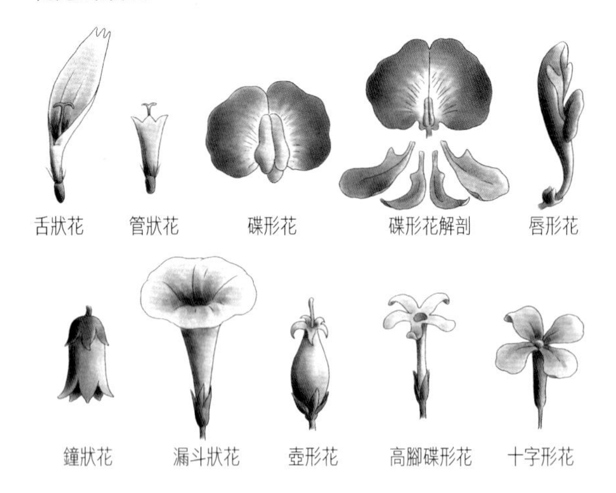

花被的類型——花萼和花冠的合稱，常見的有下列幾種。

(1) 重被花：具有花萼和花冠的花，如桃、杏等。（見圖27）

(2) 單被花：只有花萼而無花冠，或花冠不分化的花，如百合、玉蘭等。（見圖28）

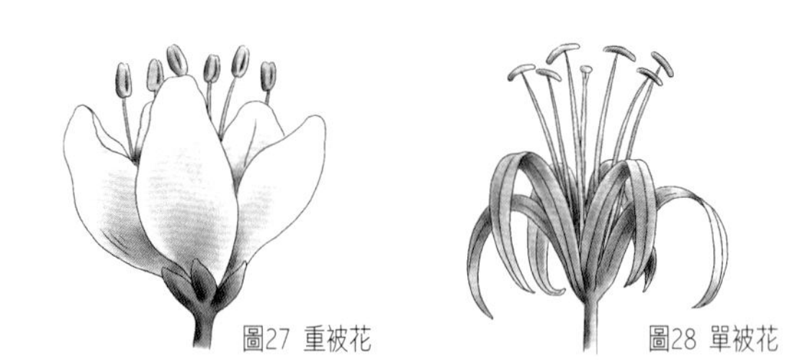
圖27 重被花　圖28 單被花

(3) 無被花：不具花被的花，如楊、柳、杜仲等。(見圖29)

(4) 兩性花：有雌蕊和雄蕊的花，如桃、桔梗、牡丹等。(見圖27、28)

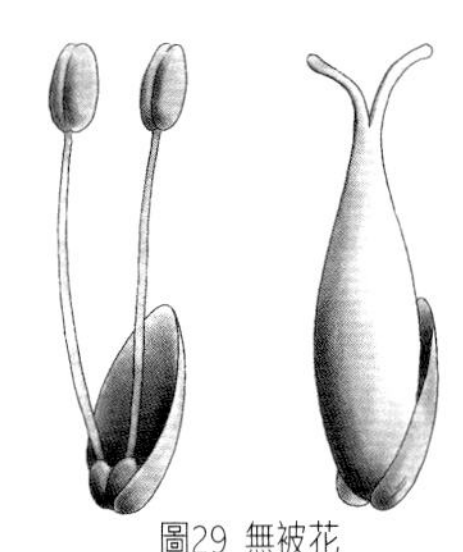
圖29 無被花

(5) 單性花：雌蕊和雄蕊只具其一的花，可分為雌花和雄花。它們若在同一株上，則稱「雌雄同株」，如南瓜、蓖麻等；若不在同一株上則稱「雌雄異株」，如桑、柳、銀杏等；若同一株上既有單性花又有兩性花，則稱「雜性同株」，如臭椿、葡萄等。(見圖29)

(6) 無性花：雌蕊和雄蕊均退化或發育不全的花。

雄蕊的類型——雄蕊的數目、長短、排列及離合情況隨物種不同而異，常見的有下列幾種。

(1) 離生雄蕊：雄蕊彼此分離，長度相近。大多數植物為此種類型。

(2) 二強雄蕊：雄蕊四枚，分離，兩長兩短，如益母草、地黃等唇形科和玄參科植物。(見圖30)

(3) 四強雄蕊：雄蕊六枚，分離，四長兩短，如油菜、蘿蔔等十字花科植物。(見圖31)

(4) 單體雄蕊：花藥完全分離而花絲連合成一束呈圓狀，如蜀葵、木槿等錦葵科植物，以及苦楝、遠志、山茶等。(見圖32)

(5) 二體雄蕊：雄蕊的花絲連合成兩束，如扁豆、甘草等豆科植物，以及紫堇、延胡索等植物。(見圖33)

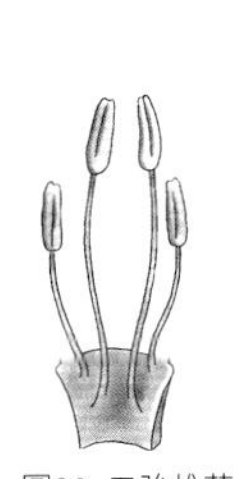
圖30 二強雄蕊

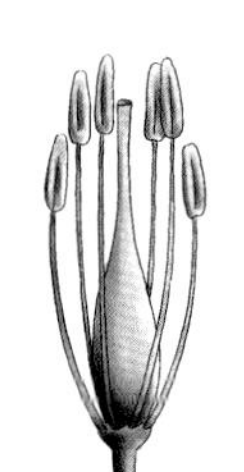
圖31 四強雄蕊

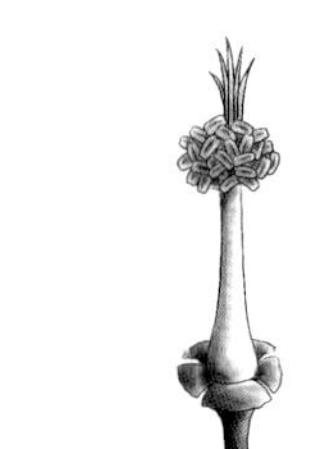
圖32 單體雄蕊

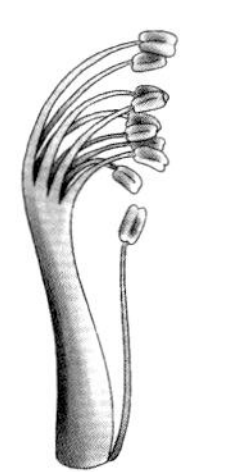
圖33 二體雄蕊

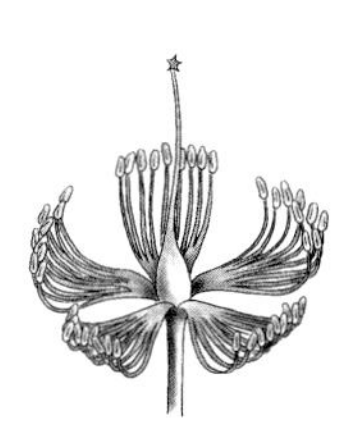
圖34 多體雄蕊

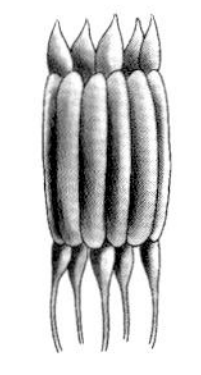
圖35 聚藥雄蕊

(6) 多體雄蕊：雄蕊多數，花絲分別成多束，如金絲桃、元寶草、酸橙等植物。(見圖34)

(7) 聚藥雄蕊：雄蕊的花藥連合成筒狀，而花絲分離。如紅花、向日葵等菊科植物。(見圖35)

(8) 變態雄蕊：不具花藥，或僅留痕跡的雄蕊稱「不育(或退化)雄蕊」；薑、美人蕉的雄蕊變態而呈花瓣狀。

雌蕊的類型——雌蕊是由葉變態而成的，這種變態葉稱為「心皮」。根據心皮數目不同，雌蕊可分為以下兩類。

(1) 單雌蕊：由一個心皮構成的雌蕊。僅具一個心皮的稱「單生單雌蕊」(見圖36)；有多個離生的稱「離生單雌蕊」(見圖37)。

(2) 複雌蕊：由兩個以上的心皮彼此連合構成的雌蕊，又稱「合生心皮雌蕊」。(見圖38)

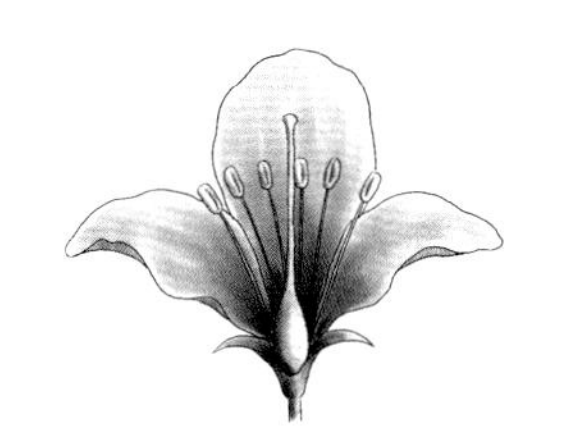
圖36 單生單雌蕊

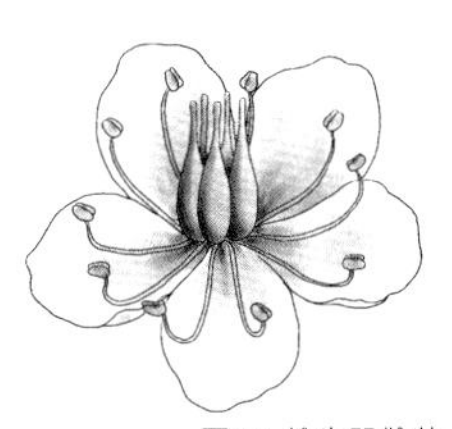
圖37 離生單雌蕊

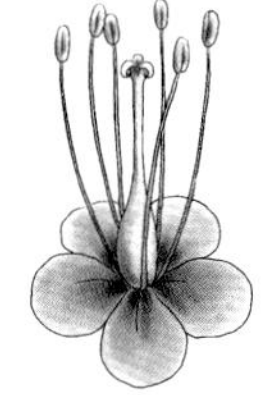
圖38 合生心皮雌蕊

花序——花在枝上的排列形式。

(1) 穗狀花序：花無柄，排列於不分枝的花枝上，如車前草、土麥冬等。(見圖39)

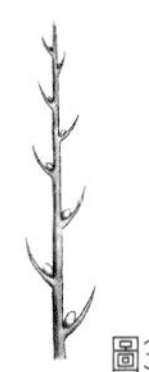
圖39 穗狀花序

(2) 總狀花序：花有柄，排列於不分枝的花枝上。如千斤拔、葫蘆茶等。(見圖40)

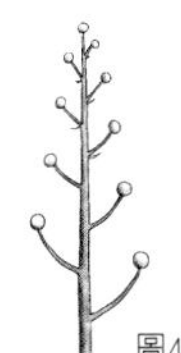
圖40 總狀花序

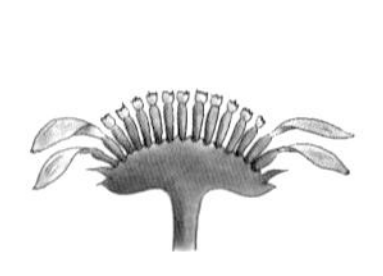

圖41
頭狀花序

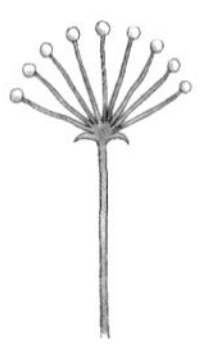

圖42
繖形花序

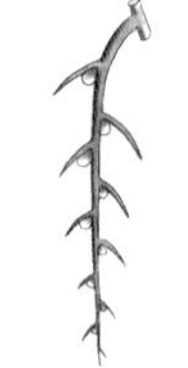

圖43
葇荑花序

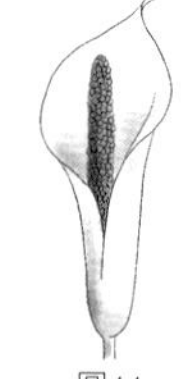

圖44
肉穗花序

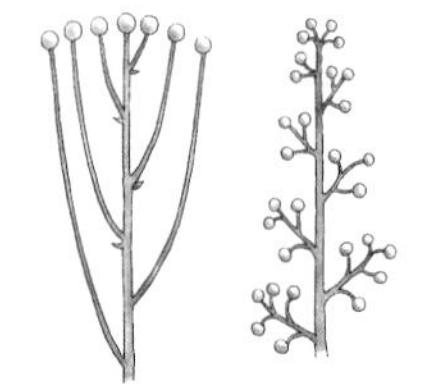

圖45 繖房花序

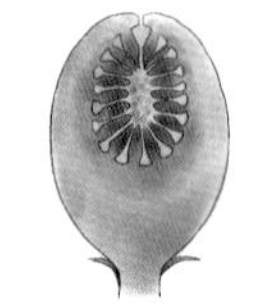

圖46 隱頭花序

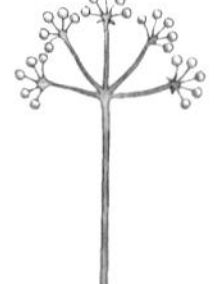

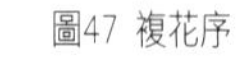

圖47 複花序

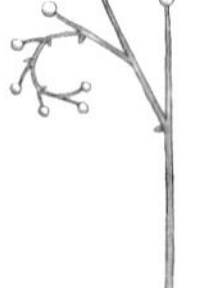

圖48 螺旋狀花序

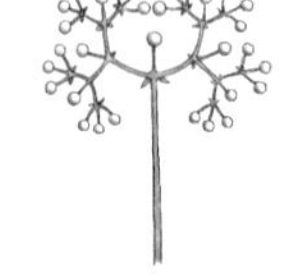

圖49 二歧聚繖花序

(3) 頭狀花序：多數小花密集在一花托上，形成球形或頭狀，如野菊花、羊蹄草等。(見圖41)

(4) 繖形花序：花柄等長，且一起著生在花枝頂，形如張開的傘，如馬纓丹、朱砂根等。(見圖42)

(5) 葇荑花序：花序軸柔軟下垂，其上密生單性小花，如楊、柳、核桃等。(見圖43)

(6) 肉穗花序：與穗狀花序相似，但花序軸肉質呈大棒狀，花序外有一佛焰苞，又稱「佛焰花序」，如天南星、半夏等。(見圖44)

(7) 繖房花序：略似總狀花序，但小花梗不等長，下部長，向上逐漸縮短，上部近頂狀，如山楂、繡線菊等。(見圖45)

(8) 隱頭花序：花序軸肉質膨大而下陷成囊狀，其內壁著生多數無柄的小花，如無花果、薜荔等。(見圖46)

(9) 複花序：花序軸分枝的各種花序，如複總狀花序、複穗狀花序、複繖形花序等。(見圖47)

(10) 有限花序：花序軸頂端由於頂花先開放，而限制了花序軸的繼續生長，這種花序稱「有限花序」，可分為「單歧聚繖花序」(螺旋狀或蠍尾狀)、二歧聚繖花序、多歧聚繖花序、輪繖花序、混合花序等。(見圖48、49)

六、果

由受精後的雌蕊發育而成，分為以下幾大類。

肉果——果皮肉質多汁，成熟時不開裂。

(1) 核果：是具有一個硬核的肉質果，如苦楝、桃等。(見圖50)

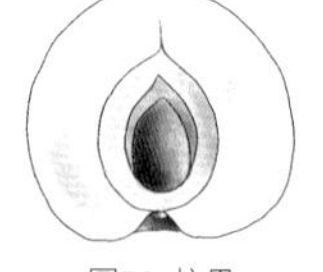

圖50 核果

(2) 漿果：肉質多汁，內含多粒種子的果。如少花龍葵、葡萄等。(見圖51)

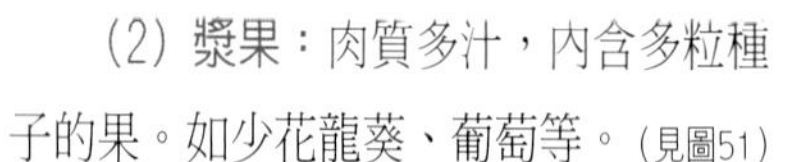

(3) 梨果：如蘋果、梨、山楂、枇杷等。(見圖52)

(4) 柑果：如橙、柚、橘、柑等。(見圖53)

(5) 瓠果：南瓜、冬瓜、栝樓等。(見圖54)

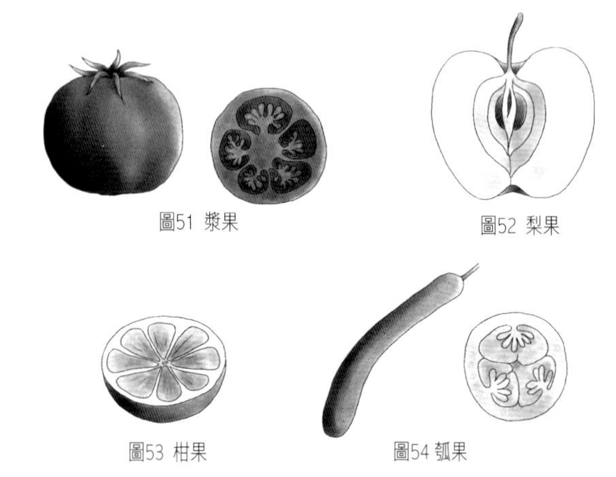

圖51 漿果

圖52 梨果

圖53 柑果

圖54 瓠果

乾果——果實成熟時果皮開裂，根據果皮開裂與否可分為裂果與不裂果兩類。

(1) 莢果：果豆莢狀，含種子一至數粒，成熟時大部分沿背縫和腹縫兩邊開裂，如扁豆、草決明等。(見圖55)

(2) 蓇葖果：果形多樣，皮較厚，內含種子一至多粒，成熟後沿腹縫開裂，如羊角扭、八角等。(見圖56)

(3) 角果：果被一隔膜隔成二室，種子著生於隔膜兩面的邊緣上，成熟時沿果的背、腹兩縫線自下而上開裂，如薺菜、油菜等。(見圖57)

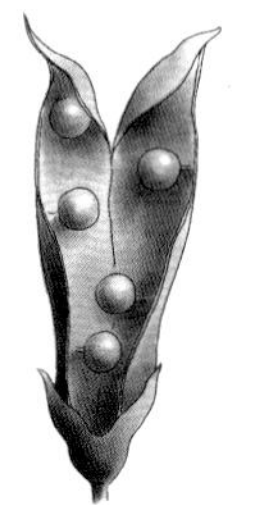

圖55 莢果

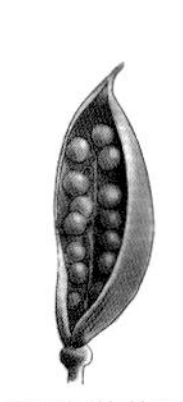

圖56 蓇葖果

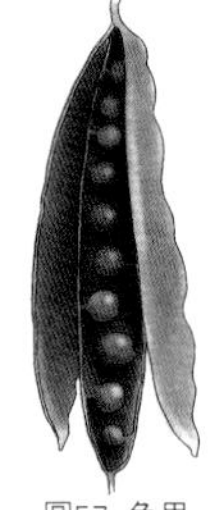

圖57 角果

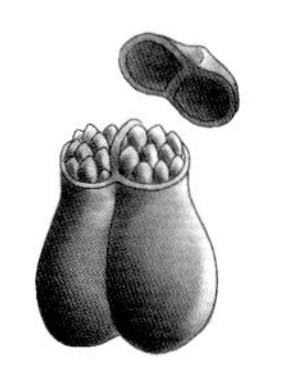
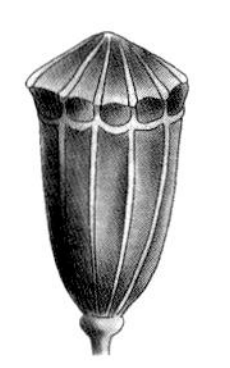
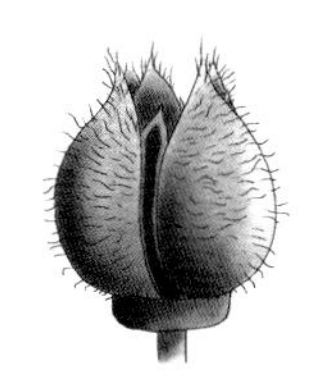

圖58 蒴果

(4) 蒴果：果形多樣，具有多數種子，成熟後開裂方式不一，如蓖麻、烏桕等。(見圖58)

(5) 堅果：果皮厚硬，木質，一般含一粒或兩粒種子，種子與果皮分離，如夏枯草、水蜈蚣等。(見圖59)

(6) 翅果：具有一個或多數個翅狀附屬物的果實，如楓楊等。(見圖60)

(7) 瘦果：果皮堅硬，乾燥，不開裂，內含種子一枚，如鬼針草、蒲公英等。(見圖61)

(8) 穎果：果實內含一粒種子，果皮薄與種皮癒合，不易分離，如稻、麥、薏苡等。(見圖62)

(9) 胞果：果皮薄而膨脹，疏鬆地包圍種子，而與種子極易分離，如青葙、地膚子、藜等。

(10) 分果：果實成熟後分離成兩個或兩個以上的分果瓣。分離成兩個分果瓣，分懸於中央果柄的上端，也稱「雙懸果」，如繖形科的植物。(見圖63)

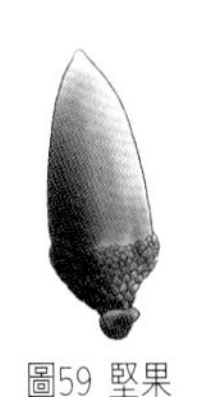

圖59 堅果

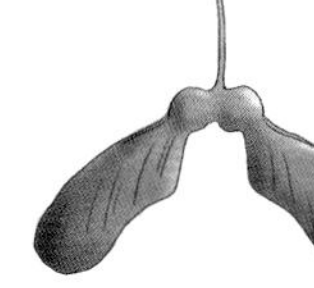

圖60 翅果

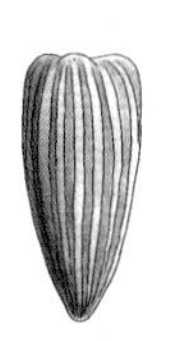

圖61 瘦果

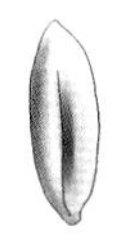

圖62 穎果

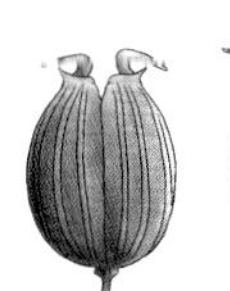

圖63 分果

聚合果——一朵花中生多數雌蕊，在果實形成時，每一雌蕊形成一個果實，聚生在一個花托上，如蛇泡簕、蛇莓等。(見圖64)

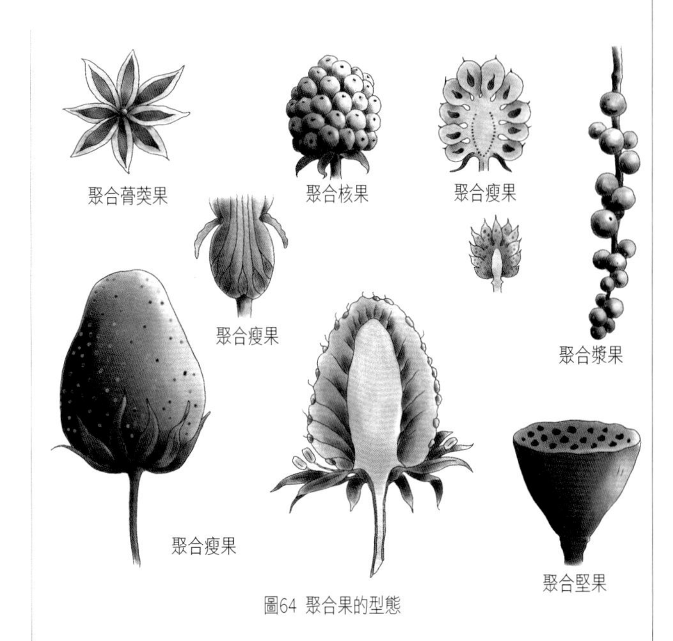

圖64 聚合果的型態

聚花果——又稱「複果」，是由整個花序發育而成的果實，如桑椹、鳳梨、無花果。(見圖65)

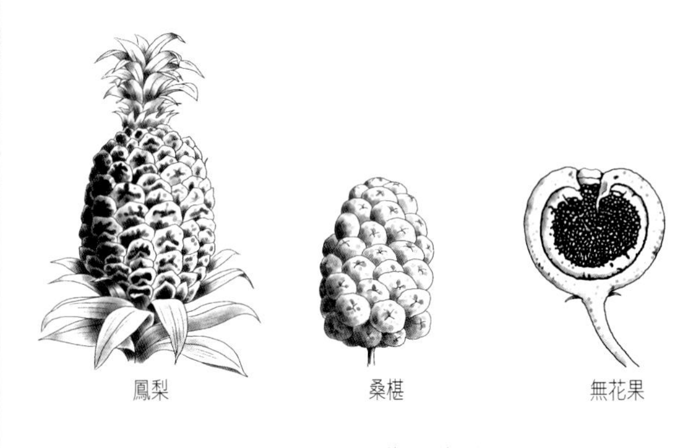

圖65 聚花果（複果）

【總論二】

常見中藥學名詞解釋

一、 中藥性能

又稱藥性，它是中藥理論的核心，主要包括四氣、五味、歸經、升降浮沉、毒性等。

二、 中藥性狀

是指藥物形狀、顏色、氣味、滋味、質地（包括輕重、疏密、堅軟、潤燥等）。

三、 四氣

氣就是藥物的性質，四氣即寒熱溫涼四種藥性。四氣中溫熱與寒涼屬於兩類不同的性質，溫熱屬陽，寒涼屬陰。溫次於熱，涼次於寒，即在共同性質中又有程度上的差異。對於有些藥物，通常還標以大熱、大寒、微溫、微寒等予以區別，這是對中藥四氣程度不同的進一步區分。此外，還有一些平性藥，是其寒熱偏性不明顯，實際上也有偏溫偏涼的不同，稱其性平是相對而言，但仍未超出四性的範圍，所以四性從本質來說，實際上是寒熱二性。

藥性寒熱溫涼的確定是以用藥反應為依據，病症寒熱為基準。能夠減輕或消除熱症的藥物，一般屬於寒性或涼性，如黃芩，板藍根對於發熱口渴、咽痛等熱症有清熱解毒作用，表明這兩種藥物具有寒性。反之，能夠減輕或消除寒症的藥物，一般屬於溫性或熱性，如附子、乾薑對於腹中冷痛、四肢厥冷、脈沉無力等寒症具有溫中散寒作用，表明這兩種藥物具有熱性。

一般來說，具有清熱瀉火、涼血解毒等作用的藥物，性屬寒涼；具有溫裏散寒、補火助陽、溫經通絡、回陽救逆等作用的藥物，性屬溫熱。

四、 五味

五味是指藥物和食物的真實滋味。其實藥物和食物的滋味不止五種，辛甘酸苦鹹是五種最基本的滋味，此外還有淡味和澀味，但由於長期以來將澀附於酸，淡附於甘以合五行配伍關係，故習稱五味。

辛——能散、能行，有發散、行氣、行血等作用。

甘——能補、能緩、能和，即有補益、緩急止痛、調和藥性、和中的作用。

酸——能收、能澀，即有收斂固澀作用。

澀——能收斂固澀。

苦——能泄、能燥，有清熱瀉火、燥濕的作用。

鹹——能軟、能下，有軟堅散結和瀉下作用。

五、 升降浮沉

是指藥物作用的趨向性而言。升是升提，降是降逆，浮表示上行發散，沉表示收斂固藏和下行泄利。升浮藥物主要上行向外，一般具有升陽發表、祛風散寒、湧吐、開竅等功效；沉降藥物主要下行向內，一般具有瀉下、清熱、利水滲濕、重鎮安神、潛陽息風、消導積滯、降逆止嘔、收斂固澀、止咳平喘等功效。有的藥物升降浮沉的特性不明顯，如南瓜子的殺蟲功效；有的藥物則存在二向性，如麻黃既能發汗解表，又能利水消腫。

一般來說，在上、在表的病變，宜用升浮，不宜用沉降，如外感風寒，用麻黃、桂枝發表；在下、在裏的病變，宜用沉降，不宜用升浮，如裏實便秘之症，用大黃、芒硝攻下。病勢逆上者，宜降不宜升，如肝陽上亢之頭痛，當用牡礪、石決明潛降；病勢陷下者，宜升而不宜降，如久瀉、脫肛當用人參、黃芪、升麻、柴胡等藥益氣升陽。

六、 歸經

歸是作用的歸屬，經是臟腑經絡的概稱。歸經是指藥物對於人體臟腑經絡病變所起的特殊作用的一種歸納方法，它對臨床實踐有一定的指導作用。

藥用的歸經，主要以功效為依據，凡某藥能治某經之病，即為歸入某經之藥，例如肺經病變，每見喘咳，杏仁能治喘咳，故歸入肺經。多數藥能治療幾個臟腑的病變，故可歸入幾經，但有主次之分，如菊花主治肺經外感風熱表症，又能治肝熱目赤腫痛，故菊花主入肺經，兼入肝經。

此外，根據藥物五味對疾病的作用，可以得出藥物的五味與五臟之間的關係，一般來說，辛入肺，甘入脾，酸入肝，苦入心，鹹入腎。

七、 配伍

是指按病情需要和藥性特點，有選擇地將兩味以上藥物配合使用。前人把單味藥的應用，以及藥與藥之間的配伍關係稱為「七情」。

相須——即性能功效相類似的藥物配合應用，可以增強原有療效。如石膏與知母配合，能明顯增強清熱瀉火的治療效果；大黃與芒硝配合，能明顯增強攻下瀉熱的治療效果；全蠍、蜈蚣同用，能明顯增強止痙定搐的作用。

相使——即在性能功效方面有某些共同性，或性能功效雖不相同，但治療目的一致的藥物配合應用，而以一種藥為主，另一種藥為輔，能提高主藥療效。如補氣利水的黃芪與利水健脾的茯苓配合時，茯苓能提高黃芪補氣利水的治療效果；黃連配木香治濕熱泄痢，腹痛裏急，以黃連清熱燥濕、解毒止痢為主，木香調中宣滯、行氣止痛，可增強黃連治療濕熱瀉痢的效果。

相畏——即一種藥物的毒性反應或副作用，能被另一種藥物減輕或消除。如生半夏和生南星的毒性能被生薑減輕或消除，所以生半夏和生南星畏生薑。

相殺——即一種藥物能減輕或消除另一種藥物的毒性或副作用。如生薑能減輕或消除生半夏和生南星的毒性或副作用，所以生薑殺生半夏和生南星的毒。由此可知，相畏、相殺實際上是同一配伍關係的一體兩面。

相惡——即兩藥合用，一種藥物能使另一種藥物原有功效降低，甚至喪失。如人參惡萊菔子，因為萊菔子能削弱人參的補氣作用。

相反——即兩種藥物合用，能產生或增強毒性的反應或副作用。如「十八反」和「十九畏」。

八、 配伍禁忌

目前醫藥界共同認可的配伍禁忌主要包括「十八反」和「十九畏」。「反」是指兩藥合用後，能產生劇毒作用；「畏」是指兩藥合用後，會使藥效降低或消失。

十八反——甘草反甘遂、大戟、海藻、芫花；烏頭反貝母、瓜蔞、半夏、白蘞、白芨；藜蘆反人參、沙參、丹參、玄參、苦參、細辛、芍藥。

十九畏——硫黃畏樸硝，水銀畏砒霜，狼毒畏密陀僧，巴豆畏牽牛，丁香畏郁金，川烏、草烏畏犀角，牙硝畏三棱，官桂畏石脂，人參畏五靈脂。

妊娠用藥禁忌——妊娠禁忌藥專指婦女妊娠期除中斷妊娠、引產外，禁忌使用的藥物。近代多根據臨床實際，將妊娠禁忌藥分為禁用與慎用兩大類，屬禁用的多為劇毒藥，或藥性作用峻猛之品，及墮胎作用較強的藥；慎用藥則主要是活血祛瘀藥、行氣藥、攻下藥、溫裏藥中的部分藥。

(1) 禁用藥：水銀、砒霜、雄黃、輕粉、斑蝥、馬錢子、蟾酥、川烏、草烏、藜蘆、膽礬、瓜蒂、巴豆、甘遂、大戟、芫花、牽牛子、商陸、麝香、乾漆、水蛭、虻蟲、三棱、莪術等。

(2) 慎用藥：牛膝、川芎、紅花、桃仁、薑黃、牡丹皮、枳實、枳殼、大黃、番瀉葉、蘆薈、芒硝、附子、肉桂等。

服藥飲食禁忌——是指服藥期間對某些食物的禁忌，又簡稱食忌，也就是通常所說的忌口。一般而言應忌食生冷、辛熱、油膩、腥羶、有刺激性的食物；此外，根據病情的不同，飲食禁忌也有區別，如熱性病應忌食辛辣、油膩、煎炸類食物；寒性病應忌食生冷；胸痹患者應忌食肥肉、脂肪、動物內臟及煙、酒；肝陽上亢，頭暈目眩、煩躁易怒等應忌食胡椒、辣椒、大蒜、白酒等辛熱助陽之品；脾胃虛弱者應忌食油炸粘膩、寒冷固硬、不易消化的食物；瘡瘍、皮膚病患者，應忌食魚、蝦、蟹等腥羶發物及辛辣刺激性食品。

九、中藥炮製

歷史上又稱「炮炙」、「修治」、「修制」、「修事」。是根據中醫藥理論，依照辯證施治用藥的需要和藥物自身性質，以及調劑、製劑的不同要求，所採取的一項製藥技術。

十、中藥炮製學

是指專門研究中藥炮製理論、工藝、規格標準、歷史沿革及其發展方向的學科。其任務遵循中醫藥理論體系，在繼承中藥傳統炮製技術和理論的基礎上，應用現代科學技術進行整理、研究，探討炮製原理，改進炮製工藝，制訂飲片質量標準，提高中藥飲片質量；同時應加強對中成藥中炮製的研究，保證醫療用藥的安全和有效，並不斷創新與發展本學科。

十一、君臣佐使

為方劑配伍的基本原則。方劑的組成，必須按一定的規則，即按「君、臣、佐、使」的配合。「君臣佐使」是借用封建王朝中官吏的關係和作用，來比喻組成方劑的各味中藥的作用和相互之間的關係。「君」藥是方劑中治療主症、起主要作用的中藥，按實際需要可以是一味或幾味；「臣」藥是協助主藥起治療作用的中藥；「佐」藥是協助主藥治療兼症或抑制主藥毒性和烈性的中藥，或是反佐的中藥；「使」藥是引導各藥到達疾病所在部位或起調和各藥作用的中藥。

十二、三品（上品、中品、下品）

是古代的一種中藥分類法。即：當時認為無毒，可以多服而不會損害人體的一類中藥列為「上品」；無毒或雖有毒但只須斟酌施用，可以治病補虛的一類中藥列為「中品」；多毒，不能長期服用，但能除寒熱邪氣、破積聚的一類中藥列為「下品」。

十三、五穀

在歷代的中醫藥典籍中對五穀的解釋較多。根據《素問·髒氣法時論》載，五穀即為粳米、麥、小豆、大豆、黃黍（黃米）。

十四、大毒、常毒、小毒、無毒

為古代對藥物毒性大小等級的比較。此語出自《素問·無常政大論》，大毒是指藥物毒性劇烈，常毒藥的毒性次於大毒，小毒藥的毒性小，無毒藥即平性藥。

十五、中藥的計量單位

古代有重量（銖、兩、分、錢、斤等）、度量（尺、寸等）及容量（鬥、升、合等）等多種計量方法，用來量取不同的藥物；另有可與上述計量方法換算的「刀圭」、「方寸匕」、「撮」、「枚」等較粗略的計量方法。由於古今度量衡制的變遷，後世多以重量來計量固體藥物。明清以來，普遍採用16進位制，即1斤＝16兩＝160錢。現在中國對中藥生藥計量採用公制，即1kg＝1000g；此外，為了方便在處方和配藥，特別是古方的配用時進行換算，按規定以下列的近似值換算。

一兩（16進位制）＝30g

一錢＝3g

一分＝0.3g

一厘＝0.03g

十六、中藥材在貯藏中常見的變異現象

蟲蛀——指中藥及其炮製品有被各種昆蟲蛀蝕的現象。一般含澱粉、糖、脂肪、蛋白質等成分的藥物容易出現蟲蛀。被蟲蛀過的藥材一般有圓形洞孔，被嚴重蛀空的則成粉末。容易受蟲蛀的藥材，如粉防己、大黃、款冬花等。

發黴——指藥物受潮後，黴菌在表面或內部寄生和繁殖，開始可見許多白色毛狀、線狀、網狀物或斑點，繼而萌發成黃色或綠色的菌絲。一般含有豐富的脂肪、蛋白質、糖類、維生素、水分的藥物，如大黃、黨參、黃芪等極易孳生黴菌。

泛油——又稱「走油」，是指藥物中所含的揮發油、油脂、糖類等，因受熱或受潮而在表面出現油狀物質和返軟、發黏、顏色變渾、發出油敗氣味等現象。藥物泛油代表藥物已酸敗變質，改變了原有性質，會影響療效，甚至可產生不良反應。容易泛油的藥材，如天冬、玉竹、杏仁、桃仁等。

變色——變色是指藥物的天然色澤起了變化，或由淺變深、或由深變淺、或由鮮豔變黯淡。各種藥物都有固有的色澤，也是進行檢查時主要的質量標誌之一。色澤變化不僅改變藥物的外觀，而且也影響藥物內在的質量。

氣味散失——是指藥物固有的氣味，因貯存日久或其他外界因素影響，造成氣味散失或變淡薄的現象。藥物固有的氣味，是由各種成分組成的，這些成分大多具有療效，如薄荷、荊芥、細辛、香薷、白芷、冰片等芳香性藥物，其有效成分也隨著氣味的散失而受到不同程度的減少。

風化——是指某些含結晶水的礦物類藥物，因與乾燥空氣接觸，日久逐漸脫水而成為粉末狀態。風化的藥物是由於失去了結晶水，改變了成分結構而發生的，其質量和藥性也隨之改變。易風化的藥物有芒硝、硼砂等。

潮解溶化——是指固體藥物吸收潮濕空氣中的水分，並在濕熱氣候影響下，其外部慢慢溶化成液體狀態，如咸秋石、硇砂、青鹽、芒硝等藥物。這些藥物一旦變異後更難貯存。

黏連——是指某些熔點比較低的固體樹脂類藥物，受潮後黏連成結塊，如乳香、沒藥、阿魏、蘆薈、兒茶、阿膠、鹿角膠、龜板膠等。

揮發——某些含揮發油的藥物，因受溫度和空氣的影響及貯存日久，使揮發油揮散，失去油潤，產生乾枯或破裂現象。易產生揮發現象的藥材如肉桂、沉香、厚樸等。

腐爛——是指某些新鮮藥物，受到溫度和空氣中微生物的影響產生發熱，有利於微生物繁殖和活動而腐爛，如鮮生地、鮮生薑、鮮蘆根、鮮石斛、鮮茅根、鮮菖蒲等。藥物一旦腐爛，即不能再入藥。

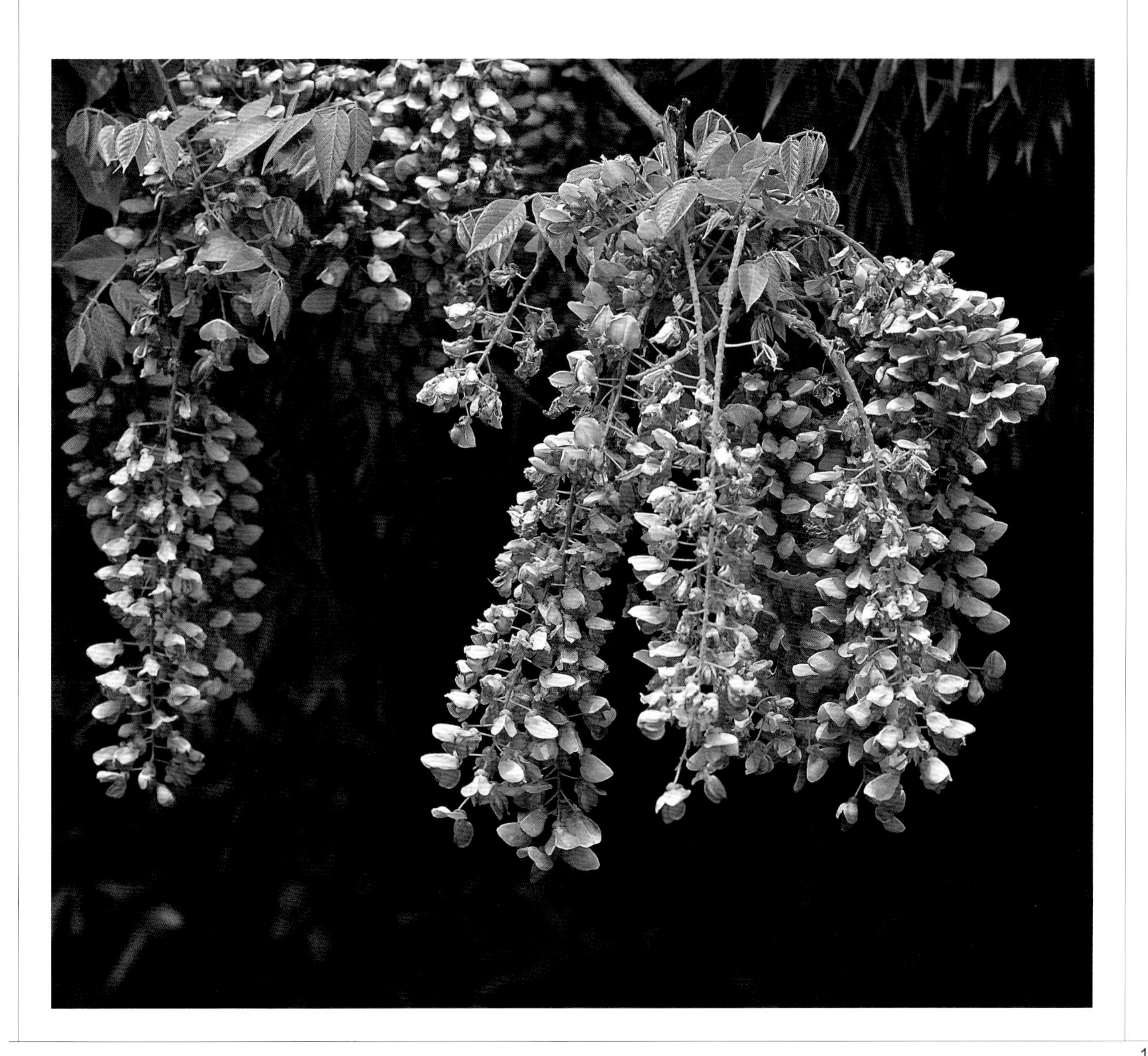

分布：廣東、廣西、福建、臺灣、浙江、湖北、湖南、江西、貴州等地。

【九龍根】

【別名】龍鬚藤根、九龍藤根

【基原】為豆科植物龍鬚藤 *Bauhinia championi* (Benth.) Benth. 的根。

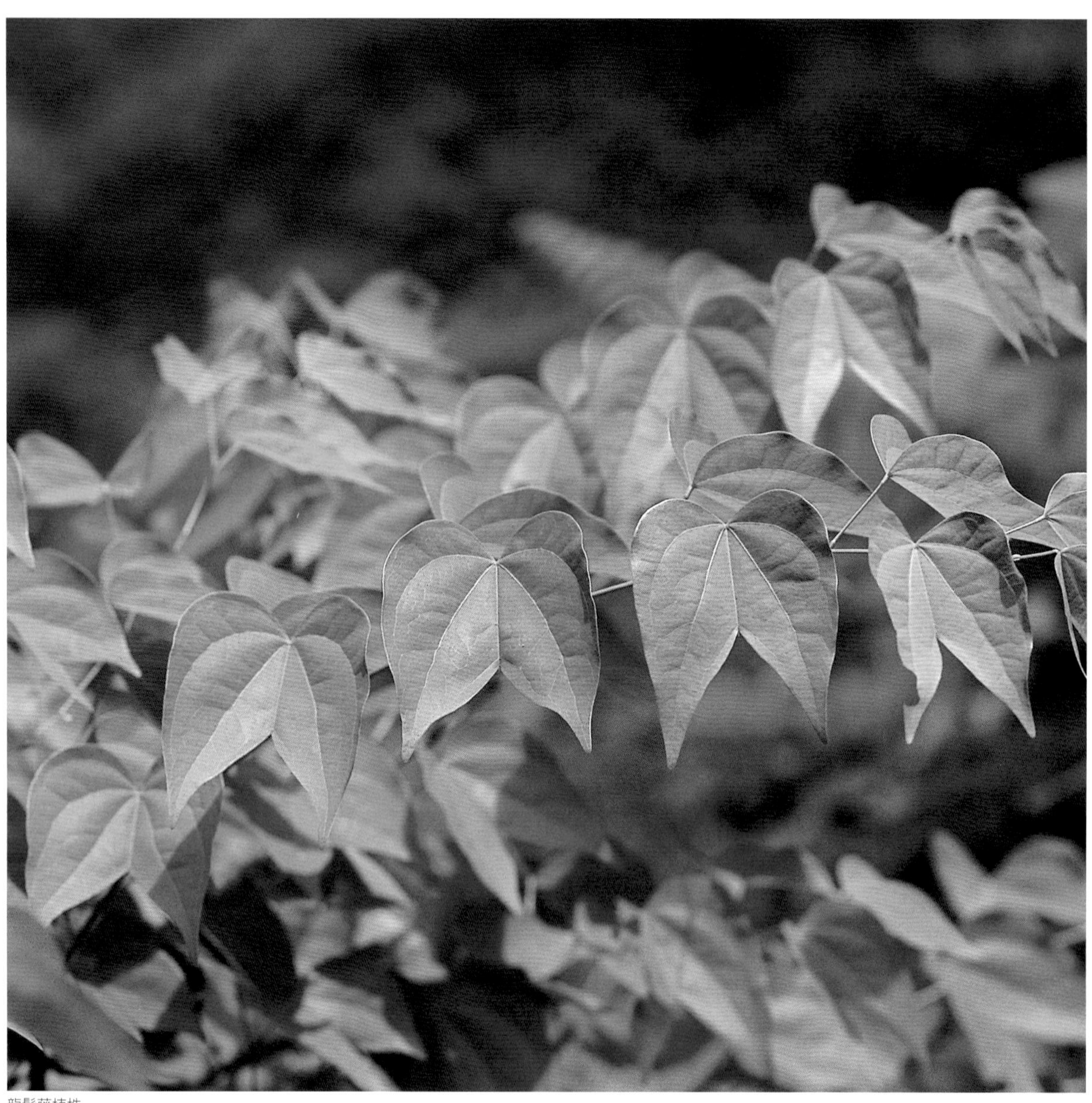

龍鬚藤植株。

【原植物】常綠攀援木質藤本，高2～7公尺，生於溝邊、山谷、河邊、疏林下或灌木林中。幼枝淺黃色，密布鏽黃色皮孔，嫩枝、花序、葉背均被短絨毛，捲鬚2個對生或1個。單葉互生，卵圓形、矩圓形或心臟形，長5～9公分，寬2.5～5公分，半革質，前端分裂，或凹頭，全緣，基部圓形或微凹或耳廓形；葉柄長2.2～4公分，兩端膨大；托葉針狀，早脫，禿淨。總狀花序，頂生或腋生；萼筒5裂，長三角狀，表面具短絨毛；花瓣5片，白色，離生；雄蕊10枚，3枚較粗壯，花藥2室，縱裂，丁字藥；雌蕊1枚，被很短絨毛，花柱成喙狀。莢果表面有細網狀紋，熟時開裂。種子黑色，扁圓形。花期9～10月，果期翌年1～2月（廣西）。

【採收】秋後採收。

【性味】甘苦，溫。

【功用主治】祛風濕，行血氣。跌打損傷，風濕骨痛，心胃氣痛。

【用法與用量】內服：煎湯，9～15克；或浸酒。

【入地蜈蚣】

【別名】水蜈蚣、七葉一枝花、水上一枝花

【基原】為七指蕨科植物七指蕨 *Helminthostachys zeylanica* (L.) Hook. 的根莖。

分布：雲南、廣西、廣東、臺灣等地。

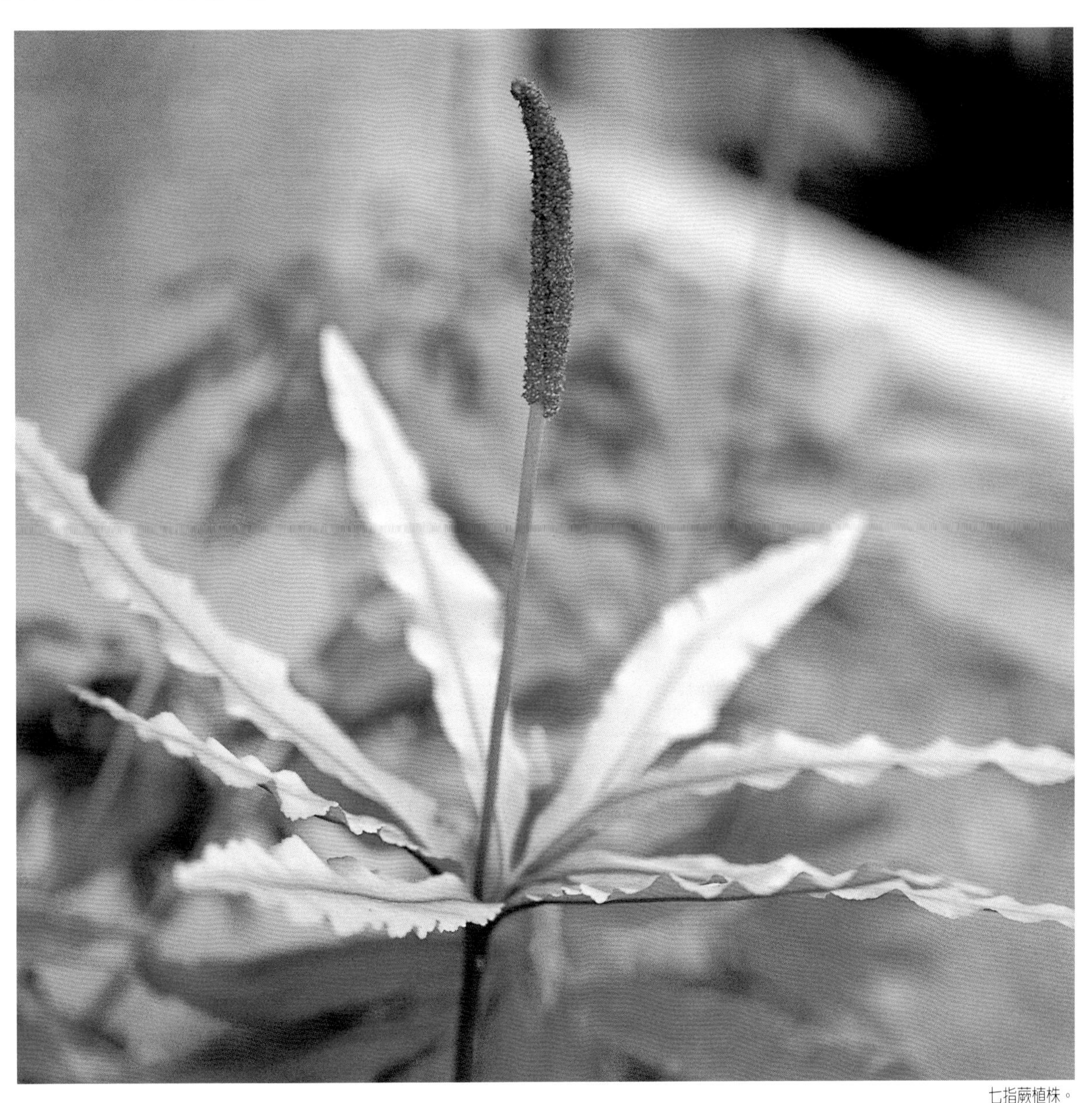

七指蕨植株。

【原植物】多年生草本。根狀莖匍匐橫走，外面紫紅色，內面白色，有多數肉質粗根，形似蜈蚣，生於溪邊、溝邊或林中濕地。葉柄長20～30公分，棕褐色；營養葉呈掌狀鳥足形，草質，無毛，通常3出，長15～25公分，寬20～25公分，基部羽片有短柄，長0.5～0.8公分，2叉分，中央羽片3叉分或羽片分裂，裂片橢圓形至披針形，長8～14公分，寬2～3公分，先端尖，基部楔形，邊緣有波浪形的小鋸齒或近全緣，主脈明顯隆起，葉脈分離，1～2次分叉。孢子囊穗單生，從葉片基部中間長出，梗長7～9公分，棕褐色，穗長8～12公分，青綠色；孢子囊球形無柄，幾枚聚生於囊托上，頂端有不齊的雞冠狀突起；孢子卵形，平滑。

【採收】全年可採。

【功用主治】除熱，去瘀，止痛。癆熱咳嗽，痢疾，跌打內傷，瘀血疼痛。

【八寶樹】

【別名】麵包樹

【基原】為海桑科植物八寶樹 *Duabanga grandiflora* (Roxb.) Walp. 的根。

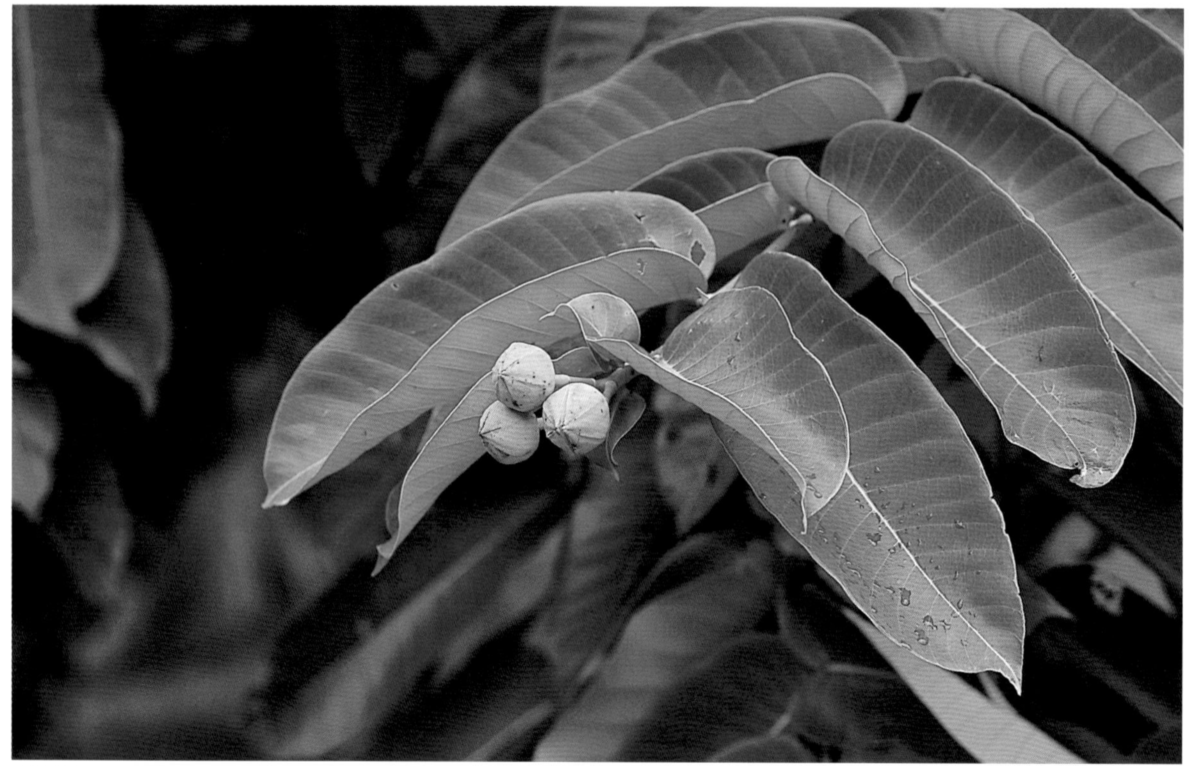
八寶樹果。

【原植物】 高大喬木；枝四角形，下垂；葉對生，大型，長橢圓形，全緣，基部心形或渾圓；花枝大，為頂生的大型繖房花序；萼管開闊，與子房的基部合生，裂片4～8；花瓣4～8，具柄，倒卵形，白色，有波紋；雄蕊極多數；子房4～8室，有胚珠多顆；蒴果球形，生於厚革質的萼上，4～8瓣裂；種子小，兩端有尾。

【採收】 全年可採挖。

【性味】 辛，涼。

【功用主治】 清熱涼血，消腫止痛。用於血熱引致皮膚搔癢、外傷跌打腫痛。

【用法與用量】 內服水煎服，5～10克；外用煎水外洗或搗爛外敷，15～30克。

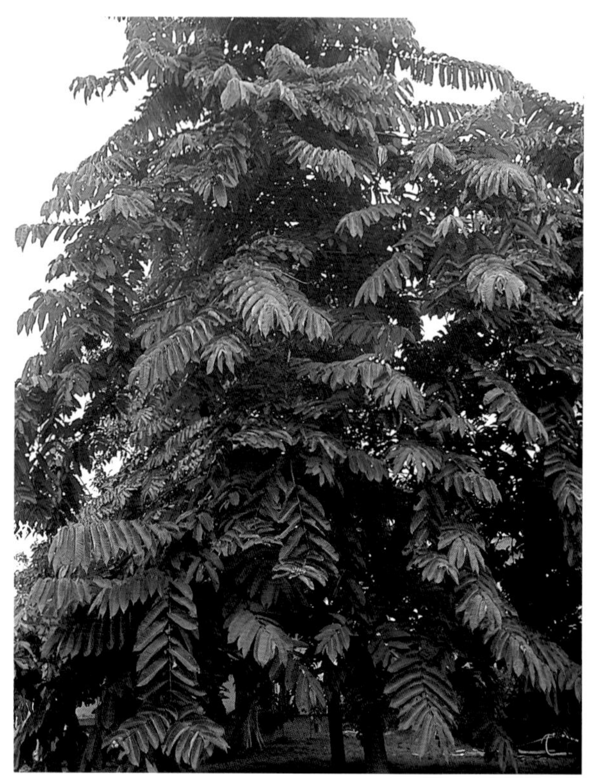
八寶樹植株。

【千斤拔】

【別名】土黃雞、金雞落地、老鼠尾、牛大力、千斤吊、大力黃、牛尾蕩

【基原】為豆科植物蔓性千斤拔 *Moghania philippinensis* (Merr.et Rolfe) Li 的根。

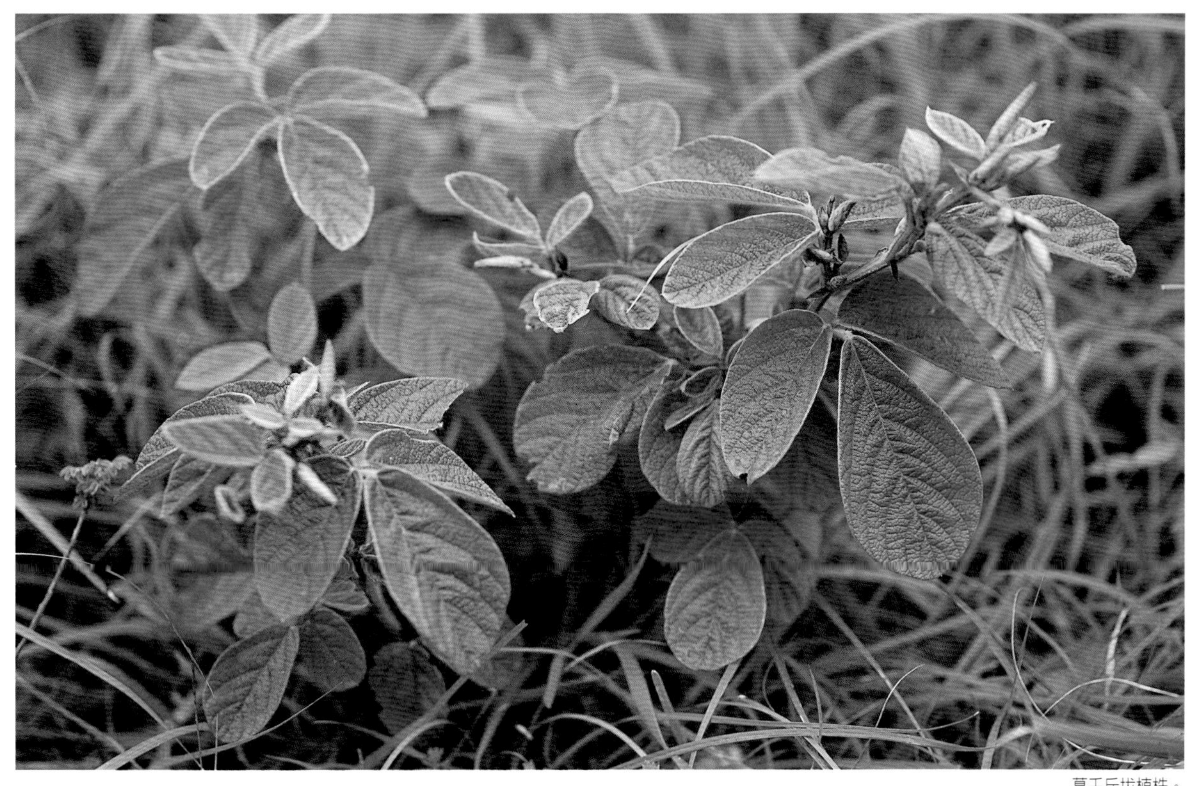

蔓千斤拔植株。

【原植物】直立或披散亞灌木，高1～2公尺。生長於山坡草叢中。根系向下直伸，長1公尺許。幼枝有稜角，披白柔毛。葉互生；3出複葉；托葉2片，三角狀，長約1公分，具疏絨毛；葉柄長2～3公分，被長絨毛；小葉矩圓形至卵狀披針形，長4～9公分，寬2～4公分，先端略鈍，有時具小銳尖，全緣，基部在葉背邊緣密被絨毛，上面被稀疏的短絨毛，下面密生長絨毛；小托葉2片，線形。花兩性，腋生，短總狀花序稠密；花梗長1～1.5公分，花苞2裂；萼5裂，披針形，在最下面的1片最長；花冠略長於萼，粉紅色，旗瓣禿淨，圓形，基部白色，外有縱紫紋；翼瓣基部白色，有柄，前端紫色；龍骨瓣2片，基部淺白色，前部互相包著雌雄蕊；雄蕊10，兩體，花藥黃色，圓形；雌蕊1，子房上位。莢果長8～10公釐，徑約5公釐。種子2枚，圓形。花期8～9月。果期10月。

【採收】秋後採挖，洗淨，切段，曬乾。

【性味】甘辛，溫。

【功用主治】祛風利濕，消瘀解毒。風濕痹痛，慢性腎炎，跌打損傷，癰腫，喉蛾。

【用法與用量】內服：煎湯，15～30克。外用：磨汁塗或研末調敷。

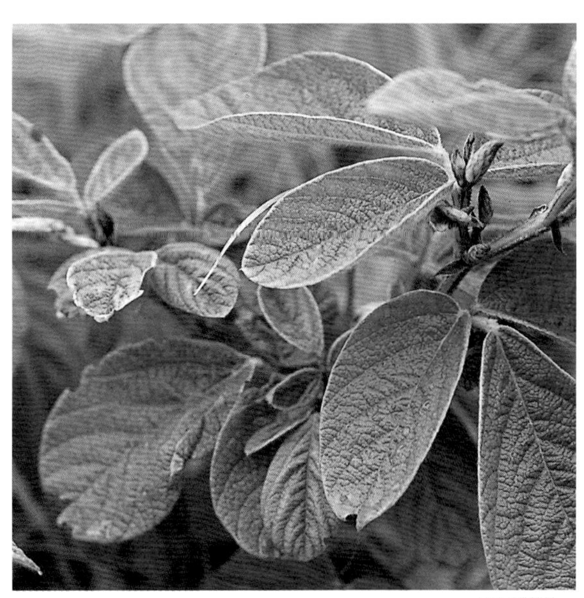

千斤拔葉片。

分布：福建、臺灣、廣西、廣東、湖北、貴州、江西等地。

【千打錘】

【別名】鐵線樹、耙齒鉤

【基原】為樟科植物陳氏釣樟 *Lindera chunii* Merr. 的根。

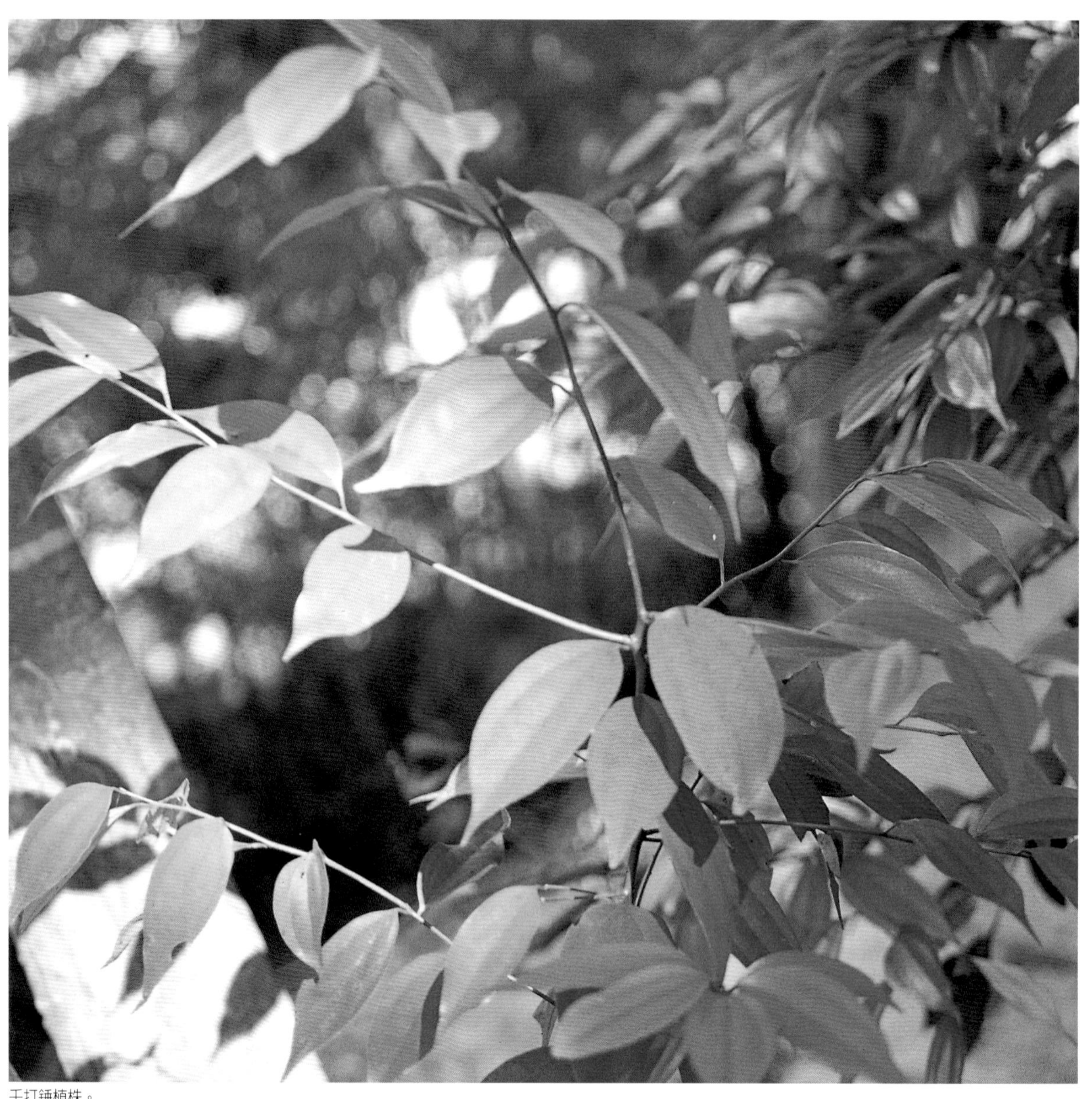

千打錘植株。

【原植物】灌木或小喬木，通常高6公尺。生於雜木林、山谷疏林中。根膨大呈紡錘形。小枝柔弱。葉互生，紙質，橢圓形至長橢圓狀披針形，長5～10公分，寬1.5～4公分，先端尾狀漸尖，基部急尖，上面深綠色，僅葉脈有貼伏柔毛，下面密生金黃色或鏽色貼伏柔毛，有光澤，離基3出脈；葉柄無毛，長5～10公釐。雌雄異株；雌花序於葉腋單生，無梗或有短梗；花被片6，條狀矩圓形至狹矩圓形，長2公釐，有柔毛；能育雄蕊9，花藥2室，皆內向瓣裂。果實橢圓形，黑色，有光澤，長8～10公釐。花期2～3月。果期7～8月。

【採收】全年可採。

【性味】辛，溫。

【功用主治】行氣止痛，散瘀消腫。跌打腫痛，風濕骨痛，胃腸脹氣。

【用法與用量】內服：煎湯，3～15克。

【土牛膝】

【別名】杜牛膝、牛舌大黃、倒鈎草、倒刺草、虎鞭草、鐵馬鞭
【基原】為莧科植物粗毛牛膝 *Achyranthes aspera* L. 的根和根莖。

分布：廣東、廣西、雲南、貴州、福建、湖南、山東、江蘇等地。

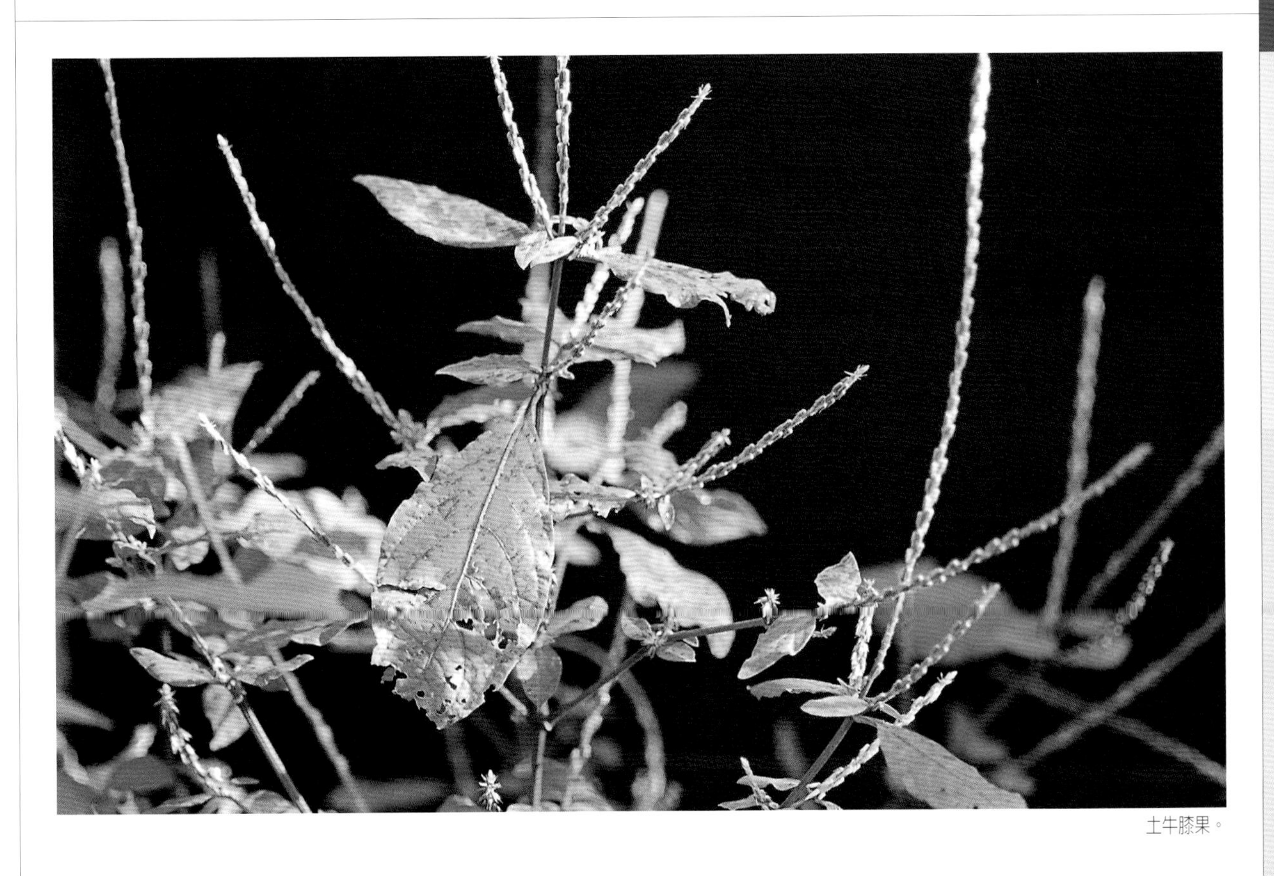
土牛膝果。

【原植物】一年或二年生直立草本，高約1公尺。莖多分枝，披散，圓柱形，紫紅色，常有黃褐色縱行紋理，節明顯而膨大，幼枝呈四方形，有縱稜，青綠色或紫紅色，被白色短毛，老則漸次脫落。葉對生，矩圓狀倒卵形至橢圓形或倒卵形，長3～10公分，寬1～4公分，先端漸尖，基部狹，全緣，兩面密被伏生毛絨。穗狀花序頂生，延伸，長4～15公分，花綠色，長約4公釐，芽時直立，開放後緊貼花軸；小苞片2枚，錐尖，堅挺，通常較萼略短，基部兩側膜質，透明；雄蕊5枚，丁字藥，花絲紫紅色，退化雄蕊睫毛狀，圍於子房四周；子房倒圓錐形，花柱單一，柱頭不裂。蒴果細小，長圓形，宿萼包著不露出，淺褐色，長約3公釐，倒生於花軸上。花期夏秋至翌年春季。

【採收】冬春間或秋季採挖，除去莖葉及鬚根，洗淨，曬乾或用硫磺燻後曬乾。

【性味】苦酸，平。

【功用主治】活血散瘀，祛濕利尿，清熱解毒。淋病，尿血，婦女經閉，症瘕，風濕關節痛，腳氣，水腫，痢疾，瘧疾，白喉，癰腫，跌打損傷。

【用法與用量】內服：煎湯，9～15克（鮮者30～60兩）。外用：搗敷，搗汁滴耳或研末吹喉。

【宜忌】孕婦忌用。

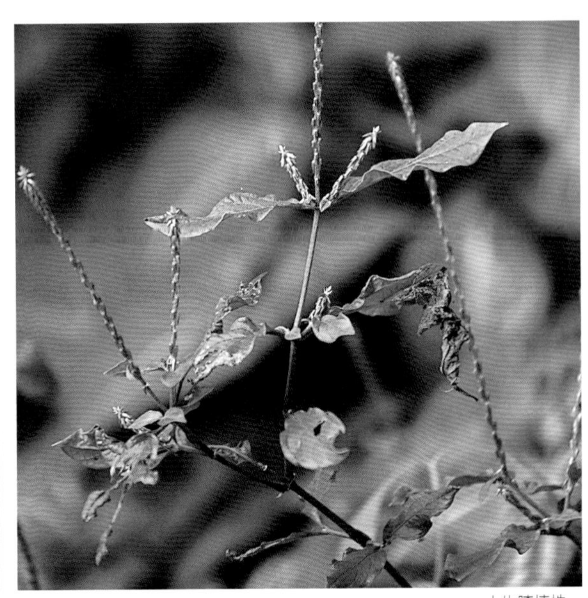
土牛膝植株。

【大黃】

【別名】黃良、將軍、錦紋大黃、川軍、峻（藏名）
【基原】為蓼科植物掌葉大黃 *Rheum palmatum* L.、唐古特大黃 *Rheum tanguticum* Maxim. ex Reg. 或藥用大黃 *Rheum officinale* Baill. 的根莖。

分布：掌葉大黃——四川、甘肅、青海、西藏等地。唐古特大黃——青海、甘肅、四川西北等地。藥用大黃——湖北、四川、雲南、貴州等地。

【原植物】

◎掌葉大黃　又名：葵葉大黃、北大黃、天水大黃。多年生高大草本，生於山地林緣半陰濕的地方。根粗壯。莖直立，高2公尺左右，光滑無毛，中空。根生葉大，有肉質粗壯的長柄，約與葉片等長；葉片寬心形或近圓形，徑達40公分以上，3～7掌狀深裂，裂片全緣或有齒，或淺裂，基部略呈心形，有3～7條主脈，上面無毛或稀具小乳突，下面被白毛，多分布於葉脈及葉緣；莖生葉較小，互生；葉鞘大，淡褐色，膜質。圓錐花序大形，分枝彎曲，開展，被短毛；花小，數朵成簇，互生於枝上，幼時呈紫紅色；花梗細，長3～4公分，中部以下具1關節；花被6枚，2輪，內輪稍大，橢圓形，長約1.5公分；雄蕊9枚，花藥稍外露；子房上位，三角形，花柱3枚，向下彎曲，柱頭頭狀，稍凹，呈V字形。瘦果三角形，有翅，長9～10公分，寬7～8公分，頂端微凹，基部略呈心形，棕色。花期6～7月，果期7～8月。

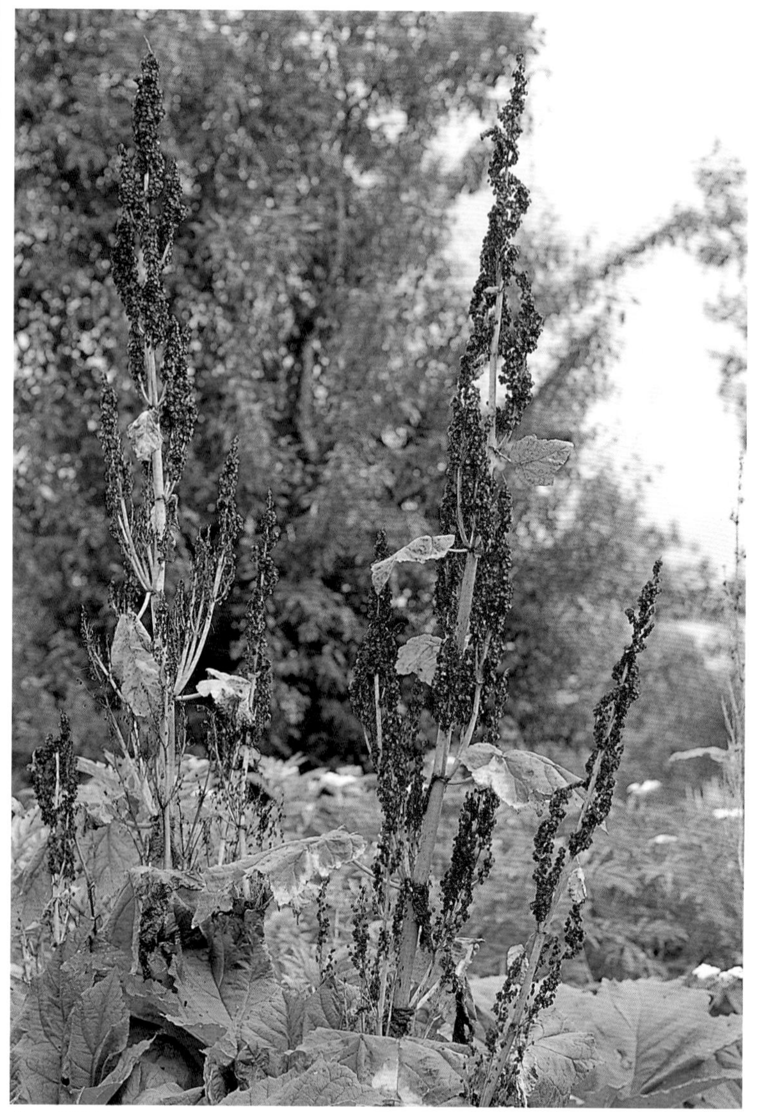
藥用大黃的瘦果。

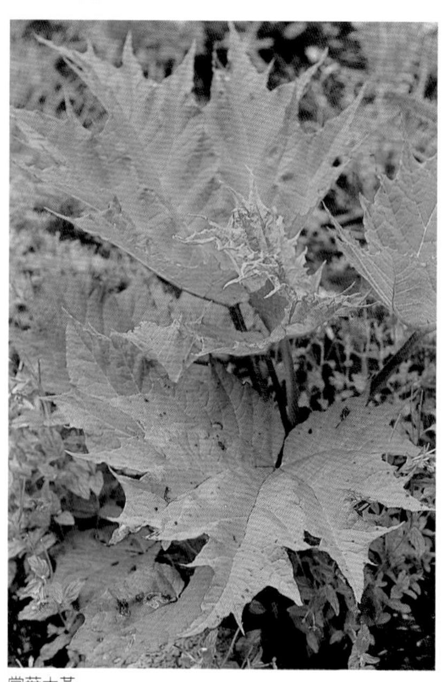
掌葉大黃。

◎唐古特大黃　又名：雞爪大黃。多年生高大草本，高2公尺左右，與上種相似，生於山地林緣較陰濕的地方。莖無毛或有毛。根生葉略呈圓形或寬心形，直徑40～70公分，3～7掌狀深裂，裂片狹長，常再作羽狀淺裂，先端銳尖，基部心形；莖生葉較小，柄亦較短。圓錐花序大形，幼時多呈濃紫色，亦有綠白色者，分枝緊密，小枝挺直向上；花小，具較長花梗；花被6，2輪；雄蕊一般9枚；子房三角形，花柱3。瘦果三角形，有翅，頂端圓或微凹，基部心形。花期6～7月。果期7～9月。

◎藥用大黃　又名：南大黃。多年生高大草本，高1.5公尺左右，多生長於排水良好的山地。莖直立，疏被短柔毛，節處較密。根生葉有長柄，葉片圓形至卵圓形，直徑40～70公分，掌狀淺裂，或僅有缺刻及粗鋸齒，先端銳

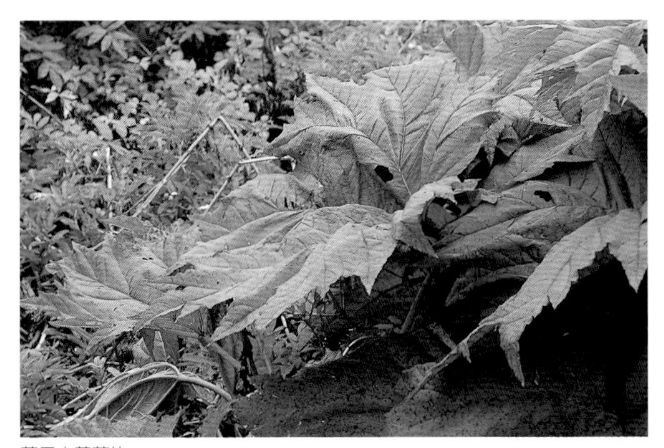

藥用大黃葉片。

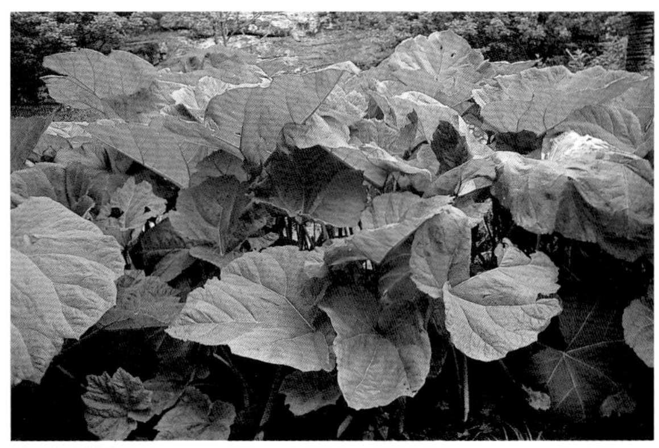

藥用大黃葉片。

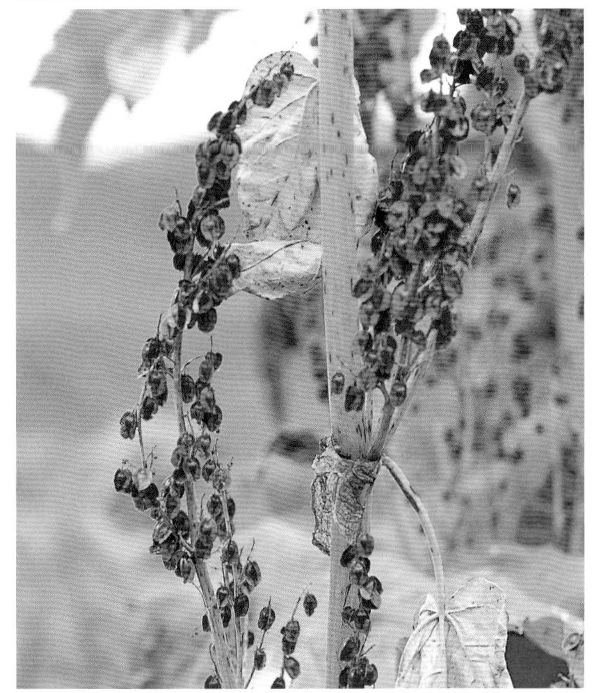

藥用大黃的瘦果。

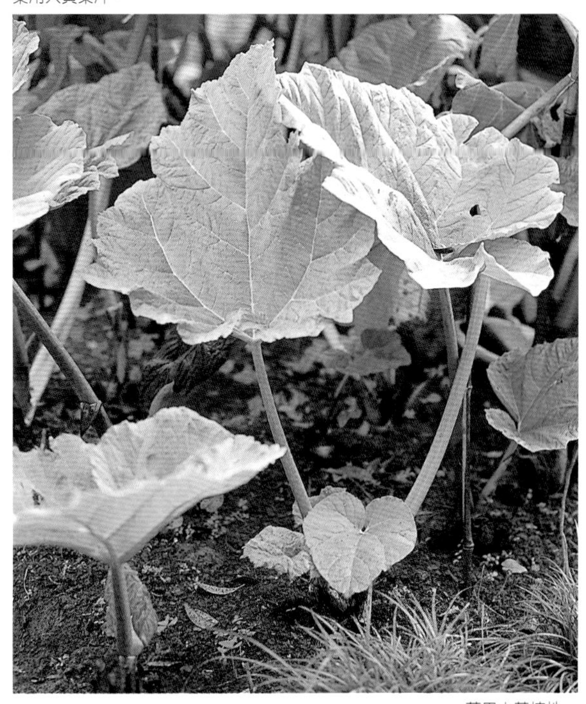

藥用大黃植株。

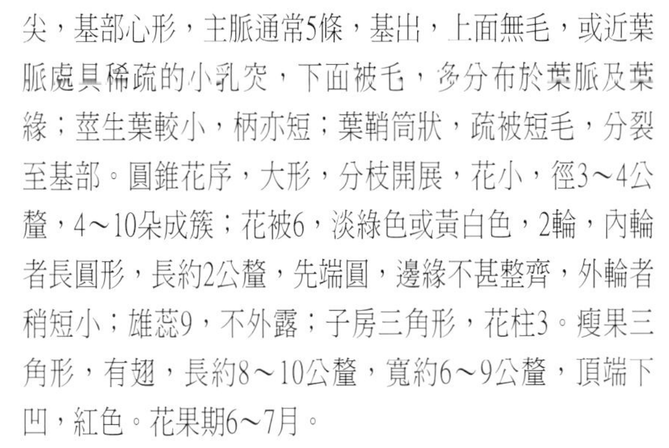

尖，基部心形，主脈通常5條，基出，上面無毛，或近葉脈處具稀疏的小乳突，下面被毛，多分布於葉脈及葉緣；莖生葉較小，柄亦短；葉鞘筒狀，疏被短毛，分裂至基部。圓錐花序，大形，分枝開展，花小，徑3～4公釐，4～10朵成簇；花被6，淡綠色或黃白色，2輪，內輪者長圓形，長約2公釐，先端圓，邊緣不甚整齊，外輪者稍短小；雄蕊9，不外露；子房三角形，花柱3。瘦果三角形，有翅，長約8～10公釐，寬約6～9公釐，頂端下凹，紅色。花果期6～7月。

【採收】 9～10月間選擇生長3年以上的植株，挖取根莖，切除莖葉、支根，刮去粗皮及頂芽，風乾、烘乾或切片曬乾。

【性味】 苦，寒。入胃、大腸、肝經。

【功用主治】 瀉熱毒，破積滯，行瘀血。實熱便秘，譫語發汪，食積痞滿，痢疾初起，裏急後重，瘀停經閉，症瘕積聚，時行熱疫，暴眼赤痛，吐血，衄血，陽黃，水腫，淋濁，溲赤，癰瘍腫毒，疔瘡，湯火傷。

【用法與用量】 內服：煎湯（用於瀉下，不宜久煎），3～12克；或入丸、散。外用：研末，水或醋調敷。凡表證未罷，血虛氣弱，脾胃虛寒，無實熱、積滯、瘀結，以及胎前、產後，均應慎服。

分布：雲南、四川、廣東、廣西、江西、福建等地。

【大葉千斤拔根】

【別名】天根不倒、千斤紅、假烏豆草、皺面樹
【基原】為豆科植物大葉千斤拔 *Moghania macrophylla* (Willd.) O.Ktze. 的根。

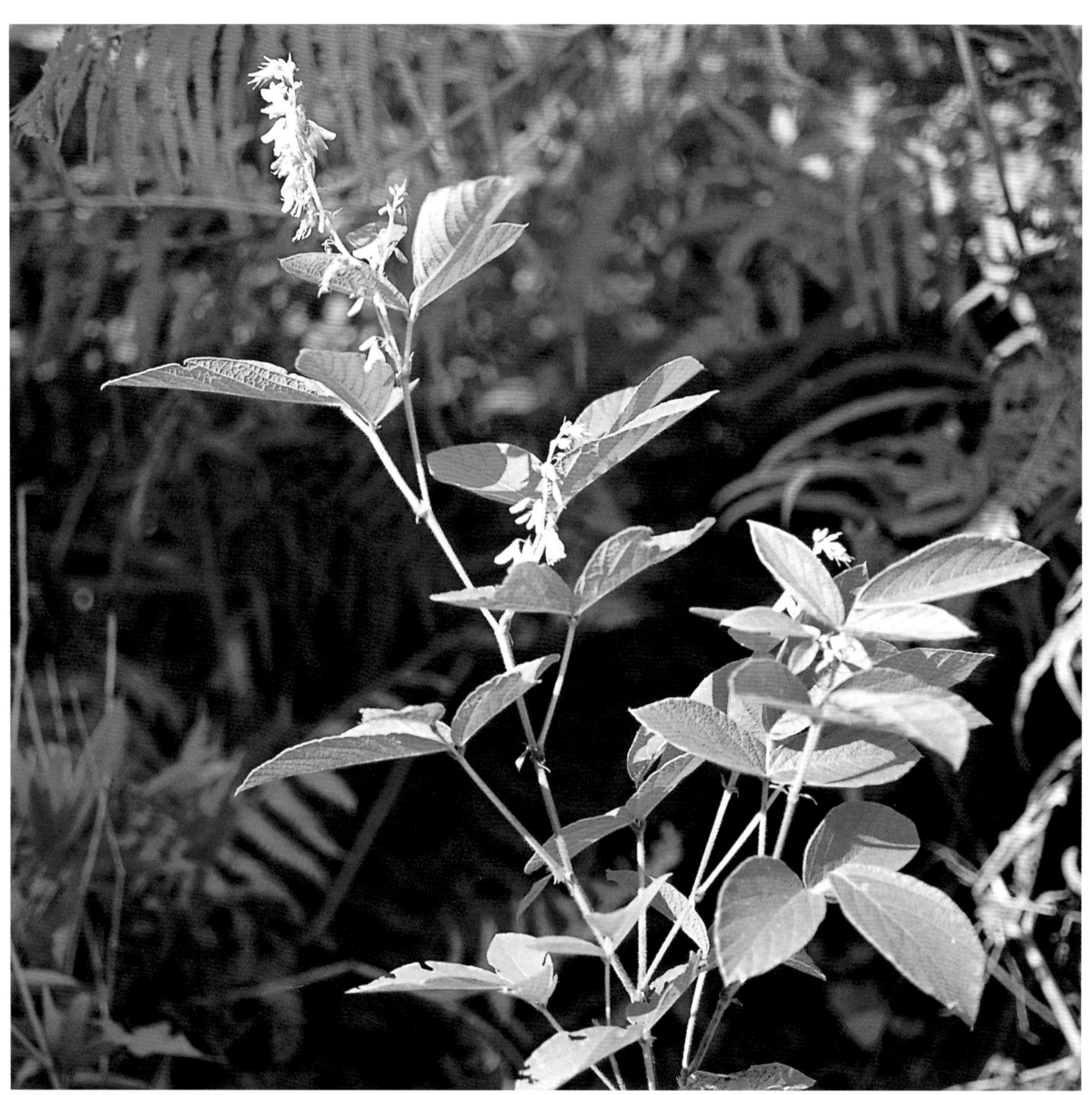

大葉千斤拔植株。

【原植物】直立半灌木，高1～3公尺。生於空曠草地或灌叢中。嫩枝密生黃色短柔毛。小葉3，頂生小葉寬披針形，長6～20公分，寬2.5～9公分，先端尖，具短尖，基部圓楔形，上面幾無毛，下面沿葉脈有黃色柔毛，基出脈3條，側生小葉較小，偏斜，基出脈2條；葉柄有狹翅，有短柔毛。總狀花序腋生，花多而密，序軸及花梗均密生淡黃色短柔毛；萼鐘狀，萼齒5，披針形，最下面一齒較長，外面有毛；花冠紫紅色，長約1公分；子房有絲毛。莢果橢圓形，長約1.5公分，褐色，有短柔毛。種子1～2粒，球形，黑色。花期7～9月。

【採收】秋季採收。

【性味】溫，甘。

【功用主治】祛風濕，活血脈，強筋骨。風濕骨痛，腰肌勞損，偏癱，陽痿。

【用法與用量】內服：煎湯，30～60克；或浸酒。

【小金櫻】

【別名】紅茨藤、山木香、小和尚藤、狗屎刺、小刺花、五甲蓮、七姐妹

【基原】為薔薇科植物小果薔薇 *Rosa cymosa* Tratt. 的根及嫩葉。

分布：河南、江蘇、安徽、浙江、福建、臺灣、江西、湖南、湖北、四川、雲南、貴州、廣東、廣西等地。

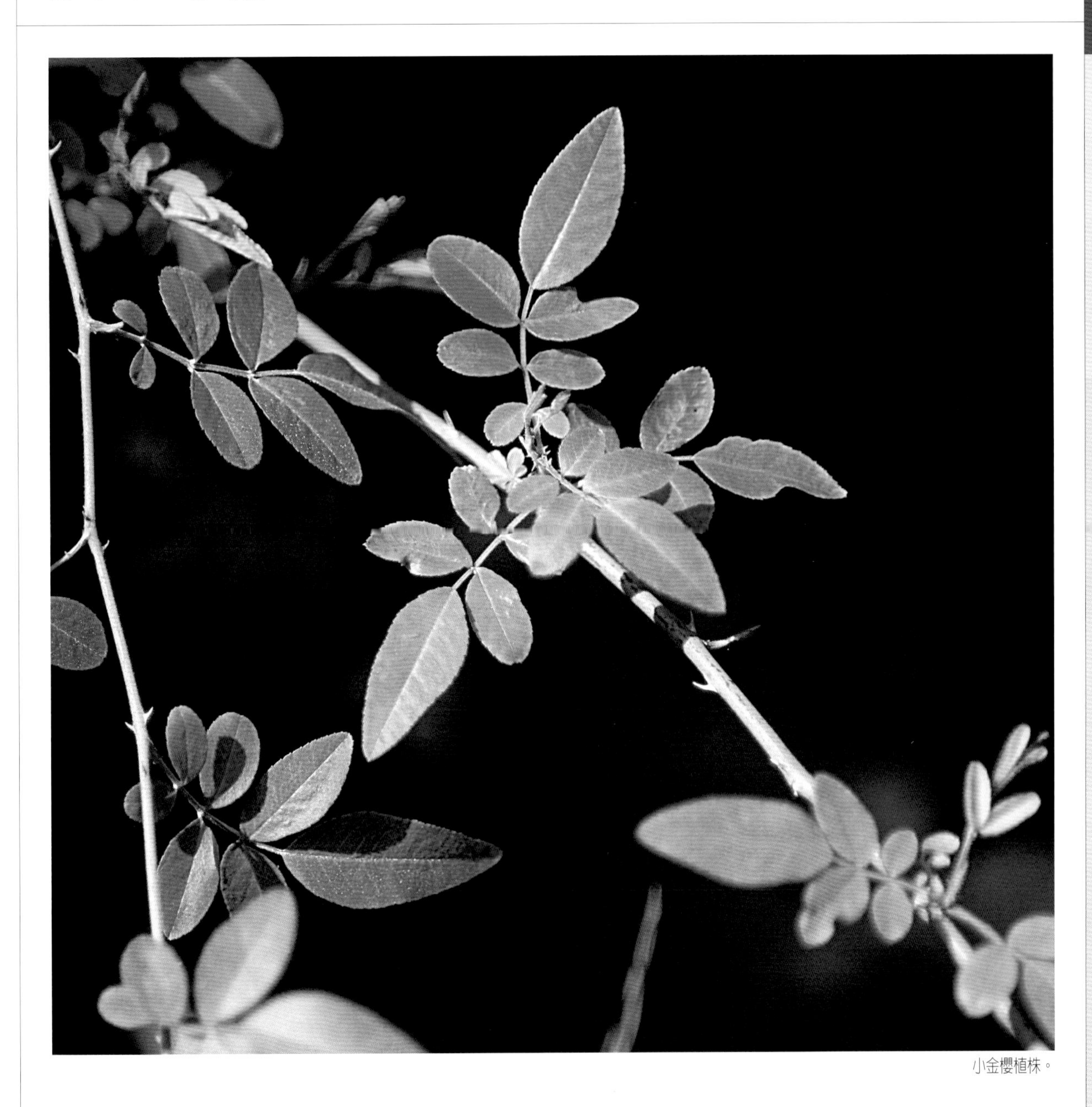

小金櫻植株。

【原植物】落葉蔓生灌木，高5公尺左右。生長於較暖的山坡或丘陵地區。小枝纖細，具有彎生皮刺。單數羽狀複葉互生；小葉3～7，橢圓形或卵狀披針形，長1～6公分，寬0.7～2公分，先端漸尖或鈍，基部楔形或圓形，邊緣具鋸齒，兩面光滑；葉柄細，長1～2公分；托葉尖形，與葉柄離生，早落。花白色，直徑約2公分，常數朵集生枝頂，形成繖房花序；萼片5，背面生刺狀毛；花瓣5，卵形，與萼片互生；雄蕊多數，外側花絲長，內側花絲短，藥黃色；雌蕊多數，子房上位，花柱突出萼筒，具短柔毛。薔薇果小，圓球形，直徑5公釐或較長，成熟時紅色。花期4～5月。果期6～7月。

【採收】全年可採，以10～11月為最宜。

【性味】苦，平。

【功用主治】散瘀，止血，消腫解毒。月經不調，子宮脫垂，痔瘡，脫肛，瘡毒，外傷性出血。

【用法與用量】內服：煎湯，15～60克；或浸酒。外用：搗敷。

分布：河北、山西、內蒙古等地。

【山大黃】

【別名】唐大黃、土大黃、台黃、峪黃、籽黃。

【基原】為蓼科植物波葉大黃 *Rheum franzenbachii* Münt. 的根及根莖。

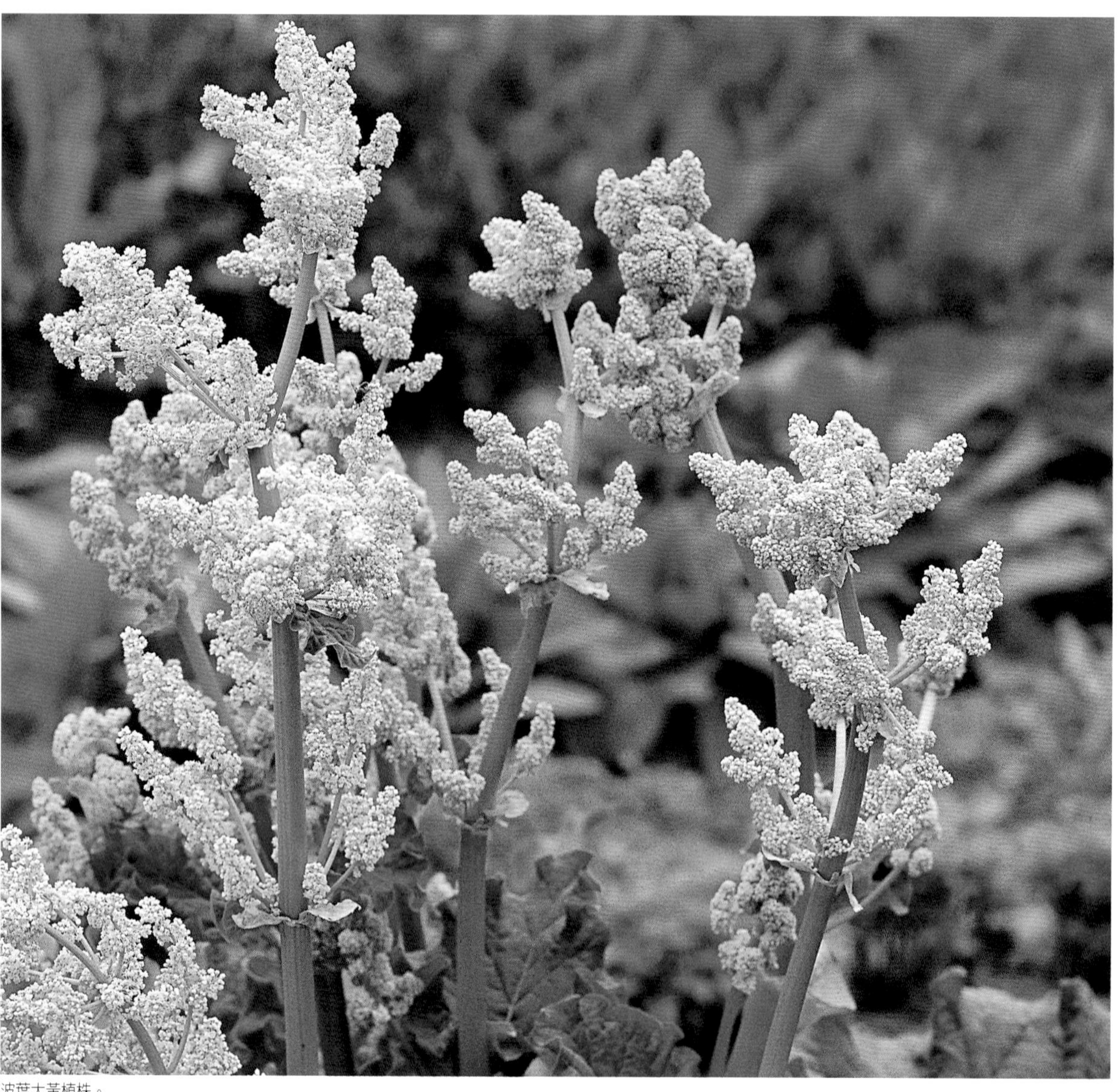

波葉大黃植株。

【原植物】 多年生草本，高可達1公尺以上。生於山坡、石隙、草原。根莖肥厚，表面黃褐色。莖粗壯，直立，具細縱溝紋，無毛，通常不分枝，中空。基生葉有長柄；葉片卵形至卵狀圓形，長10～16公分，先端鈍，基部心形，邊緣波狀，下面稍有毛；莖生葉較小，具短柄或幾無柄，托葉鞘長卵形，暗褐色，抱莖。圓錐花序頂生，花小，多數，白綠色；苞小，肉質，內有花3～5朵；花梗中部以下有一關節；花被6片，卵形，2輪，外輪3片較厚而小；雄蕊9，子房三角狀卵形，花柱3。瘦果具3稜，有翅，基部心形，具宿存花被。花期夏季。

【採收】 春、秋採挖，切片，曬乾。

【性味】 苦，寒。

【功用主治】 瀉熱，通便，破積，行瘀。熱結便秘，濕熱黃疸，癰腫疔毒，跌打瘀痛，口瘡糜爛，湯火傷。

【用法與用量】 內服：煎湯，3～9克；或研末。外用：研末撒或調敷。

【宜忌】 體虛及胎前、產後忌用。

【山豆根】

【別名】山大豆根、黃結、苦豆根

【基原】為豆科植物廣豆根 *Sophora subprostrata* Chun et T.Chen 的根。

分布：中國南部。

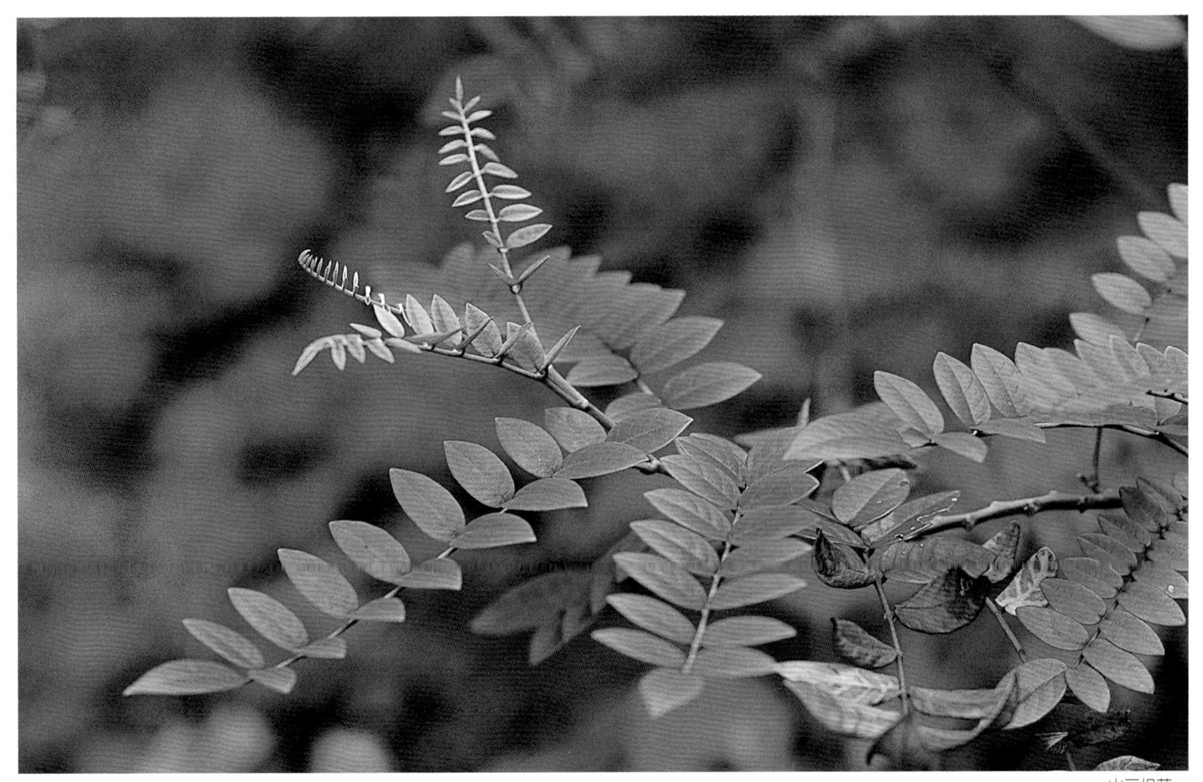

山豆根葉。

【原植物】廣豆根，又名：柔枝槐。多年生灌木，直立或近平臥，高1～2公尺。生於石山腳下，或岩縫中。根通常2～5條，圓柱形，黃褐色。莖圓柱形，表面具溝槽，密被短柔毛，莖上部常作「之」字形彎曲。單數羽狀複葉，互生，小葉片11～17，長圓狀卵形或卵形，長1～2.5公分，寬0.5～1.5公分，頂端1小葉較大，多為橢圓形，全緣，上面深綠色，被短毛，下面灰棕色，密被灰棕色短柔毛；小葉柄短，密被短柔毛。總狀花序頂生；長12～15公分，密被短毛；花萼闊鐘狀，外被稀毛，頂端有5個三角狀的短齒；蝶形花冠黃白色；雄蕊10，花藥背著，花絲細長；雌蕊1，子房上位，圓柱形，花柱彎曲，柱頭圓形，簇生長柔毛。莢果紫黑色，串珠狀。花期4～5月。

【採收】4～5月或8～9月間採挖，除去莖葉及鬚根，洗淨，曬乾。

【性味】苦，寒。入心、肺、大腸三經。

【功用主治】清火，解毒，消腫，止痛。喉癰，喉風，喉痹，牙齦腫痛，喘滿熱咳，黃疸，下痢，痔疾，熱腫，禿瘡，疥癬，蛇、蟲、犬咬傷。

【用法與用量】內服：煎湯，9～15克；或磨汁。外用：含漱或搗敷。

【宜忌】脾胃虛寒泄瀉者忌服。

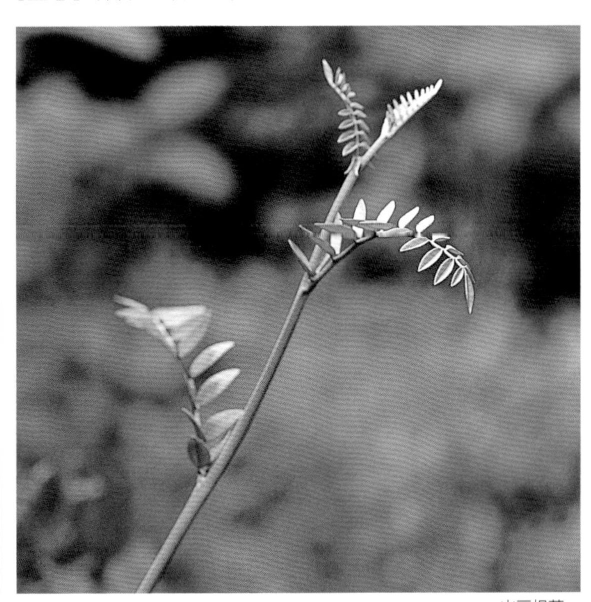

山豆根葉。

【川牛膝】

【基原】為莧科植物川牛膝 *Cyathula officinalis* Kuan 的根。

【原植物】多年生草本，高40～100公分。野生於林緣、草叢中或栽培。主根圓柱形，直徑0.8～1.5公分，外皮棕色。莖下部近圓柱形，中部近四稜形，疏被糙毛，節處略膨大。葉對生，橢圓形至狹橢圓形，長3～13公分，寬1.5～5公分，先端漸尖，基部楔形或寬楔形，全緣，上面密生倒伏糙毛，下面密生長柔毛；葉柄長0.3～1.5公分。花綠白色，頭狀花序數個於枝端排成穗狀；苞片卵形，長3～5公釐，幹膜質，先端具鉤狀芒刺；苞腋有花數朵，能育花居中，不育花居兩側；不育花的花被退化為2～5枚鉤狀芒刺，能育花的花被5，2長3短；雄蕊5，花絲基部密被長柔毛；退化雄蕊5，長方形，狹細，長約0.3～0.4公釐，寬0.1～0.2公釐，先端齒狀淺裂；雄蕊基部外側圍繞子房叢生的長柔毛較退化雄蕊為長；雌蕊子房上位，1室，花柱細。胞果長橢圓狀倒卵形，長2～5公釐。種子卵形。花期6～7月。果期8～9月。

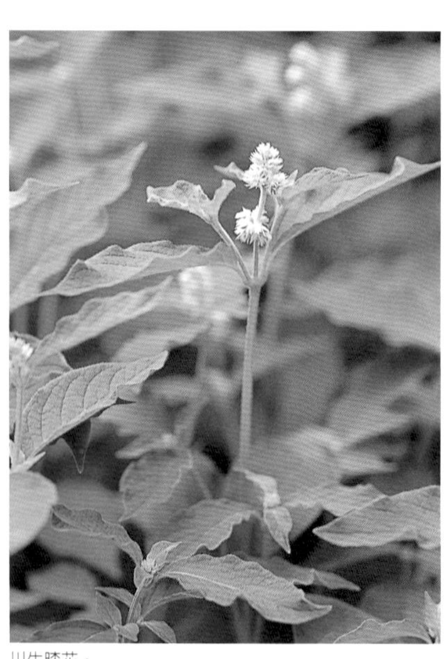
川牛膝花。

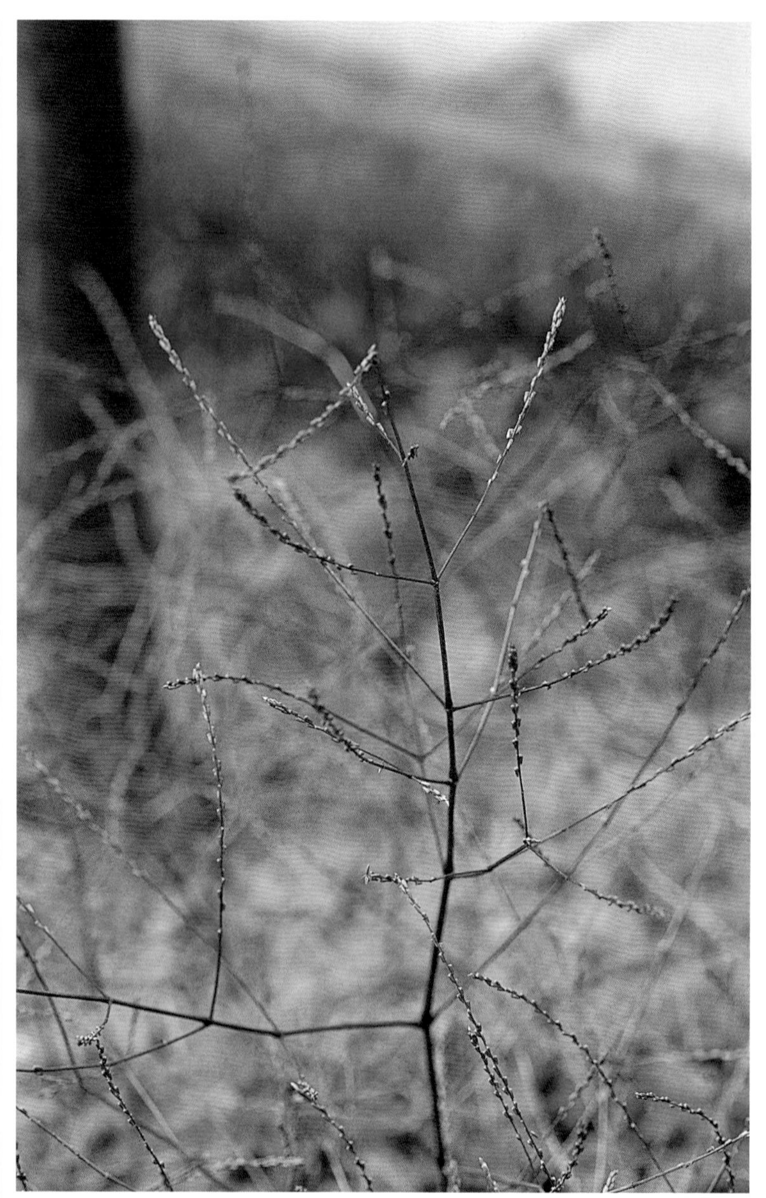
川牛膝果。

【採收】川牛膝的根，秋冬均可採挖，栽培品以生長3～4年者為好，挖得後，去淨泥砂，切去殘存的地上莖及鬚根。烘乾或曬至半乾時，經發汗後再曬至足乾。野生的多系陰乾或曬乾。

【性味】性平，味甘微苦，無毒。入肝、腎二經。

【功用主治】祛風，利濕，通經，活血。風濕腰膝疼痛，腳痿筋攣，血淋，尿血，婦女經閉，症瘕。

【用法與用量】內服：煎湯，5～9克；浸酒或入丸、散。

【宜忌】婦女月經過多，妊娠，夢遺滑精者忌用。

【川烏】

【別名】川烏頭、烏頭

【基原】為毛茛科植物烏頭 *Aconitum carmichaeli* Debx. 的塊根。

分布： 主要栽培於四川、陝西。野生種分布遼寧、河南、山東、陝西、甘肅、江蘇、安徽、浙江、江西、福建、湖南、湖北、四川、貴州、廣西、雲南等地。

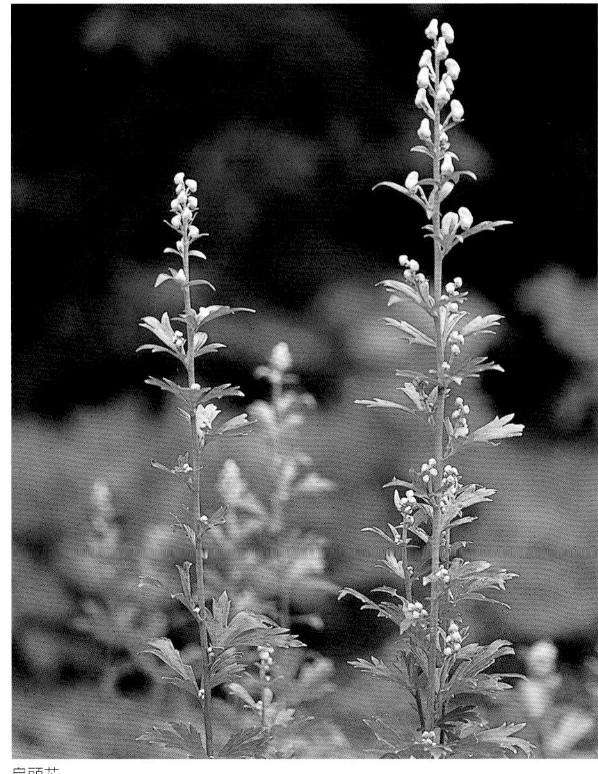

烏頭花。

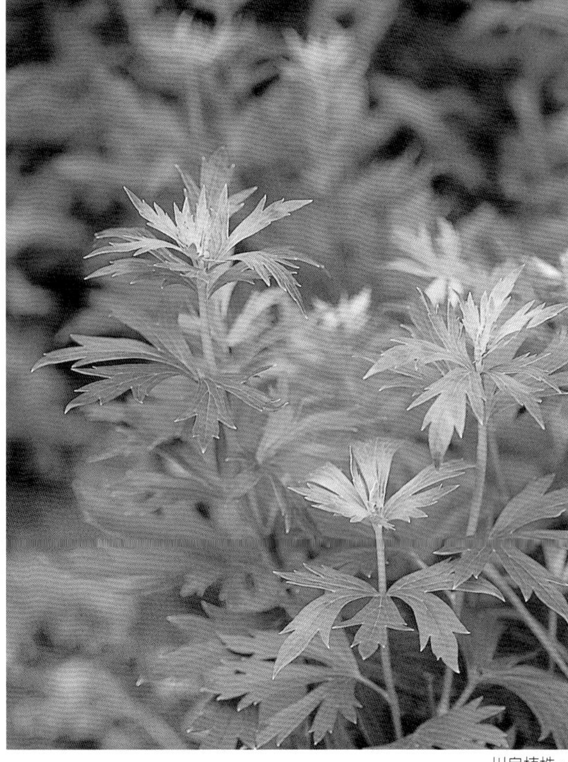

川烏植株。

【原植物】 多年生草本，高60～120公分。塊根通常2個連生，紡錘形至倒卵形，外皮黑褐色；栽培品的側根（子根）甚肥大，直徑達5公分。莖直立或稍傾斜，下部光滑無毛，上部散生貼伏柔毛。葉互生，革質，有柄；葉片卵圓形，寬5～12公分，3裂幾達基部，兩側裂片再2裂，中央裂片菱狀楔形，先端再3淺裂，裂片邊緣有粗齒或缺刻。總狀圓錐花序，花序軸有貼伏的柔毛；萼片5，藍紫色，外被微柔毛，上萼片盔形，長15～18公釐，寬約20公釐，側萼片近圓形；花瓣2，無毛；雄蕊多數，花絲下半部擴張成寬線形的翅；心皮3～5個，離生，密被灰黃色的短絨毛。蓇葖果長圓形，具橫脈，花柱宿存，芒尖狀。花期6～7月。果期7～8月。

【採收】 夏至至小暑間挖出全株，除去地上部莖葉，然後將子根摘下，與母根分開，抖淨泥土，曬乾。

【性味】 辛，熱，有毒。入脾經。

【功用主治】 祛寒濕，散風邪，溫經，止痛。風寒濕痹，歷節風痛，四肢拘攣，半身不遂，頭風頭痛，心腹冷痛，陰疽腫毒。

【用法與用量】 內服：煎湯，1.5～6克，或入丸、散。外用：研末調敷。

【宜忌】 陰虛陽盛，熱症疼痛及孕婦忌服。

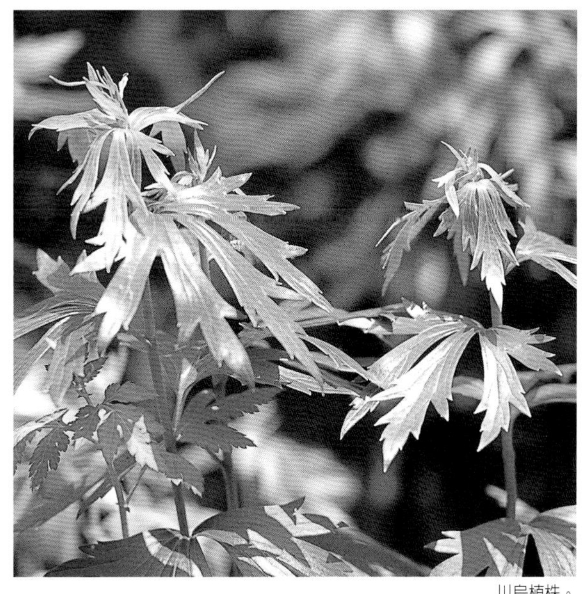

川烏植株。

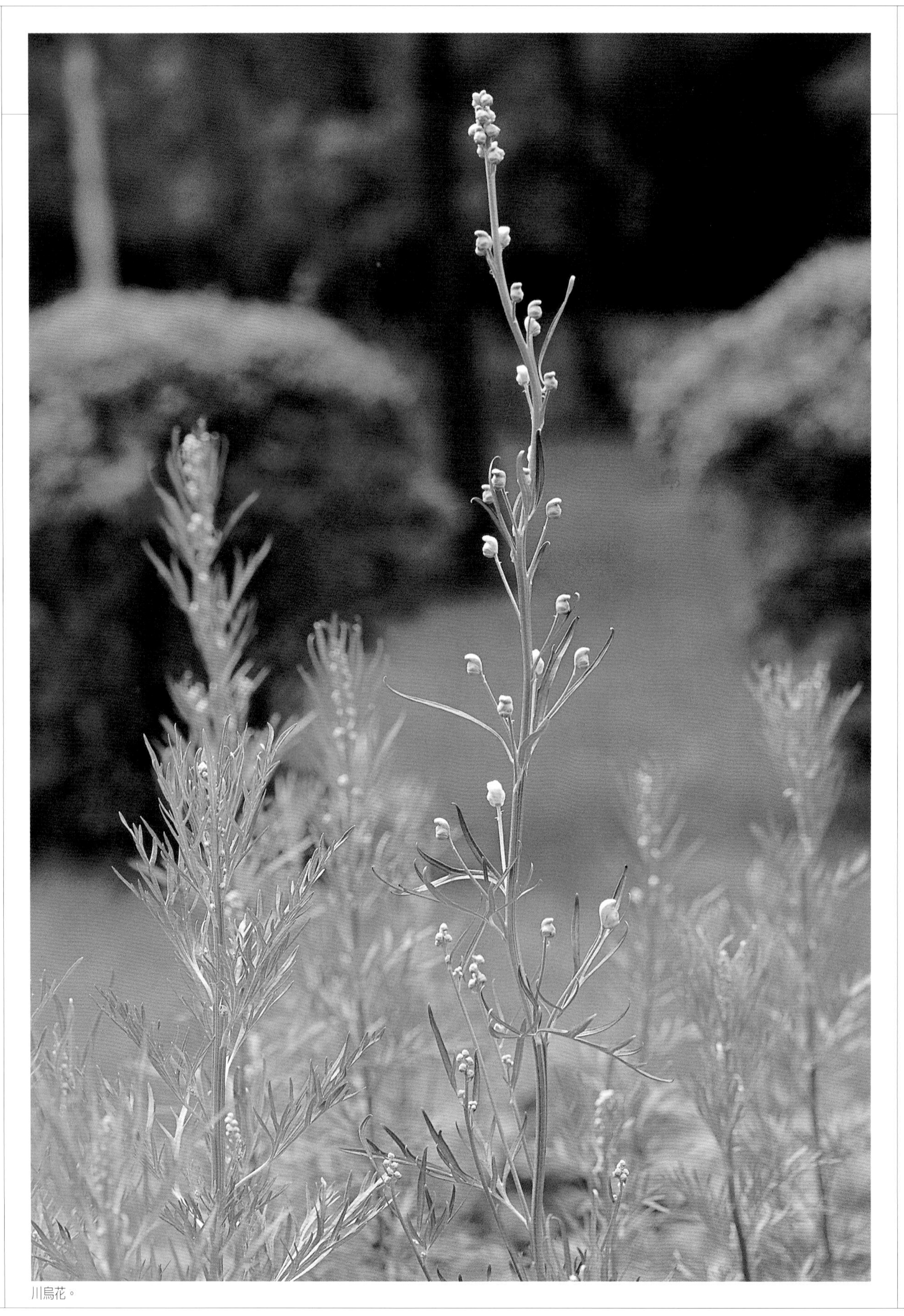

川烏花。

【牛大力】

【別名】大力牛、坡蓮藕、血藤、大蓮藕、大力薯、倒吊金鐘、山蓮藕
【基原】為豆科植物美麗崖豆藤 *Millettia speciosa* Champ. 的根。

分布：廣東、廣西等地。

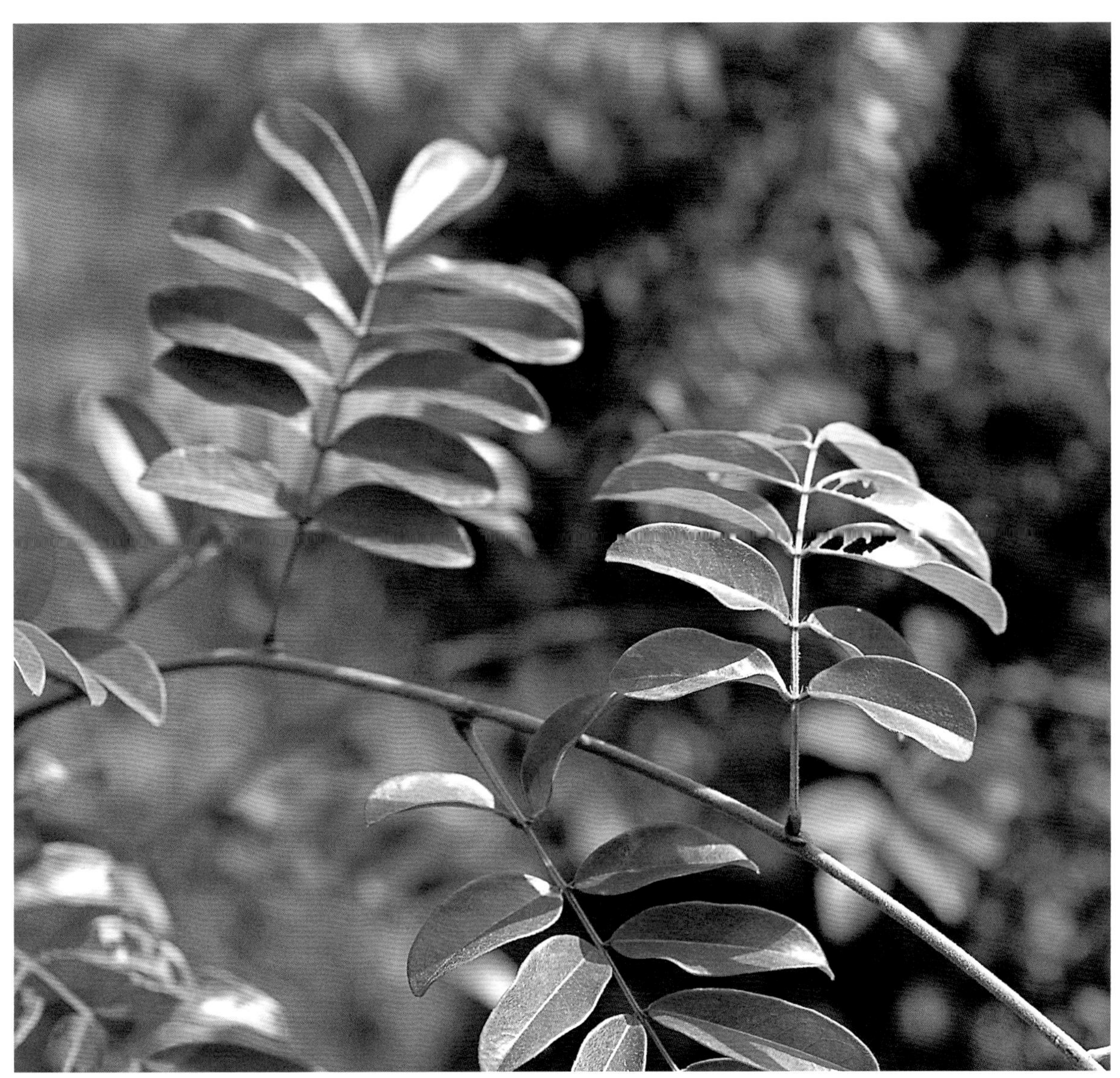

牛大力植株。

【原植物】匍伏生灌木，長1～3公尺。生於山谷、路旁、灌木林叢。根系橫伸頗長，中部或尾端有膨大、肥厚的塊根，外皮土黃色。嫩枝密被白色絨毛，最後脫落。單數羽狀複葉，長15～20公分，有11～13小葉；小葉長圓狀披針形，長5～7公分，寬2～3公分，先端鈍或短漸尖；基部近圓形，上面無毛，背面密被毛，尤以脈上為密；小葉柄、總葉柄均密被白色絨毛，基部均有針狀托葉1對。總狀花序，通常腋生，有時成具葉的頂生圓錐花序，長至30公分；花長約2.5公分，白色，雜有黃色；旗瓣基部有2胼胝狀附屬物；雄蕊成2體。莢果長9～13公分，寬1～2公分，硬革質，先端有喙，表面密被絨毛。種子4～5枚，近卵圓形，壓扁，表面深褐色或紅褐色。花期夏、秋。果期晚秋。

【採收】夏、秋間採挖，曬乾。

【性味】甘，寒。

【功用主治】舒筋活絡，潤肺滋腎，清熱止咳。風濕痹痛，腰腿痛，腰肌勞損，跌打損傷後遺症；肺虛咳嗽，產後虛弱，四肢乏力；癰瘡；慢性肝炎，肺結核。

【用法與用量】內服：煎湯，30～60克；或浸酒。

分布：中國南部及西南部。

【五指毛桃】

【別名】南芪、土黃芪、土五加皮、五指牛奶、五爪龍

【基原】為桑科植物粗葉榕 *Ficus simplicissima* Lour. 的根。

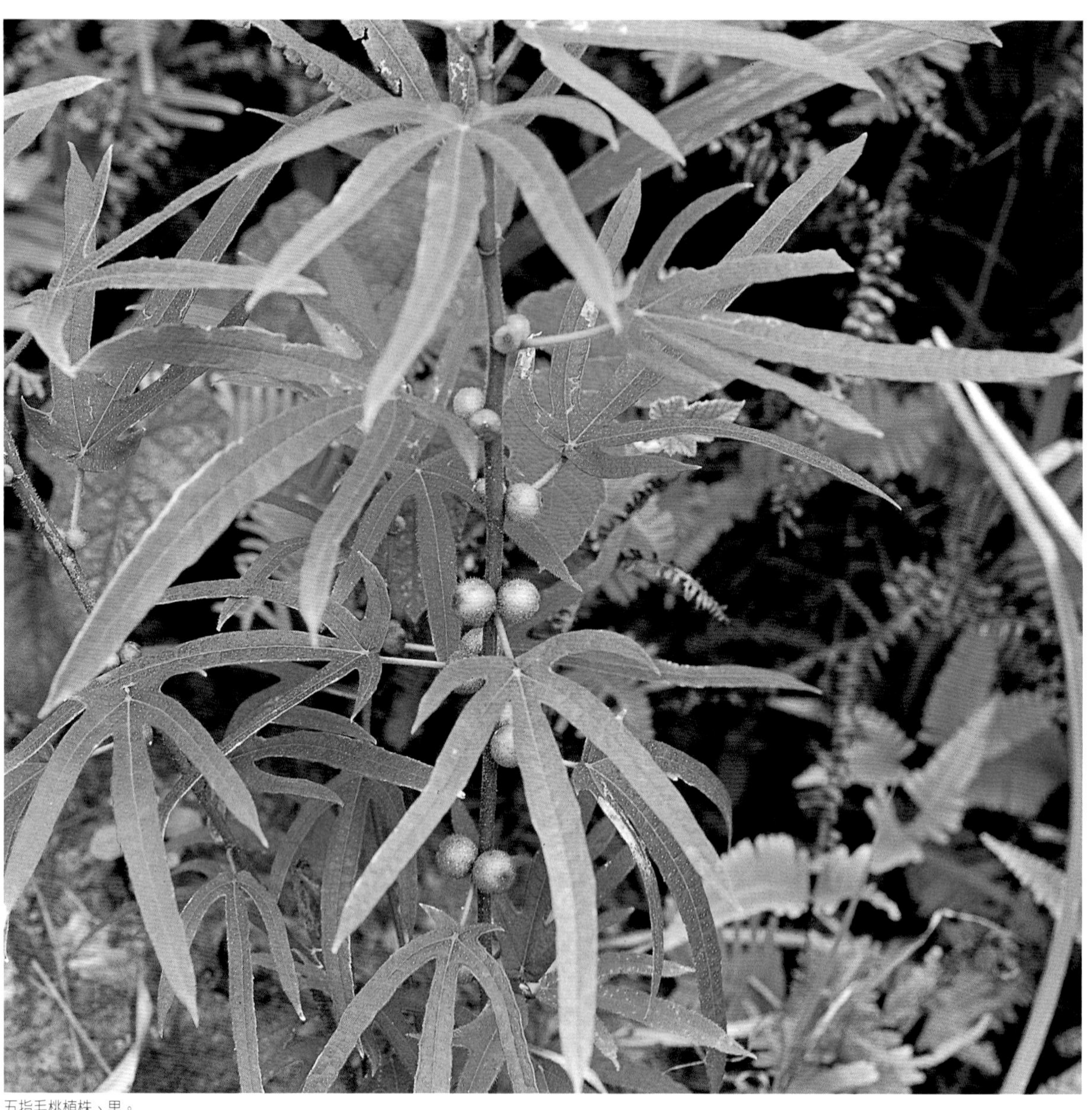

五指毛桃植株、果。

【原植物】灌木或小喬木。生於山坡、溝谷、路旁的灌木叢中。嫩枝中空，全株被灰色絨毛。單葉互生，紙質，多型，長橢圓狀披針形；狹或廣卵形，長8～25公分，寬4～10（～18）公分，先端急尖或漸尖，基部圓形或心形，常具3～5深裂，邊緣有鋸齒或呈波狀，有時全緣；托葉卵狀披針形，長8～20公釐。花序成對腋生，球形，基部苞片卵狀披針形；花黃綠色；雄花生於花序內壁近頂部，具梗；萼片4，紫色，線狀披針形，雄蕊2或1枚；癭花的萼片與雄花的相似；子房球形或卵形，花柱側生，柱頭漏斗形；雌花生於另一花序內，具梗或近無梗；萼片與雄花的相似，但較狹，顏色也較淡。瘦果橢圓形，有小瘤狀凸體。

【採收】秋季採挖，洗淨，切片，曬乾。

【性味】辛甘，微溫。

【功用主治】健脾補肺，行氣利濕。肺癆咳嗽，盜汗，肢倦無力，食少腹脹，水腫，風濕痹痛，肝炎，白帶，產後無乳。

【用法與用量】內服：煎湯，30～60克。

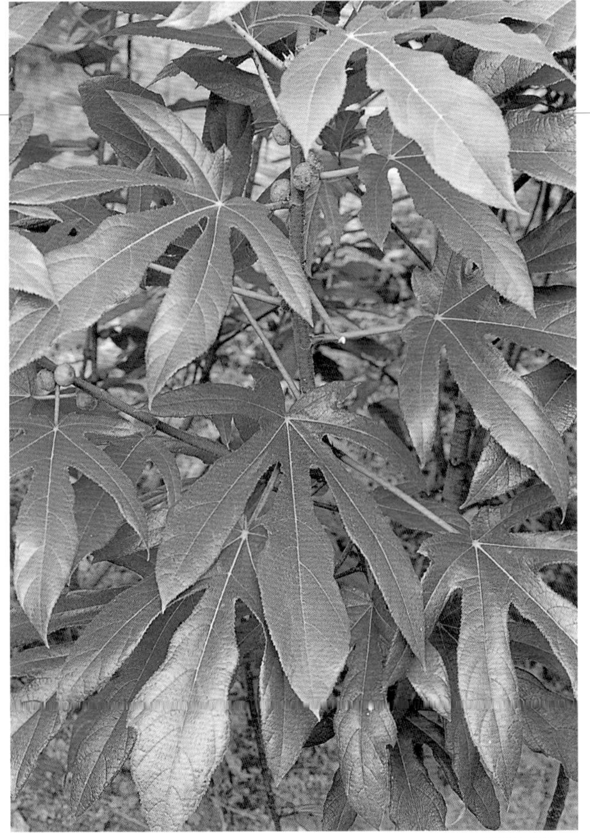

五指毛桃葉。

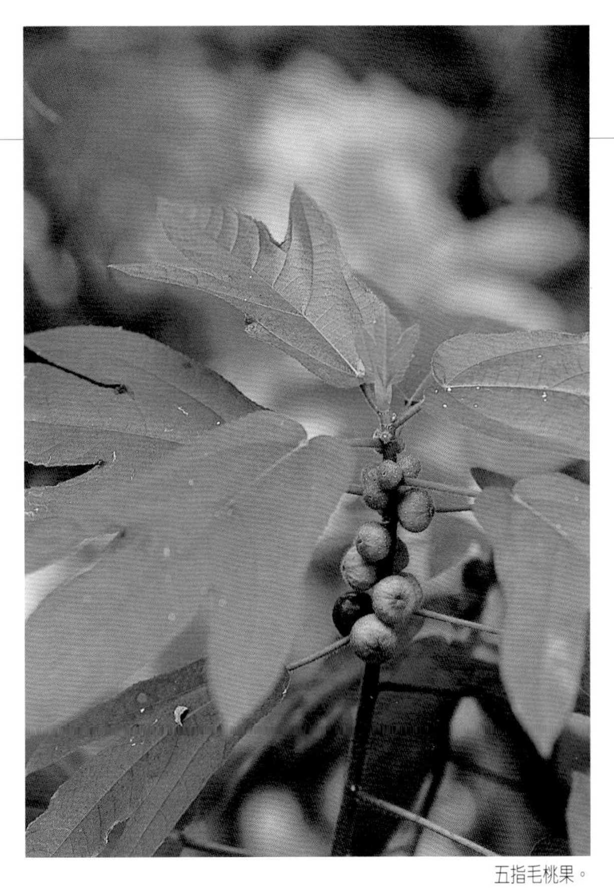

五指毛桃果。

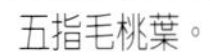

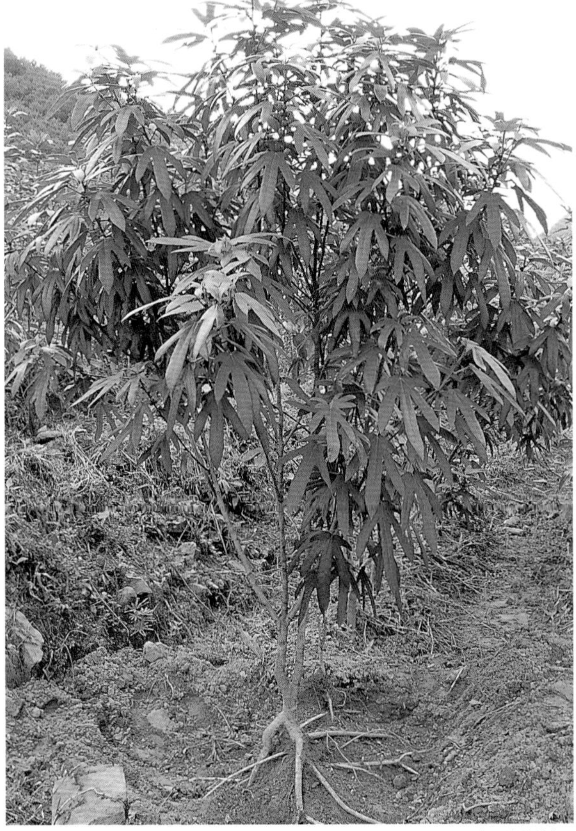

五指毛桃植株。

五指毛桃根。

【升麻】

【別名】周麻、雞骨升麻、鬼臉升麻、綠升麻

【基原】為毛茛科植物升麻 *Cimicifuga foetida* L. 的根狀莖。

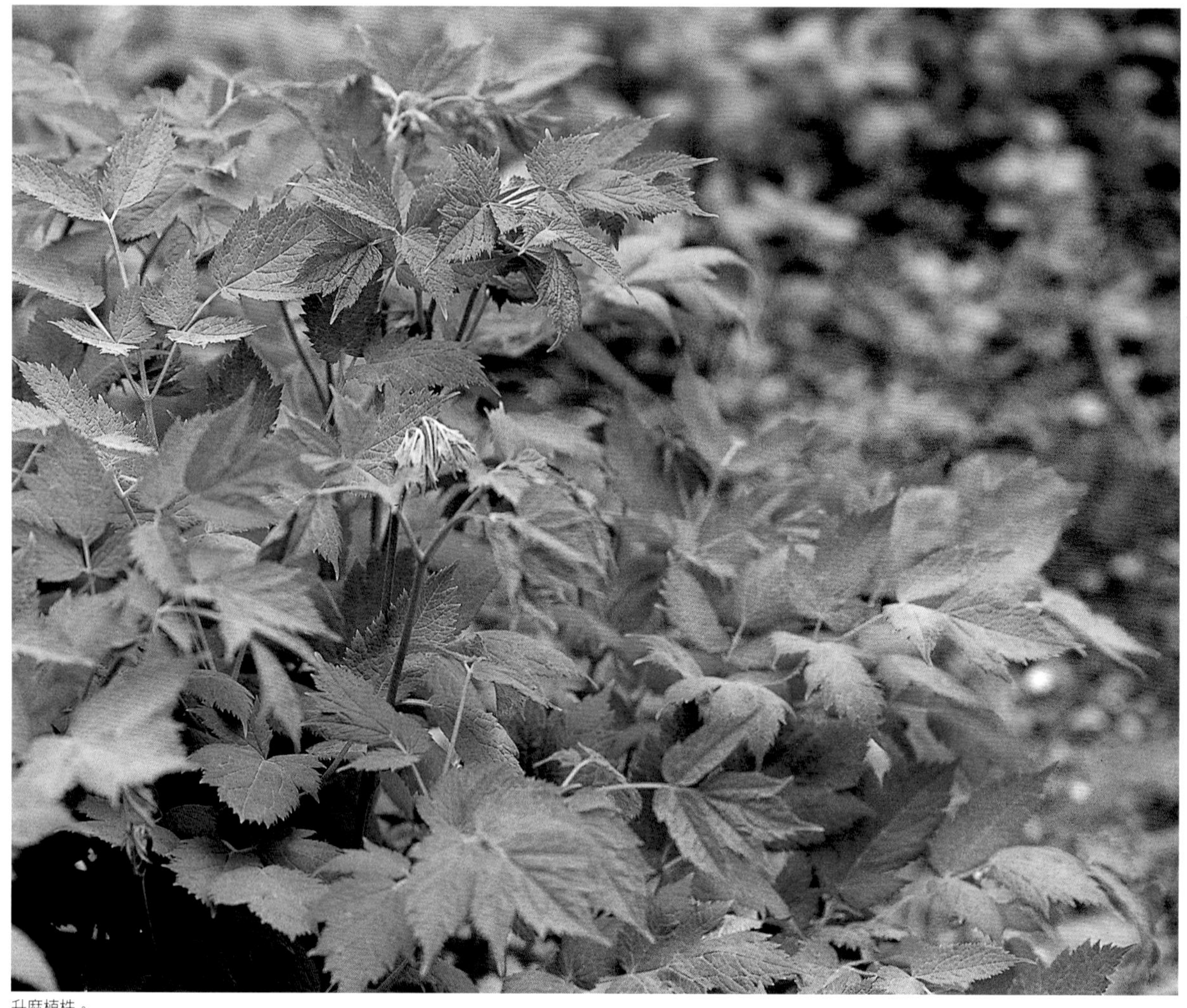

升麻植株。

【原植物】升麻　又名：馬尿杆、火筒杆。生於林下、山坡草叢中。多年生草本。根莖呈不規則塊狀，有洞狀的莖痕，鬚根多而長。莖直立，分枝，高1～2公尺，被疏柔毛。數回羽狀複葉，葉柄密被柔毛；小葉片卵形或披針形，長2～4公分，寬1～2.5公分，邊緣有深鋸齒，上面綠色，下面灰綠色，兩面被短柔毛。複總狀花序著生於葉腋或枝頂，狹窄或有時擴大成大形的圓錐花序；花兩性；萼片5，卵形，覆瓦狀排列，有3脈，白色，具睫毛；蜜葉（退化雄蕊）2枚，先端2裂，白色；雄蕊多數，花絲長短不一，比萼片長；心皮2～5枚，被腺毛，胚珠多數。蓇葖果長矩圓形，略扁，先端有短小宿存花柱，略彎曲。種子6～8枚。花期7～8月。果期9月。

其變種綠升麻*Cimicifuga foetida* L.var.simplex Huth. 的根，亦可作升麻入藥。

【採收】春、秋採挖，除去地上莖苗和泥土，曬至鬚根乾時，用火燎或用竹筐撞去鬚根，曬乾。

【性味】甘辛微苦，涼。入肺、脾、胃經。

【功用主治】升陽，發表，透疹，解毒。時氣疫癘，頭痛寒熱，喉痛，口瘡，斑疹不透；中氣下陷，久瀉久痢，脫肛，婦女崩、帶，子宮下墜；癰腫瘡毒。

【用法與用量】內服：煎湯，2～9克；或入丸、散。外用：研末調敷，煎水含漱或淋洗。

【宜忌】上盛下虛，陰虛火旺及麻疹已透者忌服。

【火焰子】

【別名】蔓烏藥、羊角七、草烏

【基原】為毛莨科植物松潘烏頭 *Aconitum sungpanense* Hand.-Mazz. 的塊根。

分布：四川、青海、甘肅、陝西和山西等地。

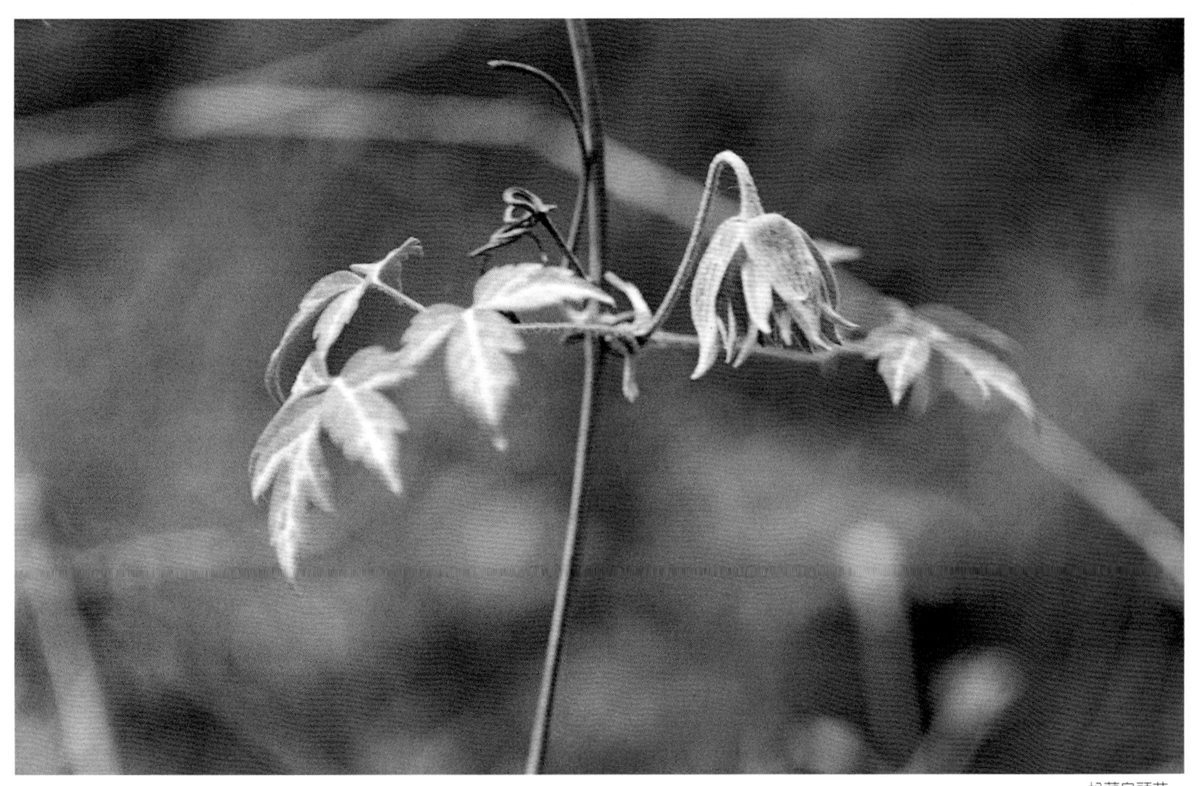

松藩烏頭花。

【原植物】多年生纏繞草木。生於低海拔至中海拔的山坡灌叢或林下濕地。塊根近圓柱形，長約3.5公分，常2個並生，外皮黑褐色，生少數鬚根。莖長達1.5公尺，分枝，無毛或近無毛。葉互生，五角形，長5.8～10公分，寬8～12公分，3全裂，中央裂片卵狀菱形，漸尖，近羽狀淺裂，具缺刻狀牙齒，側生裂片2深裂。總狀花序腋生和頂生；具2～9花，無毛或疏生微柔毛；花藍紫色，花梗長2～4公分；小苞片鑽形；萼片5，花瓣狀，上萼片盔形，高1.8～2.2公分，喙不明顯，側萼片長1.3～1.5公分；花瓣2，無毛或疏生短毛，距長1～2公釐；雄蕊多數；心皮3～5，無毛或疏被小毛。蓇葖果5個。

【採收】秋季採挖，去淨泥土和鬚根，曬乾。

【性味】辛，溫，有毒。

【功用主治】止痛，解痙，麻醉，敗毒，祛風濕，活血散瘀。跌打損傷，勞傷，風濕性關節炎，無名腫毒，癰腫疔毒。

【用法與用量】內服：煎湯，0.06～0.15克（須同用三倍量桃兒七）；研粉，0.03～0.09克（涼開水送下）。外用：以水、酒或醋磨汁塗，或研粉調敷。

【宜忌】服藥後忌煙、酒、漿水及辛熱飲食兩小時。高燒患者及孕婦忌服。

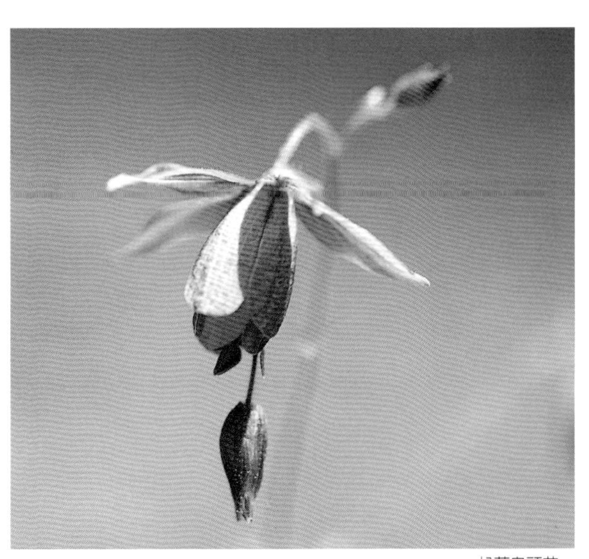

松藩烏頭花。

【牛馬藤】

【別名】過山龍、油麻血藤、常春油麻藤、常綠黎豆、棉麻藤

【基原】為豆科植物常綠油麻藤 *Mucuna sempervirens* Hemsl. 的根及莖葉。

分布：雲南、貴州、四川、湖北、江西、浙江等地。

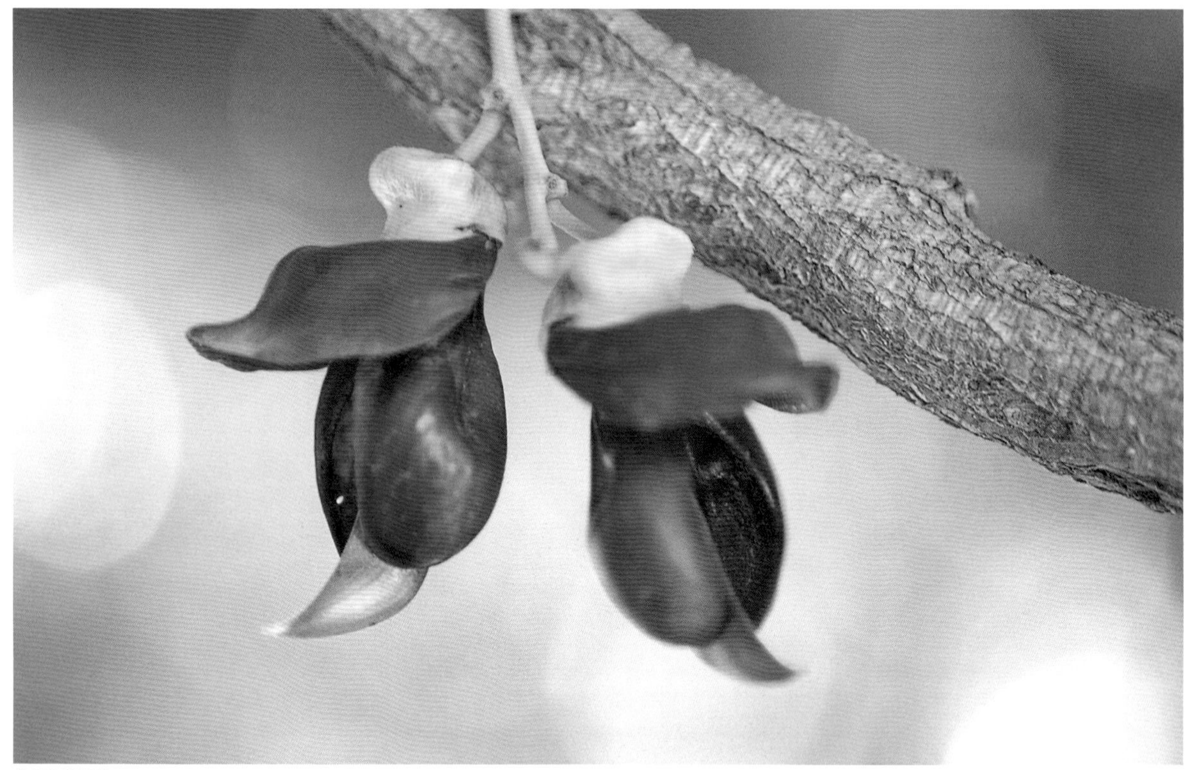

常綠油麻藤花。

【原植物】常綠攀援灌木，通常長5～10公尺，少有20公尺者。生長於林邊及肥沃之處，常纏繞於樹上或附於岩石上。莖棕色或黃棕色，粗糙；小枝纖細，淡綠色，光滑無毛，具明顯之皮孔。複葉革質，小葉3；頂端小葉卵形或長方卵形，先端尖尾狀，基部闊楔形；兩側葉片長方卵形，先端尖尾形，基部斜楔形或圓形，小葉均全緣，綠色，無毛，長7～12公分，闊5～7公分，葉脈明顯，小葉柄粗短；總葉柄長9～15公分，基部粗壯。總狀花序，花下垂；花萼外被濃密絨毛，鐘形，裂片鈍圓或尖銳；花冠深紫色或紫紅色；雄蕊2體，10枚；子房下位，花柱細長，柱頭頭狀。莢果扁平，密被金黃色粗毛。種子圓形，黃色或黑黃色。

【採收】9～10月採收。

【性味】甘，溫，無毒。

【功用主治】行血補血，通經活絡。風濕疼痛，四肢麻木，貧血，月經不調。

【用法與用量】內服：煎湯，12～30克；或浸酒。

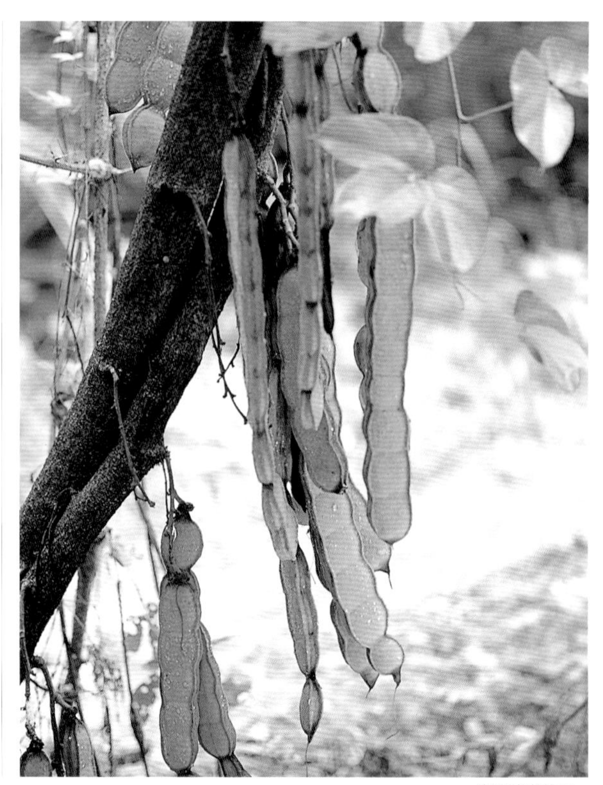

常綠油麻藤果。

【古山龍】

【別名】黃連藤

【基原】為防己科植物古山龍 *Arcangelisia loureiri* (Pier.) Diels 的根或莖藤。

分布：廣東海南等地。

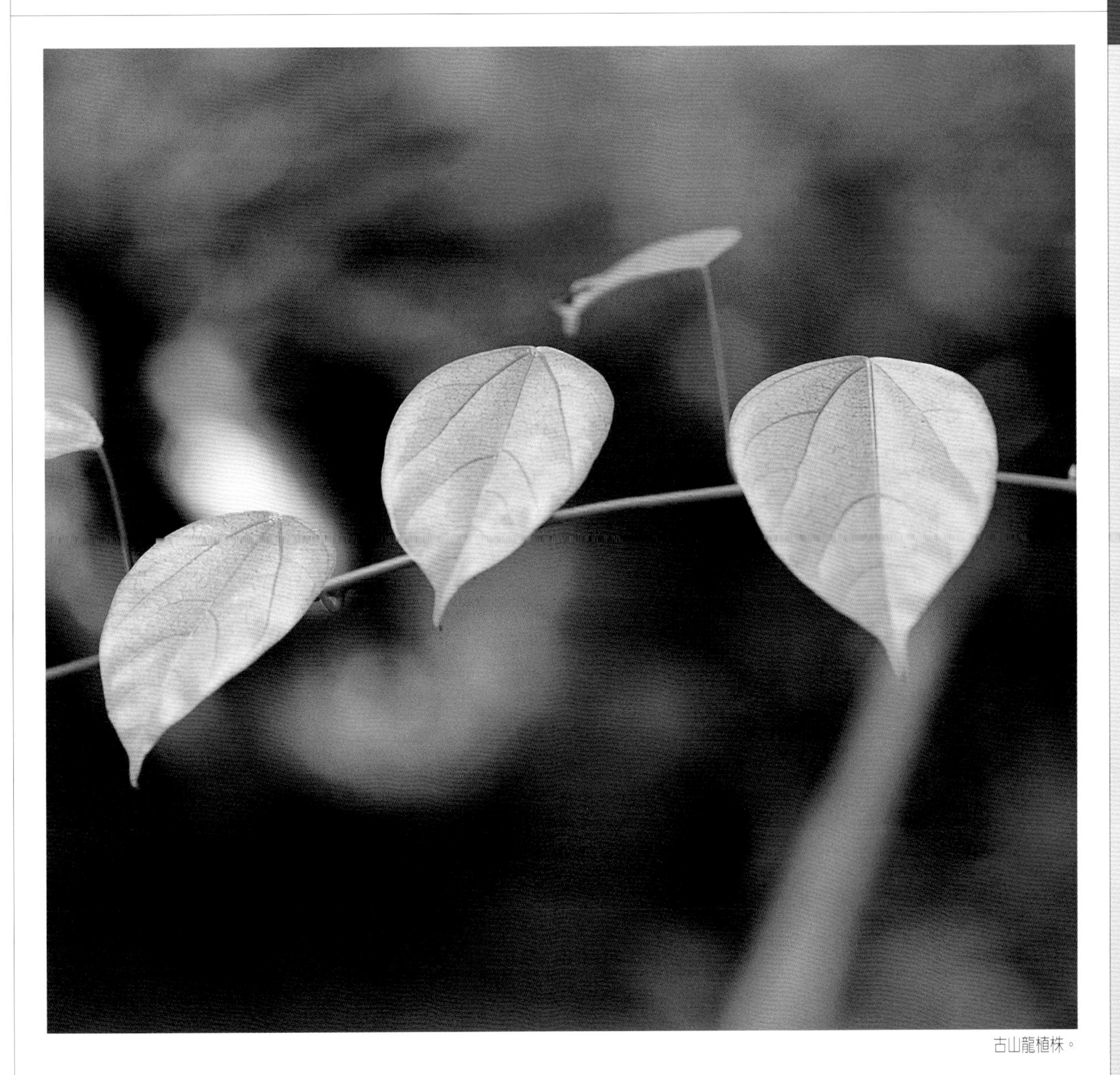

古山龍植株。

【原植物】木質大藤本。生於大山森林谷地或山腰密林中。老枝具縱條紋。單葉互生，近革質，卵圓至橢圓形，長8～12公分，寬6～10公分，先端驟尖，基部近截平，基出脈3～5條；葉柄基部膝曲狀，頂部脹大，長3～8公分。圓錐花序常在老幹上出生，雄花序纖弱，長約8公分，分枝穗狀，幾無柄；雄花苞片三角形；外輪萼片3，苞片狀，內輪萼片3，長圓形；花瓣3，近於舟形；具雄蕊9枚；雌花序長30～50公分；雌花花被片6，狹長圓形，頂端向後反折；退化雄蕊微小，鱗片狀；心皮3，無花柱，柱頭闊，具乳頭狀突起。核果長圓形，後變黃色，近頂端偏於一側有柱頭殘跡，外面有皺紋和纖維狀疏柔毛。花期夏季。

【採收】根，秋季採集；莖藤，全年可採。洗淨，切片，曬乾。

【性味】苦，寒，有小毒。

【功用主治】清熱解毒。腸炎，菌痢，扁桃體炎，支氣管炎，癤腫，瘧疾，皮炎，濕疹，膿皰瘡，腳癬感染。此外還有降壓、止痛的作用。

【用法與用量】3～30克。外用：煎水洗。

分布：四川、陝西、甘肅等地。

【打破碗花花】

【別名】野棉花根、大頭翁、山棉花

【基原】為毛茛科植物打破碗花花 *Anemone hupehensis* Lem. 的根。

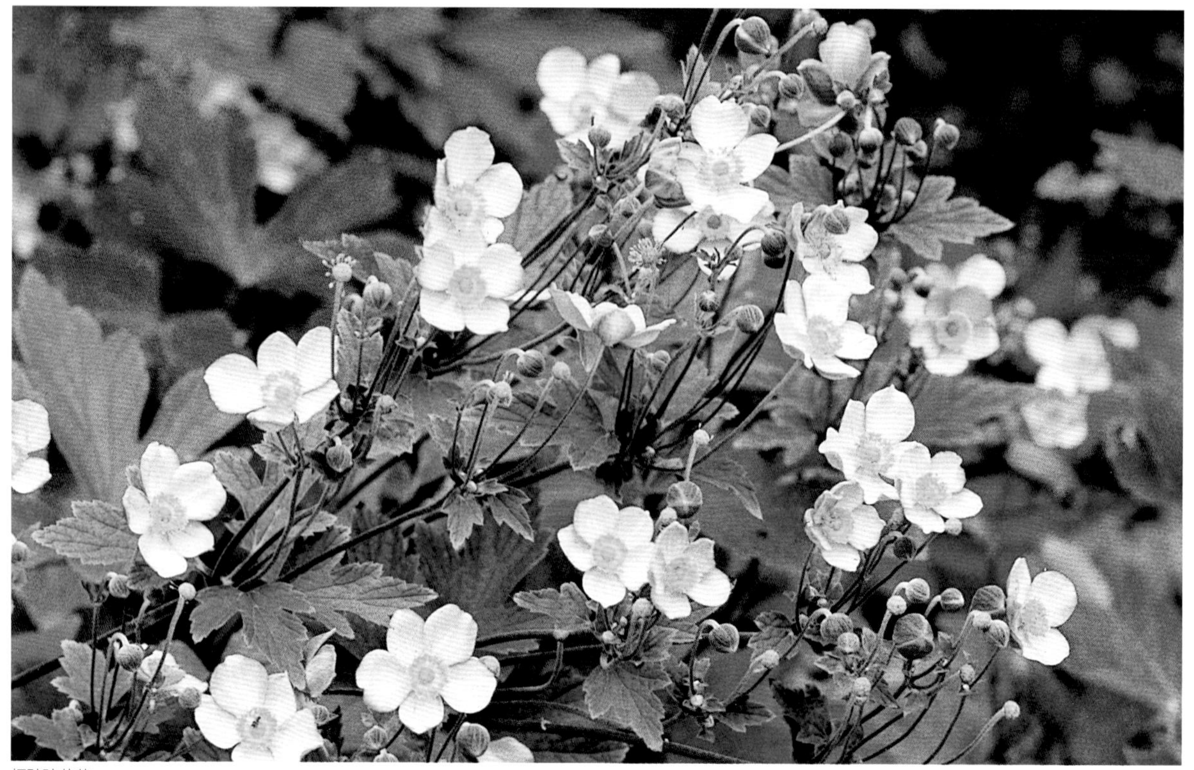

打破碗花花。

【原植物】多年生草本，高30～100公分。生於低海拔山區或丘陵區的山坡、溝邊及路旁。根粗壯。莖被白色柔毛，有分枝。葉為3出複葉，基生葉具長柄；中間小葉片較大，卵形至心形，長4～11公分，寬3～10公分，兩側小葉斜卵形；小葉不分裂或不明顯的3或5淺裂，邊緣具不等的粗鋸齒，上面深綠色，下面紫紅色至蒼綠色，兩面均被疏毛。花莖高20～80公分，疏生短柔毛；聚繖花序簡單或2～3回分枝；總苞片2～3，對生或輪生，與莖生葉相似但較小；花萼5～6片，白色或粉紅色，倒卵形或橢圓形，外面密生柔毛；雄蕊多數；心皮多數。聚合果球形；瘦果近卵形，長約3.5公釐，密生白色綿毛。花期7～10月。

【採收】春季或秋季採挖，洗淨、切片，曬乾。

【性味】苦辛，涼，有毒。入肺、脾二經。

【功用主治】殺蟲，化積，消腫，散瘀。禿瘡，瘧疾，小兒疳積，痢疾，癰癤瘡腫，瘰鬁，跌打損傷。

【用法與用量】內服：煎湯，6～12克；或研末。外用：煎水洗或搗敷。

【宜忌】孕婦禁用。

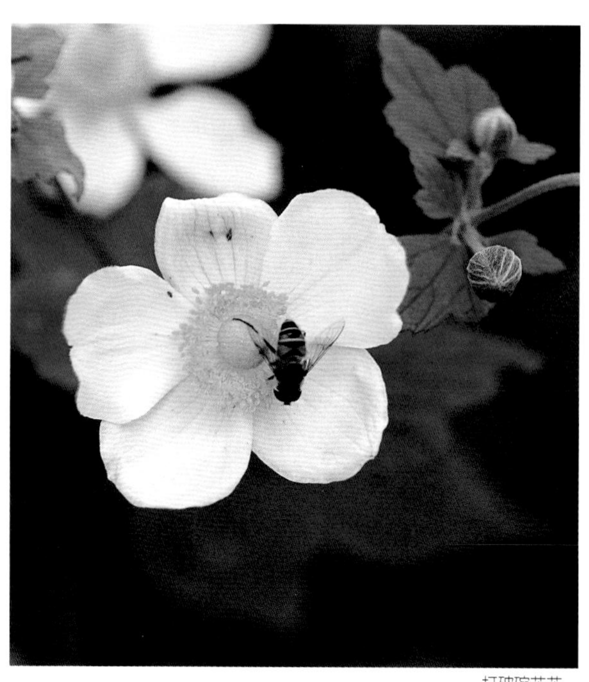

打破碗花花。

【甘草】

【別名】美草、蜜草、國老、靈通、粉草、甜草

【基原】為豆科植物甘草 *Glycyrrhiza uralensis* Fisch. 的根及根狀莖。

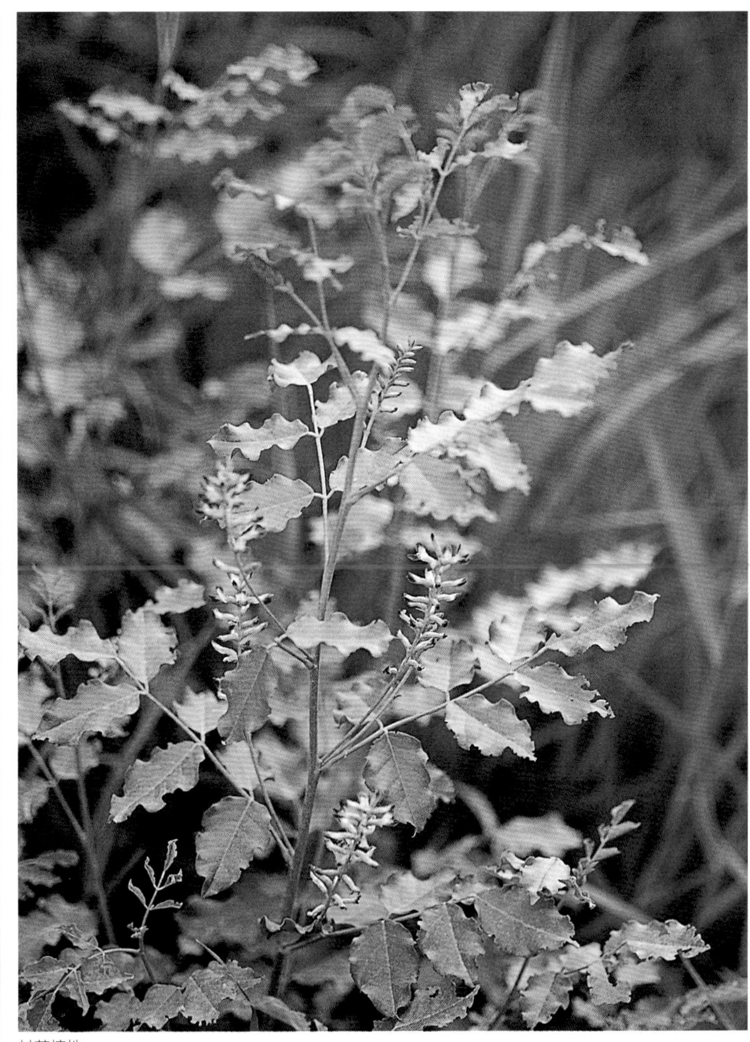

甘草植株。

【原植物】多年生草本，高約30～70公分，罕達1公尺，生於向陽乾燥的鈣質草原、河岸砂質土等地。根莖圓柱狀；主根甚長，粗大，外皮紅褐色至暗褐色。莖直立，稍帶木質，被白色短毛及腺鱗或腺狀毛。單數羽狀複葉，托葉披針形，早落；小葉4～8對，小葉柄甚短，長1公分許；小葉片卵圓形、卵狀橢圓形或偶近於圓形，長2～5.5公分，寬1.5～3公分，先端急尖或近鈍狀，基部通常圓形，兩面被腺鱗及短毛。總狀花序腋生，花密集，長5～12公分；花萼鐘形，長約為花冠的1/2而稍長，萼齒5，披針形，較萼筒略長，外被短毛及腺鱗；花冠淡紫堇色，長約1.4～2.2公分，旗瓣大，長方橢圓形，先端圓或微缺，下部有短爪，龍骨瓣直，較翼瓣短，均有長爪；雄蕊10枚，2體，花絲長短不一，花藥大小不等；雌蕊1枚，子房無柄。莢果線狀長圓形，鐮刀狀或彎曲呈環狀，通常寬6～8公分，密被褐色的刺狀腺毛。種子2～8，扁圓形或腎形，黑色光滑。花期6～7月。果期7～9月。

除上述主要品種外，尚有同屬植物脹果甘草亦入藥用。

◎脹果甘草　*Glycyrrhiza inflata* Batal.，其特徵小葉3～5片，稀達7片，下面中脈無毛。莢果長圓形而直，膨脹。

【採收】秋季採挖，除去莖基，枝叉，鬚根等，截成適當長短，曬至半乾，紮成小捆，再曬至全乾。也有將外面栓皮削去者，稱為「粉草」。置乾燥通風處，防黴蛀。

【性味歸經】甘，平。入脾、胃、肺經。

【功用主治】和中緩急，潤肺，解毒，調和諸藥。炙用，脾胃虛弱，食少，腹痛便溏，勞倦發熱，肺痿咳嗽，心悸，驚癇；生用，咽喉腫痛，消化性潰瘍，癰疽瘡瘍，解藥毒及食物中毒。

【用法與用量】內服：煎湯，4.5～9克；或入丸、散。外用：研末摻或煎水洗。

【宜忌】實證中滿腹脹忌服。

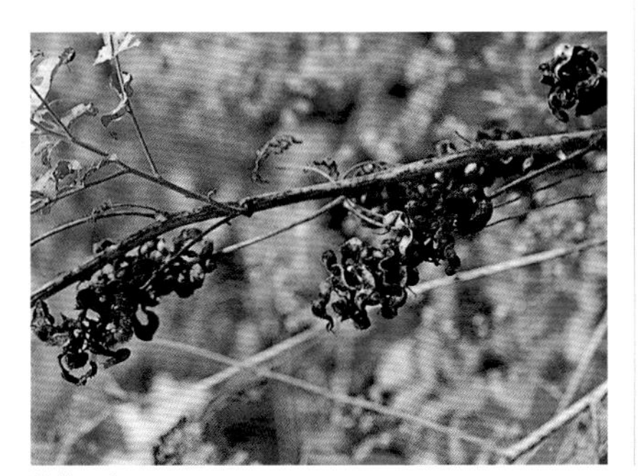

甘草果實。

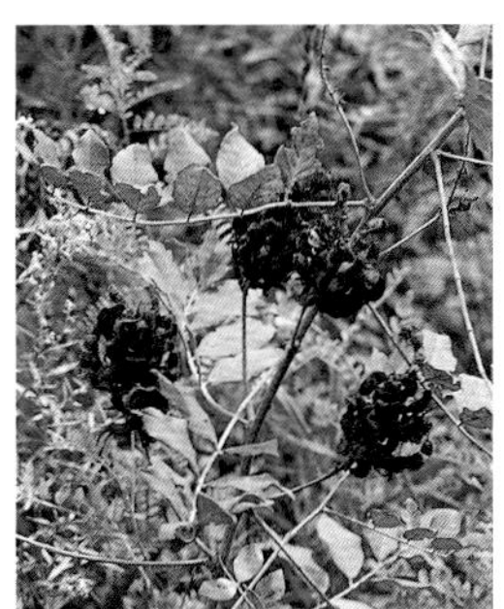

脹果甘草果實。

分布：甘草——大陸東北、西北、華北等地。脹果甘草——新疆、甘肅等地。

分布：黑龍江、吉林、遼寧、河北、河南、山東、山西、陝西、內蒙古等地。全中國各地均有栽培。

【白芍】

【別名】金芍藥、離草、余容、可離、犁食、沒骨花、將離
【基原】為毛茛科植物芍藥 *Paeonia lactiflora* Pall. 的根。

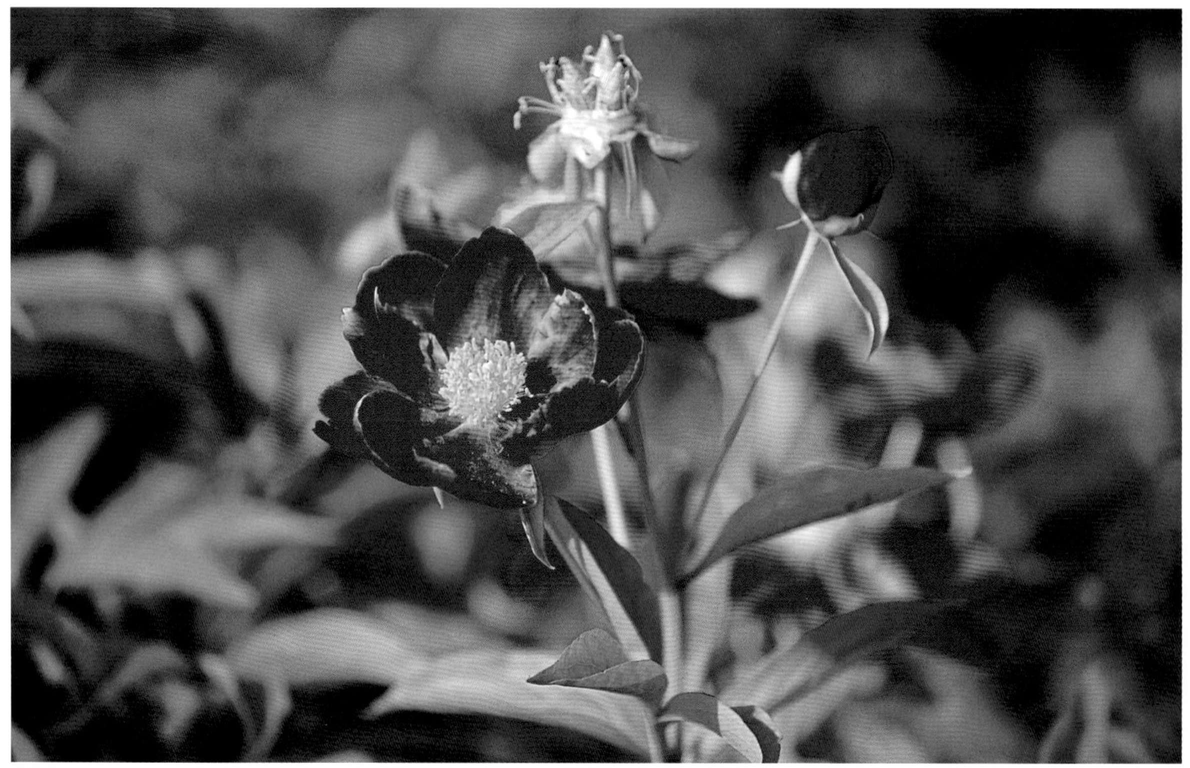
芍藥花。

【原植物】 多年生草本，高50～80公分。生於山坡、山谷的灌木叢或草叢中。根肥大，通常圓柱形或略呈紡錘形。莖直立，光滑無毛。葉互生；具長柄；2回3出複葉，小葉片橢圓形至披針形，長8～12公分，寬2～4公分，先端漸尖或銳尖，基部楔形，全緣，葉緣具極細乳突，上面深綠色，下面淡綠色，葉脈在下面隆起，葉基部常帶紅色。花甚大，單生於花莖的分枝頂端，每花莖有2～5朵花，花莖長9～11公分；萼片3，葉狀；花瓣10片左右或更多，倒卵形，白色、粉紅色或紅色；雄蕊多數，花藥黃色；心皮3～5枚，分離。蓇葖3～5枚，卵形，先端鉤狀向外彎。花期5～7月。果期6～7月。

【採收】 夏、秋採挖已栽植3～4年的芍藥根，除去根莖及鬚根，洗淨，刮去粗皮，入沸水中略煮，使芍根發軟，撈出曬乾。

【性味】 苦酸，涼。入肝、脾經。

【功用主治】 養血柔肝，緩中止痛，斂陰收汗。胸腹脅肋疼痛，瀉痢腹痛，自汗盜汗，陰虛發熱，月經不調，崩漏，帶下。

【用法與用量】 內服：煎湯，6～12克；或入丸、散。

【宜忌】 虛寒腹痛泄瀉者慎服。

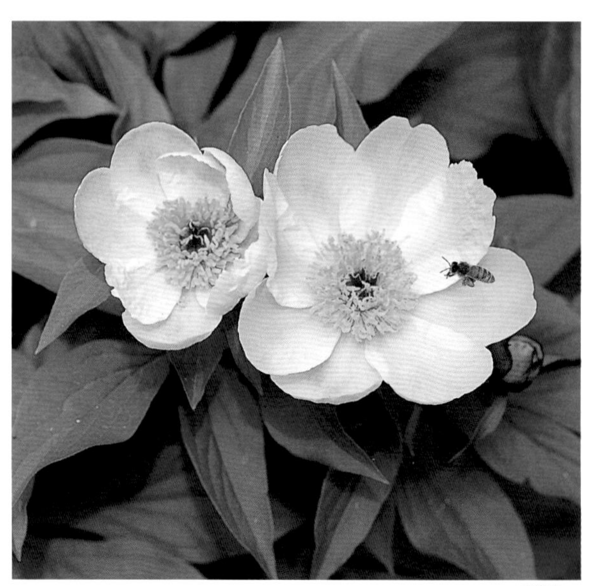
芍藥花。

【白頭翁】

【別名】野丈人、胡王使者、白頭公、白頭草、老翁花、山棉花根
【基原】為毛茛科植物白頭翁 *Pulsatilla chinensis* (Bge.) Reg. 的根。

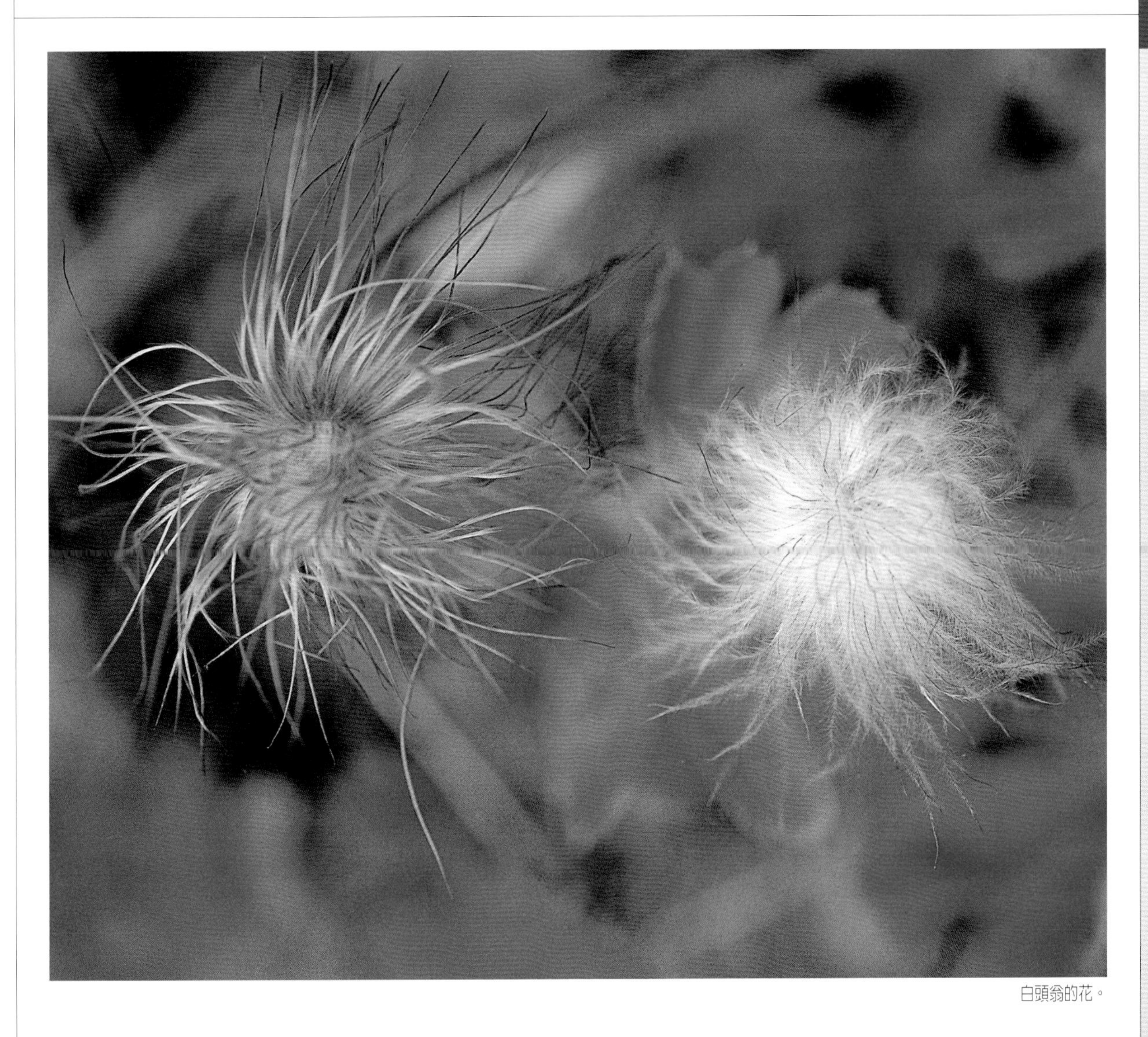

白頭翁的花。

分布：黑龍江、吉林、遼寧、河北、山東、河南、安徽、山西、陝西、江蘇等地。

【原植物】多年生草本，高10～40公分，全株密被白色長柔毛。生於山野、荒坡及田野間。主根較肥大。葉根出，叢生，花期時較小，果期後增大；葉柄長，基部較寬或成鞘狀；3出複葉，小葉再分裂，裂片倒卵形或矩圓形，先端有1～3個不規則淺裂，上面綠色，疏被白色柔毛，下面淡綠色，密被白色長柔毛。花先葉開放，單一，頂生；花莖根出，高10餘公分；總苞由3小苞葉組成，苞葉通常3深裂，基部癒合抱莖；花直徑3～4公分，花被6，排列為內外2輪，紫色，瓣狀，卵狀長圓形或圓形，長3～3.5公分，寬約1.2～1.5公分，外被白色柔毛；雄蕊多數，長約為花被的1/2，花藥基部黃色；雌蕊多數，花柱絲狀，密被白色長毛。瘦果多數，密集成頭狀，花柱宿存，長羽毛狀。花期3～5月。果期5～6月。

【採收】春季開花前採挖，除掉地上莖，保留根頭部白色絨毛，去淨泥土，曬乾。

【歸經】入大腸、肝、胃經。

【功用主治】清熱涼血，解毒。熱毒血痢，溫瘧寒熱，鼻衄，血痔。

【用法與用量】內服：煎湯，9～15克（鮮者15～30克）；或入丸、散。外用：搗敷。

【宜忌】虛寒瀉痢忌服。

分布：雲南、廣西等地。

【地湧金蓮】

【基原】為芭蕉科植物地湧金蓮 *Musella lasiocarpa* (Franch.) C. Y. Wu 的花。

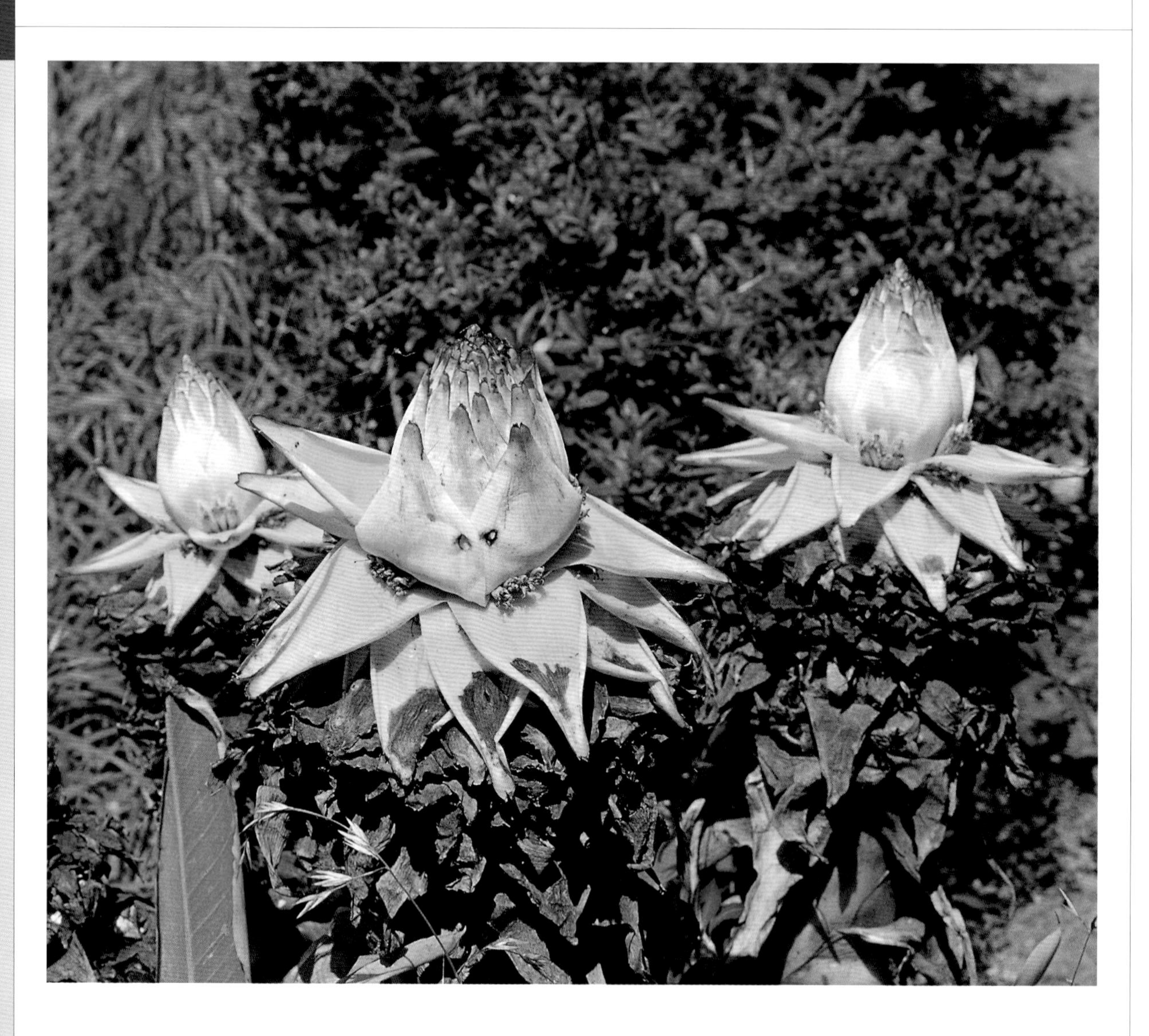

【原植物】高大草本，高約1公尺。莖厚而粗，由葉鞘複疊而成。巨形葉，長橢圓形，有白粉，全緣。花4～6朵，簇生於花莖上鮮黃色苞葉內，黃色，苞葉形如蓮花。果實肉質，不開裂。生於山間坡地，現多為栽培。

【性味】苦、澀，寒。

【功用主治】止血止帶，固脫。崩漏日久，腸風下血，出血症日久欲脫；白帶，日久不癒。

【用法與用量】煎服9～15克。

【地榆】

【別名】白地榆、馬連鞍薯、山紅棗根、赤地榆、水橄欖、一枝箭、小紫草、血箭草。

【基原】為薔薇科植物地榆 *Sanguisorba officinalis* L. 的根及根莖。

分布：中國大部地區均有分布。

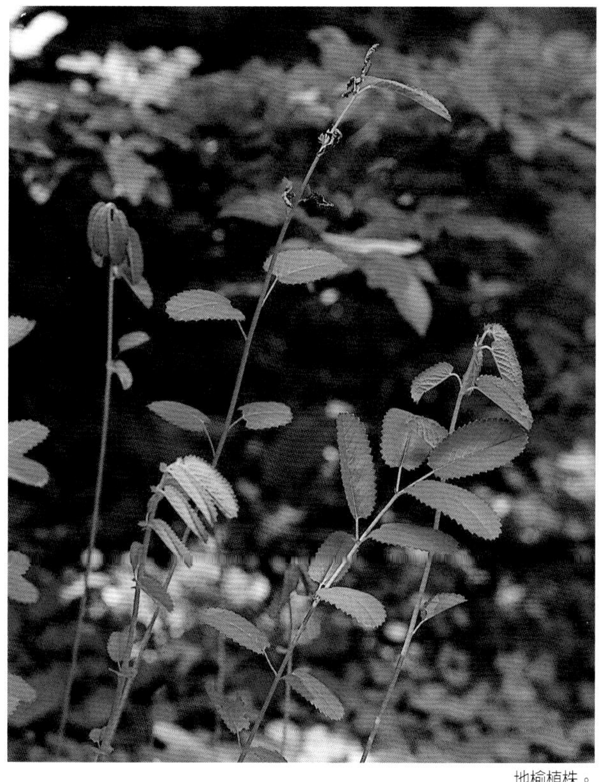

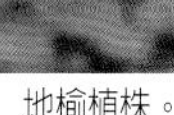

地榆植株。

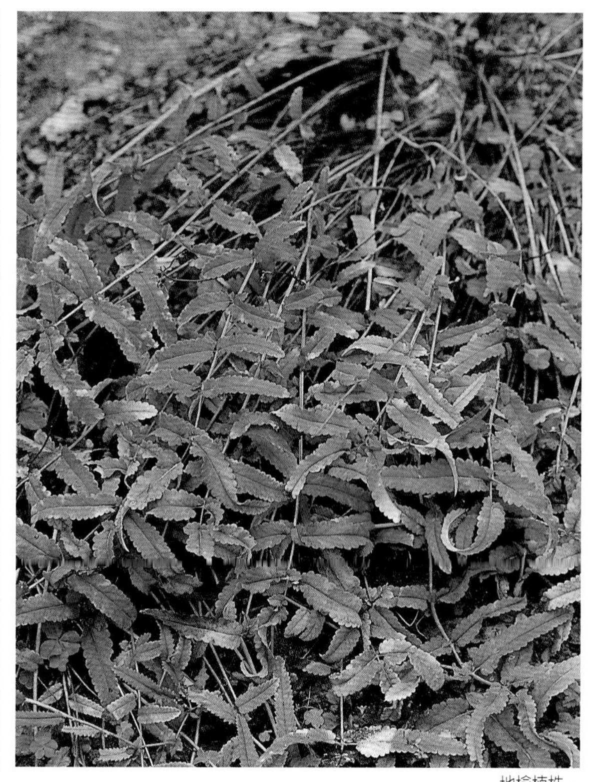

地榆植株。

【原植物】多年生草本，高1～2公尺。生長於山地的灌木叢、草原、山坡或田岸邊。根莖粗壯，生多數肥厚的紡錘形或長圓柱形的根。莖直立，有稜。單數羽狀複葉，互生；根生葉較莖生葉大，具長柄，莖生葉近於無柄，有半圓形環抱狀托葉，托葉邊緣具三角狀齒；小葉5～19片，橢圓形至長卵圓形，長2～7公分，寬0.5～3公分，先端尖或鈍圓，基部截形、闊楔形或略似心形，邊緣具尖圓鋸齒，小葉柄短或幾無柄。花小，密集成倒卵形，短圓柱形或近球形的穗狀花序，疏生於莖頂；花序梗細長、光滑或稍被細毛；花暗紫色，苞片2，膜質，披針形，被細柔毛；花被4裂，裂片橢圓形或廣卵形；雄蕊4，著生於花被筒的喉部，花藥黑紫色；子房上位，卵形有毛，花柱細長，柱頭乳頭狀。瘦果橢圓形或卵形，褐色，有4縱稜，呈狹翅狀。種子1枚。花、果期6～9月。

【採收】春季發芽前或秋季苗枯萎後採挖，除去殘莖及鬚根，洗淨曬乾。

【性味】苦酸，寒。入肝、大腸經。

【功用主治】涼血止血，清熱解毒。吐血，衄血，血痢，崩漏，腸風，痔漏，癰腫，濕疹，金瘡，燒傷。

【用法與用量】內服：煎湯，6～9克；或入丸、散。外用：搗汁或研末摻。

【宜忌】虛寒者忌服。

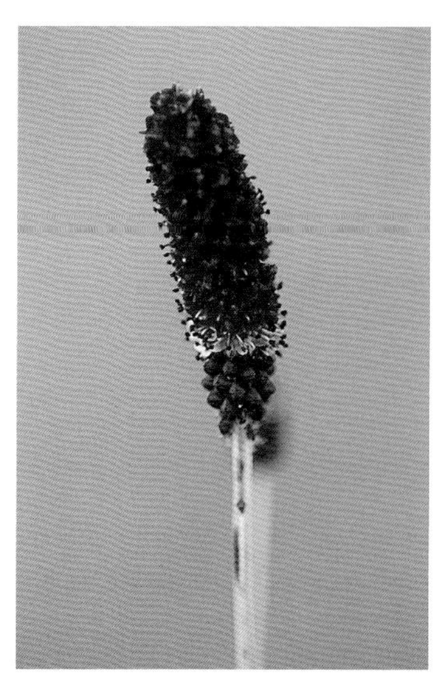

地榆花。

【耳葉馬兜鈴】

【別名】通城虎、麻瘋龍、卵葉馬兜鈴、卵葉雷公藤
【基原】為馬兜鈴科植物耳葉馬兜鈴 *Aristolochia tagala* Champ. 的乾燥根。

分布：兩廣、雲南、海南、福建。

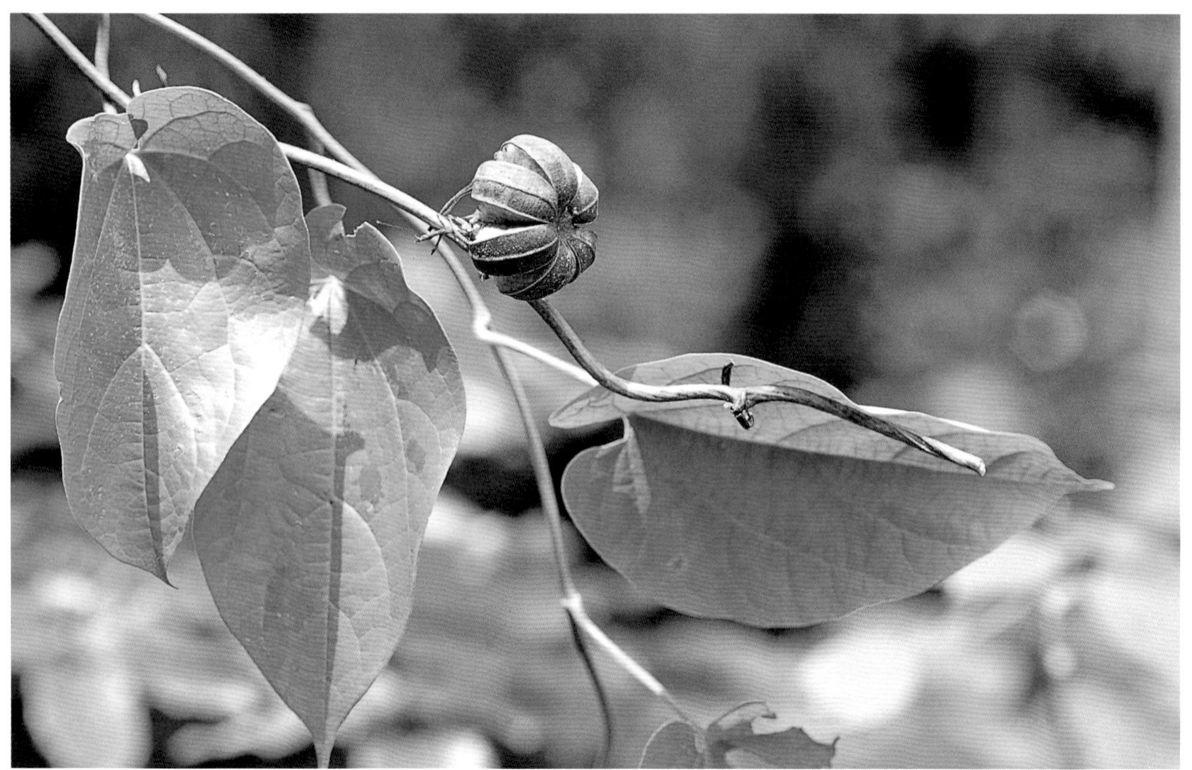
耳葉馬兜鈴果。

【原植物】木質藤本，長達4公尺；根長圓柱形，長達15公分，直徑3～7公分，灰黃色或土黃色；老莖常有縱裂增厚的木栓層。單葉互生，薄革質，長圓形或卵狀長圓形，長6～16公分，寬3～5公分，頂端急尖或鈍，基部圓形，邊全緣，下面密被褐色短柔毛；基出脈3條。初夏開花，單生或3～4朵於無葉老莖上排成總狀式，花被管中部急遽彎曲，上部3裂片不明顯，近圓盤狀，直徑4～6公分，暗紫色而有黃斑，喉部白色；雄蕊6，無花絲；花柱3裂。蒴果長圓柱形，長5～6公分，有肋稜4～5條，木質；種子很多，卵狀三角形。

【採收】全年均可採挖，刮去外層栓皮，切成12～15公分長段，大條的再縱剖為二，曬乾或焙乾。

【性味】苦、辛，寒。歸膀胱、肺經。

【功用主治】祛風止痛，清熱利水。用於濕熱身痛，風濕痹痛，下肢水腫，小便不利。

【用法與用量】內服：煎湯，4.5～10克。

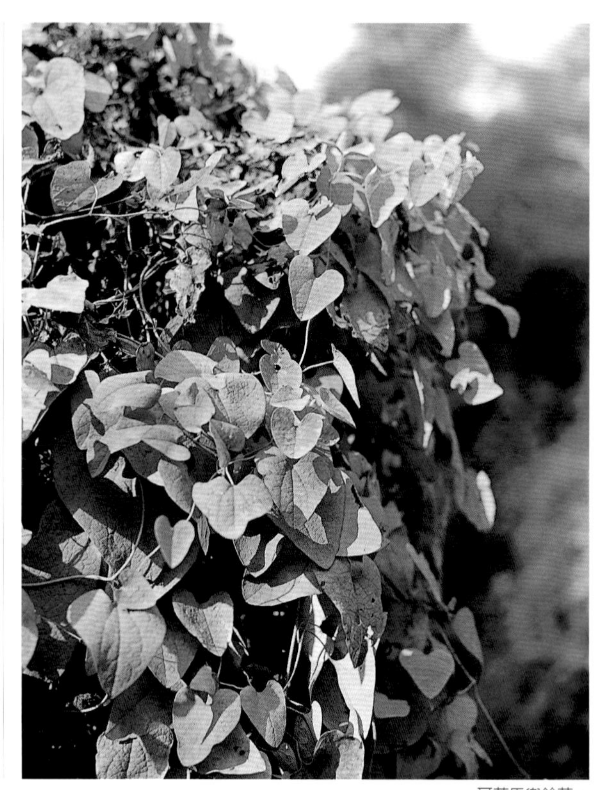
耳葉馬兜鈴葉。

【沙葛】

【別名】土瓜、涼瓜、涼薯、葛瓜、葛薯、土蘿蔔、草瓜茹

【基原】為豆科植物豆薯 *Pachyrhizus erosus* (L.) Urban 的塊根。

分布：臺灣、福建、廣東、廣西、雲南、四川、貴州、湖南、湖北等地均有栽培。

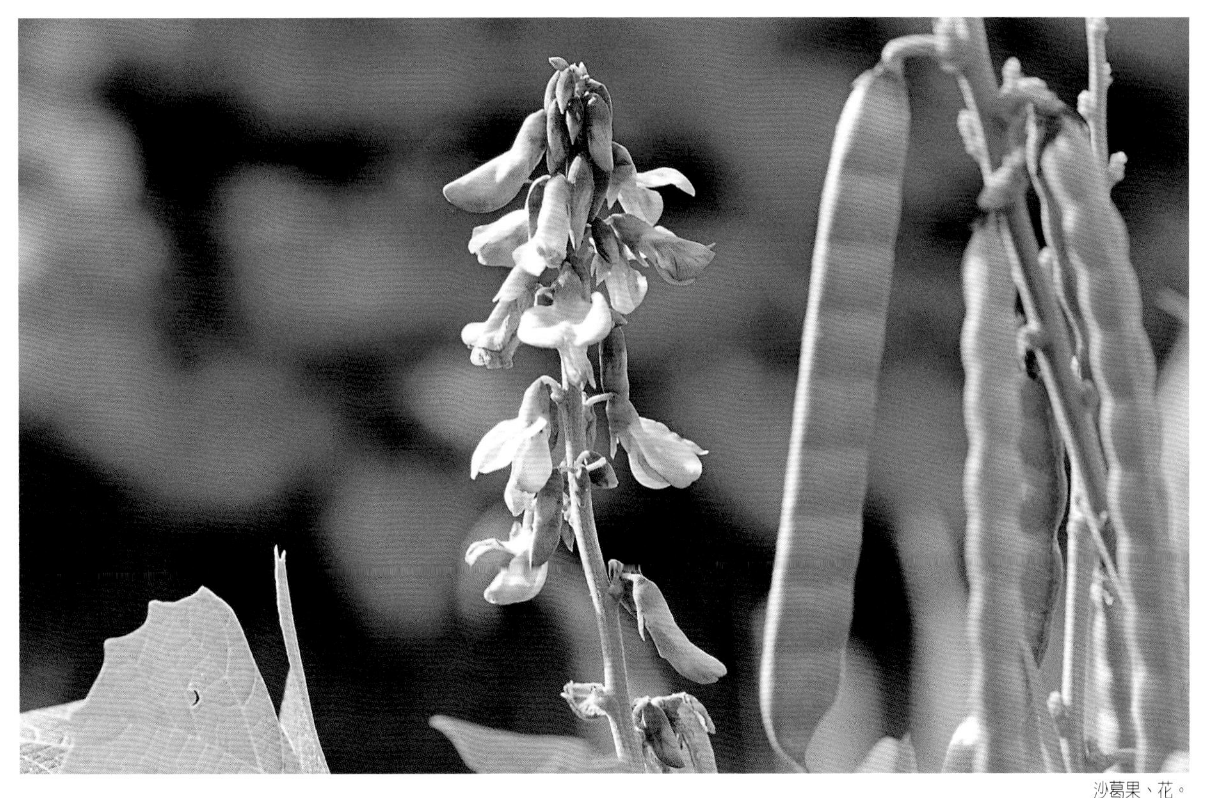

沙葛果、花。

【原植物】一年生草質藤本。塊根肉質，肥大，圓錐形或紡錘形，直徑達10公分，外皮淡黃色，富於纖維性，易剝去，肉白色，味甜多汁。莖纏繞狀，長達3～7公尺。複葉，互生；小葉3枚，頂端小葉菱形，長3.5～16公分，寬5.5～18公分，兩側小葉，卵形或菱形，長3.5～14公分，寬3～13.5公分，邊緣有齒，或掌狀分裂，少有全緣。花淺藍色、堇紫色或白色，長15～20公釐，成簇集生成總狀花序，簇的基部有關節；翼瓣和旗瓣等長，旗瓣基部有耳，龍骨瓣鈍而內彎，與翼瓣等長或過之；花柱與柱頭內彎。莢果長7.5～13公分，寬12～15公釐，有細的粗糙狀伏毛；種子近方形，寬、長約7公釐，花期7～9月。果期10～11月。

【採收】秋季採挖。

【性味】甘，涼。

【功用主治】生津止渴。

【用法與用量】內服：生啖或煮食，適量。

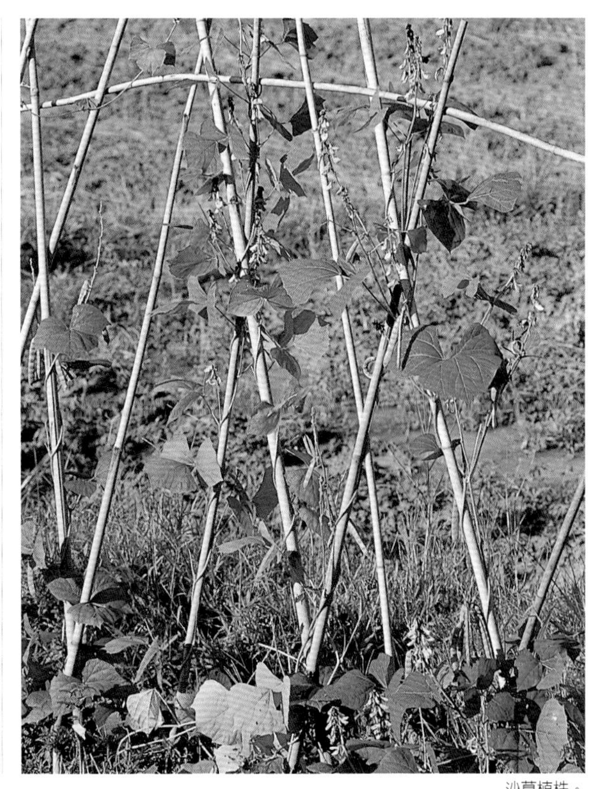

沙葛植株。

【防己】

【別名】石解

【基原】為防己科植物粉防己 *Stephania tetrandra* S.Moore、木防己 *Cocculus trilobus*(Thunb.) DC. 及馬兜鈴科植物廣防己 *Aristolochia fangchi* Wu. 的根。

分布：粉防己——浙江、安徽、江西、福建、廣東、廣西等地。廣防己——廣東、廣西等地。木防己——河北、河南、陝西、山東、江蘇、浙江、安徽、江西、湖北、四川、貴州、廣東及福建等地。

【原植物】

◎粉防己　又名：石蟾蜍、山烏龜、漢防己、倒地拱、金絲吊鱉、白木香。多年生纏繞藤本。生於山野丘陵地、草叢或矮林邊緣。根圓柱狀，有時呈塊狀，外皮淡棕色或棕褐色。莖柔韌，圓柱形，有時稍扭曲，長達2.5～4公尺，具細條紋，枝光滑無毛，基部稍帶紅色。葉互生，質薄較柔，葉柄盾狀著生，長與葉片相等；葉片外形近圓形，有3～5角，長4～6公分，寬4.5～6公分，先端銳尖，基部截形或稍心形，全緣，兩面均被短柔毛，上面綠色，下面灰綠色。花小，雌雄異株，為頭狀的聚繖花序，花梗長約0.5～1公分；雄花花萼4，肉質，三角狀，基部楔形，外面被毛，花瓣4，略呈半圓形，邊緣微向內彎，具爪，雄蕊4，花藥近圓形；雌花的花萼、花瓣與雄花同數，無退化雄蕊，心皮1，花柱3枚。核果球形，熟時紅色，直徑3～5公釐。花期4～5月。果期5～6月。

◎廣防己　又名：防己馬兜鈴。生於荒山的山坡灌叢或疏林中。多年生攀援藤本，長達3～4公尺。根部粗大，圓柱形，栓皮發達。莖細長少分枝，灰褐色或棕黑色，密生褐色絨毛。葉互生；葉柄長1～4公分，密生褐色絨毛；葉片長圓形或卵狀長圓形，長3～17公分，寬2～6公分，先端漸尖或鈍，基部心形或圓形，全緣，幼時兩面均被灰白色絨毛，後漸脫落，老時質稍厚，主脈3條，基出。花單生於葉腋，花梗長約1～2公分，被棕色短毛，花被筒狀，長約5公分，紫色，上有黃色小斑點，

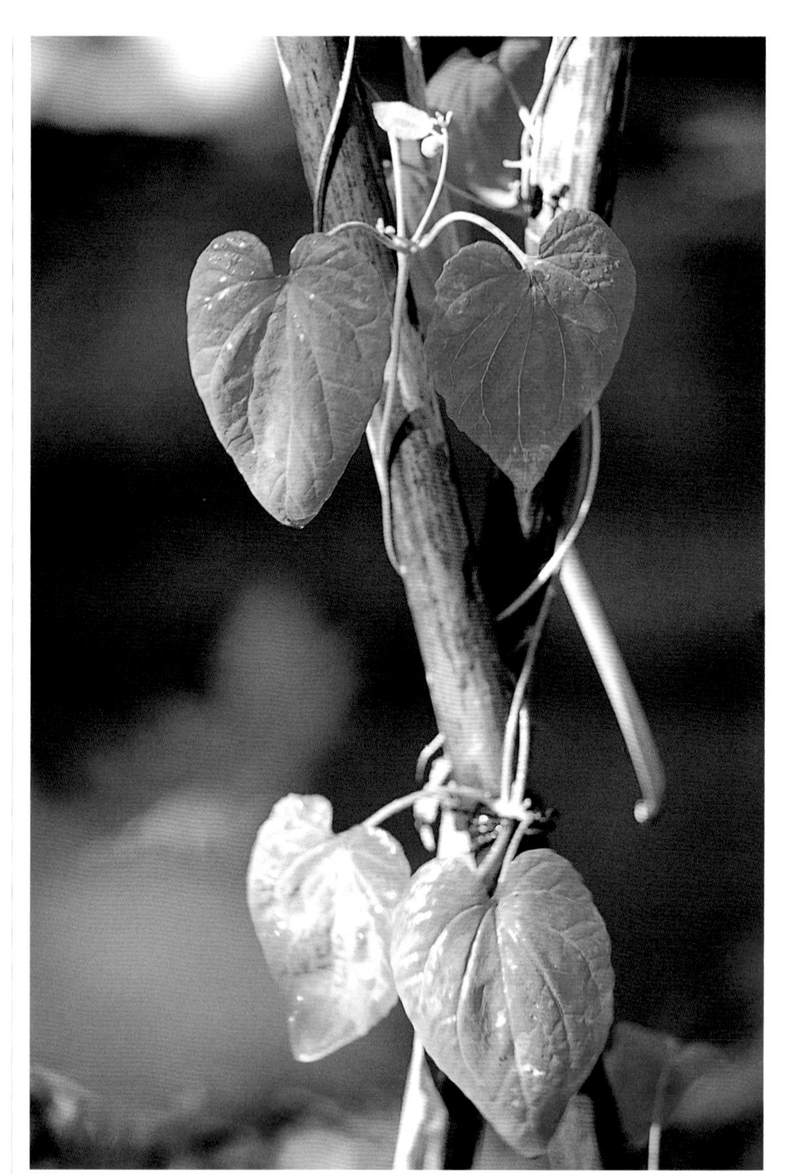

粉防己植株。

腋部不分裂，平展，中部收縮成管狀，略彎曲，外面被毛；雄蕊6，附於柱頭裂片的外面，組成合蕊柱，花絲幾無或甚短；柱頭3裂。蒴果，種子多數。花期5～6月。果期7～8月。

◎木防己　又名：青藤香，小青藤、白山番薯、青檀香、青風藤、小葛藤。生於山坡、低地、丘陵地及路旁。纏繞性落葉藤本。根圓柱形。莖木質化，長達3公尺左右，小枝密被灰白色細柔毛。葉互生；葉柄長1～3公分；葉片廣卵形，有時3淺裂，長3～14公分，寬2～9公分，先端銳尖至鈍圓，有短尖頭，全緣或微波狀，基部微心形至近截形；兩面有灰褐色柔

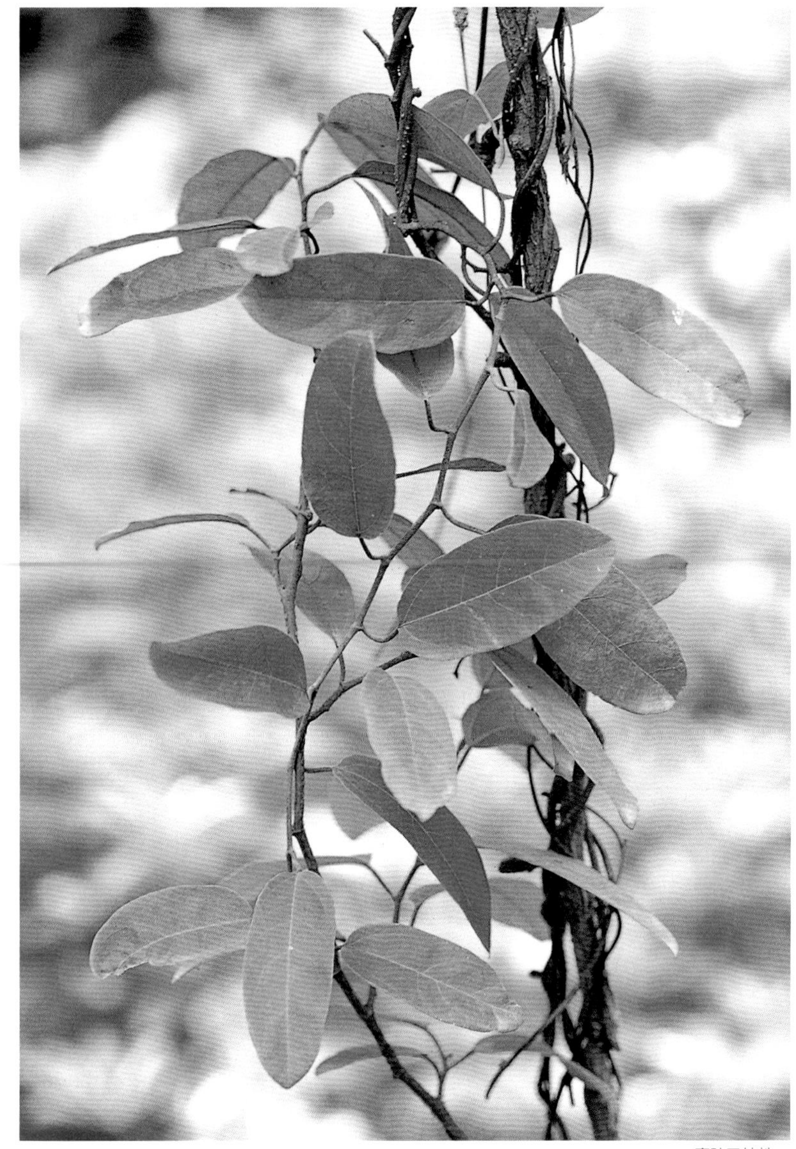

廣防己植株。

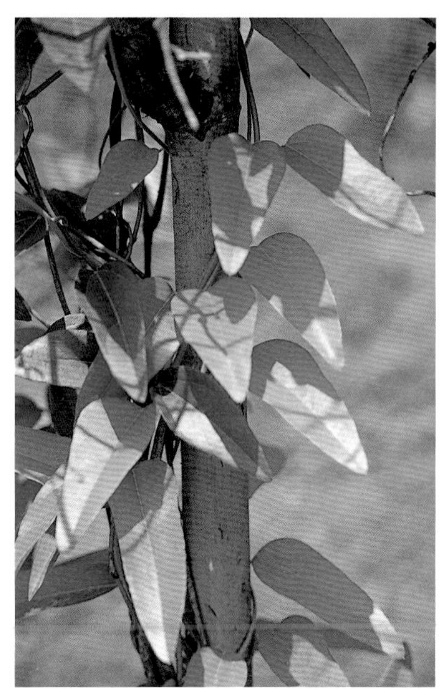

木防己植株。

毛。花小，黃白色，雌雄異株，聚繖狀圓錐花序腋生；雄花萼片6，2輪，卵形至廣卵形；花瓣6，卵狀披針形，先端2裂，基部兩側呈耳狀；雄蕊6，藥短，近球形；雌花的萼片、花瓣與雄花相似，有退化雄蕊6，心皮6，分離。核果近球形，直徑5～8公釐，熟時藍黑色，被白粉，內有1枚馬蹄狀種子。花期7～8月。果期9～10月。本植物的莖葉（青檀香）亦供藥用。

【採收】秋季採挖，洗淨或刮去栓皮，切成長段，粗根縱剖為2～4瓣，曬乾。異葉馬兜鈴根則在春、秋採挖。

【性味】苦，寒。入膀胱、脾、腎經。

【功用主治】行水，瀉下焦濕熱。水腫臌脹，濕熱腳氣，手足攣痛，癬疥瘡腫。

【用法與用量】內服：煎湯，4.5～9克；或入丸、散。

【宜忌】陰虛而無濕熱者慎服。

分布：河南、山東、安徽、江蘇、浙江、福建、廣東、廣西、江西、湖南、湖北、四川、貴州、雲南等地。

【何首烏】

【別名】地精、赤斂、陳知白、紅內消、黃花烏根、小獨根

【基原】為蓼科植物何首烏 *Polygonum multiflorum* Thunb. 的塊根。

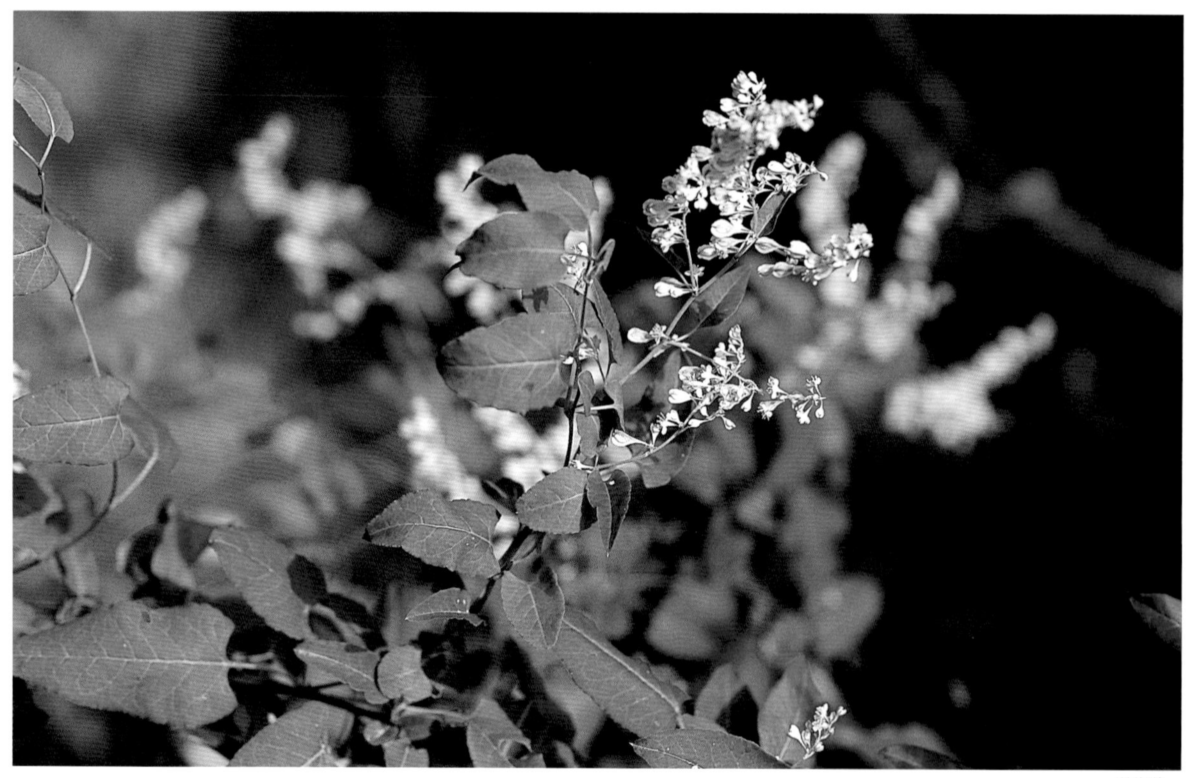
首烏花。

【原植物】多年生纏繞草本。生長於草坡、路邊、山坡石隙及灌木叢中。根細長，末端成肥大的塊根，外表紅褐色至暗褐色。莖基部略呈木質，中空。葉互生，具長柄，葉片狹卵形成心形，長4～8公分，寬2.5～5公分，先端漸尖，基部心形或箭形，全緣或微帶波狀，上面深綠色，下面淺綠色，兩面均光滑無毛。托葉膜質，鞘狀，褐色，抱莖，長5～7公釐。花小，直徑約2公釐，多數，密聚成大形圓錐花序，小花梗具節，基部具膜質苞片；花被綠白色，花瓣狀，5裂，裂片倒卵形，大小不等，外面3片的背部有翅；雄蕊8，比花被短；雌蕊1，子房三角形，花柱短，柱頭3裂，頭狀。瘦果橢圓形，有3稜，長2～3.5公釐，黑色光亮，外包宿存花被，花被成明顯的3翅，成熟時褐色。花期10月。果期11月。

【採收】栽後3～4年春、秋採挖，洗淨，切去兩端，大者對半剖開，或切厚片，曬乾、烘乾或煮後曬乾。

【性味】苦甘澀，微溫。入肝、腎經。

【功用主治】補肝，益腎，養血，祛風。肝腎陰虧，發須早白，血虛頭暈，腰膝軟弱，筋骨酸痛，遺精，崩帶，久瘧，久痢，慢性肝炎，癰腫，瘰鬁，腸風，痔疾。

【用法與用量】內服：煎湯，3～15克；熬膏、浸酒或入丸、散。外用：煎水洗、研末撒或調塗。

【宜忌】大便溏泄及有濕痰者不宜。

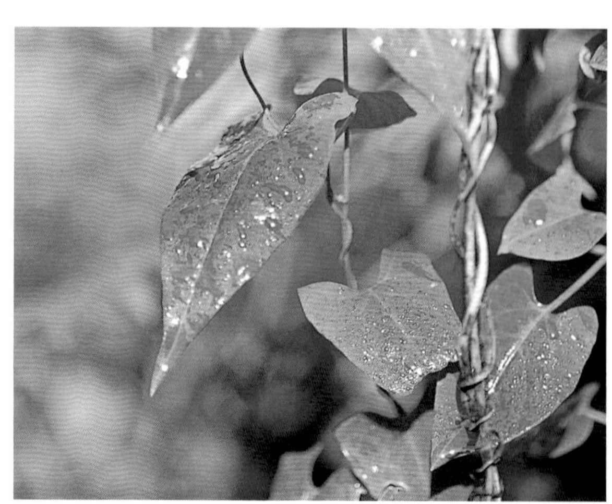
何首烏植株。

【冷水丹】

【別名】高腳細辛

【基原】為馬兜鈴科植物馬蹄香 *Saruma henryi* Oliv. 的根及根莖。

分布：四川、貴州、湖北、江西、河南、陝西、甘肅等地。

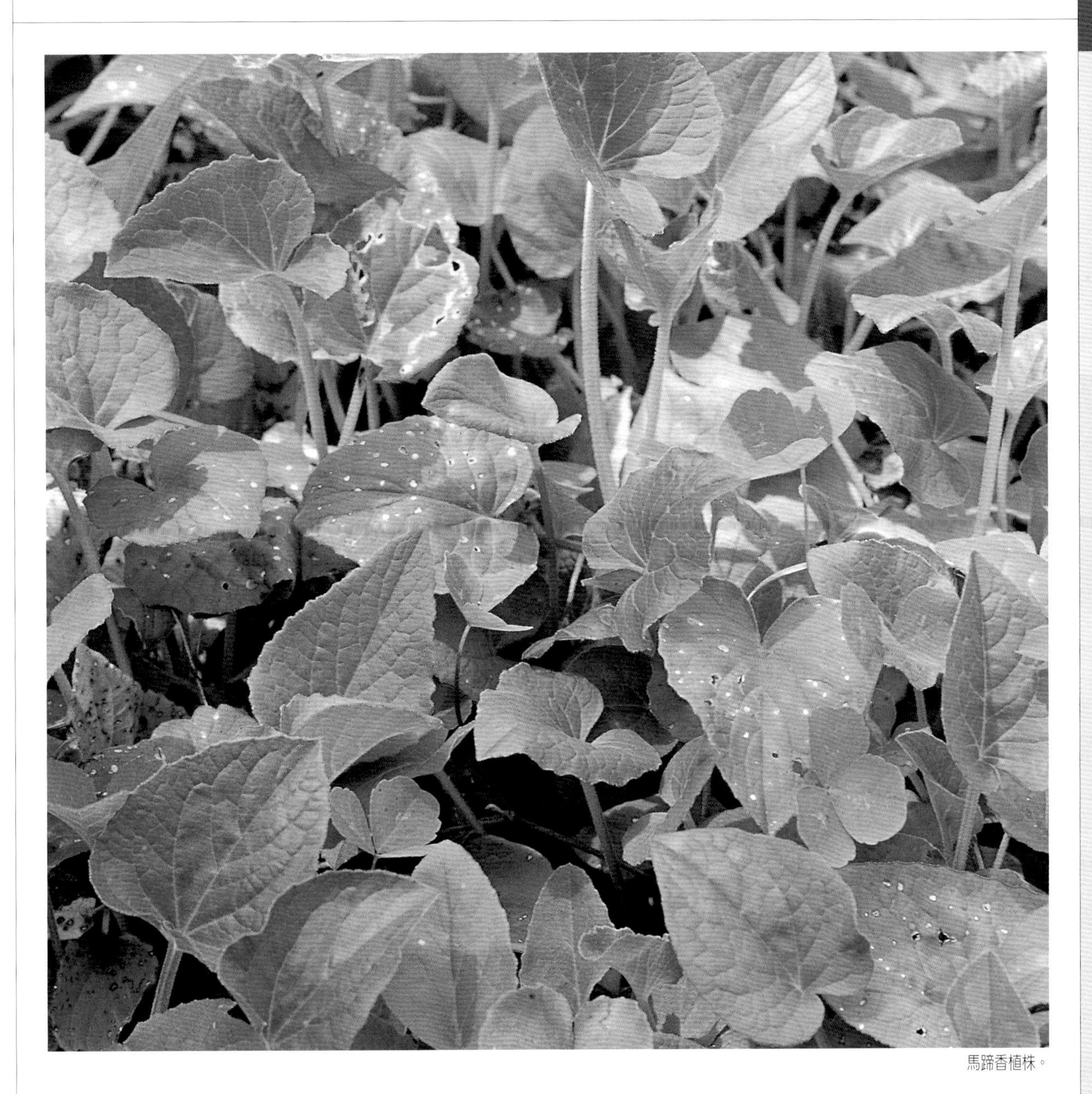

馬蹄香植株。

【原植物】多年生草本。生於山坡、林下陰濕處和溝邊草叢中。根莖粗壯，有香氣。莖直立，單一或分枝，高50～100公分，被柔毛。葉互生，有長柄，心形，長6～14公分，寬7～15公分，先端短漸尖，基部兩側耳片圓，邊緣和兩面被柔毛。花單生於頂端，具長梗；外輪花被裂片3，半圓形，外面被柔毛，果實宿存並增大；內輪花被裂片3，圓腎形，黃色；雄蕊12，與花柱等長；心皮6，下部與花萼合生。果熟時革質，沿腹縫線開裂。種子卵形，頂端尖，具明顯的橫皺紋。

【採收】夏、秋採挖，陰乾。

【性味】味辛苦，性溫，有小毒。

【功用主治】溫中散寒，理氣鎮痛。胃寒痛，心前區痛，關節痛。

【用法與用量】內服：煎湯，0.5～3克；或研末。

【宜忌】小兒忌用。

分布：河北、河南、山東、四川、陝西、甘肅等地。中國各地均有栽培。

【牡丹皮】

【別名】丹皮、丹根、鹿韭、百兩金、木芍藥、鐵角牛

【基原】為毛茛科植物牡丹 *Paeonia suffruticosa* Andr. 的根皮。

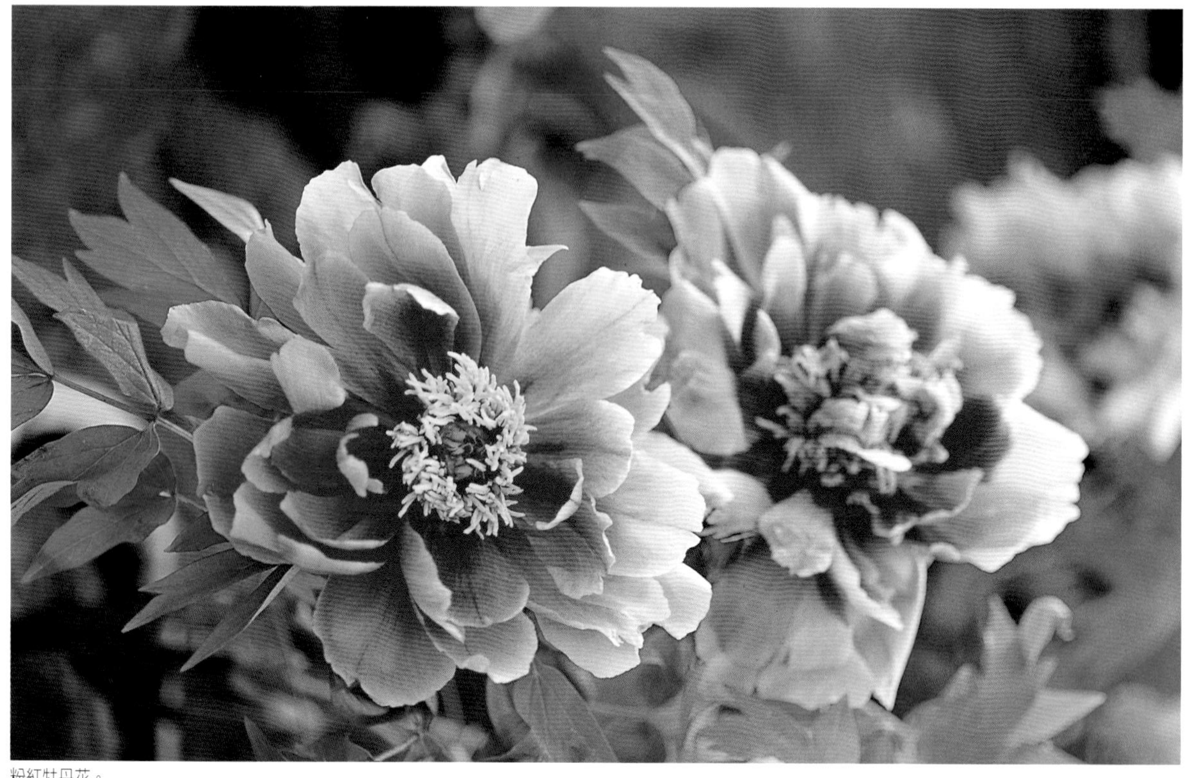

粉紅牡丹花。

【原植物】多年生落葉小灌木，高1～1.5公尺。生於向陽及土壤肥沃的地方，常栽培於庭園。根莖肥厚。枝短而粗壯。葉互生，通常為2回3出複葉；柄長6～10公分；小葉卵形或廣卵形，頂生小葉片通常為3裂，側生小葉亦有呈掌狀3裂者，上面深綠色，無毛，下面略帶白色，中脈上疏生白色長毛。花單生於枝端，大形；萼片5，覆瓦狀排列，綠色；花瓣5片或多數，一般栽培品種，多為重瓣花，變異很大，通常為倒卵形，頂端有缺刻，玫瑰色，紅、紫、白色均有；雄蕊多數，花絲紅色，花藥黃色；雌蕊2～5枚，綠色，密生短毛，花柱短，柱頭葉狀；花盤杯狀。果實為2～5個蓇葖的聚生果，卵圓形，綠色，被褐色短毛。花期5～7月。果期7～8月。

【採收】選擇栽培3～5年的牡丹，於秋季或春初採挖，洗淨泥土，除去鬚根及莖苗，剖取根皮，曬乾。或刮去外皮後，再剖取根皮曬乾。前者稱為「原丹皮」，後者稱為「刮丹皮」。

【性味】辛苦，涼。入心、肝、腎經。

【功用主治】清熱，涼血，和血，消瘀。熱入血分，發斑，驚癇，吐、衄、便血，骨蒸勞熱，經閉，症瘕，癰瘍，撲損。

【用法與用量】內服：煎湯，5～9克；或入丸、散。

【宜忌】血虛有寒，孕婦及月經過多者慎服。

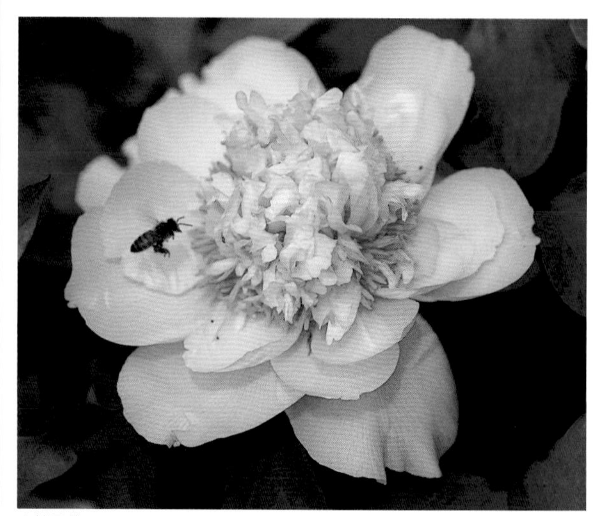

白牡丹花。

【牡丹藤】

【別名】木通花、草本女萎、草牡丹

【基原】為毛茛科植物大葉鐵線蓮 *Clematis heracleifolia* DC. 的根或莖。

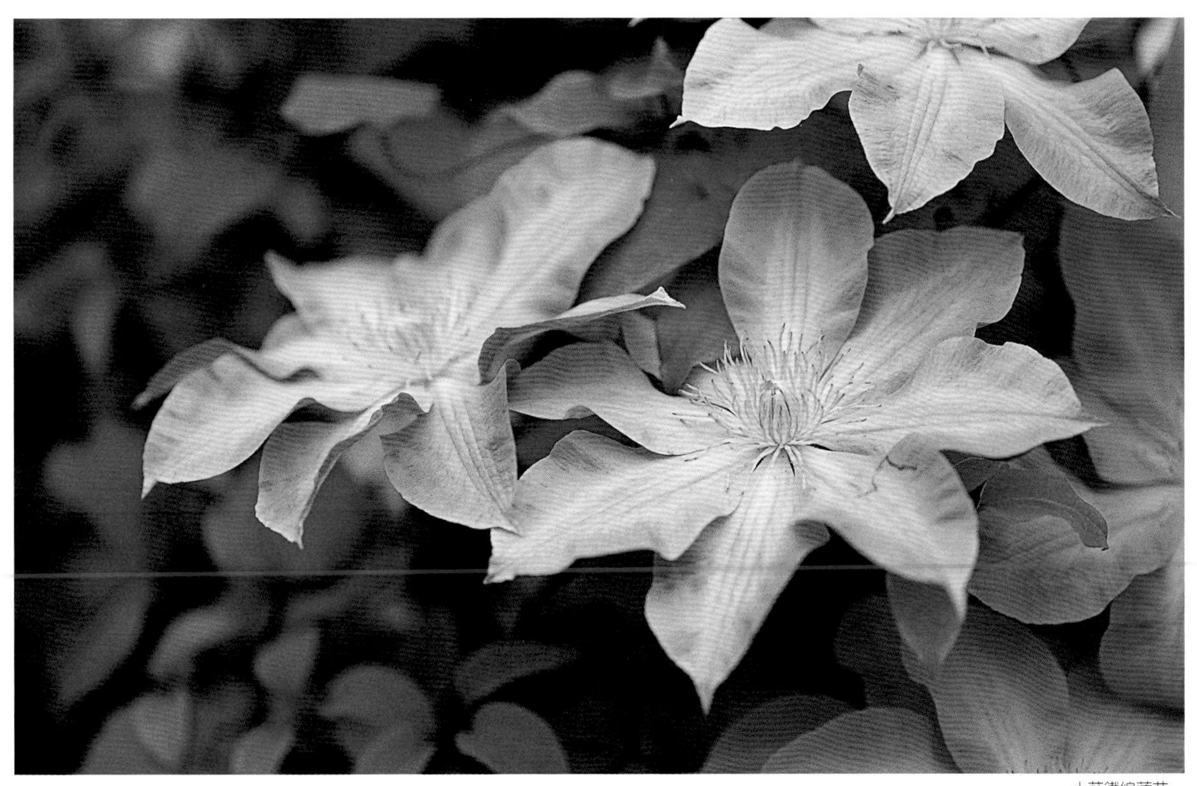

大葉鐵線蓮花。

【原植物】落葉亞灌木，高達1公尺左右。生於較高山坡的雜木林內。根粗而長，淡黃褐色。莖直立或橫臥，具縱稜，被白色短毛，老莖漸無毛。3出複葉對生；頂生小葉寬卵形，側生小葉斜卵形而較小，長6～15公分，寬3.5～8.5公分，2～3淺裂，先端銳尖，基部闊楔形，邊緣有不規則粗齒牙，齒有尖頭，兩面被白色短柔毛，下面尤密。圓錐花序頂生和腋生，花雜性或雌雄異株；花萼管狀，長約1.5公分，萼片4，先端向外反折，長約2公分，藍色，外被白色絹毛，無花瓣；雄蕊多數，花絲被短細毛；心皮多數，分離。瘦果卵形，有宿存的短羽狀花柱。花期8～9月。果期9～10月。

【採收】春季或秋季採，洗淨，切，曬乾。

【功用主治】手足關節痛風。

【用法與用量】內服：煎湯，15～30克；或適量浸酒服。

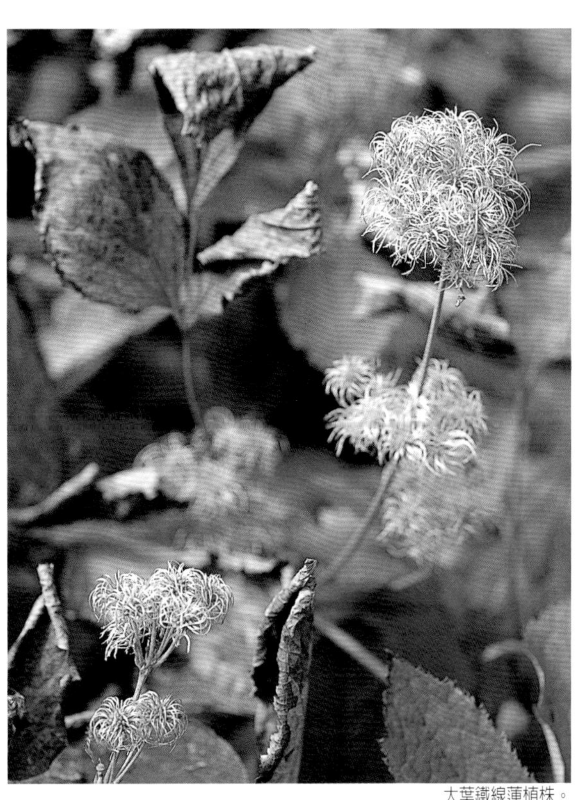

大葉鐵線蓮植株。

分布：四川、雲南、貴州、山西、甘肅、新疆、青海等地。

【赤芍藥】

【別名】木芍藥、紅芍藥、赤芍、臭牡丹根

【基原】為毛茛科植物川赤芍 *Paeonia veitchii* Lynch 的根。

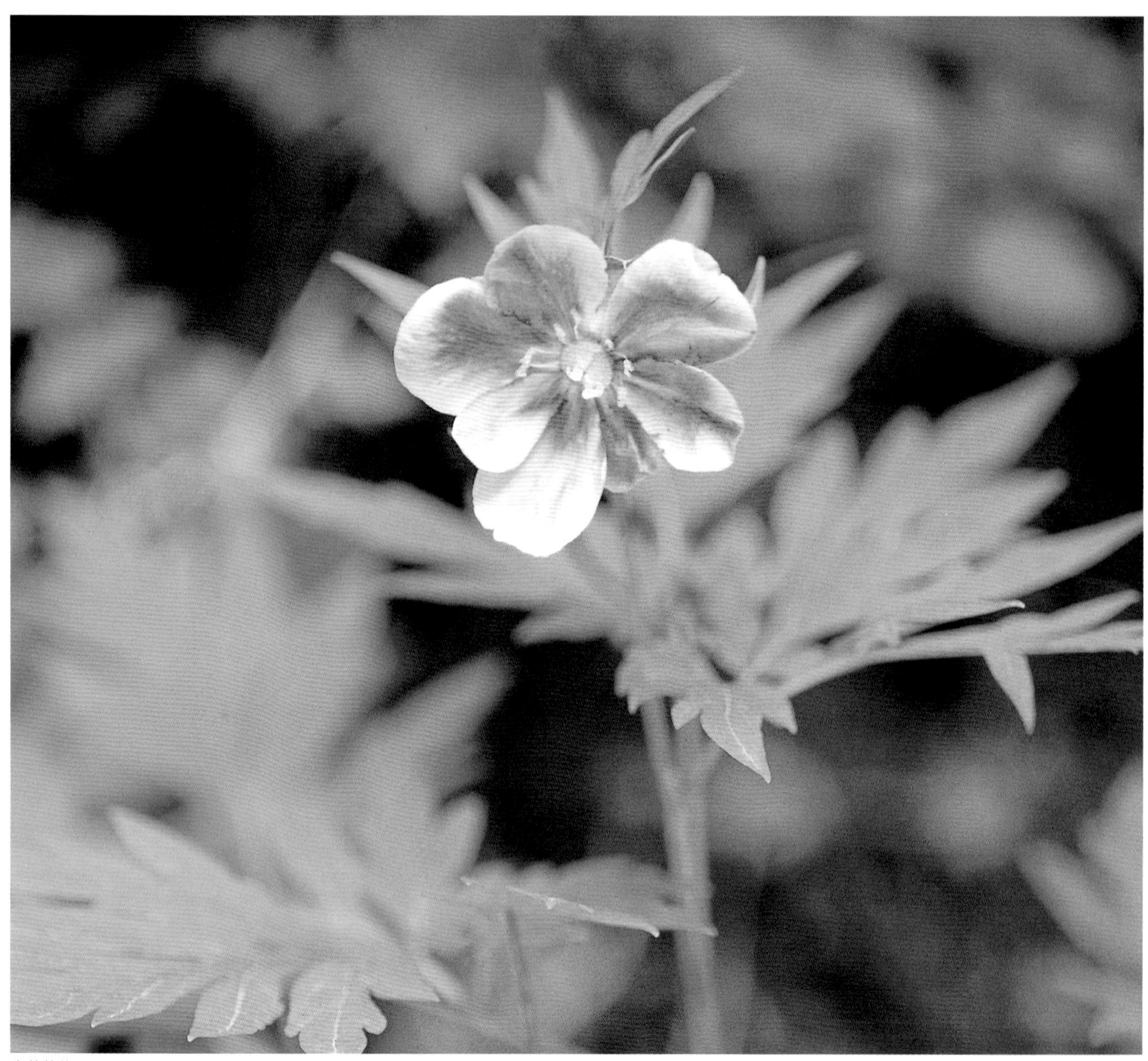

赤芍藥花。

【原植物】川赤芍　又名：毛果赤芍。生於山坡叢林下、草坡上。多年生草本，高50～80公分。根圓柱形，單一或分歧，外皮灰褐色。莖圓柱形，有時略帶紫色，光滑無毛，有縱稜。2回3出羽狀複葉，互生；具柄；小葉片再2～4深裂，深裂片再裂成細小裂片，稀有不裂者，最終裂片長圓形或披針形，先端尖或銳尖，寬6～18公釐，上面綠色。花頂生，通常每莖著生2～3朵，有時僅一花發育，直徑6～9公分，紅色；萼片5，綠色，卵形；花瓣通常7枚，廣倒卵形，邊緣不整齊，先端常凹缺；雄蕊多數，花絲淡黃色或淡紅色，花藥黃色。蓇葖果2～5，密被黃色細絨毛。花期6～7月。果期7～9月。

【採收】秋季採挖，除去根莖、鬚根及支根，洗淨泥土，曬至半乾時，按大小分別捆把，再曬至足乾。四川地區也有刮去粗皮後再曬乾者。

【性味】酸苦，涼。入肝、脾經。

【功用主治】行瘀，止痛，涼血，消腫。瘀滯經閉，疝瘕積聚，腹痛，脅痛，衄血，血痢，腸風下血，目赤，癰腫。

【用法與用量】內服：煎湯，5～9克；或入丸、散。

【宜忌】血虛者慎服。

【附子】

【別名】熟附子、制附子、黑附子、白附子、鹽附子

【基原】為毛茛科植物烏頭 *Aconitum carmichaeli* Debx.（栽培品）的旁生塊根（子根）。

分布：四川、雲南、陝西。

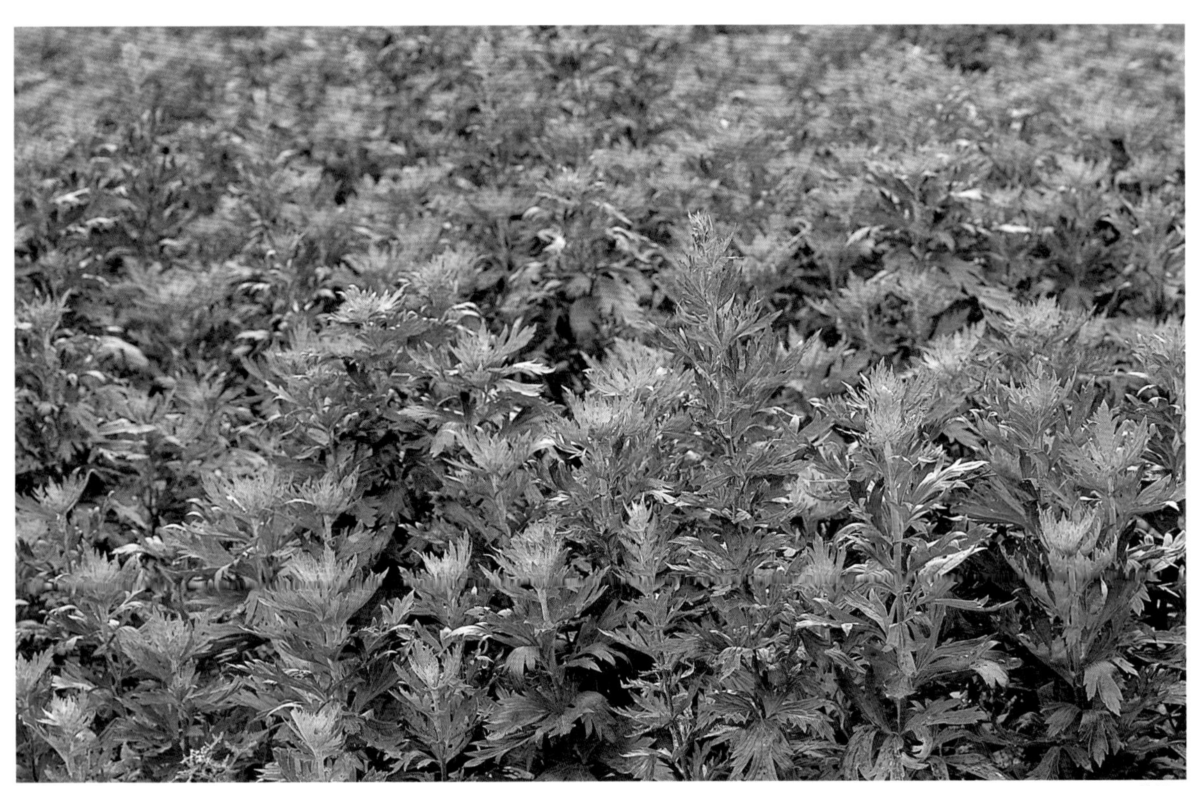

附子植株。

【原植物】見「川烏頭」條。

【採收】夏至至小暑間挖取附於母根旁的子根，洗淨泥土，稱為泥附子，按大小分別加工：①鹽附子——選取較大的泥附子洗淨泥土，浸入鹽鹵和食鹽的混合液中，每日取出晾曬，並逐漸延長晾曬的時間，直至附子表面出現大量結晶鹽粒，並體質變硬為止。②黑順片——選取中等大小的泥附子，洗淨後浸入鹽鹵水液中數日，並與鹽鹵水同煮沸，撈出，水漂，切成厚片，再浸入稀鹽鹵水液中，並加入黃糖及菜油製成的調色劑，使附片染成濃茶色，用水漂洗至口嘗無麻辣感時，取出蒸熟，烘至半乾，再曬乾。③白附片——選取較小的泥附子，洗淨後浸入鹽鹵水液中數日，並與鹽鹵水同煮至透心為度，撈出，剝去外皮，縱切成薄片，用水漂洗至口嘗無辣感時，取出蒸熟，曬至半乾，以硫磺燻後，曬乾。

【性味】辛甘，熱，有毒。入心、脾、腎經。

【功用主治】回陽補火，散寒除濕。陰盛格陽，大汗亡陽，吐利厥逆，心腹冷痛，脾泄冷痢，腳氣水腫，小兒慢驚，風寒濕痹，踒躄拘攣，陰疽瘡漏及一切沉寒痼冷之疾。

【用法與用量】內服：煎湯，3~9克；或入丸、散。外用：研末調敷。

【宜忌】陰虛陽盛，真熱假寒及孕婦均禁服。

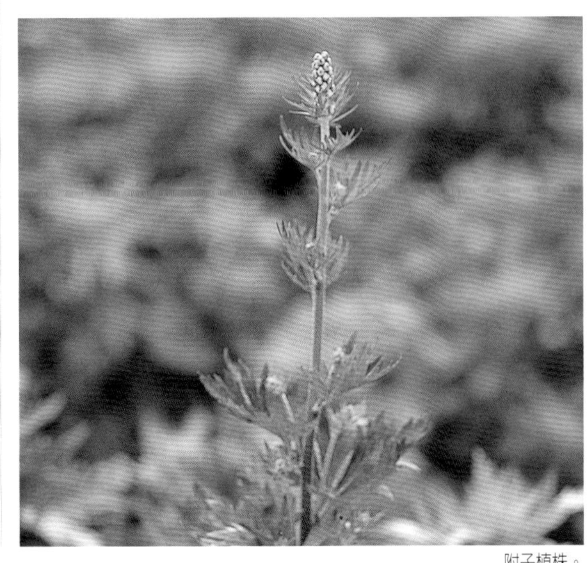

附子植株。

【夜關門】

【別名】馬鞍葉羊蹄甲、蝴蝶風、羊蹄藤、夜合葉
【基原】為豆科植物夜關門 *Bauhinia faberia* Oliv. 的根或嫩枝。

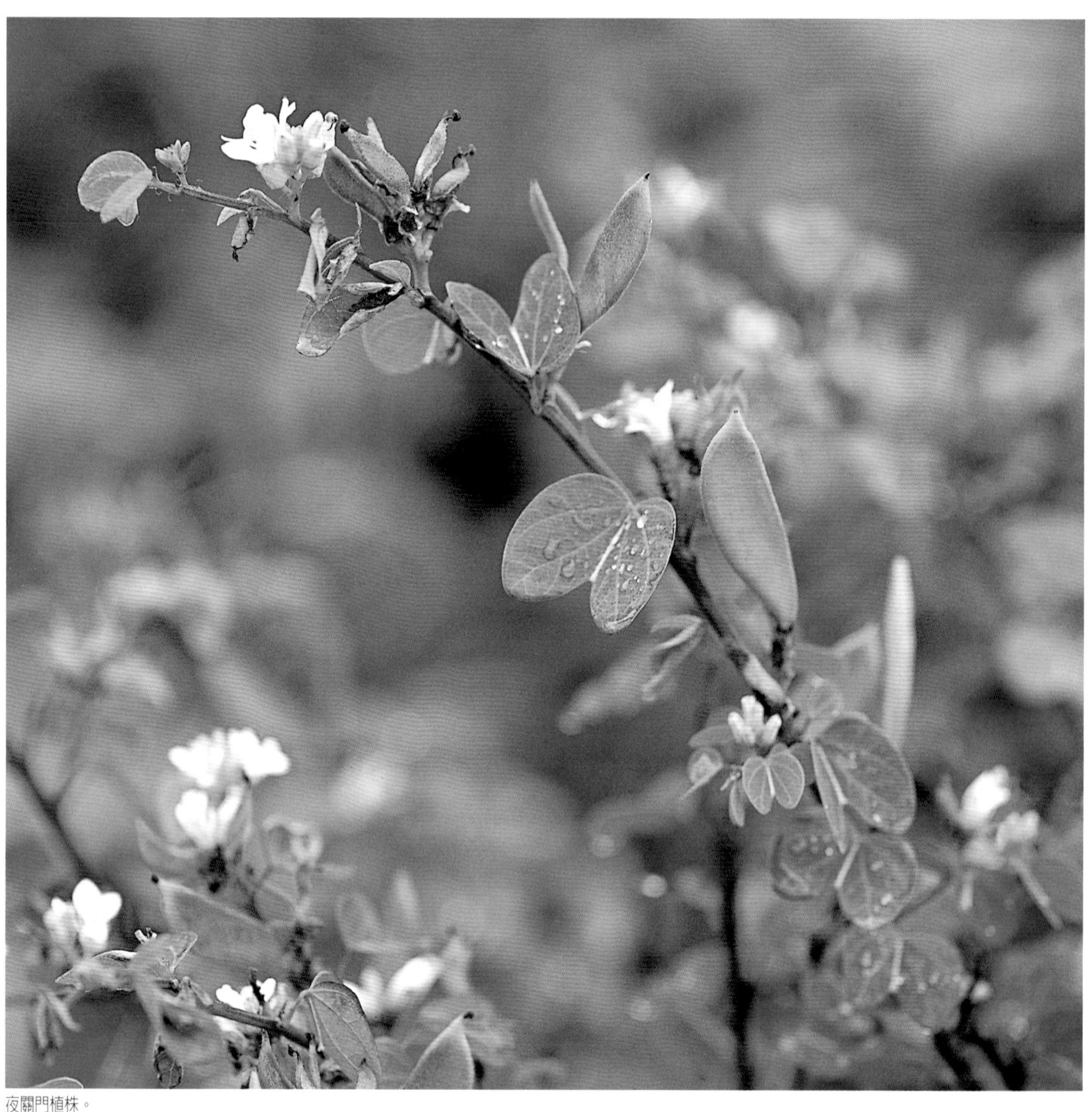
夜關門植株。

【原植物】小灌木，高約2公尺，幼枝、葉柄及花軸密被鏽色短柔毛。葉互生，通常近圓腎形，長2～6公分，寬3.5～6.5公分，先端2裂，裂至葉1/3～1/2，裂片圓，全緣，葉基部淺心形，下面密生紅棕色短柔毛，基出脈通常7～9條；葉柄長1～2公分。總狀花序呈繖房狀，與葉對生或頂生；小苞片1枚，線狀披針形；萼管短，裂片闊矩圓形，長約5公釐，被白色短柔毛；花瓣5，白色，狹匙形，長於萼片；雄蕊10，5長5短；雌蕊1，密被絨毛。

【採收】根：秋、冬季植物地上部分葉枯黃時及春初發芽前採收。嫩枝葉：夏、秋採收，曬乾或鮮用。

【性味】苦澀，平。

【功用主治】根：安神止痛，止瀉，散結。神經官能症，心悸失眠，痢疾，疝氣，筋骨疼痛，頸淋巴結核。嫩枝葉：清熱潤肺，斂陰安神，除濕，殺蟲，止咳。百日咳，心悸失眠，盜汗遺精，瘰鬁，濕疹，疥癬，燒燙傷。

【用法與用量】內服：煎湯，6～9克；外用：搗爛敷或搗汁塗。

【黃草烏】

【別名】草烏、昆明堵喇、大草烏

【基原】為毛茛科植物昆明烏頭 *Aconitum vilmorinianum* Kom. 的塊根。

分布：雲南、貴州、四川。

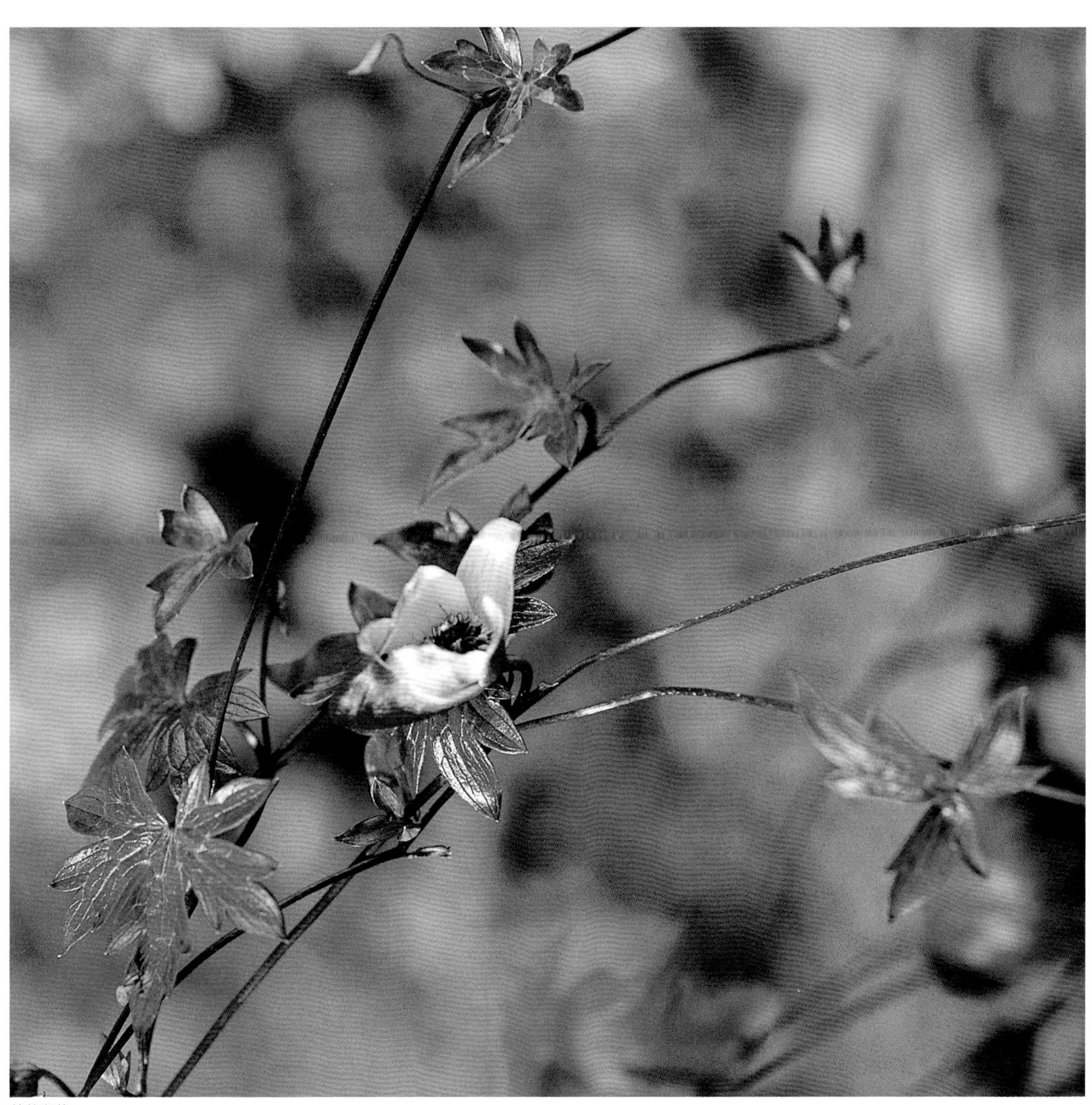

黃草烏花。

【原植物】草本。生於山地灌木叢中。塊根2枚，長2.5～7公分。莖繞纏，長達3～4公尺，疏被反曲的微柔毛或幾無毛。葉互生，葉片五角狀腎形或三角狀卵圓形，長5～10公分，寬7～10公分，3全裂或達近基部，中央裂片寬菱形，先端急尖，3裂，2回裂片具疏小裂片和牙齒，上面疏生短伏毛。花序圓錐形，具3～6花；花序軸和花梗密生反曲的淡黃色微柔毛；花梗長2～4公分；小苞片狹條形；花長2.8～3.4公分；萼片5，紫藍色，外面密生微柔毛，上萼片高盔狀；花瓣2；心皮5。蓇葖果內縫線開裂，內具種子多數。

【採收】秋、冬採挖，去殘莖、鬚根，置沸水中煮4小時，或用石灰水浸7天，清水漂3天，取出曬乾。

【性味】苦辛，溫，劇毒。

【功用主治】祛風散寒，除濕止痛。

【宜忌】孕婦忌服。

【笕莧菜】

【別名】野莧菜、土莧菜、豬母菜、野勒莧、刺刺草

【基原】為莧科植物刺莧 *Amaranthus spinosus* L. 的根或全草。

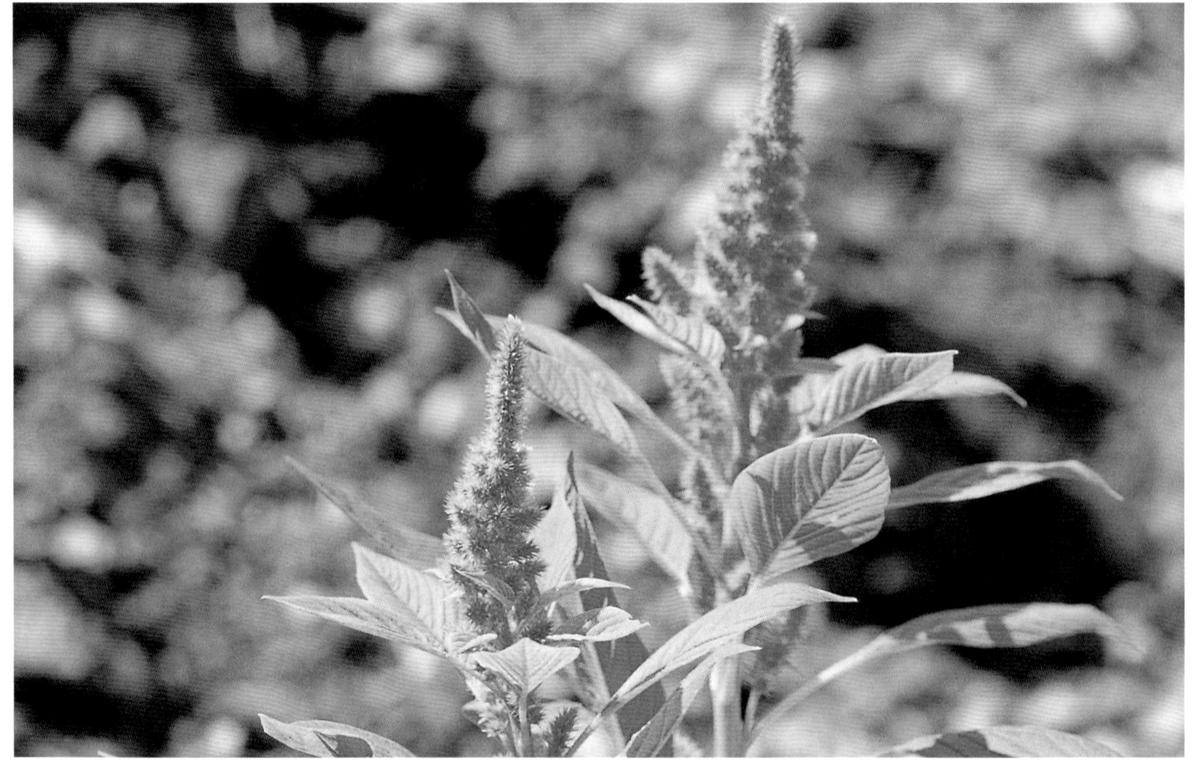

莧菜花、植株。

【原植物】多年生直立草本，高30公分至1公尺左右，多分枝。野生於荒地或圃地。莖有時呈紅色，下部光滑，上部稍有毛。葉互生；卵形或菱狀卵形，長4～10公分，寬1～3公分，兩端漸狹，全緣或微波狀，中脈背面隆起，先端有細刺；葉柄幾與葉片等長或稍短；葉腋有尖刺1對。花單性，雌花簇生於葉腋，呈球狀；雄花集為頂生的直立或微垂的圓柱形穗狀花序；花小，綠色或綠白色，刺毛狀苞片約與萼片同長或過之；萼片5；雄蕊5。胞果近卵形，蓋裂。花果期5～10月。

【採收】夏、秋可採。

【性味】甘，寒。

【功用主治】清熱，利濕，解毒，消腫。痢疾，便血，浮腫，白帶，膽結石，瘰鬁，痔瘡，疔瘡，喉痛，蛇咬傷。

【用法與用量】內服：煎湯，9～15克（鮮者30～60兩）。外用：煎水洗，搗敷或燒存性研末撒。

【宜忌】虛痢日久及孕婦忌服。

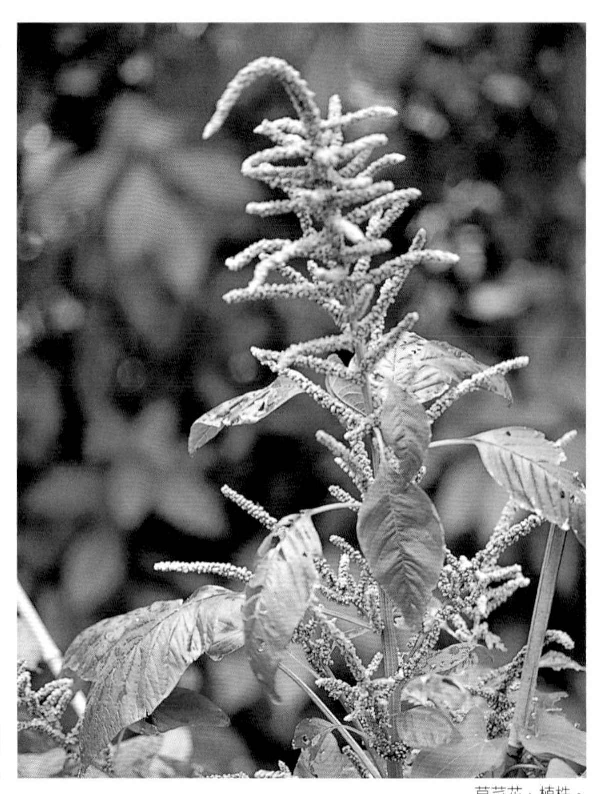

莧菜花、植株。

【苦參】

【別名】苦骨、川參、鳳凰爪、水槐、地槐、野槐、白萼
【基原】為豆科植物苦參 *Sophora flavescens* Ait. 的根。

【原植物】 亞灌木，高50～120公分。生於山坡草地、平原、路旁、沙質地和紅壤地的向陽處。根圓柱狀，外皮黃色。莖枝草本狀，綠色，具不規則的縱溝，幼時被黃色細毛。單數羽狀複葉，互生；下具線形托葉；葉片長20～25公分，葉軸上被細毛；小葉5～21枚，有短柄，卵狀橢圓形至長橢圓狀披針形，先端圓形或鈍尖，基部圓形或廣楔形，全緣。總狀花序頂生，長10～20公分，被短毛；苞片線形；花淡黃白色；萼鐘狀，稍偏斜，先端5裂；花冠蝶形，旗瓣較其他的花瓣稍長，先端近圓形；雄蕊10，花絲離生，僅基部癒合；雌蕊1，子房上位，子房柄被細毛，花柱纖細，柱頭圓形。莢果線形，先端具長喙，成熟時不開裂。種子通常3～7枚，種子間有縊縮，黑色，近球形。花期5～7月。果期7～9月。

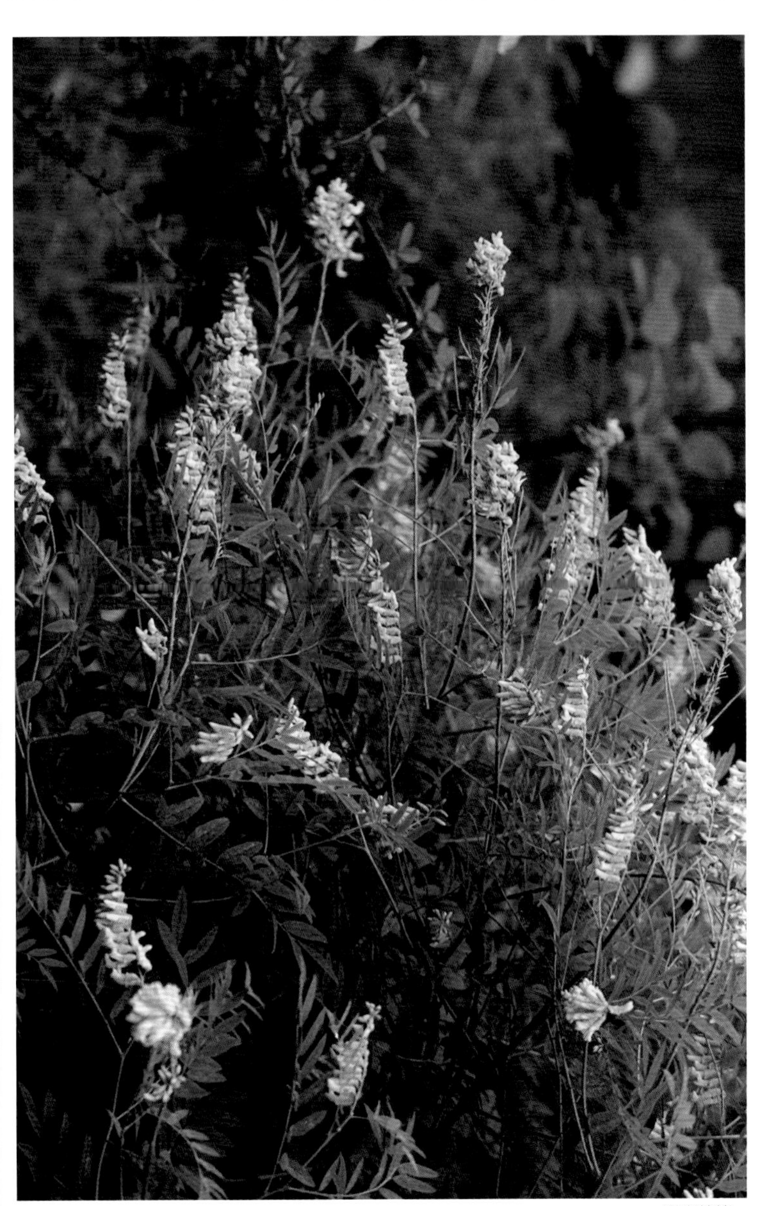

苦參植株。

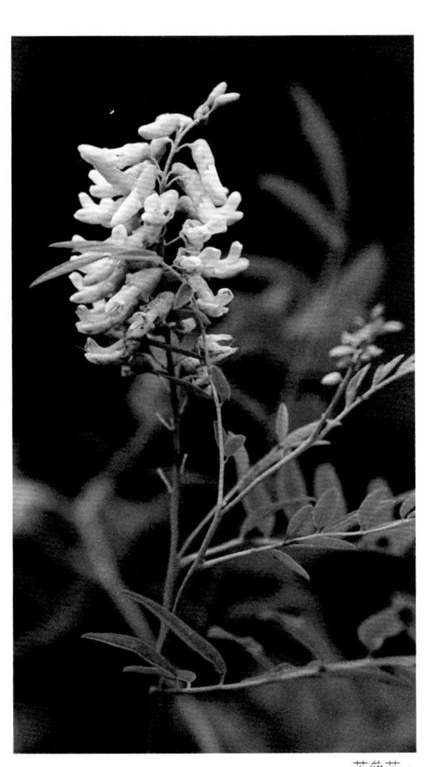

苦參花。

【採收】 春、秋採收，以秋採者為佳。挖出根後，去掉根頭、鬚根，洗淨泥沙，曬乾。鮮根切片曬乾，稱苦參片。

【性味歸經】 苦，寒。入肝、腎、大腸、小腸經。

【功用主治】 清熱，燥濕，殺蟲。熱毒血痢，腸風下血，黃疸，赤白帶下，小兒肺炎，疳積，急性扁桃體炎，痔漏，脫肛，皮膚搔癢，疥癩惡瘡，陰瘡濕癢，瘰鬁，燙傷。

【用法與用量】 內服：煎湯，4.5～9克；或入丸、散。外用：煎水洗。

【宜忌】 脾胃虛寒者忌服。

【苦葛根】

【別名】苦葛

【基原】為豆科植物峨眉葛藤 *Pueraria omeiensis* Wang et Tang 的根。

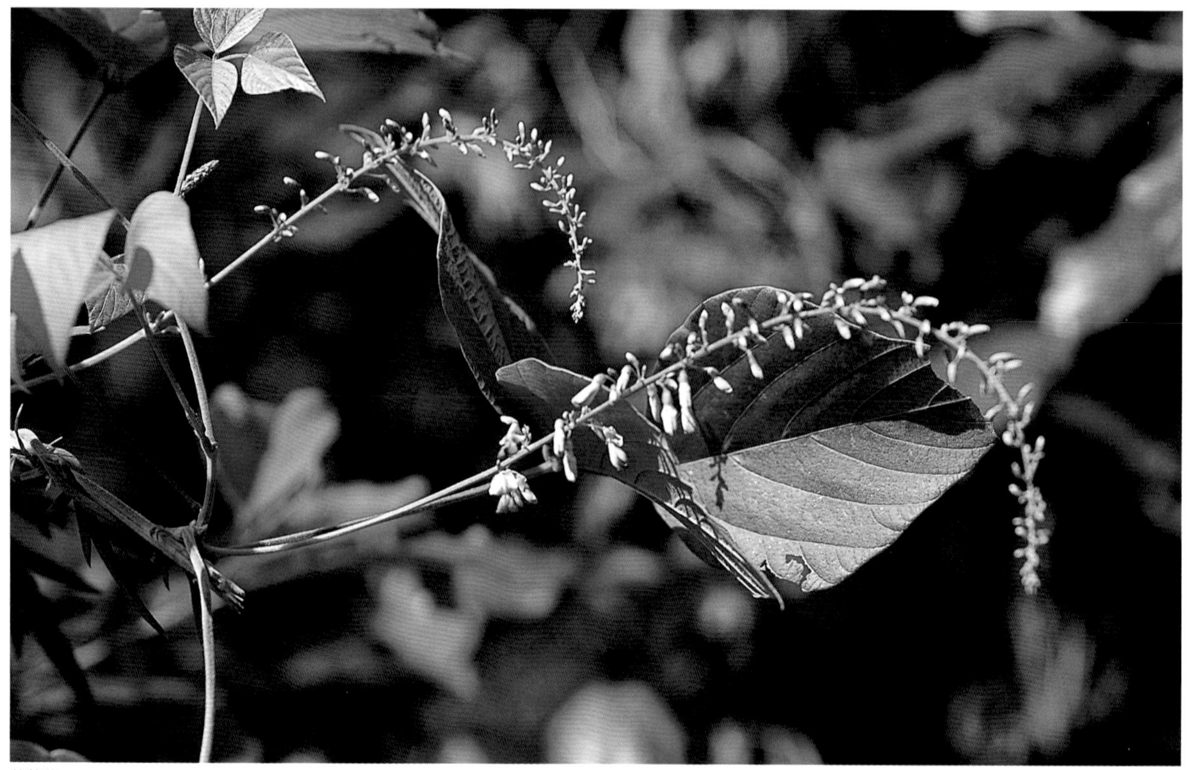

苦葛花。

【原植物】藤本。生於草坡或灌木叢中。根粗大。莖長數公尺，被稀疏黃色長硬毛。三出複葉互生，具長柄；頂端小葉闊橢圓形或近於圓形，先端短漸尖，基部圓形或近於闊楔形，兩面被伏貼的白色長硬毛；兩側小葉斜闊卵形；托葉盾狀，橢圓形，小托葉狹披針形。總狀花序腋生，長7～20公分，花多數；萼具4齒，萼齒披針形，均密被黃色短硬毛；花蝶形，紫紅色。莢果帶形，密被黃色長硬毛。花期7～8月。8月初開始結果。

【採收】夏、秋採收。

【性味】辛苦，平。

【功用主治】清熱，透疹，生津止渴。

【用法與用量】苦葛植株。內服：煎湯，15～30克；外用：搗敷，適量。

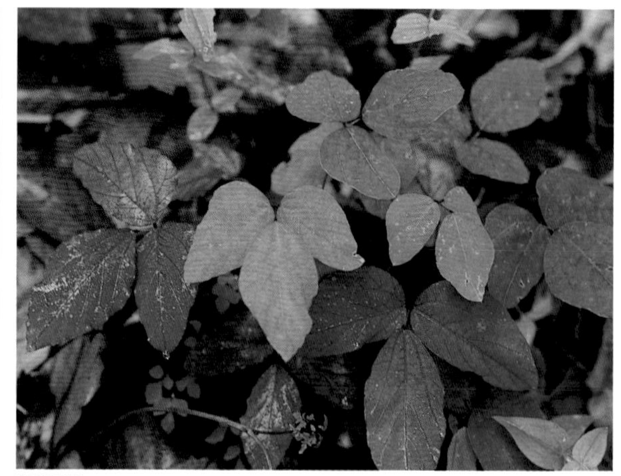

苦葛植株。

【虎尾輪根】

【別名】貓尾草

【基原】為豆科植物貓尾射 *Uraria crinita* Desv 的根。

分布：廣東、廣西、福建、雲南等地。

【原植物】亞灌木狀草本，高達1公尺。生於山坡、荒地、灌木林邊或雜草中。莖枝較粗，被短粗毛。單數羽狀複葉互生，小葉3～5枚，少有7枚；小葉長橢圓形、卵狀披針形或橢圓形，長5～10公分，寬2～4公分，先端尖，基部圓形或微心臟形，上面無毛或在中脈處略被毛，下面被短毛；小托葉針狀，長約2公釐。總狀花序頂生，花密集，長可達30公分；苞片披針形，基部寬闊，邊緣被長睫毛，脫落，每苞片有花2朵；萼淺杯狀，5齒裂，上部2裂齒短，下部3裂齒通常延長，均被長毛；花冠紫色，長7～8公釐；雄蕊10，2體；子房上位，花柱線形。莢果3～7節，被極短的毛。花期5～6月。果期7～10月。

【採收】全年可收採。

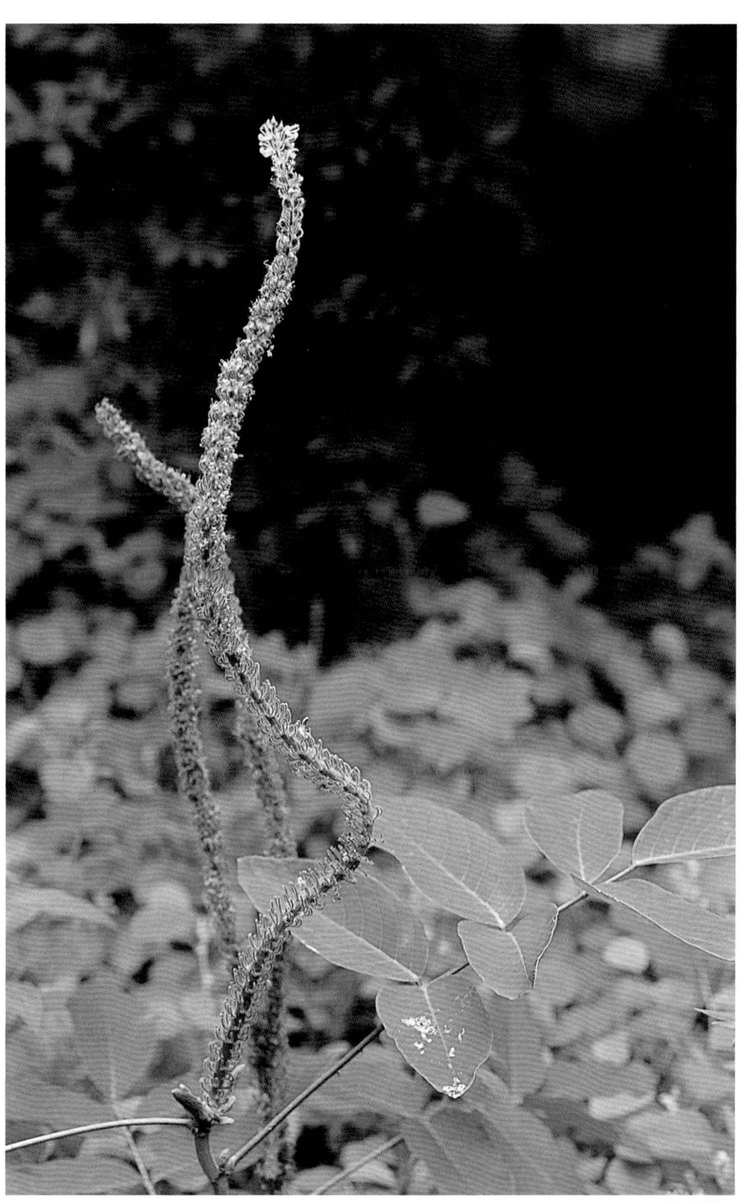

貓尾木植株。

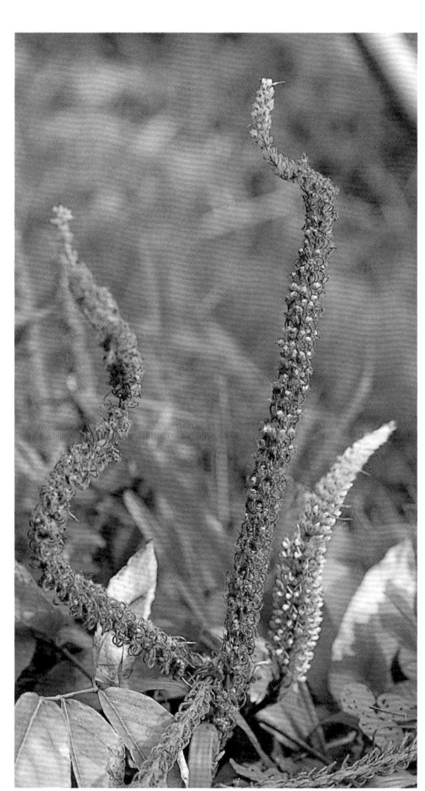

貓尾木花。

【性味】甘，溫。入肺、胃、腎三經。

【功用主治】理氣，化痰，益腎。心胃氣痛，痰飲咳嗽，腎虛遺精。

【用法與用量】內服：煎湯，9～15克；或研末。

【宜忌】肺熱咳嗽者忌用。

【虎杖】

【別名】大蟲杖、苦杖、斑杖、烏不踏、蛇總管、大活血、大葉蛇總管、九龍根

【基原】為蓼科植物虎杖 *Polygonum cuspidatum* Sieb.et Zucc. 的根莖。

分布：中國中部及南部。

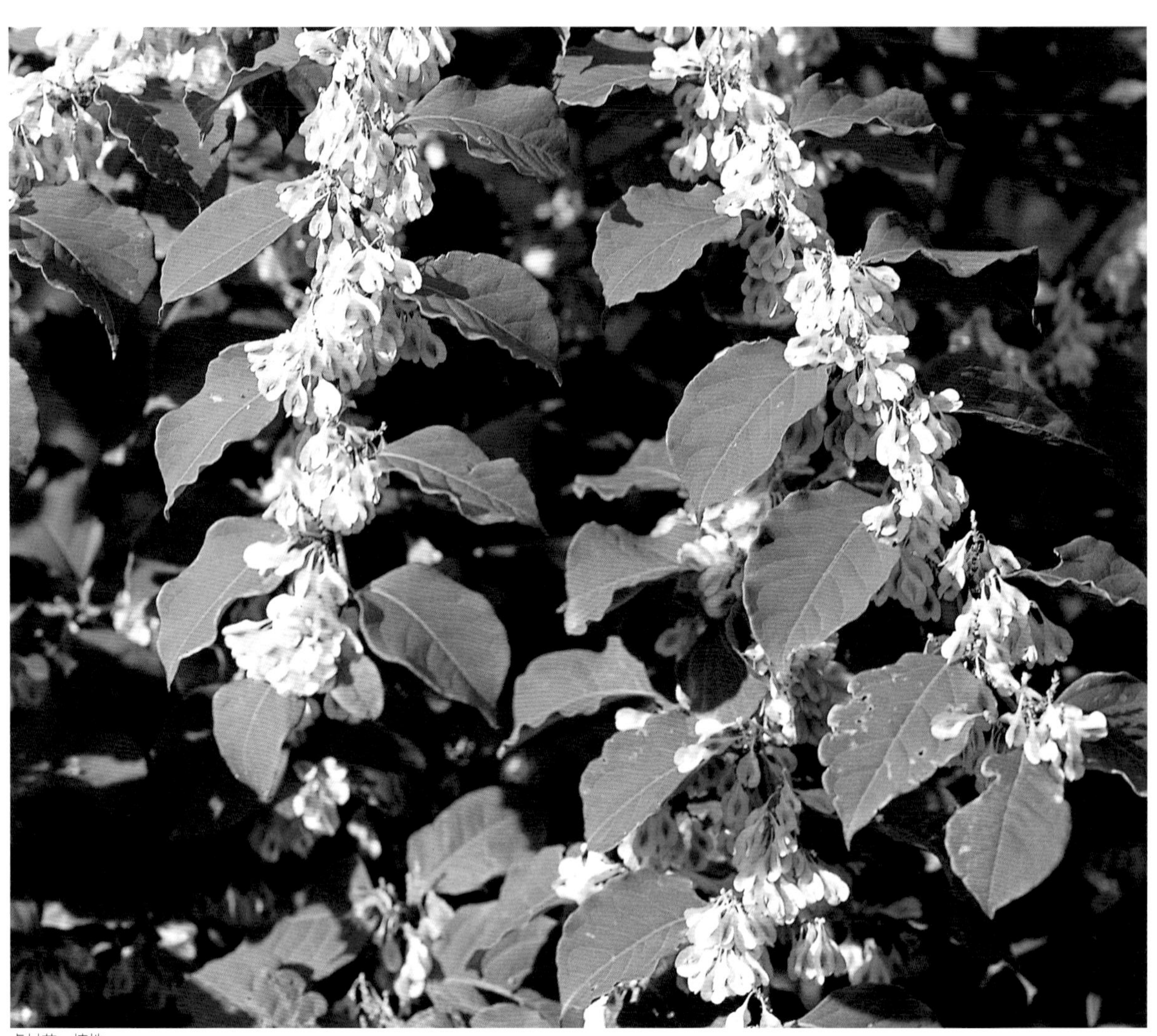

虎杖花、植株。

【原植物】多年生灌木狀草本，高達1公尺以上。多生於山谷、溪旁或岸邊。根莖橫臥地下，木質，黃褐色，節明顯。莖直立，圓柱形，表面無毛，散生著多數紅色或帶紫色斑點，中空。單葉互生，闊卵形至近圓形，長7～12公分，寬5～9公分，先端短尖，基部圓形或楔形；葉柄長1～2.5公分；托鞘膜質，褐色，早落。花單性，雌雄異株，圓錐花序腋生；花梗較長，上部有翅；花小而密，白色，花被5片，外輪3片，背面有翅，結果時增大；雄花有雄蕊8枚；雌花子房上部有花柱3枚。瘦果卵形，具3稜，紅褐色，光亮，包在翅狀的花被中。花期7～9月。果期9～10月。

【採收】春、秋均可採挖，切斷，曬乾。

【性味】苦，平。

【功用主治】祛風，利濕，破瘀，通經。風濕筋骨疼痛，濕熱黃疸，淋濁帶下，婦女經閉，產後惡露不下，症瘕積聚，痔漏下血，跌撲損傷，燙傷，惡瘡癬疾。

【用法與用量】內服：煎湯，9～30克；浸酒或入丸、散。外用：研末、燒灰撒，熬膏塗或煎水浸漬。

【宜忌】懷孕勿服。

【降香】

【別名】紫藤香、降香、花梨母

【基原】為豆科植物降香檀 *Dalbergia odorifera* T.Chen 的根部心材。

分布：廣東海南島。

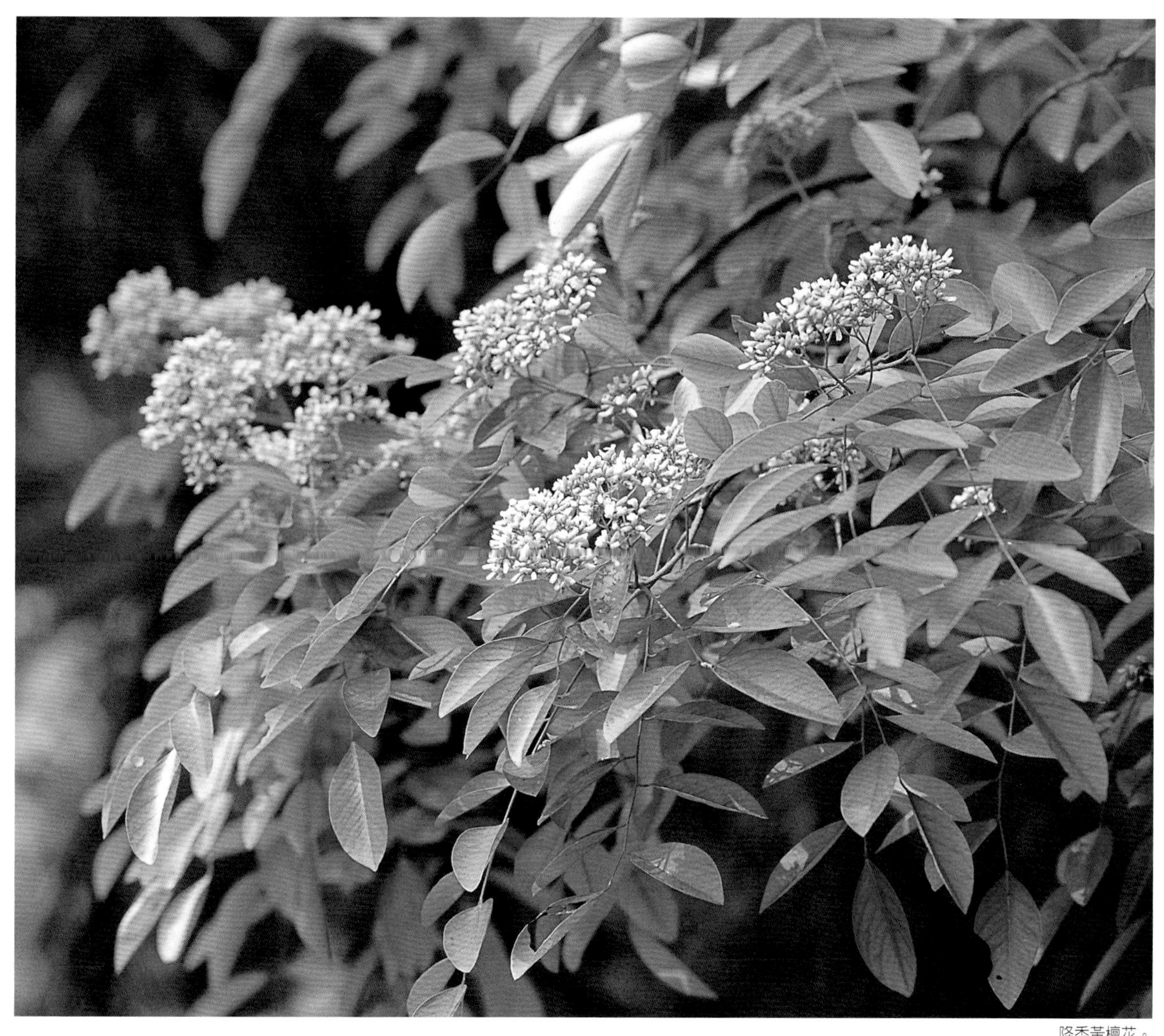

降香黃檀花。

【原植物】喬木，高10～15公尺，除幼嫩部分、花序及子房略被短柔毛外，其餘無毛。小枝有蒼白色、密集的皮孔。單數羽狀複葉，長12～25公分，有小葉9～13片，稀為7片；葉柄長1.5～3公分；小葉近革質，卵形或橢圓形，長4～7公分，寬2～3公分，先端急尖，鈍頭，基部圓形或闊楔形；小葉柄長4～5公釐。圓錐花序腋生，連總花梗長8～10公分；苞片和小苞片闊卵形，長約1公釐；花小極多數，長約5公釐；萼鐘狀，長約2公釐，裂齒5，下面1枚裂齒較長；花冠淡黃色或乳白色，旗瓣近倒心形，頂端微凹，翼瓣長橢圓形，龍骨瓣半月形，各瓣均具爪；雄蕊9，1組；子房狹橢圓形，被短柔毛，花柱短。莢果舌狀長橢圓形，長4.5～8公分，果瓣革質，具網紋，種子1顆，稀有2顆。花期4～6月。

【採收】全年皆產，將根部挖出後，削去外皮，鋸成長約50公分的段，曬乾。

【性味歸經】辛，溫。入肝、脾經。

【功用主治】理氣，止血，行瘀，定痛。吐血，咯血，金瘡出血，跌打損傷，癰疽瘡腫，風濕腰腿痛，心胃氣痛。

【用法與用量】內服：煎湯，3～5克；或入丸、散。外用：研末敷。

【宜忌】血熱妄行、色紫濃厚、脈實便秘者禁用。癰疽潰後，諸瘡膿多，及陰虛火盛，俱不宜用。

【金果欖】

【別名】金楛欖、地膽、九牛膽、地苦膽、地蛋、金牛膽、山茨菇、九龍膽、雪裏開

【基原】為防己科植物金果欖 *Tinospora capillipes* Gagn. 或青牛膽 *Tinospora sagittata* Gagn. 的塊根。

【原植物】

◎金果欖　又名：圓角金果欖、圓葉金果欖。生於疏林下或灌木叢中，有時亦生於山上岩石旁邊的紅壤地中。常綠纏繞藤本。塊根卵圓形、橢圓形、腎形或圓形，常數個相連，表皮土黃色。莖圓柱形，深綠色，粗糙有紋，被毛。葉互生，葉柄長2～3.5公分，略被毛；葉片卵形至長卵形，長6～9公分，寬5～6公分，先端銳尖，基部圓耳狀箭形，全緣，上面綠色，無毛，下面淡綠色，被疏毛。花近白色，單性，雌雄異株，成腋生圓錐花序，花序疏鬆略被毛，總花梗長6～9公分，苞片短，線形；雄花具花萼2輪，外輪3片披針形，內輪3片倒卵形，外側均被毛；花瓣6，細小，與花萼互生，先端截形，微凹，基部漸狹，雄蕊6，花藥近方形，花絲分離，先端膨大；雌花萼片與雄花相同，花瓣較小，匙形，退化雄蕊6，棒狀，心皮3。核果球形，紅色。花期3～5月。果期9～11月。

◎青牛膽　纏繞藤本。生於灌木林下石隙間。根深長，塊根黃色，形狀不一。小枝細長，粗糙有槽紋，節上被短硬毛。葉互生，具柄；葉片卵狀披針形，長7～13公分，寬2.5～5公分，先端漸尖或鈍，基部通常尖銳箭形或戟狀箭形，全緣；兩面被短硬毛，脈上尤多。花單性，雌雄異株，總狀花序；雄花多數，萼片橢圓形，外輪3片細小；花瓣倒卵形，基部楔形，較萼片短；雄蕊6，分離，直立或外曲，長於花瓣，花藥卵圓形，退化雄蕊長圓形，比花瓣短；雌花4～10朵，小花梗較長；心皮3或4枚，柱頭裂片乳頭狀。核果紅色，背部隆起，近頂端處有時具花柱的遺跡。花期3～5月。果期8～10月。

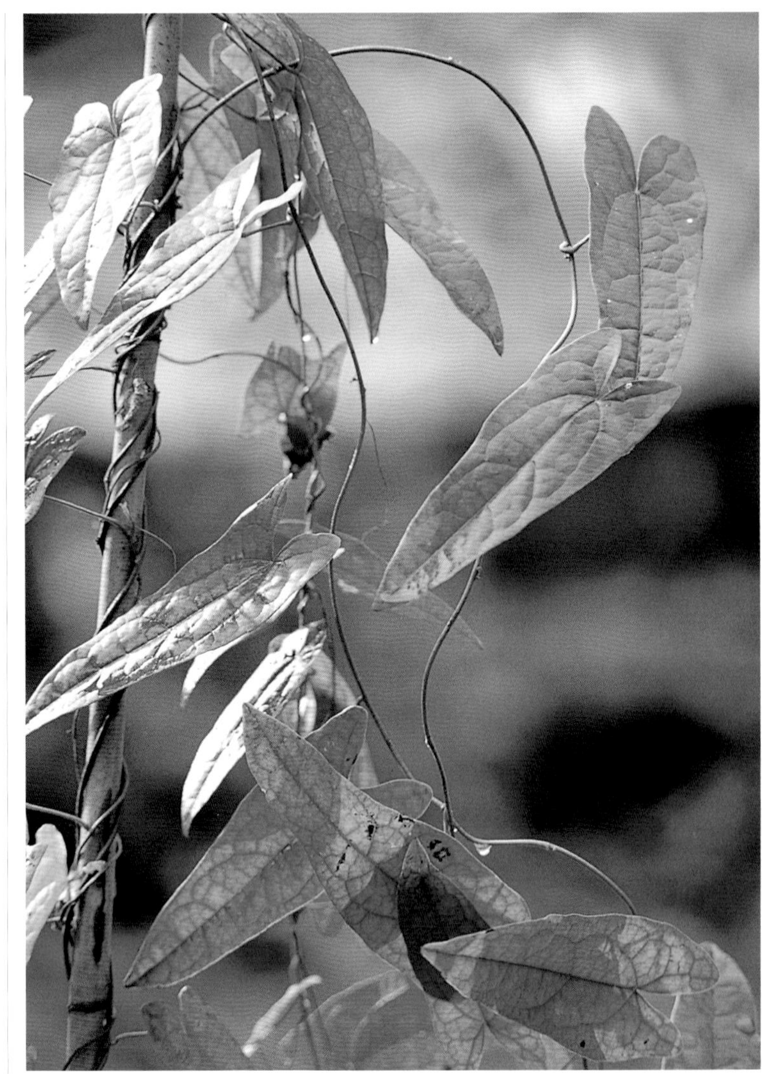
金果欖植株。

【採收】9～11月間挖取塊根，除去莖及鬚根，洗淨，曬乾。大者可切成兩半，曬乾或烘乾。放置乾燥處，以防蟲蛀。

【性味歸經】苦，寒。入脾、腎二經。

【功用主治】清熱解毒。急慢性扁桃體炎，急性咽喉炎，口腔炎，腮腺炎，乳腺炎，闌尾炎，癰疽疔瘡，急慢性腸炎，菌痢，胃痛，熱嗽失音。

【用法與用量】內服：煎湯，1～9克；研末或磨汁。外用：搗敷、研末吹喉或切片含。

【宜忌】脾胃虛弱者慎服。

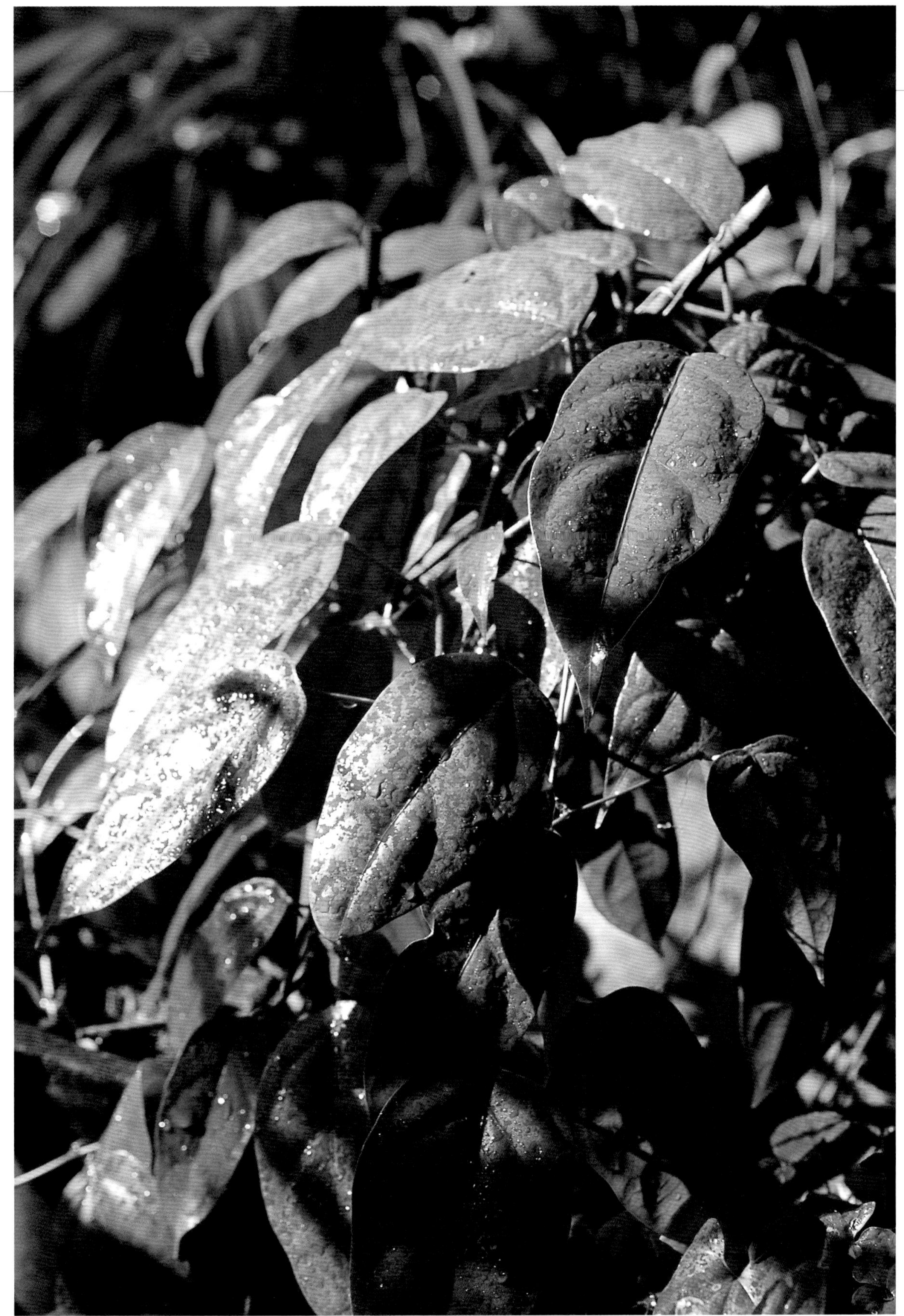

青牛膽植株。

【紅木香】

【別名】紫金皮、內風消、土木香、浙江紫荊皮、藍果南五味子、盤柱南五味子、猢猻飯團

【基原】為木蘭科植物長梗南五味子 *Kadsura longipedunculata* Finet et Gagn. 的根或根皮。

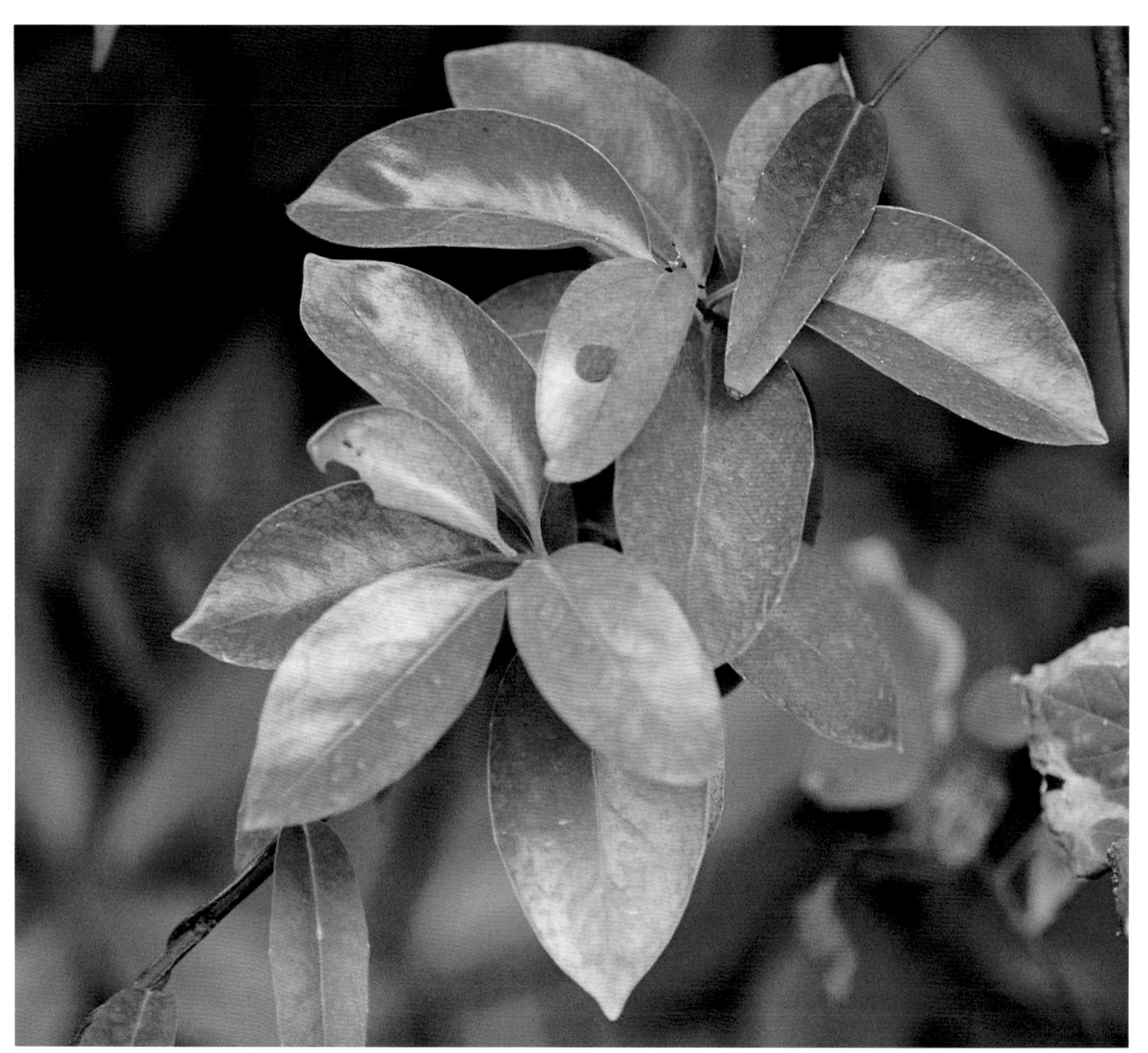

長梗南五味子植株。

【原植物】常綠纏繞灌木，長2.5～4公尺，全體無毛。野生於山坡或溪旁。小枝褐色或紫褐色。單葉互生；革質；矩圓形至矩圓狀倒披針形或橢圓形，長5～10公分，寬2～5公分，先端漸尖，基部楔形，邊緣疏生腺頭細齒，偶為全緣，上面深綠色有光澤，下面淡綠色；葉柄長1.5～3公分。花單性，雌雄異株，單生於葉腋；花梗細長下垂；萼片與花瓣無甚區別，6～9片，常3片為一列，外面的較小，卵形至橢圓形，內面的較大，矩圓形至廣倒卵形，黃色，芳香；雄蕊多數，集合成頭狀，花絲極短；心皮多數，集成球形，柱頭白色，圓盤形。小漿果球形，集成頭狀，熟時暗藍色，有白粉，內有種子1～3粒。種子腎形，淡灰褐色，有光澤。花期5～7月。果熟期9～10月。

【採收】立冬前後採挖，去淨殘莖、細根及泥土，曬乾。或剝取根皮曬乾。

【性味】辛，溫。

【功用主治】行氣，活血，止痛。氣滯腹脹痛，胃痛，筋骨疼痛，月經痛，跌打損傷，無名腫毒。

【用法與用量】內服：煎湯，3～15克；或研末，3～5分。外用：研末調敷或熬膏塗。

【宜忌】孕婦慎用。

【紅豆杉】

【別名】紫杉，赤柏松

【基原】為紅豆杉科植物紅豆杉 *Taxus Chinensis* (Piger) Rehd. 的根、莖、葉、皮。

分布：兩廣、雲南、貴州、四川。

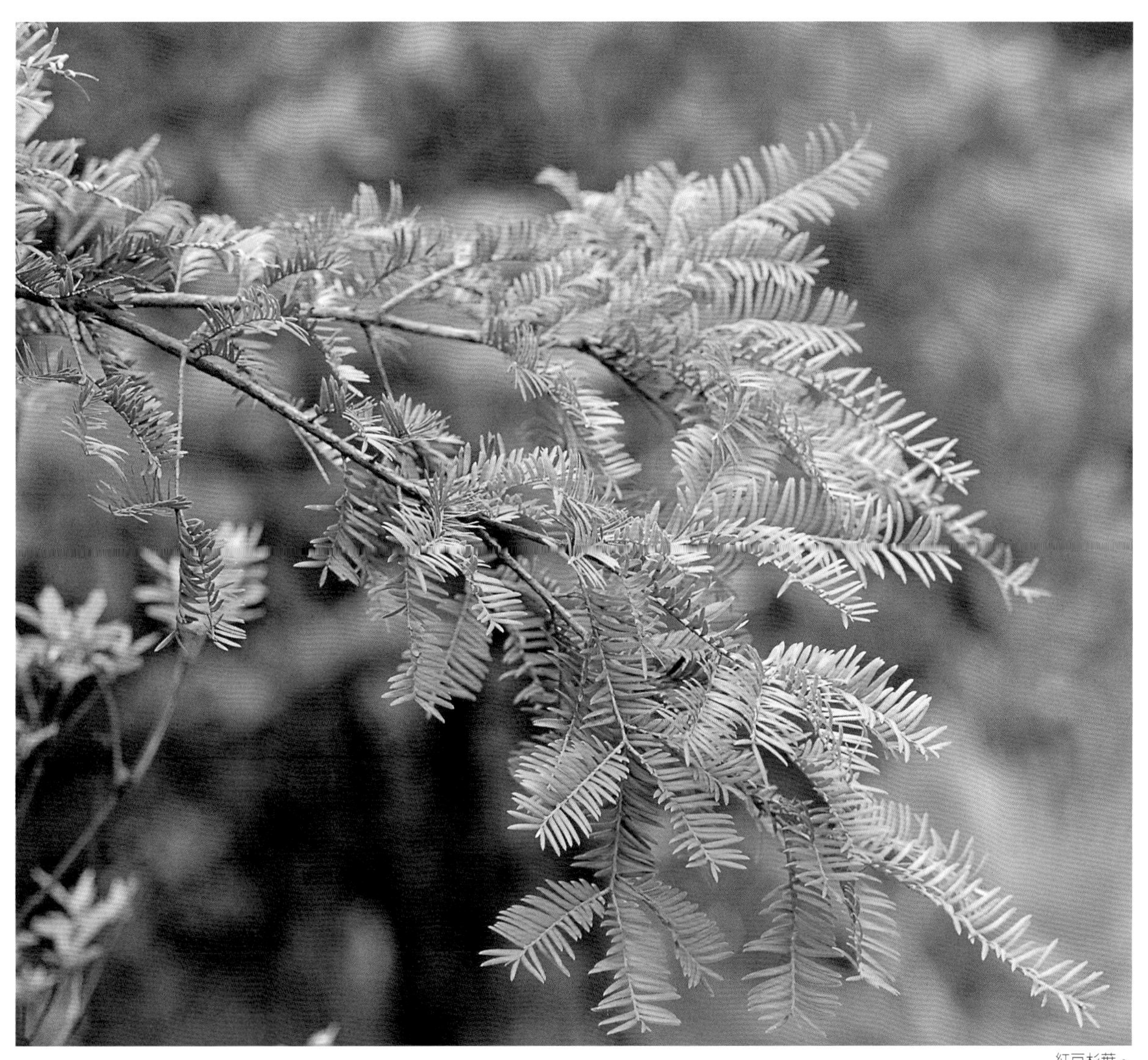

紅豆杉葉。

【原植物】為常綠小喬木，高5～15公尺，樹皮紅褐色，長條裂。葉條形，互生，螺旋狀互生，呈假2列，雌雄異株，雄球花單生於葉腋，雌球花一至數朵生於短枝頂端，種子核果狀，扁卵圓形或倒卵圓形，杯狀假種皮紅色。

【採收】全年可採。

【功用主治】抗癌。卵巢癌、乳腺癌、肺癌、胃癌和黑色素瘤等。

【用法與用量】內服：煎湯，9～15克。

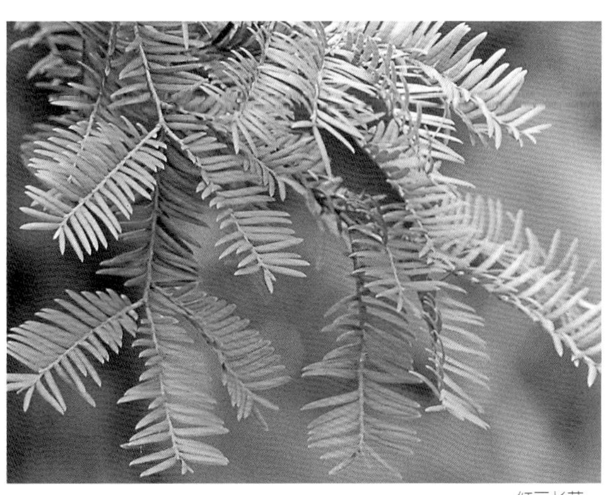

紅豆杉葉。

【草血竭】

【別名】回頭草、草血結、土血竭、金黃雞、迂頭雞、紫花根

【基原】為蓼科植物草血竭 *Polygonum paleaceum* Wall. 的根莖。

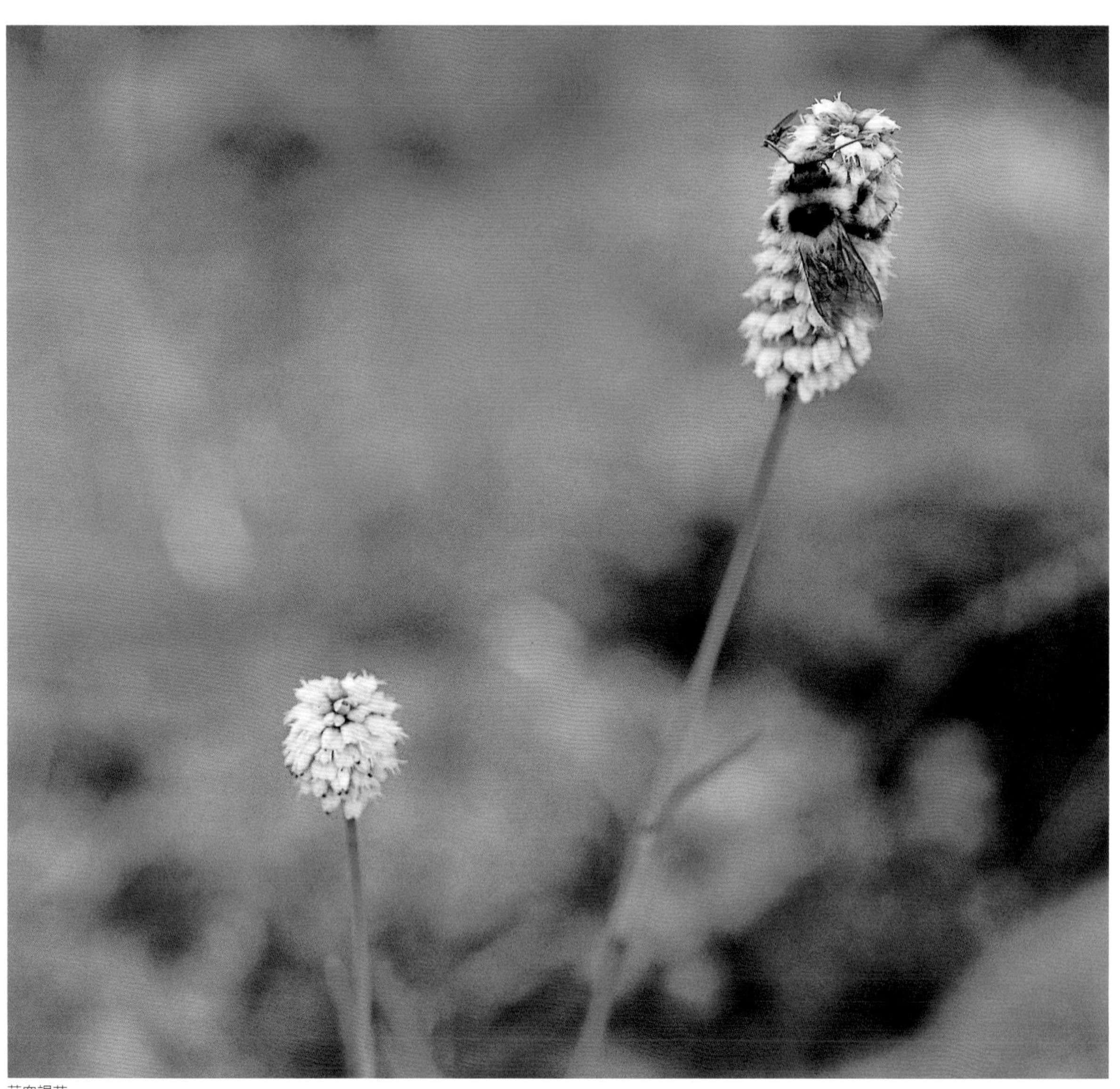

草血竭花。

【原植物】多年生草本，高約40公分。生山石間或草坡。根莖塊狀，棕黑色，具多數細根。莖纖細，綠色，有稜，無毛。根生葉披針形至矩圓狀披針形，長8～22公分，寬6～45公釐，先端尖或銳尖，基部闊楔形或近圓形，全緣略反卷；上面綠色，下面粉綠色，兩面中肋均凸出；葉柄長5～12公分。莖生葉互生，葉柄長1.5～3.5公分，有時近於無柄，托葉成鞘狀，其餘均同根生葉。穗狀花序，長約3～8公分；苞片和小苞片均膜質，披針形，背面有一褐色中脈。花淡紅色，花柄短；花被5裂，覆瓦狀排列；雄蕊5；子房卵狀而扁，花柱2裂。小堅果三稜形，黑褐色有光澤。花期夏季。

【採收】秋季採挖，去淨莖、葉、泥砂，曬乾。

【性味】苦、微澀，辛。

【功用主治】散血止血，下氣止痛。慢性胃炎，胃、十二指腸潰瘍，食積，症瘕積聚，月經不調，浮腫，跌打損傷，外傷出血。

【用法與用量】內服：煎湯，3～9克；入散劑或浸酒。

【草烏】

【別名】烏頭、雞毒、毒公、獨白草、土附子、竹節烏頭、斷腸草

【基原】為毛茛科植物烏頭 *Aconitum carmichaeli* Debx.（野生種）、北烏頭 *Aconitum kusnezoffii* Rchb. 或其他多種同屬植物的塊根。

分布：北烏頭——黑龍江、吉林、遼寧、內蒙古、河北、山西等地。

【原植物】

◎烏頭　詳「川烏頭」條。

◎北烏頭　又名：五毒根、藍烏拉花、藍花草、百步草。生於草甸子、灌木叢間、山坡及林緣。多年生草本，高70～150公分。塊根常2～5塊連生，倒圓錐形，長2.5～5公分，外皮黑褐色。莖直立，光滑。葉互生，有柄；葉片近於革質，全形為卵圓形，長6～14公分，寬8～9公分，3全裂，裂片菱形，再作深淺不等的羽狀缺刻狀分裂，最終裂片線狀披針形或披針形，先端尖，二面均光滑，或有時微被毛。總狀花序，或有時為緊縮的圓錐花序；花萼5，紫藍色，上萼片盔形，長1.5～2公分，側萼片長1.4～1.7公分；花瓣2，無毛，有長爪，距長1～4公釐；雄蕊多數，無毛；子房5個，稀有3～4個，無毛，花柱與子房等長。蓇葖果長1～2公分。種子有膜質翅。花期7～8月。果期8～9月。

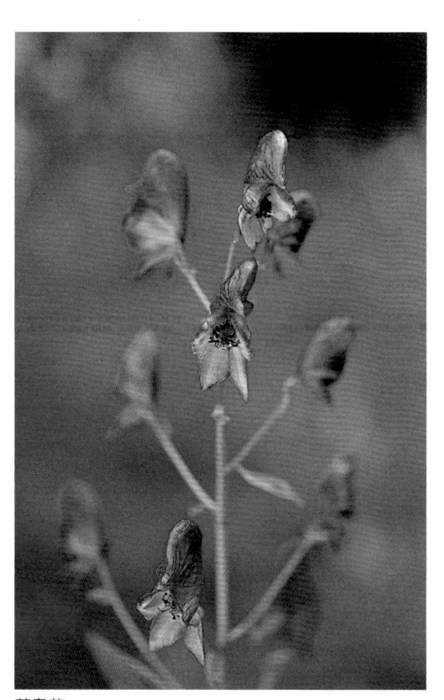

草烏花。

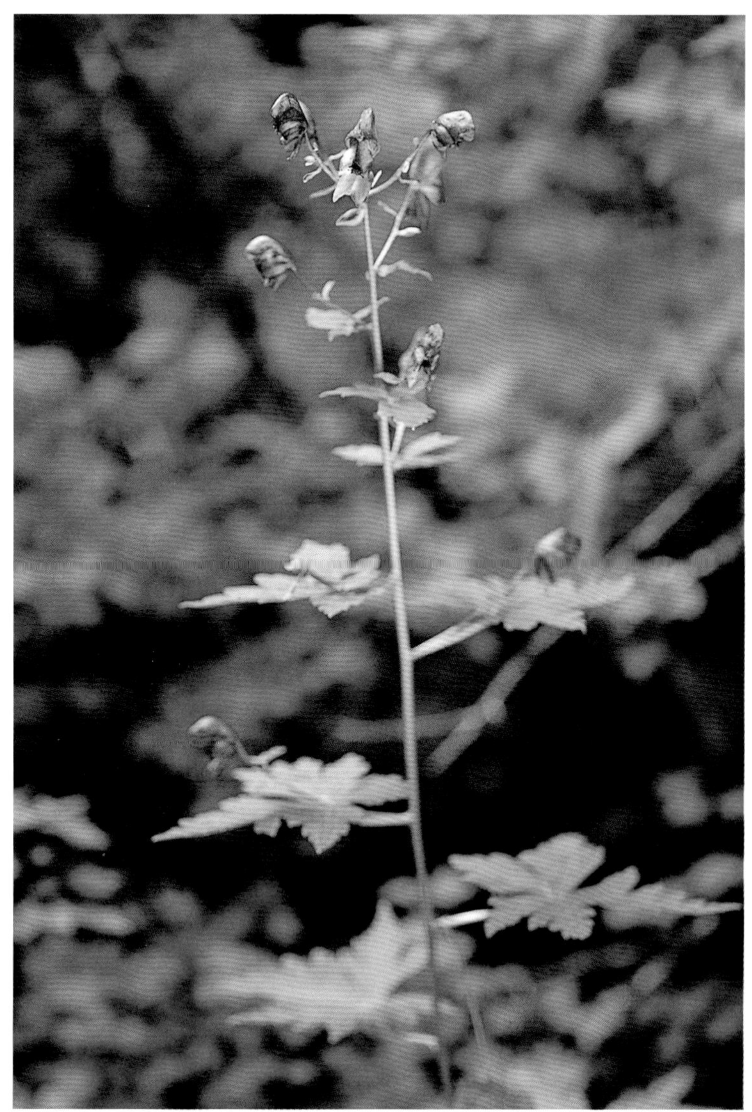

草烏花。

【採收】秋季莖葉枯萎時採挖，除去殘莖及泥土，曬乾或烘乾。

【性味】辛，熱，有毒。

【歸經】入肝、脾、肺經。

【功用主治】搜風勝濕，散寒止痛，開痰，消腫。風寒濕痹，中風癱瘓，破傷風，頭風，脘腹冷痛，痰癖，氣塊，冷痢，喉痹，癰疽，疔瘡，瘰鬁。

【用法與用量】內服：煎湯，1.5～6克；或入丸、散。外用：生用，研末調敷或醋、酒磨塗。

【宜忌】凡虛人、孕婦、陰虛火旺及熱症疼痛者忌服。生者慎服。反栝蔞、貝母、白斂、白及。惡藜蘆。忌豉汁。冷水能解其毒。

【香楠葉】

【別名】豪樟、竹葉楠、落葉楨楠

【基原】為樟科植物大葉楠 *Machilus leptophylla* Hand.-Mazz. 的根。

分布：浙江、福建、廣東、湖南、湖北等地。

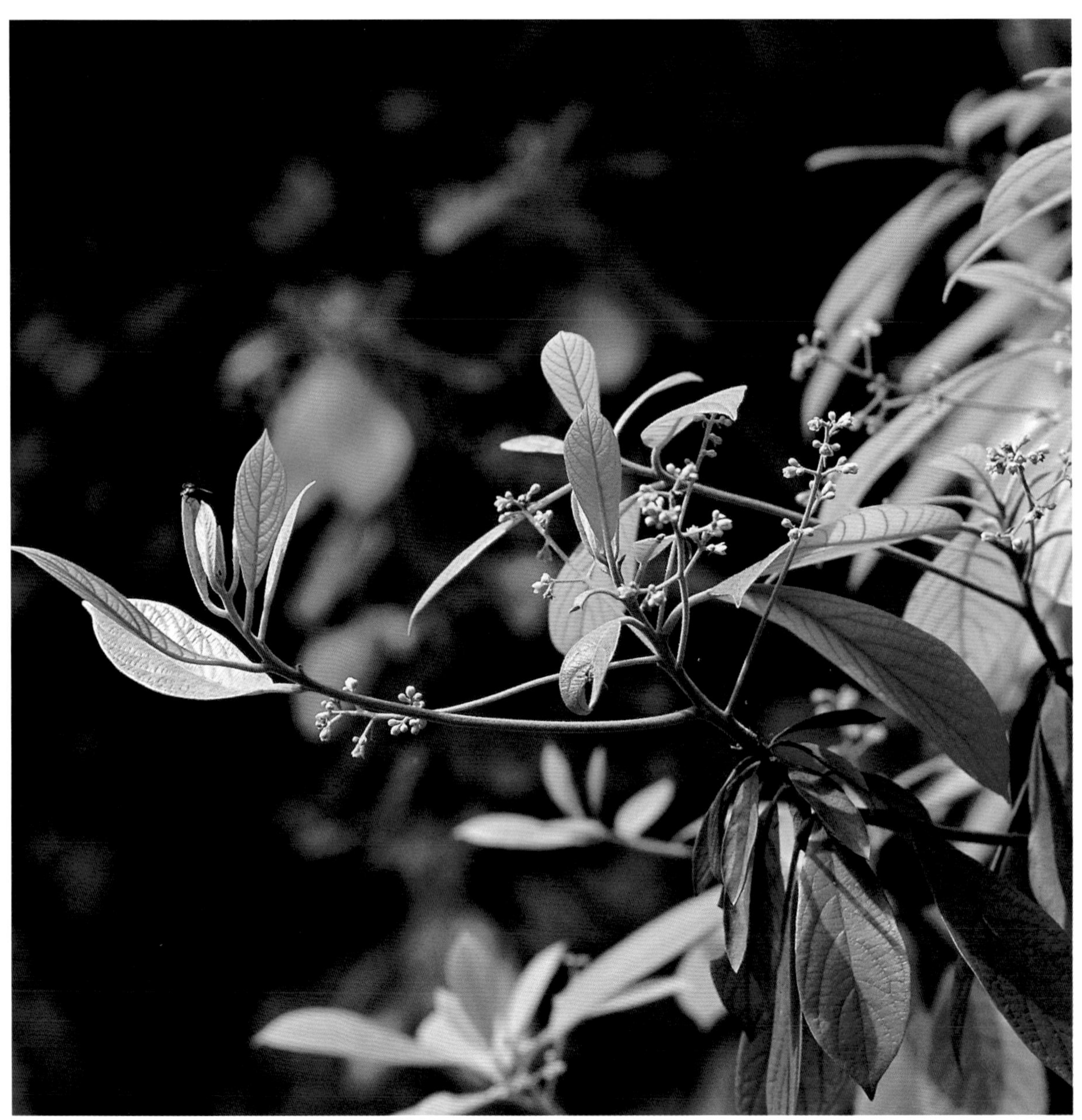

香楠植株。

【原植物】常綠小喬木，通常高達8公尺。生於山坡、山谷、溪溝邊雜木林中。小枝暗棕褐色，無毛。葉互生，倒卵狀橢圓形，長12～24公分，寬3.5～7公分，先端漸尖，基部楔形，全緣，近革質，上面深綠色，無毛，下面蒼白色，初被銀白色絹毛，後漸脫落，側脈14～20對；葉柄長1～3公分，上面有淺溝槽。圓錐花序生於新枝葉腋；花兩性，花梗長5～7公釐；花被6深裂，裂片長橢圓形，長約6公釐；雄蕊9，花藥4室；雌蕊1，花柱細長。漿果球形，徑約1公分，具宿存花被，外面密被細絹毛。花期4～5月。果期6～9月。

【採收】全年可採，洗淨，切段，陰乾備用。

【性味】苦，涼。

【功用主治】解毒消瘡。

【用法與用量】內服：煎湯，6～12克。外用：煎水洗或搗敷。

【骨碎補】

【別名】猴薑、胡猻薑、過山龍、石岩薑、石良薑、毛貫仲、毛生薑。
【基原】為水龍骨科植物槲蕨 *Drynaria fortunei* (Kunze) J.Sm. 的根莖。

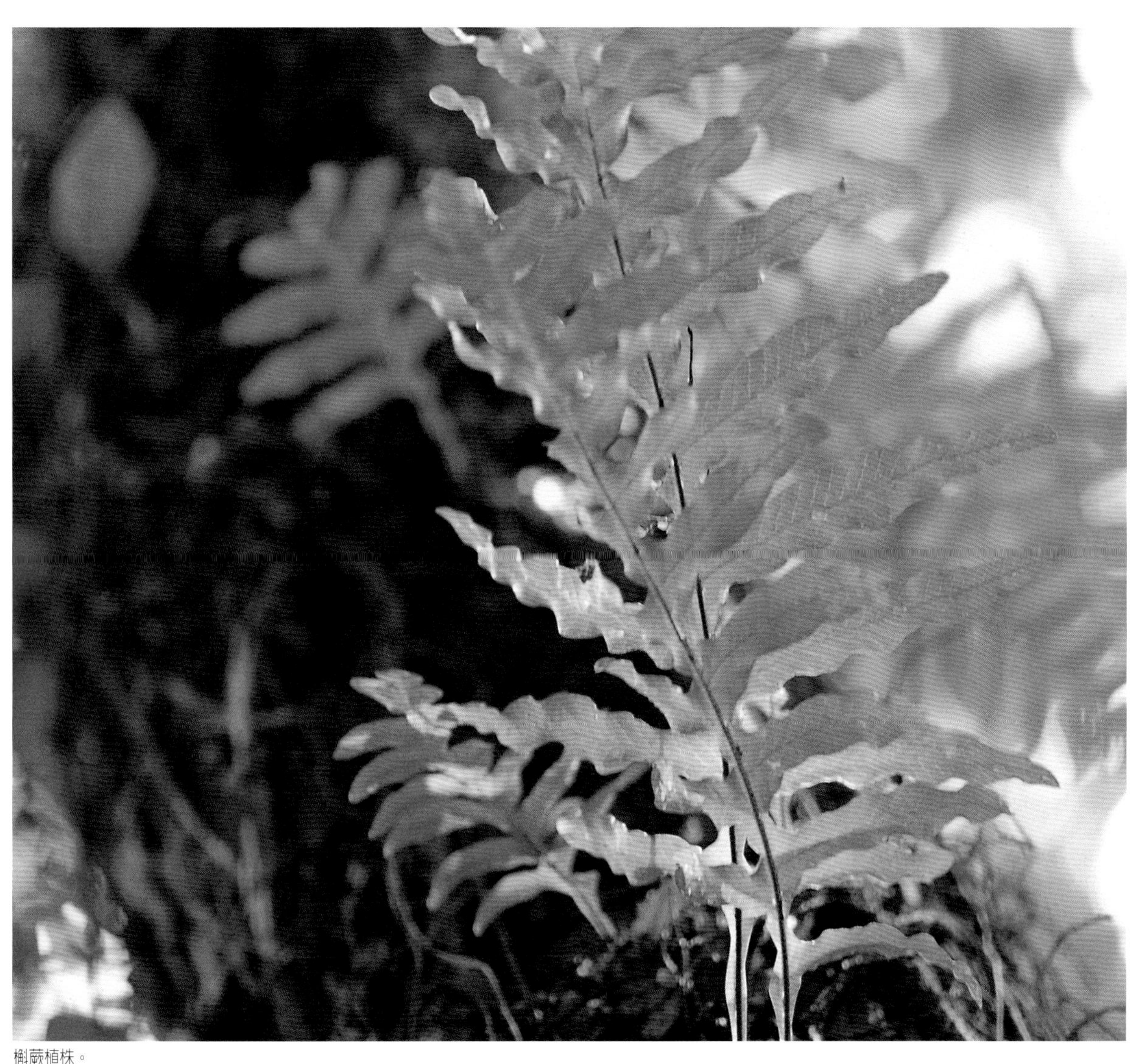

槲蕨植株。

【原植物】多年生附生草本，高20～40公分，附生於樹上、山林石壁上或牆上。根狀莖肉質粗壯，長而橫走，密被棕黃色、線狀鑿形鱗片。葉2型，營養葉厚革質，紅棕色或灰褐色，卵形，無柄，長5～6.5公分，寬4～5.5公分，邊緣羽狀淺裂，很像槲樹葉；孢子葉綠色，具短柄，柄有翅，葉片矩圓形或長橢圓形，長20～37公分，寬8～18.5公分，羽狀深裂，羽片6～15對，廣披針形或長圓形，長4～10公分，寬1.5～2.5公分，先端急尖或鈍，邊緣常有不規則的淺波狀齒，基部2～3對羽片縮成耳狀，兩面均無毛，葉脈顯著，細脈連成4～5行長方形網眼。孢子囊群圓形，黃褐色，在中脈兩側各排列成2～4行，每個長方形的葉脈網眼中著生1枚，無囊群蓋。

【採收】冬、春採挖，除去葉片及泥砂，曬乾或蒸熟後曬乾，用火燎去毛絨。

【性味】苦，溫。入肝、腎經。

【功用主治】補腎，活血，止血。腎虛久瀉及腰痛，風濕痹痛，齒痛，耳鳴，跌打閃挫、骨傷，闌尾炎，斑禿，雞眼。

【用法與用量】內服：煎湯，9～15克；浸酒或入丸、散。外用：搗敷。

【宜忌】陰虛及無瘀血者慎服。

分布：浙江、福建、臺灣、廣東、廣西、江西、湖北、四川、貴州、雲南等地。

分布：華北、西北及河南、湖北、山東、江蘇、浙江。

【拳參】

【別名】山蝦子、倒根草、紫參、破傷藥、蝦參、回頭參、刀槍藥、馬峰七

【基原】為蓼科植物拳參 *Polygonum bistorta* L.等的根莖。

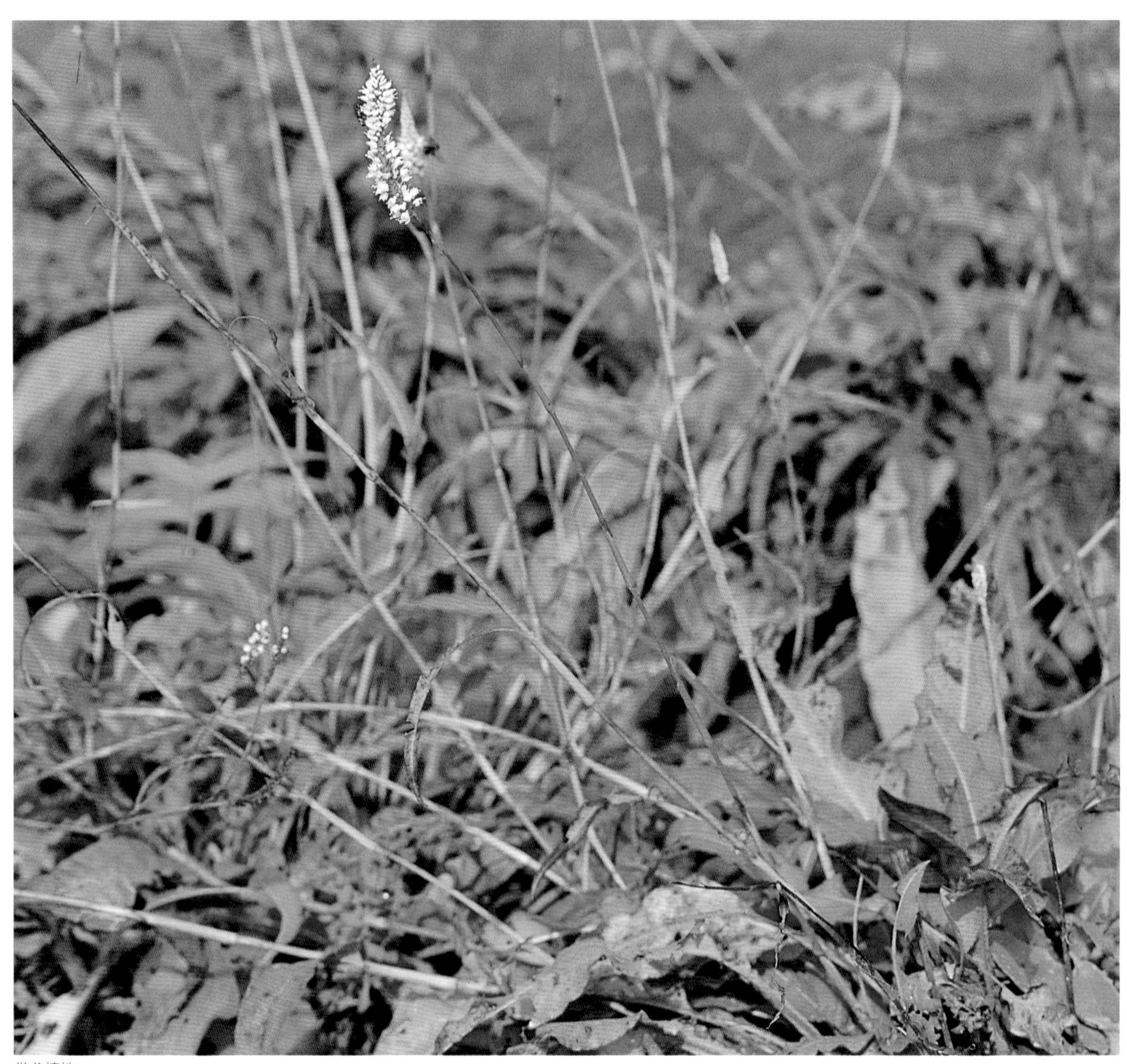

拳參植株。

【原植物】 多年生草本，高50～90公分。生山坡草叢陰濕處。根莖肥厚扭曲，外皮紫紅色。莖直立，單一或數莖叢生，不分枝。根生葉叢生，有長柄；葉片橢圓形至卵狀披針形，長12～18公分，寬2.5～6公分，先端短尖或鈍，基部心形或圓形，下延成翅狀，邊緣外卷，無毛，或有時下面疏被柔毛。莖生葉較小，近乎無柄，葉片披針形至線形；托葉鞘膜質，管狀，長達3公分。穗狀花序頂生，長達6公分；花小，花被白色或淡紅色，5裂，裂片長達3公釐；雄蕊8，著生於花被基部；子房上位，花柱3裂。瘦果三稜形，長約3公釐，褐色，常包於宿存花被內。花期夏、秋季。

【採收】 春季未發芽前或秋季莖葉剛枯萎時，採取根莖，去掉殘莖及泥土，曬乾。搓去鬚根或燒去鬚根。

【性味】 苦，涼。

【功用主治】 清熱鎮驚，理濕消腫。熱病驚搐，破傷風，赤痢，癰腫，瘰癧。

【用法與用量】 內服：煎湯，3～9克；或研末作丸、散。外用：搗敷、煎水含漱或洗滌。

【宜忌】 無實火熱毒者不宜。陰症外瘍忌服。

【桃耳七】

【別名】銅筷子、小葉蓮、雞素苔、奧勒莫、色羅瑪瓊瓦（藏名）
【基原】為小蘗科鬼臼 *Podophyllum emodi* Wall.var.chinense Sprague 的根及根莖。

分布：四川、陝西、甘肅、青海、雲南、西藏等地。

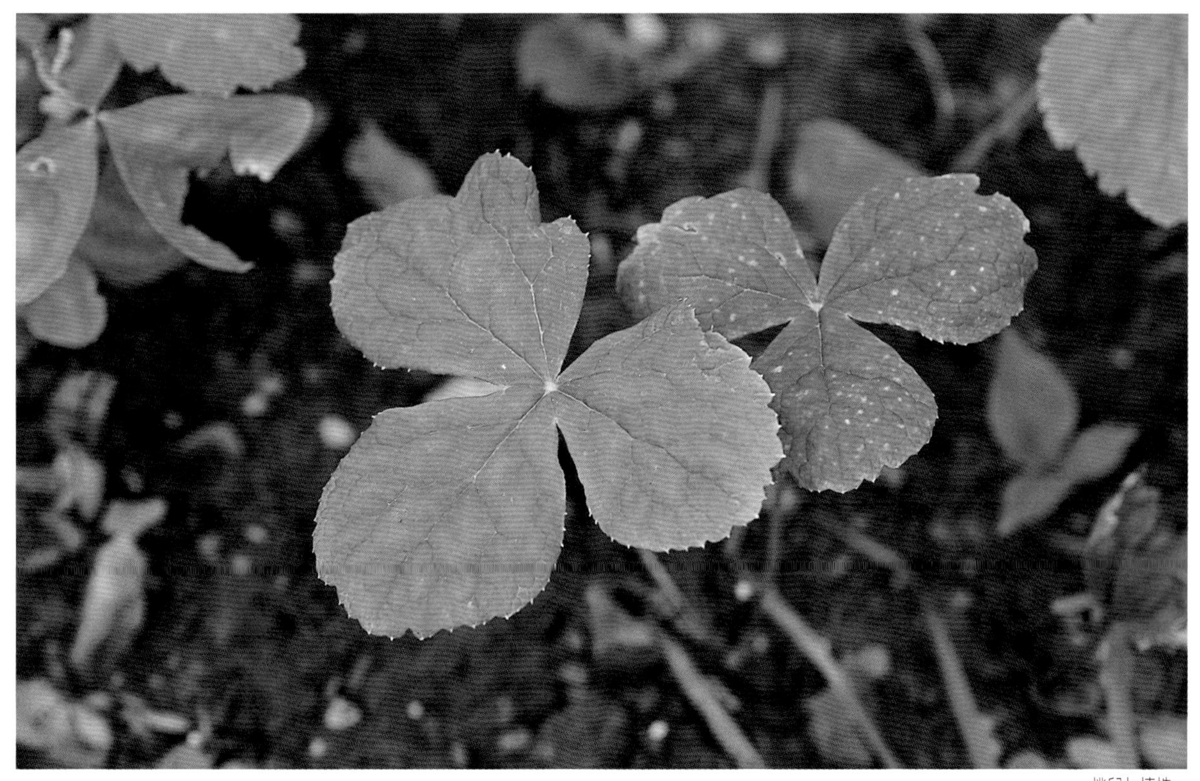

桃兒七植株。

【原植物】多年生直立草本，高40～80公分。生長於中山地區林下陰濕的地方。莖綠色，平滑有稜，上部有2～3葉。葉盾形，直莖25公分，掌狀3深裂，幾裂至基部，裂片又數裂至中部，綠色，上面光滑，下面有絨毛。花單生於葉腋，紅色；苞片披針形；花冠6瓣，外輪3瓣較長，長4.5公分，內輪3瓣較小；雄蕊6；柱頭多裂。漿果卵圓形，紅色。種子多數，有假種皮。花期4～5月。
【採收】7～8月採收。
【性味】苦，溫。
【功用主治】風濕疼痛，咳喘，胃痛，跌打損傷。
【用法與用量】內服：煎湯，0.5～3克；或研末。

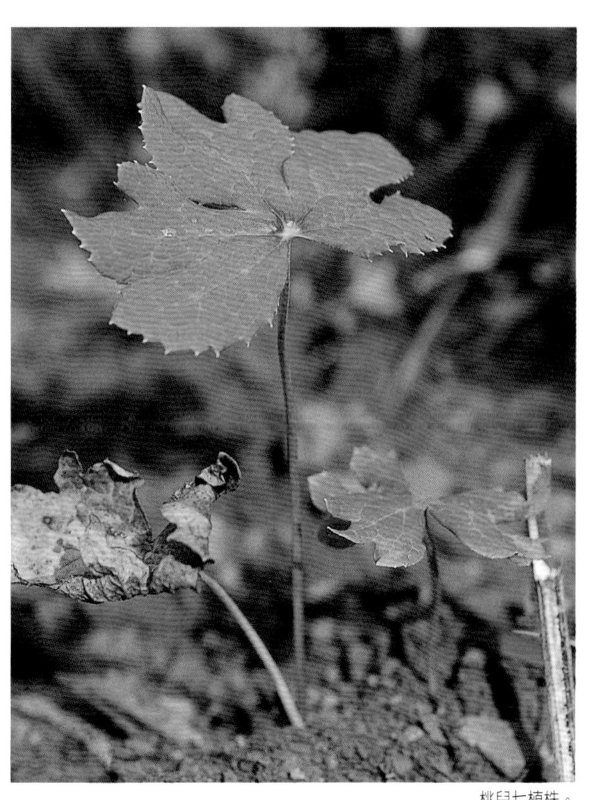

桃兒七植株。

【海南金不換】

【別名】金線吊烏龜、地烏龜、波摸硬（傣族名）、矛冬路（佤族名）、申拍（彝族名）
【基原】為防己科地不容 *Stephania epigaea* H.S.Lo. 的塊根。

分布：海南、兩廣、雲南。

【原植物】草質落葉藤本，全株無毛。塊根碩大，常扁球狀，暗灰褐色。嫩枝紫紅色，有白霜。葉扁圓形，背面稍粉白，掌狀脈8～9條；葉柄盾狀著生。單繖形聚繖花序腋生；雄花序簇生幾個至10多個小聚繖花序，每個小聚繖花序有花2～3朵；雄花花瓣3或偶有5～6，紫色或橙黃色而具紫斑紋；雌花序較緊密；雌花紫色，花瓣2或1。核果紅色，內果皮倒卵形，背部二側各有小橫肋16～20條，胎座跡不穿孔。花期春季，果期夏季。

【採收】四季均可採，以秋季採為佳，洗淨切片，曬乾備用；或煮2小時，去皮曬乾，研粉備用。

【性味】苦，寒。有小毒。

【功用主治】清熱解毒，截瘧，鎮痛。癰疽腫毒，喉閉，瘧疾，慢性胃炎，胃痛。

【用法與用量】內服：煎湯，3～9克；或研末。外用：煎水洗或搗敷。

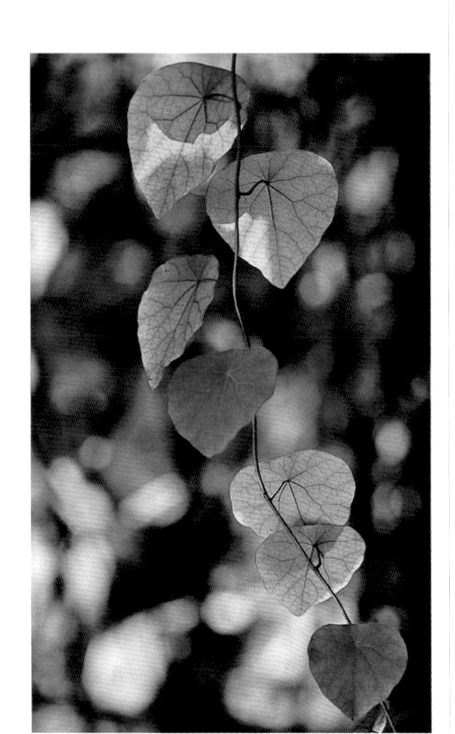
海南金不換植株。

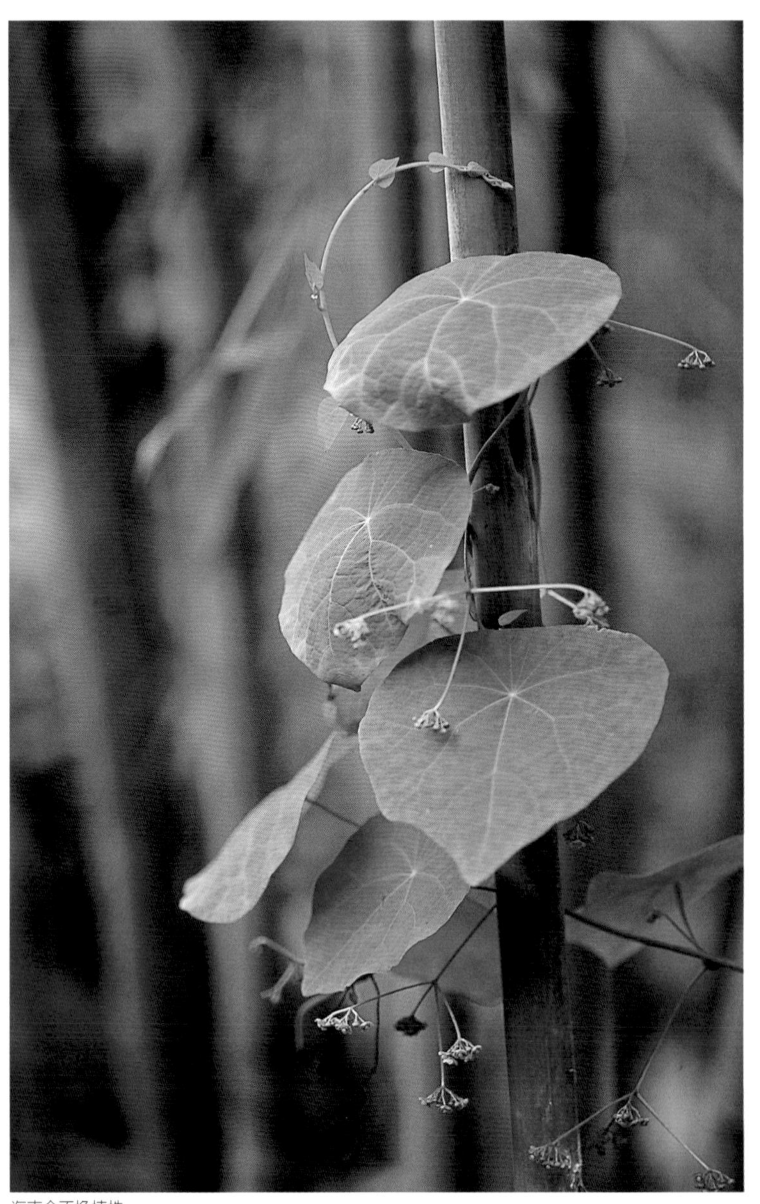
海南金不換植株。

【海棠果】

【別名】海棠、海棠梨、棠蒸梨

【基原】為薔薇科植物西府海棠 *Malus micromalus* Makino 的根。

分布：華北各省市。

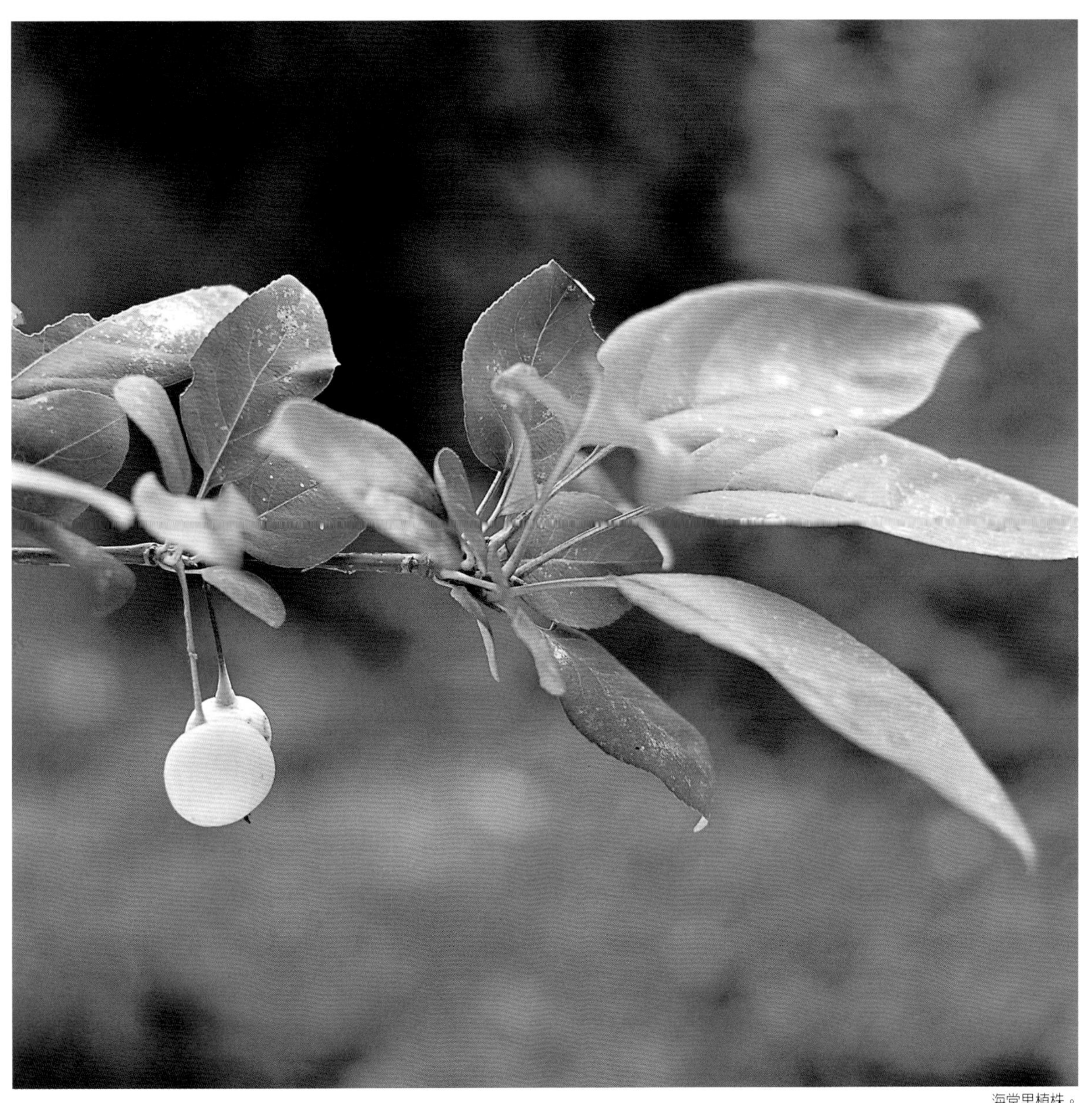

海棠果植株。

【原植物】小喬木，高3～5公尺；小枝紫褐色或暗褐色；小枝、葉片及花梗幼時皆有短柔毛，後脫落。葉片長橢圓形或橢圓形，長5～10公分，寬2.5～5公分，基部楔形，或近圓形，邊緣有銳鋸齒；葉柄長2～3.5公分。繖形總狀花序有花4～7朵，生於小枝頂端，花梗長2～3公分；萼筒外面密生白色柔毛，萼裂片披針形，內外均密生柔毛；花粉紅色，直徑約4公分；雄蕊約20；花柱5。梨果近球形，幼時疏生白色短柔毛，以後脫落無毛，直徑1～1.5公分，紅色，萼窪柄窪均下陷，萼裂片多數脫落，少數宿存。

【採收】全年可採。

【性味】酸甘，平，無毒。

【功用主治】泄痢。

【用法與用量】內服：煎湯，6～9克。

【黃樟】

【別名】樟木樹

【基原】為樟科植物黃樟 *Cinnamomum parthenoxylon* (Jack) Nees 的根或莖。

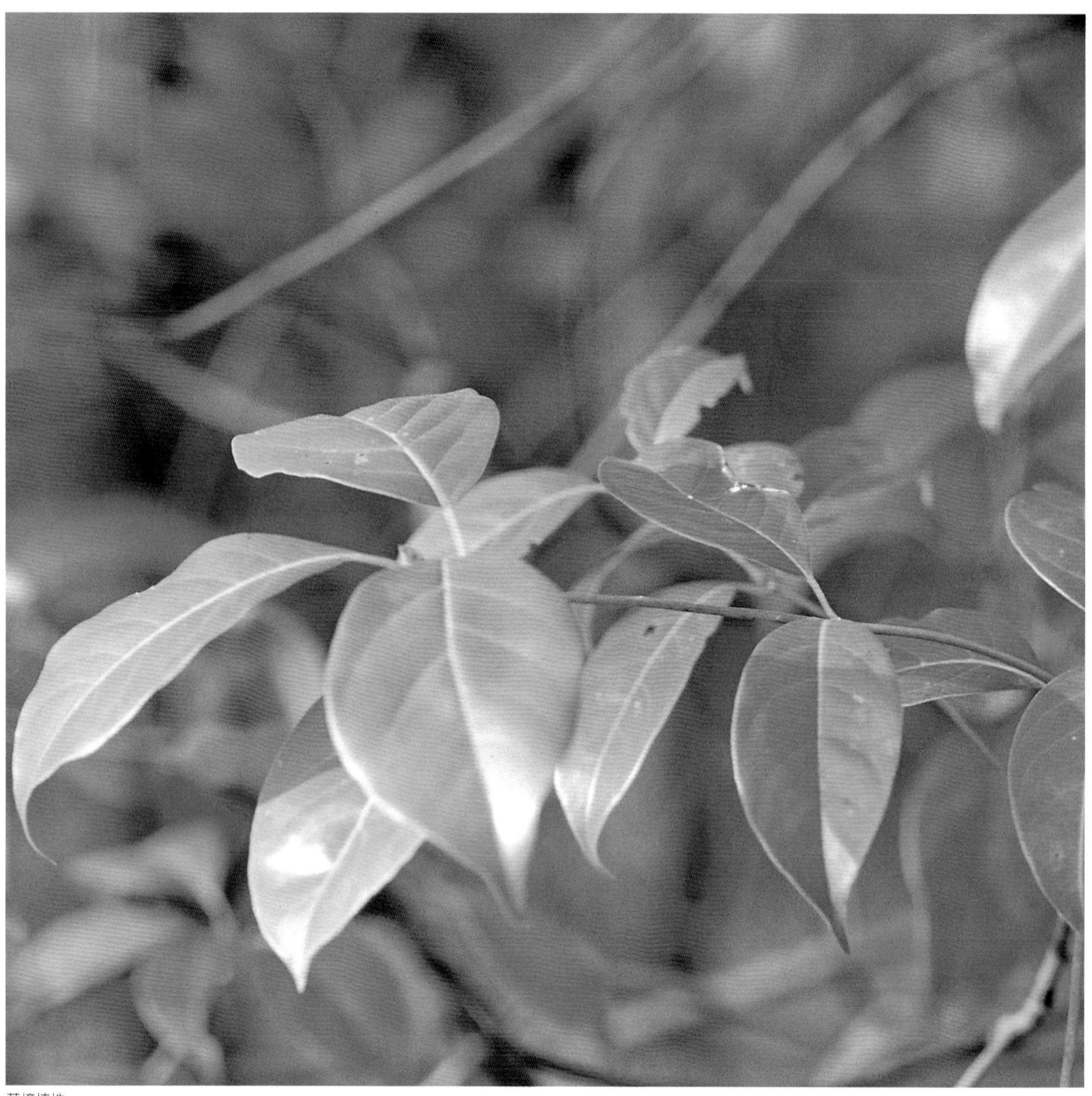

黃樟植株。

【原植物】常綠喬木，高達25公尺。小枝具稜。葉互生，革質；葉形變異甚大，常為橢圓狀卵形或矩圓狀卵形，長6～12公分，寬3～6公分，具羽狀脈，側脈6～8對，脈腋有腺點。圓錐花序或聚繖花序；花小，綠白色；花被片6，卵形，內面被短柔毛；能育雄蕊9，花藥4室，第三輪雄蕊花藥外向瓣裂。果實球形，黑色，直徑6～8公釐；果托倒圓錐狀，紅色，有縱條紋。

【採收】全年可採，洗淨，切片，陰乾。

【性味】微辛，溫。

【功用主治】溫中散寒，消食化滯。胃腸炎，胃寒腹痛，消化不良，百日咳，痢疾。

【用法與用量】內服：煎湯，3～15克。

【華南雲實】

【別名】假老虎勒、虎耳藤、見血飛、南天藤

【基原】為豆科華南雲實 *Caesalpinia nuga* (L.) Ait. 的根。

分布：廣東、廣西、海南、雲南等地。

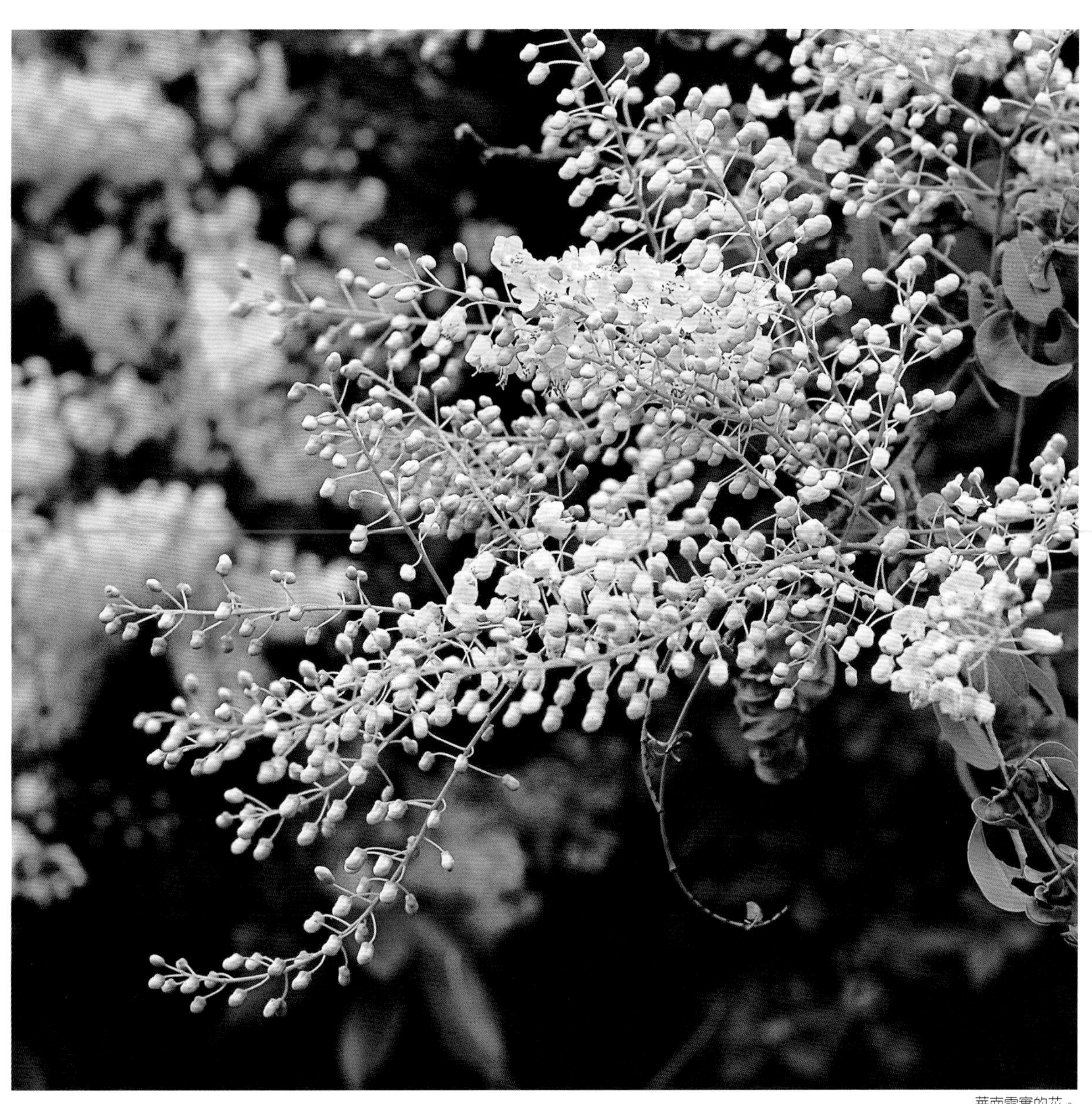

華南雲實的花。

【原植物】多年生藤本。莖有倒鉤刺，嫩莖被紅棕色絨毛。2回羽狀複羽，羽片4至10塊，小葉革質，長橢圓形，葉尖端鈍或微缺。圓錐花序頂生或腋生，花數目多；萼筒擴倒圓錐形；花瓣5，黃色；雄蕊10，分離，花絲下部被疏柔毛；子房有短柄。莢果棕黑色，革質，闊短圓形，偏斜，頂端急尖，先端有喙，果身扁，長3.5至4公分，寬2至2.5公分。種子1枚。花期：3月至4月。

【採收】秋、冬採挖。

【性味】甘、淡，微寒。

【功用主治】清熱利尿，袪風濕。種子：止咳。熱淋（尿道感染）、風濕痹痛。外用外傷腫痛、筋骨痛，瘡癤。

【用法與用量】內服：煎湯，9～12克。

【菱葉山螞蝗】

【別名】小粘子草、羊帶歸

【基原】為豆科植物圓菱葉山螞蝗 *Desmodium podocarpum* DC. 的根、葉。

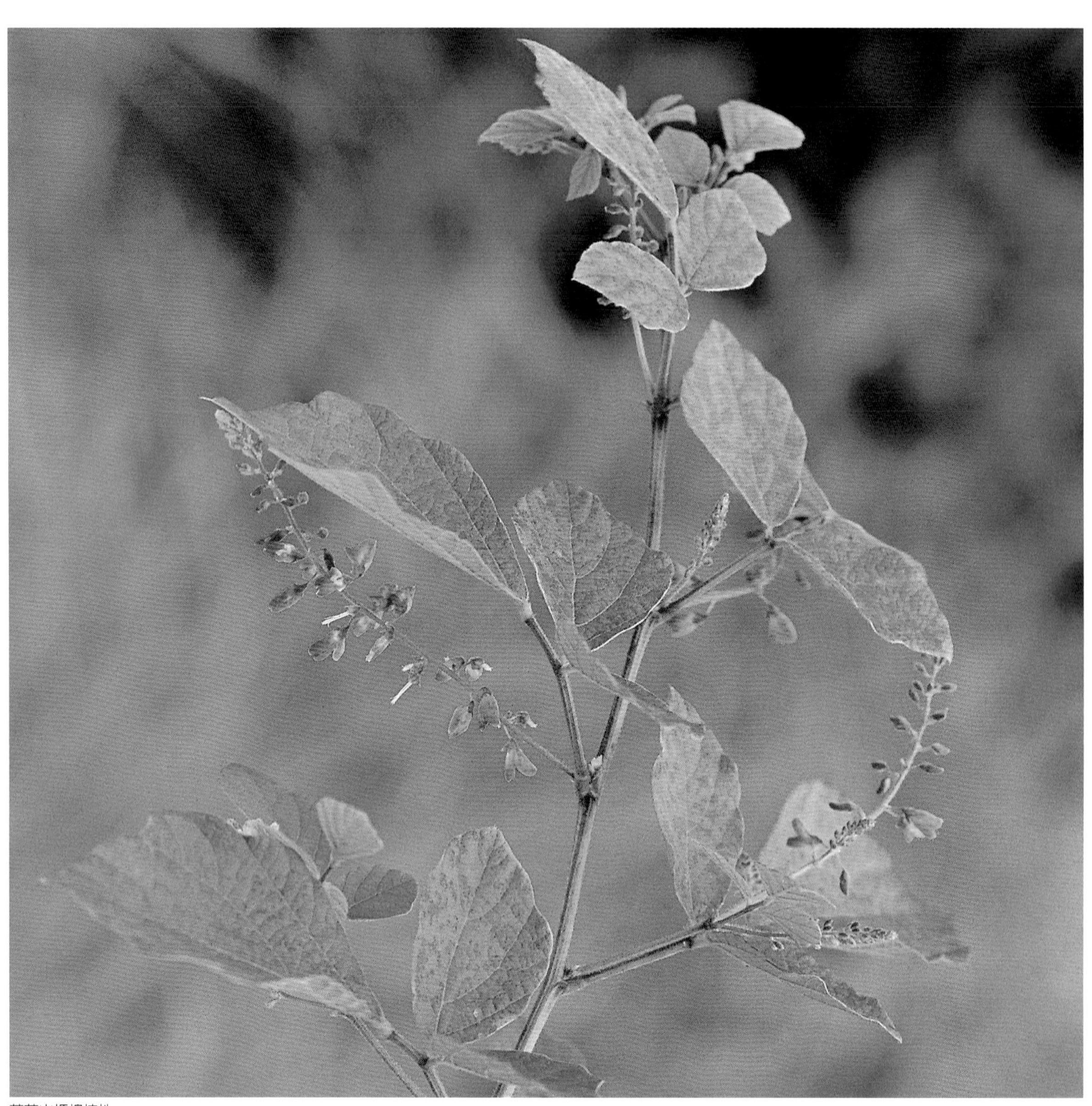

菱葉山螞蝗植株。

【原植物】小灌木，高約1公尺。生於山地林下或草坡中。莖有稜，疏被伸展的短柔毛。葉互生，有小葉3枚；兩側葉較小；頂端者圓狀菱形，長4～7公分，寬3.5～6公分，先端急尖或鈍，基部闊楔形，全緣，兩面均有散生的柔毛；托葉線狀披針形。花序頂生者成圓錐狀，長達30公分，腋生者成總狀；花紫紅色；萼小，鐘狀，淺裂；雌蕊線形，無毛。莢果通常具2節，背部彎，被帶鉤的小毛，節深裂達腹縫線。花期7～9月。

【採收】夏、秋採收。

【性味】苦，溫。

【功用主治】發表散寒，止血。風寒感冒，咳嗽，外傷出血。

【用法與用量】內服：煎湯，9～15克；外用：搗爛敷。

【萍蓬草根】

【別名】水栗包、萍蓬子、水栗、萍蓬蓮、黃金蓮、水面一盞燈

【基原】為睡蓮科植物萍蓬草 *Nuphar pumilum* (Timm) DC. 的根。

分布：華東、華南、西南、東北等地。

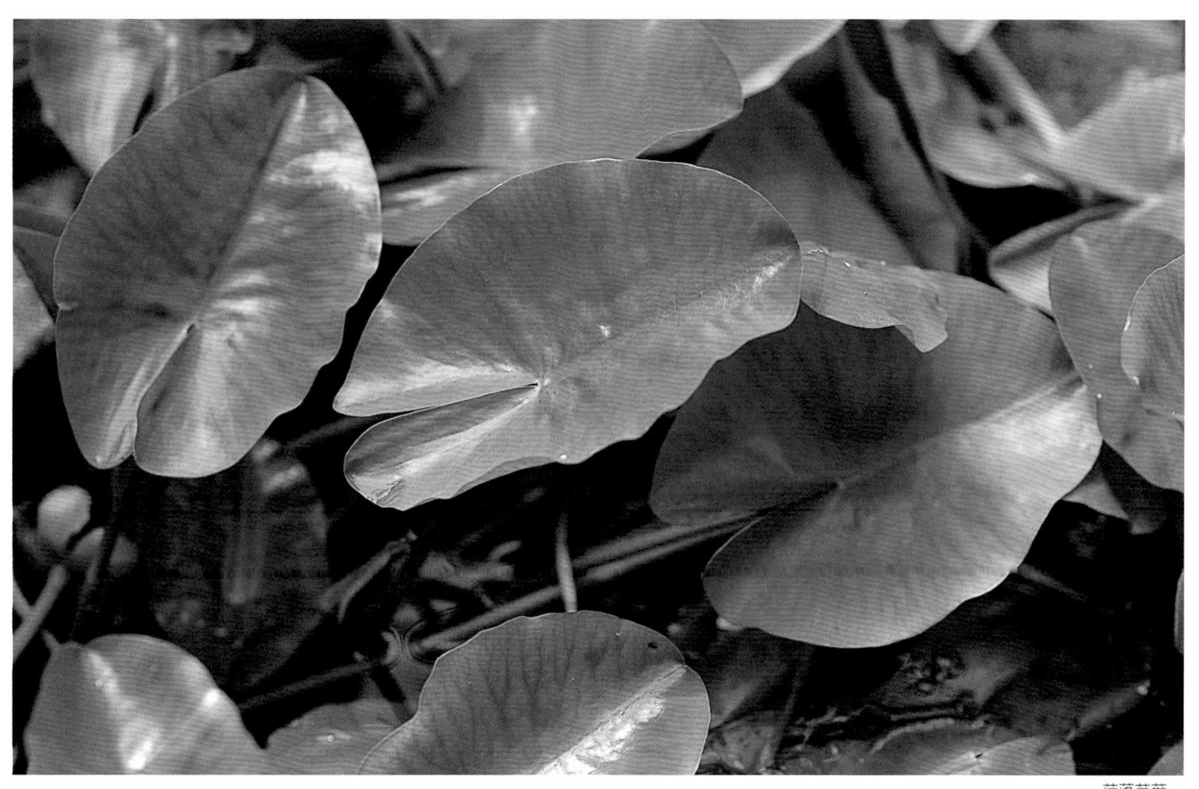

萍蓬草葉。

【原植物】 多年生水生草本。生於池沼、河流等淺水中。根莖肥大，橫臥。葉漂浮，闊卵狀，長6～17公分，寬6～12公分，基部深心形，上面亮綠色，下面紫紅色，密生細毛，側脈羽狀；葉柄有細毛；生於水中的葉，質略柔薄。花單生於花梗頂端，漂浮水面，直徑3～4公分；萼片5，革質，大而色黃，橢圓狀卵形；花瓣小，多數，楔狀矩圓形，頂端截形或微凹，背面有蜜腺；雄蕊多數；子房上位，柱頭盤狀，有8～10個輻射狀淺裂。漿果卵形，基部窄狹；具宿存萼片和柱頭。種子多數，粟米狀，革質，假種皮肉質。花期7～8月。

【採收】 秋季採收。

【性味】 甘，寒。

【功用主治】 補虛，健胃，調經。病後體弱，消化不良，月經失調。

【用法與用量】 內服：煎湯，3～15克。

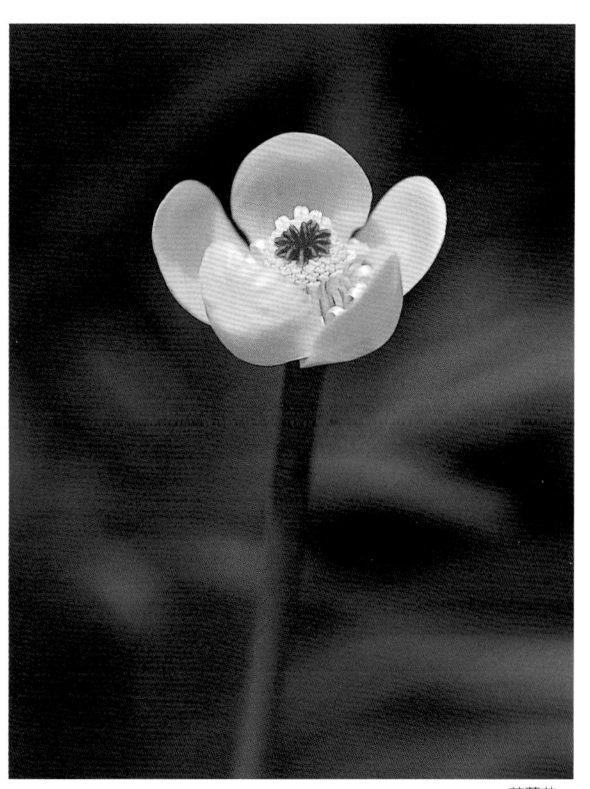

萍蓬花。

【貫衆】

【別名】藘荷、虎卷、貫中、伯藥、鳳尾草、黑狗脊、貫仲、管仲

【基原】為鱗毛蕨科植物粗莖鱗毛蕨 *Dryopteris crassirhizoma* Nakai，紫萁科植物紫萁 *Osmunda japonica* Thunb.，烏毛蕨科植物烏毛蕨 *Blechnum orientale* L. 等的根莖。

【原植物】

◎粗莖鱗毛蕨　又名：綿馬鱗毛蕨、雞膀鱗毛蕨、野雞膀子、綿馬羊齒、東綿馬、日本綿馬、牛毛黃。多年生草本，高50～100公分，生於林下沼地。地下根莖斜生，粗大塊狀，堅硬，有許多葉柄殘基及鬚根，並密生銹色或深褐色的大型鱗片，鱗片長披針形至線形，長1～2.5公分。葉簇生於根莖頂端；葉柄長10～25公分，自基部直達葉軸均密生棕色條形至鑽形狹鱗片；葉片草質，廣倒披針形，長60～100公分，中部稍上方最寬處約25公分，二回羽狀全裂或深裂；中部羽片長10～15公分，寬2～3公分；小裂片密接，長圓形，圓頭，幾全緣或先端有鈍鋸齒，兩面多少被鏽色鱗片，下面淡綠色；側脈羽狀分叉。孢子囊群分布於葉片中部以上的羽片上，生於小脈中部以下，每裂片2～4對；囊群蓋腎圓形，直徑約1公釐，棕色。

◎紫萁　又名：高腳貫眾、老虎牙、水骨菜。多年生草本，高50～80公分，生於林下或溪邊的酸性土壤上。根狀莖粗壯，橫生或斜升。葉2型，幼時密被絨毛；不育葉片三角狀闊卵形，長30～50公分，寬25～40公分，頂部以下2回羽尖，小羽片長圓形或長圓披針形，先端鈍或尖，基部圓形或寬楔形，邊緣有勻密的微鈍鋸齒。能育葉強度收縮，小羽片條形，長1.5～2公分，沿主脈兩側密生孢子囊，成熟後枯萎。

◎烏毛蕨　又名：龍船蕨、赤蕨頭。生於山坡疏林下陰濕處。形態參見「東方烏毛蕨葉」條。

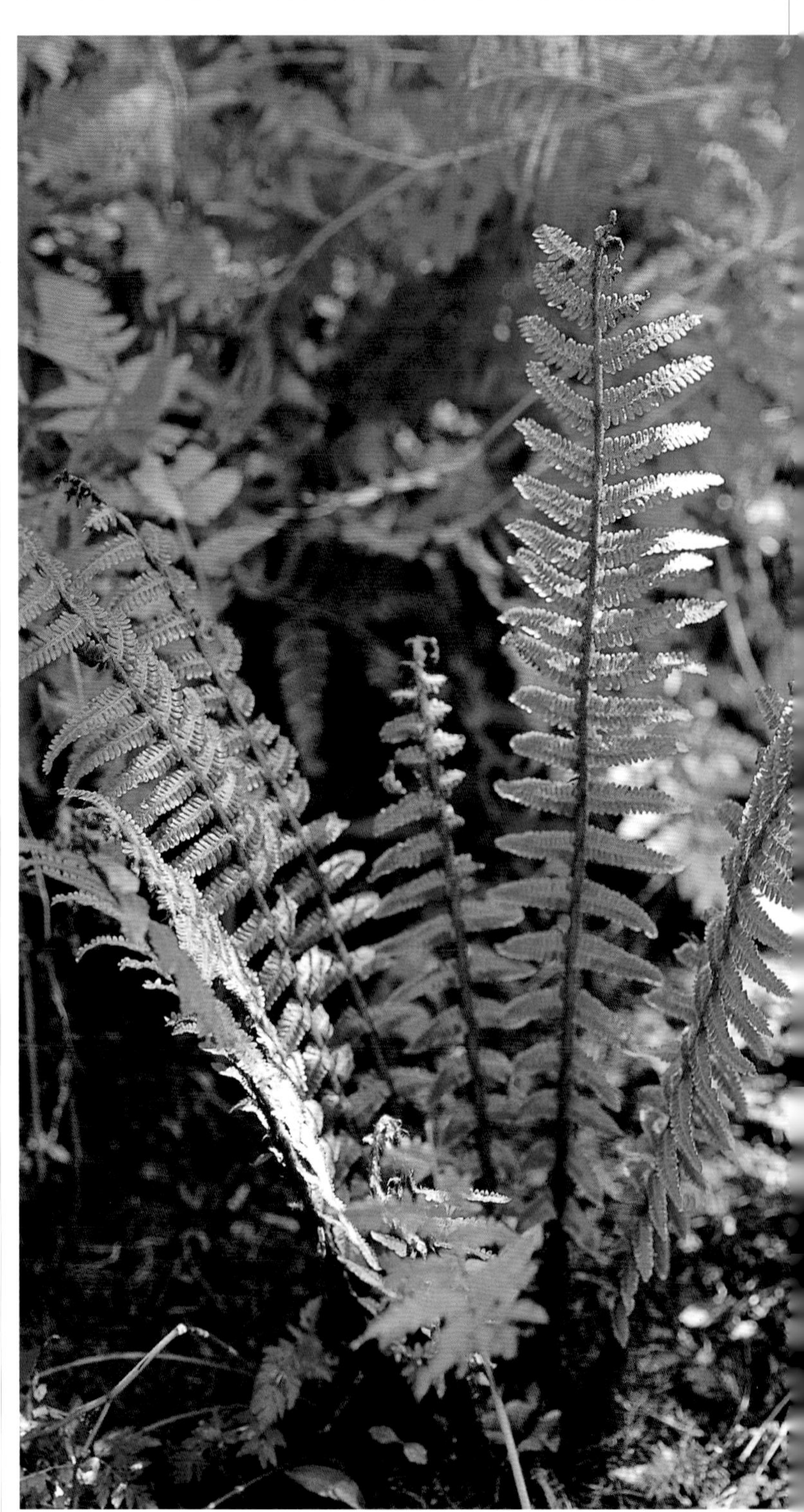

粗莖鱗毛蕨植株。

分布：粗莖鱗毛蕨——黑龍江、吉林、遼寧、河北等地。紫萁——河南、山東、安徽、江蘇、浙江、福建、臺灣、廣東、廣西、江西、湖北、四川、貴州、雲南、陝西等地。烏毛蕨——西南、華南、華東及長江流域各地。

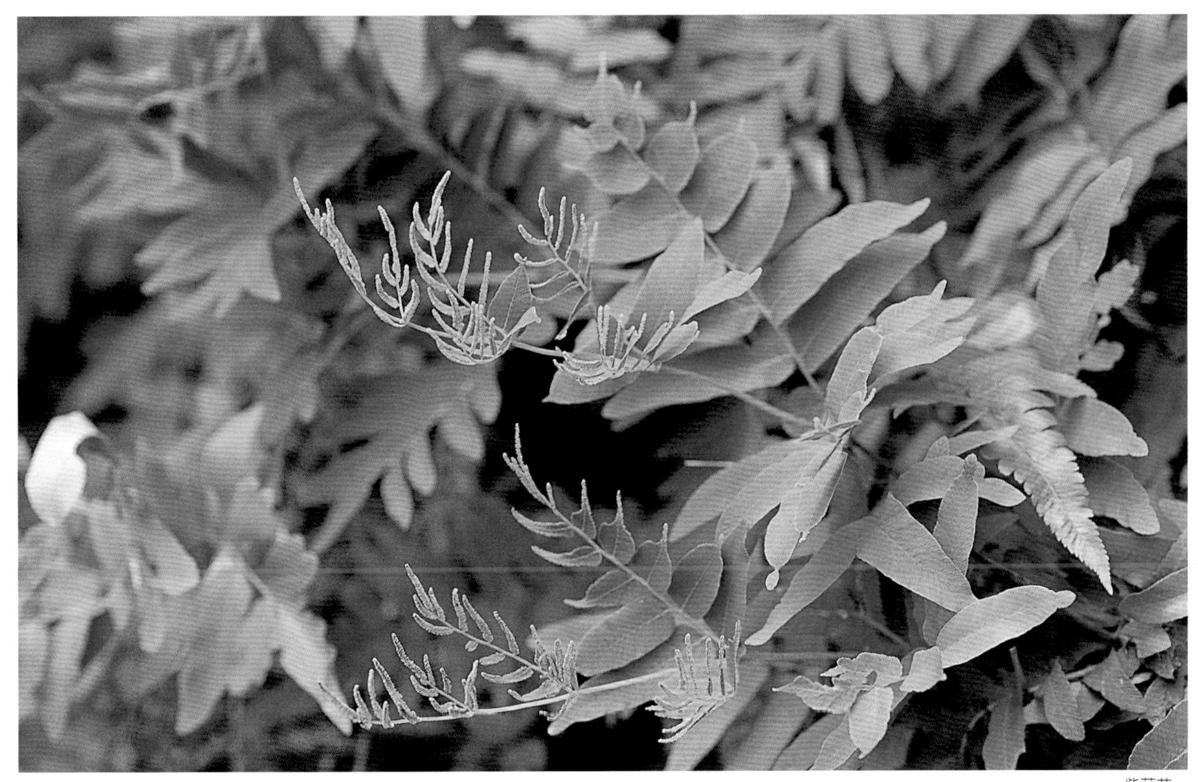

紫萁花。

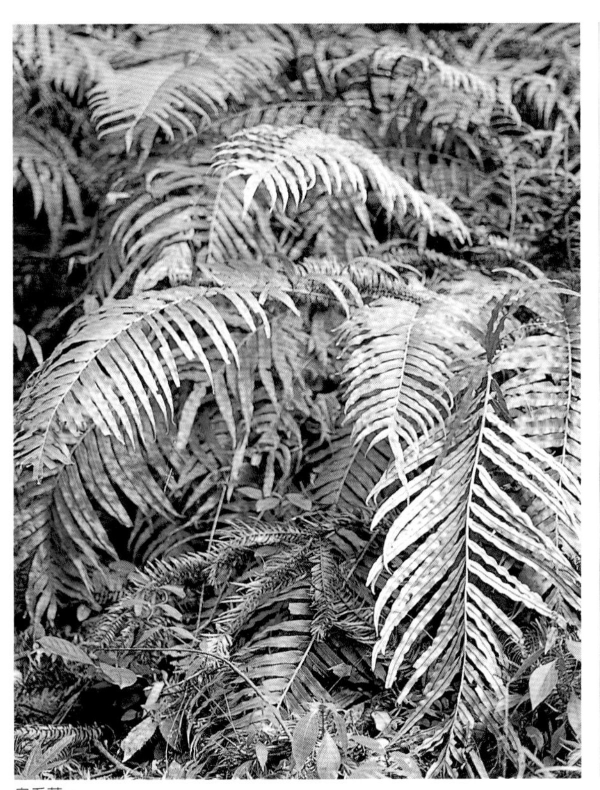

烏毛蕨。

【採收】春、秋採挖，削去葉柄、鬚根，除淨泥土，曬乾。

【性味】苦，涼。入肝、胃經。

【功用主治】殺蛔、絛、蟯蟲，清熱，解毒，涼血，止血。風熱感冒，溫病熱疹，吐血，衄血，腸風便血，血痢，血崩，帶下。

【用法與用量】內服：煎湯，5～9克；或入丸、散。外用：研末調塗。

【宜忌】陰虛內熱及脾胃虛寒者不宜，孕婦慎用。

【雪上一枝蒿】

【別名】烏頭
【基原】為毛茛科植物短柄烏頭 *Aconitum brachypodum* Diels 的塊根。

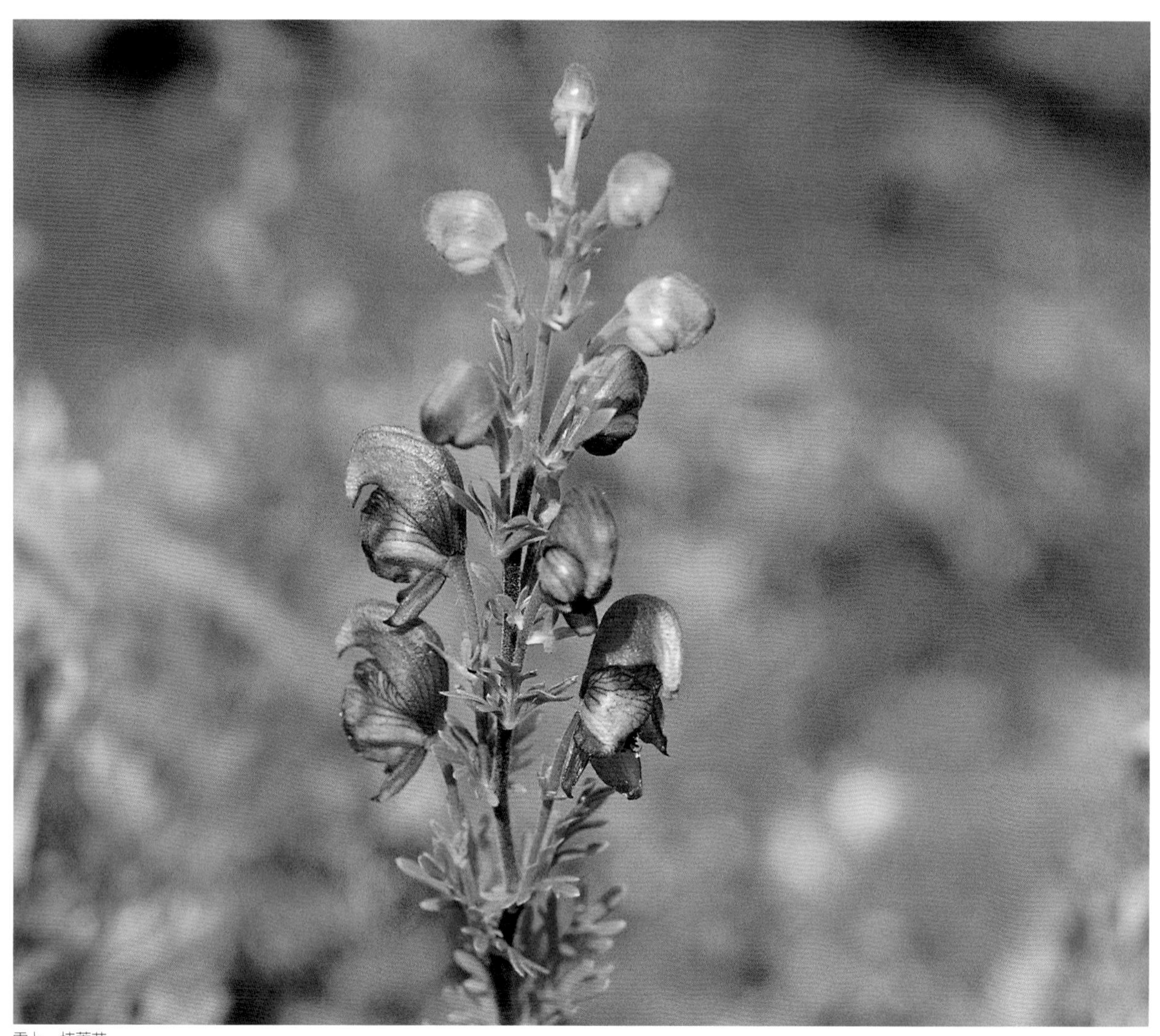

雪上一枝蒿花。

【原植物】多年生草本，高50～70公分。多生於高山草地、山坡及疏林下。塊根直立，紡錘狀圓柱形，長5～8公分，外皮棕黃色。莖直立，疏生反曲的短柔毛。葉互生，掌狀3深裂，裂片又2～3深裂，再作深淺不等的細裂，最終小裂片線狀披針形或線形，兩面幾無毛。莖下部葉具長柄，開花時枯萎，中部以上葉較密集，有短柄。總狀花序頂生，花序軸被反曲短柔毛；花萼片5，藍紫色，花瓣狀，上萼片膨大呈帽狀，高約2.5公分；花瓣1對，有長爪，距短；雄蕊多數，不等長，花絲疏生短毛；子房3～5個，密被直而伸展的黃色長柔毛。蓇葖果3～5個，種子多數。花期8～9月。果期9～10月。

【採收】夏末秋初挖取塊根，去掉苗葉及小根，洗淨曬乾，裝麻袋內撞擊之，使外表光滑。放乾燥處，防潮濕及蟲蛀。

【性味】苦，溫，大毒。

【功用主治】消炎止痛，祛風除濕。跌打損傷，骨折，風濕骨痛，牙痛，瘡瘍腫毒，毒蛇咬傷。《雲南中草藥選》：「消炎止痛，祛風除濕。」

【用法與用量】內服：研末，0.02～0.12克；或浸酒。外用：酒磨敷。

【宜忌】有劇毒，未經炮製，不宜內服。服藥期間，忌食生冷、豆類、牛羊肉。

【黃毛榕】

【別名】老虎掌、毛果、老鴉風

【基原】為桑科植物黃毛榕 *Ficus fulva* Reinw.ex Bl. 的根或根皮。

分布：福建、廣東、廣西、雲南。

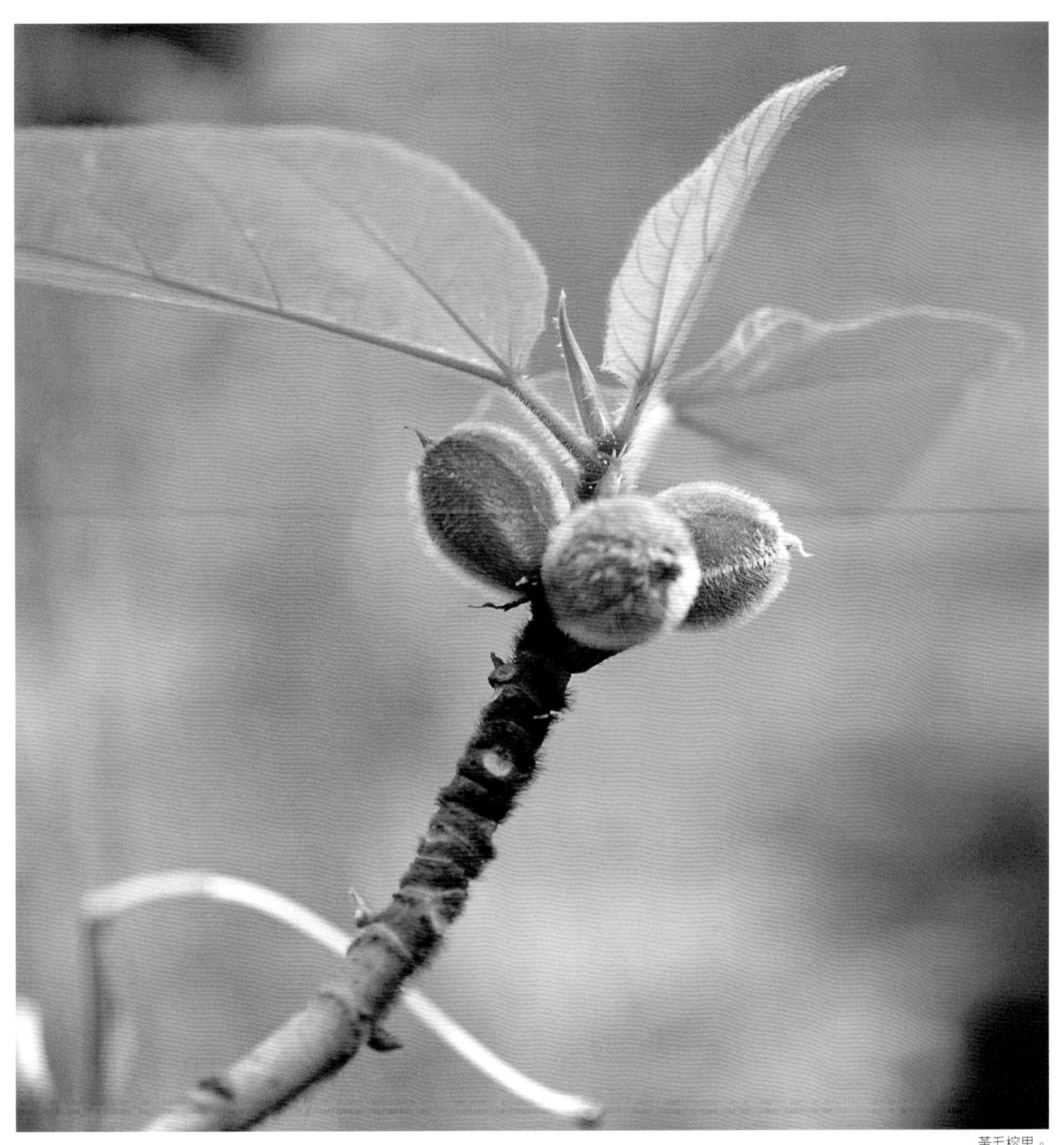

黃毛榕果。

【原植物】小喬木；嫩枝有黃褐色粗毛。葉互生，廣卵形或近圓形，長10～33公分，頂端急尖，3～5淺裂或深裂，基部圓形或心形，邊緣有小鋸齒，常3～5淺裂，上面有時被疏毛，略粗糙，下面密被黃褐色短絨毛，脈上的毛較常長，主脈5～7條。花序托單生或簇生於葉腋或已落葉的葉部，卵形或近球形，直徑2～2.5公分，有黃褐色長柔毛，頂端具臍狀凸起，無總花梗。花果期幾乎全年。

【採收】全年可挖取根部，洗淨後剝取根皮，曬乾備用。

【性味】甘、平。

【功用主治】健脾益氣，活血祛風。氣血虛弱、子宮下垂、脫肛、水腫、風濕痺痛、便溏泄瀉。

【用法與用量】30～60克。

【黃芪】

【別名】戴椹、王孫、百藥綿、綿黃芪、箭芪、獨根、東北黃芪

【基原】為豆科植物黃芪 *Astragalus membranaceus* (Fisch.) Bge.或內蒙黃芪 *Astragalus mongholicus* Bge. 等的乾燥根。

分布：黃芪——黑龍江、吉林、遼寧、河北、山東、山西、陝西、甘肅、內蒙古、青海、四川、西藏等地。內蒙黃芪——黑龍江、吉林、內蒙古、河北、山西、新疆等地。

【原植物】

◎黃芪　多年生草本，高50～80公分。生長於向陽山坡或灌叢邊緣，也見於河邊砂質地或平地草原。主根深長，棒狀，稍帶木質。莖直立，上部多分枝，光滑或多少被毛。單數羽狀複葉互生；小葉6～13對，小葉片橢圓形、長橢圓形或長卵圓形，長5～23公釐，寬3～10公釐，先端鈍尖，截形或具短尖頭，全緣，上面光滑或疏被毛，下面多少被白色長柔毛；托葉披針形或三角形。總狀花序腋生，具花5～22朵，排列疏鬆；苞片線狀披針形；小花梗被黑色硬毛；花萼鐘形，萼齒5，甚短，被黑色短毛或僅在萼齒邊緣被有黑色柔毛；花冠淡黃色，蝶形，長約16公釐，旗瓣長圓狀倒卵形，先端微凹，翼瓣和龍骨瓣均有長爪，基部長柄狀；雄蕊10，2體；子房被疏柔毛，子房柄長，花柱無毛。莢果膜質，膨脹，半卵圓形，長2～2.5公分，直徑0.9～1.2公分，先端尖刺狀，被黑色短毛。種子5～6粒，黑色、腎形。花期6～7月。果期8～9月。

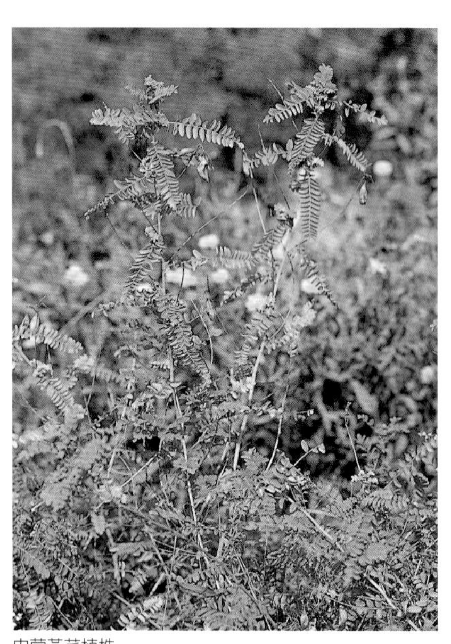
內蒙黃芪植株。

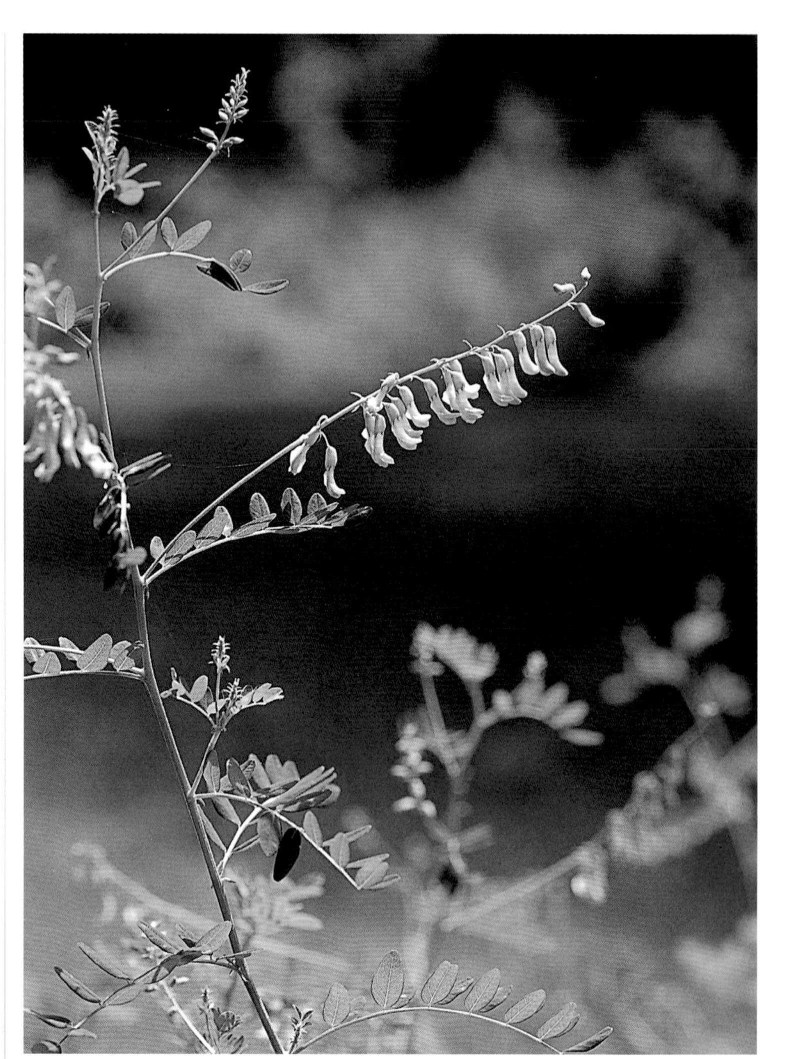
膜莢黃芪植株。

◎內蒙黃芪　形態極似上種，主要區別為小葉較多（12～18對）較小，小葉片通常為橢圓形，長4～9公釐；子房及莢果光滑無毛，莢果寬11～15公釐。

【採收】秋季採挖。除淨泥土，切去根頭部及支根，曬乾後分別打捆。或曬至六、七成乾，捆成小捆，再曬乾。

【性味】甘，微溫。

【功用主治】生用：益衛固表，利水消腫，托毒，生肌。自汗，盜汗，血痹，浮腫，癰疽不潰或潰久不斂。炙用：補中益氣。內傷勞倦，脾虛泄瀉，脫肛，氣虛血脫，崩帶，及一切氣衰血虛之症。

【用法與用量】內服：煎湯，9～15克（大劑30～60克）；入丸、散，或熬膏。

【宜忌】實症及陰虛陽盛者忌服。

【黃連】

【別名】王連、支連

【基原】為毛茛科植物黃連 *Coptis chinensis* Franch.、雲南黃連 *Coptis teetoides* C.Y. Cheng 的根莖。

分布：黃連——四川、貴州、湖北、陝西等地。雲南黃連——雲南、西藏昌都地區，雲南有栽培。

【原植物】

◎黃連　多年生草本，高15～25公分。野生或栽培。根莖黃色，常分枝，密生鬚根。葉基生，葉柄長6～16公分，無毛；葉片稍帶革質，卵狀三角形，寬達10公分，3全裂；中央裂片稍呈菱形，基部急遽下延成長1～1.8公分的細柄，裂片再作羽狀深裂，深裂片4～5對，近長圓形，先端急尖，彼此相距2～6公釐，邊緣具針刺狀鋸齒；兩側裂片斜卵形，比中央裂片短，不等2深裂或罕2全裂，裂片常再作羽狀深裂；上面沿脈被短柔毛，下面無毛。花莖1～2，與葉等長或更長；二歧或多歧聚繖花序，生花3～8朵；苞片披針形，3～5羽狀深裂；萼片5，黃綠色，長橢圓狀卵形至披針形，長9～12.5公釐，寬2～3公釐；花瓣線形或線狀披針形，長5～6.5公釐，先端尖，中央有蜜槽；雄蕊多數，外輪雄蕊比花瓣略短或近等長，花藥廣橢圓形，黃色；心皮8～12。蓇葖6～12，具柄，長6～7公釐。種子7～8，長橢圓形，長約2公釐，褐色。

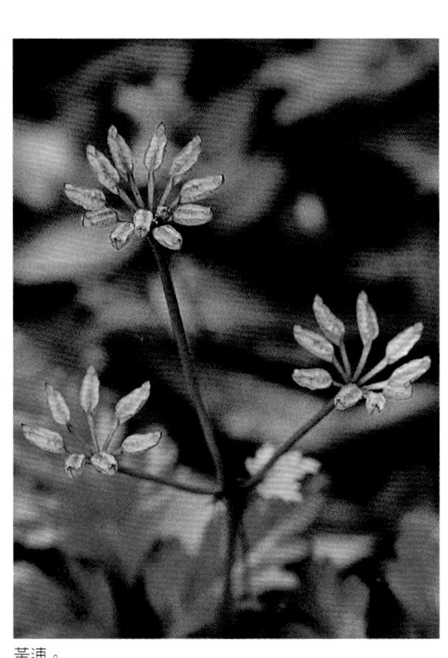

黃連。

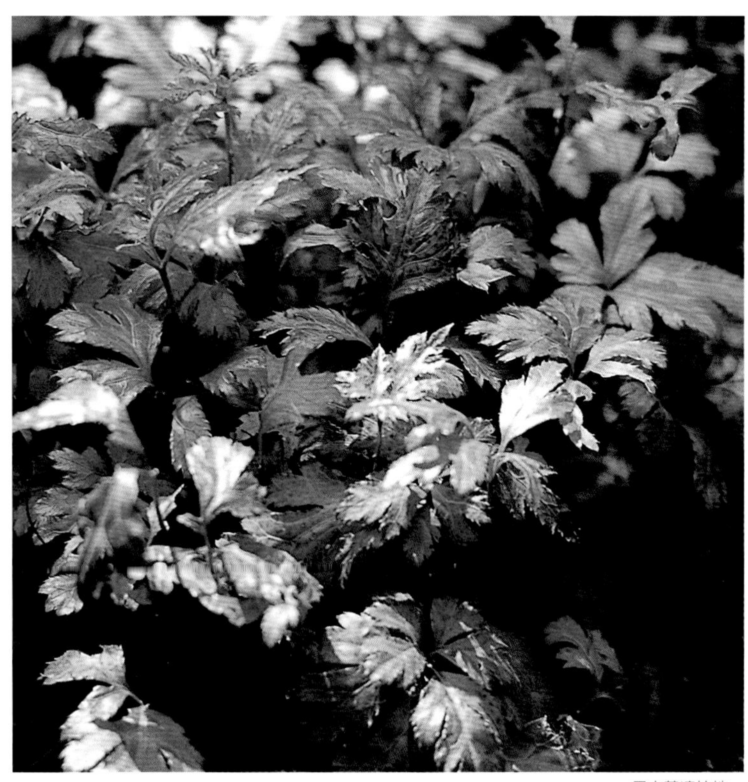

雲南黃連植株。

花期2～4月。果期3～6月。

◎雲南黃連　多年生草本。生於高山寒濕林蔭下。形態與黃連很近似，主要區別為：根莖較少分枝，節間密。中央裂片卵狀菱形或長菱形，羽狀深裂3～6對，小裂片彼此的距離稀疏。多歧聚繖花序，有花3～4（～5）朵；苞片橢圓形，3深裂或羽狀深裂；花萼卵形或橢圓形，長6～8公釐，寬2～3公釐；花瓣匙形或卵狀匙形，長4.5～6公釐，寬0.8～1公釐，先端圓或鈍，中部以下變狹成細長的爪，中央有蜜槽；心皮8～15。

【採收】以立冬後（11月）採收為宜。掘出後除去莖葉、鬚根及泥土，曬乾或烘乾，撞去粗皮。

【性味】苦，寒。入心、肝、胃、大腸經。

【功用主治】瀉火，燥濕，解毒，殺蟲。時行熱毒、傷寒，熱盛心煩，痞滿嘔逆，菌痢，熱瀉腹痛，肺結核，吐、衄、下血，消渴，疳積，蛔蟲病，百日咳，咽喉腫痛，火眼，口瘡，癰疽瘡毒，濕疹，湯火燙傷。

【用法與用量】內服：煎湯，0.5～3克；或入丸、散，外用：研末調敷、煎水洗或浸汁點眼。

【宜忌】凡陰虛煩熱，胃虛嘔惡，脾虛泄瀉，五更泄瀉慎服。

分布：雲南、廣東、廣西、福建等地。

【黃緬桂】

【別名】大黃桂、賣仲哈（傣名）
【基原】為木蘭科植物黃蘭 *Michelia champaca* L. 的根。

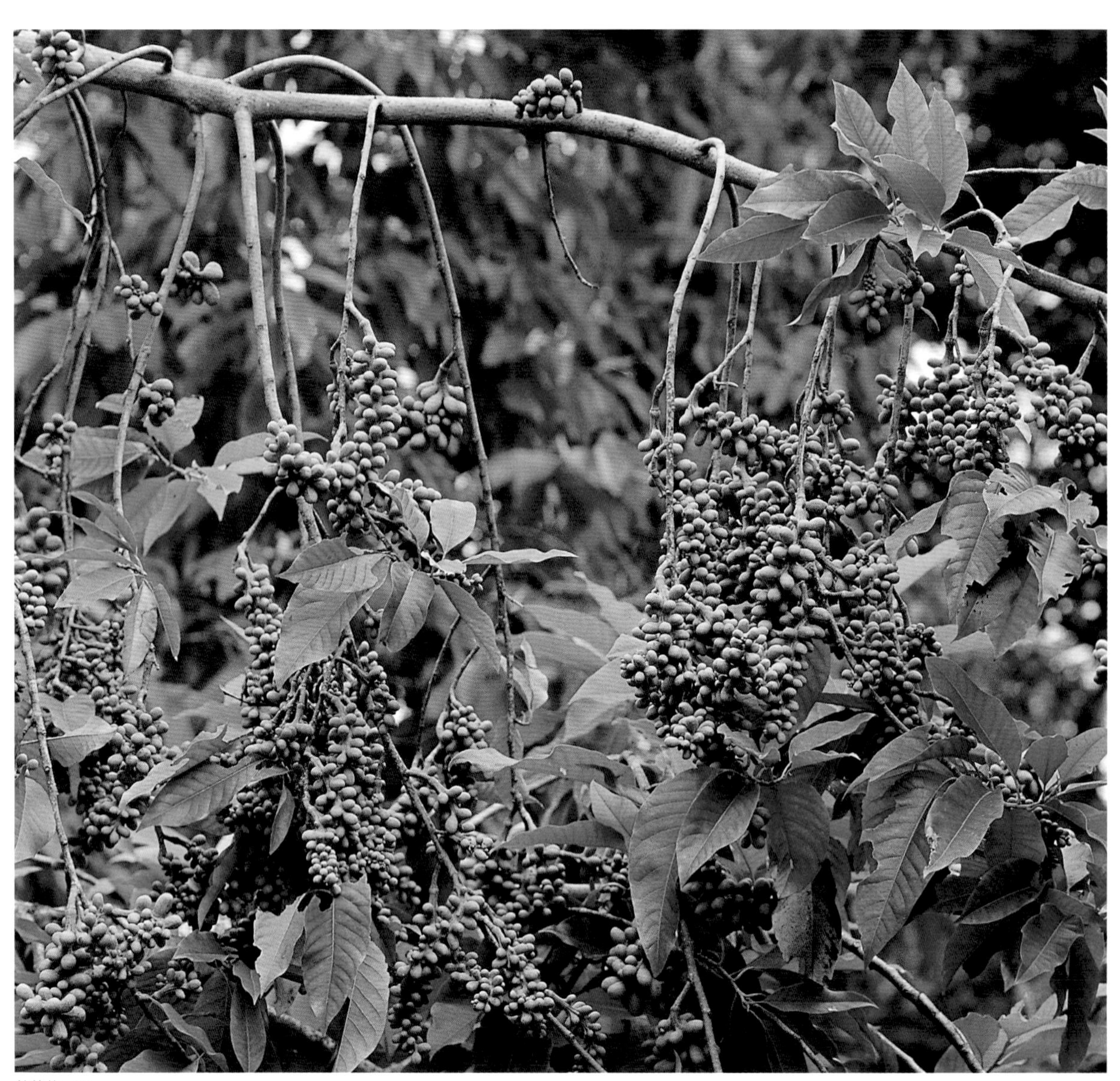
黃蘭花、果。

【原植物】常綠喬木，高達20公尺。常栽培於村邊、庭園中。嫩枝和葉柄均被淡黃色的平伏柔毛。葉互生，薄革質，披針狀卵形或披針狀長橢圓形，長10～20公分，寬5～7公分，先端長漸尖或近尾狀，基部楔形；葉柄長2～4公分；托葉痕達葉柄中部以上。花單生於葉腋，橙黃色，極香；花被片15～20，披針形；雄蕊的藥隔頂端伸出成長尖頭；雌蕊群柄長約3公釐。聚合果長7～15公分；蓇葖果倒卵狀長圓形，外有白色斑點。種子有紅色假種皮。

【採收】全年可採。切片曬乾。

【性味】涼，苦。

【功用主治】祛風濕，利咽喉。風濕骨痛，骨刺卡喉。

【用法與用量】內服：煎湯，15～30克；或泡酒；或口含。

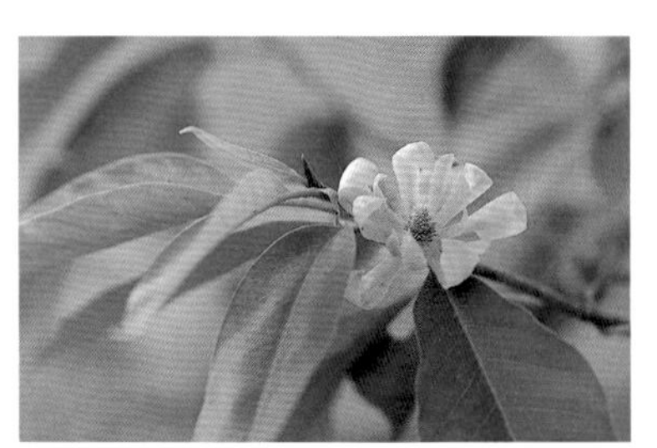
黃蘭花。

【黃藤】

【別名】土黃連、藤黃連、黃連藤、伸筋藤、山大王、大黃藤

【基原】為防己科植物黃藤 *Fibraurea tinctoria* Lour. 的根或莖。

分布：雲南、廣西、廣東等地。

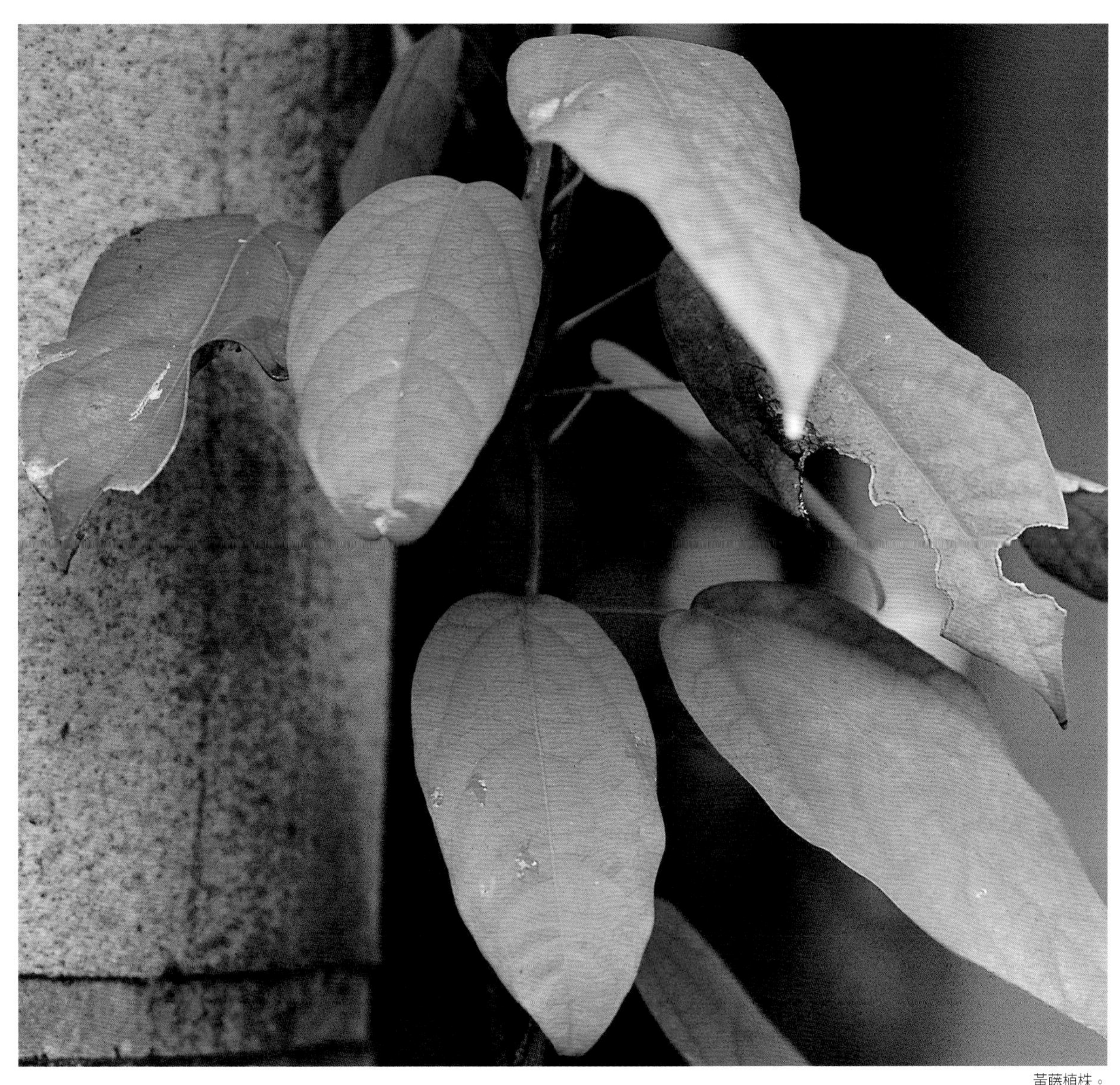

黃藤植株。

【原植物】攀援狀灌木，長10餘公尺。生密林中。枝淡灰色，小枝有縱條紋。葉互生，卵形或長橢圓形，長10～20公分，寬4～10公分，先端銳尖，全緣，基部圓形，革質，上面綠色，下面色較淡；葉柄長4～12公分，具細縱棱，基部膨大。複總狀花序，腋生，雌雄異株；花被6，綠白色，外有3片小型的苞；雄花有雄蕊3，花絲短棒狀，花藥橢圓形，短粗；雌花有退化雄蕊，子房3室，柱頭頭狀。果穗長30公分許，木質，果柄長3～4公分，核果長2～3公分，頂端有柱頭遺跡。種子長圓形，橫切面呈腎臟形，胚乳角質，豐富，子葉片狀。花期4～5月。果期10～11月。

【採收】秋後採收，洗淨，切段，曬乾。

【性味歸經】甘苦，寒，有毒。入心、肝二經。

【功用主治】清熱，解毒，利尿，通便。飲食中毒，熱鬱便秘，痢疾，傳染性肝炎，瘡癰，赤眼，咽喉腫痛。

【用法與用量】內服：煎湯，6～12克。外用：磨汁或研末調敷。

【宜忌】體質虛寒者忌用。

分布：陝西、山西、河北、山東、內蒙古、遼寧、吉林和黑龍江。

【黃蘆木】

【別名】大葉小檗、狗奶子、刀口藥、黃連

【基原】為小檗科 *Berberis amurensis* Rupr 的根或莖。

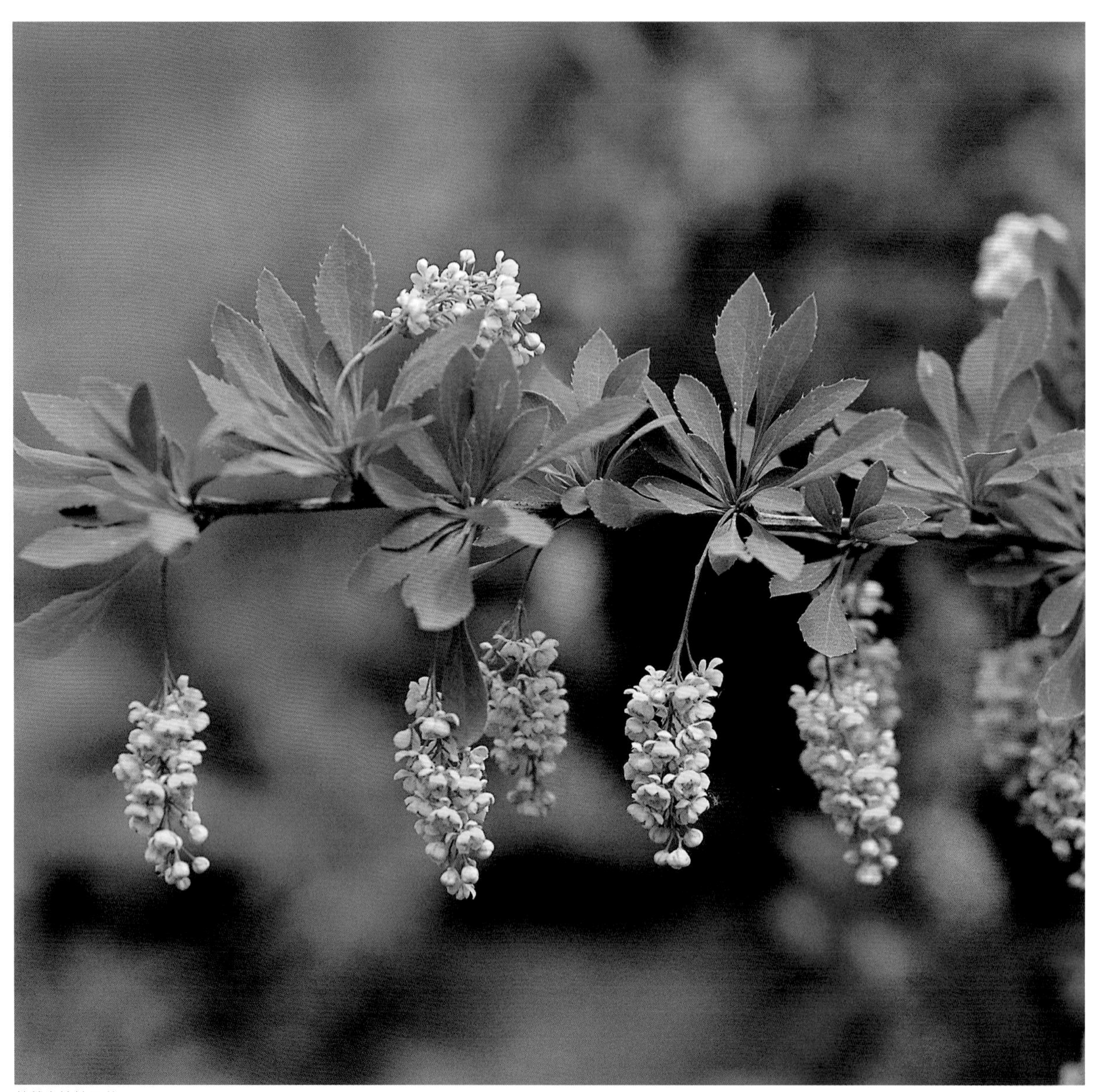

黃蘆木植株及花。

【原植物】落葉灌木，高1～3公尺。於山地林緣、溪邊或灌木叢中。枝灰黃或灰色，微有稜槽；刺三分叉，長1～2公分。葉紙質，矩圓形、卵形或橢圓形，長5～10公分，寬2～5公分，先端急尖或鈍圓，基部漸狹，邊緣有40～60刺狀細鋸齒，下面有時被白粉。總狀花序長4～10公分，有花10～25朵；花淡黃色；花梗長5～7公釐；小苞片2，三角形；萼片排列成2輪，花瓣狀；花瓣頂端微凹；子房有2胚珠。漿果橢圓形，長約1公分，直徑6公釐，紅色，頂端無宿存花柱。

【採收】藥用根。春秋季採收，切片曬乾。

【性味】苦、寒。

【功用主治】清熱燥濕，瀉火解毒。痢疾、腸炎、口瘡、氣管炎、結膜炎、濕熱黃疸，丹毒、燒燙傷，濕疹。

【用法與用量】內服：煎湯，5～25克；外用適量。

【棉團鐵線蓮】

【別名】山蓼、棉花團、山棉花、黑薇、威靈仙
【基原】為毛茛科植物棉團鐵線蓮 *Clematis hexapetala* Pall. 的根。

分布：華北、東北、華中等地。

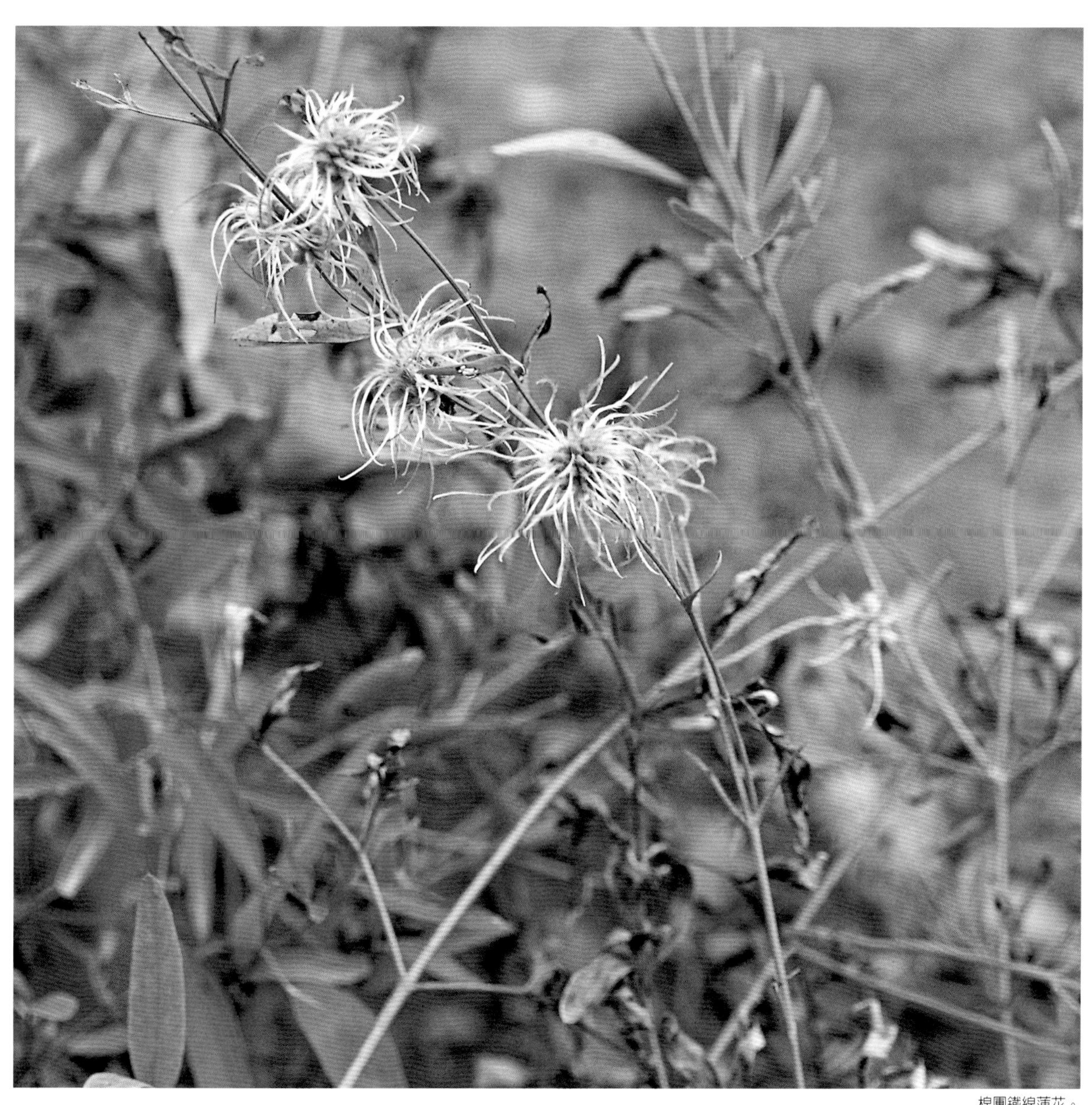

棉團鐵線蓮花。

【原植物】 直立草本，根莖叢生多數細根。葉對生，羽狀複葉或羽狀全裂，小葉通常5片，稀為3片，狹卵形或三角卵形，全緣。聚生花花序頂生或腋生有3朵；苞片條狀披針形；花梗具柔毛；萼片段，有時5，花瓣狀，白色，狹倒卵形，開展，外被白色柔毛；雄蕊多數；心皮多數，離生，被毛。瘦果，扁卵形，花柱宿存，延長成羽毛狀。花期8～9月，果期9～11月。

【採收】 秋季挖根，去淨莖葉，洗淨泥土，曬乾或切段曬乾。夏秋季採葉，鮮用或曬乾。

【性味】 辛，鹹，溫；有毒。

【功用主治】 祛風除濕，通絡止痛。用於風濕痹痛，肢體麻木，筋脈拘攣，屈利不利，骨哽咽喉，跌打損傷，扁桃體發炎，黃疸型急性傳染性肝炎、絲蟲病。

【用法與用量】 外用牙痛、角膜潰瘍。用量3～9克；外用適量。

分布：河北、山西、內蒙古和東北。

【棘豆根】

【基原】為豆科植物棘豆 *Astragalus chinensis* L. 的根。

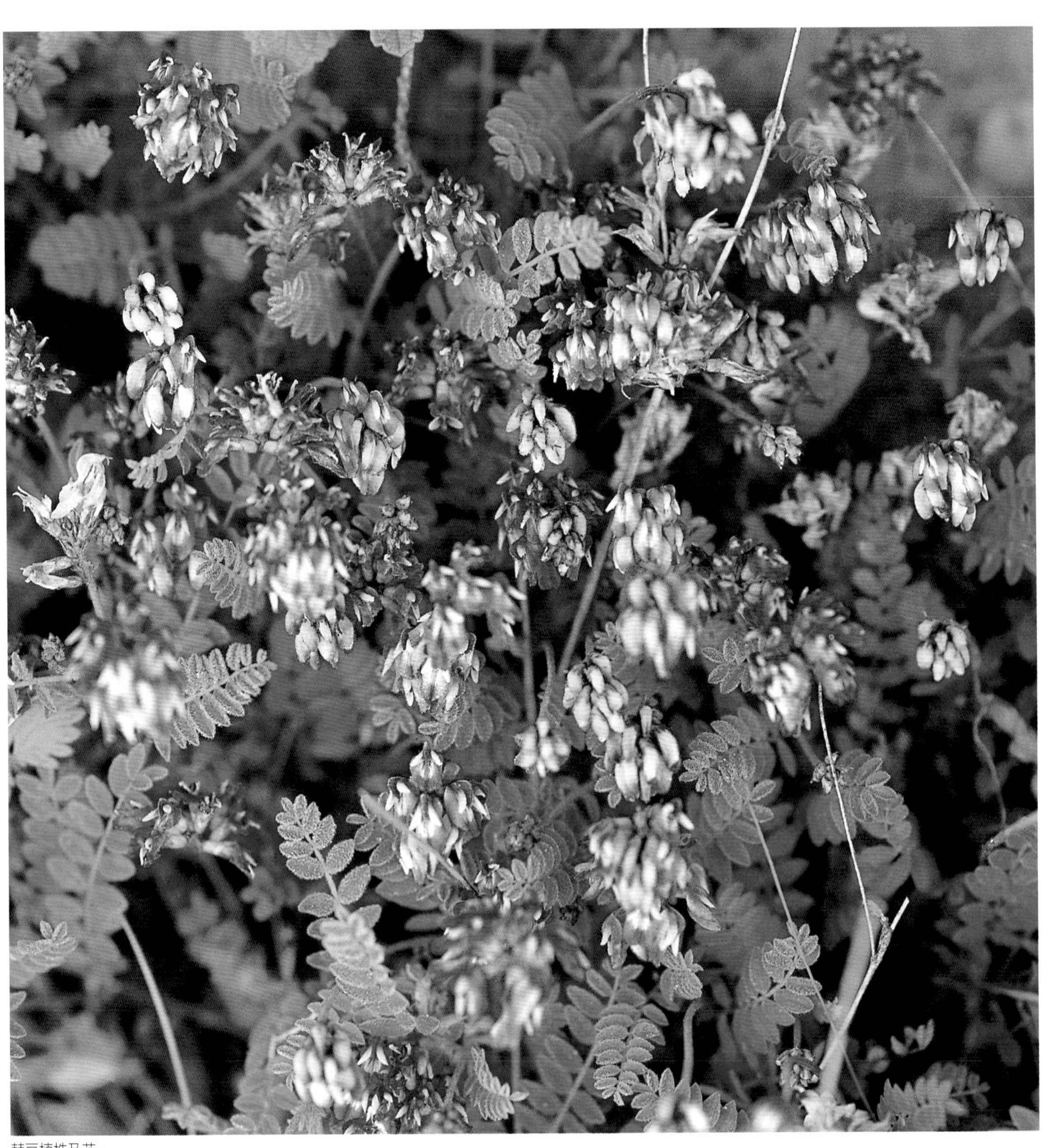

棘豆植株及花。

【原植物】多年生草本。生於草原、向陽山地。主根極粗壯，圓柱形。莖極短。單數羽狀複葉，長6～10公分，葉軸細弱，密生長柔毛；小葉7～13，對生，線形，長1～3公分，寬1～2公釐，被長柔毛；托葉小，披針形，與葉柄連合。花2～5朵排列成近頭狀的總狀花序；花萼筒狀，萼齒條形；花冠紫紅色、紫色或紅色。莢果近卵圓形，密生短柔毛。

【採收】夏、秋季採挖鮮根，洗淨。

【性味】苦，微寒。

【功用主治】清熱解毒。禿瘡，瘰鬁。

【用法與用量】外用：搗敷。

【紫藤根】

【基原】為豆科植物紫藤 *Wisteria sinensis* Sweet 的根。

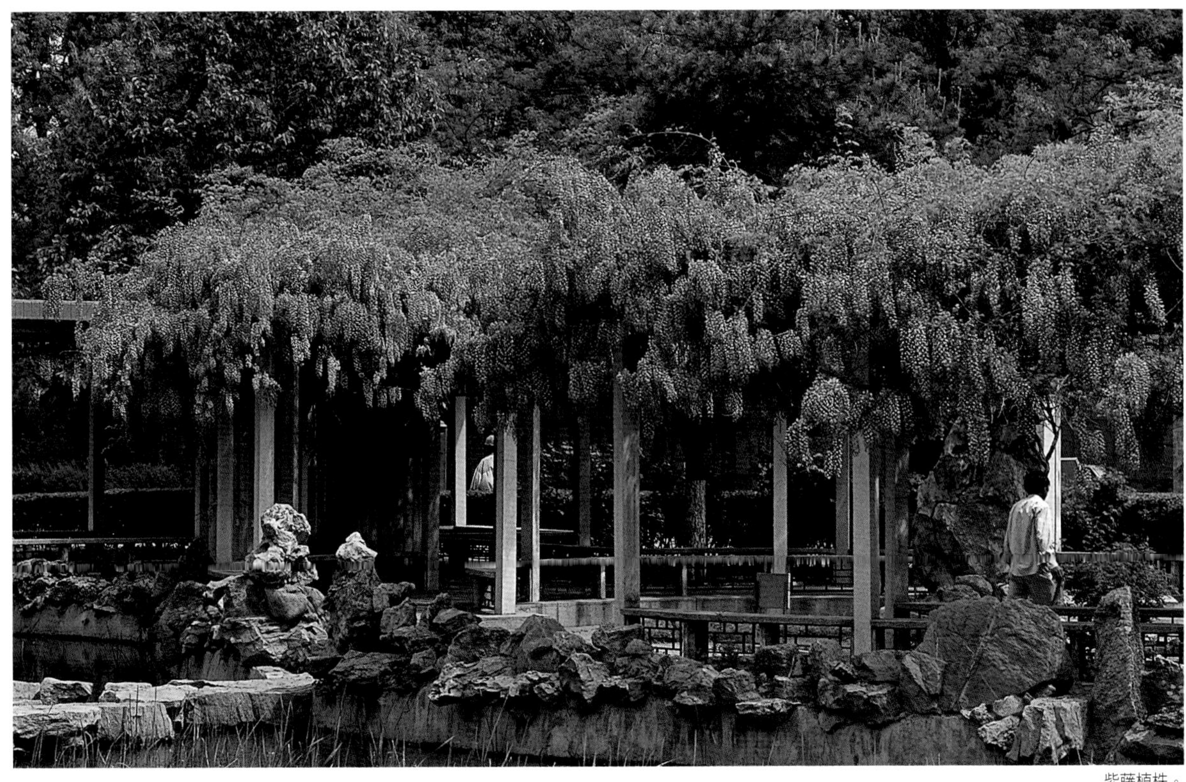
紫藤植株。

分布：東北、山東、河南、河北、陝西、湖北、江蘇、浙江、四川、廣東等地。

【原植物】落葉攀援灌木。多栽培於庭園。莖纏繞於他物上。單數羽狀複葉，互生；托葉線狀披針形，早落；小葉通常7～11枚，卵狀披針形或矩圓狀披針形，長4～7公分，頂端一枚較大；小葉先端漸尖，基部闊楔形；幼時密生平貼細毛，成熟時無毛。總狀花序側生，倒垂，長15～30公分；花梗柔弱，有毛，長1～2公分；萼鐘狀，5齒裂，密被細毛；花冠蝶形，藍紫色，旗瓣大，外反，基部有2附屬體，翼瓣基部有耳，龍骨瓣鈍，鐮狀；雄蕊2體；花柱內彎，柱頭頂生。莢果長而扁平，長10～20公分，密生絨毛。種子扁圓形，1～3粒。花期3～4月，果期9～10月。

【採收】全年可採。

【性味】甘，溫。

【功用主治】筋絡風氣，補心。關節疼痛，痛風。

【用法與用量】內服：煎湯，9～15克。

1.痛風：紫藤根15克，或配其他痛風藥，水煎服。

2.關節炎：紫藤根、枸骨根、菝葜根（均鮮品）各30克。水煎米酒兌服。

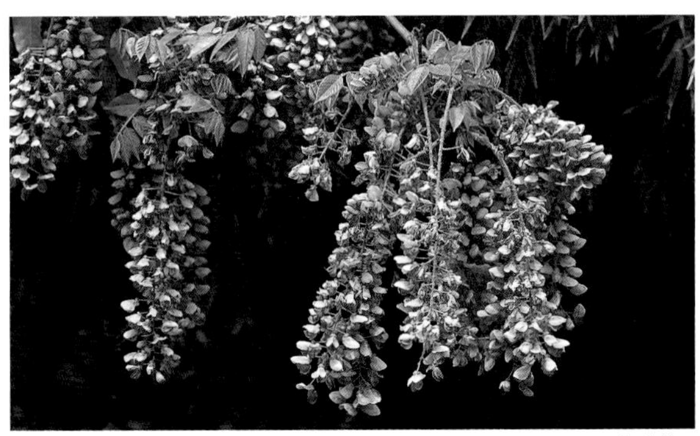
紫藤花。

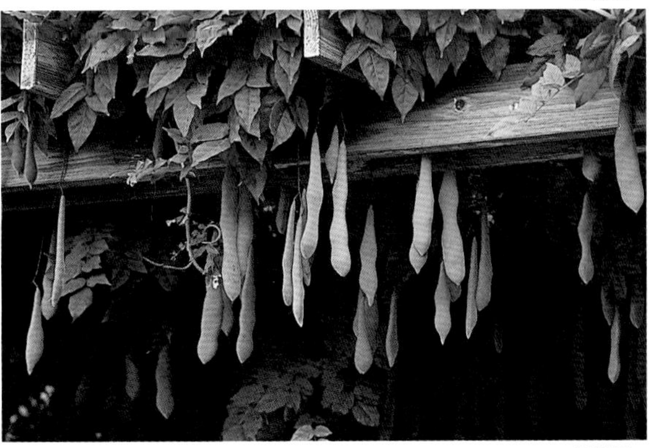
紫藤果。

分布：遼寧、河北、河南、山東、安徽、江蘇、浙江、福建、臺灣、廣東、廣西、江西、湖南、湖北、四川、貴州、雲南、山西、陝西、甘肅等地。

【葛根】

【別名】甘葛、粉葛、葛麻茹、葛子根、黃葛根、鹿藿、黃葛藤、野扁葛

【基原】為豆科植物葛 *Pueraria lobata* (Willd.) Ohwi 的塊根。

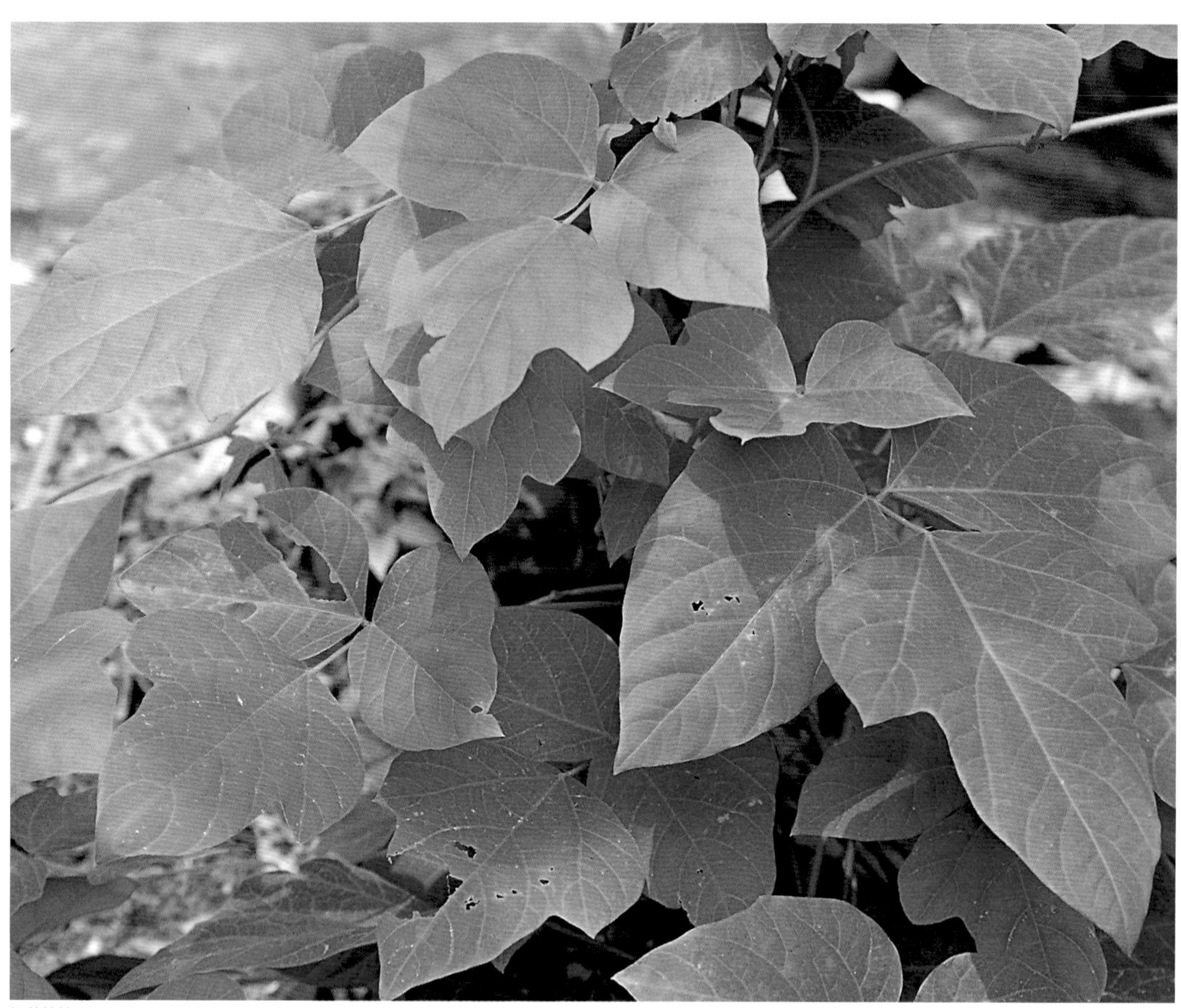

粉葛植株。

【原植物】 多年生藤本，長達10公尺。生於山坡草叢中或路旁及較陰濕的地方。全株被黃褐色粗毛。塊根肥厚。葉互生；具長柄；3出複葉，頂端小葉的柄較長，葉片菱狀圓形，有時有3波狀淺裂，長8～19公分，寬6.5～18公分，先端急尖，基部圓形，兩面均被白色伏生短柔毛，下面較密；側生小葉較小，偏橢圓形或偏菱狀橢圓形，有時有2～3波狀淺裂。總狀花序腋生，總花梗密被黃白色絨毛；花密生；苞片狹線形，早落，小苞片線狀披針形；蝶形花藍紫色或紫色，長15～19公分；花萼5齒裂，萼齒披針形；旗瓣近圓形或卵圓形，先端微凹，基部有兩短耳，翼瓣狹橢圓形，較旗瓣短，通常僅一邊的基部有耳，龍骨瓣較翼瓣稍長；雄蕊10，兩體（9+1）；子房線形，花柱彎曲。莢果線形，扁平，長6～9公分，寬7～10公釐，密被黃褐色的長硬毛。種子卵圓形而扁，赤褐色，有光澤。花期4～8月。果期8～10月。

【採收】 春、秋採挖，洗淨，除去外皮，切片，曬乾或烘乾。廣東、福建等地切片後，用鹽水、白礬水或淘公尺水浸泡，再用硫黃燻後曬乾，色較白淨。

【性味】 甘辛，平。入脾、胃經。

【功用主治】 升陽解肌，透疹止瀉，除煩止渴。傷寒、溫熱頭痛項強，煩熱消渴，泄瀉，痢疾，麻疹不透，高血壓，心絞痛，耳聾。

【用法與用量】 內服：煎湯，15～30克；或絞汁服；或入丸、散。外用：研末摻或煎水洗。

【雲南甘草】

【別名】土甘草

【基原】為豆科植物雲南甘草 *Glycyrrhiza yunnanensis* Cheng.f.et L.K.Tai. 的根、莖。

分布：雲南、西藏。

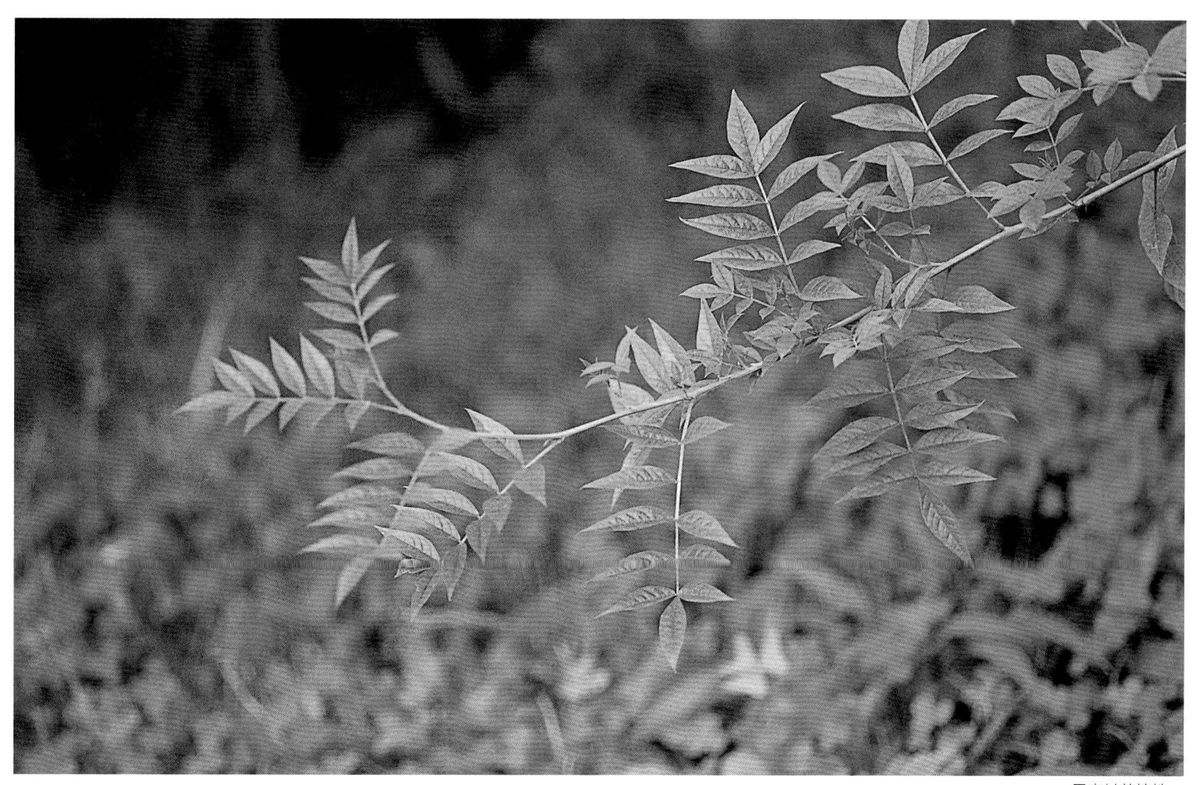

雲南甘草植株。

【原植物】多年生草本，高0.8～1.5公尺。花色淡紫，花期5～6月，果期7～9月。

【性味】甘、辛，平。入心、脾、肺、胃四經。

【功效主】補脾益氣，止咳袪痰，清熱解毒。脾胃虛弱，中氣不足，氣短乏力，食少便溏；咳嗽氣喘；癰疽瘡瘍，無名腫毒，丹毒等。

【用法用量】內服：煎湯，3～10克。或外用煎水調塗患處。

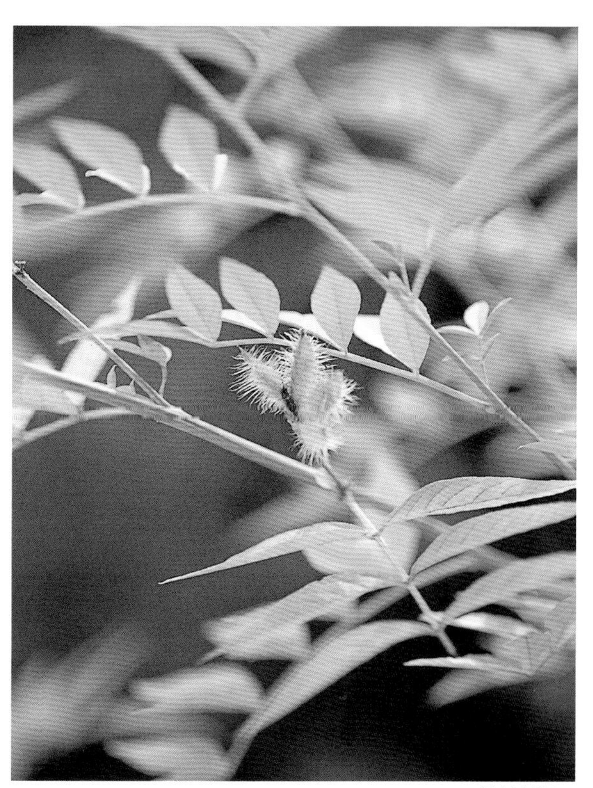

雲南甘草果。

【廣西馬兜鈴】

【別名】廣南香、大葉山總管

【基原】為馬兜鈴科植物廣西馬兜鈴 *Aristolochia Kwangsiensis* Chun et How ex C.F.Liang 的根。

分布：廣西、貴州、雲南、湖南、福建等地。

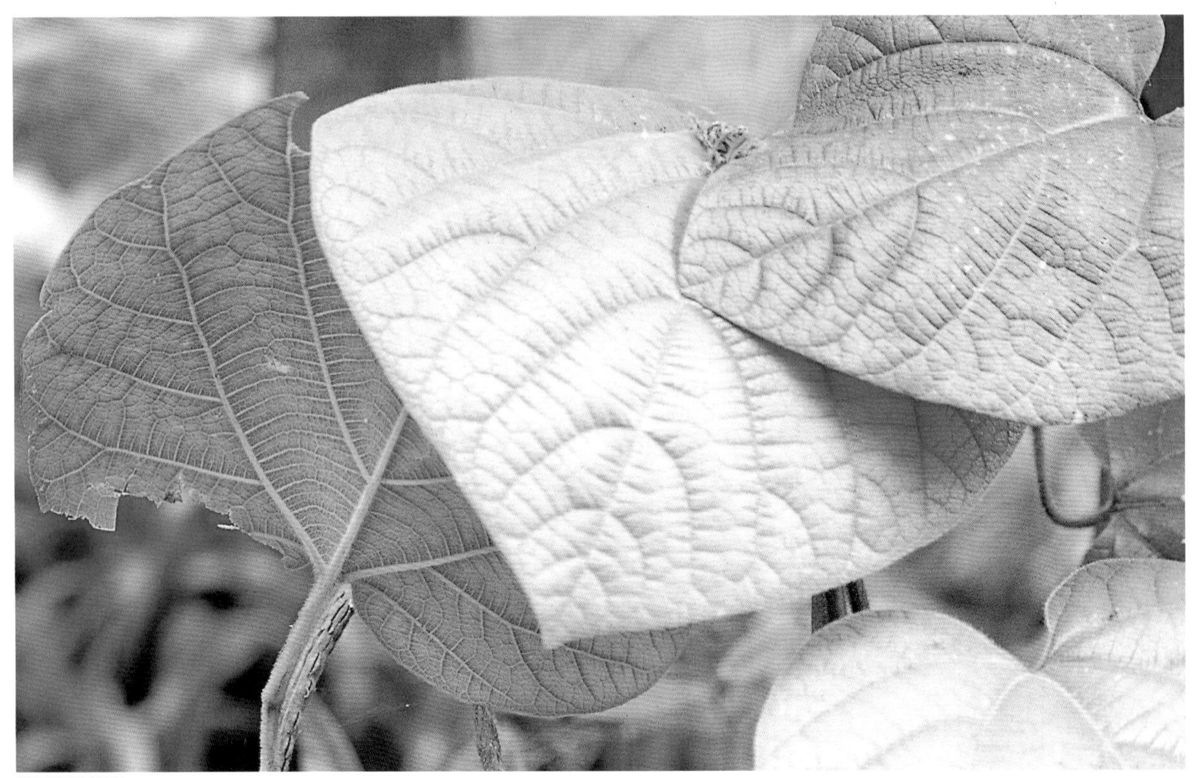

廣西馬兜鈴植株。

【原植物】木質大藤本；塊根紡錘形，常數個相連，表面棕褐色，外皮常有裂紋，內面淡黃色；嫩枝有稜，密被汙黃色或淡棕色長硬毛，老枝無毛，有增厚、條狀剝落的木栓層。葉厚紙質至革質，卵狀心形或圓形，長18～25公分，寬18～30公分，先端常有小刺尖或短尖，基部心形，嫩幼葉面被稀疏短毛，成長葉兩面均密被長硬毛；基出脈5條，側脈每邊3～5條，網脈近橫格狀，在葉背明顯隆起；葉柄粗大，長5～15公分，粗3～5公釐，密被長硬毛。花1～3朵成總狀花序，腋生，花序長3～4公分，常向下彎垂，密被長硬毛，近基部具小苞片，小苞片鑽形，長約3公釐，密被長硬毛；花被管中部急遽彎曲，下部長2～3.5公分，直徑約1公分，彎曲處至簷部長3～4公分，較狹，外面淡綠色，具縱脈紋和縱稜，密被長硬毛，簷部盤狀，近圓三角形，上面藍紫色，並具有暗紅色棘狀突起，具網脈，外面被棕色長硬毛，邊緣淺3裂，裂片平展，闊三角形，長約1.5公分，寬約2公分，邊緣常外反折，喉部近圓形，黃色；花藥長圓形，成對貼生於合蕊柱近基部；子房圓柱形，長約1公分，6稜；合蕊柱頂端3裂，裂片頂端鈍，邊緣向下延伸而反卷，具乳頭狀突起。蒴果橢圓柱狀，褐黃色，長8～12公分，直徑約2公分，具6稜，頂端具有長約3公釐的喙尖，基部收狹，成熟時自頂端向下6瓣開裂；種子卵狀三角形，長約5公釐，寬4公釐，背面平凸狀，腹面凹入，栗褐色。花期4～5月，果期8～9月。

【採收】秋季採挖。

【性味】苦、寒；有小毒。

【功用主治】清熱解毒、止血止痛。急性腸胃炎，胃及十二指腸潰瘍，阿米巴痢疾，咽喉炎，胃痛，蛇傷，刀傷出血，癰瘡腫毒。

【用法與用量】9～15克；外用適量。

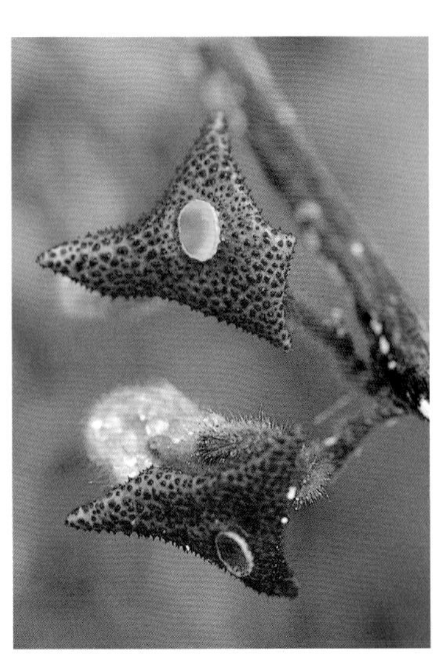

馬兜鈴花。

【榕樹鬚】

【別名】半天吊、吊風根、榕樹鬚、倒生樹、不死樹、細葉榕、小葉榕
【基原】為桑科植物榕樹 *Ficus microcarpa* L. 的氣根。

分布：廣西、廣東、福建、臺灣、雲南、浙江、貴州等地。

【原植物】常綠大喬木。生於村邊坡地、河邊，有時塔頂及峭壁亦有生長。高20～25公尺，胸徑達2公尺以上，幹多分枝擴散；樹冠擴大成傘狀；樹皮不剝落，具白乳汁；由幹抽出氣根，可垂及地，挺直如柱。葉互生，革質，闊倒卵形或倒卵狀長圓形，長4～10公分，寬2～5.5公分，基部楔形或圓形，先端鈍、短漸尖，全緣，兩面均無毛，側脈5～6對，表面不明顯；葉柄長7～15公釐。隱頭花序單生或雙生於葉腋內，倒卵球形，直徑約5～10公釐，初乳白色，熟時黃色或淡紅色，基部苞片3，闊卵形，鈍；雄花花被3～4，雄蕊1，雌花花被片3，柱頭長；癭花似雌花。花期5～6月。果期9～10月。

【採收】全年可採。割下氣根，紮成小把，曬乾。

【性味】苦澀，平。

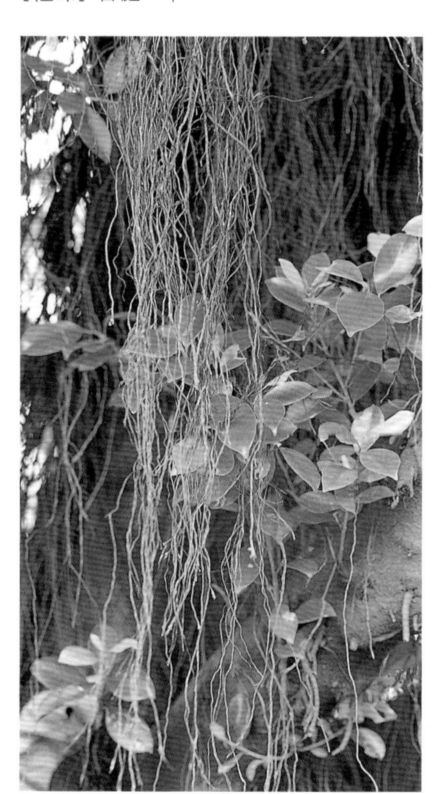
榕樹鬚。

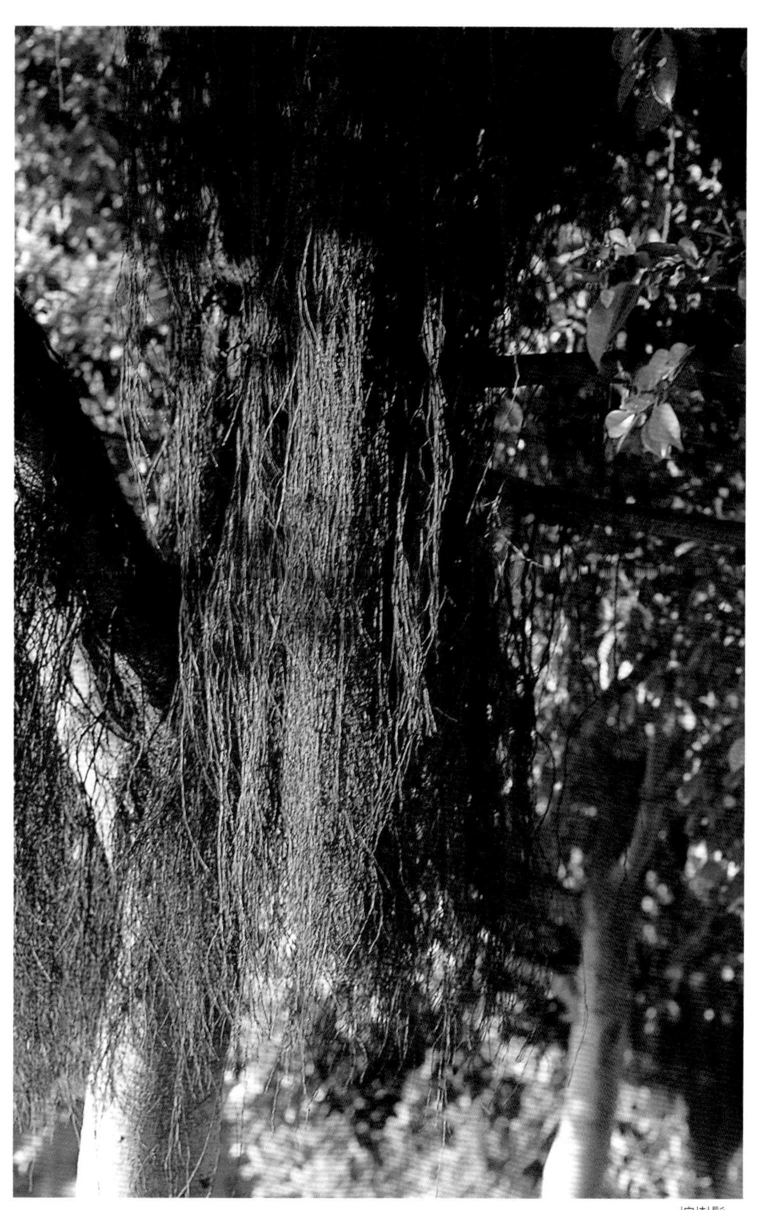
榕樹鬚。

【功用主治】祛風清熱，活血解毒。流感，百日咳，麻疹不透，扁桃體炎，眼結膜炎，痧氣腹痛，風濕骨痛，鼻衄，血淋，跌打損傷。

【用法與用量】內服：煎湯，9～15克；或浸酒。外用：搗碎酒炒敷或煎水洗。

【酸模】

【別名】山大黃、山羊蹄、牛耳大黃、酸薑、莫菜、田雞腳
【基原】為蓼科植物酸模 *Rumex acetosa* L. 的根。

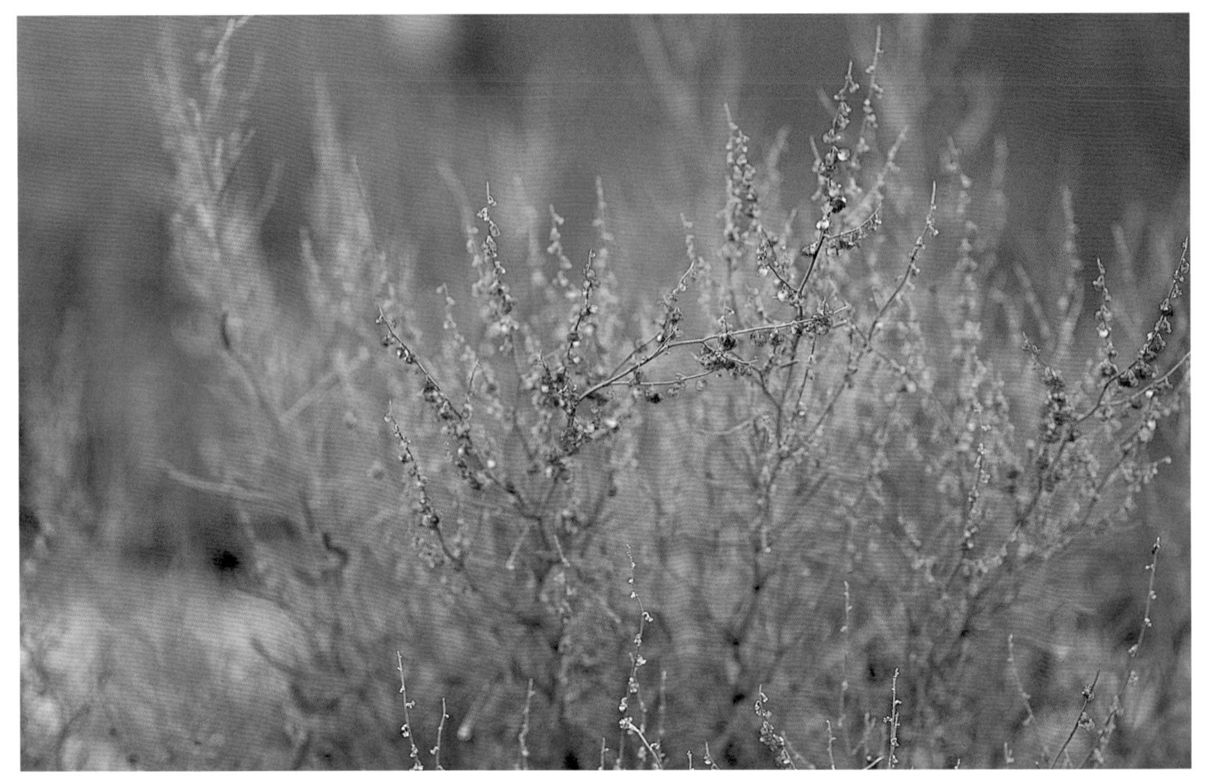
酸模植株。

【原植物】多年生草本，高達1公尺。生長於路邊、山坡及濕地。根肥厚，黃色。莖直立，通常不分枝，無毛，或稍有毛，具溝槽，中空。單葉互生；葉片卵狀長圓形，長5～15公分，寬2～5公分，先端鈍或尖，基部箭形或近戟形，全緣，有時略呈波狀；莖上部葉較窄小，披針形，無柄且抱莖；基生葉有長柄；托葉鞘膜質，斜形，後則破裂。花單性，雌雄異株；花序頂生，狹圓錐狀，分枝稀，花數朵簇生；雄花花被6，橢圓形，排為2輪，內輪花被片長約3公釐，外輪稍狹小，雄蕊6，花絲甚短；雌花的外輪花被反折向下緊貼花梗，內輪花被直立，花後增大包被果實，徑約5公釐，圓形，全緣，各有一不明顯的瘤狀突起，子房三稜形，柱頭畫筆狀，紫紅色。瘦果圓形，具三稜，黑色，有光澤。花期5～6月。果期7～8月。

【採收】夏、秋季採收，曬乾。

【性味】酸，寒。

【功用主治】清熱，利尿，涼血，殺蟲。熱痢，淋病，小便不通，吐血，惡瘡，疥癬。

【用法與用量】內服：煎湯，3～12克；或搗汁。外用：搗敷。

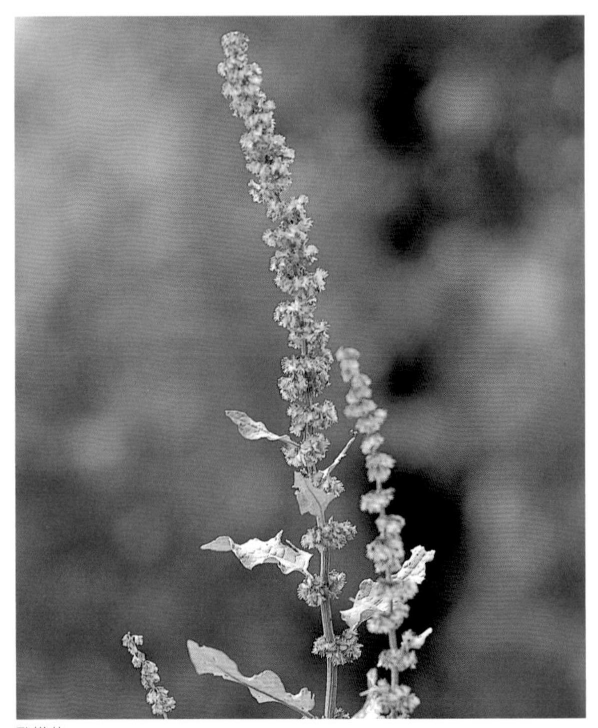
酸模花。

分布：黃河、長江流域各省分。

【箭頭唐松草】

【別名】水黃連、金雞腳下黃、黃腳雞、硬稈水黃連

【基原】為毛茛科植物箭頭唐松草（硬水黃連）*Thalictrum simplex* L.var.brevipes Hara 的根。

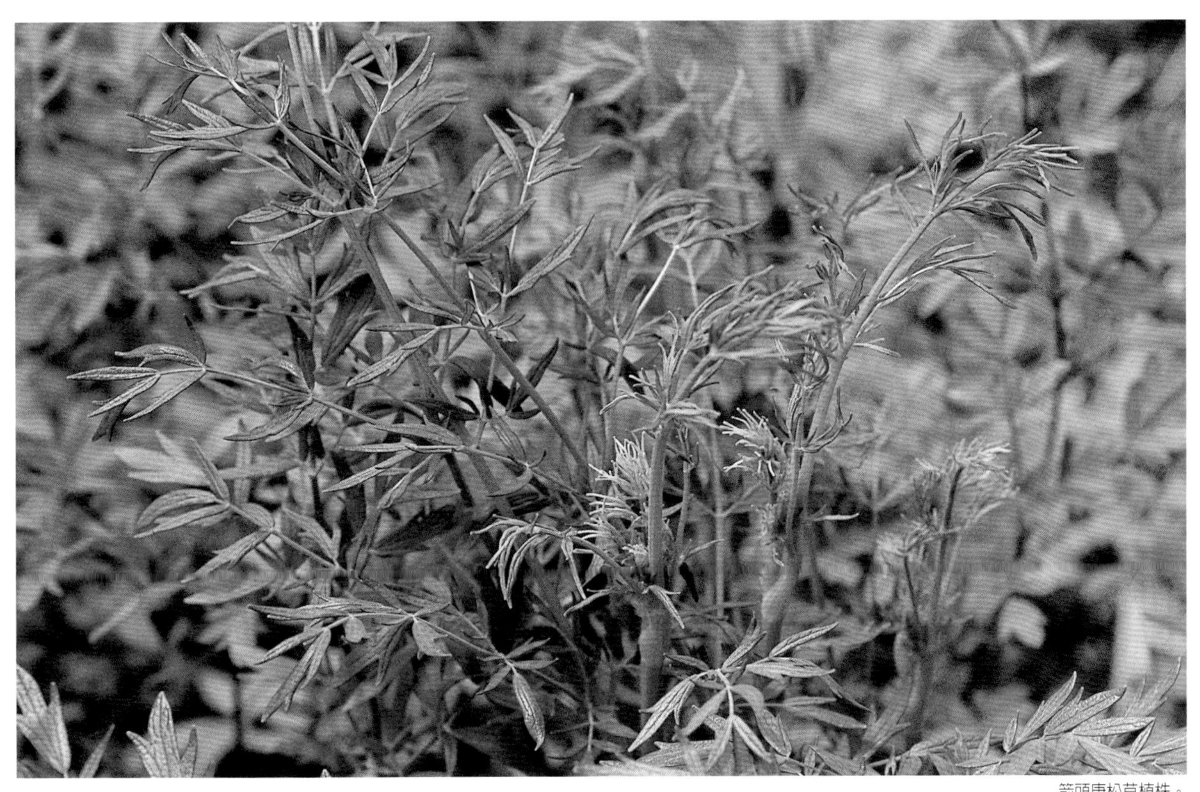

箭頭唐松草植株。

【原植物】多年生直立草本，高1～1.5公尺，全株無毛，根莖短，鬚根長。莖有縱稜。葉為2至3回3出羽狀複葉；葉柄基部有縱溝，具膜質耳狀鞘，基生葉的柄長6～8公分，莖生葉愈向上葉柄愈短，至無柄；小葉片線狀長圓形或長圓狀楔形，全緣或先端2～3裂，基部圓形或楔形，邊緣反卷；頂端小葉具柄，兩側小葉常無柄；頂梢或花序上的葉狹小，近披針形，2～3裂或全緣。圓錐花序頂生；苞片或小苞片均卵狀披針形，褐色，膜質；花黃色，花柄長3～5公釐，萼片4，卵狀橢圓形；雄蕊10～20，花絲細弱，花藥線狀長圓形，具小箭頭；雌蕊6～12。瘦果很小，卵狀圓形，無柄，灰褐色，宿存柱頭短，呈箭頭狀。花期5～6月。果期6～8月。

【採收】5月採收，曬乾。

【性味】苦，寒，無毒。歸肺、心、脾、大腸經。

【功用主治】清濕熱，解毒。黃疸，痢疾，哮喘，麻疹合併肺炎，鼻疳，目赤，熱瘡。

【用法與用量】內服：煎湯，3～9克。外用：研末調塗。

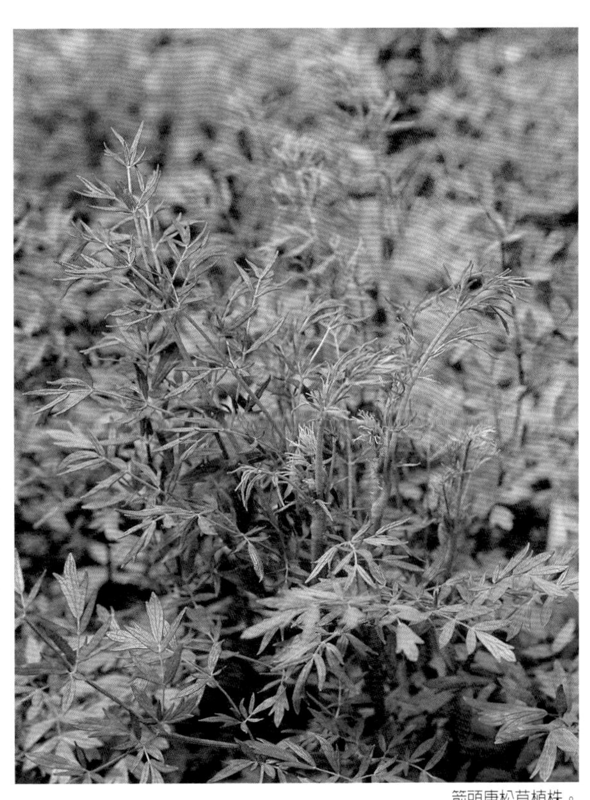

箭頭唐松草植株。

【貓爪草】

【基原】為毛茛科植物小毛茛 *Ranunculus ternatus* Thunb. 的塊根。

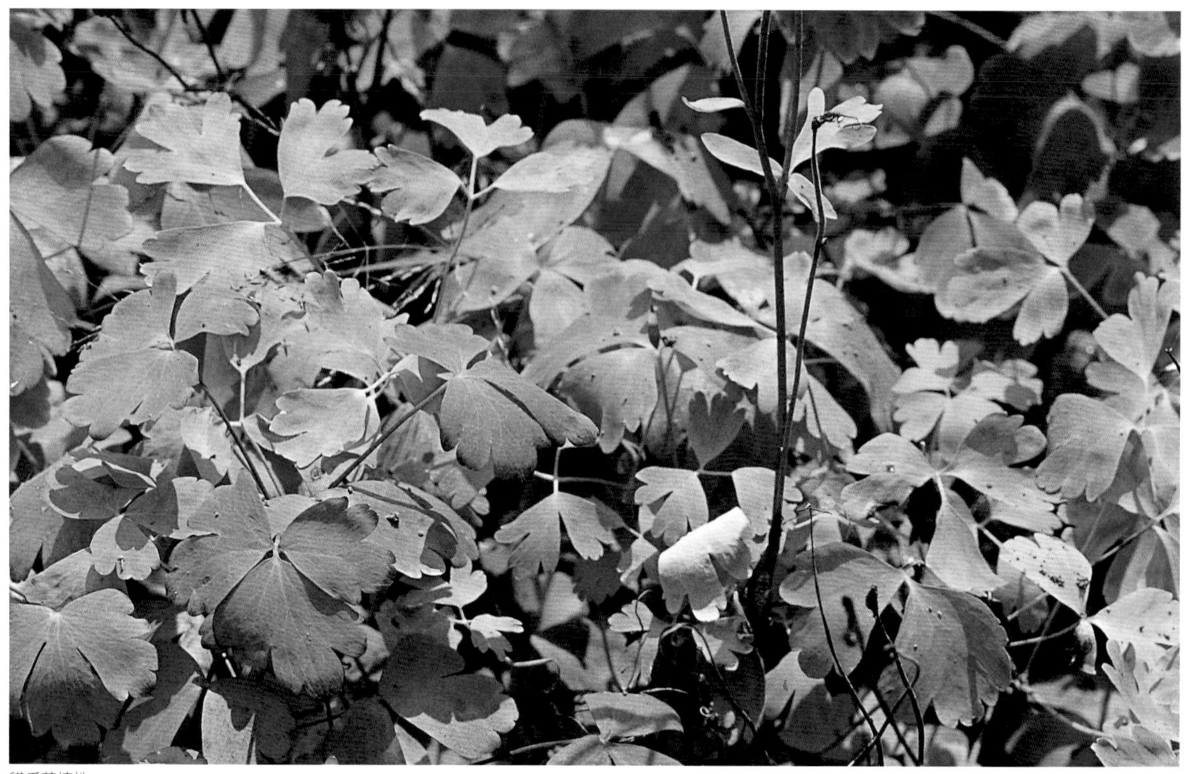
貓爪草植株。

【原植物】多年生小草本。生於田邊、路旁、窪地及山坡草叢中。幼株疏被灰白色的細柔毛，後變禿淨或稍具柔毛。塊根肉質，紡錘形，常數個聚集。莖高5～15公分，具分枝；基生葉為3出複葉或3深裂，小葉片卵圓形或闊倒卵形，長0.5～1.5公分，寬0.5～1公分，先端3淺裂或齒裂，基部楔形，有時裂成線形或線狀披針形，中央裂片較兩側者略大；具葉柄，柄長3～6公分，基部擴大，邊緣膜質；莖生葉互生，通常無柄，3裂，裂片線形，長約1.5公分，寬約1公釐。花單生於莖端，與葉對生，直徑達1.5公分，花柄長0.5～2公分，有短細毛；萼片5，長圓形或倒卵形，膜質，綠色，邊緣淡黃色，向下反曲，外有細毛；花瓣5，闊倒卵形，黃色，無毛；雄蕊多數，花藥長圓形，縱裂，花絲扁平；心皮多數，離生，叢集於膨大的花托上；柱頭短小，單一。聚合果球形；瘦果扁卵形，細小，表面淡棕色，平滑，頂端有短喙。花期4～5月。果期5～6月。

【採收】全年可採，根挖出後，剪去莖部及鬚根，曬乾。

【性味】甘辛，溫。入肝、肺二經。

【功用主治】瘰鬁，肺結核，瘧疾。

【用法與用量】內服：煎湯，15～30克。外用：研末撒。

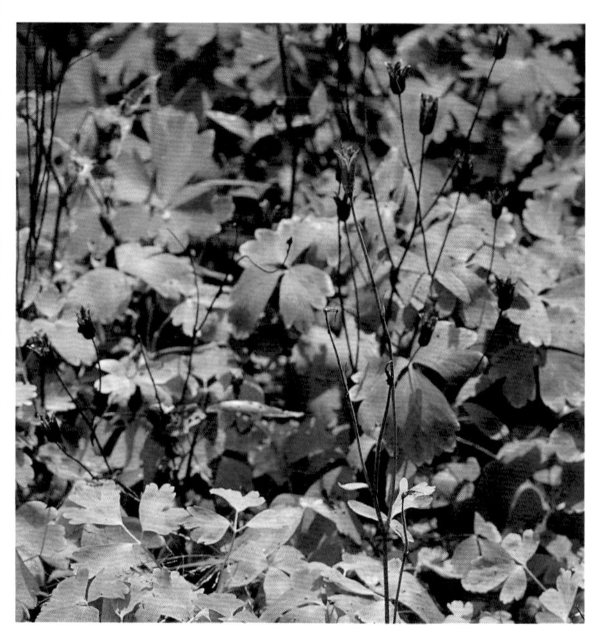
貓爪草植株。

【龍芽草】

【別名】地凍風、仙鶴草

【基原】為薔薇科植物龍芽草 *Agrimonia pilosa* Ledeb.var.japonica (Miq.) Nakai 的根。

分布：中國各省均有分布。

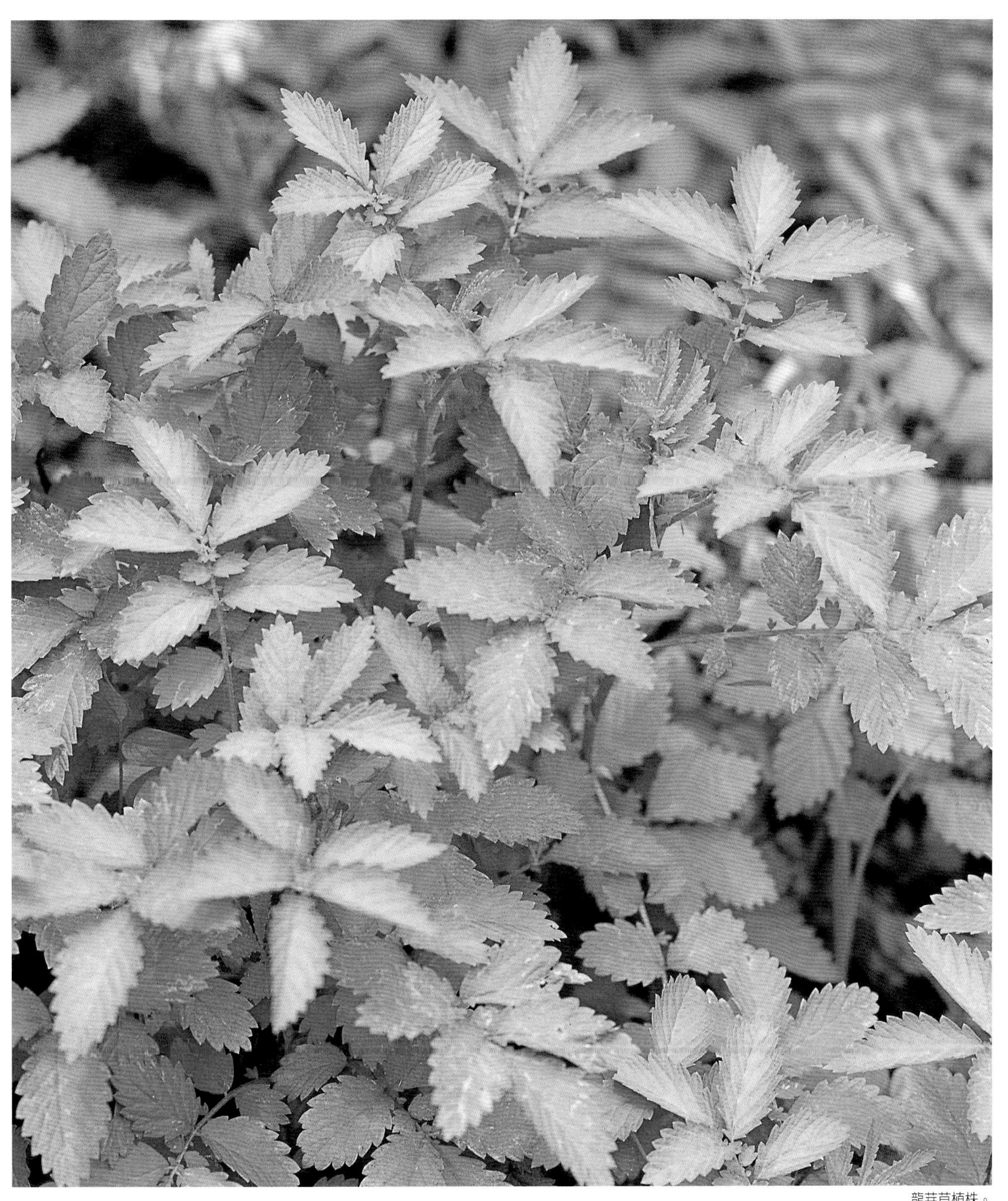

龍芽草植株。

【原植物】詳「仙鶴草」條。

【採收】秋後採收，洗淨，除去蘆頭。

【性味】味辛澀，溫。

【功用主治】赤白痢疾，婦女經閉，腫毒，驅絛蟲。

【用法與用量】內服：煎湯，3～15克；或研末。外用：搗敷。

分布：四川、湖北、湖南、陝西、河南、江蘇、浙江等地。

【藤烏頭】

【別名】血烏、見血封喉、蔓烏頭、藤烏、羊角七

【基原】為毛茛科植物瓜葉烏頭 *Aconitum hemsleyanum* Pritz. 的塊根。

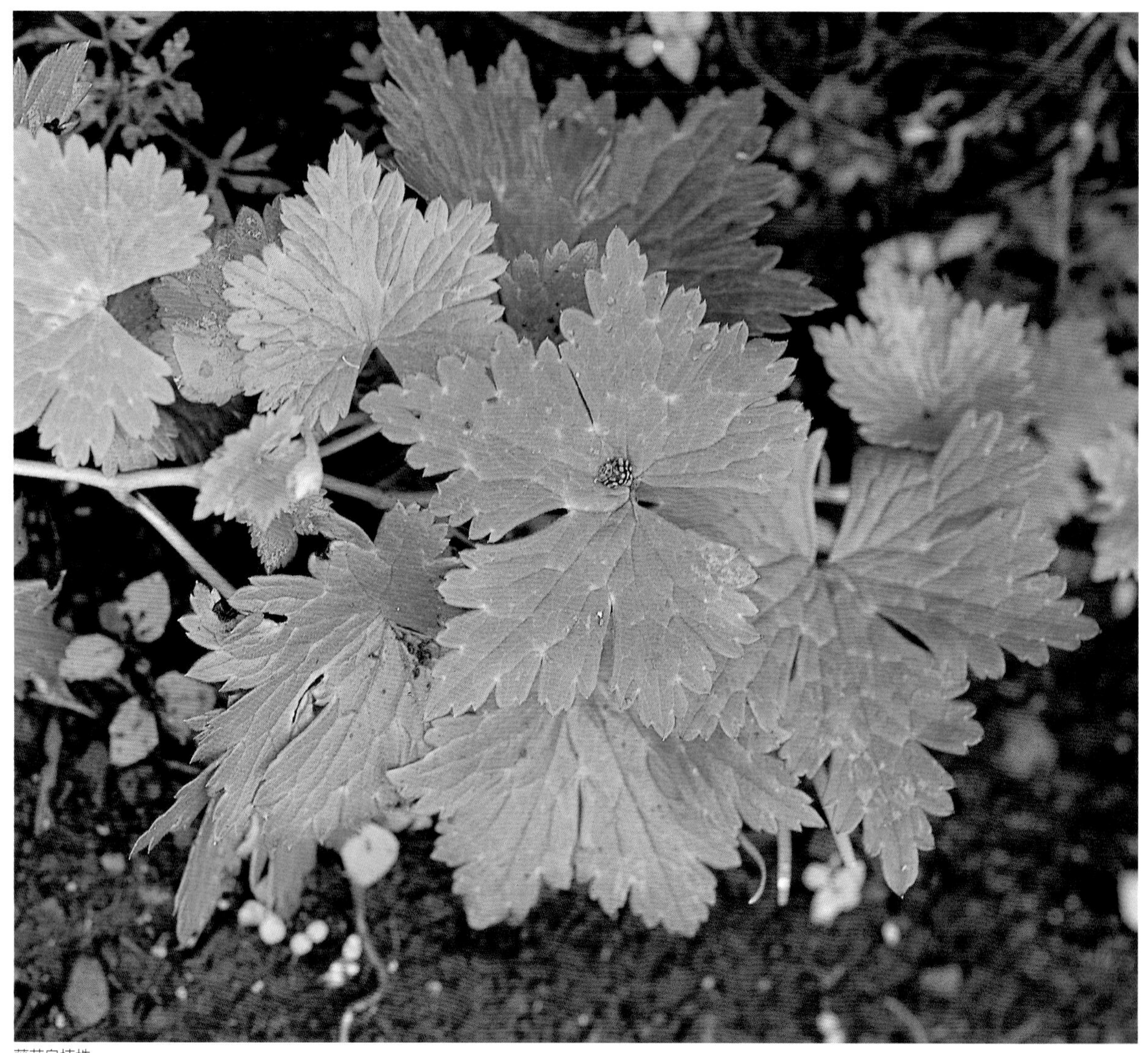

藤草烏植株。

【原植物】多年生纏繞草本。生長於山坡樹叢或林緣路邊陰濕草叢中。塊根倒圓錐形，長可達6公分以上。蔓莖於向陽的一側呈紫色，光滑，分枝。葉互生，寬圓卵形，長5.5～7.5公分，寬5.5～6.5公分；葉片掌狀3深裂，中央裂片最大，梯狀菱形或卵狀橢圓形，頂端銳尖，側裂片斜卵形，基部更分2淺裂，裂片邊緣疏生鈍齒；葉基部截形成淺心形，兩面光滑無毛；葉柄長2～3公分。花序含2～12花，小苞片條形；萼片5，藍紫色，花瓣狀，上萼片盔形，具短喙，側萼片倒卵狀寬匙形，下部萼片卵狀橢圓形，除側萼片內面疏生白色長毛外，餘均光滑無毛；花瓣2，無毛，藏於盔瓣內，蜜腺體下部擴張至基部的裂口近截形，距長2公釐；雄蕊多數；心皮5，無毛或稀生微柔毛。蓇葖果長圓筒形，長1.2～1.5公分。花期8～9月。果期10～11月。

【採收】7～9月採挖，除去鬚根，曬乾。

【性味】辛，溫，有大毒。

【功用主治】鎮痙，降壓，發汗，利尿。腰腿痛，無名腫毒，跌打損傷，癬瘡。

【用法與用量】內服：煎湯，1～1.5克；泡酒或研末為散。外用：磨汁塗或研末調敷。

【宜忌】本品毒性甚烈，不經炮製，不宜內服。

【鵝掌楸根】

【別名】馬褂樹、雙飄樹
【基原】為木蘭科植物鵝掌楸 *Liriodendron chinense* (Hemsl.) Sarg. 的根。

分布：浙江、安徽、江西、湖北、四川等地。

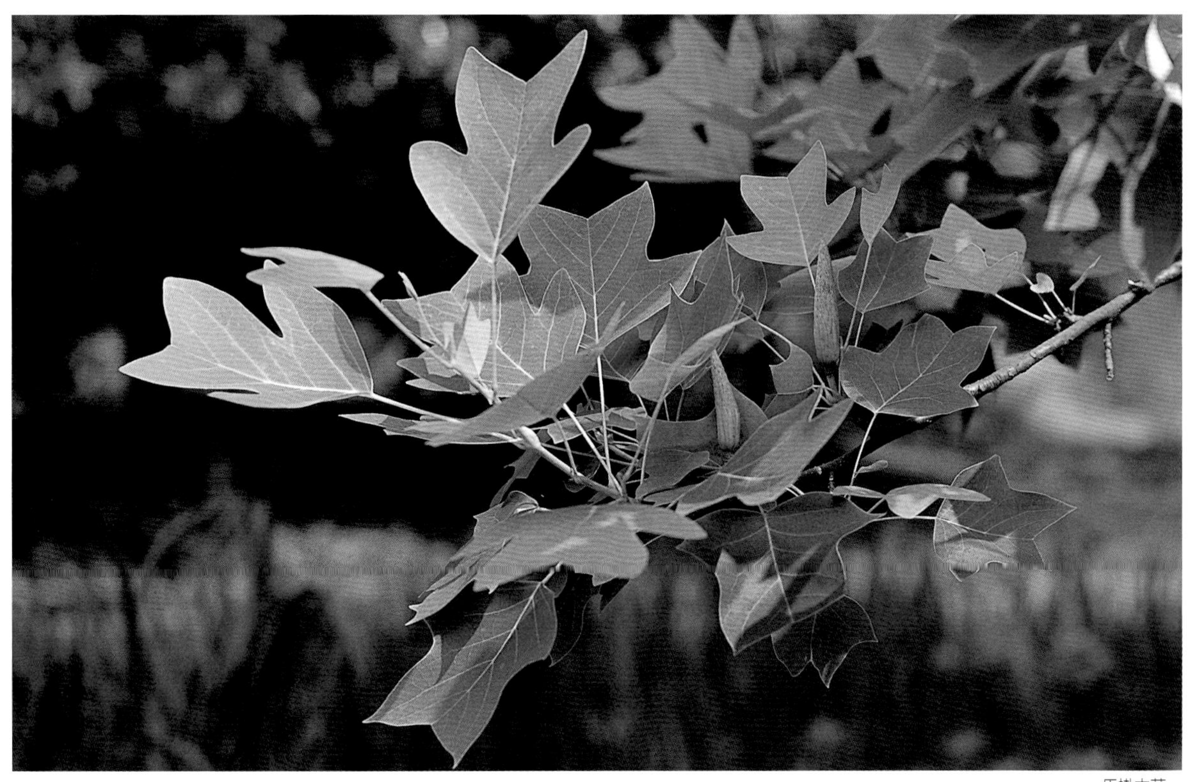

馬褂木葉。

【原植物】落葉喬木，高達15公尺。野生於山谷林內或陰坡水溝邊；或栽培作觀賞。樹皮黑褐色，縱裂。葉互生；呈馬褂狀，長4～18公分，寬5～20公分，頂端平截或微凹，基部圓形或淺心形，每側邊緣中部凹入形成2裂片，裂片先端尖或鈍尖；葉柄細，長4～8公分。花單生於枝頂，杯狀，外面綠色，內部黃色；萼片3，開展；花瓣6，直立，長3～4公分；雄蕊多數，花絲長約5公釐，花藥外向；心皮多數，覆瓦狀排列於紡錘形的花托上。聚合果黃褐色，卵狀長圓錐形，長7～9公分，由具翅的小堅果組成，小堅果含種子1～2粒。花期5月。果期9～10月。

【採收】秋季採收。

【性味】性溫，味辛。

【功用主治】驅風除濕，強筋壯骨。痿症，風濕關節痛。

【用法與用量】內服：煎湯，15～30克；或泡酒服。

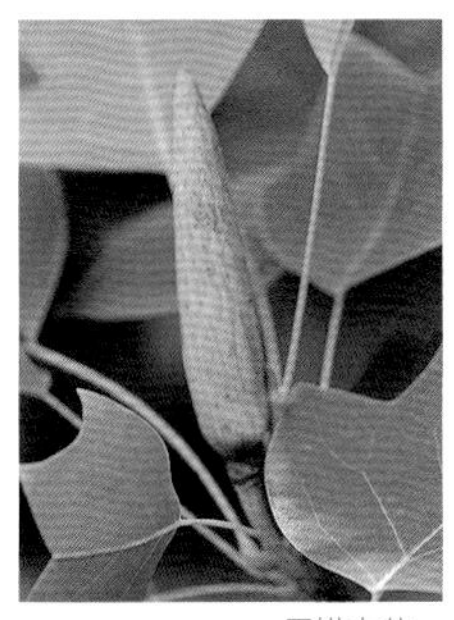

馬褂木花。

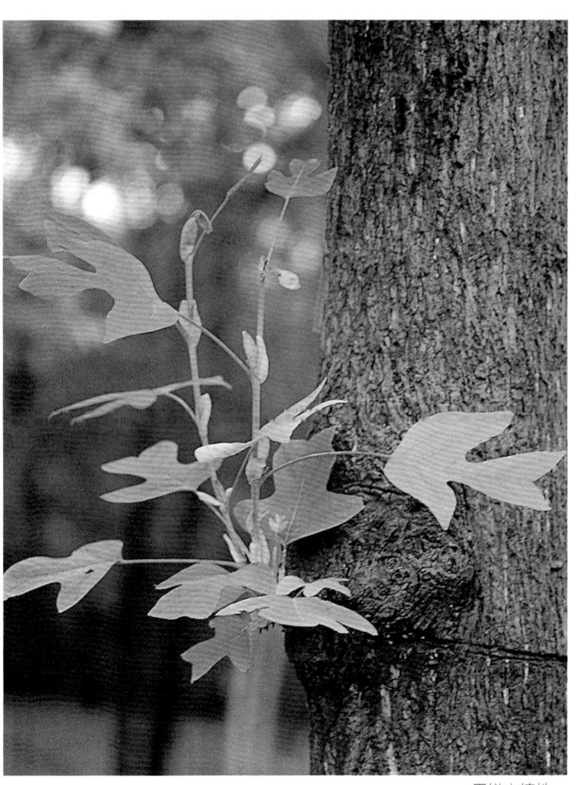

馬褂木植株。

分布：河南、山西、山東、江蘇、安徽、浙江、江西、湖南、湖北、四川、雲南、貴州等地。

【懷牛膝】

【別名】百倍、雞膠骨

【基原】為莧科植物牛膝 *Achyranthes bidentata* Bl. 的根。

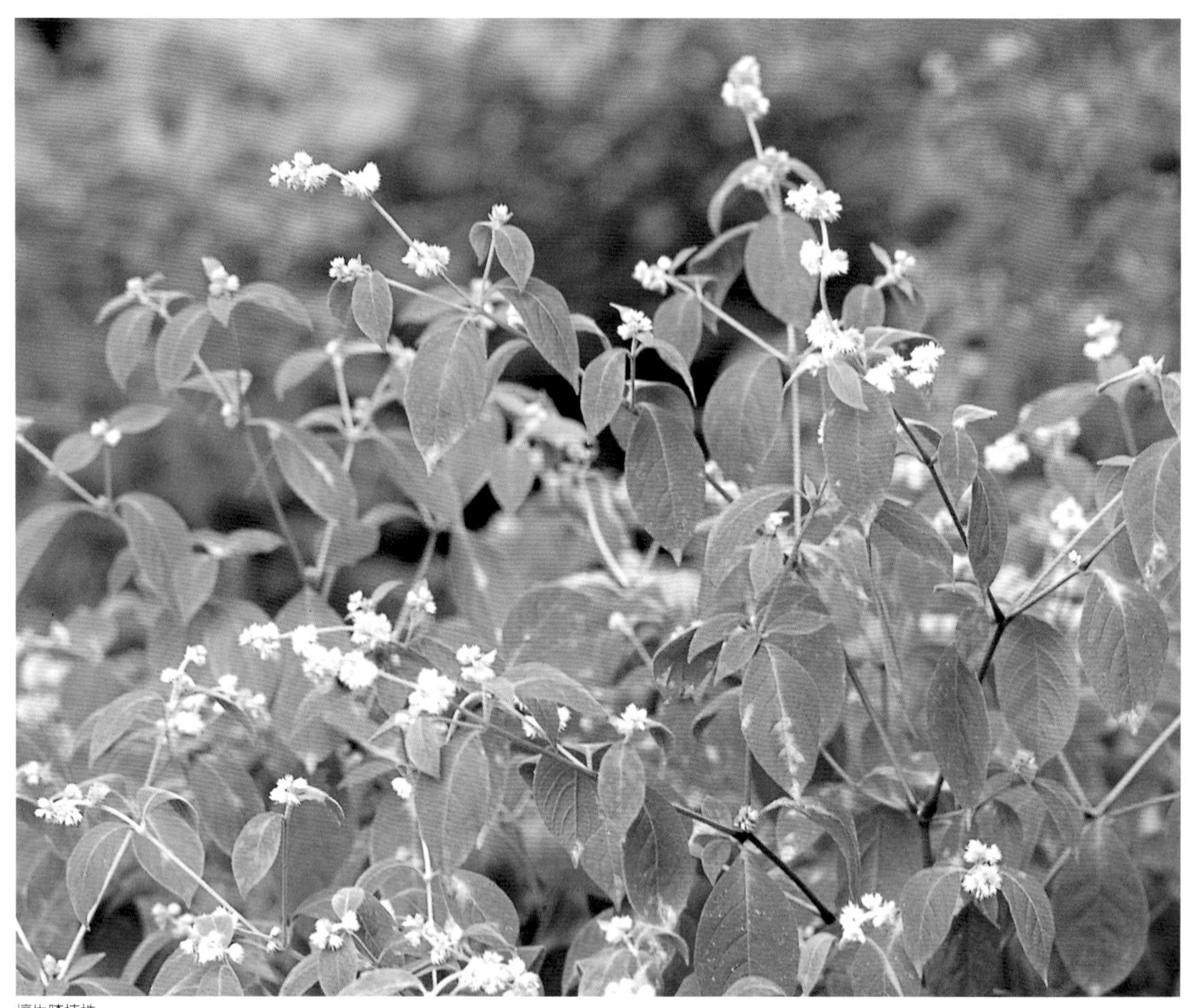

懷牛膝植株。

【原植物】多年生草本，高30～100公分。栽培或野生於山野路旁。根細長，直徑0.6～1公分，外皮土黃色。莖直立，四稜形，具條紋，疏被柔毛，節略膨大，節上對生分枝。葉對生，葉柄長約5～20公釐；葉片橢圓形或橢圓狀披針形，長2～10公分，寬1～5公分，先端長尖，基部楔形或廣楔形，全緣，兩面被柔毛。穗狀花序腋生兼頂生，初時花序短，花緊密，其後伸長，連下部總梗在內長約15～20公分；花皆下折貼近花梗；苞片1，膜質，寬卵形，上部突尖成粗刺狀，另有2枚小苞片針狀，先端略向外曲，基部兩側各具1卵狀膜質小裂片；花被綠色，5片，直立，披針形，有光澤，長3～5公釐，具1脈，邊緣膜質；雄蕊5，花絲細，基部合生，花藥卵形，2室，退化雄蕊頂端平或呈波狀缺刻；子房長圓形，花柱線狀，柱頭頭狀。胞果長圓形，光滑。種子1枚，黃褐色。花期7～9月。果期9～10月。

【採收】冬季莖葉枯萎時採挖，去淨鬚根、泥土，曬至乾皺後，用硫磺燻數次，然後將頂端切齊、曬乾。

【性味】甘苦酸，平。入肝、腎經。

【功用主治】生用：散瘀血，消癰腫。淋病，尿血，經閉，症瘕，難產，胞衣不下，產後瘀血腹痛，喉痹，癰腫，跌打損傷。熟用：補肝腎，強筋骨。腰膝骨痛，四肢拘攣，痿痹。

【用法與用量】內服：煎湯，9～15克；浸酒、熬膏或入丸、散。外用：搗敷。

【宜忌】凡中氣下陷，脾虛泄瀉，下元不固，夢遺失精，月經過多，及孕婦均忌服。

【鐵刀木】

【別名】黑心樹，挨刀樹，埋黑哩
【基原】為豆科植物鐵刀木 *Cassia siamea* Lam. 的根。

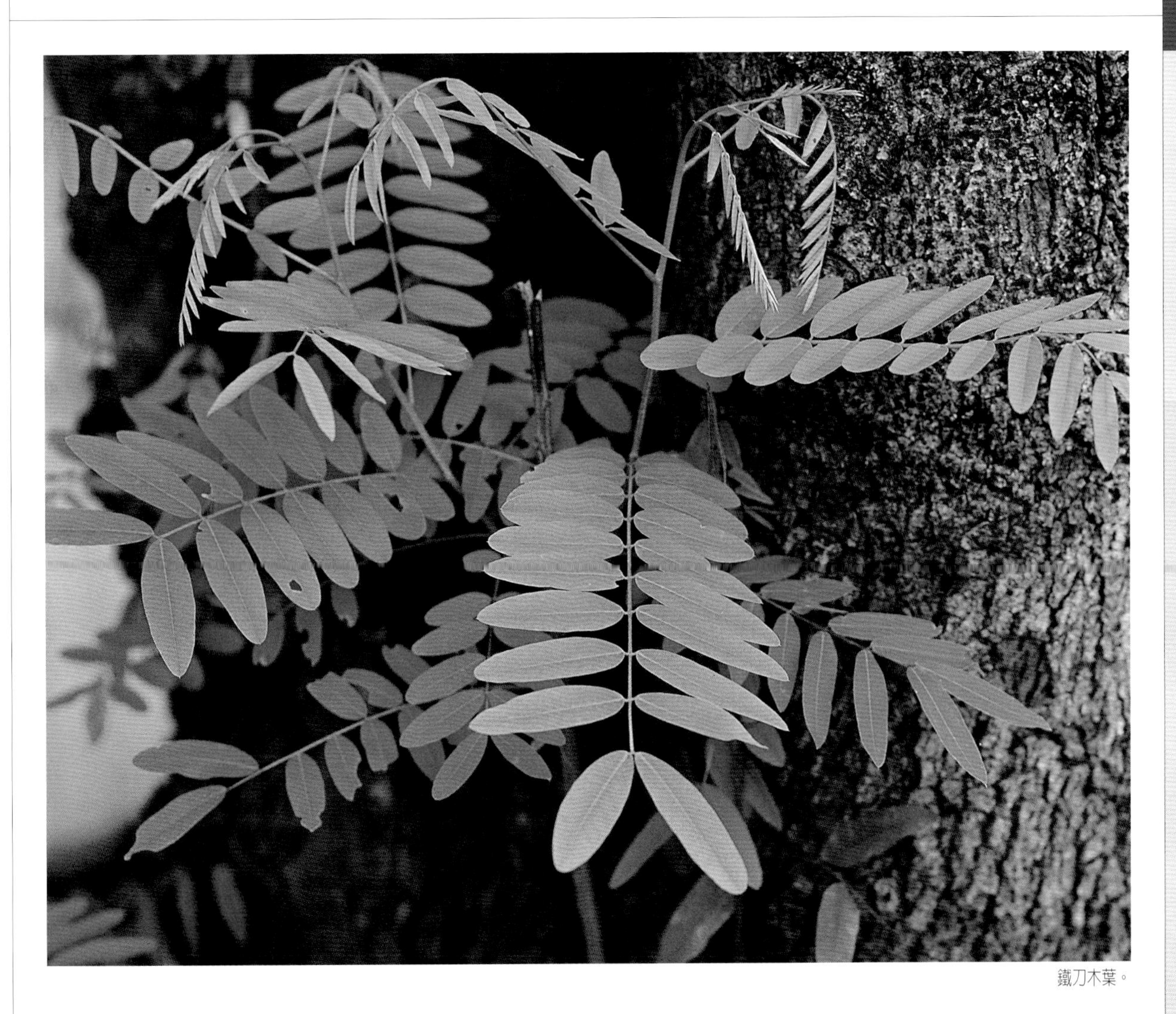

鐵刀木葉。

分布：廣東、雲南、廣西、台灣。

【原植物】常綠喬木，高達15公尺。偶數羽狀複葉，互生，長約30公分，柄長約6公分，羽軸頂端有長約針刺；小葉8～12對，對生，狹橢圓形，長約5～8公分，寬約2公分，頂端有小突尖，全緣，下面粉白。總狀花序頂生及腋生；花兩性，稍不整齊，直徑3公分；萼片5片，外面的較小，內面的較大，圓形；花瓣5片，離生，黃色，闊倒卵形；雄蕊10枚，能育7枚較大，不育3枚較小；子房上位，1室，胚珠多數。莢果扁平，長約25公分，寬約2公分，邊緣加厚，紫褐色，熟後懸在枝上數月。種子20顆。

【採收】秋冬季採收。

【性味】苦，平。

【功用主治】祛淤利濕。消腫、抗風濕、瀉下及痞滿漲痛。

【用法與用量】內服：煎湯，10～15克；外用：配滴水芋葉搗爛擦。

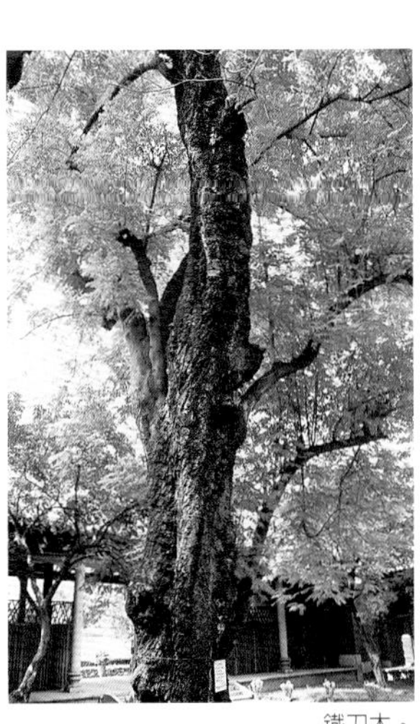

鐵刀木。

分布：安徽南部、浙江、福建、江西、湖南、湖北、陝西、甘肅、兩廣等地。

【三尖杉】

【別名】血榧、石榧、山榧樹

【基原】為三尖杉科植物三尖杉 *Cephalotaxus fortunein* Hook.f. 的枝、葉。

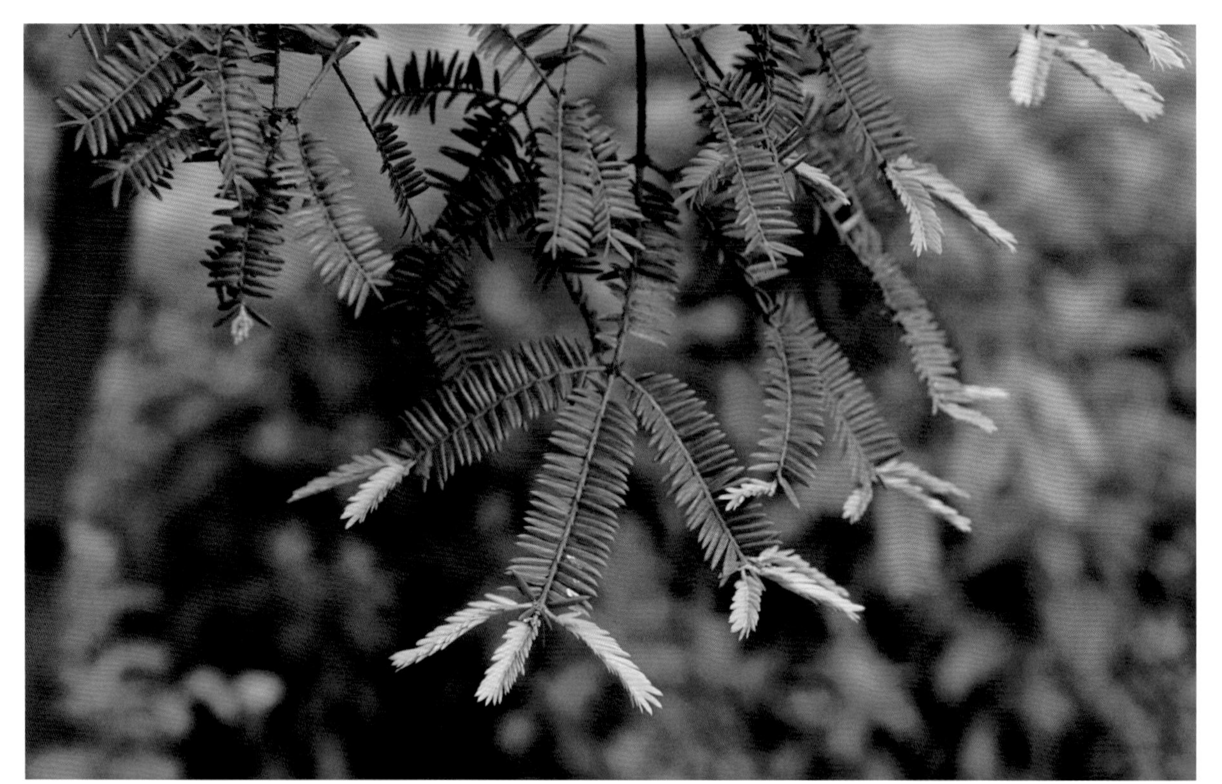
三尖杉植株。

【原植物】常綠喬木；小枝對生，基部有宿存芽鱗。葉螺旋狀著生，排成兩列，披針狀條形，常微彎，長4～13公分，寬3～4.5公釐，上部漸窄，基部楔形或寬楔形，上面中脈隆起，深綠色，下面中脈兩側有白色氣孔帶。雄球8～10花聚生成頭狀，單生葉腋，直徑約1公分，梗較粗，長6～8公釐，每雄球花有6～16雄蕊，基部有一苞片；雌球花由數對交互對生、各有2胚珠的苞片所組成，生於小枝基部的苞片腋部，稀生枝頂，有梗，胚珠常4～8個發育成種子。種子生柄端，常橢圓狀卵形，長約2.5公分，熟時外種皮紫色或紫紅色，花期4月。種熟期次年10月。

【採收】全年均可採收。

【性味】味苦、澀，性寒。

【功用主治】抗癌、殺蟲。惡性腫瘤，其總生物鹼用於淋巴肉瘤、肺癌、白血病，胃癌、食管癌、直腸癌、子宮平滑肌肉癌、嗜酸性淋巴肉芽瘤等。

【用法與用量】根：水煎服，30～60克；總堿用量：成人每日（2±0.5）毫克／千克，分2次肌注。

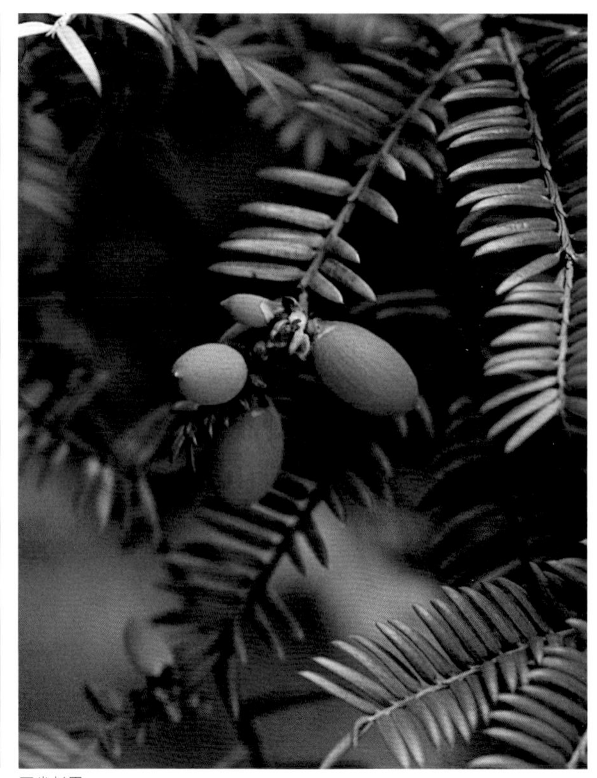
三尖杉果。

【女萎】

【別名】牡丹蔓、山木通、穿山藤、蘇木通、小葉鴨腳力剛、鑰匙藤

【基原】為毛茛科植物女萎 *Clematis apiifolia* DC. 新的莖。

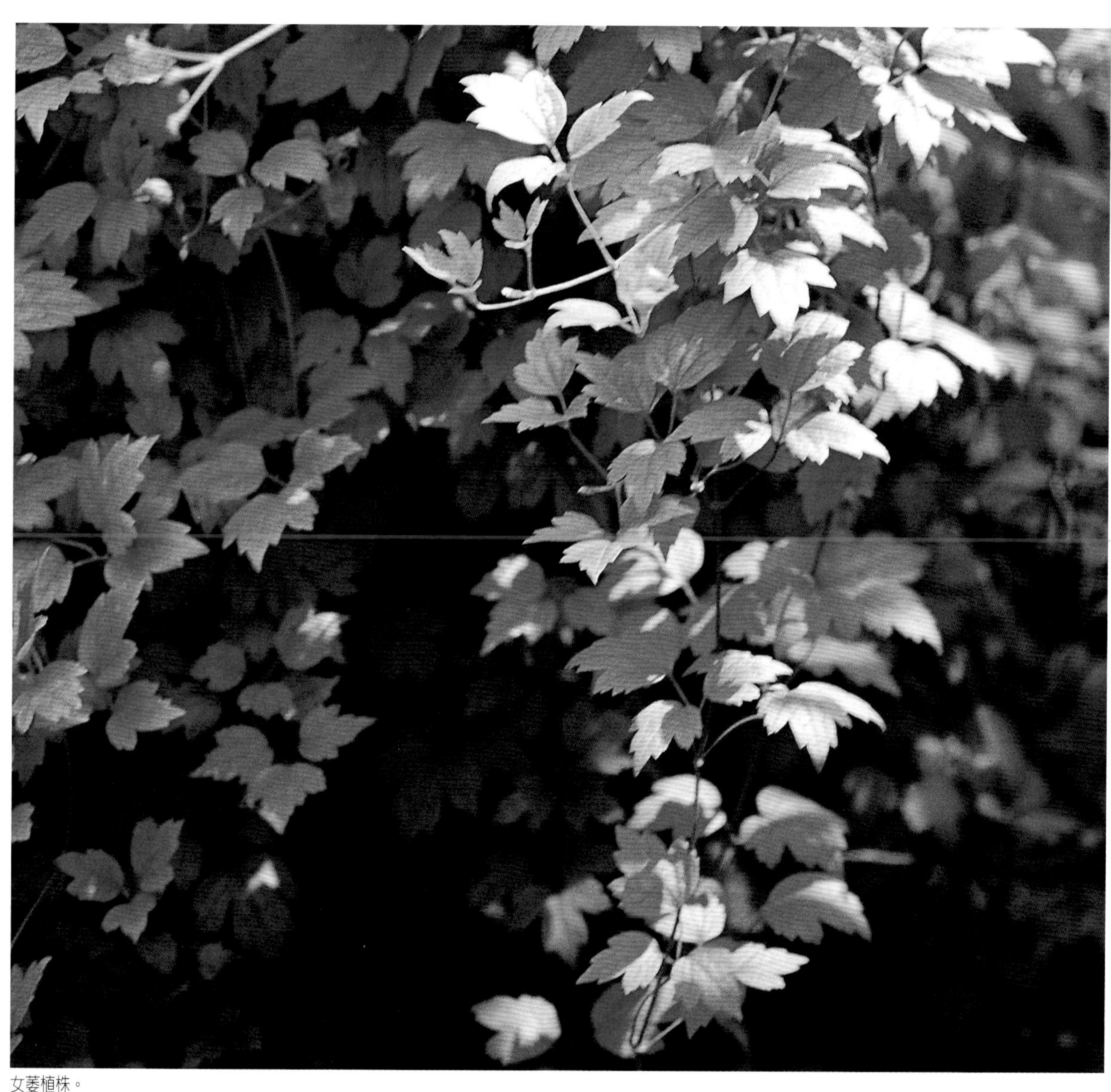

女萎植株。

分布：湖南、安徽、江蘇、浙江、江西、福建、臺灣、廣東、廣西等地。

【原植物】落葉攀援藤本。生長山野，亦有栽培。莖近方形，紫色，被白色柔毛。3出複葉，對生，小葉卵形，長2～6.5公分，寬1.2～5.5公分，中間小葉較大，上部有時3裂，基部圓形，先端尖，邊緣中部以上具2～3缺刻狀鈍齒，中部以下全緣，兩面均被伏短白毛；葉柄細長。圓錐狀聚繖花序；花白色，徑約2公分；萼片4，外面密被毛，內面無毛；無花瓣；雄蕊多數，花藥較花絲短，黃色；心皮多數，被短毛，花柱有長白毛。瘦果狹斜卵形，長約5公釐，花柱不落而延長。花期8月。

【採收】秋季採收，取地上莖，剝去粗皮，切段，曬乾。

【性味】味辛，溫。

【功用主治】瀉痢脫肛，妊婦浮腫，筋骨疼痛。

【用法與用量】內服：煎湯，9～15克；或入丸劑。外用：燒煙燻。

【白花油麻藤】

【別名】禾雀花
【基原】為豆科植物白花油麻藤 *Mucuna birdwoodiana* Tutcher 的藤莖。

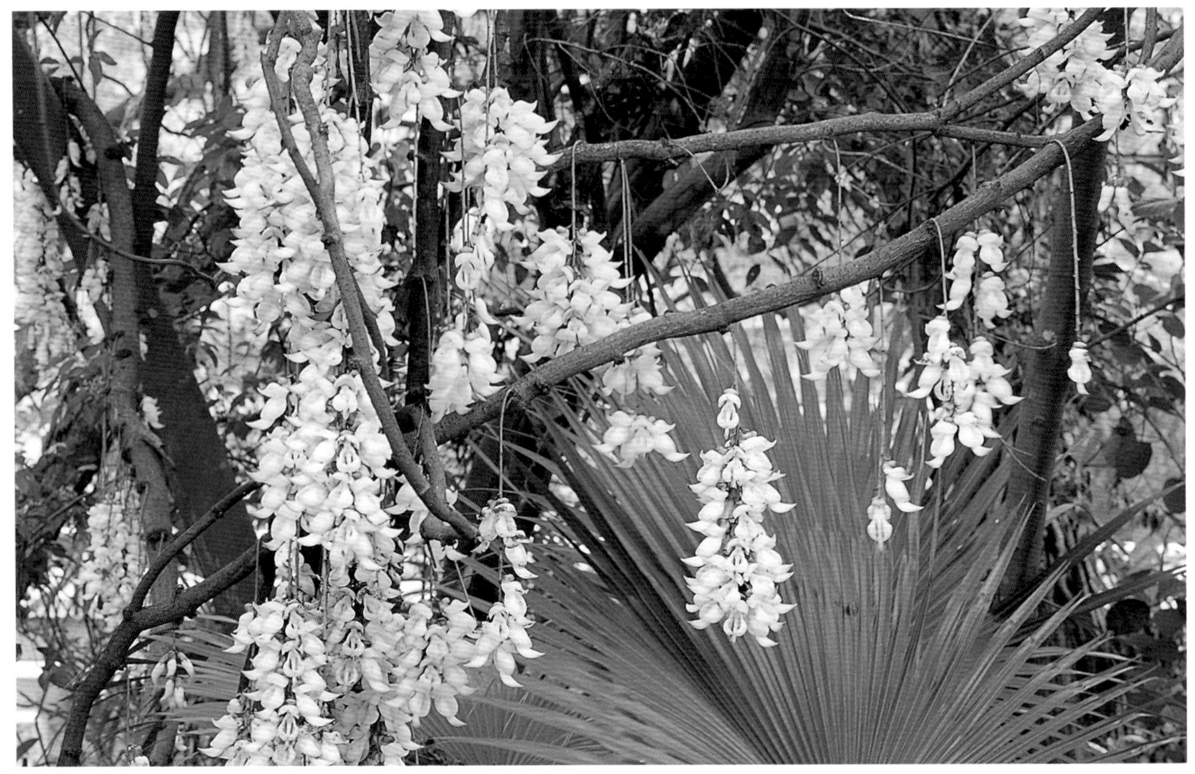
香花岩豆藤植株。

分布：密花豆——廣東、廣西、雲南等地。白花油麻藤——廣東、廣西等地。香花岩豆藤——浙江、江西、福建、廣東、廣西、湖南、湖北、四川、雲南、貴州等地。

【原植物】多年生攀援藤本。生溪邊、山谷疏林下。葉為羽狀複葉，有小葉3片，革質，長圓狀橢圓形至卵狀橢圓形，長8～16公分，寬2.5～7.5公分，先端漸尖，基部廣楔形，兩面均無毛或疏被毛。側生小葉較小，基部斜形；葉柄無毛，小葉柄有疏長硬毛；托葉卵形，早落。總狀花序腋生，長30～38公分；具花20～30朵；萼鐘狀，萼齒5，上面2齒合生，有稀疏棕色長硬毛；花冠蝶形，灰白色，長7.5～8.5公分，旗瓣卵狀廣橢圓形，長約為龍骨瓣的1/2；雄蕊為9+1的兩組，花藥2型；子房密生銹色短柔毛，花柱絲狀。莢果木質，長矩形，長22～40公分，寬約3公分左右，外被棕色短柔毛，兩側有狹翅，種子間有緊縮；種子10餘枚，腎形，黑色。花、果期4～9月。

【採收】全年可採，或9～10月採收，截成長約40公分的段，曬乾。

【性味歸經】苦甘，溫。入心、脾二經。

【功用主治】活血、舒筋。腰膝痠痛，麻木癱瘓，月經不調。

【用法與用量】內服：煎湯，9～15克（大劑30克）；或浸酒。

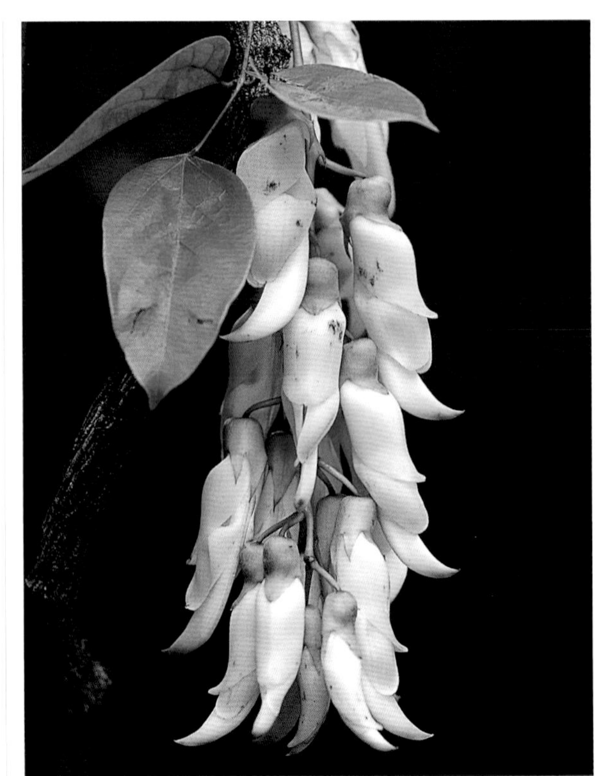
禾雀花。

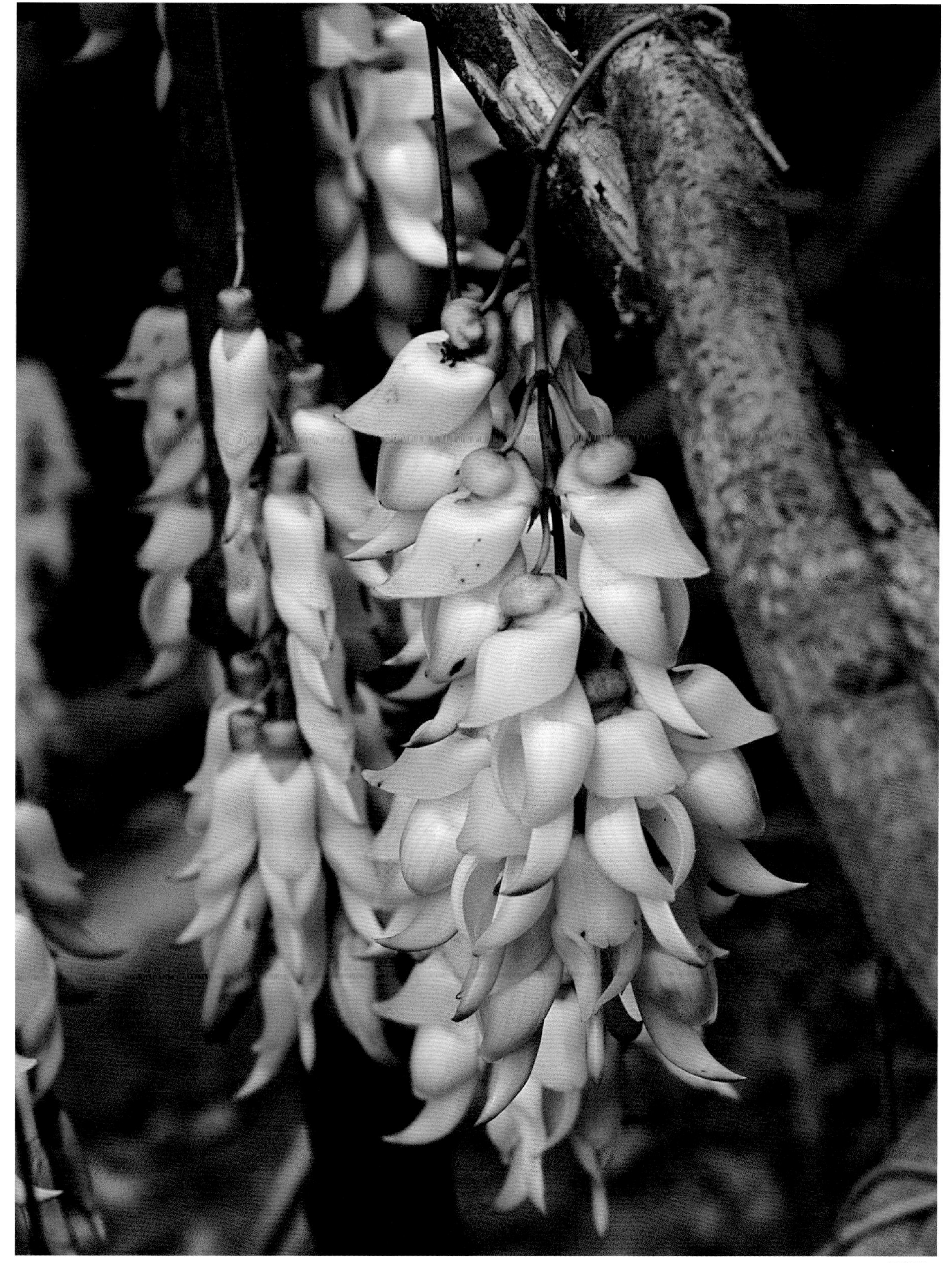

禾雀花。

分布：湖南、湖北、貴州、四川、雲南等地。

【地瓜藤】

【別名】地石榴、過江龍、野地瓜、牛馬藤、牛托鼻、攔路虎、霜坡虎、遍地金

【基原】為桑科植物地瓜 *Ficus tikoua* Bur. 的莖、葉。

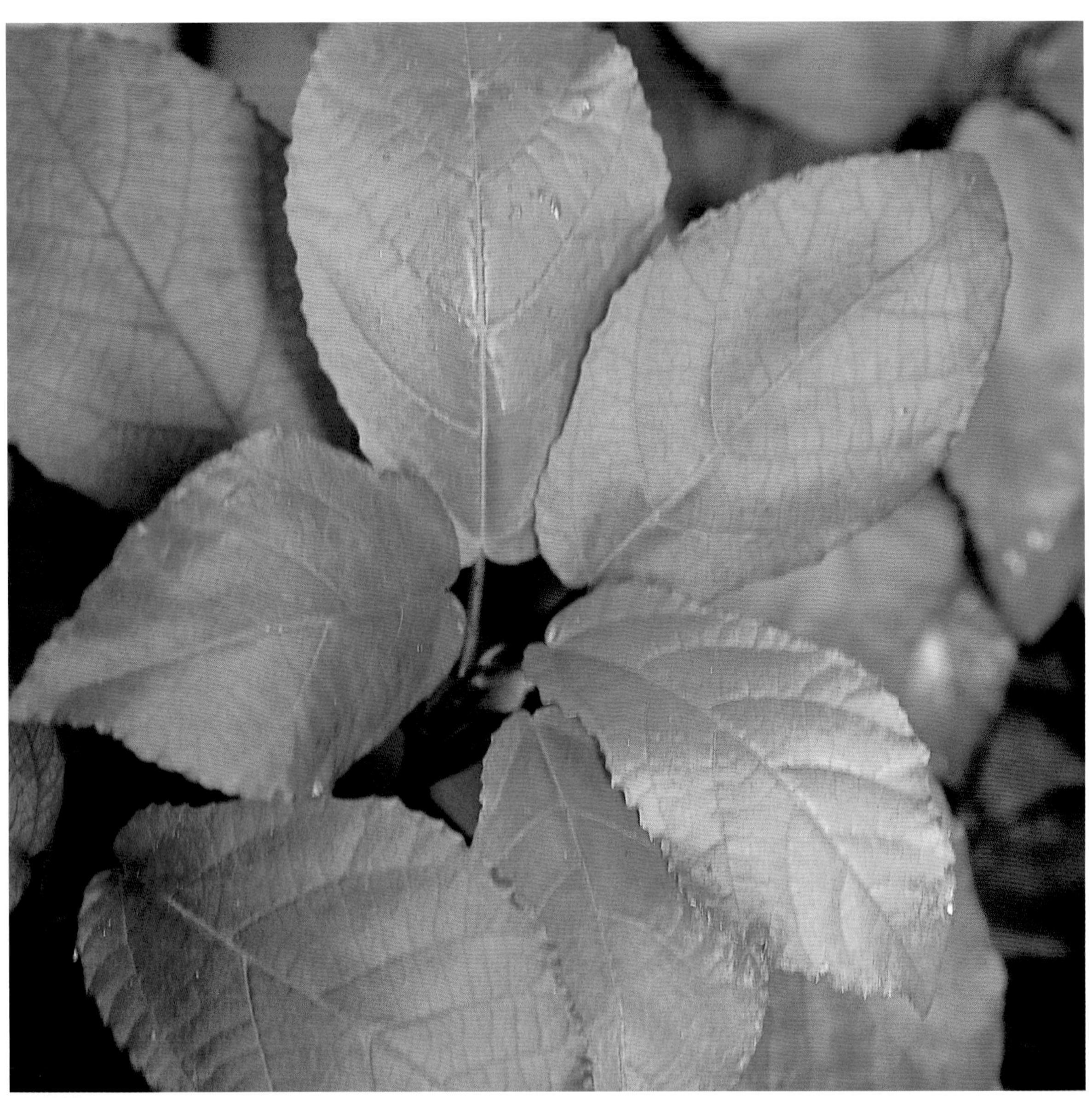

霜坡虎植株。

【原植物】多年生落葉藤本。生於低山區的疏林、山坡或田邊、路旁。全體具乳液。氣根鬚狀，攀附於樹上或石上。莖圓柱形或略扁，棕褐色，分枝多，節略膨大。單葉互生；葉柄長1～2公分；托葉2片，錐形，先端尖，全緣；葉片卵形、卵狀長橢圓形或長橢圓形，長約3～6公分，寬2～4公分，先端鈍尖，邊緣具波狀鋸齒，基部圓形或心臟形，上面綠色，具剛毛，下面較淡，葉脈有毛。隱頭花序；花單性，多數，雌雄花均著生於囊狀肉質花序托內；花序托扁球形，紅褐色，生於匍枝上而半沒於土中。瘦果小。花期4～5月。

【採收】9～10月採收，曬乾。

【性味】苦，寒。

【功用主治】清熱，利濕，活血，解毒。風熱咳嗽，痢疾，水腫，黃疸，風濕疼痛，痔瘡出血，經閉，帶下，小兒消化不良，跌打損傷，無名腫毒。

【用法與用量】內服：煎湯，9～24克。外用：搗敷。

【自消容】

【別名】十字珍珠草、自消融、通心草、大金不換、凸尖野百合
【基原】為豆科植物大豬屎豆 *Crotalaria assamica* Benth. 的莖葉。

分布：廣東、廣西、雲南、貴州、臺灣等地。

【原植物】亞灌木狀草本，高1～2公尺。中國南部有栽培。莖、枝被絹毛。單葉，大，質薄，矩圓形，有時為倒披針狀矩圓形，長5～12公分，寬2～2.5公分，先端有小尖頭，基部楔形，上面禿淨，下面有絹質短柔毛；托葉小，錐尖，宿存。總狀花序疏散，有花20～30朵，長達30公分；小苞片2，線狀披針形；花柄與萼等長；萼長8～12公釐，被絹質柔毛，萼管短，5深裂，裂齒披針形；花冠蝶形，金黃色，長1.8公分，旗瓣圓形，翼瓣較短，龍骨瓣與翼瓣等長，極內彎，有喙；雄蕊10，單體，花藥兩型；雌蕊1，花柱長。莢果矩圓形，長4～5公分，禿淨，有柄。花期7～10月。果期8～11月。

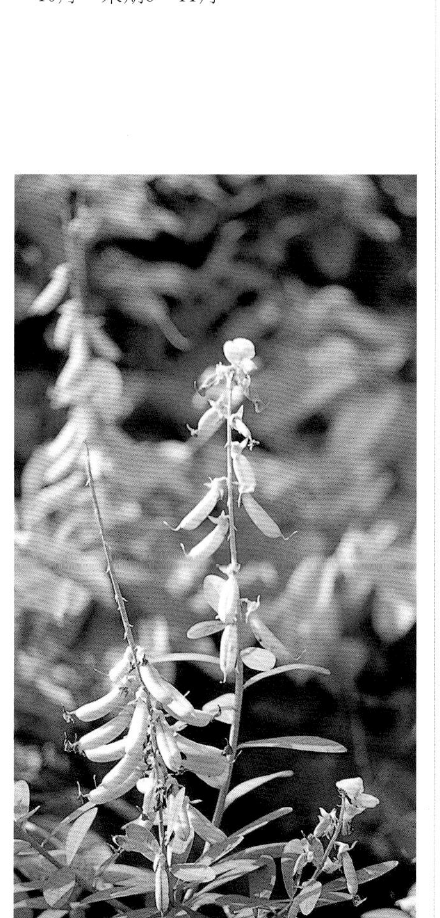
大葉豬屎豆花、果。

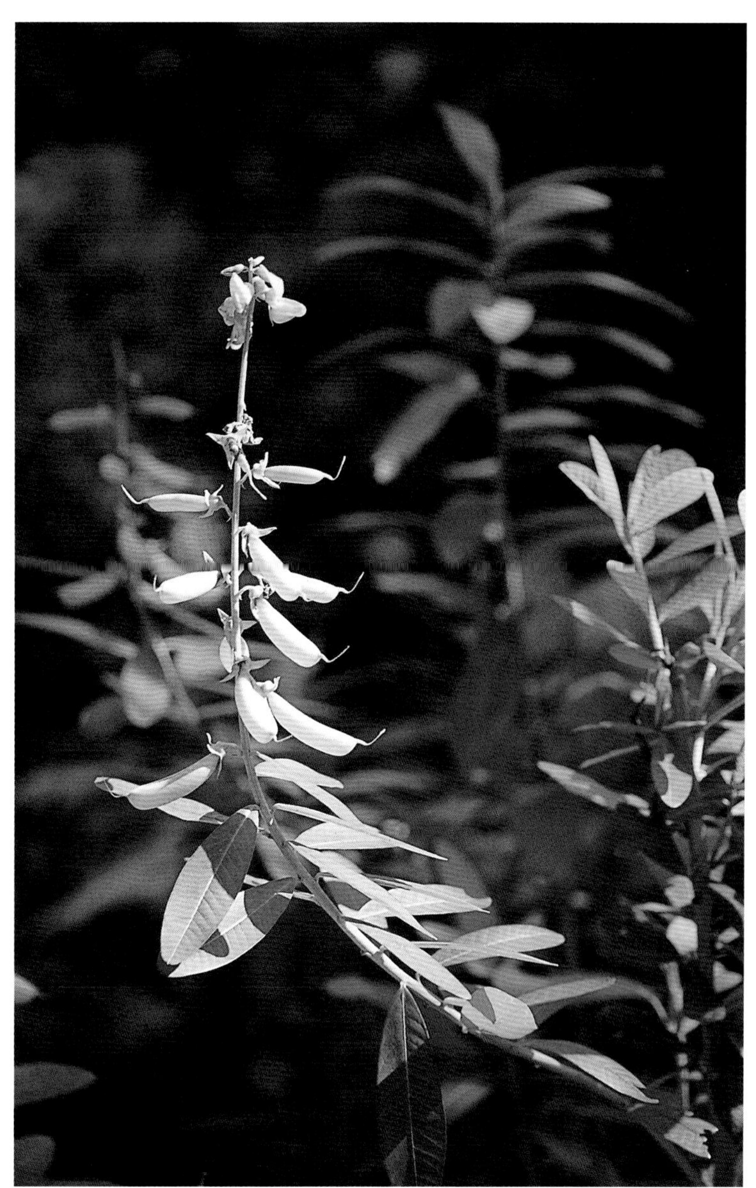
大葉豬屎豆花、果。

【採收】夏、秋季採收。
【功用主治】咳嗽吐血，腫脹，消瘡毒，牙痛，小兒頭瘡。
【用法與用量】內服：煎湯，10～30克。外用：搗敷或研末調敷。

分布：廣東、廣西、湖南等地。

【伸筋藤】

【別名】寬筋藤、無地生鬚、青寬筋藤、砍不死、舒筋藤

【基原】為防己科植物中華青牛膽 *Tinospora sinensis* (Lour.) Merr. 的莖。

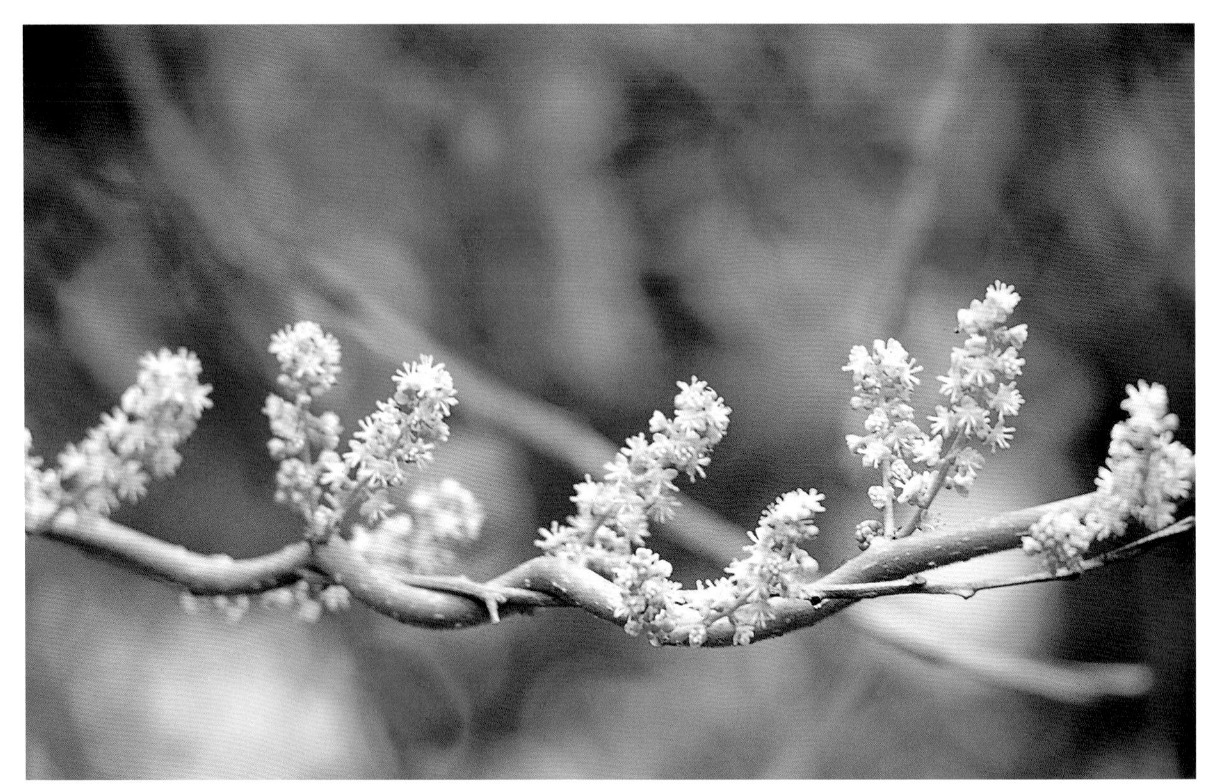

伸筋藤花。

【原植物】落葉木質藤本，長3～10公尺，生於林中。嫩枝被柔毛，老枝無毛，有許多皮孔。單葉互生；寬卵形至圓狀卵形，長7～12公分，寬5～10公分，先端驟尖，基部心形，上面被短硬毛，下面被絨毛，基出脈5～7條；葉柄長4～10公分，被柔毛。總狀花序腋生，先葉開放；單性異株；花淡黃色。果序長約10公分，核果鮮紅色，內果皮半卵球形，長8～10公釐，腹面平坦，背面具稜脊及多數小疣狀突起。種子長約0.5公分，半圓球形，腹面內陷。花期3～4月，果期7～8月。

【採收】全年可採。

【性味】苦，寒。

【功用主治】舒筋活絡，清熱利濕，殺蟲。風濕筋骨痛，腰肌勞損，跌打損傷。

【用法與用量】9～15克。外用：搗敷。

【宜忌】孕婦及產後忌服。

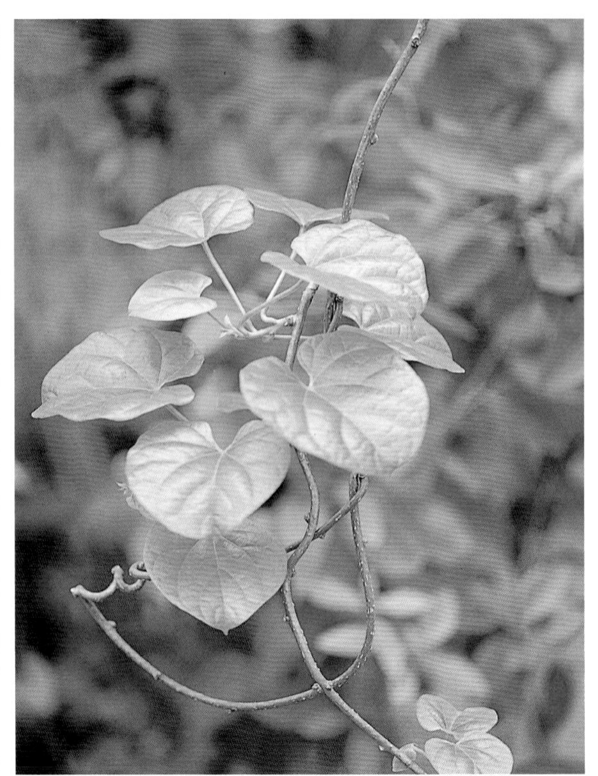

伸筋藤葉。

【兒茶】

【別名】烏爹泥、西謝

【基原】為豆科植物兒茶 *Acacia catechu* (L.) Willd. 的枝幹煎汁濃縮而成的乾燥浸膏。

分布：雲南、廣西等地有栽培。

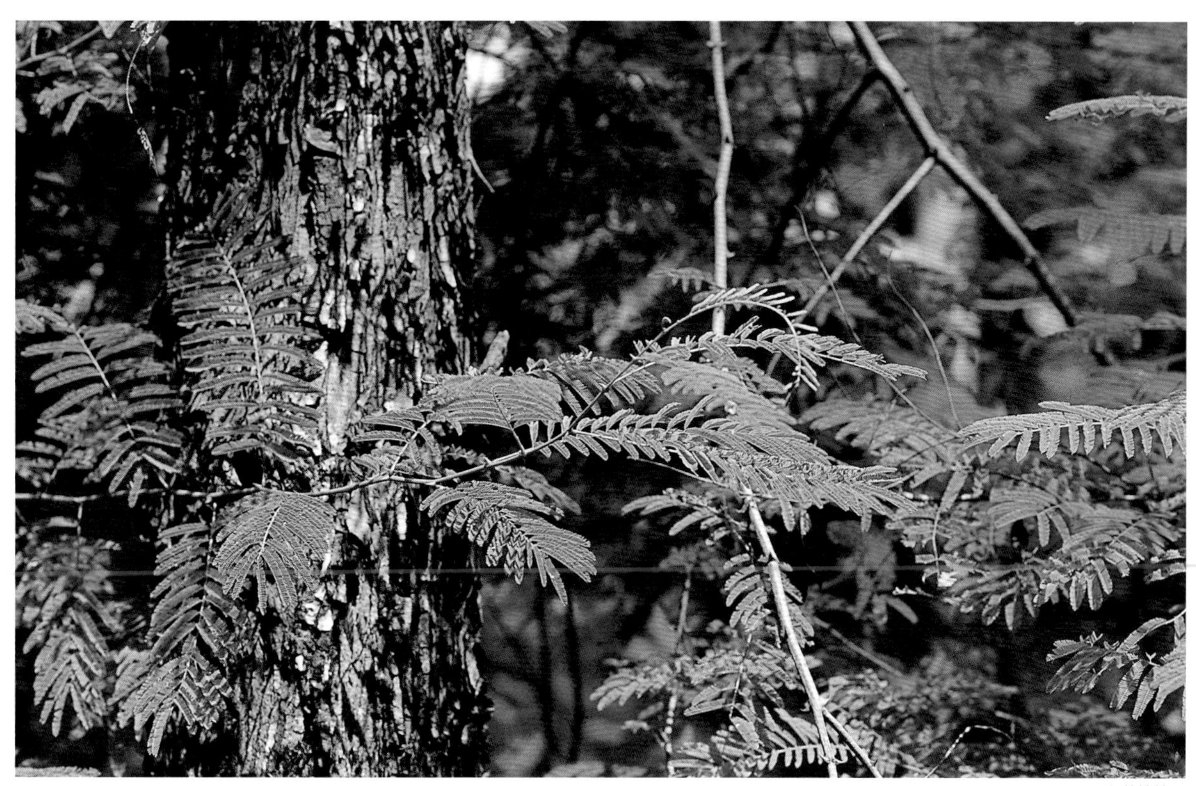
兒茶植株。

【原植物】落葉喬木，高6～13公尺。樹皮棕色或灰棕色，常成薄片狀剝離，但不脫落。小枝纖細柔弱，棕色或綠褐色。葉為雙數2回羽狀複葉，互生；葉柄連同葉軸長6～12公分，均被長伏毛，葉軸基部具長圓形腺體；羽片10～20對，長2～4公分，具短柄；小葉片28～50對，平行排列或成覆瓦狀，幾無柄，線形，上面深綠色，下面色較淺，兩面被疏毛。總狀花序腋生；花黃色或白色；花萼基部聯合成筒狀，上部分裂，裂片半圓形，有稀疏的毛；花瓣5，長披針形或卵狀橢圓形，先端稍向內凹；雄蕊多數，伸出於花冠外；雌蕊1，子房上位，長卵形，花柱細長。莢果，連果柄長6～12公分，寬1～2公分，先端急尖，基部狹楔形，扁而薄，紫褐色，光澤。種子7～8枚。花期8～9月。果期10～11月。

【採收】全年可採收枝幹，進行煎汁濃縮。

【性味】苦澀，涼。入心、肺經

【功用主治】清熱，化痰，止血，消食，生肌，定痛。痰熱咳嗽，消渴，吐血，衄血，尿血，血痢，血崩，小兒消化不良，牙疳，口瘡，喉痹，濕瘡。

【用法與用量】內服：煎湯，1～3克；或入丸、散。外用：研末撒或調敷。

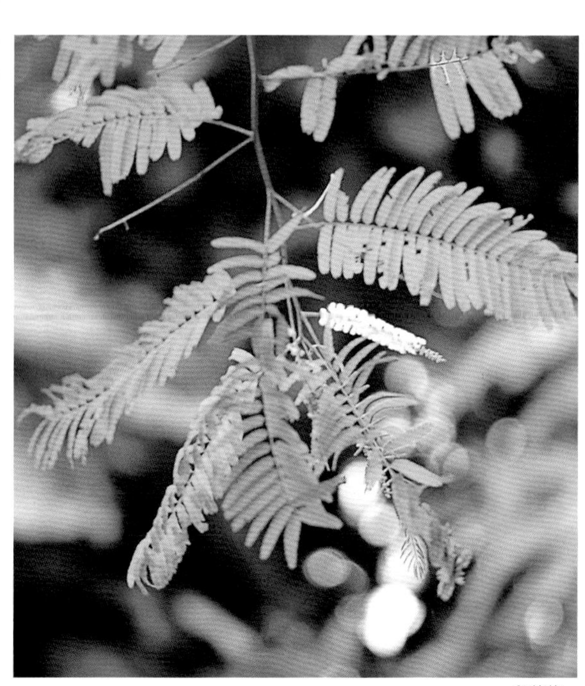
兒茶花。

分布：中國東南部、中部和西南部均有分布。

【杉木】

【別名】杉材、沙木、刺杉、廣葉杉、泡杉

【基原】為杉科植物杉 *Cunninghamia lanceolata* (Lamb.) Hook. 的心材及樹枝。

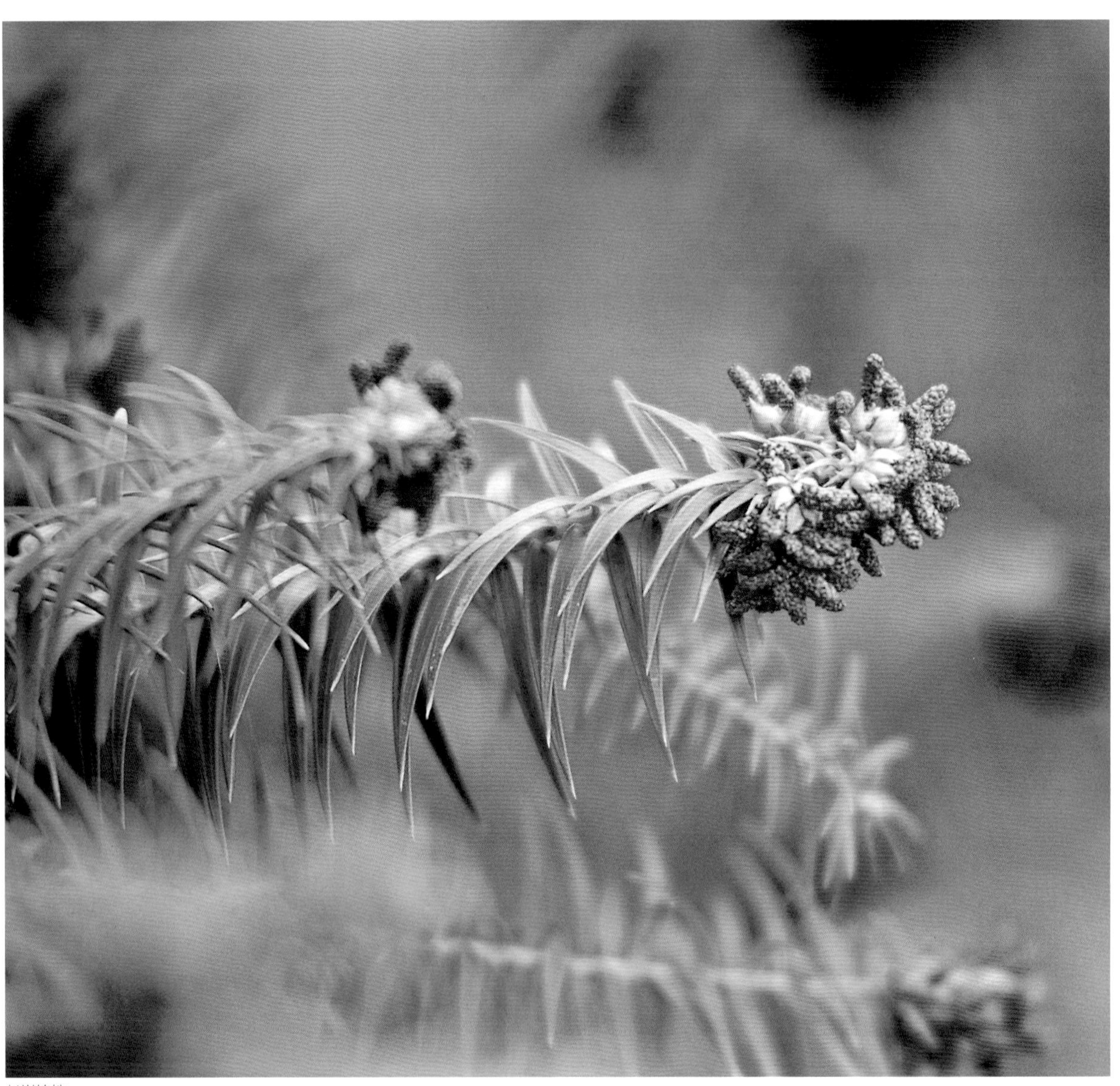

杉樹植株。

【原植物】常綠喬木，高20～25公尺，有尖塔形的樹冠。外皮鱗片狀，淡褐色，內皮紅色；枝平伸，短而廣展。葉線狀披針形，長2.5～6公分，先端銳漸尖，基部下延於枝上而扭轉，邊緣有細鋸齒，上面光綠，下面有闊白粉帶2條。花單性，同株；雄花序圓柱狀，基部有覆瓦狀鱗片數枚，每花由多數雄蕊組成，每1雄蕊有3個倒垂、1室的花藥，生於鱗片狀的藥隔的下緣；雌花單生或3～4朵簇生枝梢，球狀，每1鱗片有倒垂的胚珠3顆。毬果圓卵形，長2.5～5公分，鱗片革質，淡褐色，頂銳尖。種子有狹翅。花期春夏。

【採收】全年可採。

【性味】辛，微溫。入脾、胃經。

【功用主治】辟穢，止痛，散濕毒，下逆氣。漆瘡，風濕毒瘡，腳氣，奔豚，心腹脹痛。

【用法與用量】外用：煎水燻洗或燒存性研末調敷。內服：煎湯，30～60克；或煅存性研末。杉木煅炭可治療肺病引起的出血症，用量10～20克；外用可治療各種皮膚炎，煎水外洗，用量30～60克。

【宜忌】稍挾虛者忌用。

分布：中國南方各省。

【夜交藤】

【別名】棋藤、首烏藤

【基原】為蓼科植物何首烏 *Polygonum multiflorum* Thunb. 的藤莖或帶葉藤莖。

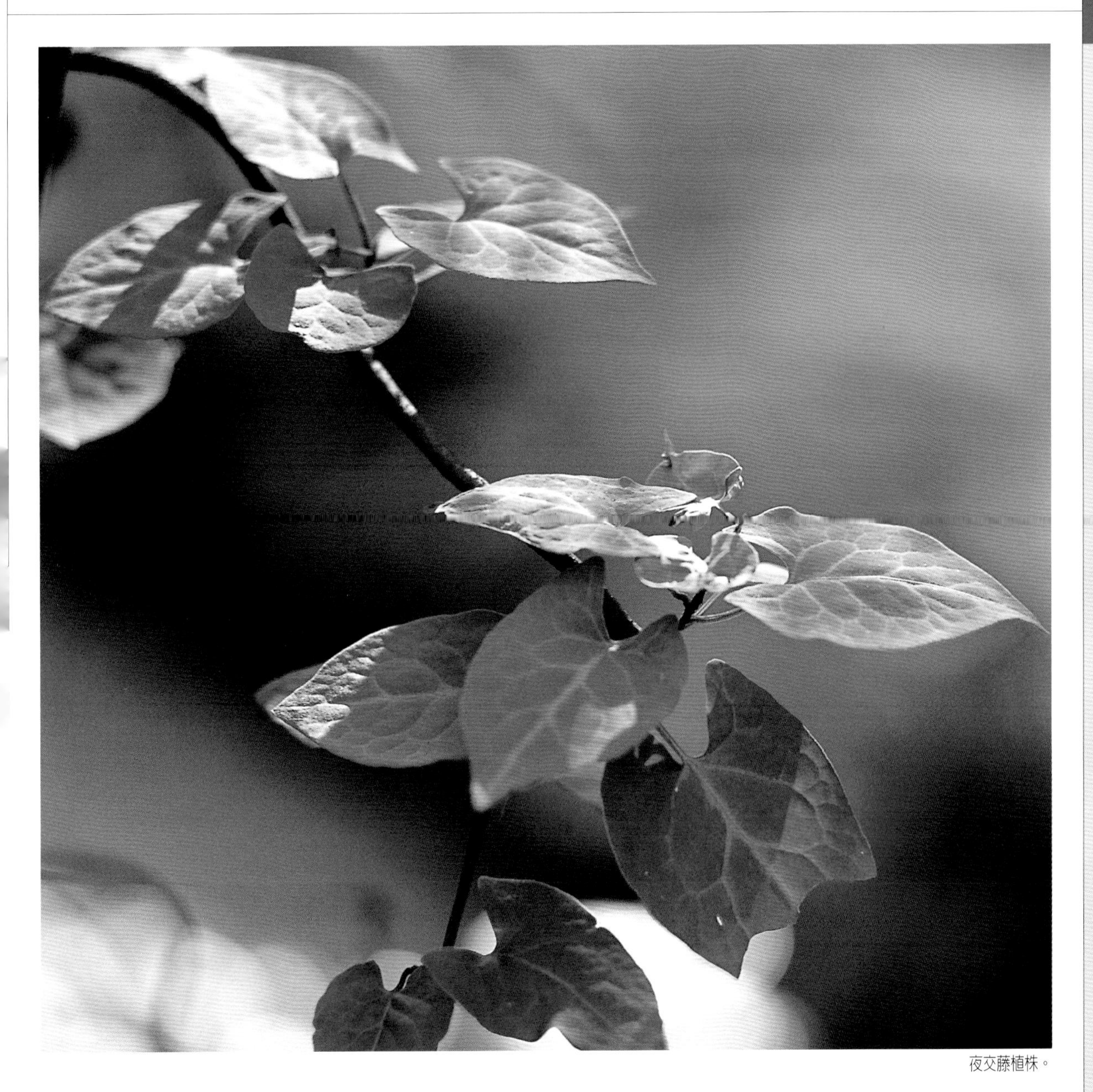

夜交藤植株。

【原植物】詳「何首烏」條。

【採收】帶葉的藤莖，於夏、秋採取。但商品大都用藤莖，於秋季葉落後割取，除去細枝、殘葉，切成長約70公分的段落，捆成把，曬乾。

【性味】甘微苦，平。入心、肝經。

【功用主治】養心，安神，通絡，祛風。失眠，勞傷，多汗，血虛身痛，癰疽，瘰鬁，風瘡疥癬。

【用法與用量】內服：煎湯，2～12克。外用：煎水洗或搗敷。

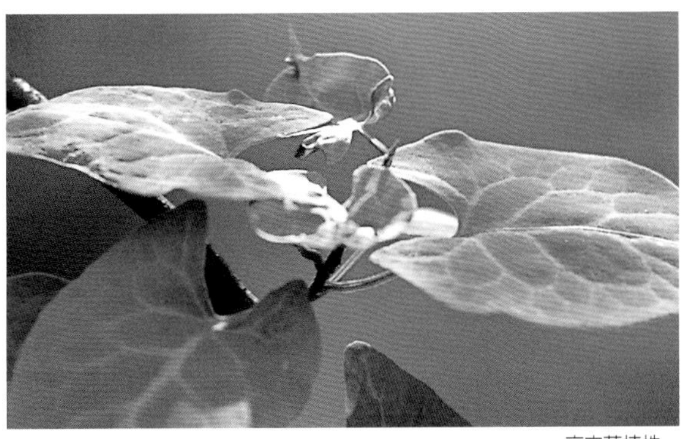

夜交藤植株。

分布：江蘇、浙江、安徽、江西、湖南、湖北、廣東、廣西、雲南、福建、臺灣等地。

【昆明雞血藤】

【別名】網路雞血藤、硬殼藤、石柱藤、老鼠豆、白血藤、紅藤、崖兒藤、白骨藤

【基原】為豆科植物昆明雞血藤 *Millettia reticulata* Benth. 的莖。

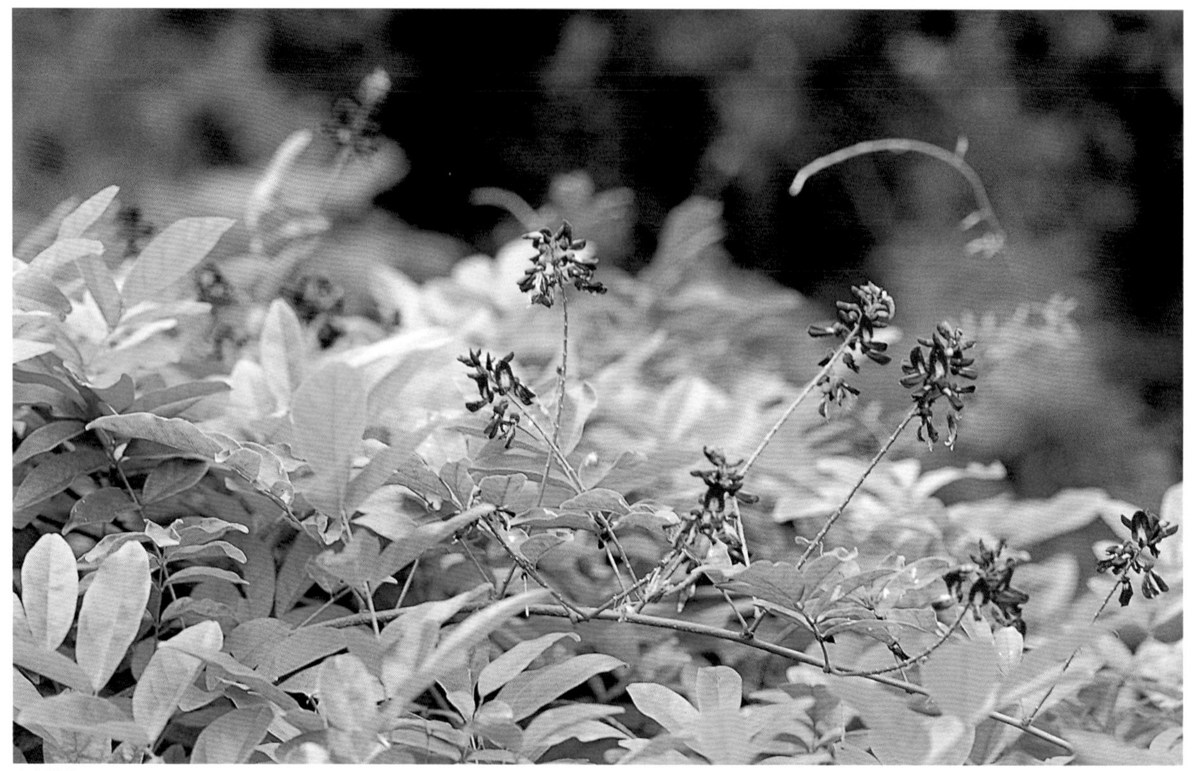
白血藤花。

【原植物】攀援狀灌木，高2～4公尺，莖皮灰白色。羽狀複葉，長10～20公分，有5～9小葉；小葉矩圓形或卵狀矩圓形，長2.5～10公分，寬2～3.5公分，紙質，先端鈍，微凹，全緣，基部圓形或鈍形，上面深綠，光滑，下面綠色；網脈兩面均明顯；小葉柄長4～5公釐；小托葉長約3公釐，針刺狀。圓錐花序，頂生，柔弱，下垂，長5～10公分；花序梗有黃短毛；花多數，密生，花柄比萼略短，具短毛；小苞二片，矩圓形，長約1.5公釐；萼鐘形，長約3公釐，5裂齒短而鈍，邊緣有淡黃色短毛；花冠禿淨，暗紫色，長13～15公釐，旗瓣比龍骨瓣略短而微凹頭。莢果扁條形，薄而硬，禿淨，長至15公分，果瓣近木質，有3～6個種子，扁圓形。花期5～6月。果期11～12月。

【採收】8～9月，割取藤莖，去淨枝葉，切成30～60公分長的小段，曬乾。

【性味】苦，溫。

【功用主治】養血祛風，通經活絡。腰膝痠痛麻木，遺精，盜汗，痛經，跌打損傷。

【用法與用量】9～15克（鮮者30～60克）；或浸酒。

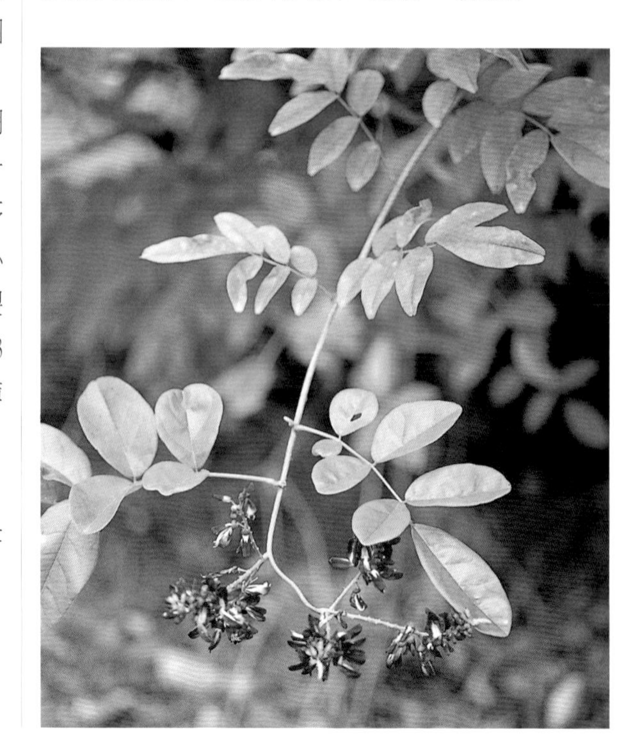

【松節】

【別名】黃松木節、油松節、松郎頭

【基原】為松科植物油松 *Pinus tabulaeformis* Carr.、馬尾松 *Pinus massoniana* Lamb. 或雲南松 *Pinus yunnanensis* Franch. 的枝幹的結節。

【原植物】

◎油松　又名：短葉松、紅皮松。常綠喬木，高15～25公尺，胸徑達1公尺。生長於山坡。樹皮灰褐色，呈鱗甲狀裂，裂隙紅褐色。枝輪生，小枝粗壯，淡橙黃色或灰黃色；冬芽長橢圓形，棕褐色。葉針形，2針一束，稀有3針一束的，較粗硬，長10～15公分，邊緣有細鋸齒，兩面有氣孔線；葉鞘初時淡褐色，漸變為暗灰色，外表常被薄粉層。花單性，雌雄同株，均為松球花序；雄球序長卵形，長1～1.5公分，淡黃綠色，簇生於前一年小枝頂端；花開後成葇荑狀，雄蕊多數；雌球序闊卵形，長7公釐，紫色，1～2枚著生於當年新枝頂端，多數珠鱗成螺旋狀緊密排列，胚珠2枚；珠鱗下面有一小型苞片，與珠鱗分離。松球果卵形，長5～8公分，直徑3～5公分，在枝上能宿存數年之久，鱗突較隆起，鱗臍亦突出，呈鈍尖形。種子具翅，呈不十分規則之橢圓形，稍扁，紫褐色或褐色，具油汁胚乳。花期4～5月。果熟期翌年9月。

◎馬尾松　又名：山松，青松、臺灣赤松、鐵甲松。常綠喬木，高可達40公尺。生長於山地。樹皮紅棕色，成不規則長塊狀裂。小枝常輪生，紅棕色，具宿存鱗片狀葉枕，常翹起，較粗糙；冬芽長橢圓形，芽鱗紅褐色。葉針形，2針一束，細長而柔韌，長13～20公分，葉緣具細鋸齒；葉鞘膜質，灰白色，永存。雄球序橢圓形至卵形，開後延長成葇荑狀，黃色，雄蕊具2花粉囊；雌球序橢圓形，肉紫色。松球果卵狀圓錐形，長4～7公分，直徑2.5～4.5公分，果鱗木質，鱗片盾菱形，鱗突較平坦，微具脊，鱗臍小而短，微凹或微凸。花期4～5月。果熟期翌年10月。

◎雲南松　又名：飛松。常綠喬木，高達30公尺。生長於山地。樹皮幼時紅褐色，漸老則呈灰褐色，深縱裂並呈片狀剝落。枝輪生狀；冬芽粗大，圓錐狀卵形至圓柱形，紅褐色，鱗片披針形，被有白色透明薄膜。葉針形，3針一束，長15～25公分，邊緣及中肋有細鋸齒；葉鞘永存。雄球序聚生於當年生小枝的下部，黃色，圓柱形，長2～3公分，外有一苞片承托；雌球序單生，近於幼枝頂端，鱗片紫褐色。松球果卵狀圓錐形或橢圓狀圓錐形，長4.5～10公分，直徑4.5～7公分，成熟時咖啡色；果鱗長圓形，鱗背稍隆起或顯著隆起，鱗臍微凹。種子卵狀或橢圓形，黃褐色。花期3～4月。果期11～12月。

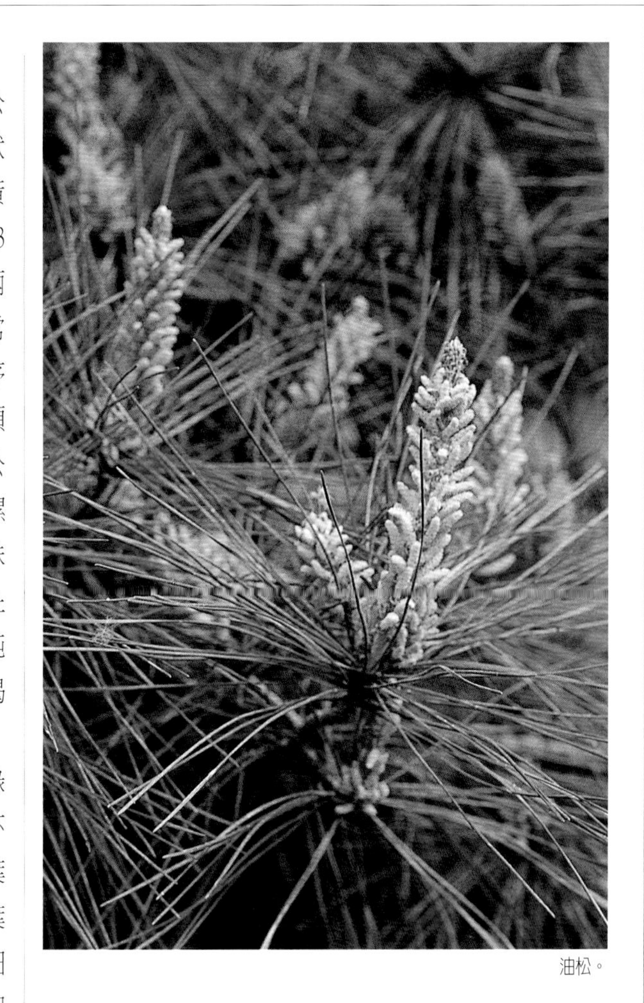

油松。

【採收】多於採伐時或木器廠加工時鋸取之，經過選擇修整，曬乾或陰乾。

【性味】苦，溫。入心、肺二經。

【功用主治】祛風、燥濕，舒筋，通絡。歷節風痛，轉筋攣急，腳氣痿軟，鶴膝風，跌損瘀血。

【用法與用量】內服：煎湯，9～15克；或浸酒。外用：浸酒塗擦。

【宜忌】陰虛血燥者慎服。

分布：油松——遼寧、吉林、河北、山東、山西、陝西、甘肅、內蒙古、寧夏、青海、河南、山東等地。馬尾松——河南、安徽、江蘇、浙江、福建、臺灣、廣東、廣西、湖南、湖北、四川、貴州、雲南、陝西等地。雲南松——雲南、貴州、四川、廣西等地。

分布：
青藤——河南、安徽、江蘇、浙江、福建、廣東、廣西、湖北、四川、貴州、陝西等地。
清風藤——江蘇、安徽、浙江、江西、廣西、湖南等地。

【青風藤】

【別名】清風藤、青藤、尋風藤

【基原】為防己科植物青藤 *Sinomenium acutum* (Thunb.) Rehd.et Wils.、清風藤科植物清風藤 *Sabia japonica* Maxim. 等的藤莖。

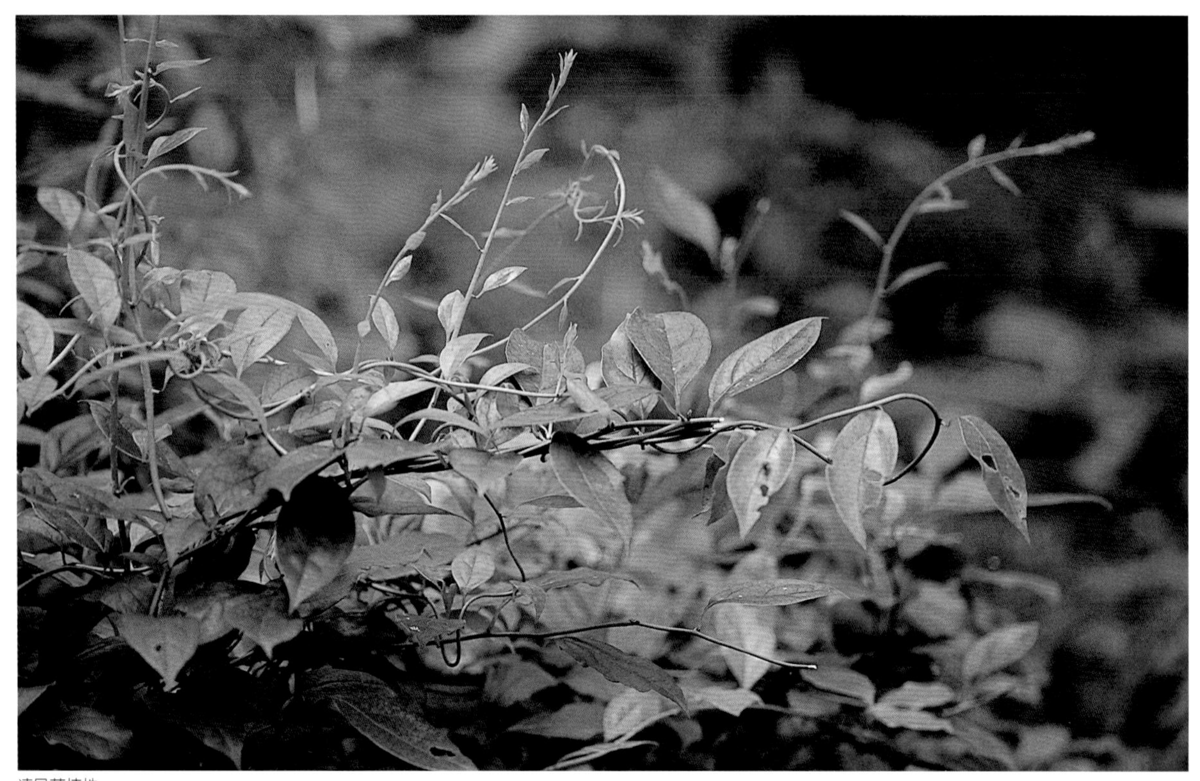

清風藤植株。

【原植物】

◎青藤　落葉纏繞藤本。生於山地。莖帶木質，枝綠色，光滑，有縱直條紋。葉互生，葉柄長5～10公分；葉片近圓形或卵圓形，長6～12公分，寬4～12公分，基部稍心形或近截形，全緣或5～7淺裂，上面光滑，綠色，下面蒼白色。花小，單性，雌雄異株；圓錐花序，長10～18公分，多少被毛；雄花具花萼6片，黃色，長1.8～2.5公釐，外側被毛；花瓣6片，淡綠色；雄蕊9～12枚，長約1.6公釐；雌花的花被與雄花同；具9枚退化雄蕊；心皮3，花柱反曲，柱頭淺裂。核果，黑色，長5～7公釐，直徑4～5公釐，內果皮扁平。種子半月形。花期6～7月。

◎清風藤　落葉纏繞藤本。生於山坡路旁、林下、溪邊灌叢中。嫩枝條屈曲，有微毛。單葉互生；葉片橢圓形至卵狀橢圓形，長5～7公分，寬3～4.5公分，先端短尖，基部圓或帶闊楔形，全緣，兩面光滑無毛，革質；落葉後，葉柄基部殘留枝上成短刺狀，頂端微呈兩歧。花單生或數朵簇生於葉腋，下有鱗片數枚，先葉開放；花黃色，直徑5～6公釐；萼5裂；花瓣5，倒卵狀橢圓形；雄蕊5，短於花瓣；子房基部有5尖裂的花盤，花柱錐形。核果深裂，成並立的2分果，分果扁，倒卵形，熟時深碧色。花期3月。果期5月。

【採收】青藤及華防己夏、秋採割藤莖，曬乾，或潤透切段，曬乾。清風藤秋冬採老藤，切段，曬乾。

【性味】苦，平。

【功用主治】祛風濕，利小便。風濕痹痛，鶴膝風，水腫，腳氣。

【用法與用量】內服，煎湯，9～15克；浸酒或熬膏。外用：煎水洗。

【亮葉猴耳環】

【別名】水腫木、火湯木、山木香、羊角、黑漢豆、三角果、亮葉猴耳環、尿桶弓
【基原】為豆科植物亮葉圍涎樹 *Pithecellobium lucidum* Benth. 的枝葉。

分布：廣東、廣西、四川、雲南、福建、臺灣、浙江等地。

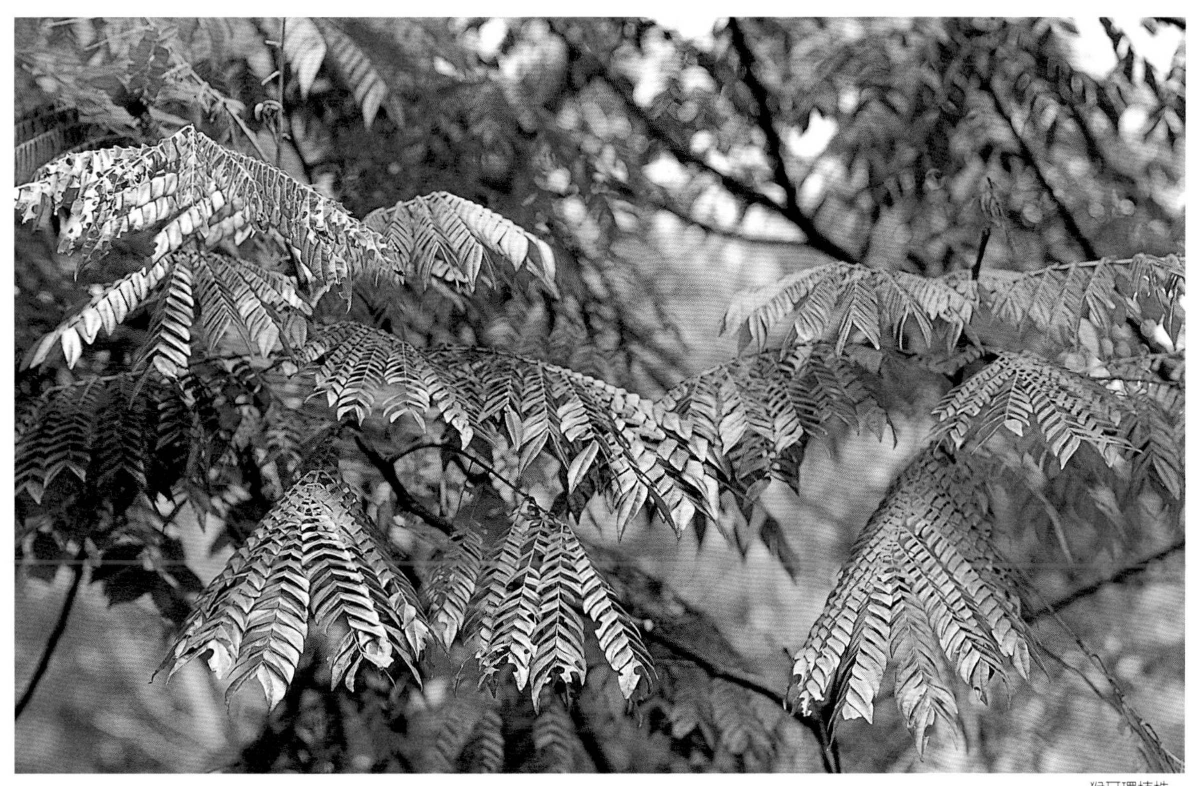

猴耳環植株。

【原植物】灌木或小喬木，高2～10公尺。幼枝、葉柄、花序均被褐色短絨毛。2回羽狀複葉，羽片2～4個；在葉柄近基部、在葉軸上每對羽片之間及在小葉軸上每對小葉之間各有腺體1個；小葉4～10，互生，近於不等四邊形、橢圓形或倒披針形，長1.7～10.5公分，闊1.2～4公分，先端急尖或漸尖，基部楔形。頭狀花序排列成圓錐狀，腋生或頂生；花無柄；苞片倒卵形或卵形，急尖或漸尖；萼鐘狀，有短齒牙；花冠白色，長7.5公釐，裂片5，矩匙形，急尖；雄蕊約全長的1/3處合生；子房無柄，無毛。莢果帶形，彎曲為圓圈，種子間狹窄，無毛，闊2～3公分。種子黑色，長約12公釐。花期4～6月。果期7～9月。

【採收】全年可採。

【性味】寒涼。

【功用主治】消腫，涼血，消炎生肌。風濕痛，跌打，火燙傷，潰瘍。

【用法與用量】外用：研末油調敷，或煎水洗。

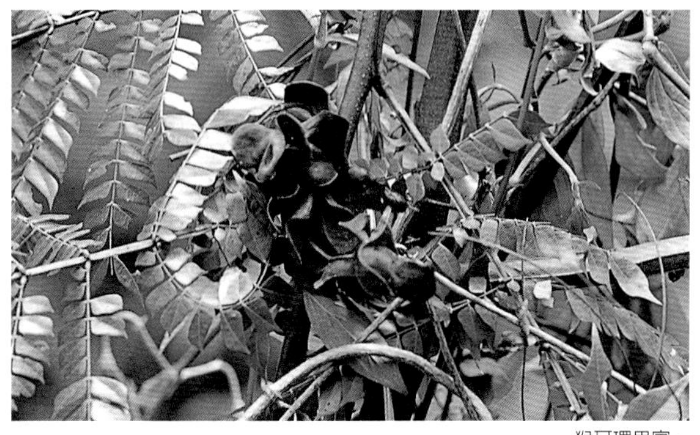

猴耳環果實。

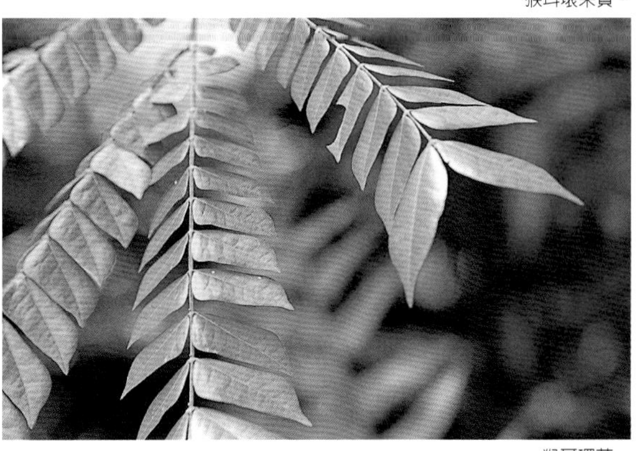

猴耳環葉。

【春花木】

【別名】春花、石斑木、雷公樹、鬢角、鐵裏木、石桂

【基原】為薔薇科植物車輪梅 *Rhaphiolepis indica* (L.) Lindl. 的枝葉或根。

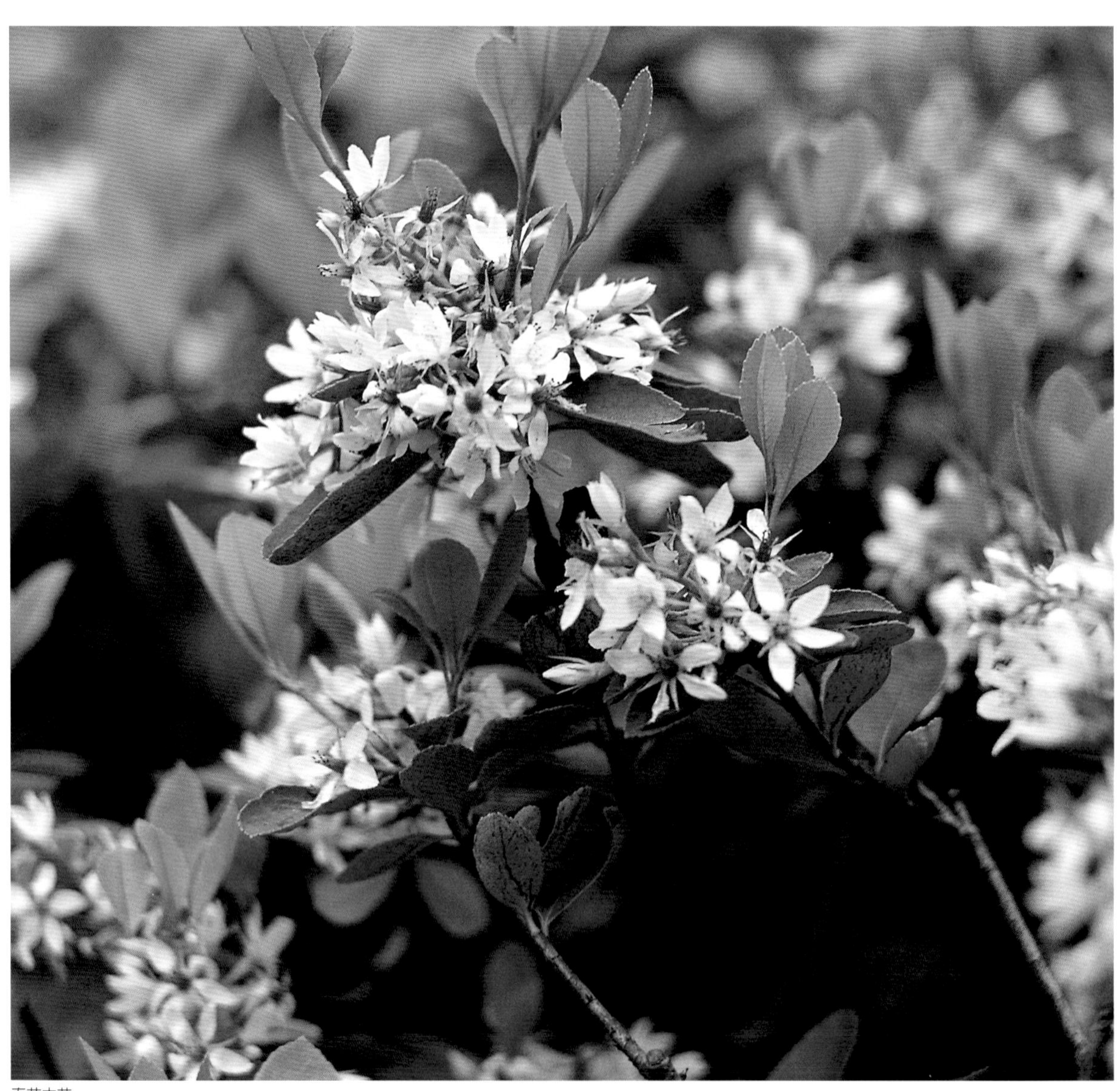

春花木花。

【原植物】直立灌木，近禿淨，高1～4公尺。生於山地林間或溪邊灌木叢中。單葉互生；革質；葉片由卵形至矩圓形或披針形，長4～7公分，寬1.5～3.5公分，先端短漸尖或略鈍，基部漸狹成短柄，兩面均禿淨而上面光亮，邊緣有小鋸齒；托葉錐尖，長3～4公釐，脫落。花白色而染粉紅，直徑約1公分，為頂生、稍稠密的繖房花序或圓錐花序，長約5公分；苞片和小苞片膜質，狹披針形，長尖；萼管禿淨或被絨毛，結果時變禿淨，裂片5，披針形，長6～8公釐；花瓣5，約與萼片等長；雄蕊15～20；子房下位，2室。果球形，大小不等，通常徑約6公釐，頂冠以萼肢的基部而成一環。花期春、夏。果期10～11月。

【採收】全年可採。

【性味】性寒，微苦澀。

【功用主治】消炎去腐。潰瘍紅腫，跌打損傷，腳關節痛，高血壓引致手痛。

【用法與用量】內服：煎湯，9～15克。外用：搗爛外敷。

【美麗胡枝子】

【別名】三妹木、碎藍木、夜關門、紅布紗、馬掃帚

【基原】為豆科植物美麗胡枝子 *Lespedeza formosa* (Vog.) Koehne 的、根、花。

分布：華北、華東、西南及廣東、廣西等地。

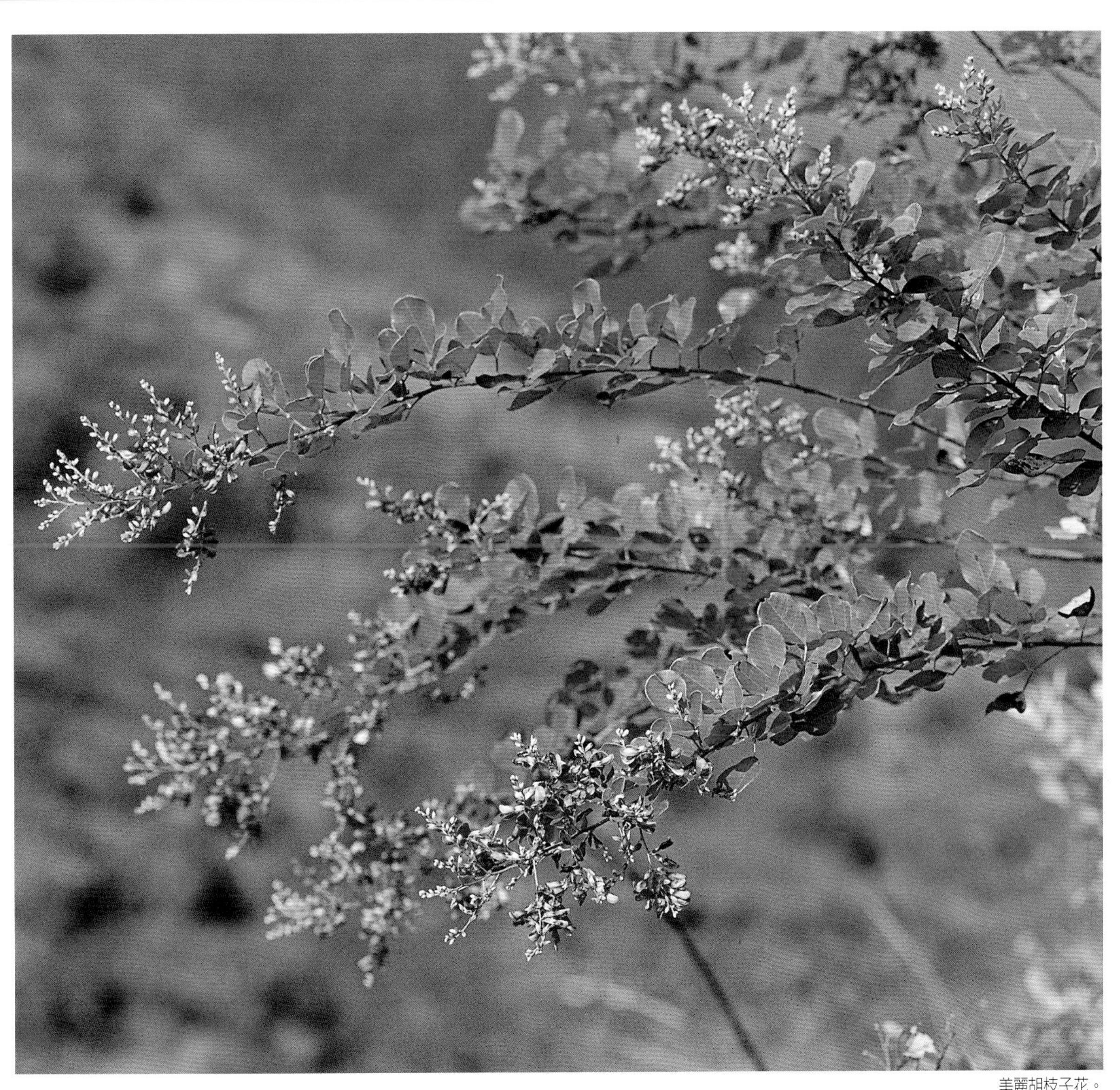

美麗胡枝子花。

【原植物】 直立灌木，高1～2公尺。生於山坡林下或雜草叢中。幼枝有細毛。複葉有小葉3片，卵形，卵狀橢圓形或橢圓狀披針形，長1.5～9公分，寬1～5公分，先端急尖，圓鈍或微凹，有小尖，基部楔形，下面密生短柔毛。總狀花序腋生，單生或數個排成圓錐狀，長6～15公分；總花梗長1～4公分，密生短柔毛；小苞片卵狀披針形、狹矩形或線形，長約4公釐，被長柔毛；萼齒與萼筒近等長或較長，密被黃綠色短柔毛，裂片卵形，漸尖，或為披針形；花冠紫紅色或白色，長1～1.2公分，龍骨瓣在花盛開時較旗瓣為長，或近於等長；花梗短，有毛。莢果卵形、矩圓形、倒卵形或披針形，稍偏斜，長5～12公釐，有短尖，密被鏽色短柔毛。花期7～9月。果期9～10月。

【採收】 春至秋季採收。

【性味】 苦，平。

【功用主治】 莖葉：小便不利。 根：清肺熱，祛風濕，散瘀血。肺癰，風濕疼痛，跌打損傷。花：清熱涼血。肺熱咳血，便血。

【用法與用量】 莖葉內服：煎湯，15～30克。外用：搗敷。

分布：廣西、雲南。

【美麗馬兜鈴】

【別名】煙斗花

【基原】為馬兜鈴科植物美麗馬兜鈴 *Aristolochia elegans* Mast. 的莖。

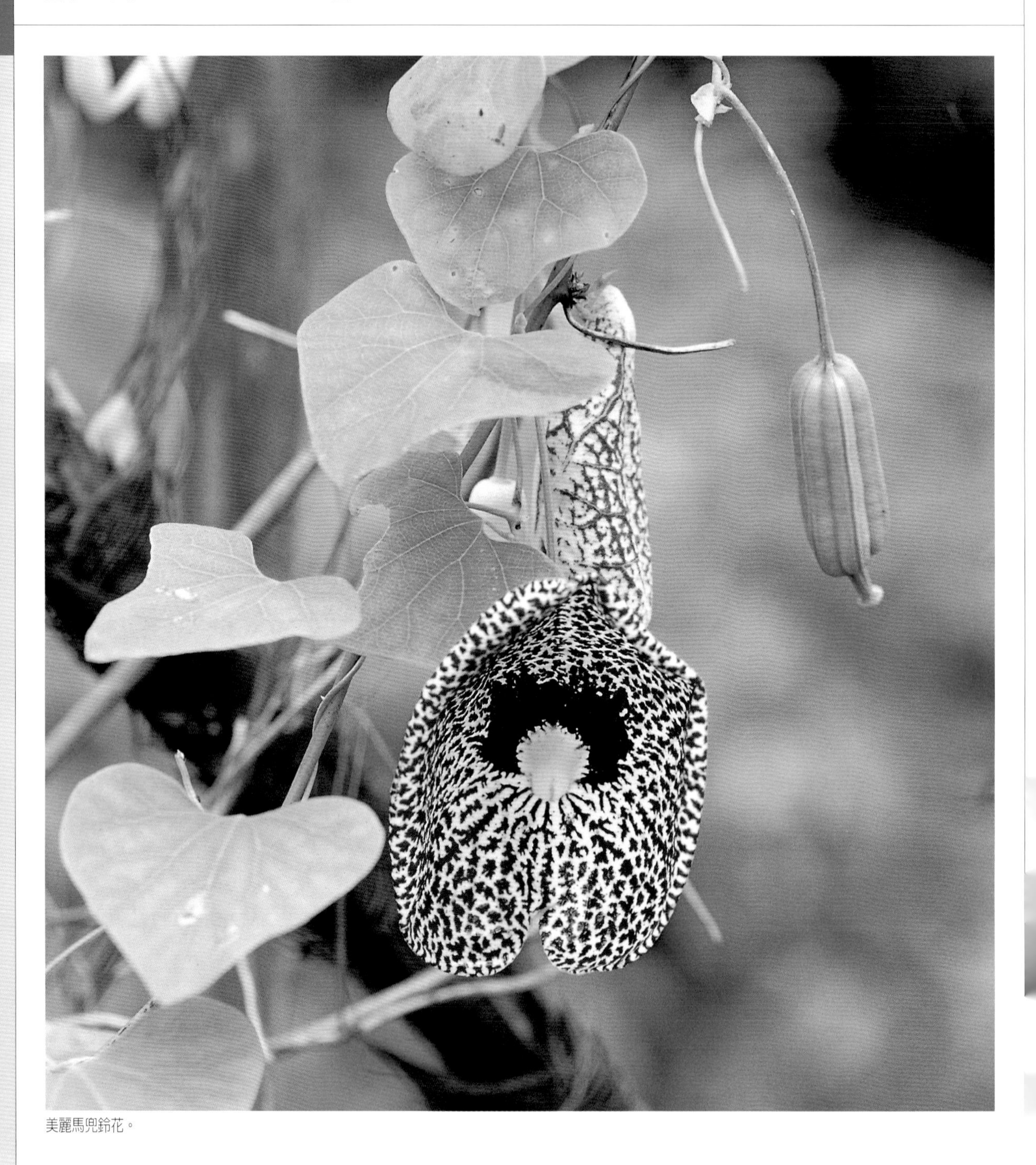

美麗馬兜鈴花。

【原植物】為多年生草本、攀援。喜生於含腐殖質豐富的砂質壤土中，適宜盆栽搭架整形和作綠籬。全株無毛。葉互生，三角狀卵形，長3～8公分，寬8～10公分，頂端鈍圓，基部心形。花生於葉腋，花柄細長，花被喇叭狀，向上彎曲，長約8～9公分，基部膨大，中部細，上部擴大成喇叭形，淡紫色，有深紫色斑點和斑紋，喉部深紫黑色。

【採收】全年可收割。

【功用主治】治療瘧疾和用於墮胎。

【用法與用量】內服，3～6克，水煎服，外用適量。

【飛天蠄蟧】

【別名】龍骨風、大貫衆
【基原】為桫欏科植物桫欏 *Cyathea spinulosa* Wall. 的莖幹。

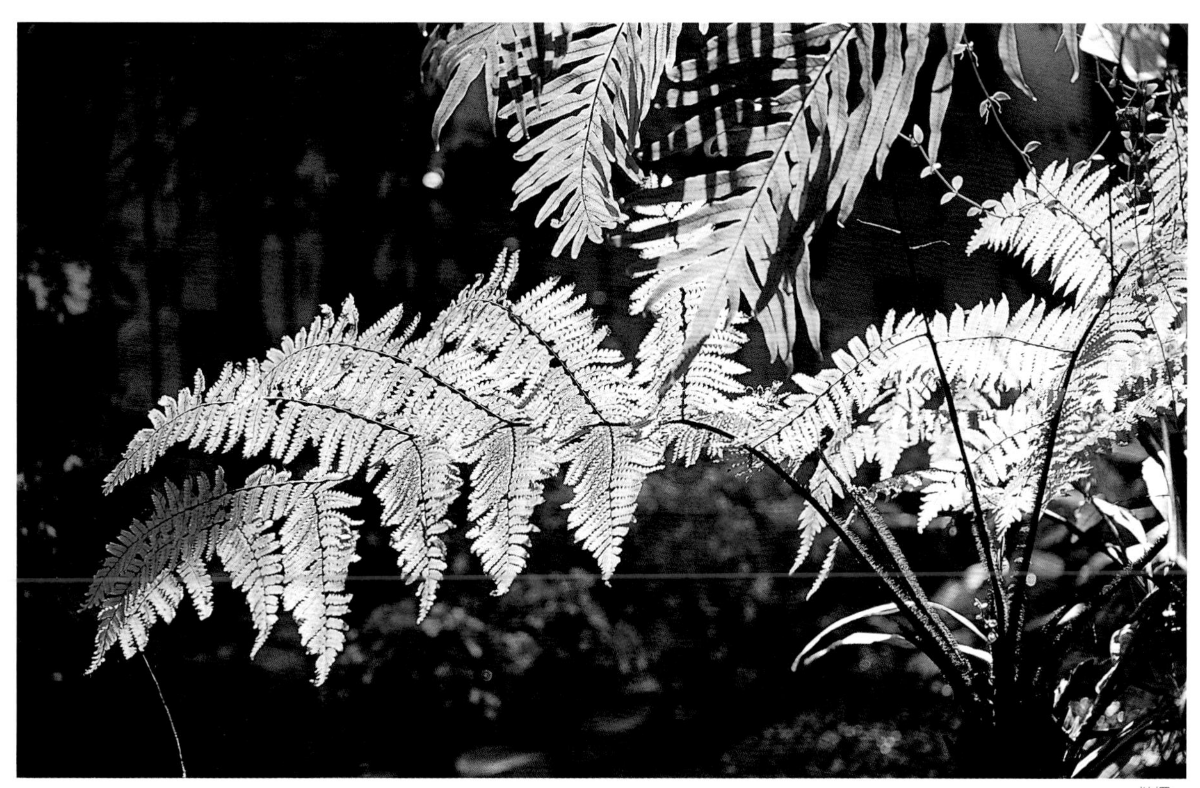

桫欏。

分布：貴州、四川、廣西、廣東、臺灣。

【原植物】大型蕨類，主幹高達2～6公尺。生長於溪邊、林下或草叢中。深褐色或淺黑色，外皮堅硬，有老葉脫落後留下的痕跡。葉叢生於主幹頂端；葉柄和葉軸粗壯，深棕色，有密刺；葉片巨大，紙質，長1～3公尺，3回羽狀分裂，羽片長矩圓形，先端長漸尖，長30～50公分，中部寬13～20公分，羽軸下面無毛，但下部有疏刺，上面連同小羽軸疏生棕色捲曲有節的毛，小羽軸和主脈下面有略呈泡狀的鱗片；小羽片羽裂幾達小羽軸，裂片披針形，短尖頭，有疏鋸齒。葉脈分叉。孢子囊群生於小脈分叉點上凸起的囊托上，囊群蓋近圓球形，膜質，初時向上包被囊群，成熟時裂開。

【採收】全年可採。削去堅硬的外皮。

【性味】苦澀，涼。

【功用主治】清肺胃熱，祛風除濕。流感，肺結核，肺熱咳喘，吐血，風火牙痛，風濕關節痛，腰痛。

【用法與用量】內服：煎湯，15～30克；或燉肉。外用：煎水洗。

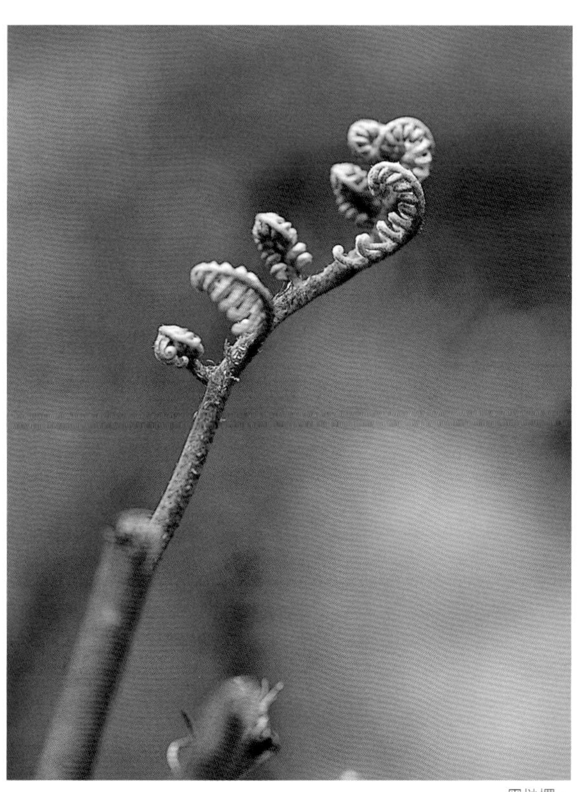

黑桫欏。

分布：槲寄生——黑龍江、吉林、遼寧、內蒙古、河北、河南、山東、安徽、江蘇、浙江、湖北、湖南、江西、福建、四川、山西、陝西、甘肅、青海、雲南等地。桑寄生——福建、臺灣、廣東、廣西、雲南、貴州、四川、江西等地。

【桑寄生】

【別名】桑上寄生、寄生樹、寄生草、冰粉樹

【基原】為桑寄生科植物槲寄生 *Viscum coloratum* (Kom.) Nakai、桑寄生 *Loranthus parasiticus* (L.) Merr. 的枝葉。

【原植物】

◎槲寄生　常綠小灌木，高30～60公分。常寄生於榆、樺、柳、楓、楊等樹上。莖枝圓柱狀，黃綠色或綠色，略帶肉質，2～3叉狀分枝，分枝處膨大成節，節間長5～10公分。葉對生，生於枝端節上，無葉柄，葉片肥厚呈肉質，黃綠色，橢圓狀披針形或倒披針形，長3～7公分，寬7～15公釐，先端鈍圓，基部楔形，全緣，有光澤；主脈5出，中間3條顯著。花單性，雌雄異株，生於枝端2葉的中間，公尺黃色或近於肉色，無花梗；雄花3～5朵；苞片杯形，長約2公釐；花被鐘形，先端4裂，質厚；雄蕊4，花藥多室，無花絲；雌花1～3朵，花被鐘形，與子房合生。先端4裂，長約1公釐；子房下位，1室，無花柱，柱頭頭狀。漿果圓球形，半透明，直徑6～7公釐，熟時黃色或橙紅色，果皮有黏膠質。種子1枚，側扁狀。花期4～5月。果期9～11月。

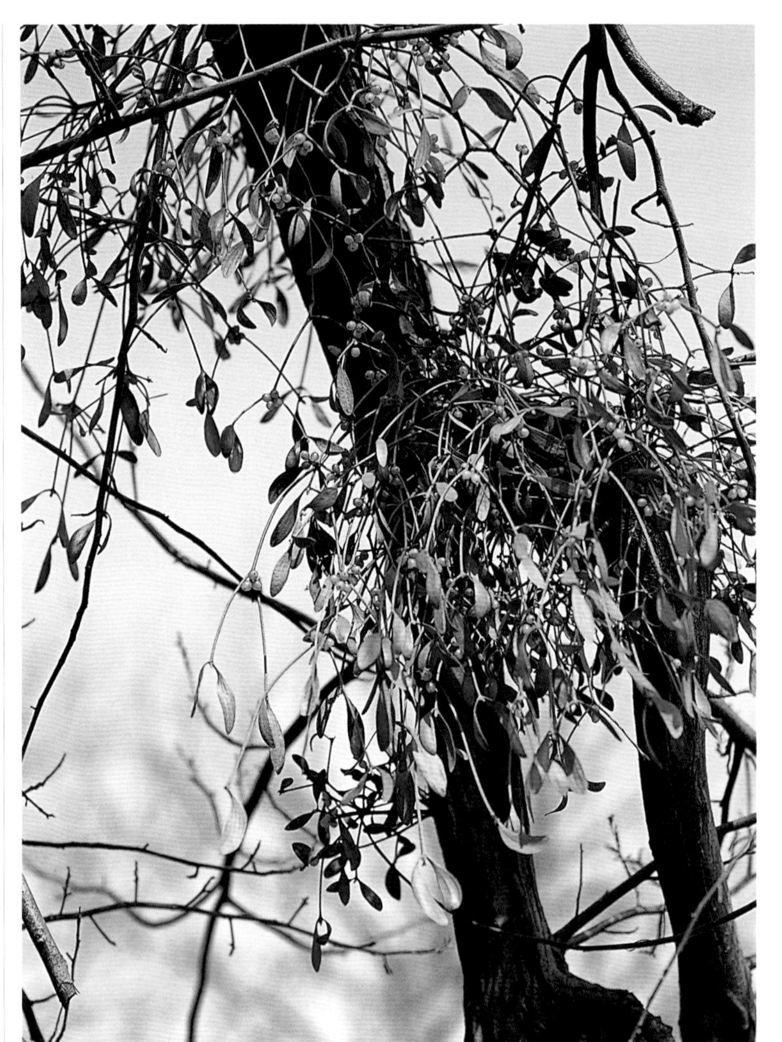

槲寄生植株。

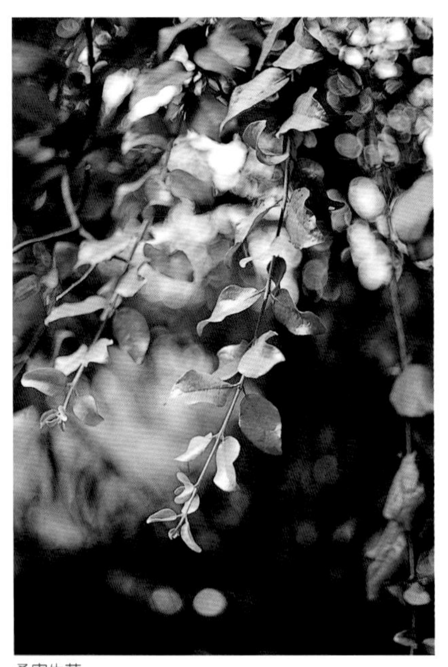

桑寄生葉。

◎桑寄生　又名：桃木寄生、沙梨寄生、枇杷寄生、油茶寄生。常綠小灌木。常寄生於桑科、茶科、山毛櫸科、芸香科、薔薇科、豆科等29科50餘種植物上。老枝無毛，具凸起的灰黃色皮孔，小枝稍被暗灰色短毛。單葉互生或近對生，革質，卵圓形或長卵形，長3～7公分，寬2～5公分，先端鈍圓，基部圓形或闊楔形，全緣，葉脈稀疏而不明顯；葉柄長1～1.5公分，光滑，或幼時被極短的星狀毛。花兩性，1～3朵，形成腋生的聚繖花序，總花梗長4～10公釐，被紅褐色星狀毛；小花梗較短；小苞片1枚，卵形，極小；花萼近球形，與子房合生，外被紅褐色的星狀毛；花管狹管狀，長2～2.5公分，頂端4裂，裂片紫紅色，柔弱，稍彎曲，外被紅褐色星狀毛；雄蕊4；雌蕊1，花柱細長，柱頭扁頭狀，子房下位，球形。漿果橢圓形，有小疣狀突起。花期8～10月。果期9～10月。

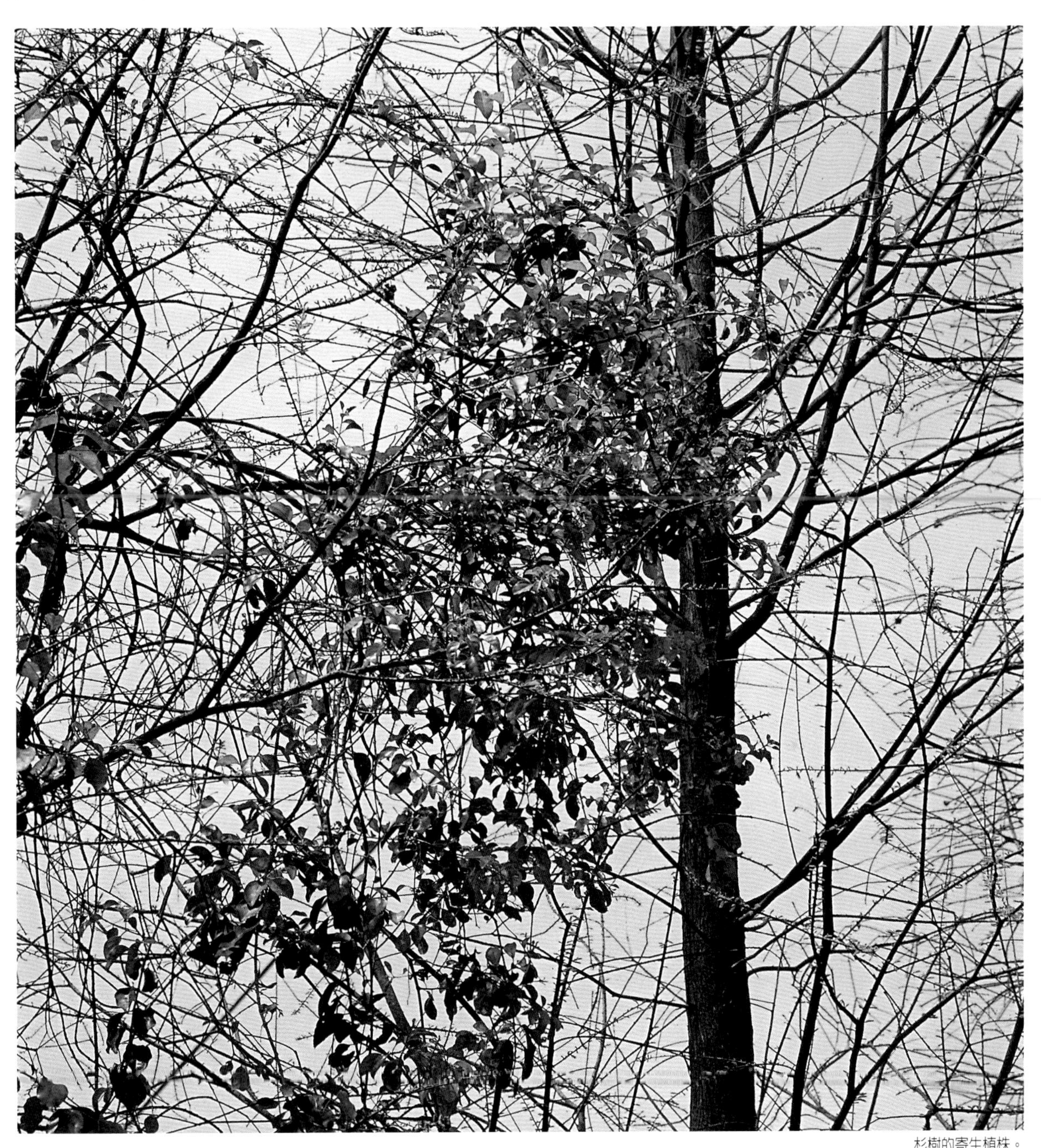

杉樹的寄生植株。

【採收】槲寄生一般在冬季採收（河南、湖南則在3～8月採），用刀割下，除去粗枝，陰乾或曬乾，紮成小把，或用沸水撈過（使不變色），曬乾。桑寄生一般在夏季砍下枝條，曬乾。

【性味】苦甘，平。入肝、腎經。

【功用主治】補肝腎，強筋骨，除風濕，通經絡，益血，安胎。腰膝痠痛，筋骨痿弱，偏枯，腳氣，風寒濕痹，胎漏血崩，產後乳汁不下。眩暈。

【用法與用量】內服：煎湯，3～18克；入散劑、浸酒或搗汁服。

【馬蹄蕨】

【別名】牛蹄勞、馬蹄樹、地蓮花、馬蹄香、馬蹄附子、觀音坐蓮

【基原】為蓮座蕨科植物福建蓮座蕨 *Angiopteris fokiensis* Hieron. 的根狀莖。

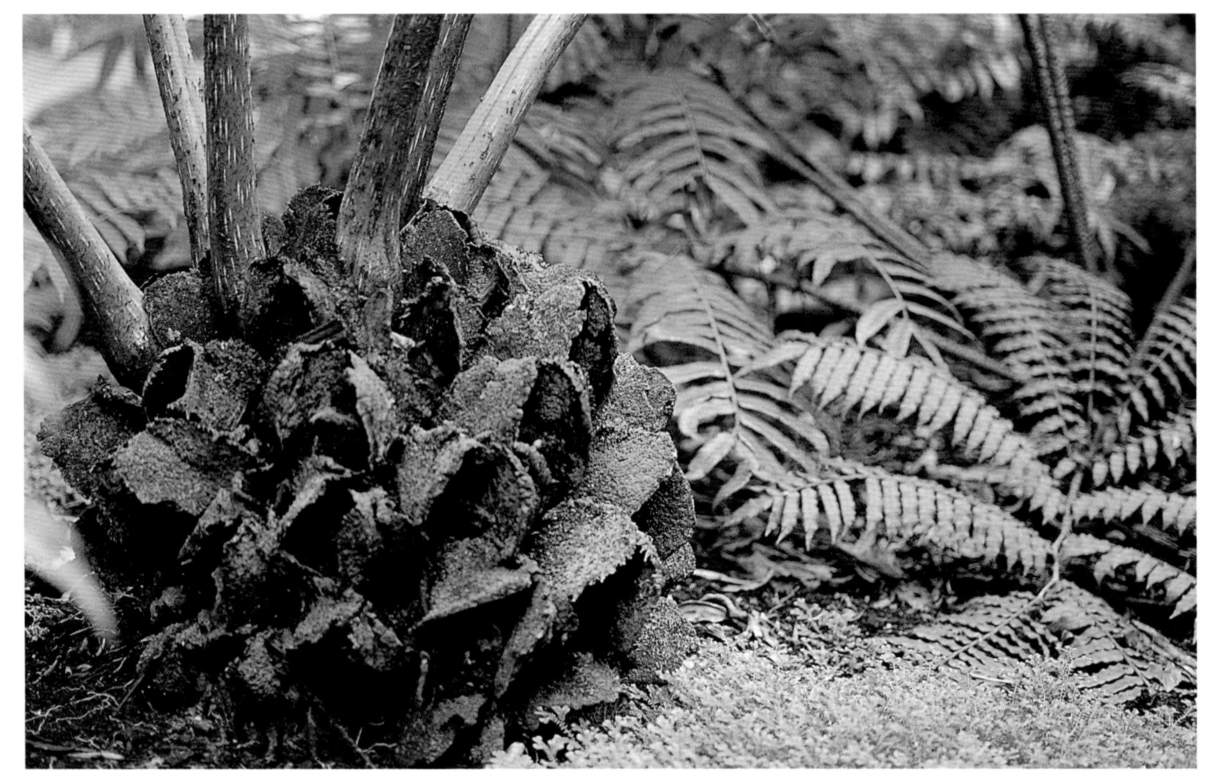

福建蓮座蕨鱗莖。

分布：福建、湖北、湖南、貴州、廣東、廣西等地。

【原植物】多年生草本，高1.5公尺以上。生於林下、溪邊。根狀莖塊狀，直立，下面簇生圓柱狀的粗根。2回羽狀複葉；葉柄粗壯，多汁肉質，長約50公分；葉片寬卵形，長與闊各60公分以上；羽片5～7對，互生，狹長圓形，長50～60公分，寬14～18公分；小羽片平展，上部的稍斜上，中部小羽片披針形，長7～9公分，寬1～1.7公分，先端漸尖，基部截形或幾圓形，頂部向上微彎，下部小羽片較短，頂生小羽片和側生的同形，有柄，葉緣全部具有淺三角形鋸齒；葉革質，兩面光滑，葉脈一般分叉，無倒行假脈；葉軸腹部具縱溝，向頂端具狹翅。孢子囊群棕色，長圓形，長約1公釐，距葉緣0.5～1公釐，彼此接近，由8～10個孢子囊組成。

【採收】夏、秋採收。

【性味】苦，寒。

【功用主治】祛風，清熱，解毒。風熱咳嗽，痄腮，癰腫瘡毒，蛇咬傷，功能性子宮出血。

【用法與用量】內服：煎湯，9～15克；或研末。外用：搗敷。

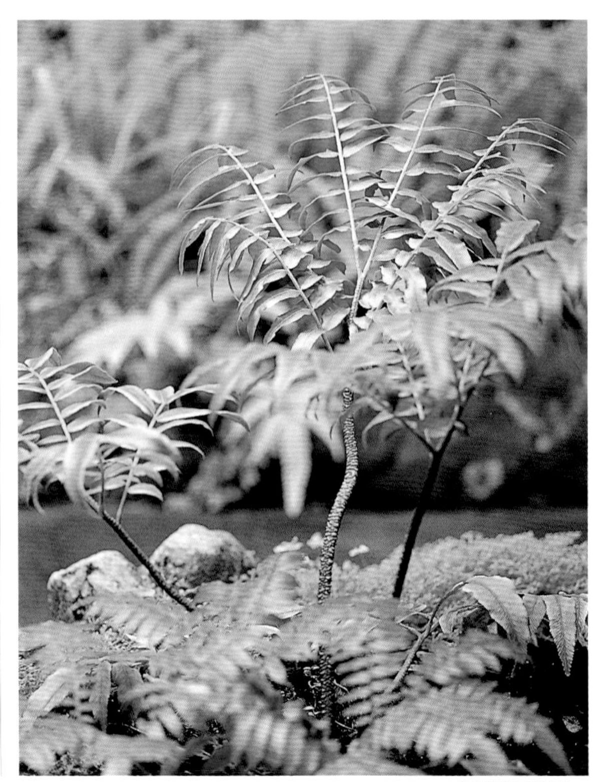

福建蓮座蕨植株。

【假藍靛】

【別名】木藍、小藍青

【基原】為豆科植物野青樹 *Indigofera suffruticosa* Mill. 的莖葉及種子。

分布：廣東、廣西、雲南、福建、臺灣等地。

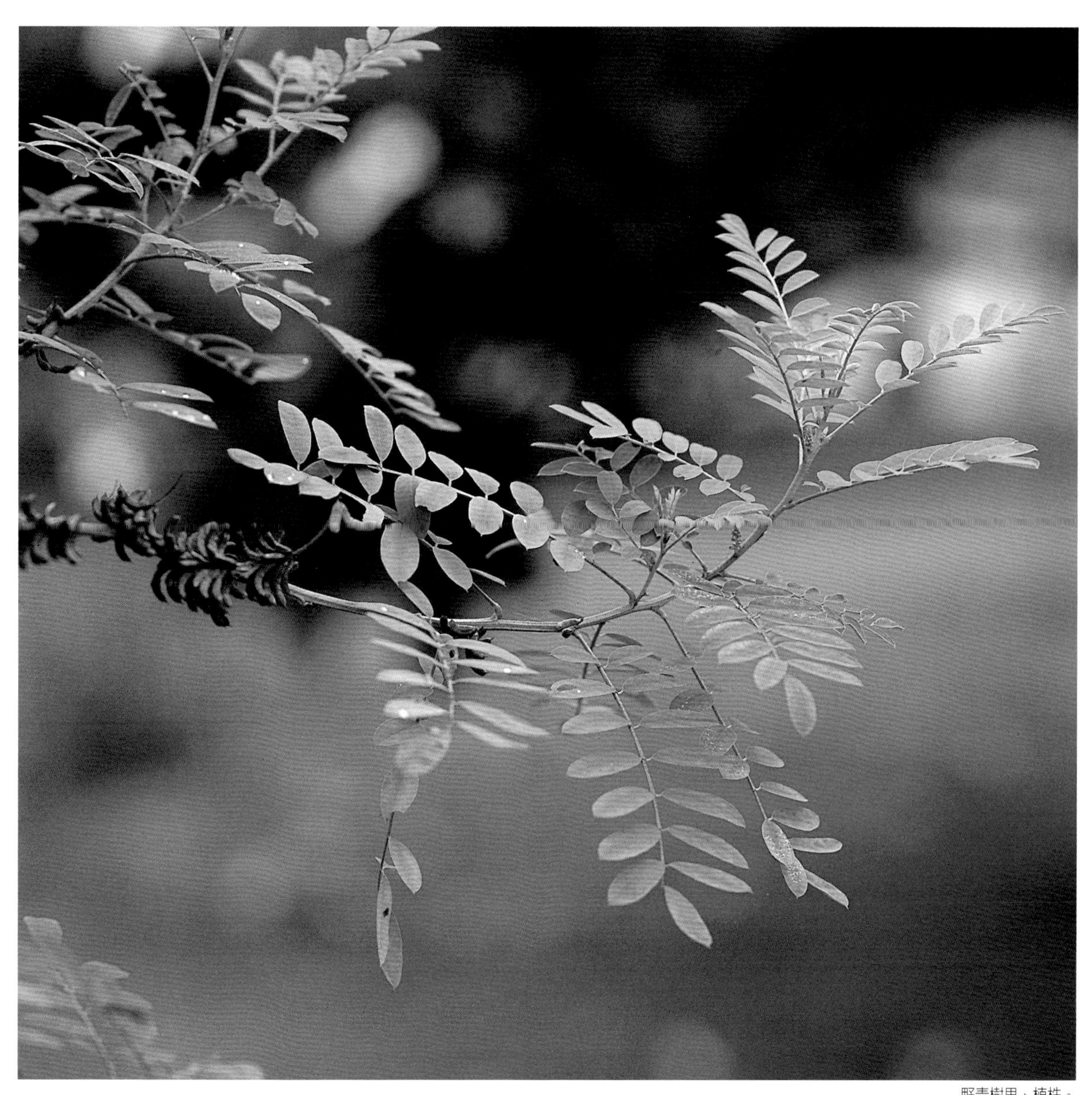

野青樹果、植株。

【原植物】 直立灌木或亞灌木，高1～1.5公尺。生於山野。莖有角，稍分枝，被緊貼短柔毛。羽狀複葉，長5～10公分，有小葉7～15枚，小葉對生，矩圓形，倒披針形或倒卵形，長1～2.5公分。先端短銳尖，上面近禿淨或略被疏毛，下面灰白色而被緊貼的柔毛；托葉錐尖。總狀花序腋生，長2～3公分；花柄極短而下彎；萼鐘形，被緊貼的柔毛，5齒裂，齒闊而短，約與萼管等長；花冠蝶形，紅色，長約5公釐；雄蕊10，2束；花柱短，柱頭頭狀。莢果圓柱形，下垂，彎曲如鐮狀，棕紅色，長1～1.5公分，被短柔毛，有種子6～8顆。花期春季。

【採收】 7～8月採收。

【性味】 苦，寒。

【功用主治】 涼血，解毒。衄血、膚癢、濕疹。

【用法與用量】 內服：煎湯，6～9克。外用：煎水洗。

分布：廣東、廣西、福建、臺灣、雲南等地。

【排錢草】

【別名】龍鱗草、午時合、金錢草、疊錢草、雙排錢、錢串草、尖葉阿婆錢。

【基原】為豆科植物排錢樹 *Desmodium pulchellum* (L.) Benth. 的地上部分。

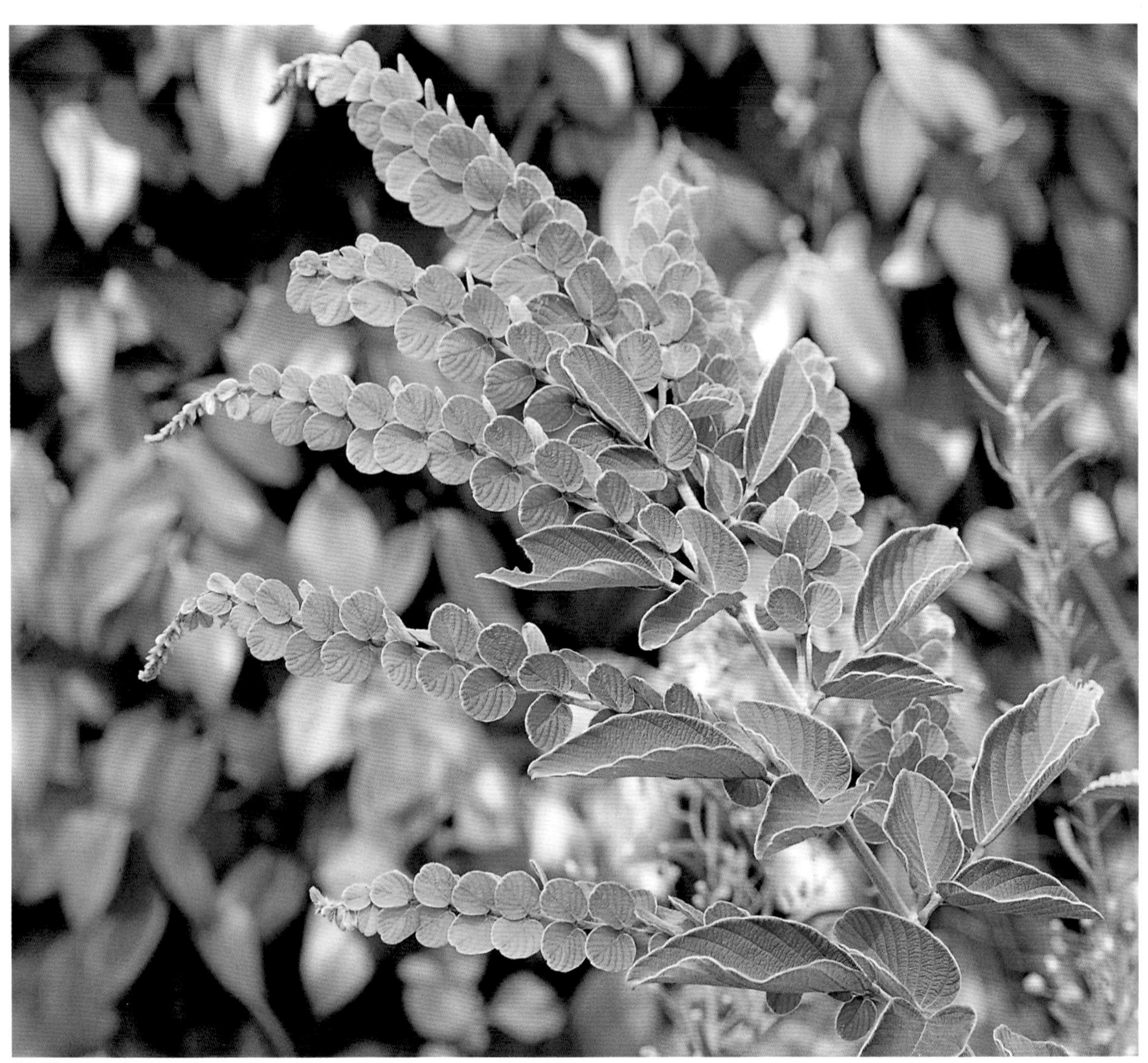

排錢草植株。

【原植物】灌木，高0.6～1公尺。生於荒地、山坡疏林下。枝纖細，被柔毛。3出複葉，頂端小葉矩圓形，長6～12公分，側生小葉比頂生的小2倍，先端鈍，或近尖，基部渾圓形，邊緣稍作波浪形，革質，上面綠色，禿淨或兩面均被小柔毛；葉柄長6～8公釐。總狀花序頂生及側生，長8～30公分或過之，由12～60個繖形花序或叢生花序組成，每一繖形花序隱藏於2個長1～3公分的圓形、葉狀的苞片內；花柄長2～3公釐，與萼同被短柔毛；萼長約2公釐，裂齒披針形；花冠蝶形，白色，長約6公釐，旗瓣橢圓形，翼瓣貼生於龍骨瓣；雄蕊10，2體；雌蕊1，花柱內彎。莢果矩圓形，禿淨或被小柔毛，邊緣具睫毛，通常有節2個。花期7～9月。

【採收】夏、秋採收，切碎曬乾或鮮用。

【性味】味淡苦，性平。

【功用主治】祛風利水，散瘀消腫。感冒，風濕痹痛，水腫臌脹，喉風，牙痛，跌打腫痛。皮膚過敏，毒蟲咬傷。

【用法與用量】內服：煎湯，6～15克（鮮者60～120克）；或浸酒。外用：搗敷，外洗。

【淫羊藿】

【別名】剛前、仙靈脾、放杖草、千兩金、三枝九葉草、牛角花、三叉骨、肺經草、鐵菱角

【基原】為小蘗科植物淫羊藿 *Epimedium grandiflorum* Morr

分布：黑龍江、吉林、遼寧、山東、江蘇、江西、湖南、廣西、四川、貴州、陝西、甘肅。

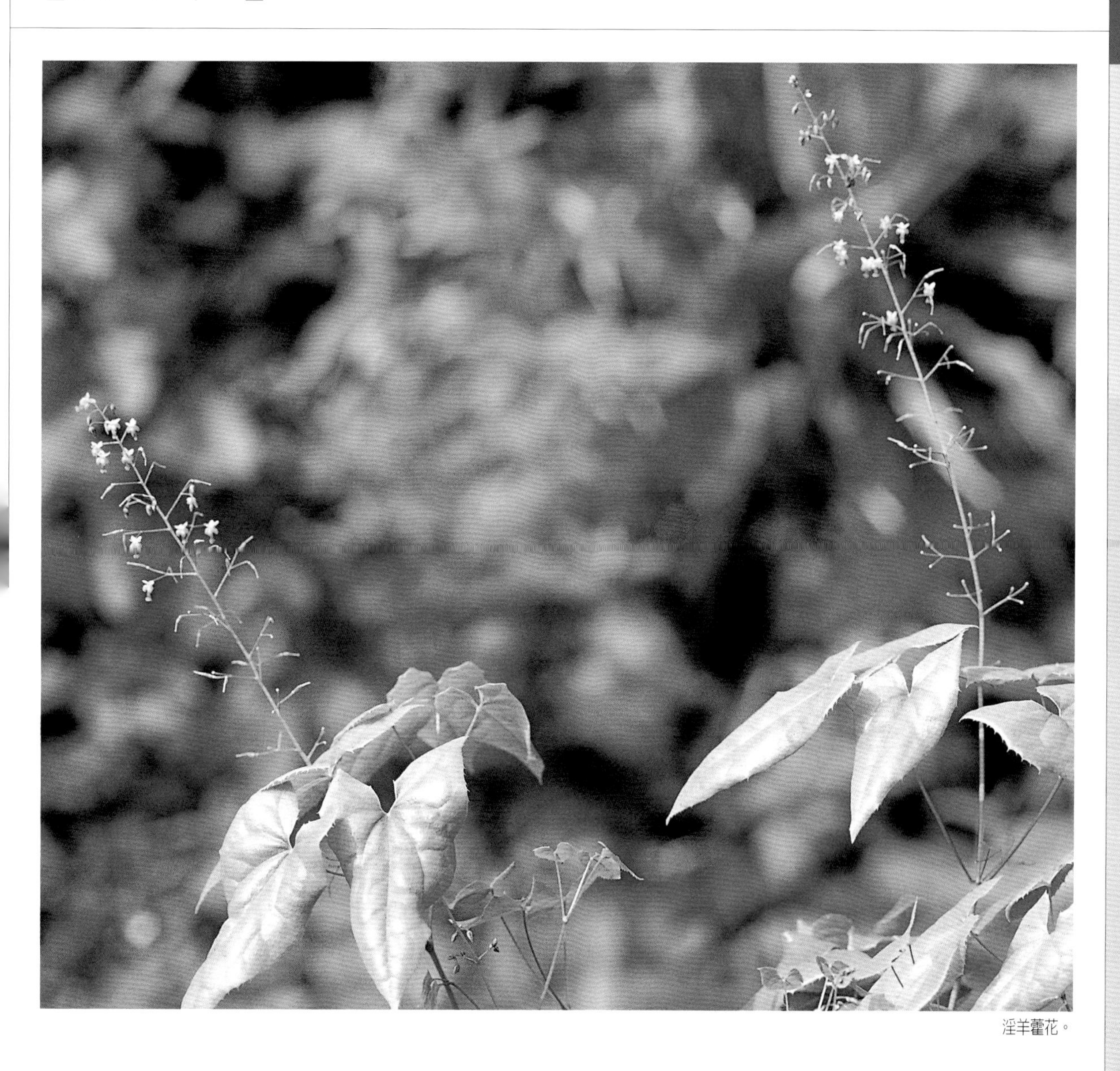

淫羊藿花。

【原植物】多年生草本，高30～40公分。生長於多蔭蔽的樹林及灌叢中。根莖長，橫走，質硬，鬚根多數。葉為2回3出複葉，小葉9片，有長柄，小葉片薄革質，卵形至長卵圓形，長4.5～9公分，寬3.5～7.5公分，先端尖，邊緣有細鋸齒，鋸齒先端成刺狀毛，基部深心形，側生小葉基部斜形，上面幼時有疏毛，開花後毛漸脫落，下面有長柔毛。花4～6朵成總狀花序，花序軸無毛或偶有毛，花梗長約1公分；基部有苞片，卵狀披針形，膜質；花大，直徑約2公分，黃白色或乳白色；花萼8片，卵狀披針形，2輪，外面4片小，不同形，內面4片較大，同形；花瓣4，近圓形，具長距；雄蕊4；雌蕊1，花柱長。蓇葖果紡錘形，成熟時2裂。花期4～5月。果期5～6月。

【採收】夏、秋採收，割取莖葉，除去雜質，曬乾。

【性味】辛甘，溫。入肝、腎經。

【功用主治】補腎壯陽，祛風除濕。陽痿不舉，小便淋瀝，筋骨攣急，半身不遂，腰膝無力，風濕痹痛，四肢不仁。

【用法與用量】內服：煎湯，1～9克；浸酒、熬膏或入丸、散。外用：煎水洗。

【宜忌】陰虛而相火易動者忌服。

【白花酸藤子】

【別名】酸果藤、酸藤果、槍子果、酸藤、白花酸藤果。

【基原】為紫金牛科植物白花酸藤子 *Embelia ribes* Burm.f. 的根、果實、葉。

分布：廣東、廣西、福建、臺灣、雲南等地。

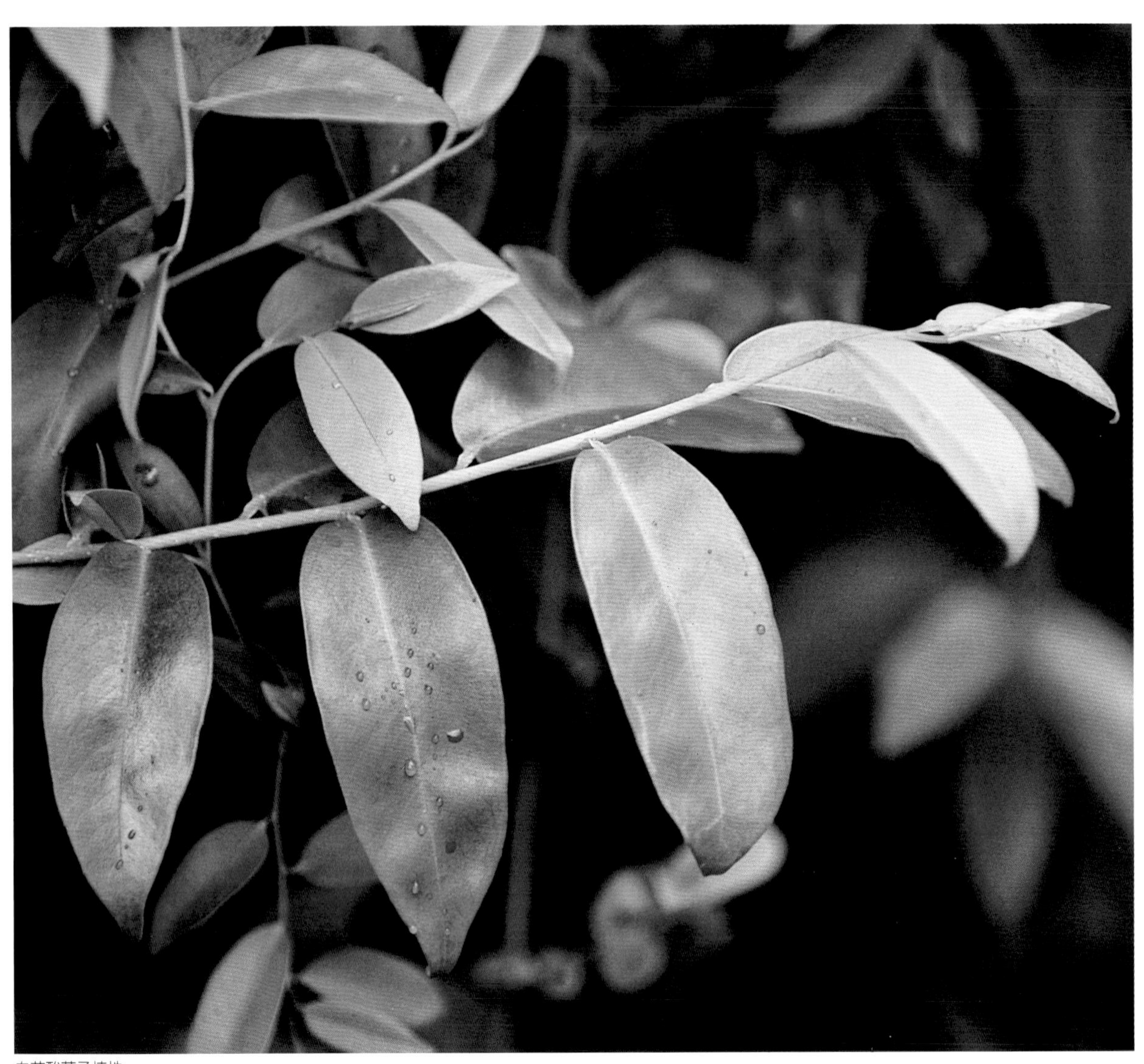

白花酸藤子植株。

【原植物】 攀援灌木或藤本，長3～6公尺。老枝具皮孔。葉堅紙質，倒卵狀橢圓形或長圓狀橢圓形，全緣，兩面無毛；葉柄兩側具翅。圓錐花序生於小枝頂端，疏被乳頭狀突起或密被微柔毛；花5數；花冠裂片分離，淡綠色或白色，橢圓形或長圓形，外面疏被微柔毛，邊緣和裡面密被乳頭狀突起。果球形或卵形，熟時紅色或深紫色。

【採收】 根全年可採收，果實秋冬採收。

【性味】 根：澀，平。果：辛，溫。

【功用主治】 根：清熱祛濕，收斂止瀉，消炎止血。用於赤白痢疾，急性胃腸炎，腹瀉，閉經，遊走性關節炎，小兒頭瘡，跌打損傷，外傷出血。果實：驅殺條蟲。用於條蟲病。葉煎水，可作外科洗藥；嫩尖可生食，味酸，也可作蔬菜。

【用法與用量】 內服，煎湯，15～30克；外用：葉煎水洗。

【雪松】

【別名】香柏、喜馬拉雅雪松、塔松、喜馬拉雅杉

【基原】為松科雪松屬植物雪松 *Cedrus deodara* (Roxb.) Loud 莖葉。

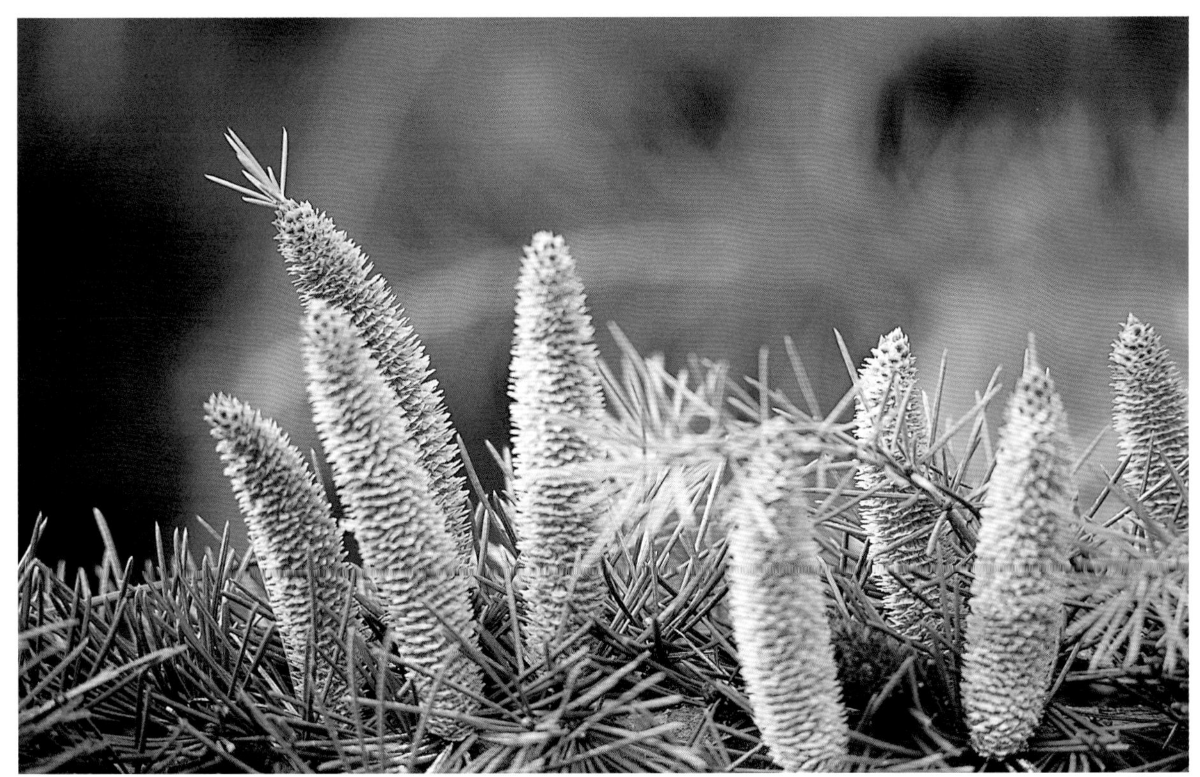

雪松果。

分布：中國華北、華中地區。

【原植物】喬木，高達70公尺；樹皮淡灰色，裂成鱗狀塊片；樹冠塔形至平坦傘形；一年生長枝被細毛，微下垂。葉長2.5～5公分，灰綠色，幼時有白粉，每面有數條灰白色氣孔線，橫切面三角形，在短枝上簇生，在長枝上稀疏互生。雌雄毬花分別單生於不同大枝上的短枝頂端；雄毬花近黃色，長約5公分，通常比雌毬花早放；雌毬花初為紫紅色，後呈淡綠色，微有白粉，較雄毬花為小。毬果近卵圓形至橢圓狀卵圓形，長7～10公分；種鱗倒三角形，頂端寬平，背面密生銹色毛，種子上端有倒三角形翅。花期2～3月，毬果翌年10月成熟。

【採收】秋季。

【性味】辛，苦，溫。

【功用主治】行氣止痛，活血化瘀。可用之於胃痛，腹痛，失眠，皮疹。

【用法與用量】水煎服10～30克，外用30～60克，煎水外洗。

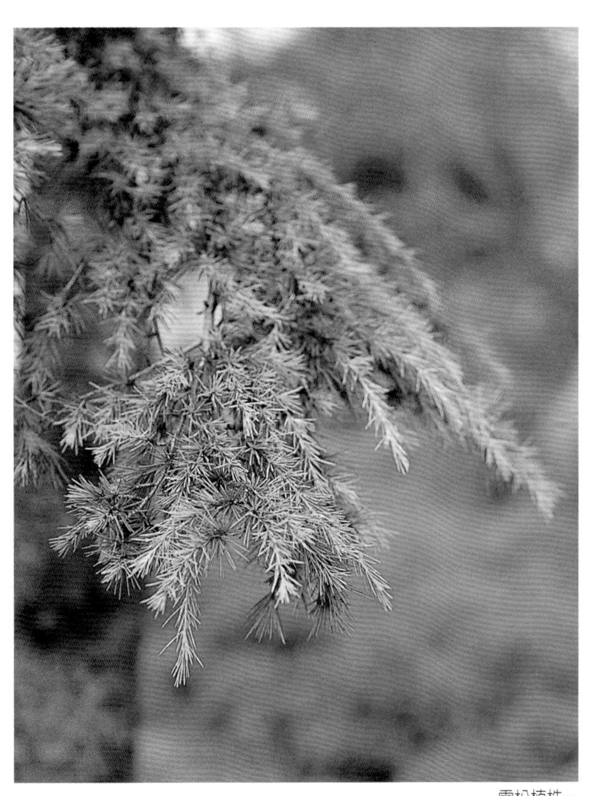

雪松植株。

分布：四川、浙江、江西、江蘇、安徽、廣西、福建、臺灣、湖南、湖北等地。

【鹿藿】

【別名】鹿豆、野綠豆、野黃豆、老鼠眼、鳥眼睛豆
【基原】為豆科植物鹿藿 *Rhynchosia volubilis* Lour. 的莖葉。

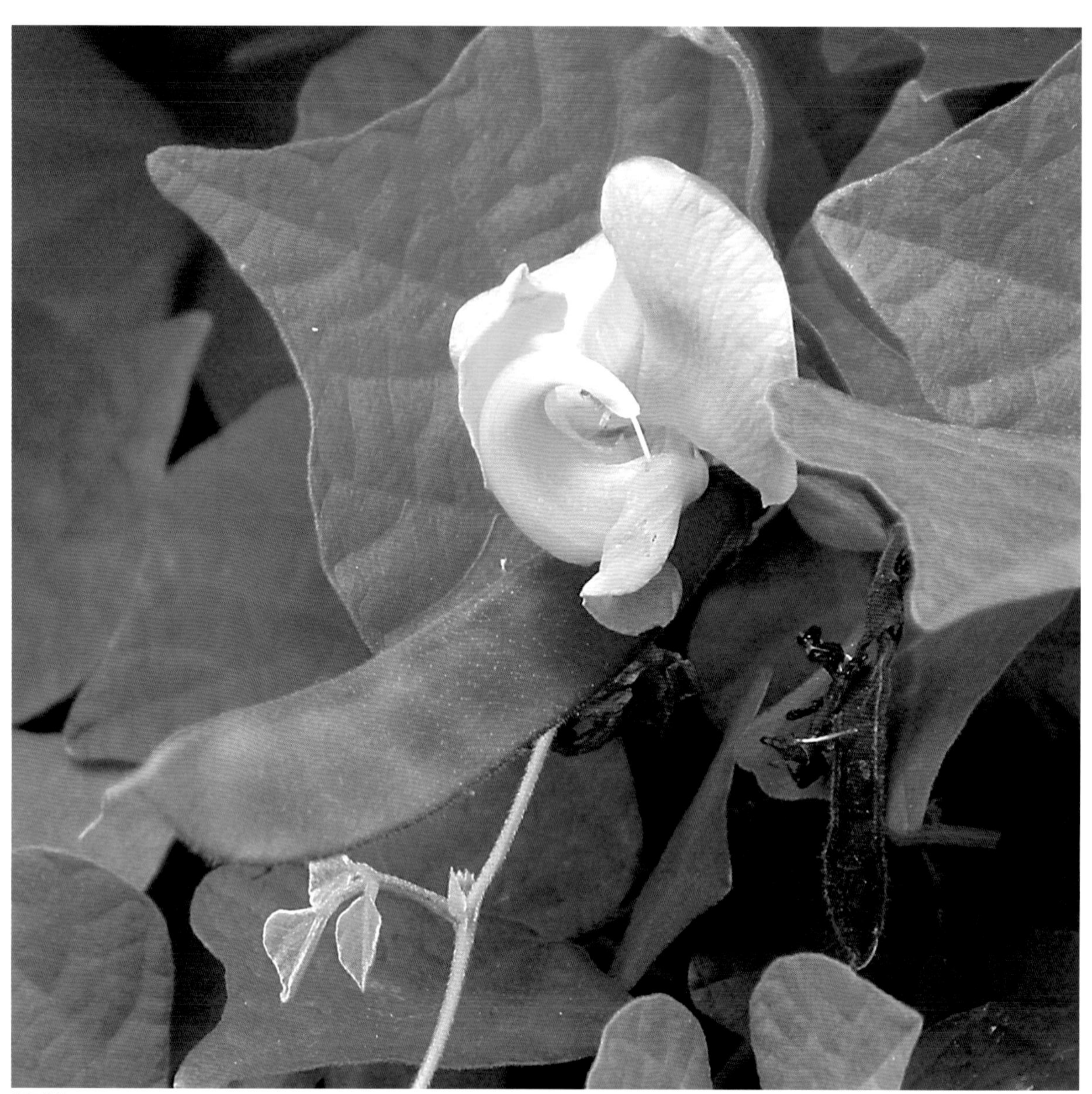

鹿藿植株。

【原植物】 多年生纏繞草本，各部密被淡黃色柔毛。生長在雜草中或附攀樹上，莖蔓長。3出羽狀複葉；側生小葉斜闊卵形，或斜闊橢圓形，長2～6公分，闊1.5～4.5公分，先端短急尖，基部圓形；頂生小葉近於圓形，長2.5～6公分，闊2.5～5.5公分，先端急尖或短漸尖；小葉紙質，上面疏被短柔毛，下面密被長柔毛和淡黃色透明腺點；托葉線狀披針形，不脫落。總狀花序腋生，有花10餘朵；花黃色，長7公釐；花萼鐘狀，5裂；花冠蝶形，龍骨瓣有長喙；雄蕊10，2體，花藥1室；子房上位，胚珠2，花柱長，基部彎曲被毛，柱頭頭狀。莢果短矩形，紅紫色，長約1.5公分，闊約9公釐；有1～2顆黑色有光澤的種子。花期5～9月。

【採收】 5～6月採，曬乾。貯乾燥處。

【性味歸經】 味苦，平。入足陽明、太陰、厥陰經。

【功用主治】 涼血，解毒。頭痛，腰疼腹痛，產褥熱，瘰鬁，癰腫，流注。

【用法與用量】 內服：煎湯，9～15克。外用：搗敷。

【紫檀】

【別名】紫栴木、紫真檀、赤檀、紫檀香、花櫚木、青龍木

【基原】為豆科植物紫檀 *Pterocarpus indicus* Willd. 的心材。

分布：廣東、雲南等地。

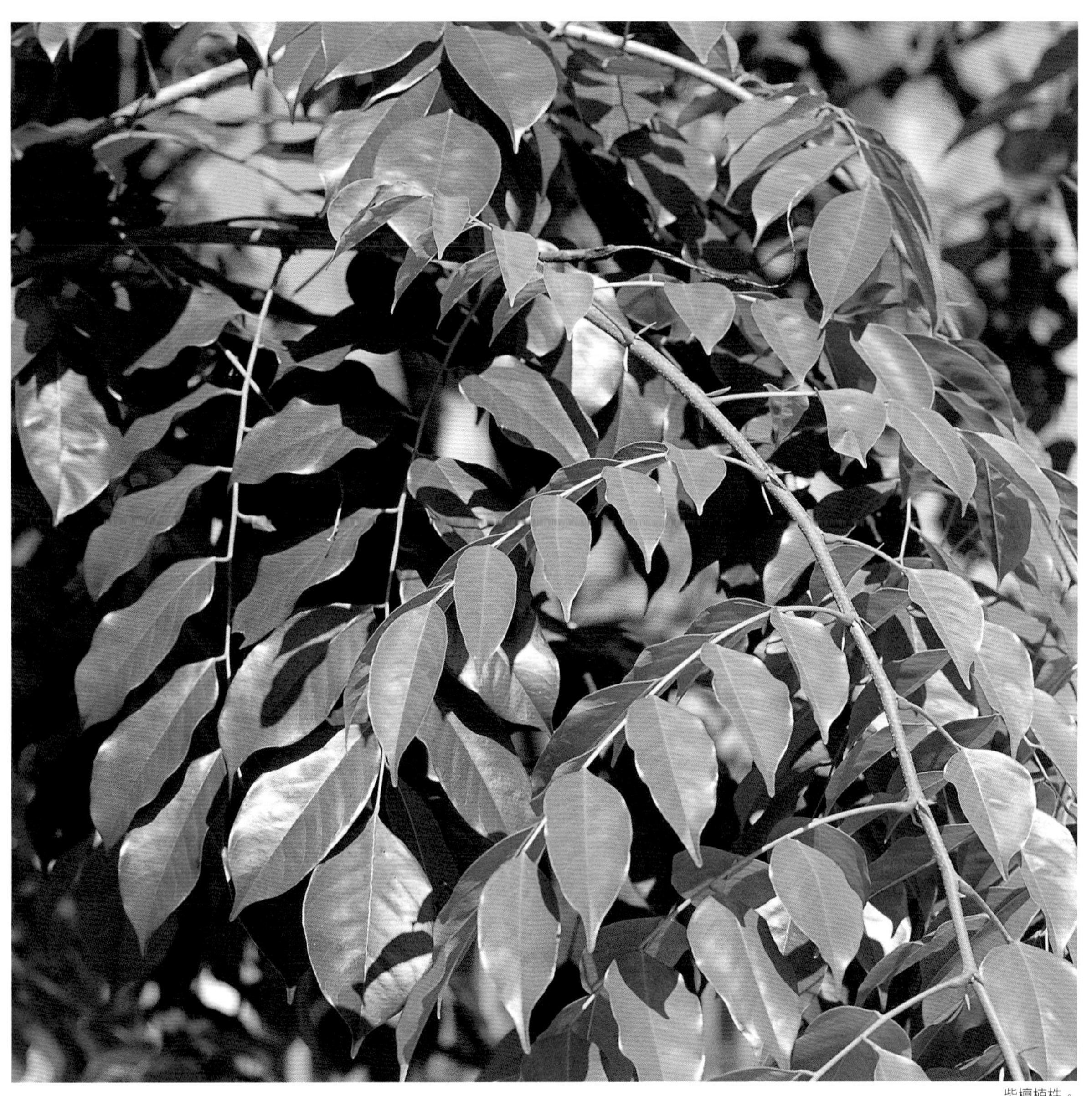

紫檀植株。

【原植物】喬木，高15～25公尺，直徑達40公分。生於坡地疏林中或栽培。單數羽狀複葉；小葉7～9，矩圓形，長6.5～11厘公尺，寬4～5公分，先端漸尖，基部圓形，無毛；托葉早落。圓錐花序腋生或頂生，花梗及序軸有黃色短柔毛；小苞片早落；萼鐘狀，微彎，萼齒5，寬三角形，有黃色疏柔毛；花冠黃色，花瓣邊緣皺摺，具長爪；雄蕊單體；子房具短柄，密生黃色柔毛。莢果圓形，偏斜，扁平，具寬翅，翅寬可達2公分。種子1～2。

【採收】夏、秋季採。

【性味歸經】咸，平。入足厥陰經。

【功用主治】消腫，止血，定痛。腫毒，金瘡出血。

【用法與用量】外用：研末敷或磨汁塗。內服：煎湯。癰腫潰後，諸瘡膿多及陰虛火盛，俱不宜用。

【買麻藤】

【別名】買子藤、駁骨藤、大節藤、烏骨風、雞節藤、鶴膝風、脫節藤、接骨藤

【基原】為買麻藤科植物小葉買麻藤 *Gnetum parvifolium* (Warb.) C.Y.Cheng 和買麻藤 *Gnetum montanum* Markgr.的莖葉或根。

分布：小葉買麻藤——福建、江西、湖南、廣西、廣東等地。買麻藤——雲南南部、廣西及廣東西南部。

【原植物】

◎小葉買麻藤　木質藤本，長12公尺或更長。常生於林中，或山坡、山谷、河邊。莖枝圓形，具明顯的節，皮灰褐色或暗褐色。葉對生，橢圓形、窄橢圓形或倒卵形，長4～13公分，寬2.8～5公分，先端具鈍尖頭，基部楔形或稍圓，全緣，革質；葉柄長5～8（～12）公釐。花單性，輪生於有節的穗狀花序上；總苞淺杯狀，由多數苞片合生而成；雄花序不分枝或1次分枝，具總苞9～13輪，每輪有雄花40～70朵，花被管微呈四稜狀盾形，雄花序先端有一輪雌花；雌花序生於老枝上，通常分枝，每輪總苞有花3～5朵。種子核果狀，肉質的假種皮黑棕色，長橢圓形、卵圓形或長方狀倒卵形，近無柄。花期4～6月。果期9～11月。

◎買麻藤　又名：倪藤、蘆子、蛤蛤藤、見水生、山花生、狗屎藤、烏目藤、搏節藤、山公尺藤、公尺麻藤、雞母麻、大節藤、力梅，亦供藥用。常生於林中，或山坡、山谷、河邊。形態與上種相似，主要區別是：本種葉形較大，長方形或長方狀披針形，長10～20公分，寬4.5～10.5公分；雄花序1～2次分枝，雄花數目較少，每輪總苞內僅有20～40朵花；成熟種子具長2～5公釐短柄，假種皮黃褐色或紅褐色。

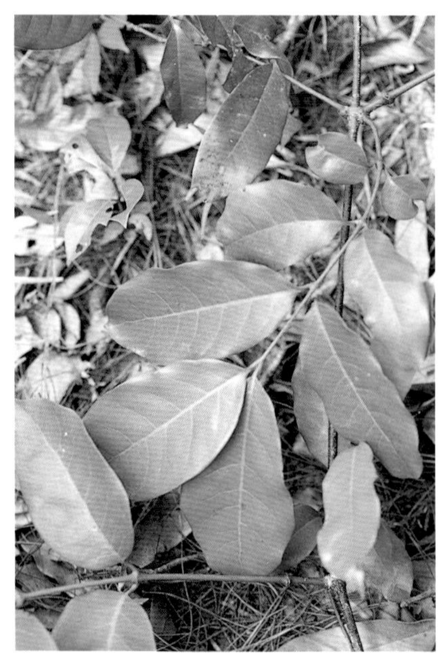
大葉買麻藤植株。

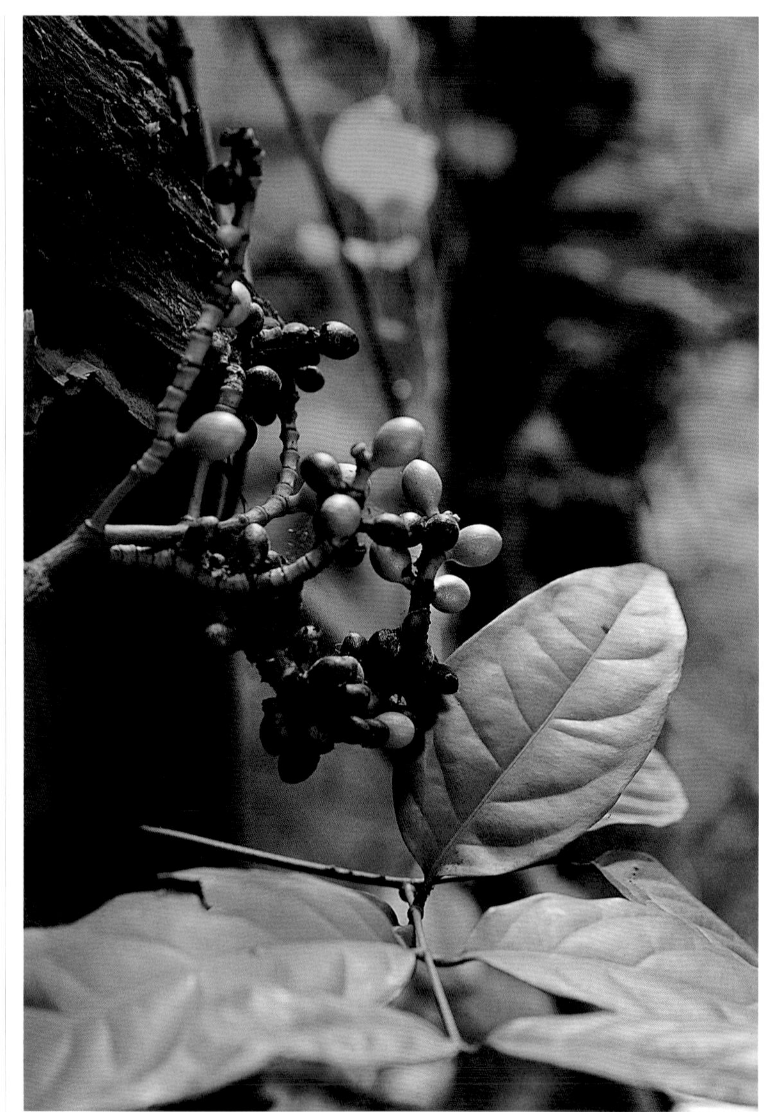
大葉買麻藤果。

【採收】全年可採收。

【性味】苦，溫。

【功用主治】祛風除濕，活血散瘀。莖葉：跌打損傷，風濕骨痛。根：鶴膝風。

【用法與用量】內服：煎湯，2～9克（鮮者15～30克）。外用：搗敷或搗爛酒炒敷。

【飯團藤】

【別名】過山風、黑老虎、十八症、臭飯團、雞腸風、緋紅南五味子、酒飯團

【基原】為木蘭科植物冷飯團 *Kadsura coccinea* (Lem.) A.C.Smith 的莖、葉。

分布：雲南、貴州、四川、湖南、廣西、廣東等地。

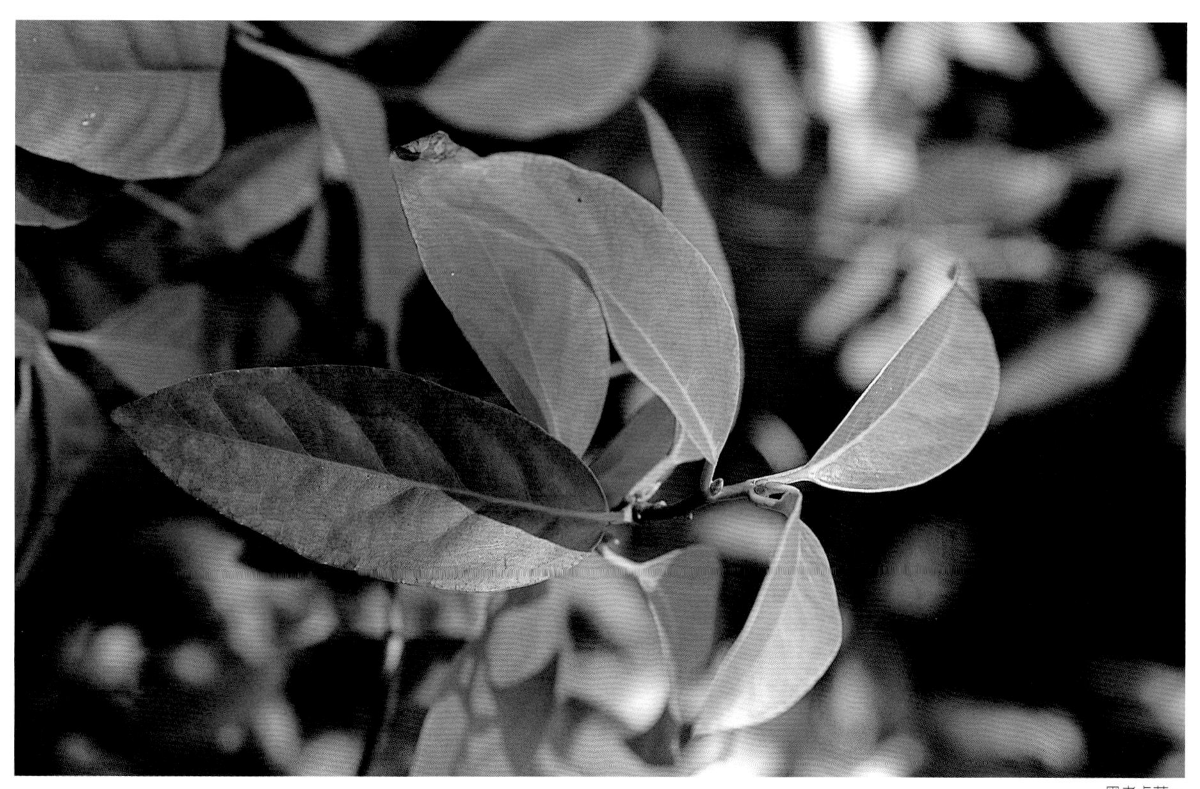

黑老虎葉。

【原植物】常綠攀援灌木，長3～6公尺。多生於山地、山谷、水旁疏林中，常纏繞樹上。葉互生，長橢圓形至卵狀披針形，長8～17公分，寬3～6～8公分，先端尖，基部楔形至鈍形，全緣，革質，近無毛，側脈每邊6～7條；葉柄長1～2公分。花紅色或黃色帶紅色，單性，雌雄同株，單生於葉腋；雄花花被10～16片，最外的最小，卵形，長約5公釐，最大的長橢圓形至卵狀橢圓形，長12～25公釐，雄蕊14～48，2～5輪排列；雌花花被與雄花相似，雌蕊群卵形至近球形，心皮50～80，5～7輪排列。聚合果近球形，直徑6～10公分，熟時紅色或黑紫色。花期4～7月。果期8～12月。

【採收】全年可採。

【性味】酸甘，微溫。

【功用主治】接骨，散瘀，行氣止痛，消腫，解毒。跌打骨折，風濕骨痛，腹痛，瘡癤，傷口感染。

【用法與用量】內服：煎湯，9～15克；或浸酒。外用：搗敷或煎水洗。

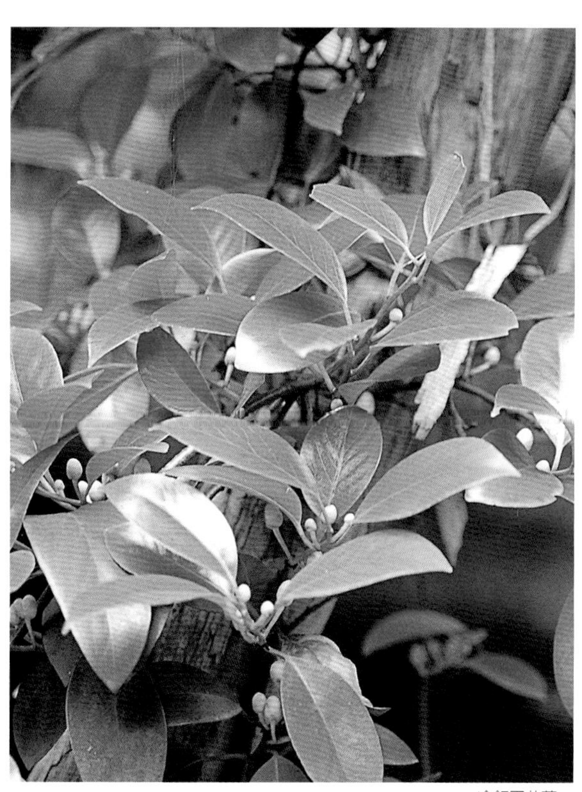

冷飯團花蕾。

分布：雲南、廣東、廣西、湖南、福建、臺灣等地。

【黑風散】

【別名】蛤仔藤

【基原】為防己科植物細圓藤 *Pericampylus glaucus* (Lam.) Merr. 的藤或根。

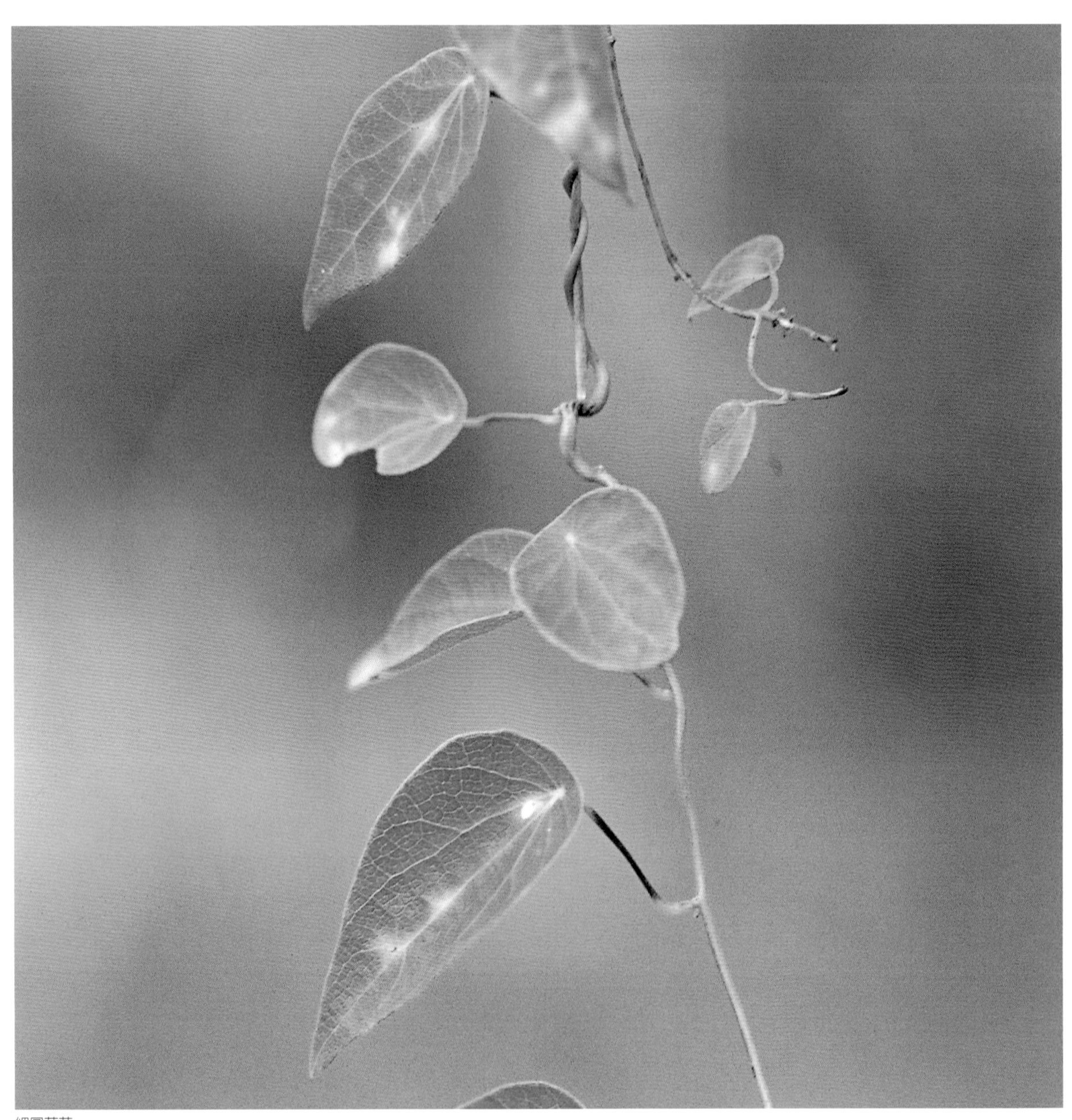

細圓藤葉。

【原植物】 攀援木質藤本，長10餘公尺。生於山坡雜木林中。莖圓柱形，幼時綠色，被黃色柔毛，老時褐色，無毛，外皮稍粗糙，常有疣狀突起。單葉互生，卵狀三角形至三角形，長約10公分，寬約6公分，先端漸尖，基部心形；葉柄長2.5～3.5公分，被絨毛或柔毛。雄花序2～4個簇生，長達8公分，被疏柔毛；雄花外輪萼片3，內輪萼片6；花瓣6，雄蕊6；雌花有退化雄蕊，柱頭頂端2裂。核果近球形。

【採收】 全年可採。

【性味】 苦，涼。

【功用主治】 根：毒蛇咬傷。藤：祛風鎮痙。

【用法與用量】 內服，煎湯，3～15克（量人大小）。外用：煎水洗。

【蒼白秤鉤風】

【別名】穿牆風

【基原】為防己科植物蒼白秤鉤風 *Diploclisia glaucescens* (Bl.) Diels 的藤莖。

分布：中國南部和西南部。

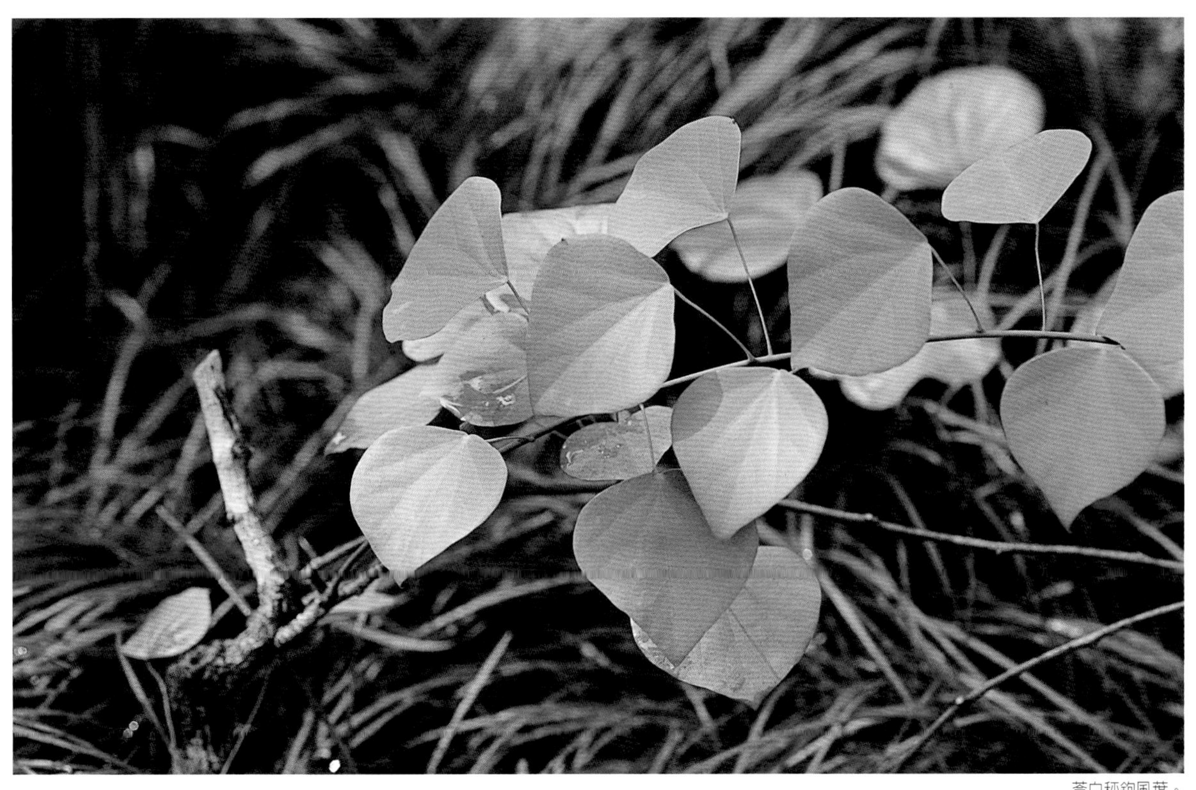

蒼白秤鉤風葉。

【原植物】木質藤本，具細條紋，長可達10～20公尺。生於山腰、山溝疏林或灌木叢中。葉互生，菱狀闊卵形至闊卵形，長3.5～6公分，寬4～6.5公分，先端具短尖頭，基部近圓形，邊緣略呈波浪形，下面粉綠色，具5條下面凸出的基出脈；葉柄長3～7公分。聚繖狀圓錐花序，生於老幹或落葉的老枝上；雄花序長達20公分，雄花萼片6，淡黃色，有黑色斑紋，卵狀長圓形，花瓣6，寬倒卵形，兩側邊緣有耳而內折抱著花絲，雄蕊6；雌花序長15～20公分，萼片和花瓣與雄花相似，退化雄蕊6，心皮3，子房半卵球形，柱頭向外伸展呈唇形。核果倒卵狀長圓形，扁平，中間凹陷，被白粉。花果期春季。

【採收】全年可採。

【性味】微苦，寒。

【功用主治】清熱解毒，祛風除濕。風濕骨痛，尿路感染，毒蛇咬傷。

【用法與用量】內服：煎湯，15～30克。外用：搗敷。

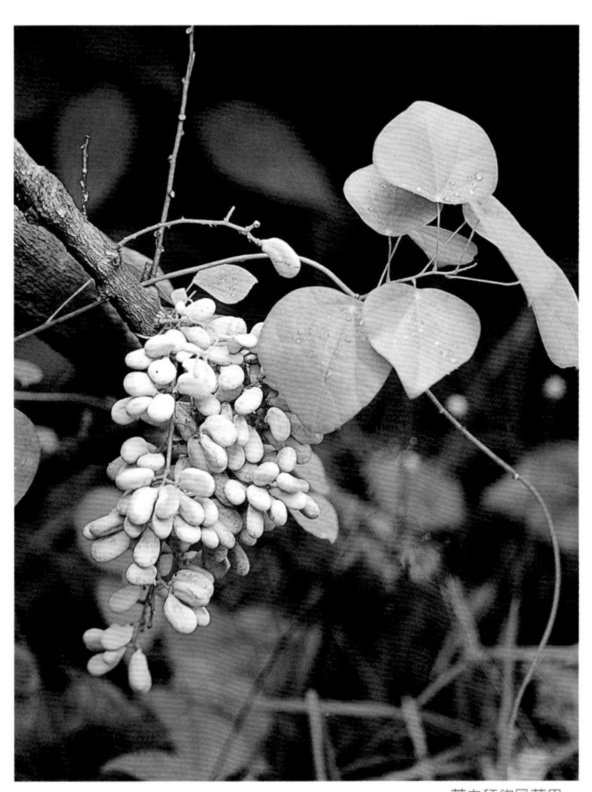

蒼白秤鉤風葉果。

分布：福建、廣東、廣西、湖南等地。

【廣金錢草】

【別名】金錢草、假花生、馬蹄草、銀蹄草、落地金錢、銅錢草

【基原】為豆科植物金錢草 *Desmodium styracifolium* (Osbeck) Merr. 的枝葉。

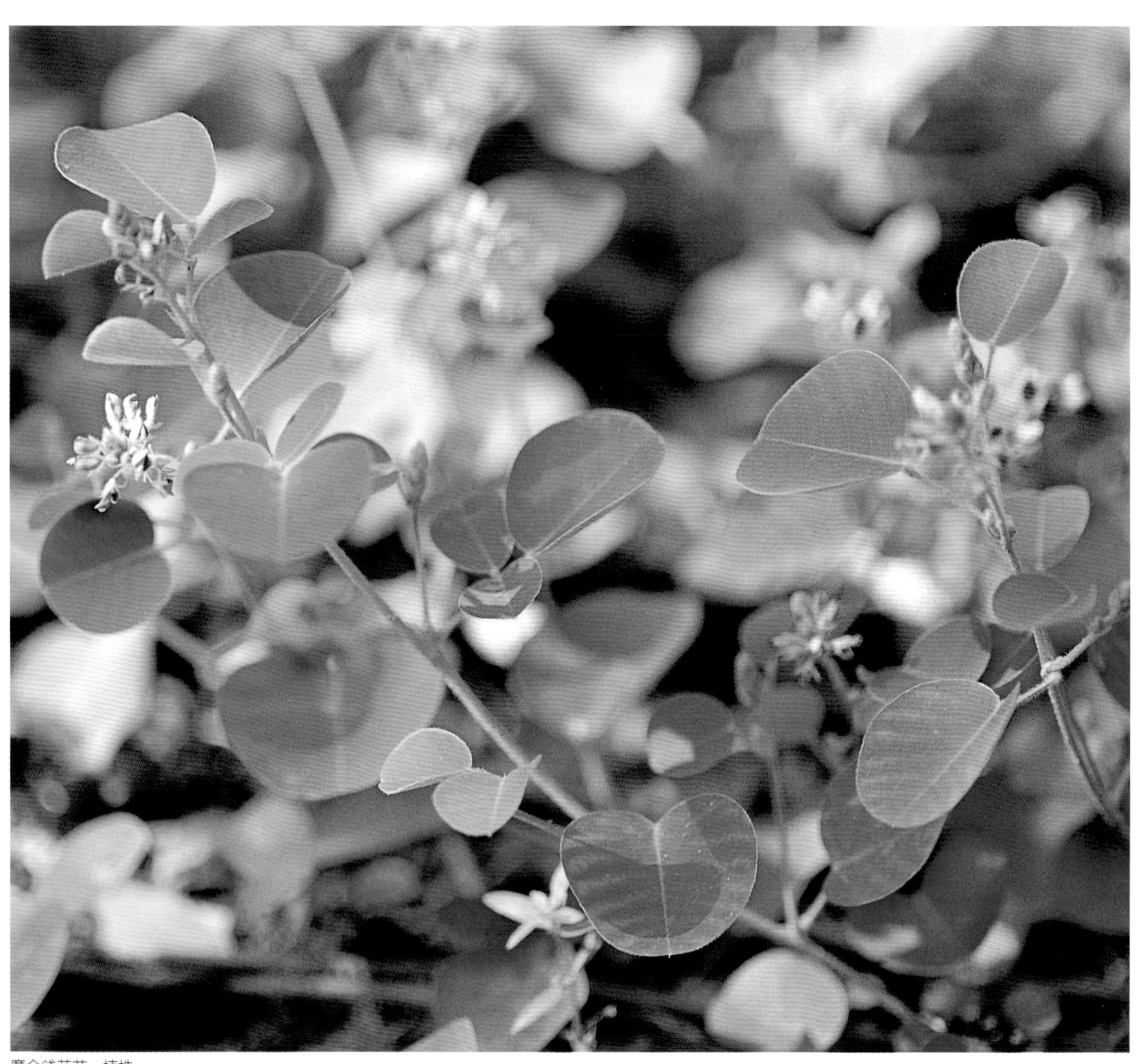

廣金錢草花、植株。

【原植物】灌木狀草本，高30～90公分。生荒地草叢中，或經沖刷過的山坡上。莖直立，枝圓柱形，密被伸展的黃色短柔毛。通常有小葉1片，有時3小葉；頂端小葉圓形，革質，先端微凹，基部心形，長1.8～3.4公分，寬2.1～3.6公分，上面無毛，下面密被貼伏的絨毛，脈上最密；側生小葉如存在時，則遠較頂生小葉為小，圓形或橢圓形，長1～1.6公分；葉柄長1～1.8公分；托葉小披針狀鑽形，具條紋。總狀花序頂生或腋生，極稠密，長約2.5公分；苞片卵形，被毛；花梗長2～3公釐；花小，紫色，有香氣；花萼被粗毛，萼齒披針形，長為萼筒的2倍；花冠蝶形，長約4公釐，旗瓣圓形或長圓形，基部漸狹成爪，翼瓣貼生於龍骨瓣上；雄蕊10，2體；子房線形。莢果線狀長圓形，被短毛，腹縫線直，背縫線淺波狀，4～5個節，每節近方形。花期6～9月。

【採收】夏、秋採收，洗淨曬乾。

【性味】甘淡，平。

【功用主治】清熱去濕，利尿通淋。尿路感染，泌尿系結石，膽囊結石，腎炎浮腫，黃疸，疳積，癰腫。

【用法與用量】內服：煎湯，15～30克（鮮用30～60克）。外用：搗敷。

【臺灣相思樹】

【別名】相思樹

【基原】為豆科金合歡屬臺灣相思樹 *Acacia confusa* Merr. 的枝葉。

分布：臺灣、廣東、廣西、海南等地。

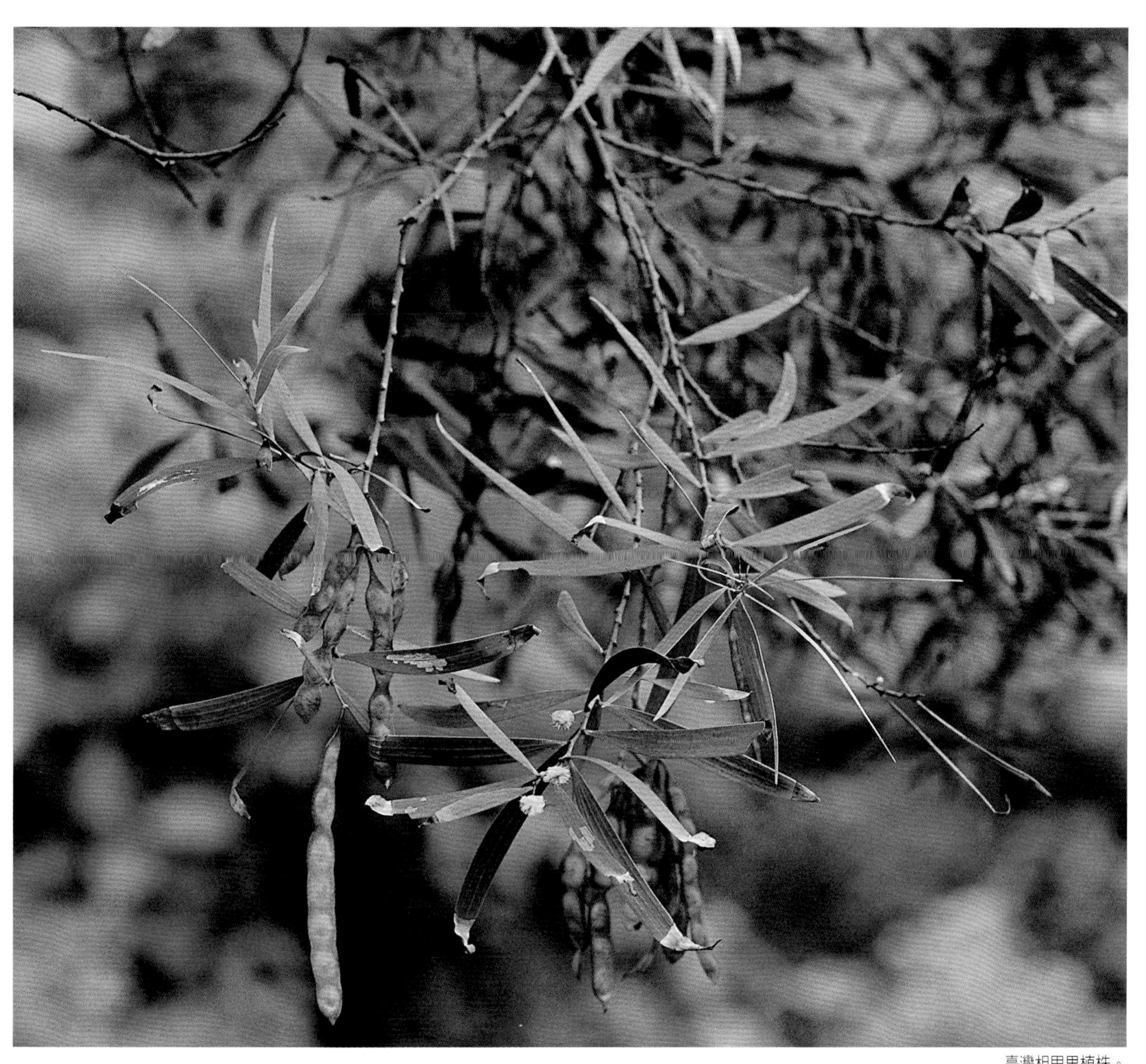

臺灣相思果植株。

【原植物】常綠喬木，優美，高可達15公尺，分枝多，幼莖略下垂。見到之「葉」是由葉柄變態而成，稱「葉狀柄」，互生，革質，披針鐮形，兩端尖狹，平行葉脈3至5條。絨球狀之頭狀花序多數，微香，美麗，黃色，6至8公釐大，單個或兩個腋生；花瓣2公釐長；雄蕊多數；子房有毛；莢果扁，幼時有柔毛，莢乾時深褐色，節莢狀。種子7至8粒，扁橢圓形。花期4月～5月。

【採收】全年可採。多為鮮用。

【性味】甘、淡，性平。

【功用主治】去腐生肌。跌打損傷（多外用）。

【用法與用量】外用：適量，煎水洗患處。

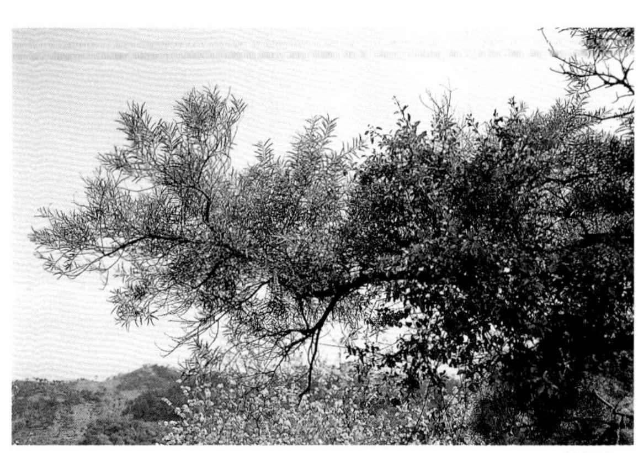

相思樹。

分布：廣東、廣西、雲南、貴州、江蘇、浙江、安徽、福建、臺灣、江西、湖北、湖南、四川等地。

【樟木】

【別名】香樟木、吹風散、樟公、樟腦樹、芳樟、烏樟

【基原】為樟科植物樟 *Cinnamomum camphora* (L.) Presl 的木材。

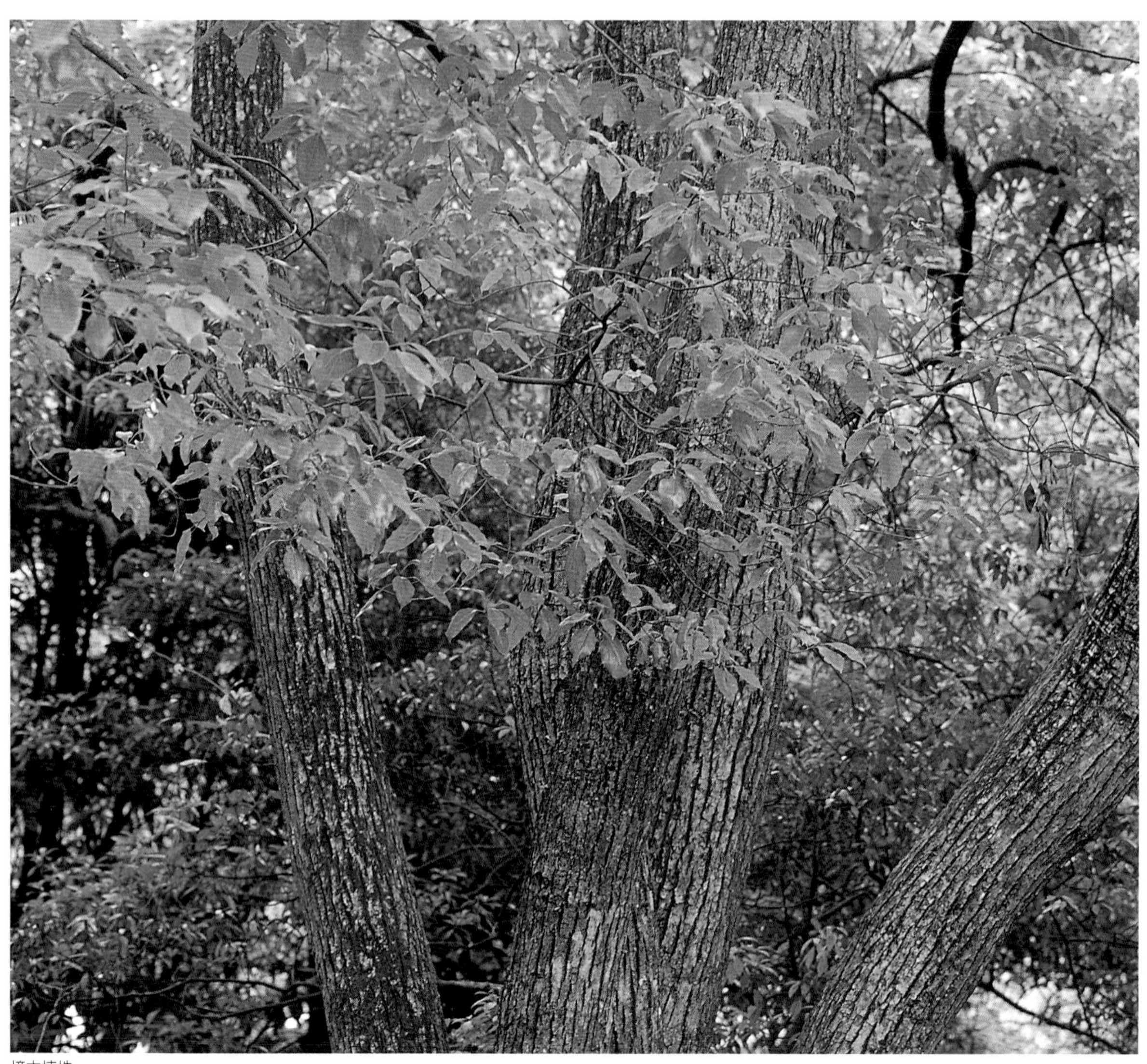

樟木植株。

【原植物】 常綠喬木，高20～30公尺。栽培或野生於河旁，或生於較為濕潤的平地。樹皮灰褐色或黃褐色，縱裂；小枝淡褐色，光滑；枝和葉均有樟腦味。葉互生，革質，卵狀橢圓形以至卵形，長6～12公分，寬3～6公分，先端漸尖，基部鈍或闊楔形，全緣或呈波狀，上面深綠色有光澤，下面灰綠色或粉白色，無毛，幼葉淡紅色，脈在基部以上3出，脈腋內有隆起的腺體；葉柄長2～3公分。圓錐花序腋生；花小，綠白色或淡黃色，長約2公釐；花被6裂，橢圓形，長約2公釐，內面密生細柔毛；能育雄蕊9，花藥4室；子房卵形，光滑無毛，花柱短，柱頭頭狀。核果球形，寬約1公分，熟時紫黑色，基部為宿存、擴大的花被管所包圍。花期4～6月。果期8～11月。

【採收】 通常在冬季砍取樟樹樹幹，鋸段，劈成小塊後曬乾。

【性味】 辛，溫。入肝、脾、肺三經。

【功用主治】 祛風濕，行氣血，利關節。心腹脹痛，腳氣，痛風，疥癬，跌打損傷。

【用法與用量】 內服：煎湯，9～15克；或浸酒。外用：煎水燻洗。

【宜忌】 孕婦忌服。

【橡膠】

【別名】橡皮樹、膠皮樹、樹膠、巴西橡膠樹
【基原】為大戟科植物橡膠 *Hevea brasiliensis* (H.B.K.) Muell.-Arg. 枝葉。

分布：雲南、海南。

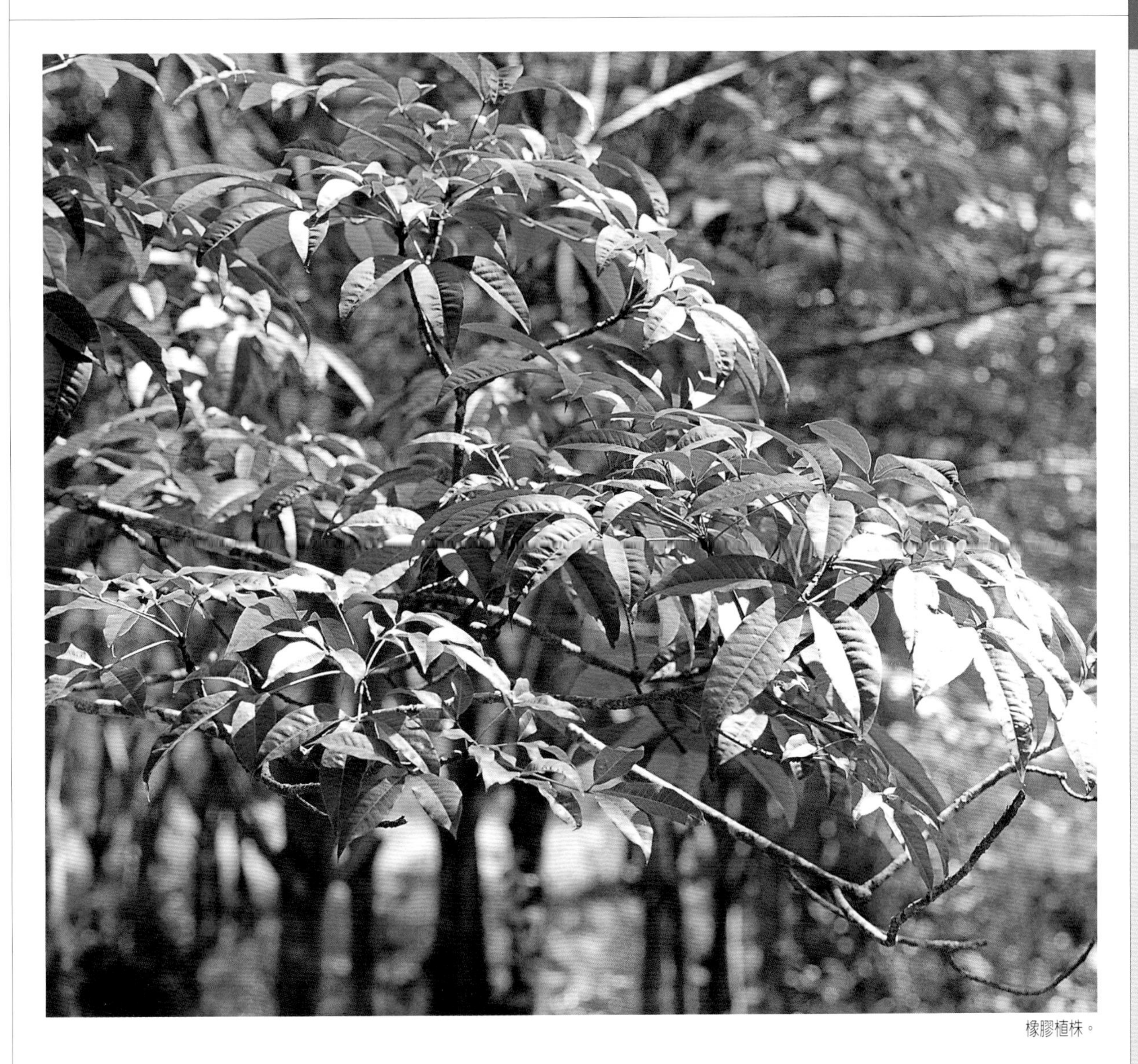

橡膠植株。

【原植物】 大戟科橡膠樹屬大喬木植物，高達20～30公尺。有乳汁。三出複葉，小葉橢圓形至橢圓狀披針形，長10～30公分，寬5～12公分。花小，單性，雌雄同株，圓錐花序腋生，長達25公分。蒴果球形，成熟後分裂成3果瓣。種子長橢圓形，長2.5～3 公分，有斑紋。

【採收】 全年採割。

【性味】 清熱解毒，消腫止痛。

【功用主治】 樹膠：用於製橡皮絆創膏及片狀芥子泥膏。

【用法與用量】 骨折，皮膚過敏，外洗：15～30克。

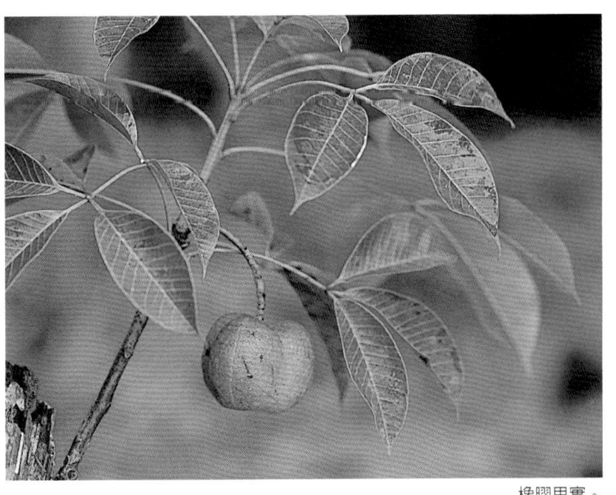

橡膠果實。

分布：山東、安徽、江蘇、浙江、福建、臺灣、廣東、廣西、江西、湖南、湖北、四川、貴州、雲南等地。

【薜荔】

【別名】廣東王不留行、木蓮藤、石壁蓮、餅泡樹、石龍藤、爬岩風、薜荔絡石藤、涼粉藤、乒乓拋藤

【基原】為桑科植物薜荔 *Ficus pumila* L. 的莖、葉。

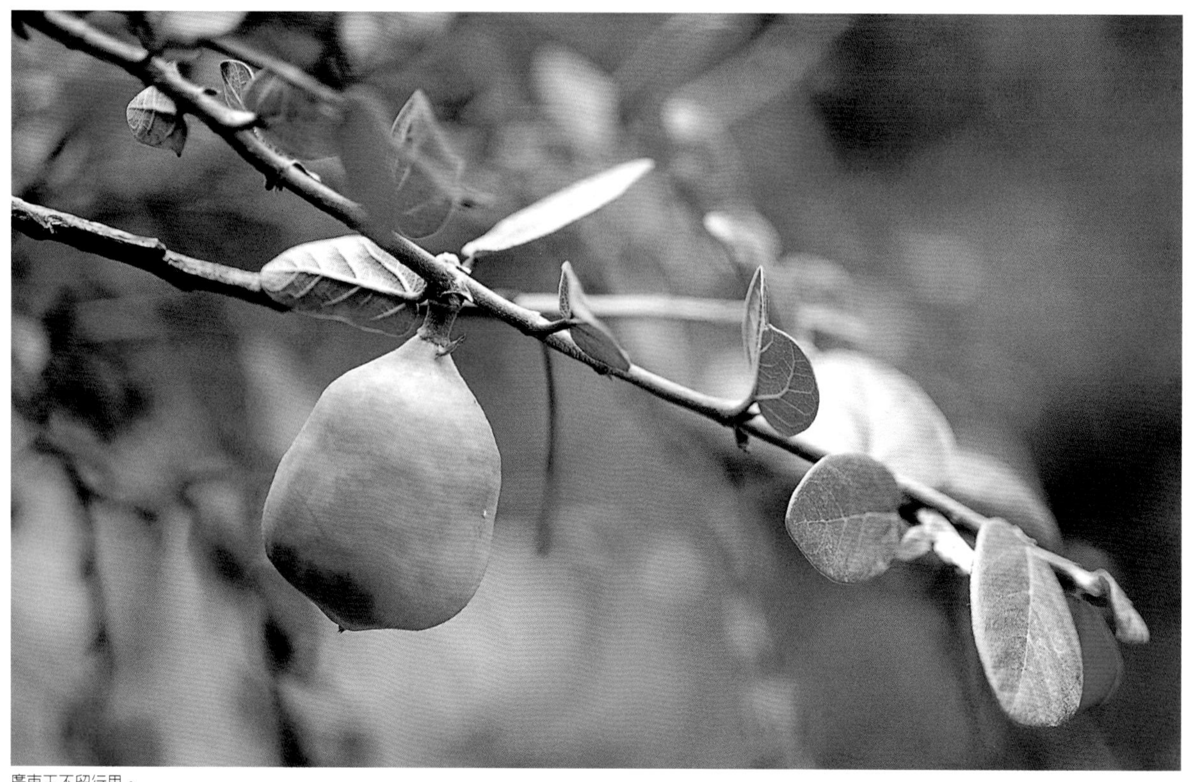

廣東王不留行果。

【原植物】常綠攀援灌木，有乳汁。野生於山坡樹木間或斷牆破壁上。莖灰褐色，多分枝；幼枝有細柔毛，幼時作匍匐狀，節上生氣生根。不育幼枝的葉小，互生，卵形，長0.6～2.5公分，基部偏斜，近於無柄；至成長後，枝硬而直立，葉大而厚，葉柄長0.5～1.5公分；托葉卵狀三角形，長0.5～1公分，外面被細柔毛，革質；葉片橢圓形，長2.5～10公分，寬1.5～4公分，先端鈍，基部圓形或稍心臟形，全緣，上面近於無毛，下面密生細柔毛，側脈和網狀脈在下面隆起，呈小蜂窩狀。隱頭花序；花單性，小花多數，著生在肉質花托的內壁上，花托單生於葉腋，有短柄；雄花托長橢圓形，長達5公分，直徑3公分；雌花托稍大，倒卵形，表面紫綠色。瘦果細小，棕褐色，果皮薄膜質，表面富黏液。花期5～6月。隱花果成熟期10月。

【採收】4～6月間採取帶葉的莖枝，曬乾，除去氣根。

【性味】酸，平。

【功用主治】祛風，利濕，活血，解毒。風濕痹痛，瀉痢，淋病，跌打損傷，癰腫瘡癤。

【用法與用量】內服：煎湯，9～15克（鮮品30～60克）；搗汁、浸酒或研末。外用：搗汁塗或煎水燻洗。

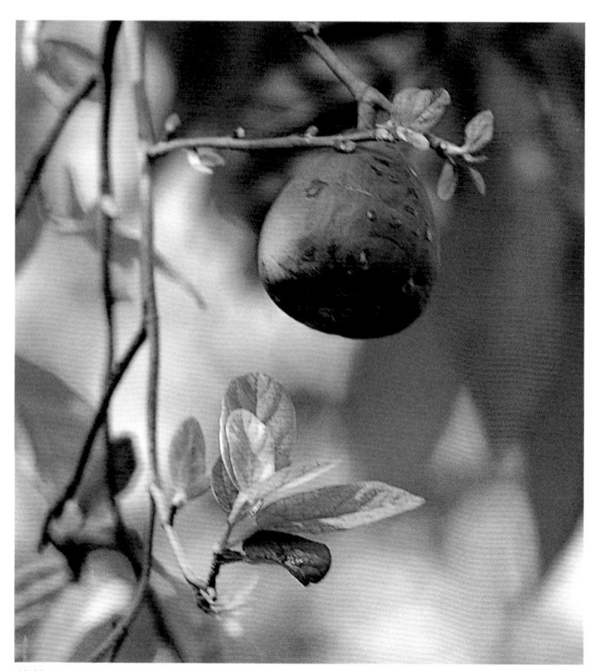

薜荔果。

【爬藤榕】

【別名】小木藤榕、石金藤、木藤果、琵琶榕、小葉風藤
【基原】桑科植物爬藤榕 *Ficus artini* LevL.et Vant 的根、莖。

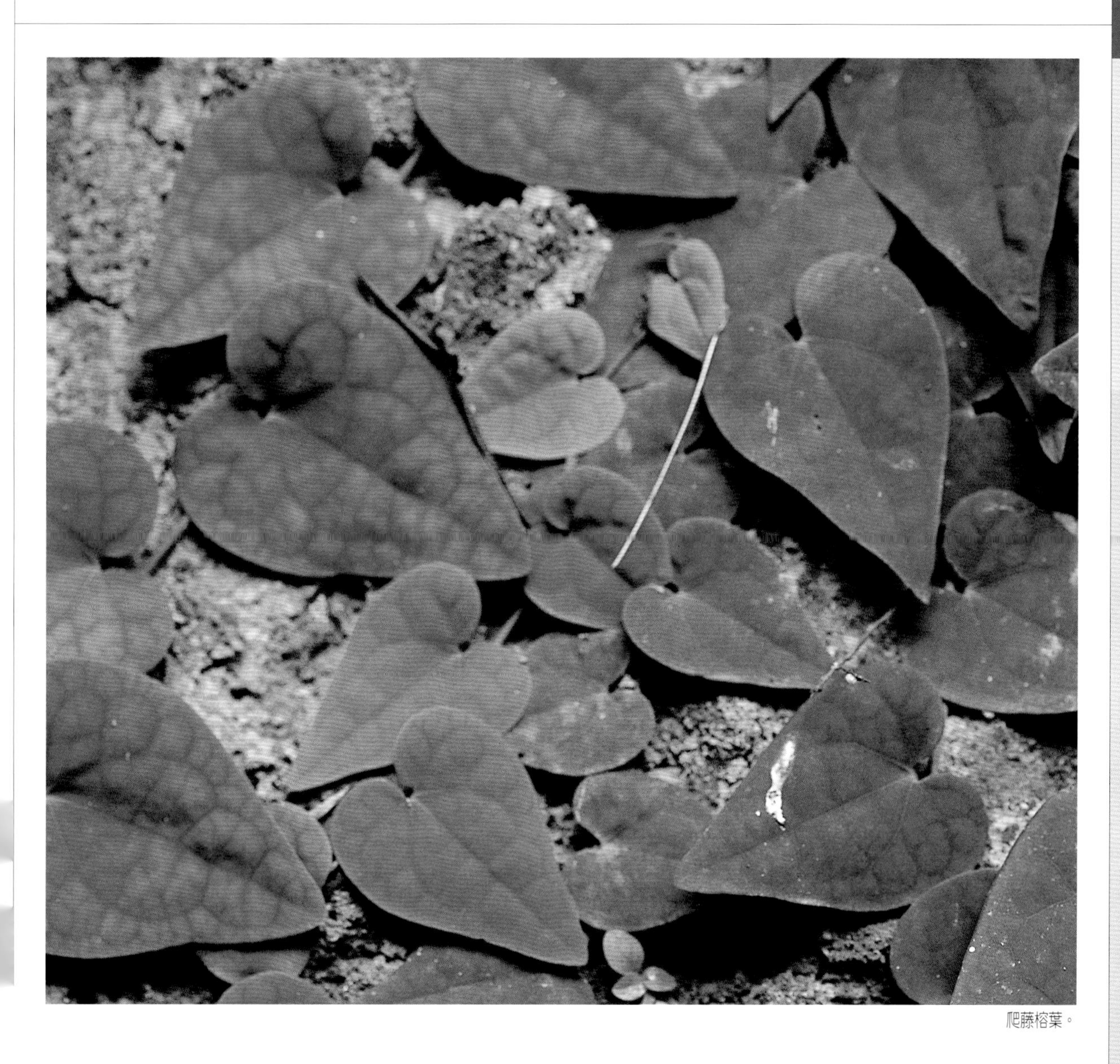

爬藤榕葉。

【原植物】常綠攀援灌木，長2～10公分。棕褐色，有棕色絨毛，有時節上生根、革質。橢圓形或橢圓狀披針形，長5～9公分，寬1.5～3公分。基部圓形或楔形，先端漸尖，脈瓦網在下面隆起，呈蜂窩狀，葉柄長4～7公釐，具短梗；雄花和癭花同生於一花序中，雌花生於另一花序托內，雄花生於花序口部，花被片3～4片，雄蕊2枚，癭花有5花被片。花期4月，果期7月。常攀援在山間樹幹上、溪邊岩石上或屋牆上。

【性味】辛，甘，性溫，祛風除濕、行氣活血、消腫止痛。

【用法與用量】內服水煎湯，鮮品2～3兩。

【蘇木】

【別名】蘇方木、棕木、赤木、紅柴

【基原】為豆科植物蘇木 *Caesalpinia sappan* L. 的乾燥心材。

分布：廣西、廣東、臺灣、貴州、雲南、四川等地。

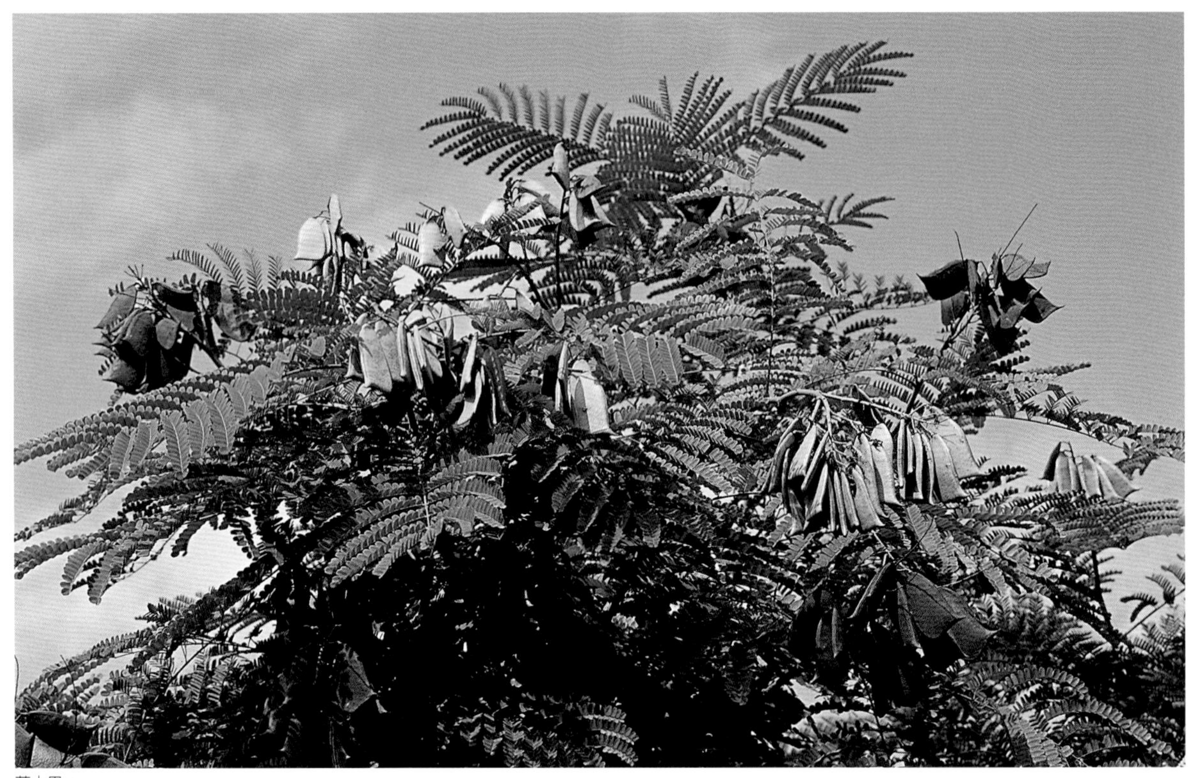

蘇木果。

【原植物】常綠小喬木，高可達5～10公尺。生於山坡、林地或路邊綠化帶。樹幹有小刺，小枝灰綠色，具圓形凸出的皮孔，新枝被微柔毛，其後脫落。葉為2回雙數羽狀複葉，全長達30公分或更長；羽片對生，9～13對，長6～15公分，葉軸被柔毛；小葉9～16對，長圓形，長約14公釐，寬約6公釐，先端鈍形微凹，全緣，上面綠色無毛，下面具細點，無柄；具錐刺狀托葉。圓錐花序，頂生，寬大多花，與葉等長，被短柔毛；花黃色，徑10～15公釐；萼基部合生，上部5裂，裂片略不整齊；花瓣5，其中4片圓形，等大，最下1片較小，上部長方倒卵形，基部約1/2處窄縮成爪狀；雄蕊10，花絲下部被棉狀毛；子房上位，1室。莢果長圓形，偏斜，扁平，厚革質，無刺，無剛毛，頂端一側有尖喙，長約7.5公分，直徑約3.5公分，成熟後暗紅色，具短絨毛，不開裂，含種子4～5。花期5～6月。果期9～10月。

【採收】全年可採。除去外皮及邊材，取心材，曬乾。

【性味】甘鹹，平。入心、肝經。

【功用主治】行血，破瘀，消腫，止痛。婦人血氣心腹痛，經閉，產後瘀血脹痛喘急，痢疾，破傷風，癰腫，撲損瘀滯作痛。

【用法與用量】內服：煎湯，3～9克；研末或熬膏。外用：研末撒。

【宜忌】血虛無瘀者不宜，孕婦忌服。

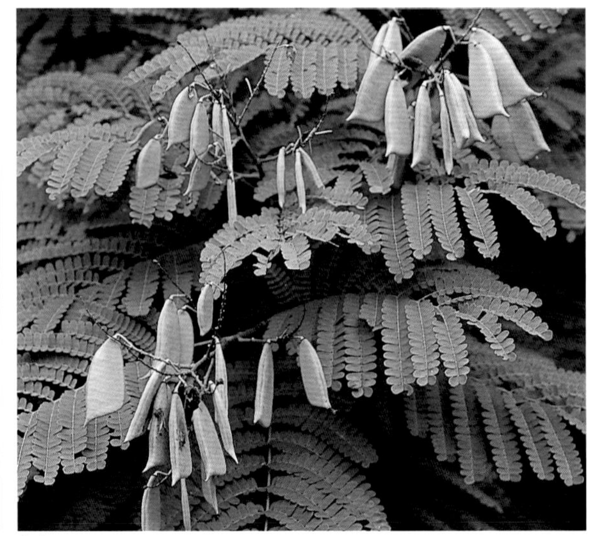

蘇木果。

【關木通】

【別名】馬木通、苦木通

【基原】為馬兜鈴科植物木通馬兜鈴 *Aristolochia manshuriensis* Kom. 的木質莖。

分布：黑龍江、吉林、遼寧、山西、甘肅、陝西等地。

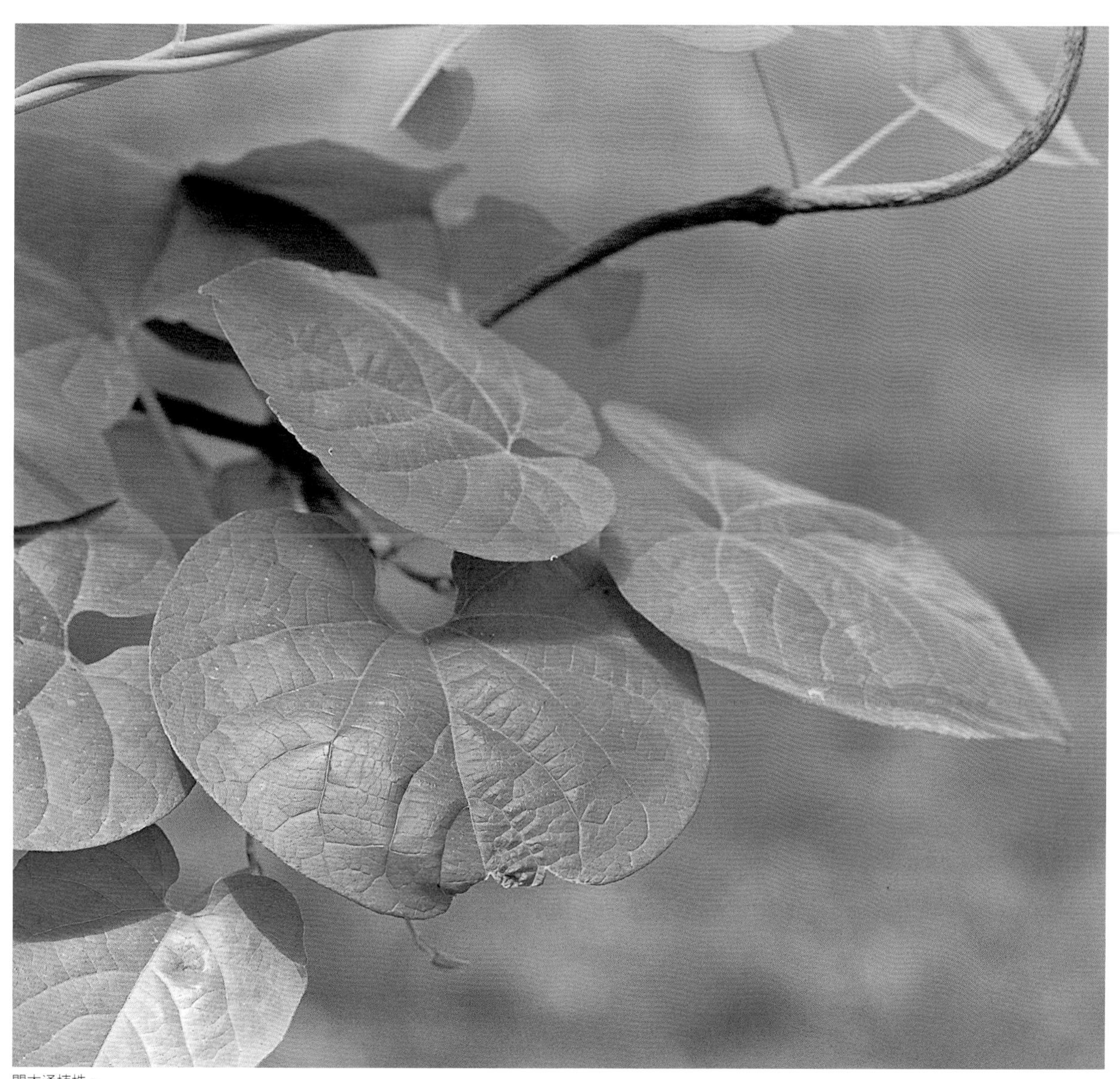

關木通植株。

【原植物】纏繞藤本。常見於河流附近濕潤處及蔽陰的地方。莖具灰色栓皮，有縱皺紋。葉互生；葉柄長10～13公分；葉片圓心臟形，長12～20公分，寬15～23公分，先端稍鈍或尖，基部心形，全緣或微波狀，下面有稀疏的短毛，基出脈5條。花腋生，花梗基部具1～2片淡褐色的鱗片，並密生絨毛；花被筒長5～6公分，呈馬蹄形彎曲，上部膨大，外面淡綠色，內面於合蕊柱處有毛，管部褐色或淡黃綠色，3深裂，裂片廣三角形；雄蕊6，成對貼附於柱頭的外面；合蕊柱三稜形，柱頭3淺裂；子房圓筒狀。蒴果六面狀圓筒形，長9～11公分，直徑3～4公分，淡黃綠色，後變暗褐色，由頂部胞間裂開為6瓣。種子心狀三角形，淡灰褐色。花期5月。果期8～9月。

【採收】9月至翌年3月採收，割取莖部，切段，去掉外面糙皮，曬乾或烤乾，理直，紮捆。

【性味】苦，寒。

【功用主治】瀉熱、降火。口舌生瘡，小便赤澀。

【用法與用量】內服：煎湯，1.5～4.5克。

【宜忌】服用木通馬兜鈴過量，可引起急性腎功能衰竭。

分布：湖北、四川、貴州等地。

【三顆針】

【別名】銅針刺、刺黃連

【基原】為小檗科植物刺黑珠 *Berberis sargentiana* Schneid. 的根皮或莖皮。

【原植物】常綠灌木，高可達2公尺。生於山地灌木叢中。莖圓柱形，微具縱稜，光滑無毛，幼時淡紅色；二年生枝黃灰色或灰棕色，刺堅硬，分3叉，長1～3公分，棕色，下側有縱溝。葉革質，互生或3片簇生；長橢圓形或長橢圓狀披針形，長4～10公分，寬1.8～2.5公分，先端鈍尖，有小尖刺，邊緣具針尖狀銳鋸齒，基部楔形，上面暗綠色，下面綠色。花4～8朵簇生，黃色，花徑約1公分；花梗長6～18公釐；小苞片2，披針形；萼片6，2輪，矩圓形或卵形；花瓣6，倒卵形，頂端凹入，基部有蜜腺；雄蕊6，與花瓣對生，花絲短；子房有2～3粒胚珠，無花柱，柱頭盾頭狀。漿果卵圓形，長6～7公釐，青黑色或藍黑色，微具白粉；種子2～3粒。此外，同屬植物鮮黃小檗*Berberis diaphana* Maxim.在陝西也稱三顆針，並同等入藥。

【採收】根皮全年可採。莖皮春、秋季採收，取莖枝刮去外皮，剝取深黃色的肉皮。曬乾。

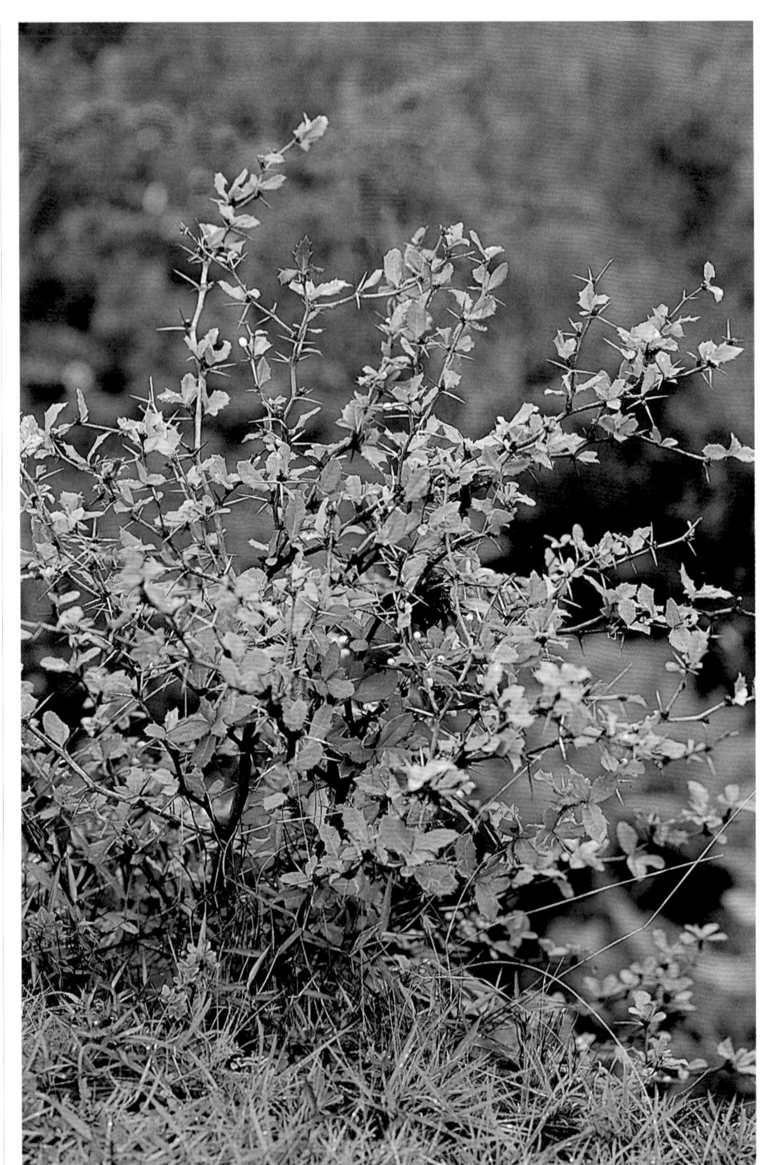

三顆針植株。

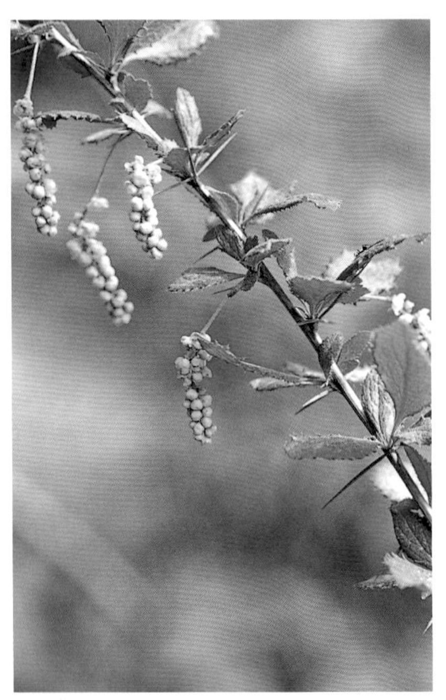

三顆針果。

【性味】性寒，微苦，無毒。

【功用主治】清熱，利濕，散瘀。赤痢，黃疸，咽痛，目赤，跌打損傷。

【用法與用量】內服：煎湯，10～15克。

【中國無憂花】

【別名】火焰花，馬樹、馬葉樹、四方木、火焰木、黃鶯花
【基原】為豆科中國無憂花 *Saraca chinesis* Merr.et Chun 的樹皮或葉。

分布：廣東、廣西南部。

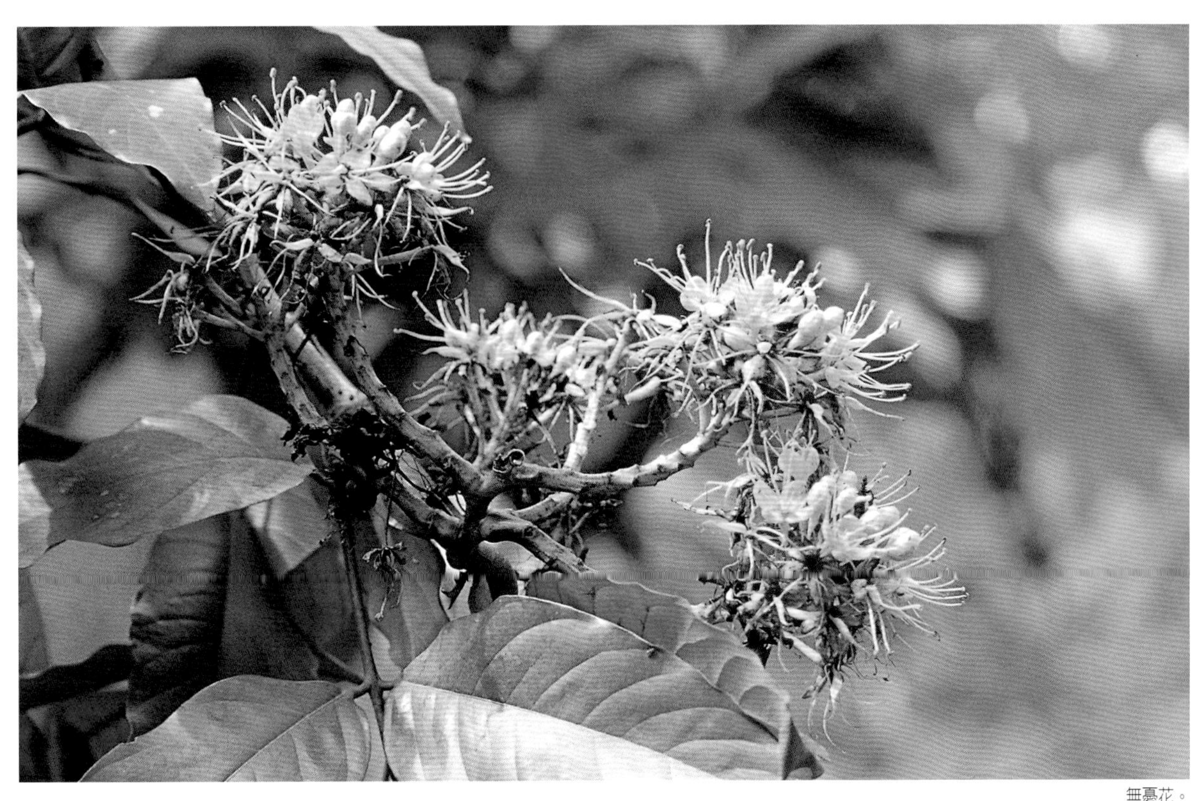
無憂花。

【原植物】喬木，高達20公尺。生於山谷或河旁的疏林中。分枝粗壯，圓柱形，無毛。葉互生，偶數羽狀複葉，小葉5～6對，革質，卵狀披針形至長圓狀披針形，先端漸尖或鈍，基部圓或楔形，下面一對小葉較頂端小葉明顯較小。繖房狀花序腋生或頂生；花萼管細長，裂片4～6枚，紅色；子房沿背、腹縫線密被短柔毛。莢果長圓狀披針形，果瓣木質。種子5～9粒，橢圓形，扁平。花期4～5月，果期7～10月。

【採收】樹皮：春末夏初採收。葉：開花前或果實未成熟時採收。

【性味】澀，平。

【功用主治】祛風除濕，消腫止痛。樹皮：用於風濕骨痛，跌打腫痛。葉：跌打腫痛。

【用法與用量】內服：煎湯，6～9克。外用：適量，搗敷患處。

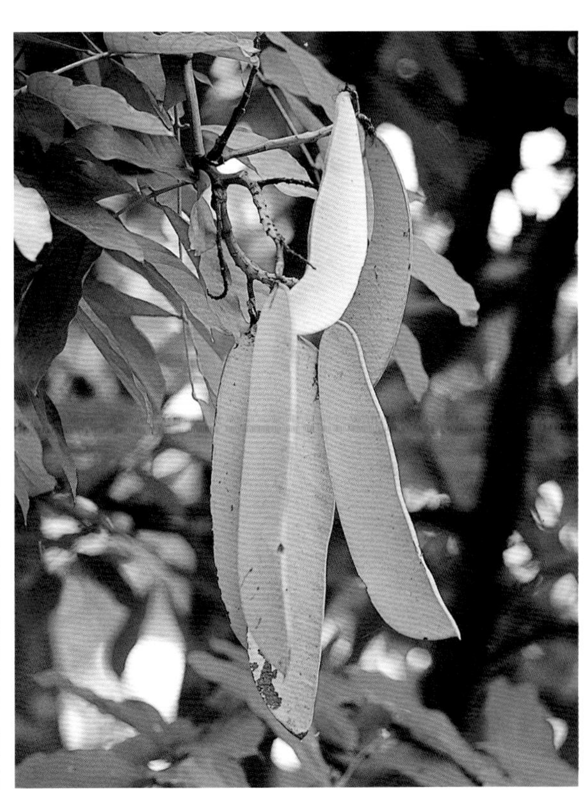
無憂果。

分布：廣東、福建等地。

【水松皮】

【基原】為杉科植物水松 *Glyptostrobus pensilis* (Lamb.) K. Kochx 的乾白皮。

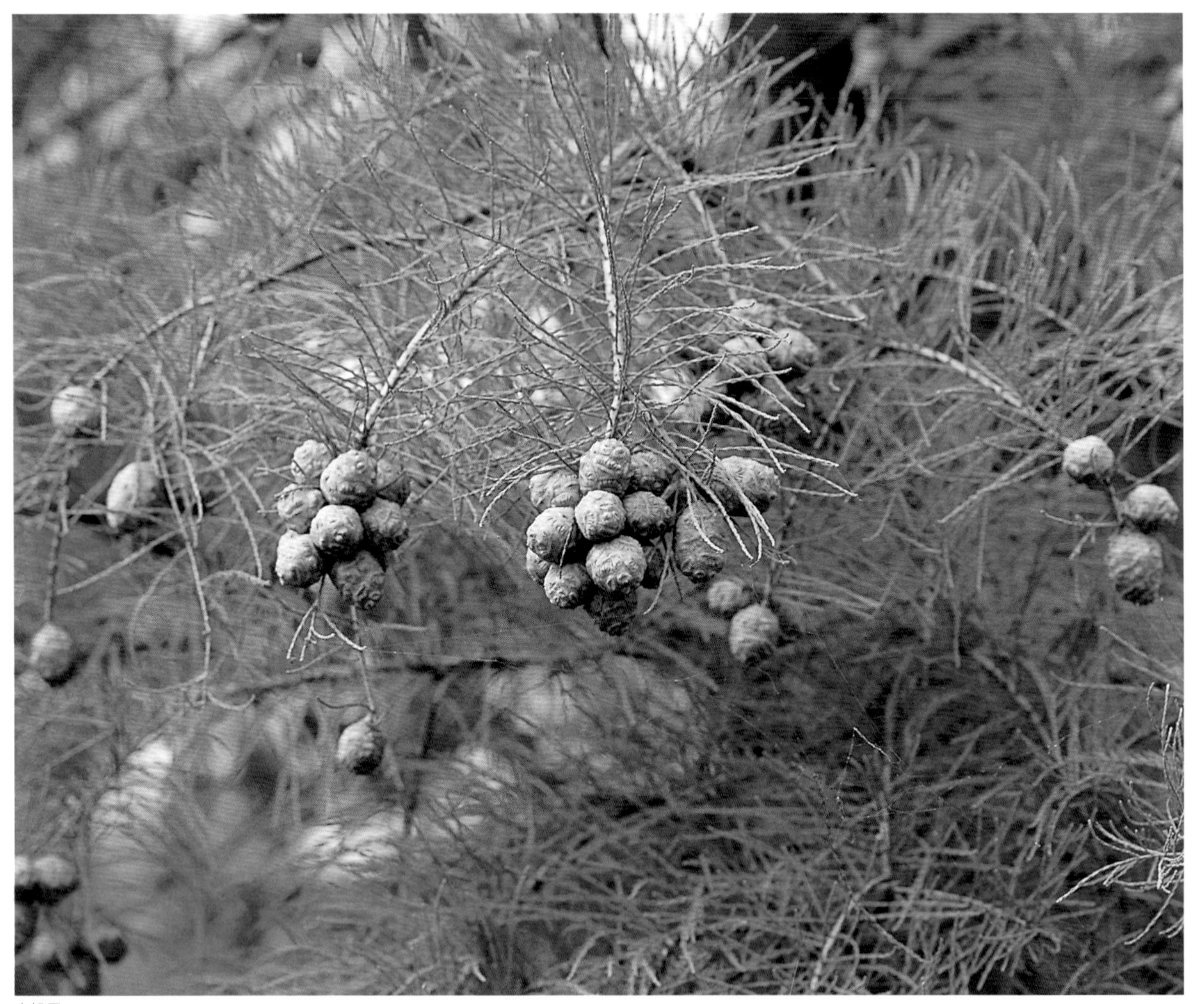
水松果。

【原植物】落葉喬木。生長於河畔及近水處。常由根部產生木質的瘤狀體伸出地面。冬季側生小枝與葉一起凋落。葉異型，營養枝上的葉為扁線形或針形而稍彎，長約1公分，排成3列；果枝上的葉為鱗形相疊；葉在春夏均呈鮮綠色，入秋則變為褐色。雌雄同株，雌雄球花同生於一枝上，或生於鄰接的枝上。毬果直立，頂生，卵形或長橢圓形，長1～2公分；鱗片約20枚，木質，長形，脫落。種子卵形，長0.5～1公分，種皮薄，先端有斧形的翅。花期夏、秋季。

【採收】全年可採。

【性味】苦，寒。

【功用主治】去火毒。皮膚水泡瘡。

【用法與用量】外用：煎水洗；搗敷或研末調敷。

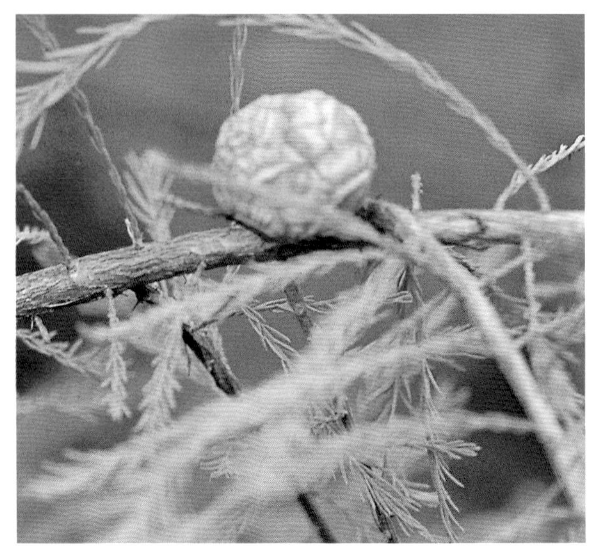
水松果。

【合歡皮】

【別名】合昏皮、夜合皮、青堂、萌葛、宜男、馬纓、絨樹、絨花枝、夜合槐

【基原】為豆科植物合歡 *Albizzia julibrissin* Durazz. 的樹皮。

分布：華南、西南、華東、東北及河北、河南、湖北等地。

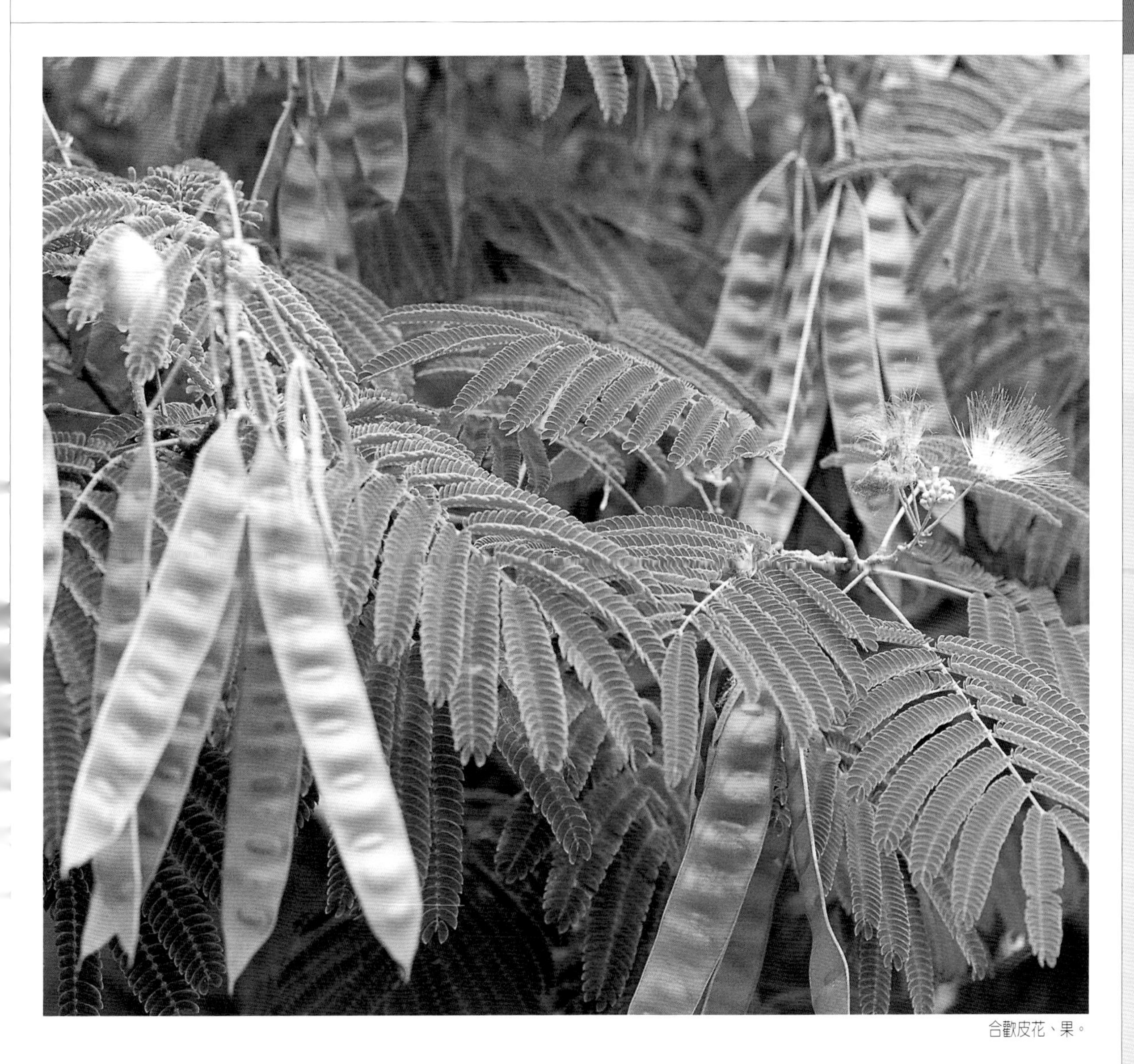

合歡皮花、果。

【原植物】落葉喬木，高達10公尺以上。生長於山坡、路旁，常栽培於庭園。樹幹灰黑色；小枝無毛，有稜角。2回雙數羽狀複葉，互生；總葉柄長3～5公分；葉長9～23公分，羽片5～15對；小葉11～30對，無柄；小葉片鐮狀長方形，長5～12公釐，先端短尖，基部截形，不對稱，全緣，有緣毛，下面中脈具短柔毛，小葉夜間閉合；托葉線狀披針形。頭狀花序生於枝端，總花梗被柔毛；花淡紅色；花萼筒狀，長約2公釐，先端5齒裂，外被柔毛；花冠漏斗狀，長約6公釐，外被柔毛，先端5裂，裂片三角狀卵形；雄蕊多數，基部結合，花絲細長，上部淡紅色，長約為花冠管的3倍以上；子房上位，花柱幾與花絲等長，柱頭圓柱狀。莢果扁平，長8～15公分，寬1～2.5公分，黃褐色，嫩時有柔毛，後漸脫落，通常不開裂。種子橢圓形而扁，褐色。花期6～8月。果期8～10月。

【採收】夏、秋間採，剝下樹皮，曬乾。

【性味歸經】甘，平。入心、肝經。

【功用主治】解鬱，和血，寧心，消癰腫。心神不安，憂鬱失眠，肺癰，癰腫，瘰癧，筋骨折傷。

【用法與用量】內服：煎湯，4.5～9克；或入散劑。外用：研末調敷。

分布：長江中游及中國南部各省，河南、陝西、甘肅等地均有栽培。

【杜仲】

【別名】思仙、思仲、石思仙、絲連皮、扯絲皮、絲棉皮

【基原】為杜仲科植物杜仲 *Eusommia ulmoides* Oliv. 的樹皮。

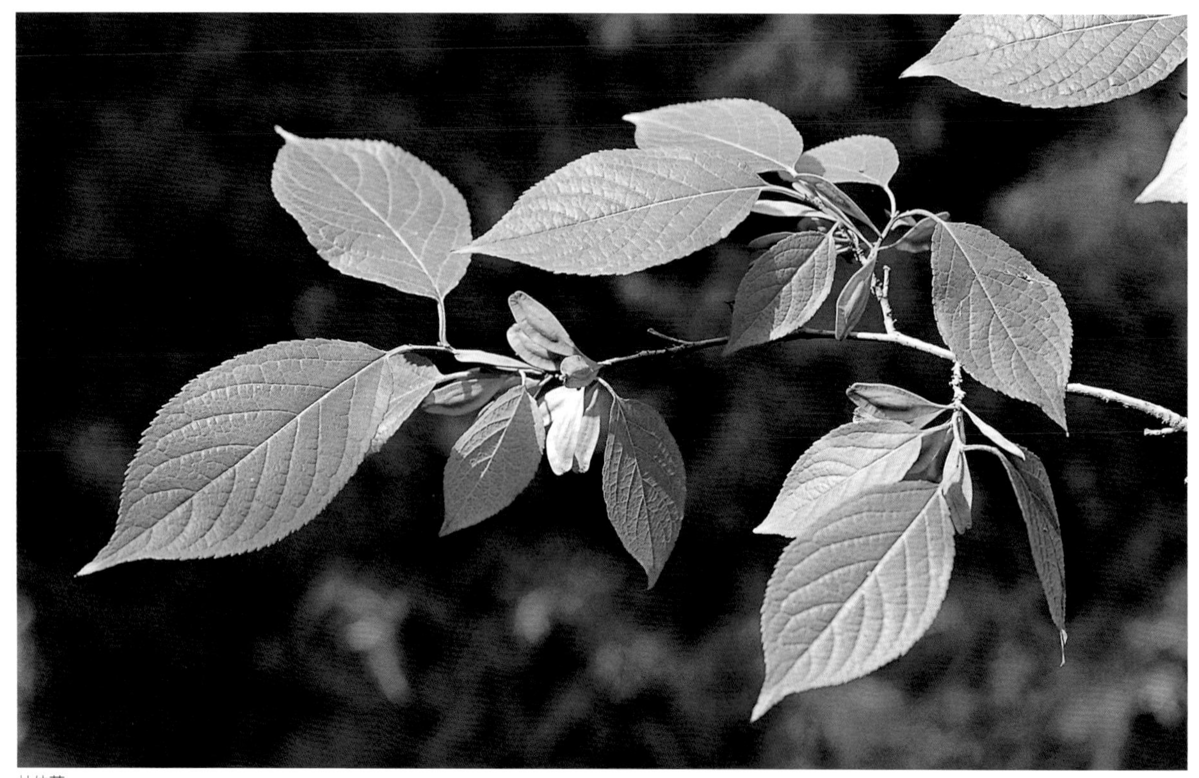

杜仲葉。

【原植物】 落葉喬木，高達20公尺。生於山地林中或栽培。小枝光滑，黃褐色或較淡，具片狀髓。皮、枝及葉均含膠質。單葉互生；橢圓形或卵形，長7～15公分，寬3.5～6.5公分，先端漸尖，基部廣楔形，邊緣有鋸齒，幼葉上面疏被柔毛，下面毛較密，老葉上面光滑，下面葉脈處疏被毛；葉柄長1～2公分。花單性，雌雄異株，與葉同時開放，或先葉開放，生於一年生枝基部苞片的腋內，有花柄；無花被；雄花有雄蕊6～10枚；雌花有一裸露而延長的子房，子房1室，頂端有2叉狀花柱。翅果卵狀長橢圓形而扁，先端下凹，內有種子1粒。花期4～5月。果期9月。

【採收】 為了保護資源，一般採用局部剝皮法。在清明至夏至間，選取生長15～20年以上的植株，按藥材規格大小，剝下樹皮，刨去粗皮，曬乾。置通風乾燥處。

【性味歸經】 甘微辛，溫。入肝、腎經。

【功用主治】 補肝腎，強筋骨，安胎。腰脊痠疼，足膝痿弱，小便餘瀝，陰下濕癢，胎漏欲墮，高血壓。

【用法與用量】 內服：煎湯，9～15克；浸酒或入丸、散。

【宜忌】 陰虛火旺者慎服。

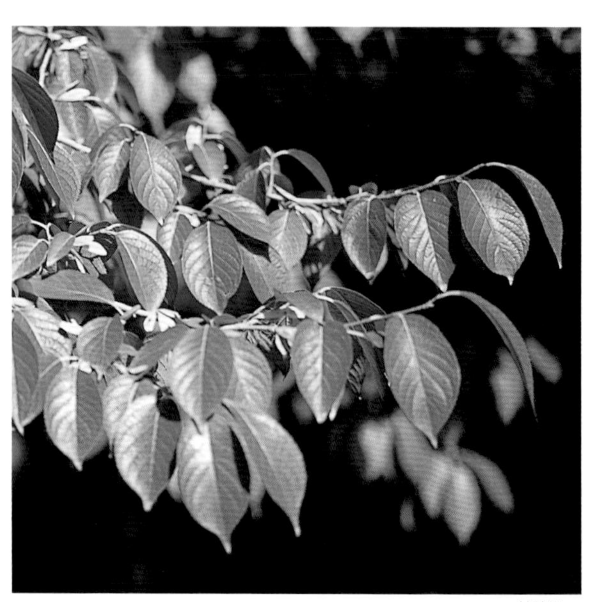

杜仲果。

【厚樸】

【別名】厚皮、重皮、赤朴、烈樸

【基原】為木蘭科植物厚樸 *Magnolia officinalis* Rehd.et Wils. 或凹葉厚樸 *Magnolia biloba* (Rehd. et Wils.) Cheng 的栓皮。

分布：厚樸——浙江、廣西、江西、湖南、湖北、四川、貴州、雲南、陝西、甘肅等地。凹葉厚樸——浙江、江西、安徽、廣西等地。

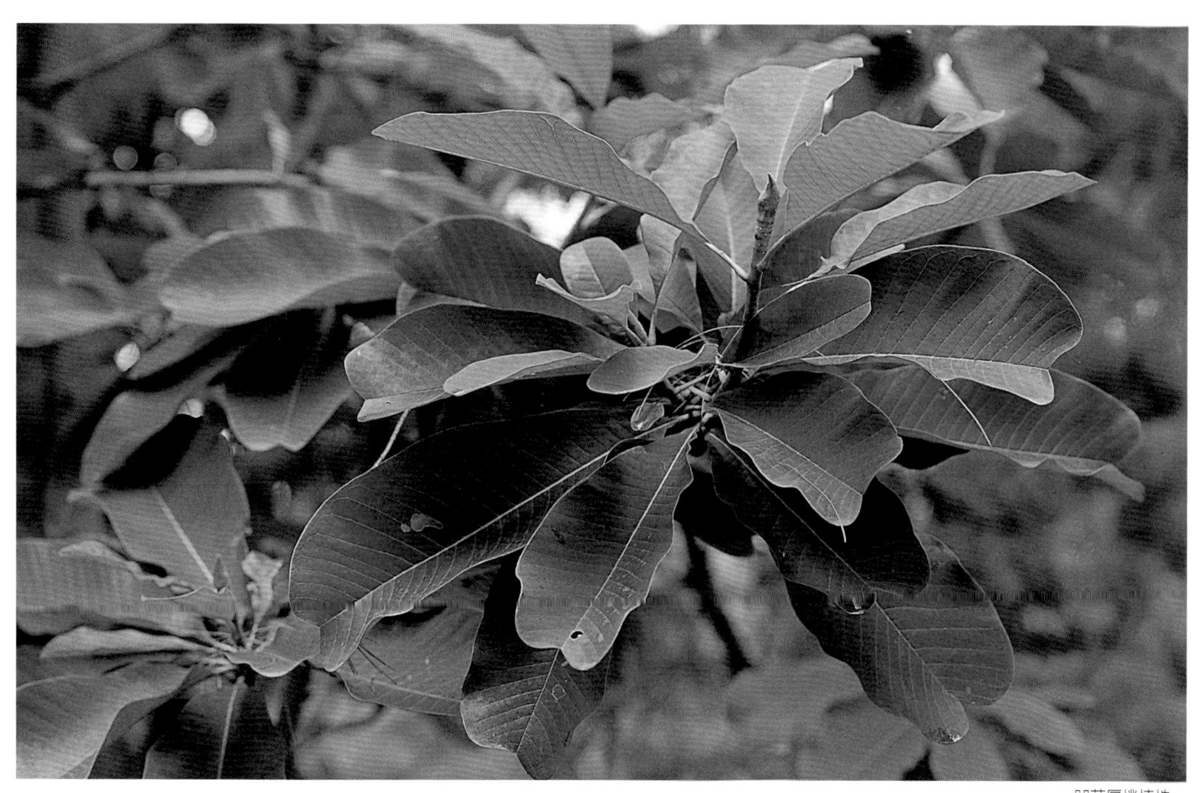

凹葉厚樸植株。

【原植物】

◎厚樸　落葉喬木，高5～15公尺。樹皮紫褐色。小枝幼時有細毛，老時無毛，冬芽粗大，圓錐狀，芽鱗密被淡黃褐色絨毛。葉互生，橢圓狀倒卵形，長35～45公分，闊12～20公分，先端圓而有短急尖頭，稀鈍，基部漸狹成楔形，有時圓形，全緣，上面淡黃綠色，無毛，幼葉下面有密生灰色毛，老葉呈白粉狀，側脈上密生長毛；葉柄長3～4公分。花與葉同時開放，單生枝頂，杯狀，白色，芳香，直徑15公分；花梗粗短，長2～3.5公分，密生絲狀白毛；萼片與花瓣共9～12，或更多，肉質，幾等長；萼片長圓狀倒卵形，淡綠白色，常帶紫紅色；花瓣匙形，白色；雄蕊多數，螺旋狀排列；雌蕊心皮多數，分離，子房長圓形。聚合果長橢圓狀卵形，長9～12公分，直徑5～6.5公分，心皮排列緊密，成熟時木質，頂端有彎尖頭。種子三角狀倒卵形，外種皮紅色。花期4～5月。果期9～10月。

◎凹葉厚樸　又名：廬山厚樸。與上種的主要不同點，在葉片先端凹陷成2鈍圓淺裂片，裂深2～3.5公分。

【採收】立夏至夏至間剝取生長20年以上的植株的幹皮或根皮（須先將外表粗皮刮去），陰乾；再堆放於土坑內，在一定的溫度和濕度下使之發汗，取出曬乾，再蒸熟使變軟，卷成筒狀，陰乾。細小的根皮，只須除淨泥土，適當切斷，陰乾即可。

【性味】苦辛，溫。入脾、胃、大腸經。

【功用主治】溫中，下氣，燥濕，消痰。胸腹痞滿脹痛，反胃，嘔吐，宿食不消，痰飲喘咳，寒濕瀉痢。

【用法與用量】內服：煎湯，3～9克；或入丸、散。

【宜忌】孕婦慎用。

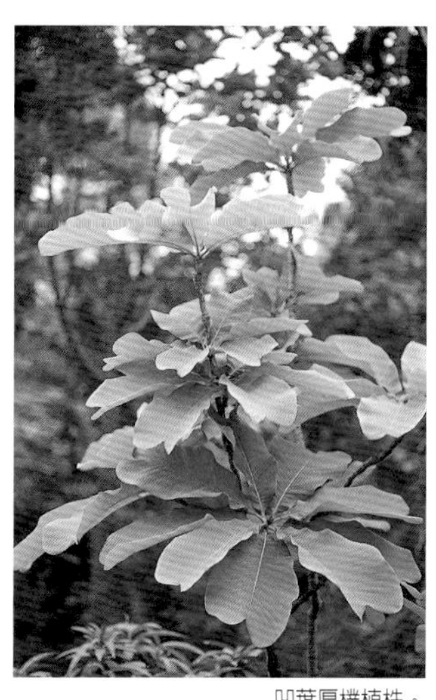

凹葉厚樸植株。

分布：雲南、四川、湖北、湖南、廣東、廣西、臺灣等地。

【香葉樹】

【別名】冷青子、千金樹、土冬青、小粘葉、臭油果

【基原】為樟科植物香葉樹 *Lindera communis* Hemsl. 的樹皮、葉。

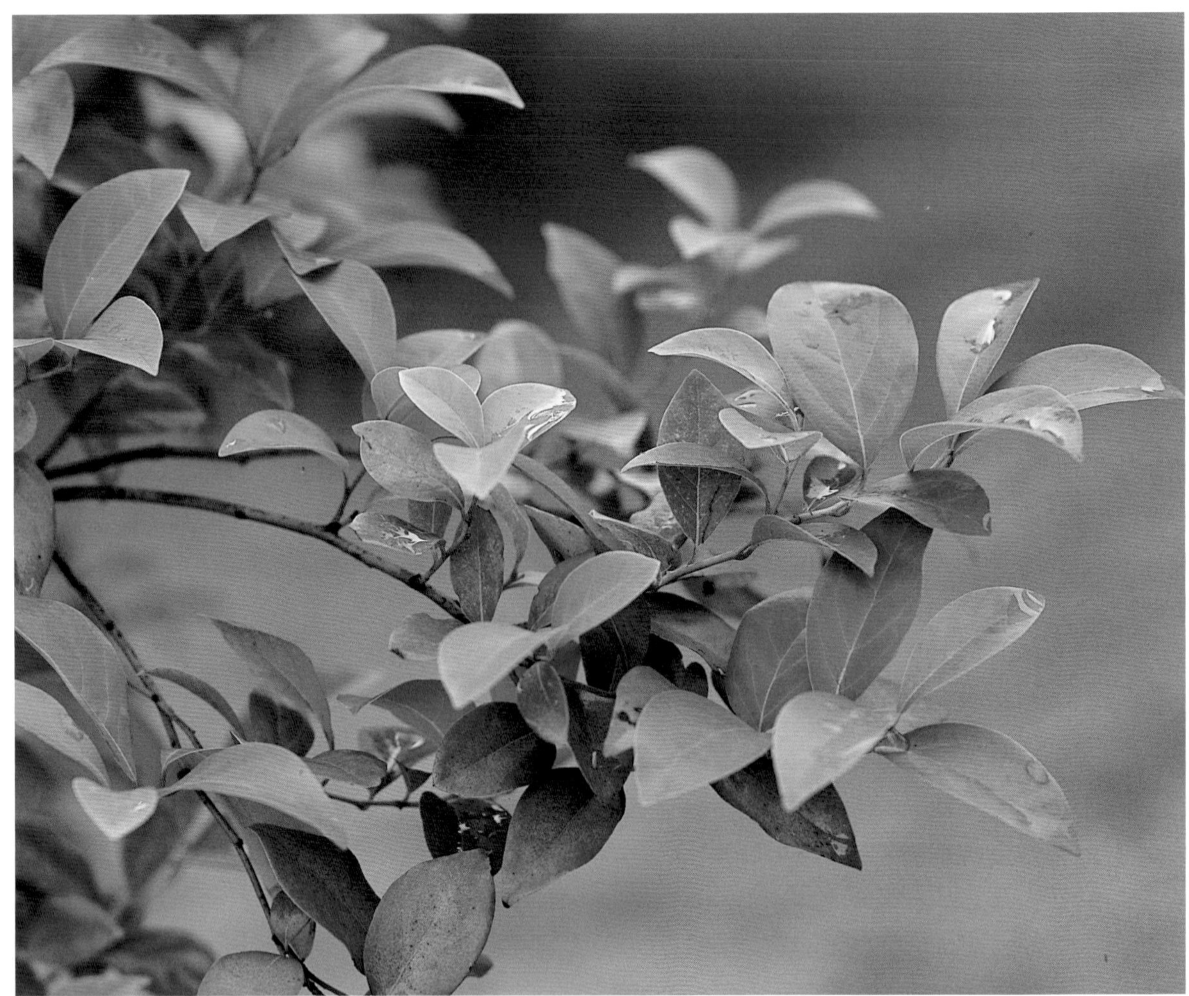

香葉樹植株。

【原植物】常綠灌木或小喬木，高4～10公尺。生長於丘陵和山地下部的疏林中。單葉互生，具短柄；葉片厚革質，橢圓形、卵形或闊卵形，長5～8公分，寬3～5公分，基部通常闊楔形，先端漸尖或短尾尖，上面無毛，光澤，下面疏生柔毛。花單性，雌雄異株；繖形花序腋生，單生或成對，具短梗；苞片被毛，早落；花黃色，直徑4.5～8公釐，有毛；雄花花被裂片6，卵形，長約2.5公釐；雄蕊9，花藥2室，全內向瓣裂。核果卵形，長約8公釐，熟時紅色，位於一小花被杯內。花期3～4月。果期9～10月。

【採收】全年可採。樹皮應刮去粗皮，曬乾。

【性味】澀微苦，溫。

【功用主治】止血，接骨，生肌，消炎。外傷出血，骨折，跌打損傷，瘡癤。

【用法與用量】內服：煎湯，6～9克。外用：搗敷或研末調敷。

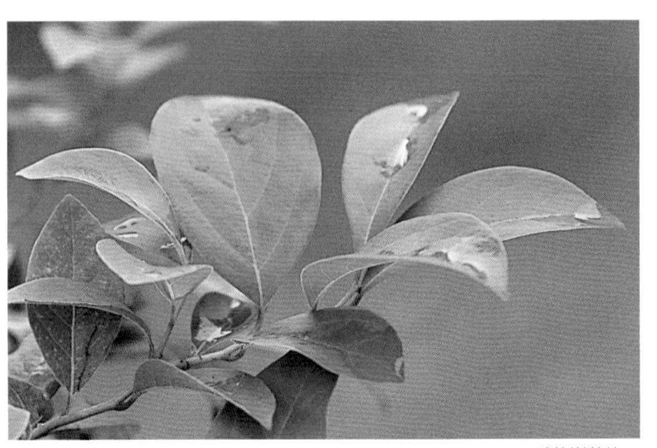

香葉樹葉片。

【紅花楹】

【別名】鳳凰木、火鳳凰

【基原】為豆科雲植物鳳凰木 *Delonix regia* (Bojea.) Rat. 的樹皮。

分布：福建、湖南、廣東，廣西、雲南。

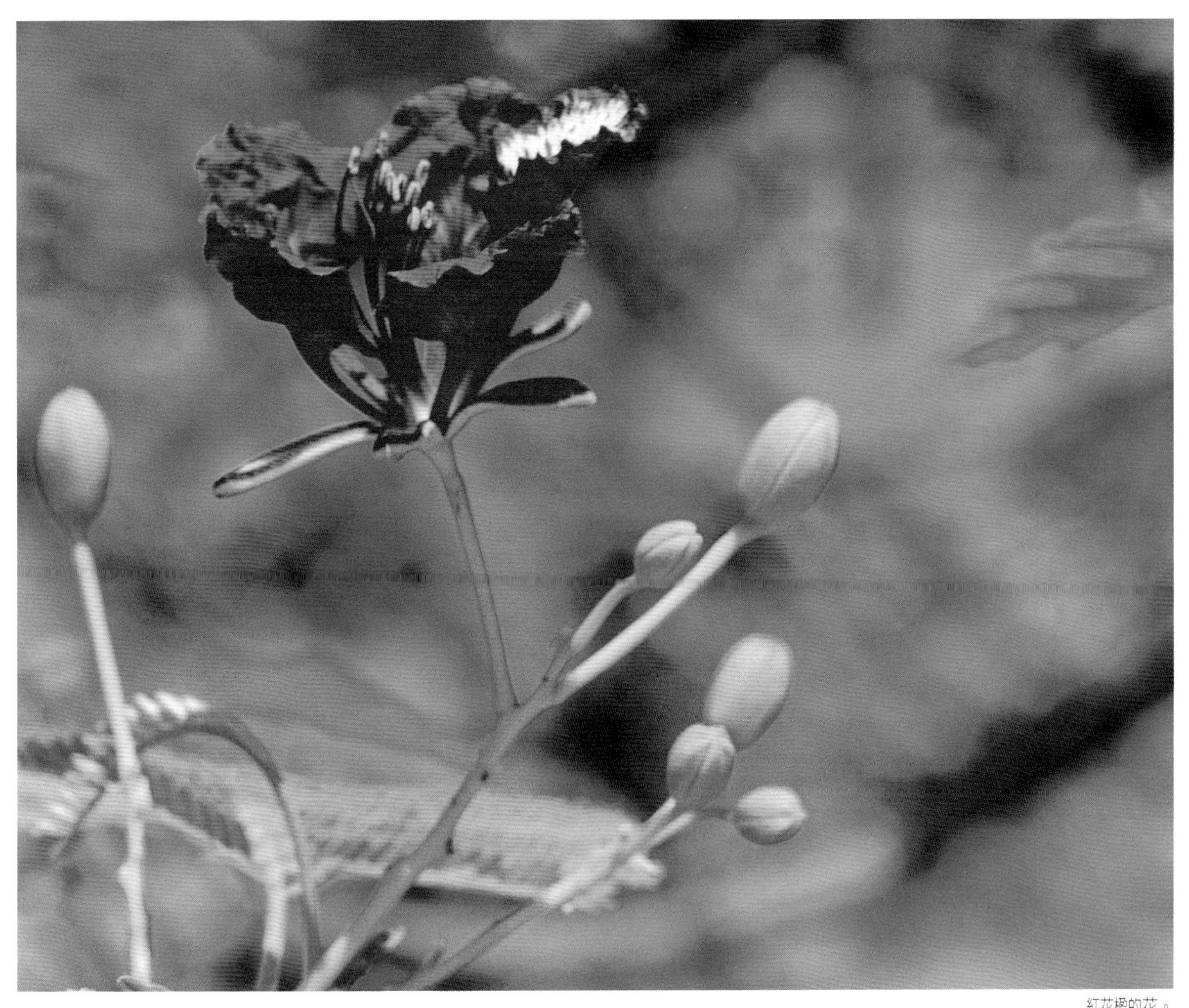

紅花楹的花。

【原植物】多年生高大喬木。生於路邊及山坡地。二回羽狀複葉，小葉背粉綠而疏生毛。頭狀花序圓錐狀排列，頂生或腋生，花紅色，花兩側對稱，花瓣覆瓦狀排列，花冠非蝶形，各瓣形態相似，最上一片最小，位於最內，雄蕊常為10，分離。莢果條形，扁平，嫩莢疏生毛，後變無毛。

【採收】全年可採收。

【性味】淡，澀。

【功用主治】固澀止瀉，收斂生肌。腸炎，瘡瘍潰爛久不收口，外傷出血。

【用法與用量】內服：煎湯，5～9克；或入散劑。外用：研末調敷。

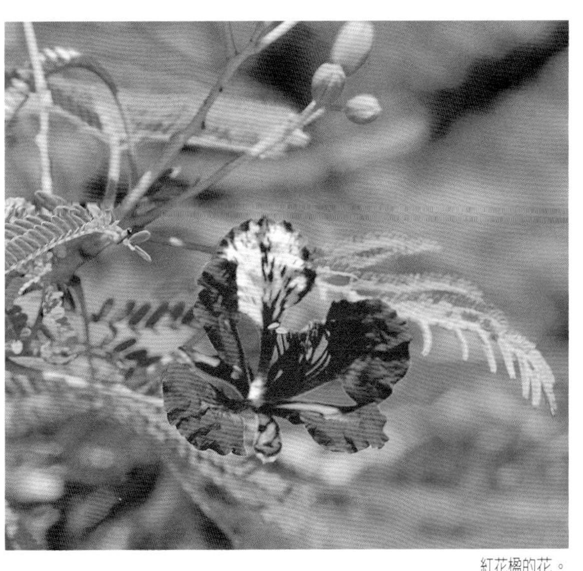

紅花楹的花。

分布：廣東、廣西、雲南、貴州、浙江、湖南、湖北、福建、臺灣等地。

【海桐皮】

【別名】釘桐皮、刺桐皮、刺通、接骨藥、雞桐木
【基原】為豆科植物刺桐 *Ergthrina variegata* L.var. orientalis (L.) Merr. 的幹皮。

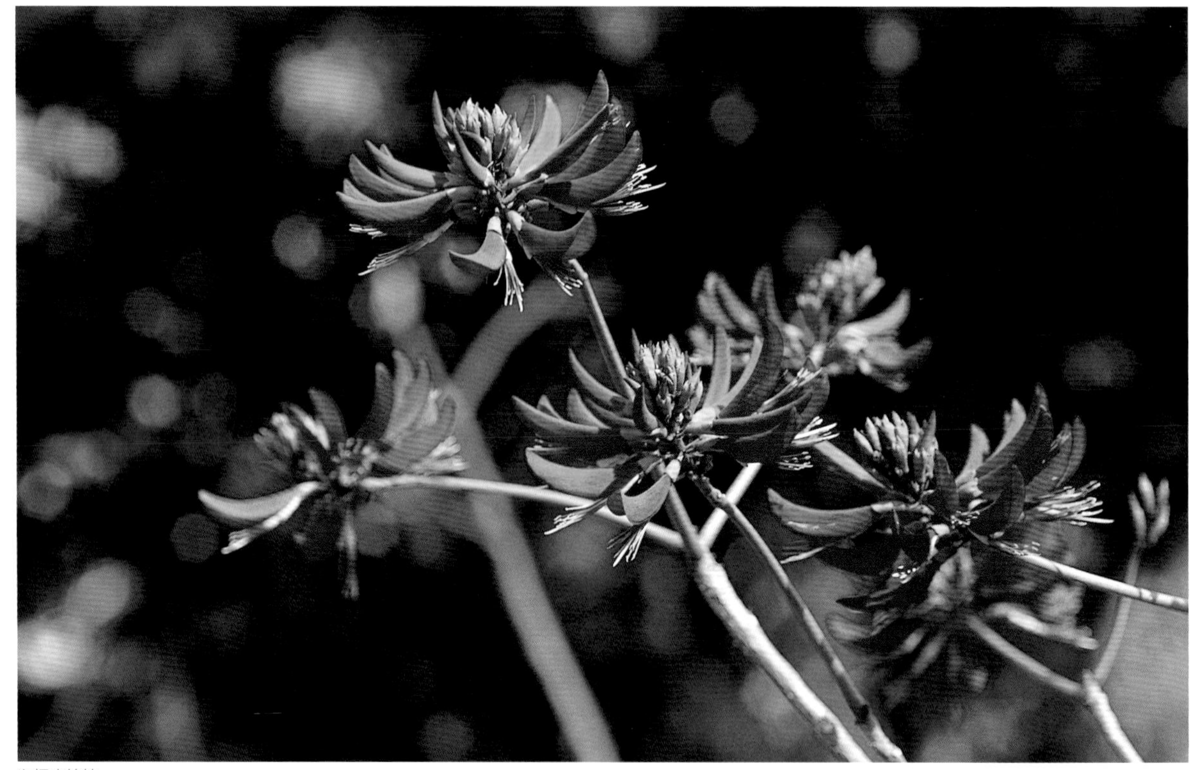
海桐皮植株。

【原植物】高大喬木，高可達20公尺。野生或栽植為行道樹。樹皮灰棕色，枝淡黃色至土黃色，密被灰色絨毛，具黑色圓錐狀刺，2、3年後即脫落。3出複葉，互生，或簇生於枝頂；總葉柄長10～15公分；小葉片闊卵形至斜方狀卵形，長10～15公分，頂端小葉寬過於長，先端漸尖而鈍，基部近截形，或闊菱形，全緣，上面深綠色，下面粉綠色，兩面葉脈均有稀疏毛絨；頂生小葉柄長3.5～4.5公分，側生小葉柄短，長約5公釐；托葉2，線形，長1～1.3公分，早落。總狀花序，長約15公分，被絨毛；總花梗長7～10公分；萼佛焰狀，長約2～3公分，萼口偏斜，由背開裂至基部；花冠蝶形，大紅色，旗瓣長5～6公分，翼瓣與龍骨瓣近相等，短於萼；雄蕊10，兩束，花絲淡紫色，長3～3.5公分，藥黃色；花柱1，淺綠色，柱頭不分裂，密被紫色軟毛。莢果串珠狀，微彎曲。種子1～8顆，球形，暗紅色。花期3月。

【採收】全年可收，而以春季較易剝取。將樹砍伐剝取幹皮，刮去棘刺及灰垢，曬乾。

【性味歸經】苦辛，平。入肝、脾經。

【功用主治】祛風濕，通經絡，殺蟲。風濕痹痛，痢疾，牙痛，疥癬。

【用法與用量】內服：煎湯，6～12克；或浸酒。外用：煎水洗或研末調敷 。

【宜忌】血虛者不宜服。

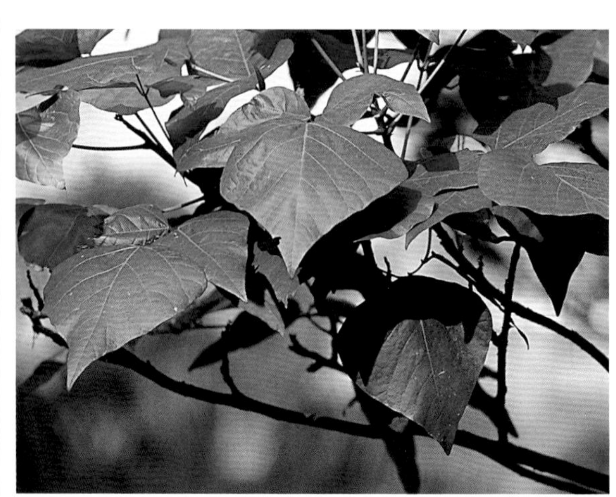
海桐皮葉。

【陰香皮】

【別名】廣東桂皮、坎香草、陰草、山肉桂、山玉桂、香膠葉、野玉桂、香膠仔、潺桂
【基原】為樟科植物陰香 *Cinnamomum burmannii* (Nees) Bl. 的樹皮。

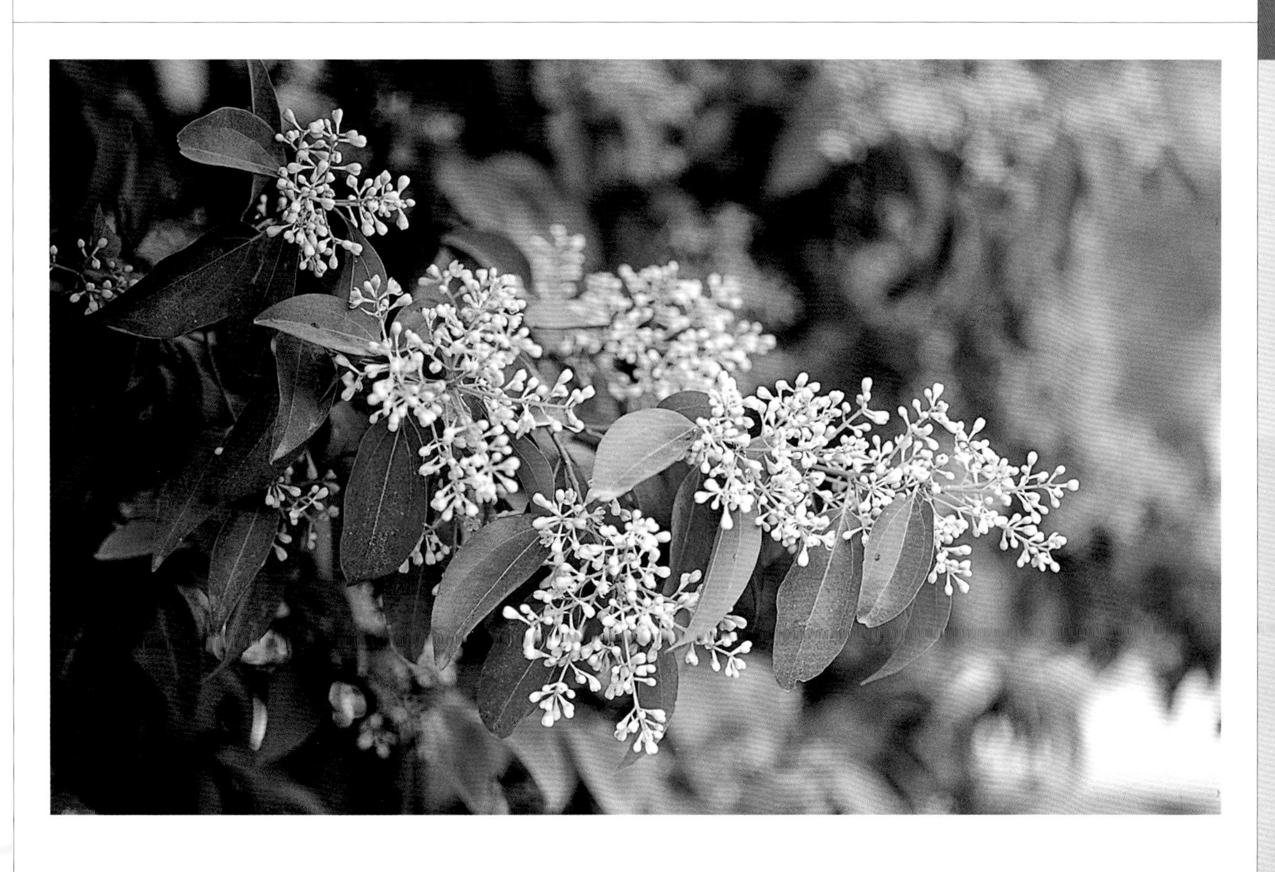

分布：廣東、廣西、江西、浙江、福建等地。

【原植物】常綠喬木，高達20公尺。生長於疏林中有陽光處；或為栽培。小枝赤褐色，無毛。葉近於對生或散生，革質，卵形或長橢圓形，長6～10公分，寬2～4公分，先端短漸尖，基部楔形至近圓形，全緣；上面綠色，有光澤，下面粉綠色，兩面均無毛，具離基3出脈，脈腋內無隆起的腺體；葉柄長8～12公釐。圓錐花序頂生或腋生；花小，綠白色；花被6，基部略合生，長4～5公釐，兩面均被柔毛；能育雄蕊9，排成3輪，外面2輪花藥內向，第3輪花藥外向，花藥均為卵形，4室，瓣裂，花絲短，最內尚有1輪退化雄蕊；雌蕊1，子房上位，1室，1胚珠，花柱細，柱頭小。漿果核果狀，卵形，長不及1公分，直徑約5公釐，基部具肥厚杯狀的宿存花被，其先端具6截形短裂片。花期3～4月。果期4～10月。

【採收】全年可採。樹皮應刮去粗皮，曬乾。

【性味】辛，溫。

【功用主治】溫中，散寒，祛風濕。食少，腹脹，水瀉，脘腹疼痛，風濕，瘡腫，跌打扭傷。

【用法與用量】內服：煎湯，3～9克；或研末。外用：研末調敷或浸酒擦。

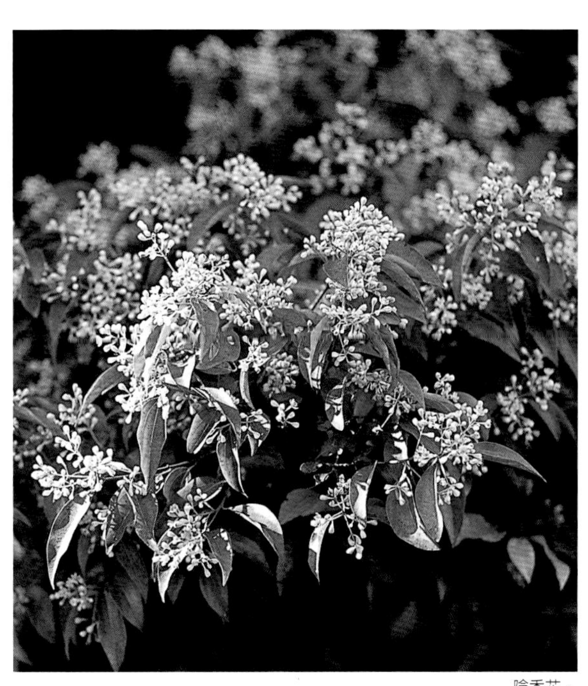

陰香花。

【假鵲腎樹】

【別名】止血樹皮、清水跌打、滑葉跌打。

【基原】為桑科植物假鵲腎樹 *Pseudostreblus indica* Bur 的樹皮。

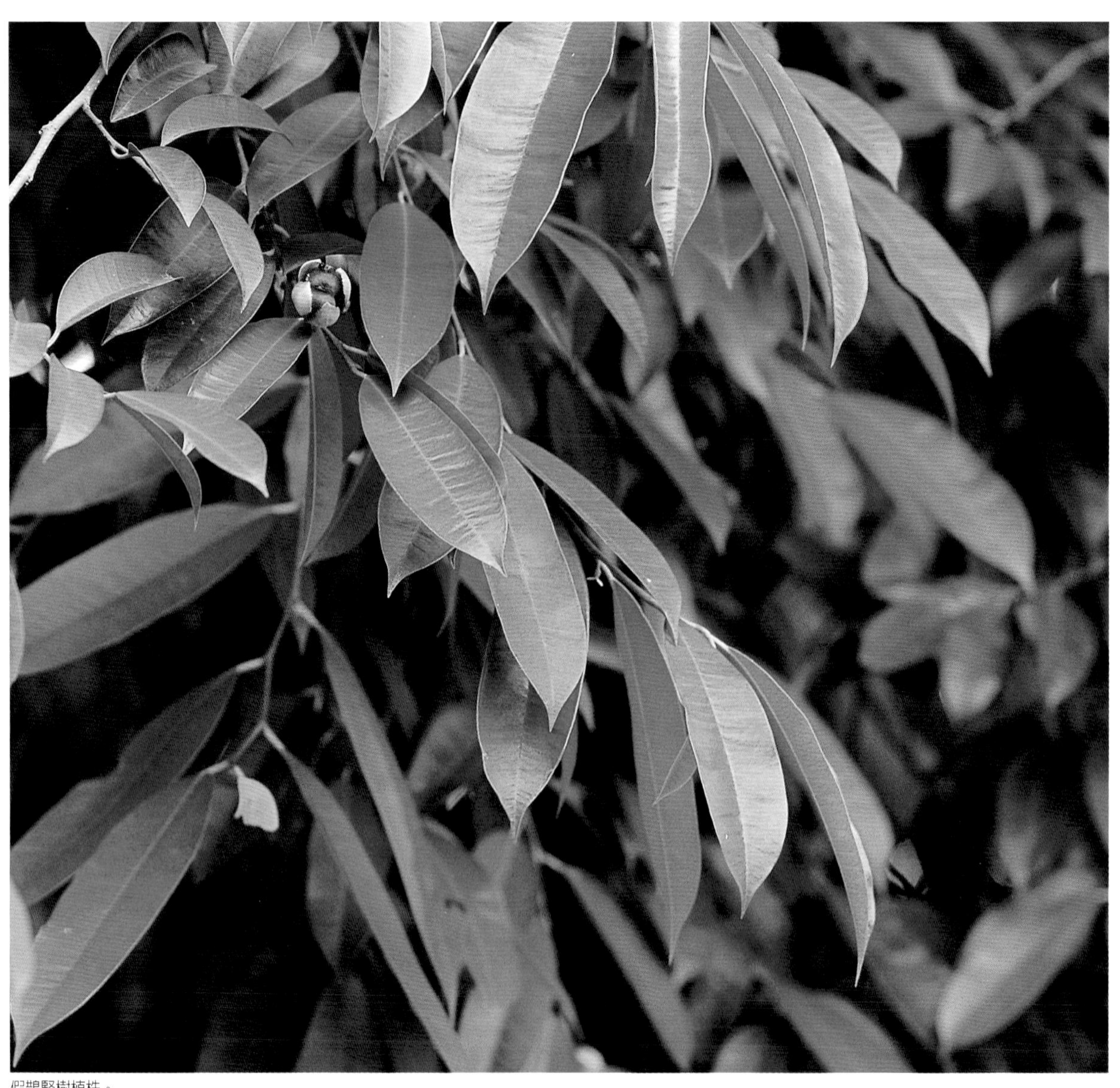

假鵲腎樹植株。

【原植物】喬木，高達15公尺，胸徑達25公分。生於水邊多岩石的雜木林中。樹皮灰褐色或褐色，平滑，近無毛。有乳狀樹液。葉革質，橢圓狀矩圓形或倒矩圓狀披針形，長8～15公分，寬2～3公分，先端漸尖，基部楔形，全緣，側脈水平伸展，細而密，邊緣閉鎖；葉柄長1～2公分。花單性，雌雄同株，雄花序單生或成對，呈蠍尾狀聚繖花序，有苞片3枚，花被片5，雄蕊5，退化雌蕊小，線形；雌花單生於葉腋或雄花序上，有小苞片4枚，花被片4～5，近圓形，有柔毛，子房近球形，花柱頂生，2線形分枝，被褐色短毛。果近球形，包藏於擴大的花被內。花期秋冬。

【採收】秋季採集。取皮曬乾，碾粉。

【性味】苦、辛，溫。

【功用主治】消炎止血，鎮痛祛瘀。消化道出血，胃痛，外傷出血，跌打，風濕痛。

【用法與用量】內服：煎湯，9～15克；或研末，1～3克。外用：研末撒。

【宜忌】皮膚接觸樹液，可引起過敏反應。

【紫楠】

【別名】紫金楠、楠木、枇杷木、小葉嫩蒲柴
【基原】為樟科植物紫楠 *Phoebe sheareri* (Hemsl.) Gamble 的樹皮及枝葉。

分布：長江流域以南及西南各地。

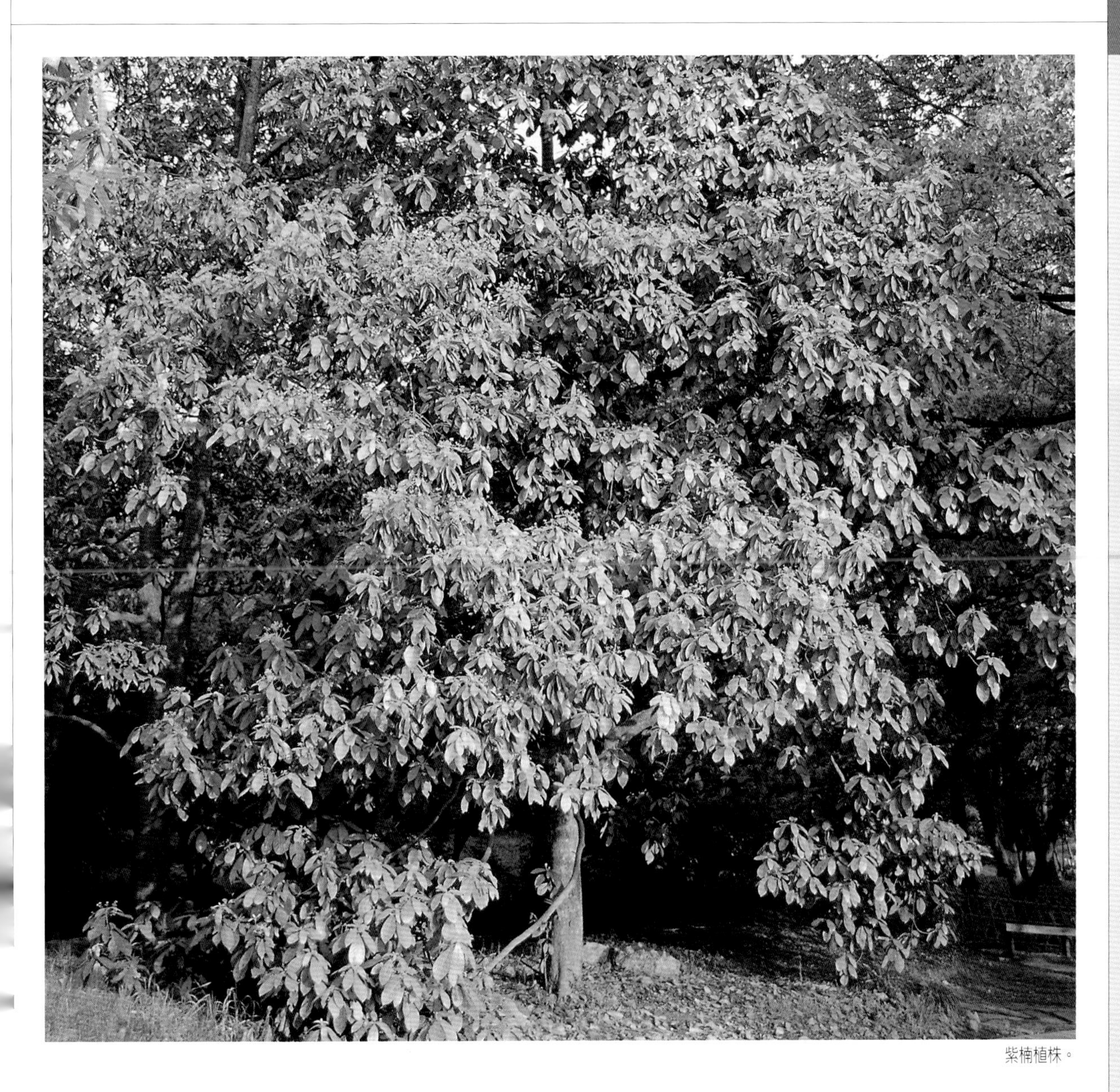
紫楠植株。

【原植物】常綠喬木，高達16公尺。生陰濕山谷雜木林中。幼枝和幼葉密生褐色絨毛。單葉互生，革質，倒披針形或倒卵形，長8～24公分，寬4～9公分，先端短尾尖，偶為漸尖，基部楔形，上面綠色，幼時脈上有細毛，後漸脫落，下面灰綠色，脈上密被棕色細毛，網狀脈凸起。圓錐花序腋生，密被淡棕色絨毛；花兩性；花被6裂，長約3公釐，兩面有毛；能育雄蕊9，花藥4室，第三輪雄蕊外向瓣裂。核果卵圓形，長約8公釐，基部為宿存的杯狀花被管所包被；果柄有絨毛。花期5～6月。果期9～10月。

【採收】全年可採，刮去粗皮，曬乾。
【性味】葉：性微溫，味辛。
【功用主治】樹皮：轉筋及足腫。葉：暖胃順氣。

【雲南多依】

【別名】山楂、酸木瓜、多衣、酸移，嗎過兔(傣族名)。
【基原】為薔薇科植物雲南移依 *Docynia delavayi* (Franch.) Schneid. 的乾燥樹皮。

分布：雲南。

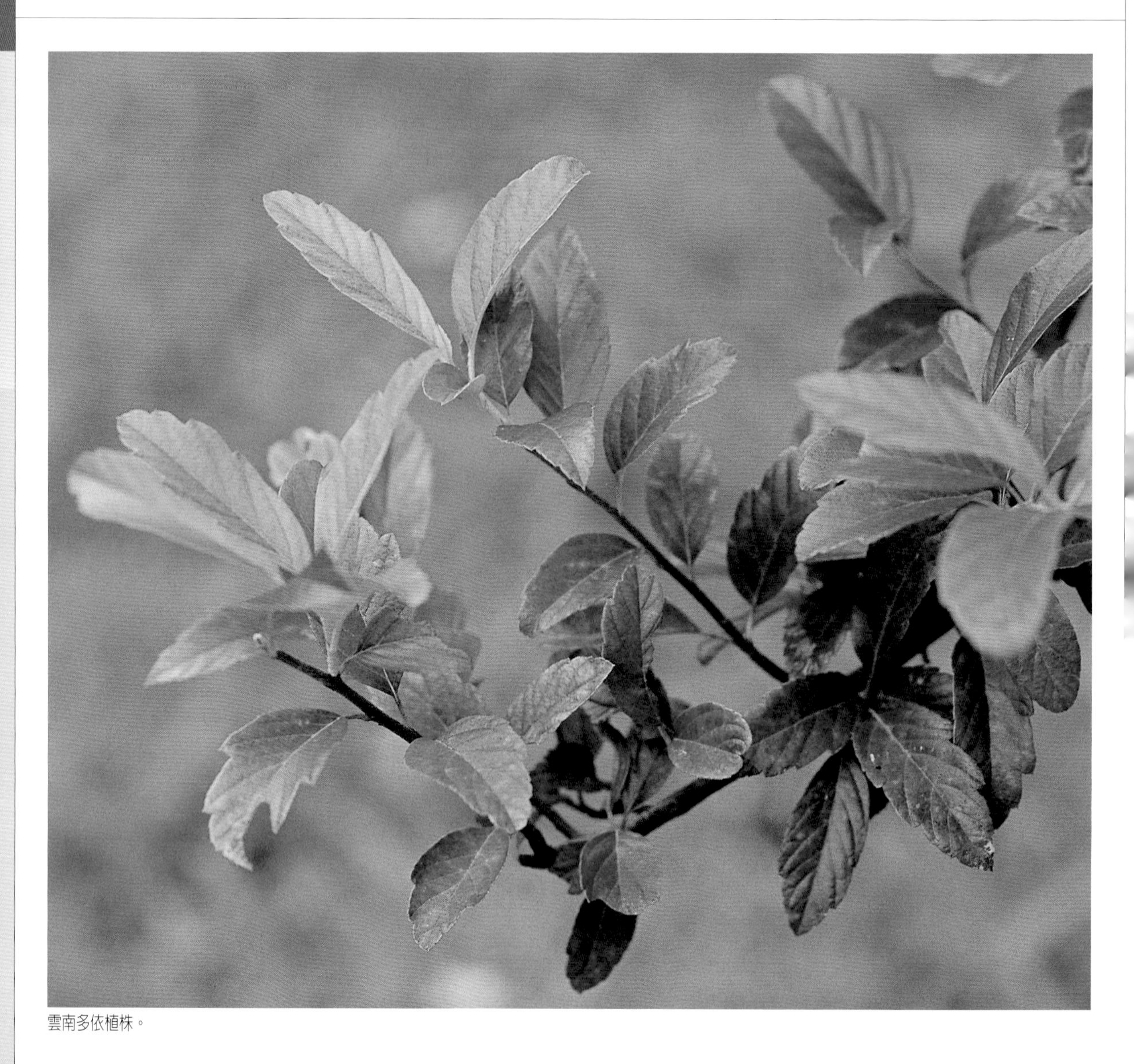

雲南多依植株。

【原植物】 常綠喬木，高3～10公尺。小枝粗壯，幼時具黃白色絨毛，老漸脫落，紅褐色或紫褐色。葉互生，通常聚集於小枝頂端，葉片披針形，長6公分～8公分，邊全緣或稍有淺鈍鋸齒，上面無毛，下面密生黃白色絨毛；葉柄長1～1.5公分，密生絨毛。花3朵～5朵叢生於小枝頂端；花梗粗短或近無，果期伸長，密生絨毛；花白色，直徑約2.5～3公分；花萼筒狀，兩面密生黃白色絨毛，裂片5，披針形或三角狀披針形，長5～8公釐；花瓣5，長倒卵形，長12～15公釐，基部有短爪；雄蕊多數，花絲長短不一，短於花瓣；花柱5，基部合生，密生絨毛。梨果卵形或長圓形，直徑2～3公分，幼時被毛，漸脫落至無毛，具宿存萼；果梗粗壯，較長。

【採收】 初春剝取樹皮，曬乾。

【性味】 酸、澀，涼。

【功用主治】 消炎，收斂，接骨。用於骨折，風濕性關節炎，肝炎，濕疹，腹瀉，赤白痢疾，燒傷，燙傷。

【用法與用量】 內服：煎湯，9～15克。外用：適量，搗爛或熬膏外擦。

【錫蘭肉桂】

【別名】大葉肉桂、油肉桂、錫蘭樟

【基原】為樟科植物錫蘭肉桂 *Cinnamomum zeylanicum* Bl. 的樹皮。

分布：中國海南、福建、臺灣有栽培。

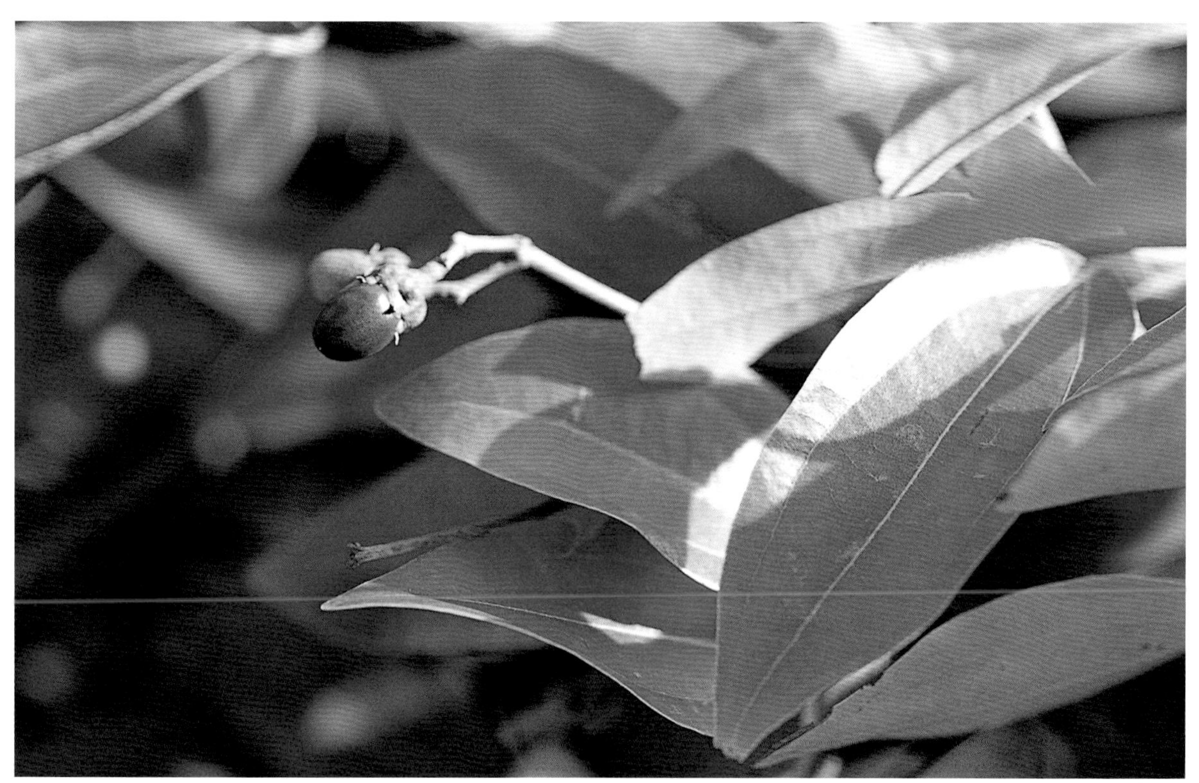

錫蘭桂果。

【原植物】錫蘭肉桂常綠喬木，高可達10公尺。生於熱帶海拔1,000公尺以下的潮濕地帶。幼枝略為四稜形，灰色而具白斑。葉革質或近革質，通常對生，卵形或卵狀披針形，下面呈蜂窩狀；葉柄長2公分，無毛。花序腋生或頂生，長10～20公分，被絹狀毛；花黃色，長約6公釐，花被裂片外面被灰色微柔毛。果卵形，長1～1.5公分，黑色，果托杯狀，具6齒裂，齒端截形或銳尖。花期1～3月，果期8～9月。

【採收】秋冬季節，選擇桂樹，按一定闊度剝取樹皮，加工成不同的規格。

【性味】氣香，味微辣。

【功用主治】補火助陽，散寒止痛，溫經通脈。

【用法與用量】內服：煎服，2～5克，入湯劑應後下。研末沖服，每次1～2克。

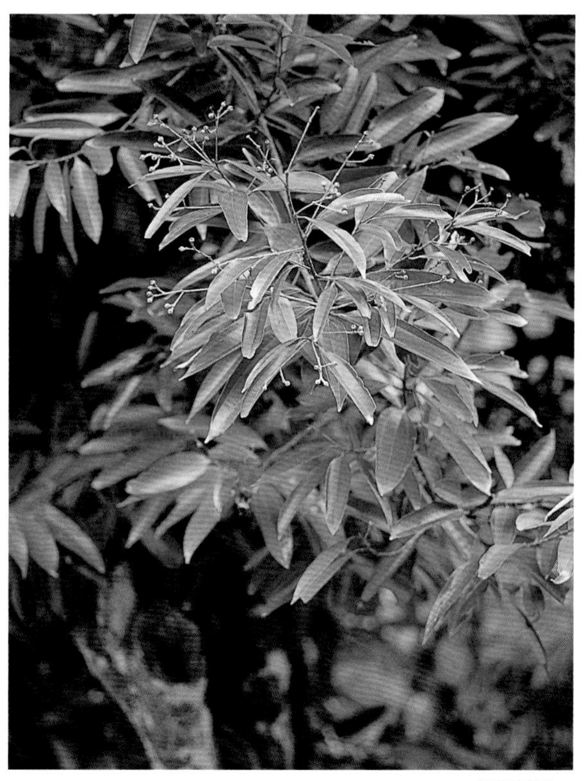

錫蘭桂葉片。

【鴨皀樹皮】

【別名】莿球花、檻樹、牛角花、消息花、番蘇木、金合歡、荊球花

【基原】為豆科植物鴨皀樹 *Acacia farnesiana* Willd. 的樹皮。

分布：廣東、廣西、四川、雲南、福建、浙江、臺灣等地。

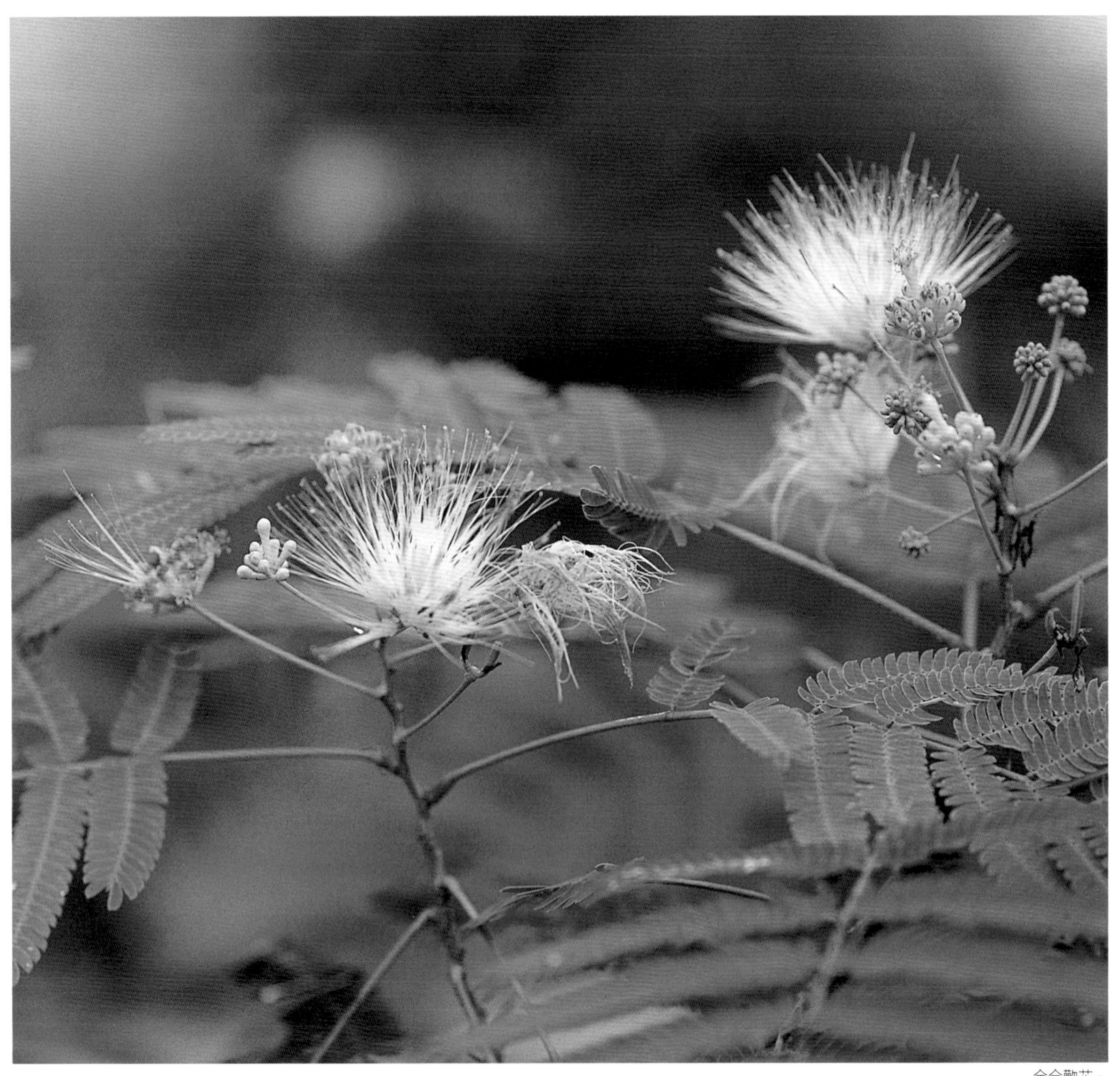

金合歡花。

【原植物】有刺灌木或小喬木，高2～4公尺。野生或栽培。枝略成Z字形，有皮孔；托葉刺狀，銳利，長約1.2公分。2回羽狀複葉，羽片4～8對；小葉通常10～20對，線狀矩圓形，長2～6公釐。頭狀花序1或2～3個腋生，球形，花多而密集，直徑約1公分；花序柄被毛，長1～3公分；花黃色，極香，長約1公釐；萼鐘形，上方萼齒短而鈍；花冠筒形，5裂；雄蕊多數；子房長筒形，柱頭先端彎曲。莢果圓筒形，膨脹，長4～10公分，直徑1～1.5公分，直或彎曲。花期10月。

【採收】全年可採，鮮用或曬乾。

【功用主治】收斂止血。煎汁可製兒茶。

【用法與用量】內服：煎湯，1.5～3克。外用：研末撒。

【龍女花】

【別名】龍女花，天女花，小玉蘭

【基原】為木蘭科西康玉蘭的樹皮，花蕾。

分布：遼寧、安徽（黃山）、浙江、江西。

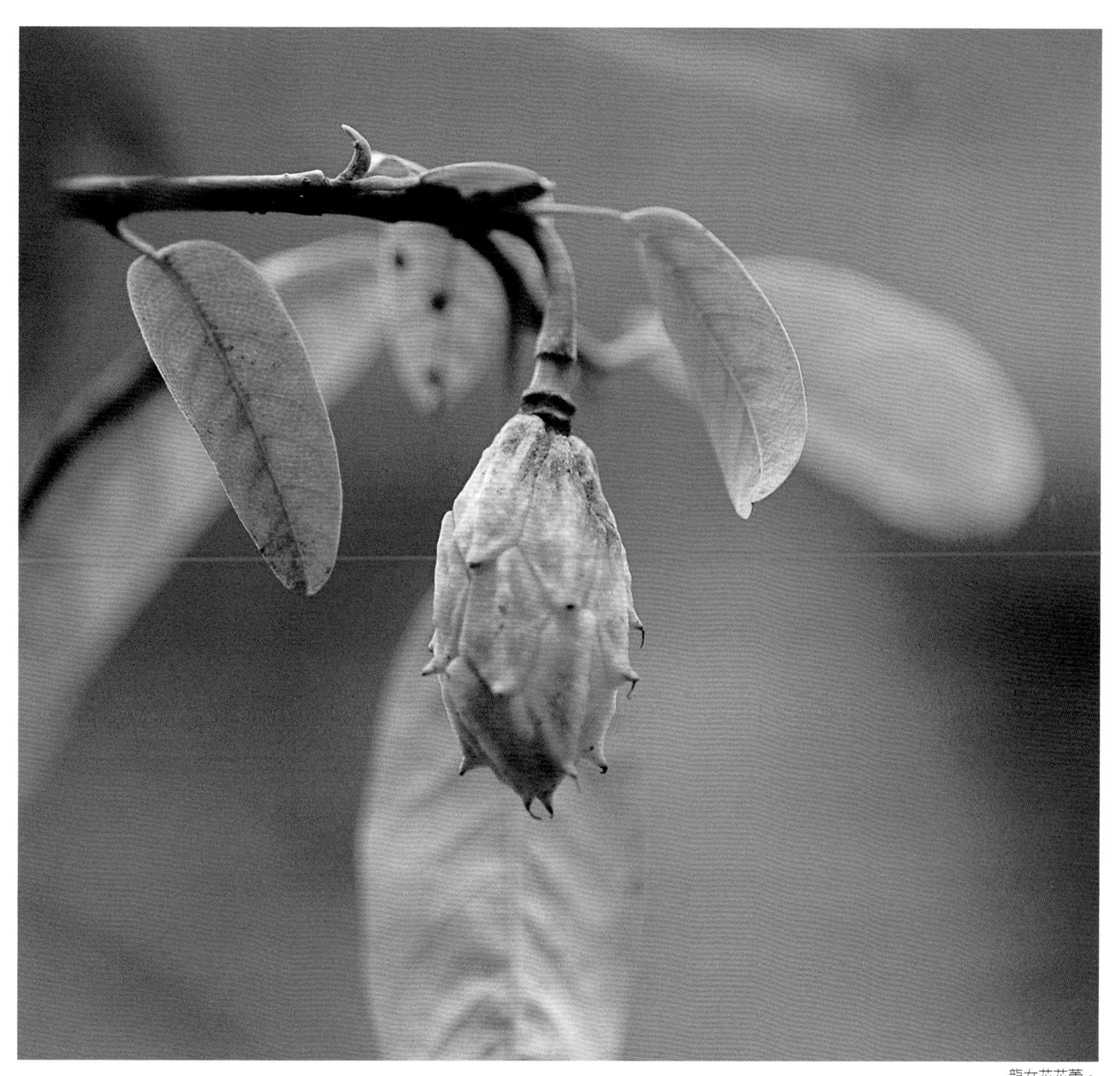

龍女花花蕾。

【原植物】落葉小喬木，高達10公尺。喜生於陰坡或濕潤山谷中。小枝及芽生絨毛。葉膜質，寬倒卵形或倒卵狀圓形，長6～15公分，寬4～10公分，頂端短突尖，基部圓形或寬楔形，全緣，側脈6～8對，下面有白粉和短柔毛；葉柄長1～4公分。花於葉後開放，單生於枝頂，大形，杯狀，有芳香，直徑7～10公分；花梗長4～7公分；花被片9，外輪3，淡粉紅色，長橢圓形，其餘6，倒卵形，白色；雄蕊多數，向內弓曲，花藥和花絲長，紫紅色，頂端鈍；心皮少數，披針形。聚合果窄橢圓形，長5～7公分，蓇葖卵形，先端尖。

【採收】樹皮4～6月剝取，花蕾：春季花未開放時採摘，曬乾或低溫乾燥。

【性味】苦、辛，溫。

【功用主治】樹皮：燥濕消痰，下氣除滿。濕滯傷中，脘痞吐瀉，食積氣滯，腹脹便秘，痰飲喘咳；花蕾：散風寒，通鼻竅。風寒頭痛，鼻塞，鼻淵，鼻流濁涕。

【用法與用量】樹皮內服：煎湯，9～15克（鮮者15～30克）；花蕾內服：煎湯，6～9克（鮮者20～30克）。

分布：闊葉十大功勞——中國南部、中部及華東等地。細葉十大功勞——四川、湖北以及浙江等地。華南十大功勞——中國南部及西南各地。

【十大功勞葉】

【別名】功勞葉

【基原】為小檗科植物闊葉十大功勞*Mahonia bealei* (Fort.) Carr.、細葉十大功勞*Mahonia fortunei* (Lindl.) Fedde或華南十大功勞*Mahonia japonica* (Thunb.) DC.的葉片

【原植物】

◎闊葉十大功勞　又名：刺黃蘗、大葉黃柏、黃柏樹、皮氏黃蓮竹、老鼠刺。常綠灌木。高達4公尺。生於山坡及灌叢中；也有栽培。羽伏複葉互生，長30～45公分，小葉9～15枚，寬卵形或長卵形，長6～12公分，先端漸尖，邊緣各具2～8個大齒，基部近心形而不相等；上面綠色，下面帶灰白色。總狀花序叢生莖頂；花序柄粗壯，壓扁，花密聚，黃色；苞片1，卵圓披針形；萼片9；花瓣6；雄蕊6，雌蕊1。漿果卵形，暗藍色，被蠟粉。花期5～7月。果熟期11月至翌年1月。

◎細葉十大功勞　又名：貓兒頭、刀瓜山樹、黃天竹、狹葉十大功勞。常綠灌木。高1～2公尺。生於山坡灌叢中；也有栽培。莖直立，多分枝，無刺。單數羽狀複葉互生，小葉7～13，革質，狹披針形，長8～12公分，先端長漸尖，基部楔形，邊緣各有刺鋸齒6～13個，下面灰黃綠色，但無蠟狀白粉。總狀花序生自枝頂芽鱗腋間，長3～5公分；兩性花黃色，多數密生，有短柄；萼片9；花瓣6；花藥2瓣裂；子房上位，1室。漿果卵圓形，藍黑色，被蠟粉。

◎華南十大功勞　常綠灌木，高約2公尺。生於山地灌叢中；也有栽培。莖直立，少分枝。羽狀複葉，小葉9～17枚，卵狀橢圓形或長橢圓狀披針形，長5～12公分，先端呈尖刺狀，基部歪斜，廣楔形或截齊，邊緣各具2～6個大齒。總狀花序叢生枝頂；花疏鬆，下垂，淡黃色；花軸瘦長，小花梗基部有卵圓形的宿存苞片；萼片9，3列；花瓣6，先端2裂，基部有2蜜腺；雄蕊6，藥瓣裂；雌蕊1，子房1室。漿果近球形，藍黑色，被蠟粉。花期1～2月。果熟期5～6月。

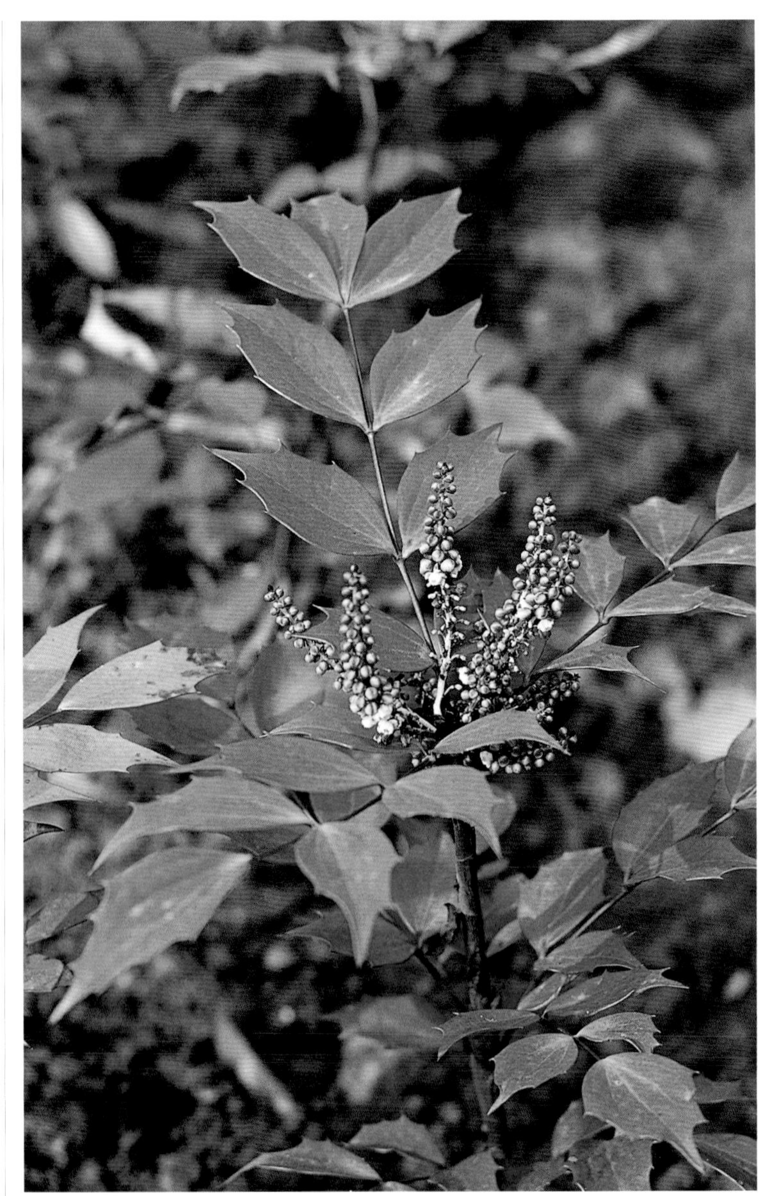

華南十大功勞花、植株。

【採收】秋季採收。

【性味】苦，涼。

【功用主治】清熱補虛，止咳化痰。肺癆咳血，骨蒸潮熱，頭暈耳鳴，腰痠腿軟，心煩，目赤。

【用法與用量】內服：煎湯，6～9克。

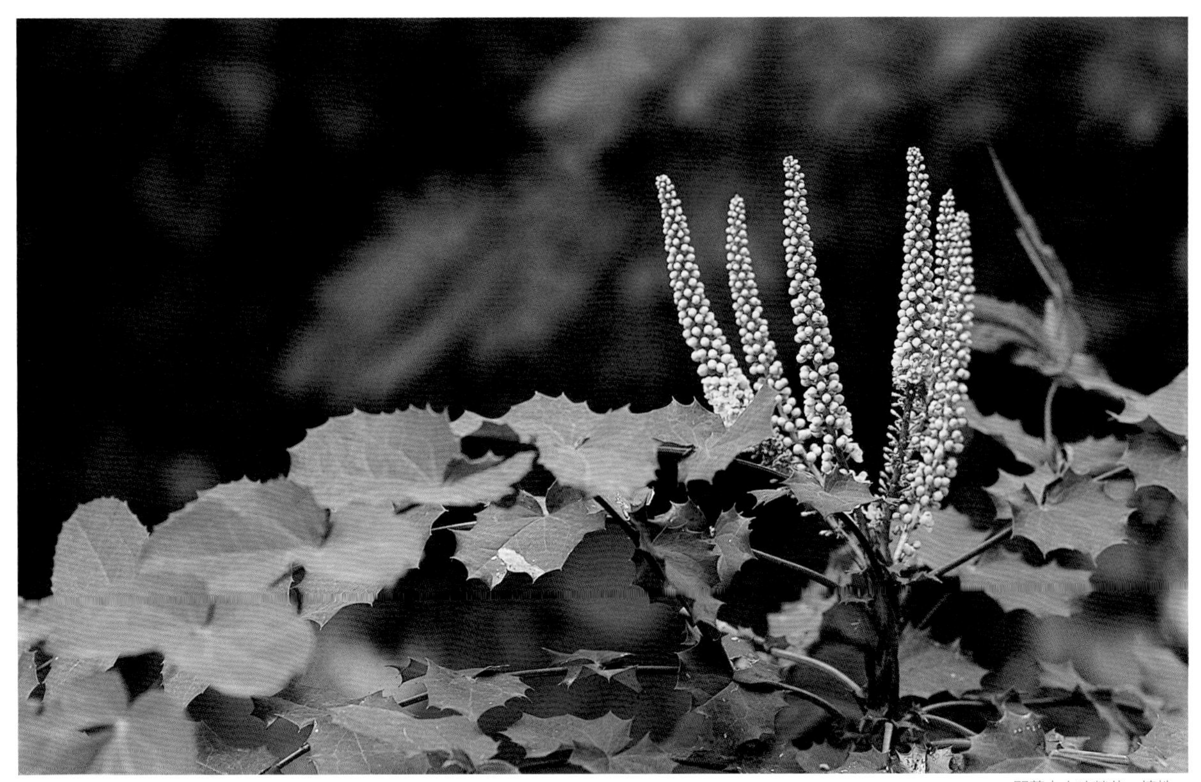

闊葉十大功勞花、植株。

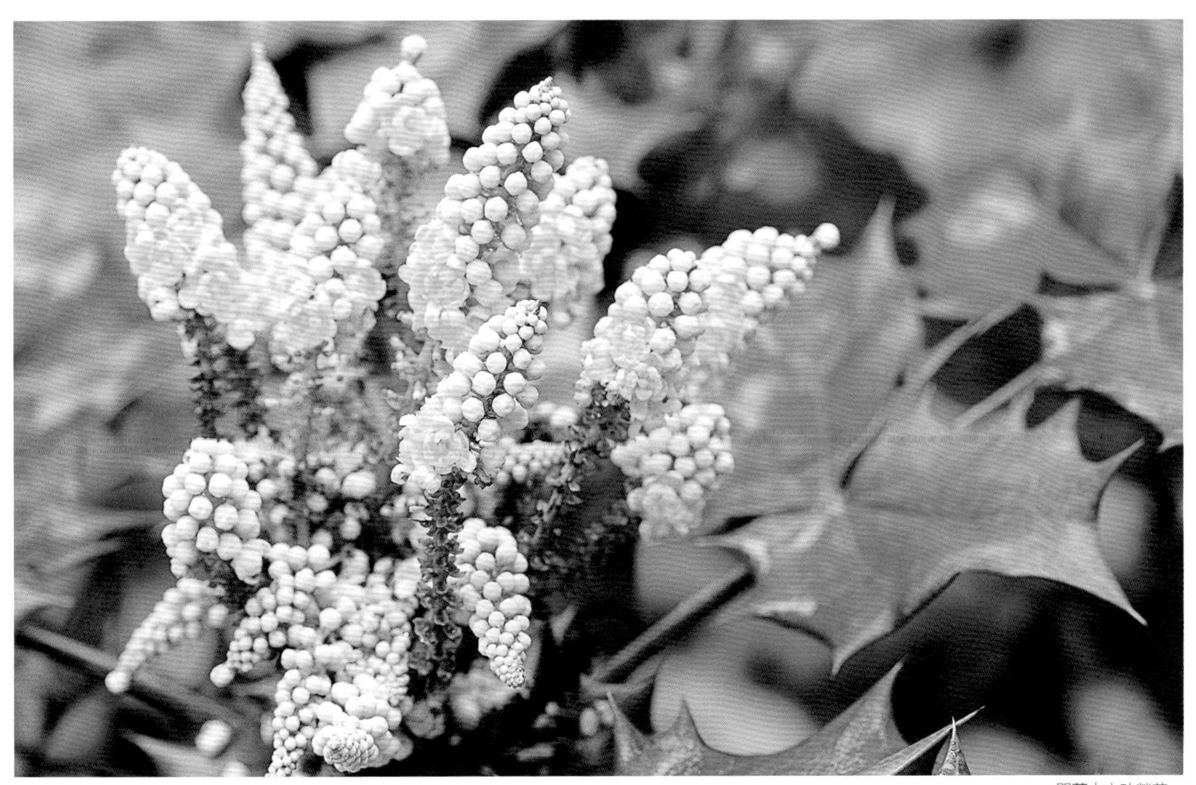

闊葉十大功勞花。

【木藍】

【別名】槐藍、大藍、大藍青、水藍、小青、印度藍、野青靛。

【基原】為豆科植物木藍 *Indigofera tinctoria* L. 的葉及莖。

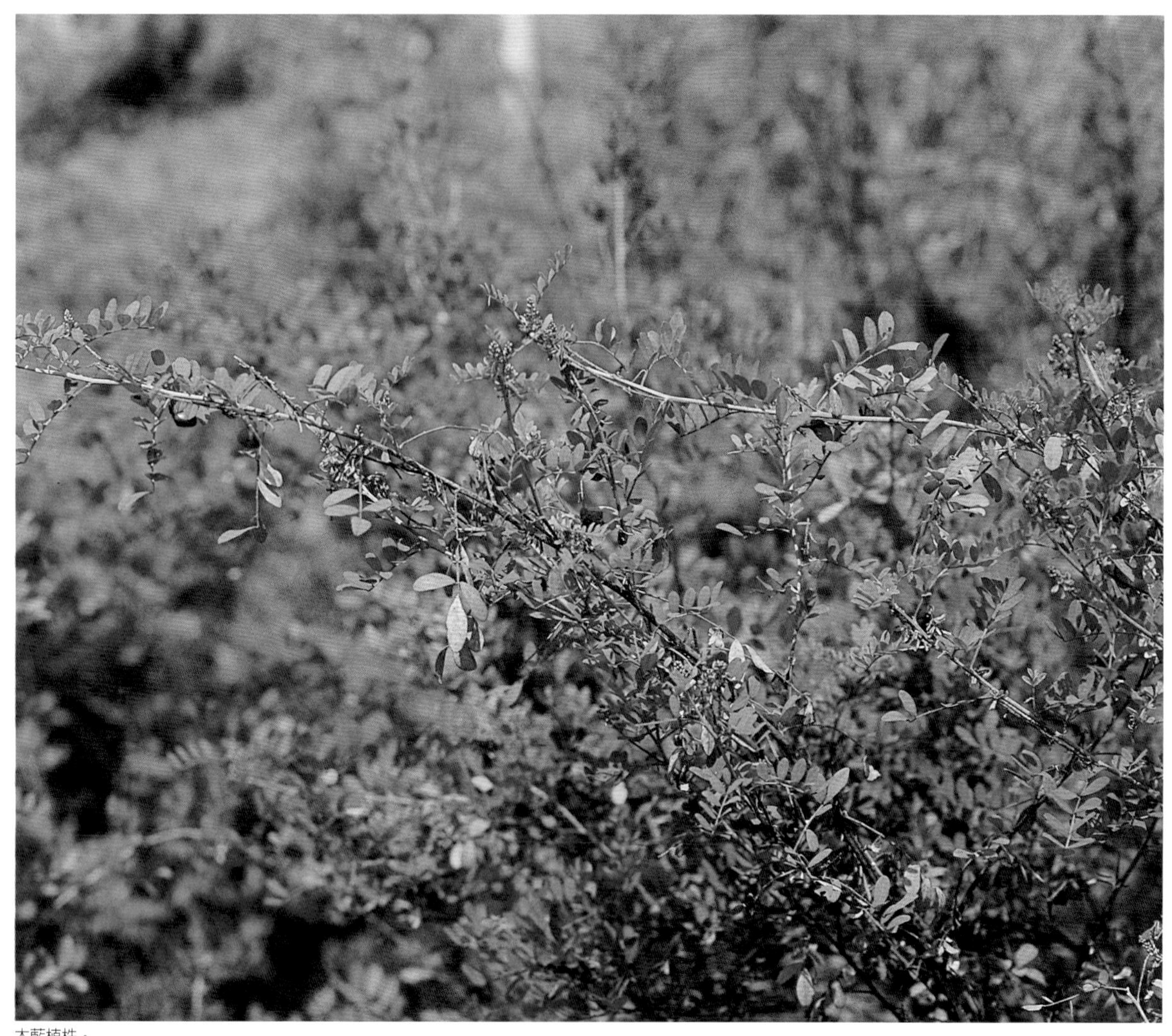

木藍植株。

【原植物】直立灌木，高40～60公分。野生或栽培。小枝被銀白色短毛。單數羽狀複葉，互生，長3～5公分；小葉通常9～13片，對生，卵狀矩圓形或長橢圓形，長1.5～1.8公分，全緣，披有丁字形毛，葉乾時帶藍黑色。總狀花序，疏鬆，近無梗，長1.6～3.5公分；萼小，斜形，銀白色，上部5齒裂，齒牙與萼筒等長；花冠蝶形，紅黃色，旗瓣圓形至矩形，翼瓣卵圓形，微與龍骨瓣相連，龍骨瓣匙形，爪上有一距；雄蕊10，2束；子房無柄，花柱短，內彎，柱頭頭狀。莢果長約2.5公分，無毛。種子8～12枚，不為念珠狀。

【採收】夏、秋採收。

【性味】苦，寒。

【功用主治】清熱解毒，去瘀止血。乙型腦炎，腮腺炎，目赤，瘡腫，吐血。

【用法與用量】內服：煎湯，15～30克。外用：煎水洗或搗敷。

【石韋】

【別名】石葦、金星草、生扯攏、石劍、金湯匙、石背柳

【基原】為水龍骨科植物石韋 *Pyrrosia lingna* (Thunb.) Farw. 的葉。

分布：安徽、江蘇、浙江、福建、臺灣、廣東、廣西、江西、湖北、四川、貴州、雲南等地。

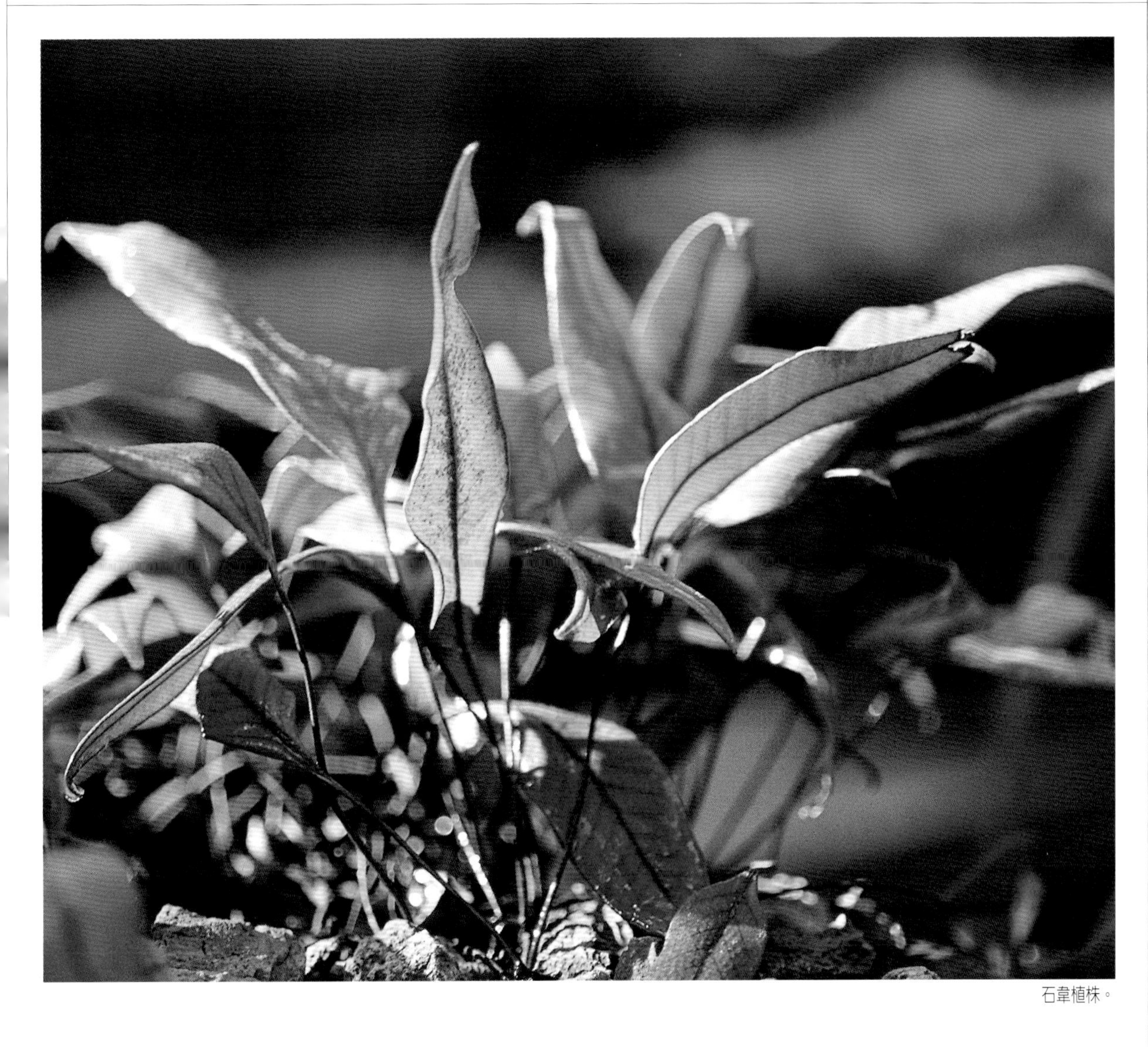

石韋植株。

【原植物】

◎石韋　又名：飛刀劍，肺心草、蜈蚣七、鋪地蜈蚣七、七星劍、大號七星劍、一枝箭、山柴刀、木上蜈蚣、肺筋草、蛇舌風。多年生草本，高13～30公分。生於山野的岩石上，或樹上。根莖細長，橫走，密被深褐色披針形的鱗片；根鬚狀，深褐色，密生鱗毛。葉疏生；葉柄長6～15公分，略呈四稜形，基部有關節，被星狀毛；葉片披針形、線狀披針形或長圓狀披針形，長7～20公分，寬1.5～3公分，先端漸尖，基部漸狹，略下延，全緣，革質，上面綠色，有細點，疏被星狀毛或無毛，下面密被淡褐色星芒狀毛，主脈明顯，側脈略可見，細脈不明顯。孢子囊群橢圓形，散生在葉下面的全部或上部，在側脈之間排成數行，每孢子囊群間隔有星狀毛，孢子囊群隱沒在星狀毛中，淡褐色，無囊群蓋；孢子囊有長柄；孢子兩面形。

【採收】春、夏、秋均可採收，除去根莖及鬚根，曬乾。

【性味】苦甘，涼。入肺、膀胱經。

【功用主治】利水通淋，清肺泄熱。淋痛，尿血，尿路結石，腎炎，崩漏，痢疾，肺熱咳嗽，慢性氣管炎，金瘡，癰疽。

【用法與用量】內服：煎湯，4.5～9克；或入散劑。

【宜忌】陰虛及無濕熱者忌服。

分布：長江以南各地。

【芒萁骨】

【別名】山芒、山蕨、烏萁、芒仔、穿路萁、雞毛蕨、硬蕨萁

【基原】為裏白科植物芒萁 *Dicranopteris dichotoma* (Thunb.) Bernh. 的幼葉或葉柄。

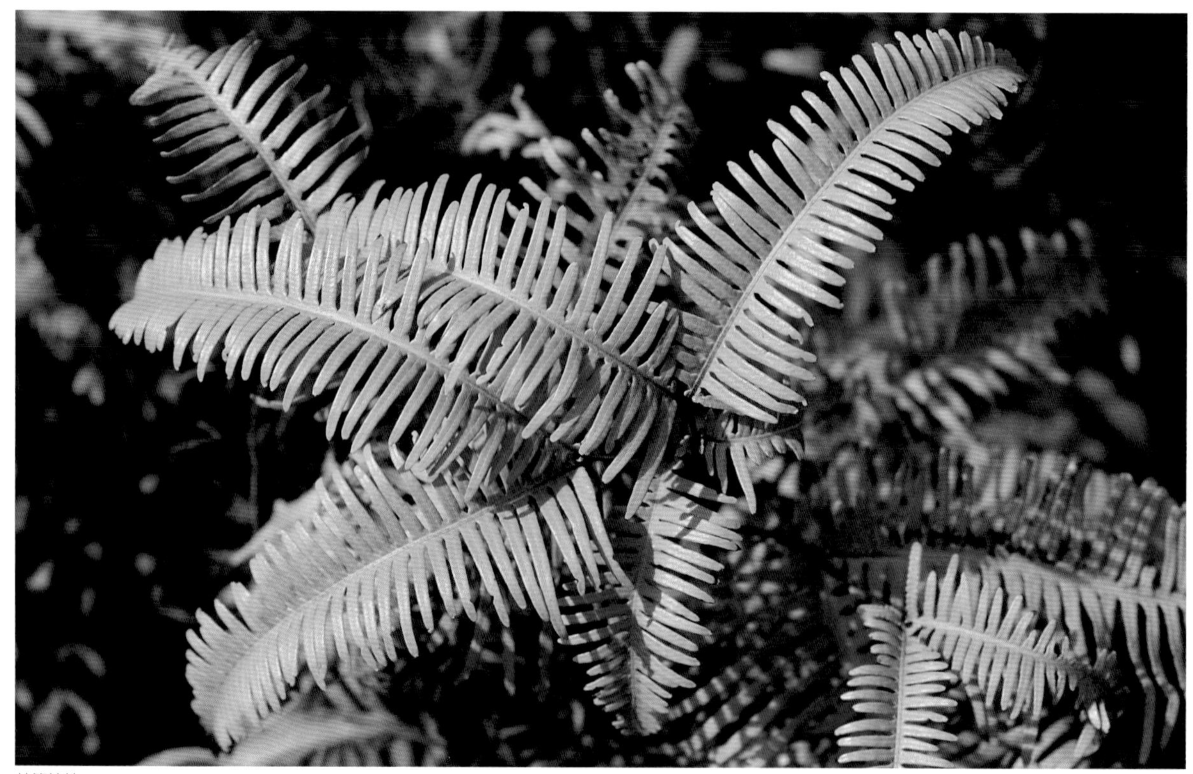
芒萁植株。

【原植物】多年生草本，高30～60公分。生於林下或山坡酸性土上。根狀莖橫走，細長，褐棕色，被棕色鱗片及根。葉遠生，葉柄褐棕色，無毛；葉片重複假兩歧分叉，在每一交叉處均有羽片（托葉）著生，在最後一分叉處有羽片兩歧著生；羽片披針形或寬披針形，長20～30公分，寬4～7公分，先端漸尖，羽片深裂；裂片長線形，長3.5～5公分，寬4～6公釐，先端漸尖，鈍頭，邊緣幹後稍反卷；葉下白色，與羽軸、裂片軸均被棕色鱗片；細脈2～3次叉分，每組3～4條。孢子囊群著生細脈中段，有孢子囊6～8個。

【採收】全年可採。

【性味】苦，平。

【功用主治】活血，止血，解熱，利尿。婦女崩帶，尿道炎，外傷出血，燙傷。

【用法與用量】內服：煎湯，9～15克。外用：搗敷。

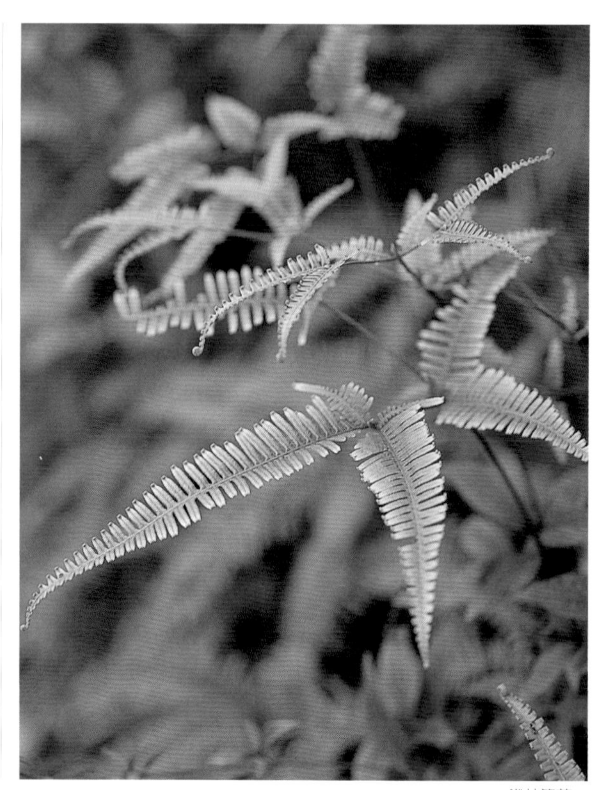
鐵芒萁葉。

【枇杷葉】

【別名】枇杷、杷葉、巴葉

【基原】為薔薇科植物枇杷 *Eriobotrya japonica* (Thunb.) Lindl. 的葉。

分布：陝西、甘肅、河南、江蘇、浙江、安徽、福建、臺灣、廣東、廣西、江西、湖南、湖北、四川、貴州、雲南等地。

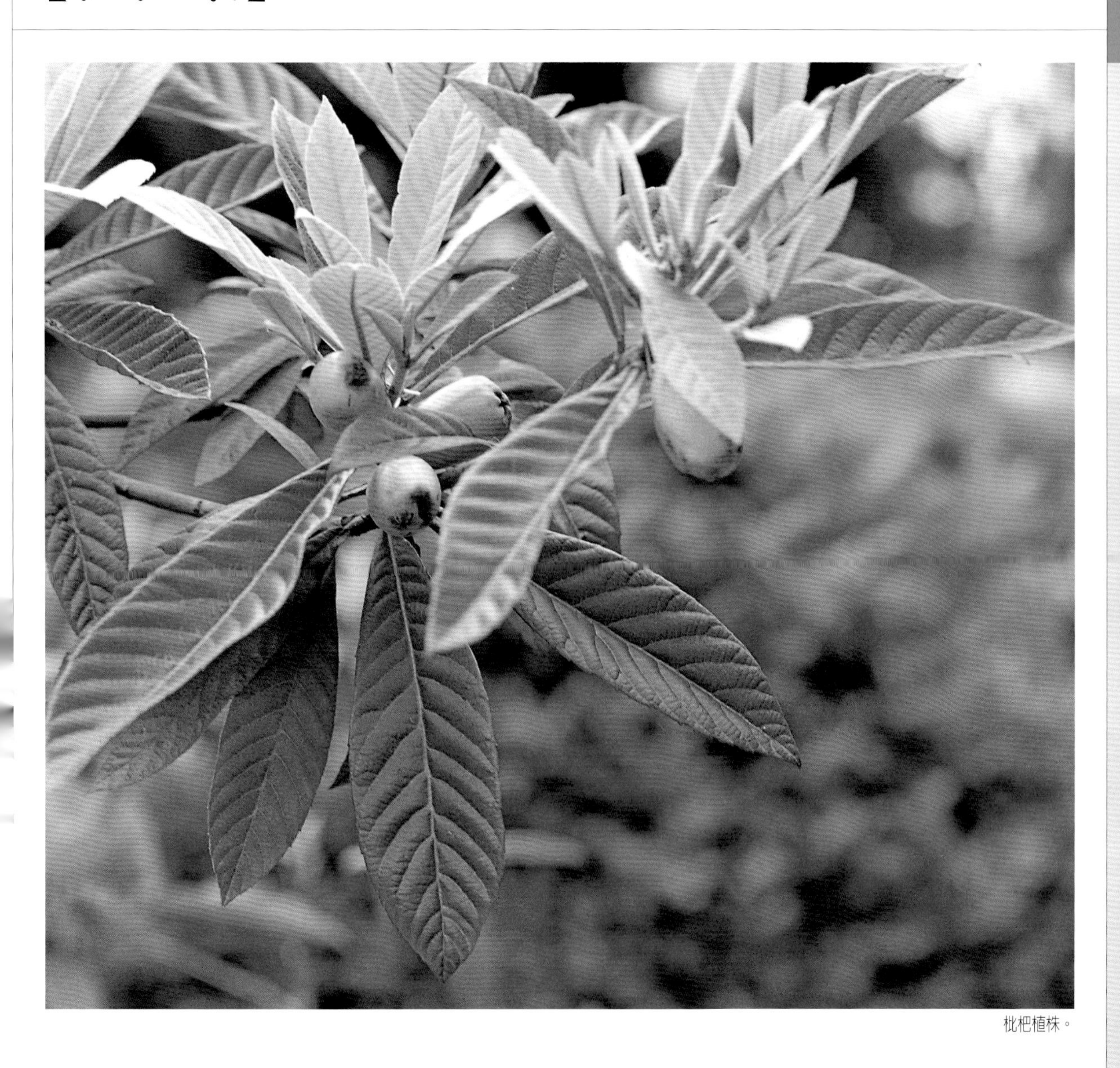

枇杷植株。

【原植物】常綠小喬木，高3～8公尺。常栽種於村邊、平地或坡地。小枝粗壯，被鏽色絨毛。單葉互生；葉片革質；長橢圓形至倒卵狀披針形，長15～30公分，寬4～7公分，先端短尖，基部楔形，邊緣有疏鋸齒，上面深綠色有光澤，下面密被鏽色絨毛，側脈11～21對，直達鋸齒頂端；葉柄極短或無柄；托葉2枚，大而硬，三角形，漸尖。花每數十朵聚合為頂生圓錐花序，花序有分枝，密被絨毛；苞片鑿狀，有褐色絨毛；花萼5淺裂，萼管短，密被絨毛；花瓣5，白色，倒卵形，內面近基部有毛；雄蕊20～25；子房下位，5室，每室有胚珠2枚，花柱5，柱頭頭狀。果為漿果狀梨果，圓形或近圓形，黃色或橙黃色；核數顆，圓形或扁圓形，棕褐色。花期9～11月。果期翌年4～5月。

【採收】全年皆可採收，採摘後，曬至七、八成乾時，紮成小把，再曬乾。

【性味】苦，涼。

【功用主治】清肺和胃，降氣化痰。肺熱痰嗽，咳血，衄血，胃熱嘔噦。

【用法與用量】內服：煎湯，4.5～9克（鮮者15～30克）；熬膏或入丸、散。

分布：雲南、貴州、四川、臺灣等地。

【青刺尖】

【別名】梅花刺、扁核木

【基原】為薔薇科植物扁核木 *Prinsepia utilis* Royle 的葉。

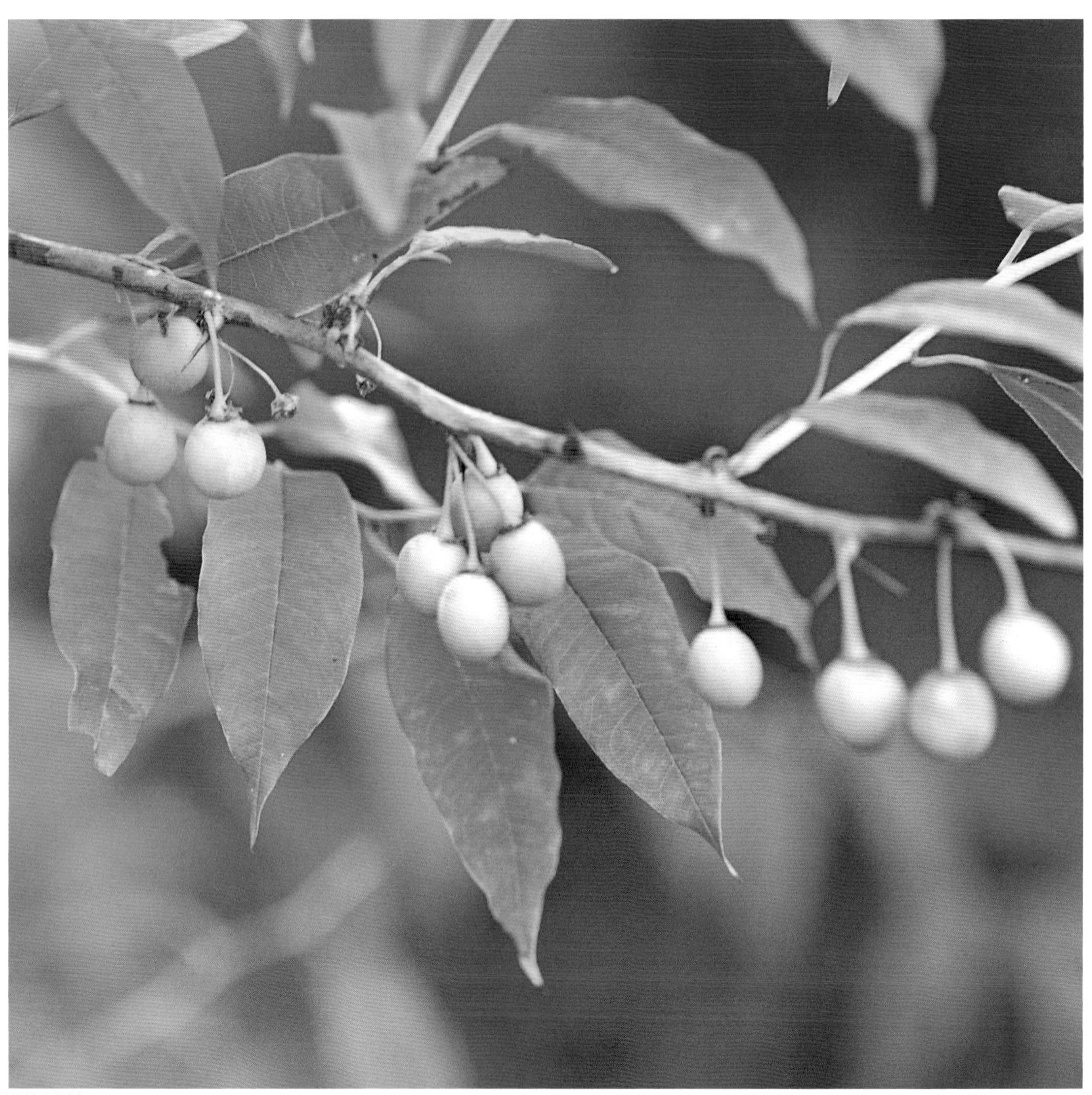

扁核木植株。

【原植物】落葉灌木，高1～2公尺。生於山坡或溪谷兩岸灌木叢中及窪地、路旁。枝具稜，灰綠色，常有白色粉霜，具枝刺，長8～20公釐。單葉互生或叢生，厚紙質至革質；狹卵形至披針形，長3～6.5公分，寬1～2.2公分，基部鈍圓或楔尖，先端漸尖或短尖，邊緣具細鋸齒，或幾為全緣，兩面無毛；葉柄長5～10公釐；托葉細小，宿存或脫落。總狀花序腋生或生於側枝頂端，有花3～8，白色；萼片5，近圓形；花瓣5，倒闊卵形或扁圓形；雄蕊多數多列；雌蕊1，子房上位。核果橢圓形，成熟時暗紫紅色，有粉霜，基部有花後膨大的萼片。花期3～4月。果期6～7月。

【採收】春季採收。

【性味】微寒，苦。

【功用主治】攻毒，祛瘀。癰疽瘡毒，骨折。

【用法與用量】內服：煎湯，9～15克。外用：搗敷。

【馬桑葉】

【別名】醉魚草、魚尾草、扶桑、鬧魚兒、蛤蟆樹、上天梯、藍蛇風
【基原】為馬桑科植物馬桑 *Coriaria sinica* Maxim. 的葉。

分布：山西、陝西、甘肅、河南、湖南、湖北、四川、廣西、貴州、雲南等地。

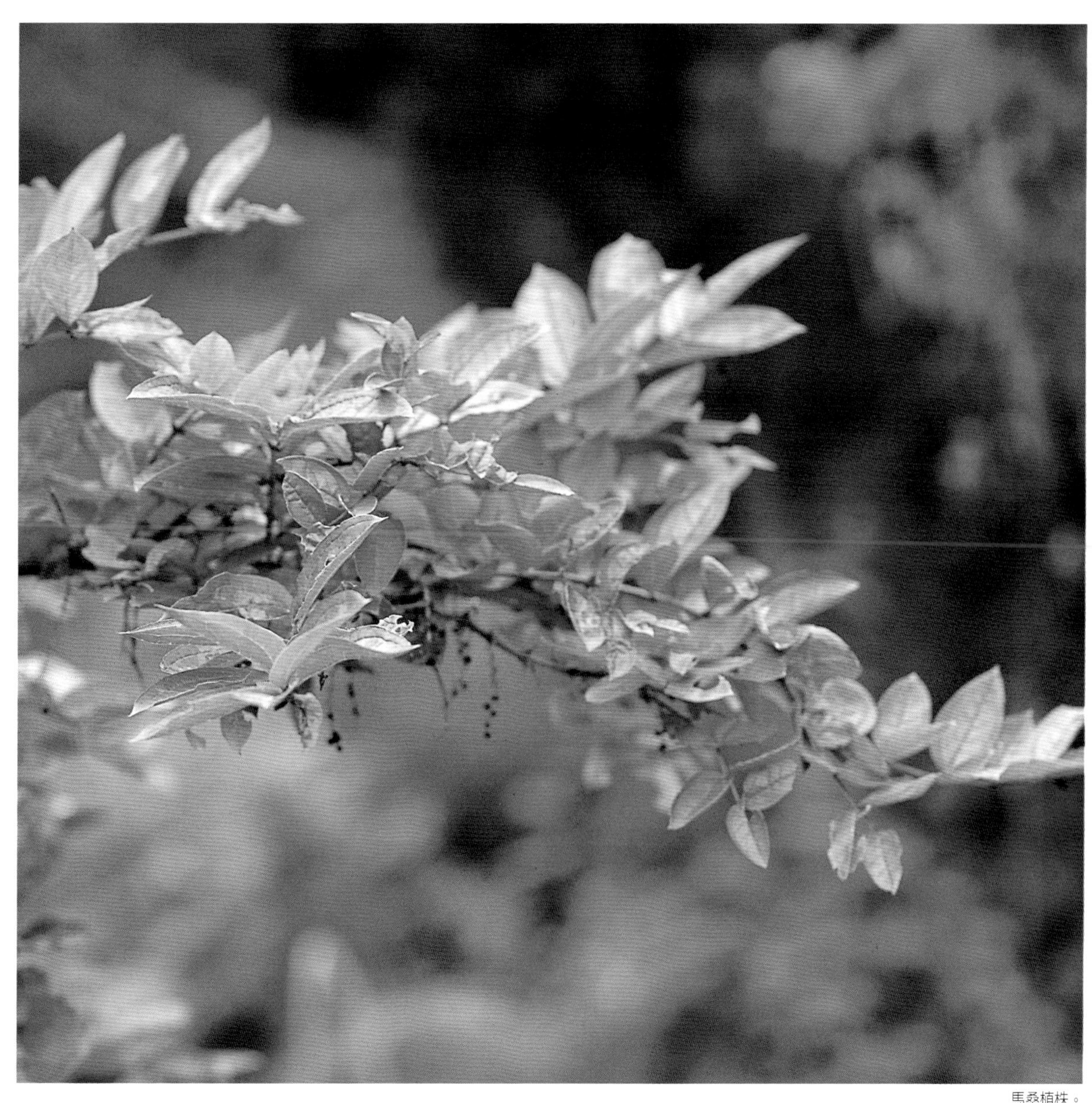

馬桑植株。

【原植物】落葉灌木，高至6公尺。生長於山坡或山溝中。葉對生；橢圓形或廣橢圓形，長3～7公分，寬2～3.5公分，微尖頭，圓腳，基脈3出，表面鮮綠色，兩面均無毛。總狀花序，側生於三年枝上，長4～6公分，基腳不帶葉，或僅有葉1～2片，雄花序先葉開放；花小形，萼片5，覆瓦狀排列；花冠5瓣，稍帶綠色或紅色，花瓣較萼片為小，但於花後增大變成肉質，包被果實；雄蕊10，花絲短；子房上位，心皮5個，分離，每心皮內有倒生胚珠1顆，花柱分離，絲狀，被有乳頭狀突起。瘦果5個，外包肉質花瓣，熟時花被由紅色轉為紫黑色，有甜味，但有毒，不可食。花期4～5月。果期7～8月。

【採收】4～5月採收。

【性味】辛苦，寒，有毒。

【功用主治】癰疽，腫毒，疥癩，黃水瘡，燙傷。

【用法與用量】外用：搗敷、煎水洗、研末摻或調敷。

【莽草】

【別名】芒草、春草、石桂、鼠莽、木蟹柴、山大茴

【基原】為木蘭科植物狹葉茴香 *Illicium lanceolatum* A.C.Smith 的葉。

分布：長江中、下游以南各省區。

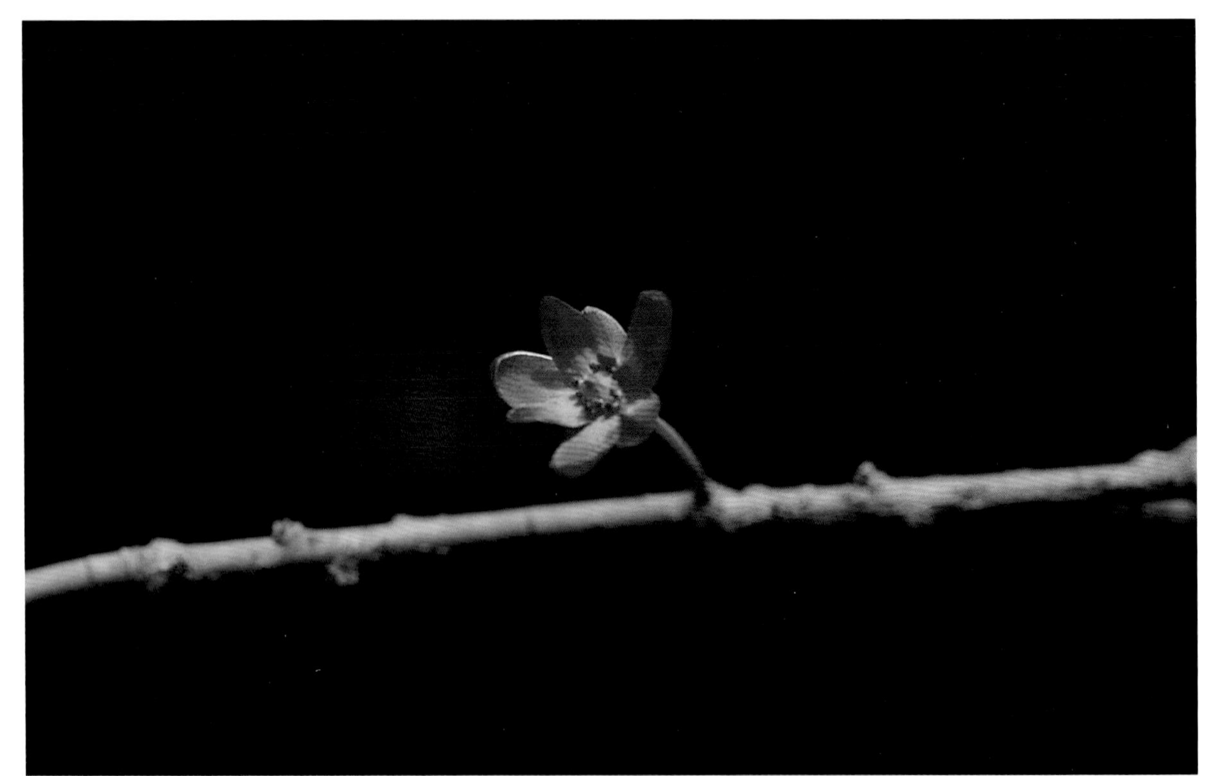

莽草花。

【原植物】常綠小喬木，高達8公尺。生於陰濕的溪谷兩旁雜木林中。樹皮灰褐色。葉互生，有時呈假輪生狀，革質，倒披針形或披針形，長5～12公分，寬1.5～4公分，先端漸尖，基部楔形，全緣；葉柄長5～10公釐。花單生或2～3朵生於葉腋，花梗長1～3公分；花被11～14片，外輪3片黃綠色，萼片狀，最小，第二輪3片黃綠色稍帶紅色，第三輪3片深紅色，基部黃綠色，肉質，內輪4～5片，深紅色；雄蕊7～11。果實由9～13個蓇葖組成，排列成星芒狀，先端有長而彎曲的尖頭，成熟時內側開裂；種子1粒，卵狀橢圓形，褐色。花期5～6月。果期8～10月。

【採收】春夏季採摘。

【性味】辛，溫，有毒。

【功用主治】祛風、消腫。頭風，癰腫，皮膚麻痹，瘰鬁，乳癰，喉痹，疝瘕，癬疥，禿瘡，風蟲牙痛。

【用法與用量】外用：研末調敷、煎水洗或含漱。不可內服。

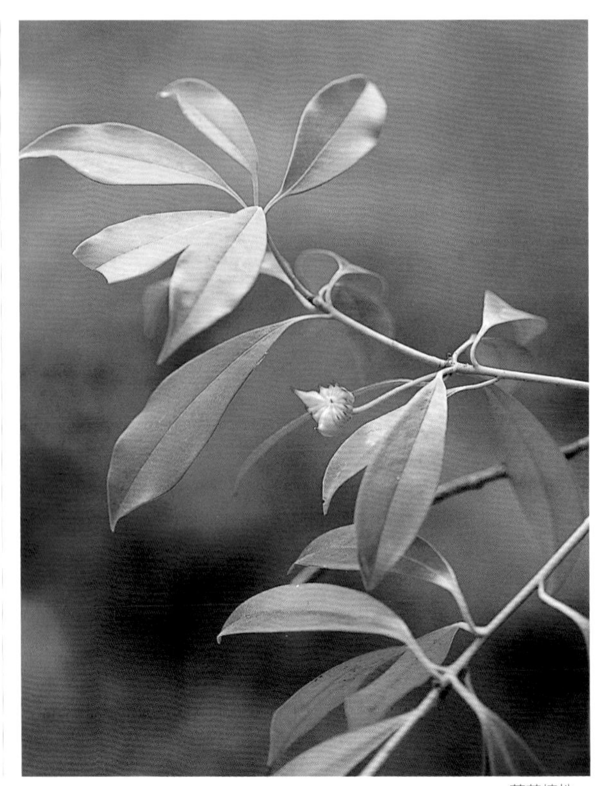

莽草植株。

【雀榕葉】

【別名】漆娘舅、漆舅、白來葉、雀榕、筆管樹、大葉榕樹、山榕

【基原】為桑科植物筆管榕 *Ficus wightiana* Wall. 的葉。

分布：臺灣、福建、廣西、廣東、雲南等地。

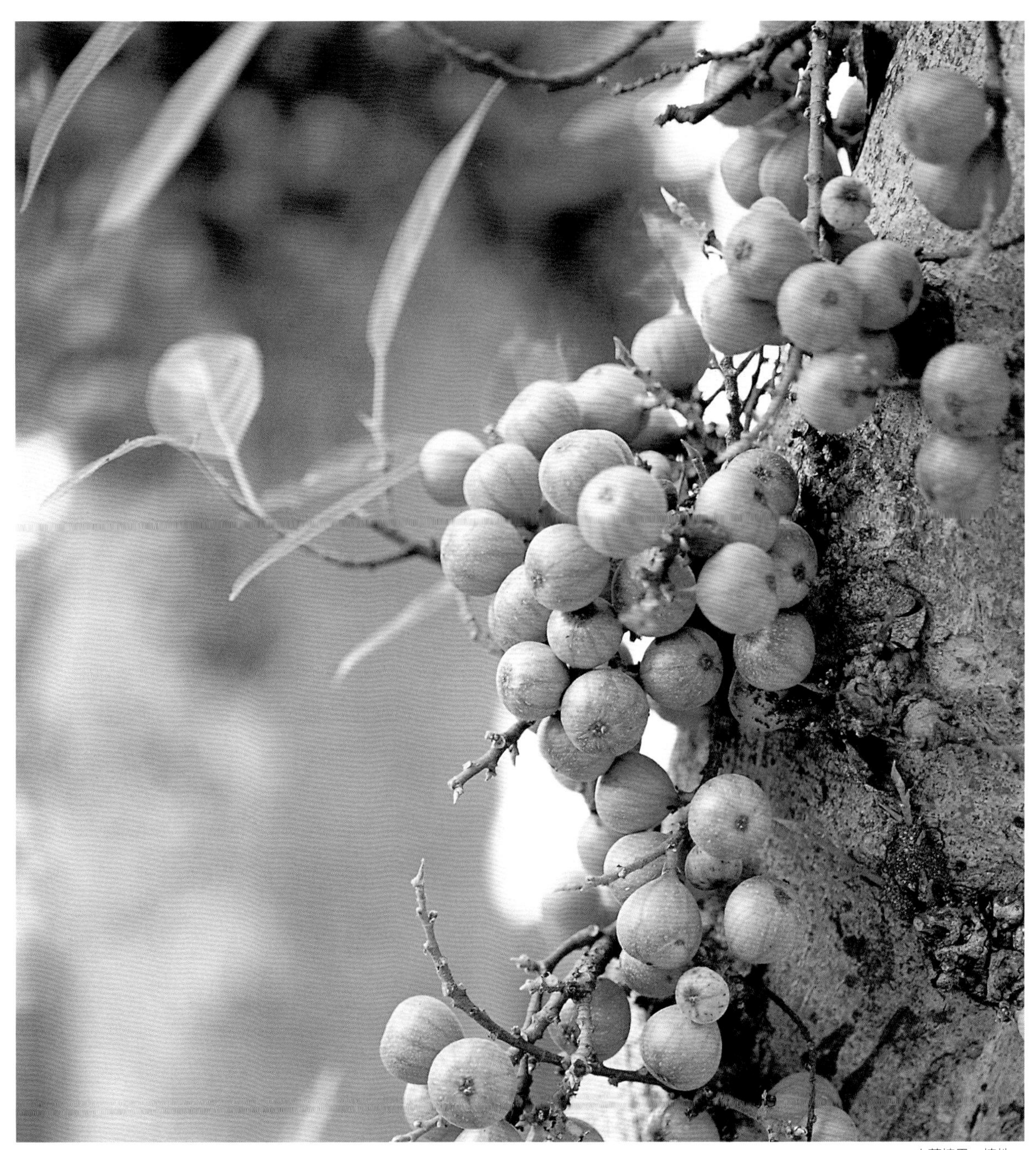

大葉榕果、植株。

【原植物】喬木，高5～9公尺。生於山地、堤岸。樹皮呈暗赭色，稍平滑。葉互生，長橢圓形或矩圓形，長5～12公分，寬2～6公分，先端鈍或漸尖，基部鈍或圓形，全緣，具基生3出脈，側脈7～10對。花序托球形，有梗，單生或成對腋生或簇生於枝幹上。雄花、癭花和雌花同生於一個花序托中。雄花無梗，花被片3～4，雄蕊1；癭花與雌花相似，花被片4～5。果實扁球形，成熟時淡紅色，有斑點。

【採收】全年可採。

【性味】甘微苦，平。

【功用主治】解熱行氣，除濕消疹，殺蟲。

分布：西南、華南、海南島、臺灣等地。

【腎蕨】

【別名】圓羊齒、天鵝抱蛋、鳳凰草、水檳榔、飛天蜈蚣、石黃皮、鳳凰蕨、蛇蛋參、金雞尾

【基原】為骨碎補科植物腎蕨 *Nephrolepis cordifolia* (L.) Presl 的葉或全草。

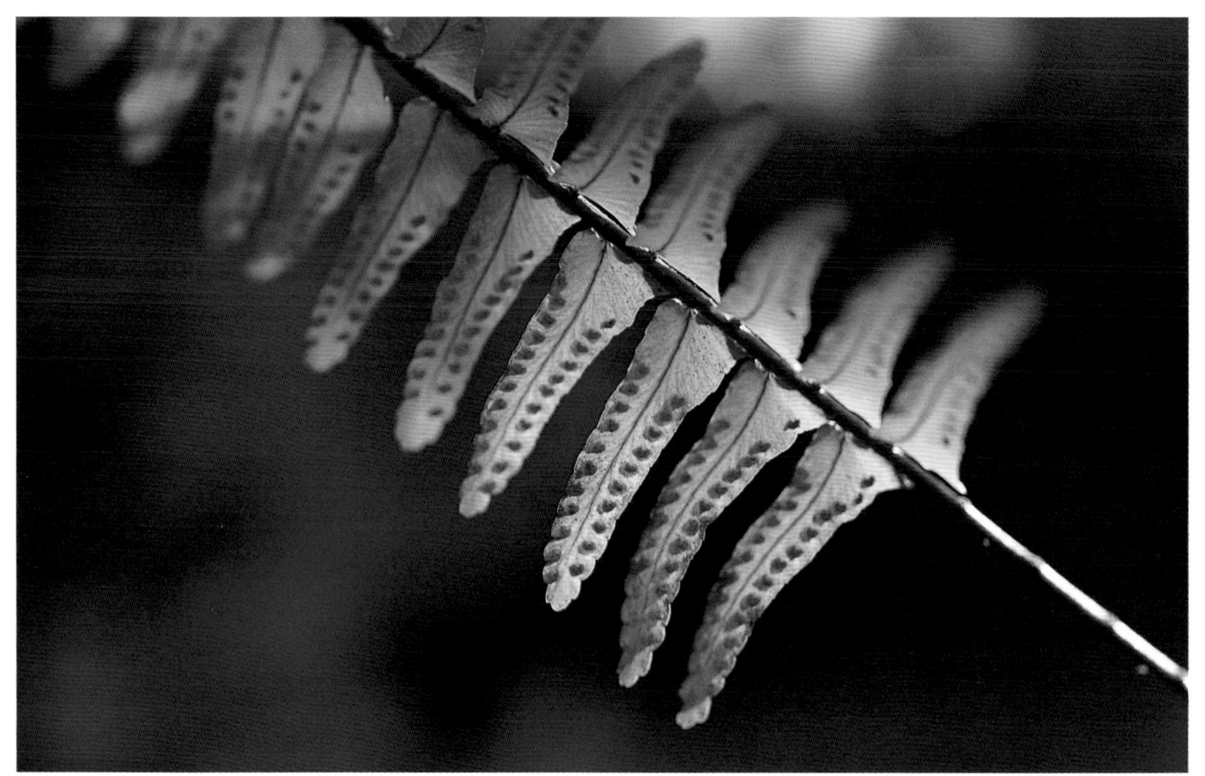

腎蕨葉。

【原植物】多年生草本，高30～60公分。生山岩、溪邊等陰濕處。根莖近直立，常生有扁圓形的肉質塊莖。鱗片線形至披針形，黃褐色，透明。葉簇生，革質，長約65公分，寬5～7公分，線形至披針形，基部漸狹，1回羽狀複葉；羽片無柄，互生，似鐮狀而鈍，基部下側呈心形，上側呈耳形，且常蓋覆葉軸之上，邊緣有鈍鋸齒，葉脈羽狀分枝；基部的羽片排列較疏，退化，短而略呈三角形，通常不生孢子囊；孢子囊群著生於側脈上部分枝的頂端；孢子囊群蓋腎形；孢子橢圓腎形。

【採收】全年可採。

【性味】苦辛，平。入肝、腎、胃、小腸經。

【功用主治】清熱，利濕，消腫，解毒。黃疸，淋濁，小便澀痛，痢疾，疝氣，乳癰，瘰鬁，燙傷，刀傷。

【用法與用量】內服：煎湯，6～15克（鮮者30～60克）。外用：搗敷。

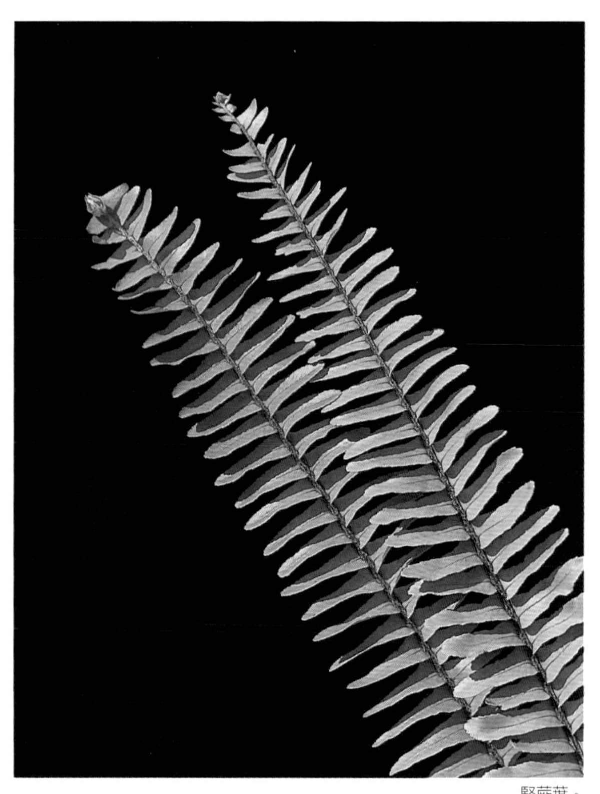

腎蕨葉。

【雲南紅豆杉】

【別名】土榧子

【基原】為紅豆杉科植物雲南紅豆杉 *Taxus yunnanensis* Cheng et L.K.Fu 的葉。

分布：雲南。

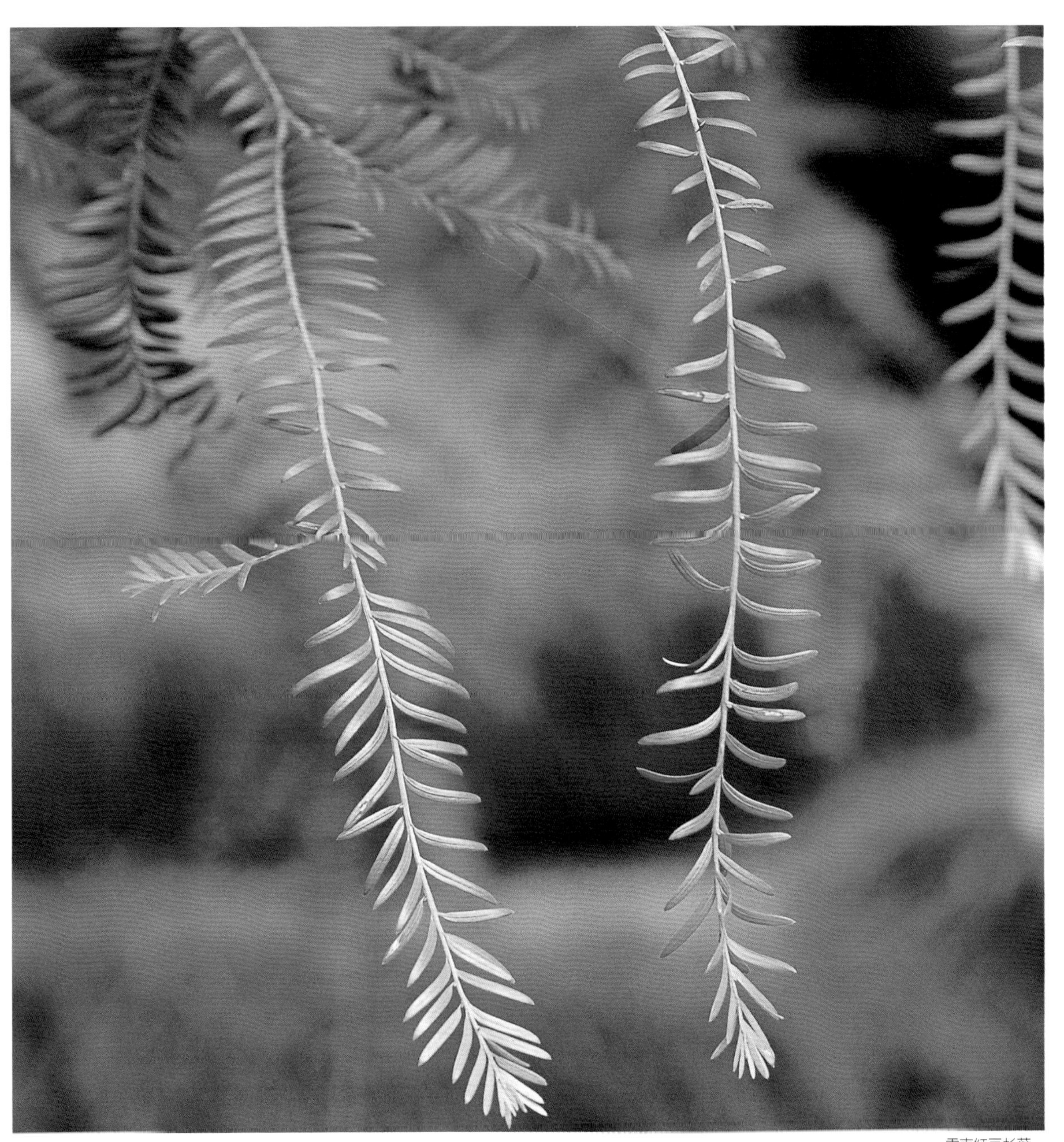

雲南紅豆杉葉。

【原植物】常綠針葉樹種。一年生小枝綠色，秋季變黃綠色或淡紅褐色。葉螺旋狀著生，基部扭轉排成2列，條形微彎，長2～3公分，寬3公釐，邊緣微反曲，先端漸尖，表面綠色，背面黃綠色，有二條淡黃綠色氣孔帶，雌雄異株，球花單生葉腋，雄球花淡色，雌球花胚珠單生於花柱上，基部托呈圓盤狀的假種皮，種子橢圓形著生於紅色杯狀肉質假種皮中，種臍卵圓形，種子9～10月成熟。

【採收】四季可採，取葉片鮮用或曬乾用。

【性味】甘，澀，微寒。

【功用主治】清熱解毒，涼血，驅蛔蟲，消食。

【用法與用量】內服：10～15克，水煎服。

分布：浙江、福建、江西、廣東、湖南、廣西、貴州、四川、雲南等地。

【福建柏】

【別名】建柏、滇柏、滇福建柏

【基原】為柏科植物福建柏 *Fokienia hodginsii* (Dunn.) Henry et Thomas 的木材。

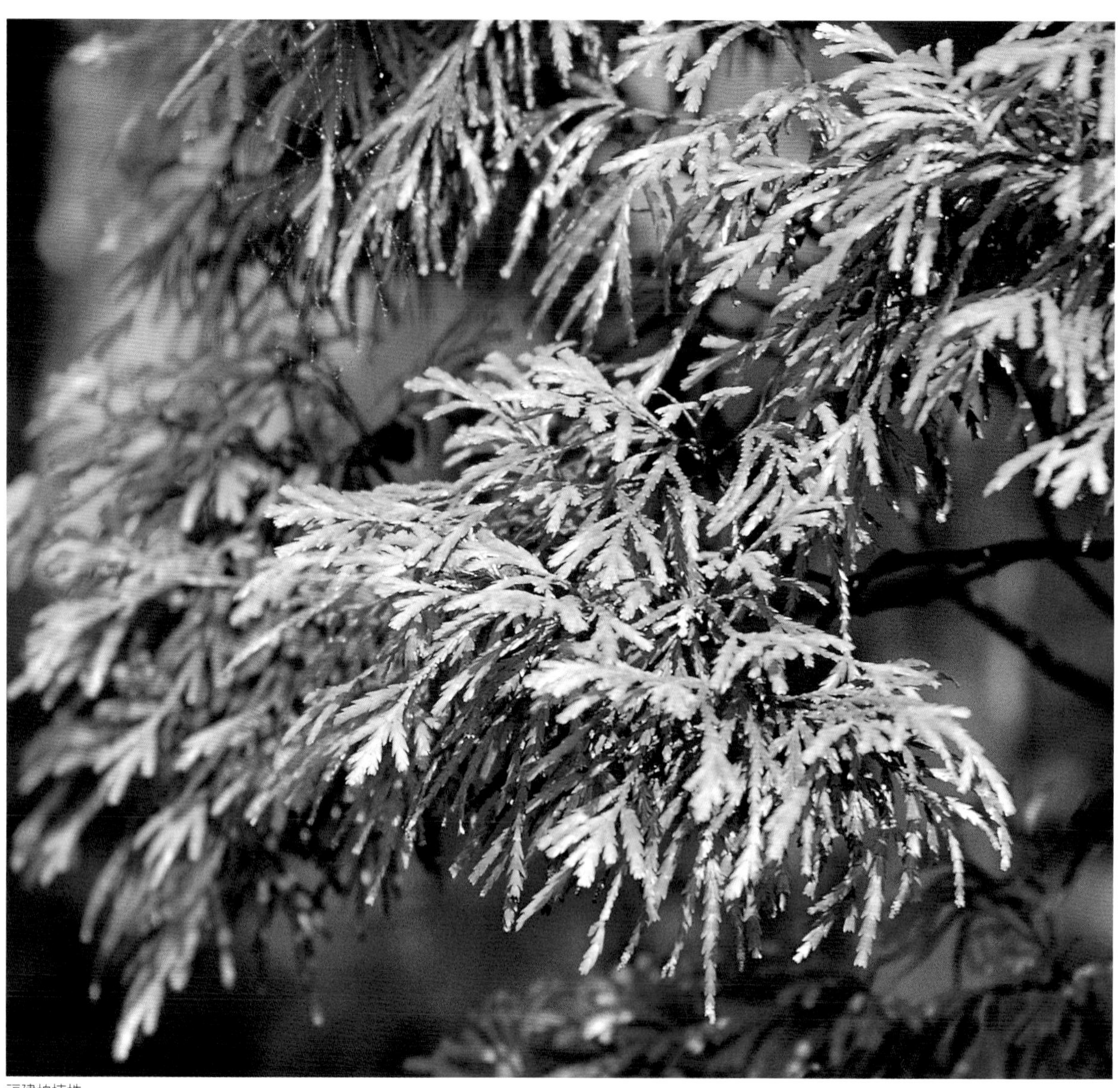

福建柏植株。

【原植物】福建柏常綠喬木，高達30公尺或更高，胸徑達1公尺。多散生於中亞熱帶至南亞熱帶的針闊混交林中，在個別地方偶有小片純林。樹皮紫褐色，近平滑或不規則長條片開裂。生鱗葉小枝扁平，微拱凸，三出羽狀分枝，排列成一平面，深綠色，下面的葉具有凹陷的白色氣孔帶。鱗葉大，長4～7公釐，表面深綠色，背面有白粉。雌雄同株，單性；球花單生枝頂；雄球花有6～8雄蕊，每1雄蕊有2～4花藥；雌球花有珠鱗6～8對，每1珠鱗有2胚珠。毬果當年成熟，圓球形；種鱗木質，盾形，頂部凹下，中央有1尖頭。種子卵形，長約4公釐，上部有1大1小的膜質翅。花期3～4月，第二年10月毬果成熟。

【採收】全年可採。

【性味】辛，溫。入脾、胃、腎三經。

【功用主治】降逆止嘔、行氣止痛。胃氣上逆，氣滯脘腹疼痛、噎膈胃寒氣滯疼痛。

【用法與用量】內服：煎湯，9～15克。

【龍柏】

【別名】檜、刺柏、紅心柏、真珠柏。
【基原】為柏科植物圓柏 *Sabina chinensis* CV.“Kaizuca”(L.) Antoine 的葉。

分布：中國大部分地區有分布。

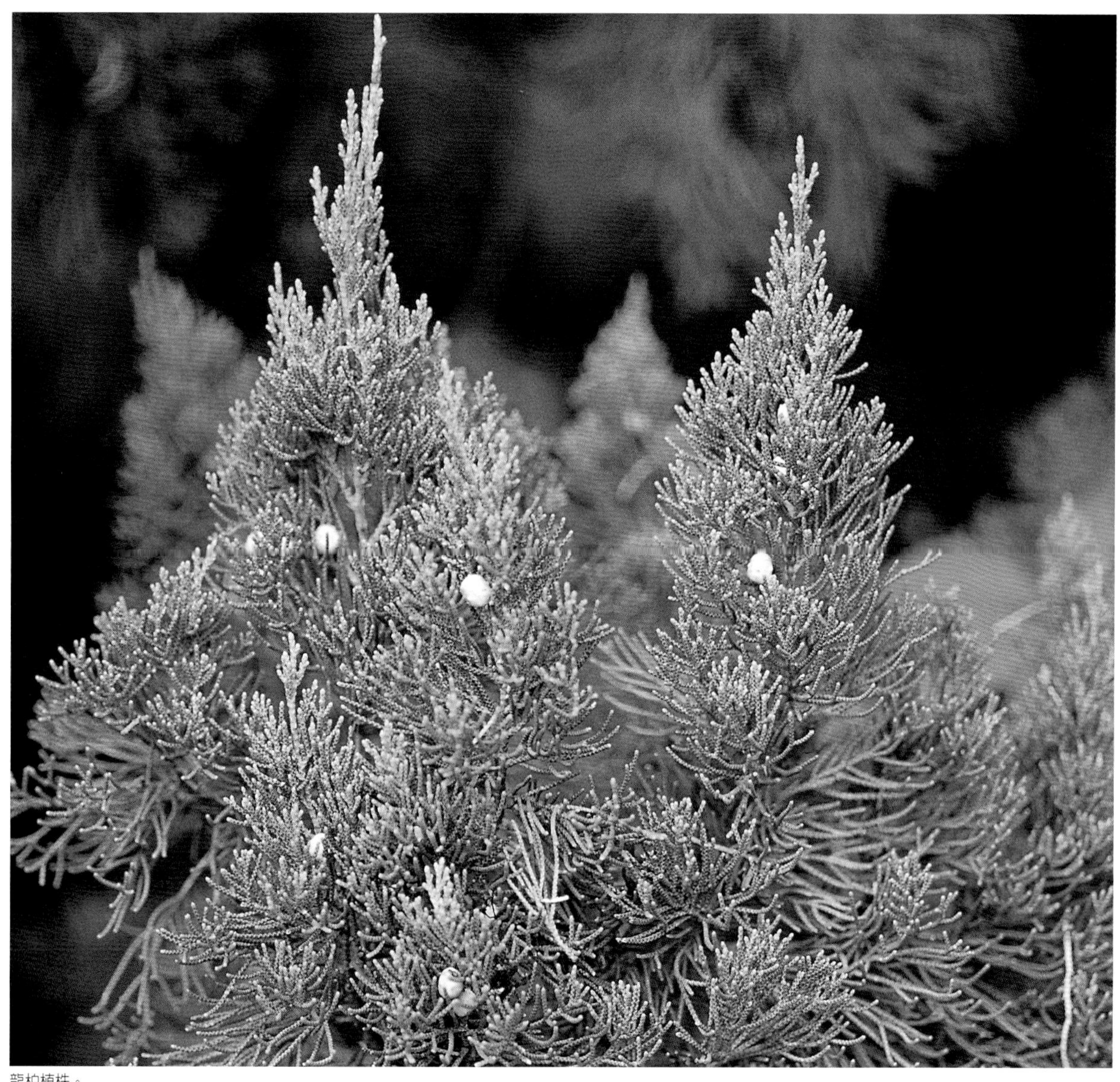
龍柏植株。

【原植物】常綠大喬木，高可達15～20公尺。生於山坡、道路兩旁、公園等地。胸徑40～60公分；樹皮幼時赤褐色，成片狀剝落，老時灰褐色，淺縱裂，成狹條脫落；枝條圓形，紅褐色（幼時綠色）。葉有兩種，在幼樹或嫩枝上的為針形，對生或3葉輪生，長7～9公釐，基部下延，先端尖銳，上面有兩條白色氣孔帶，下面綠色，有明顯稜脊；在老樹上的葉交互迭生，菱狀卵形，呈鱗狀葉，先端鈍，緊貼，或兩種葉同存。花單性，雌雄同株或異株，雄花序橢圓形，淡黃色，長2～3公釐，雌花序圓形，長1.5公釐，雌雄花序均著生於有鱗狀葉的枝端。毬果漿果狀，近圓形，長6～8公釐，淡褐色，被白粉，有種子2～5。種子有3稜，卵形，長約3公釐。花期4月。果期次年9～10月。

【採收】春夏季可採摘。洗淨，鮮用或曬乾備用。

【性味】辛，溫，有毒。

【功用主治】祛風散寒，活血解毒。風寒感冒，風濕關節痛，蕁麻疹，腫毒初起。

【用法與用量】內服：煎湯，鮮者15～21克。外用：搗敷，煎水燻洗或燒煙燻。

分布：福建、廣東，現各地普遍栽培。

【蘇鐵】

【別名】番蕉、鳳尾松、鐵樹、避火蕉、鐵甲松

【基原】為蘇鐵科植物蘇鐵 *Cycas revoluta* Thunb. 的葉。

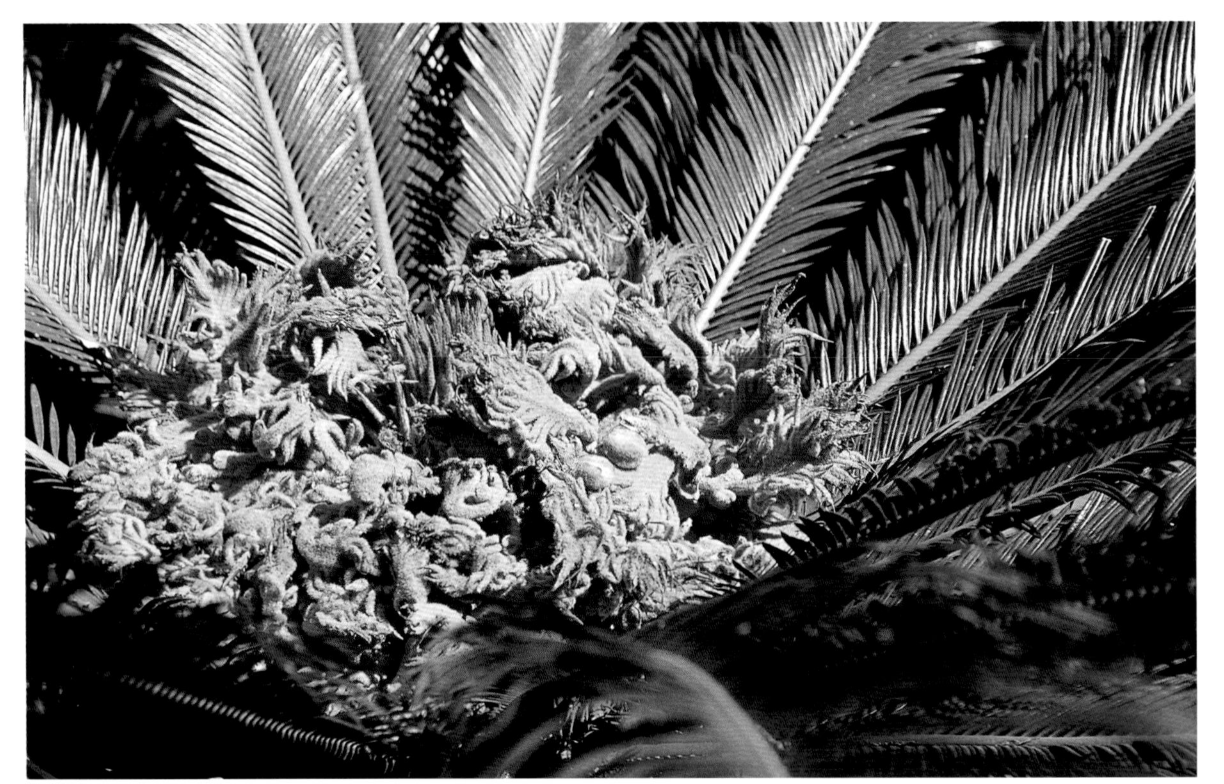
蘇鐵雌花。

【原植物】常綠灌木或喬木，高2～3公尺。幹粗壯，圓柱形，多單生，有極明顯的葉痕。葉多數，外彎，聚生於幹頂，羽狀複葉，長0.5～2公尺；小葉多數，革質，線狀披針形，先端漸尖而銳，邊緣背卷，上面禿淨，下面被疏毛，中部的小葉長達15公分左右，愈至下部的愈短，基部葉片退化為銳刺。花單性，雌雄異株；雄花序圓柱形，長達45公分，由多數緊貼的覆瓦狀排列、楔形的鱗片構成，每一鱗片下面遍布多數球狀、1室的花藥；雌花序為半球狀的頭狀體，心皮葉闊卵形，密被褐色氈毛，篦狀深裂，其下側著生3～5個胚珠。種子扁卵形，長約4公分，角質，棕赤色。花期夏秋。

【性味】甘酸，微溫。入肝、胃二經。

【功用主治】理氣、活血。肝胃氣痛，經閉，難產，咳嗽，吐血，跌打，刀傷。

【用法與用量】內服：煎湯，9～15克；或燒存性研末。外用：燒存性研末調敷。

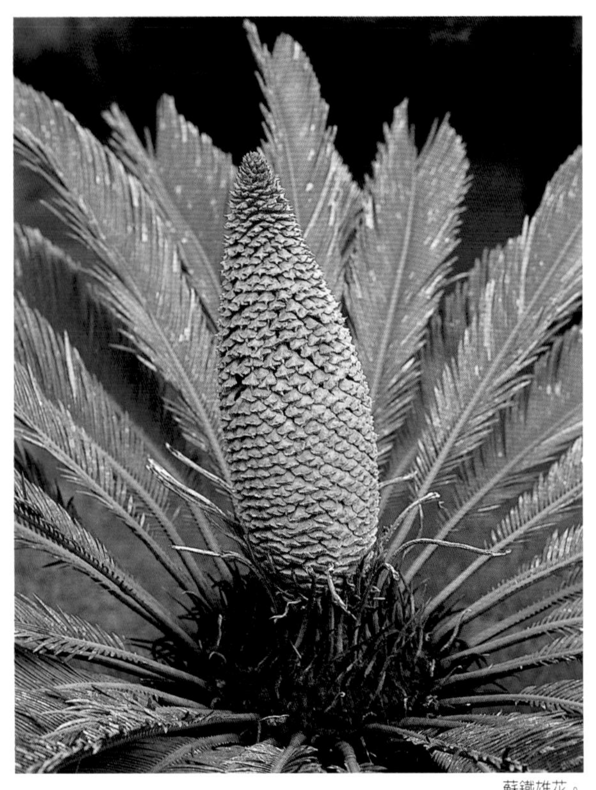
蘇鐵雄花。

【月季花】

【別名】四季花、月月紅、月貴花、月月開、豔雪紅、勒泡、月光花
【基原】為薔薇科植物月季花 *Rosa chinensis* Jacq. 半開放的花。

分布：中國各地普遍栽培。

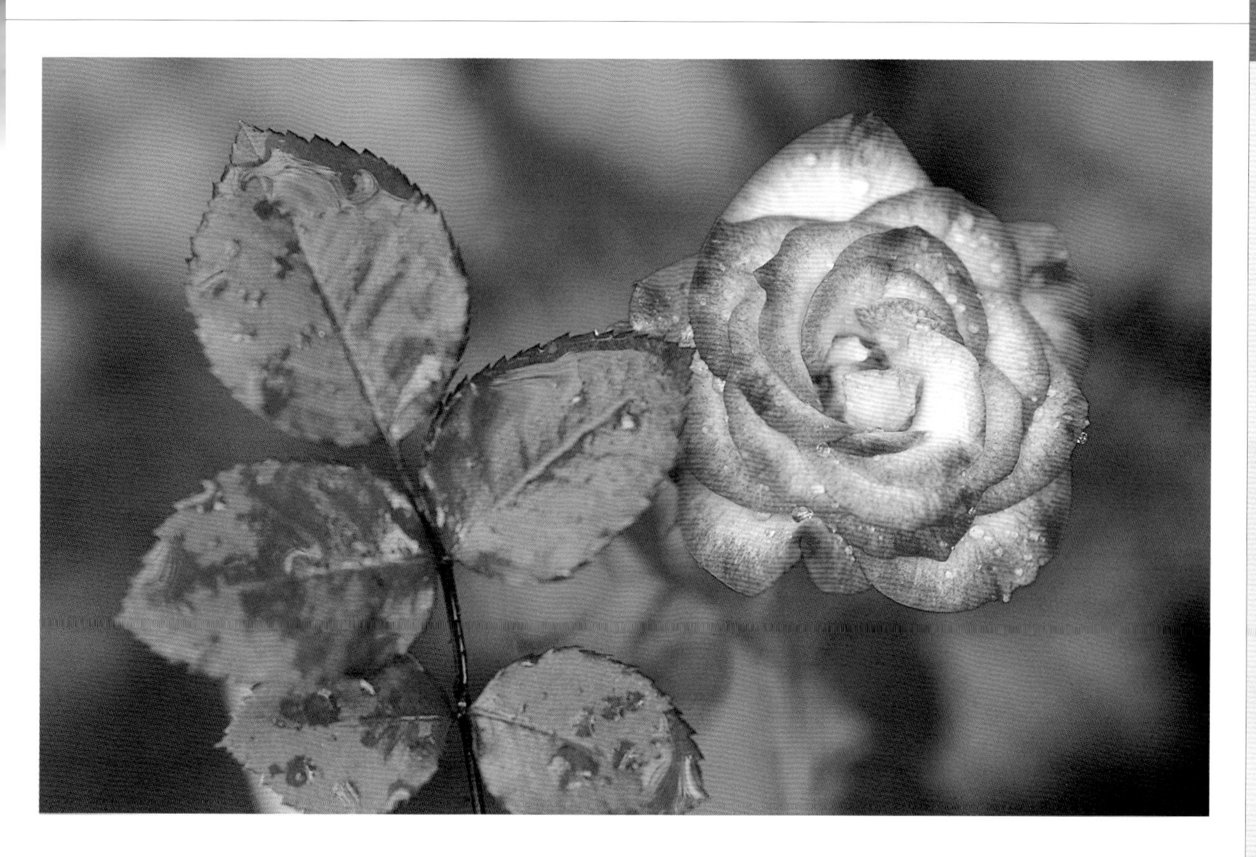

【原植物】常綠直立灌木。生於山坡或路旁。枝圓柱形，有三稜形鉤狀皮刺。單數羽狀複葉互生；小葉3～5，稀為7枚；小葉有柄，柄上有腺毛及刺；小葉片闊卵形至卵狀長橢圓形，長2～7公分，寬1～4公分，先端漸尖或急尖，基部闊楔形或圓形，邊緣有尖鋸齒；總葉柄基部有托葉，邊緣具腺毛。花通常數朵簇生，稀單生，紅色或玫瑰色，重瓣；總苞2，披針形，先端長尾狀，表面有毛，邊緣有腺毛；花萼5，向下反卷，有長尾狀銳尖頭，常羽狀裂，外面光滑，內面密被白色綿毛；花瓣倒卵形，先端圓形，脈紋明顯，呈覆瓦狀排列；雄蕊多數，著生於花萼筒邊緣的花盤上；雌蕊多數，包於壺狀花托的底部，子房有毛。果實卵形或陀螺形。花期5～9月。

【採收】夏、秋採收半開放的花朵，晾乾，或用微火烘乾。

【性味】甘，溫。入肝經。

【功用主治】活血調經，消腫解毒。月經不調，經來腹痛，跌打損傷，血瘀腫痛，癰疽腫毒。

【用法與用量】內服：煎湯，3～6克；或研末。外用：搗敷。

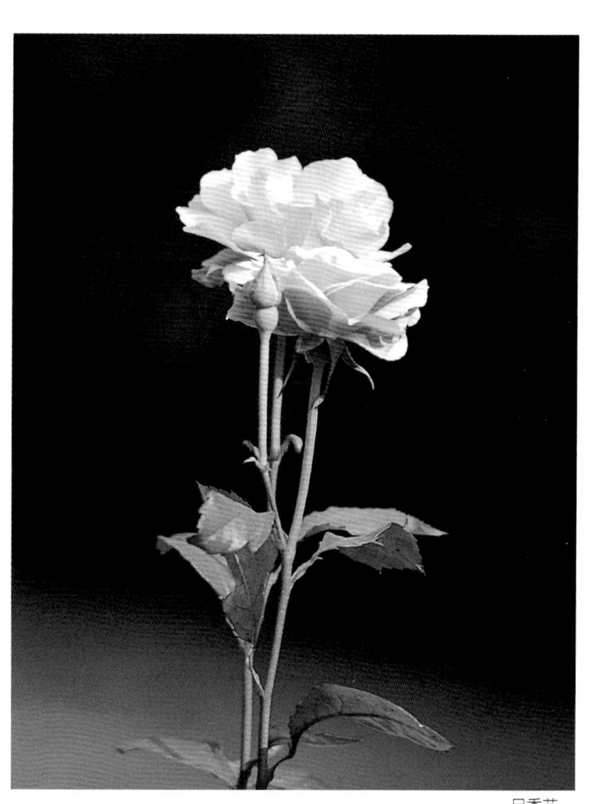

月季花。

【白蘭花】

【別名】白蘭、白玉花、白羊

【基原】為木蘭科植物白蘭花 *Michelia alba* DC. 的花。

分布：福建、廣東、廣西、雲南、四川、江蘇、浙江、安徽、江西等地均有栽培。

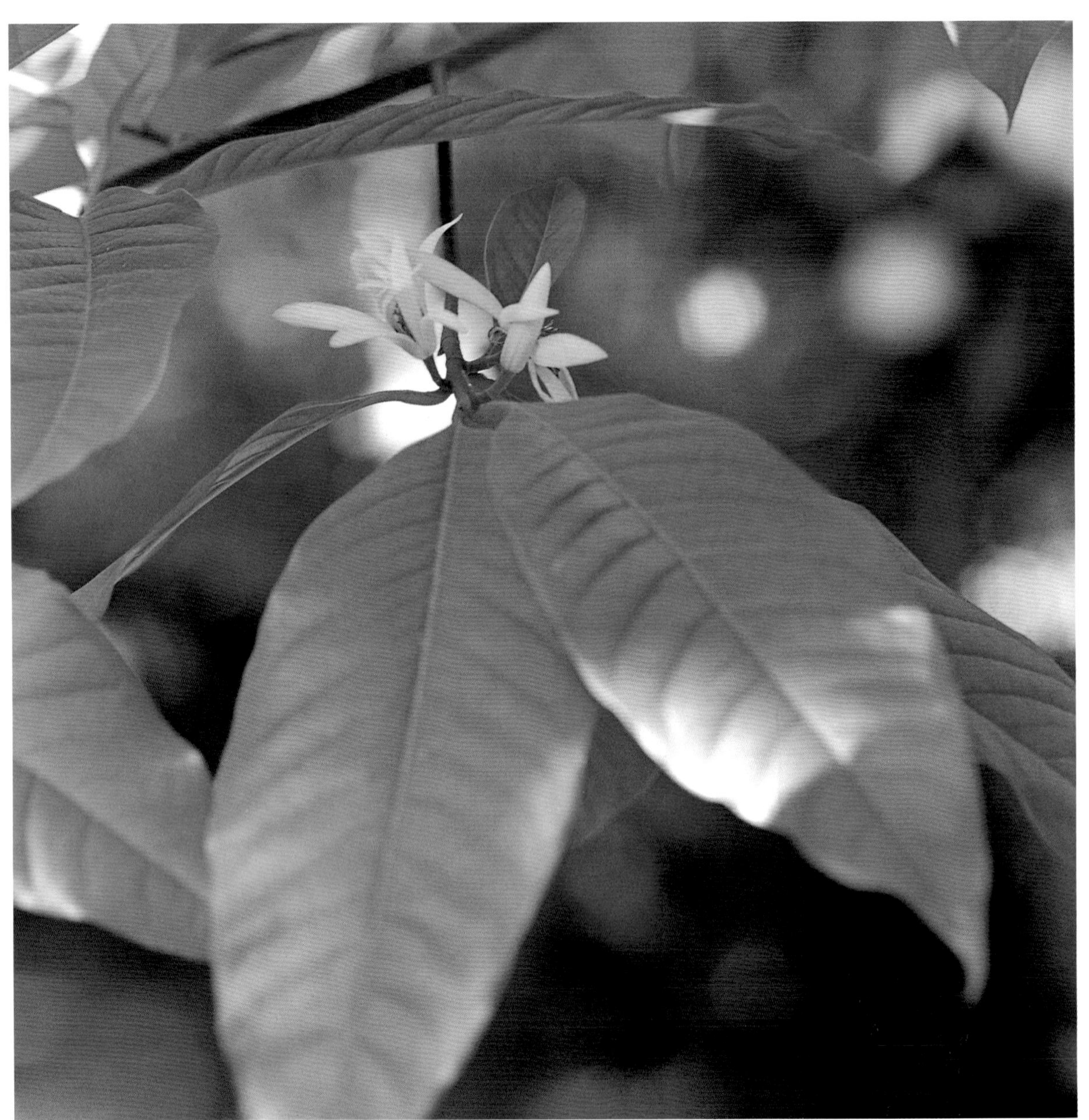

白玉蘭植株。

【原植物】常綠喬木，高達10～20公尺。生於路旁或庭園中。樹皮灰色，幼枝和芽被白色柔毛。葉薄革質，互生，卵狀橢圓形或長圓形，長10～25公分，寬4～9公分，兩端均漸狹，兩面無毛或於下面被疏毛，小脈網狀；葉柄長1.5～2公分，上有短的托葉痕跡，約為柄全長的1/3或1/4。花白色，單花腋生，極香，長3～4公分；萼片長圓形；花瓣線狀，長3.2公分；雄蕊多數，多列，花絲扁平；心皮多數，胚珠在每心皮內多於2，螺旋狀排列於延長有柄的花托上，子房被毛，柱頭頭狀。果近球形，由多數開裂的心皮組成，多不結實。花期7月。

【採收】夏末秋初花開時採收，鮮用或曬乾。

【性味】苦辛，溫。

【功用主治】止咳，化濁。慢性支氣管炎，前列腺炎。

【用法與用量】內服：煎湯，9～15克。

【含笑】

【別名】香蕉花、含笑花

【基原】為木蘭科植物含笑 *Michelia figo* (Lour.) Spreng. 的乾燥花。

分布：兩廣、雲南、海南。

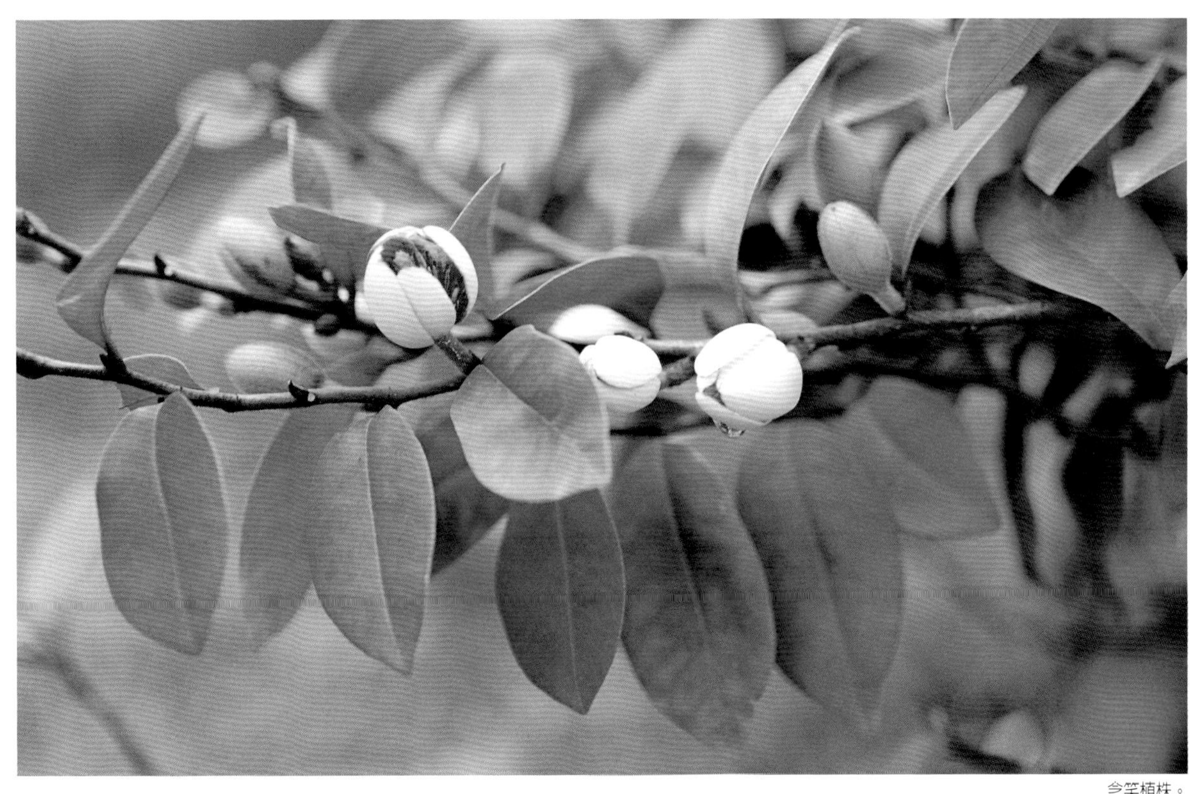

含笑植株。

【原植物】常綠灌木或小喬木，高2～3公尺；樹皮灰褐色；分枝緊密，組成圓形樹冠。芽、小枝和葉柄上均密被褐色絨毛。葉橢圓形或倒卵狀橢圓形，革質，全緣，嫩綠色，上面有光澤，無毛，下面中脈上有黃褐色毛。花單生於葉腋間，小而直立，淡黃色而邊緣有時紅色或紫色，花瓣6枚，肉質，香味濃郁，有香蕉香味。4～6月開花。聚合果蓇葖卵圓形，頂端有短喙。9月果熟。

【採收】春末夏初採收。

【性味】苦，澀，平。

【功用主治】活血調經，去瘀生新。用於血瘀經閉、月經不調。

【用法與用量】內服：9～12克，水煎服。

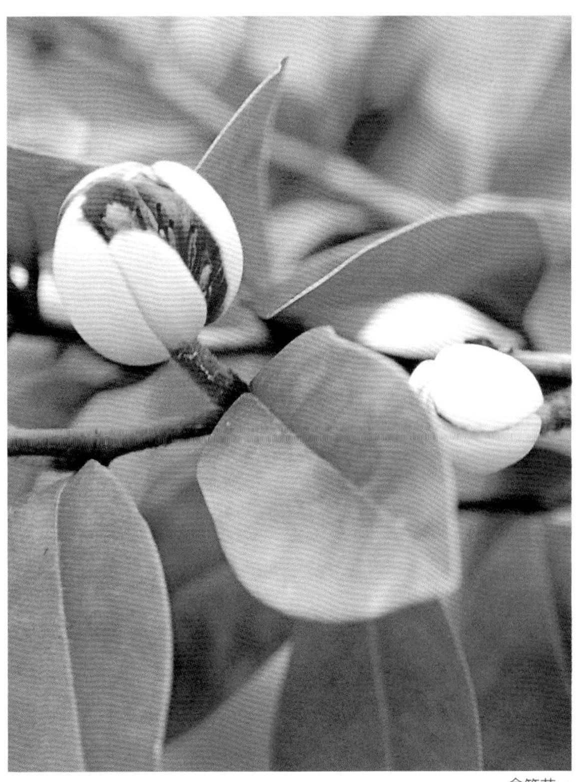

含笑花。

分布：辛夷——原分布湖北、安徽、浙江、福建一帶，現在野生較少，在山東、四川、江西、湖北、雲南、陝西南部、河南等地廣泛栽培。玉蘭——河南、山東、江蘇、浙江、安徽、江西、福建、廣東、廣西、四川、雲南、貴州、陝西等地。

【辛夷】

【別名】侯桃、迎春、木筆花、辛夷桃、姜樸花

【基原】為木蘭科植物辛夷 *Magnolia liliflora* Desr. 或玉蘭 *Magnolia denudata* Desr. 的花蕾。

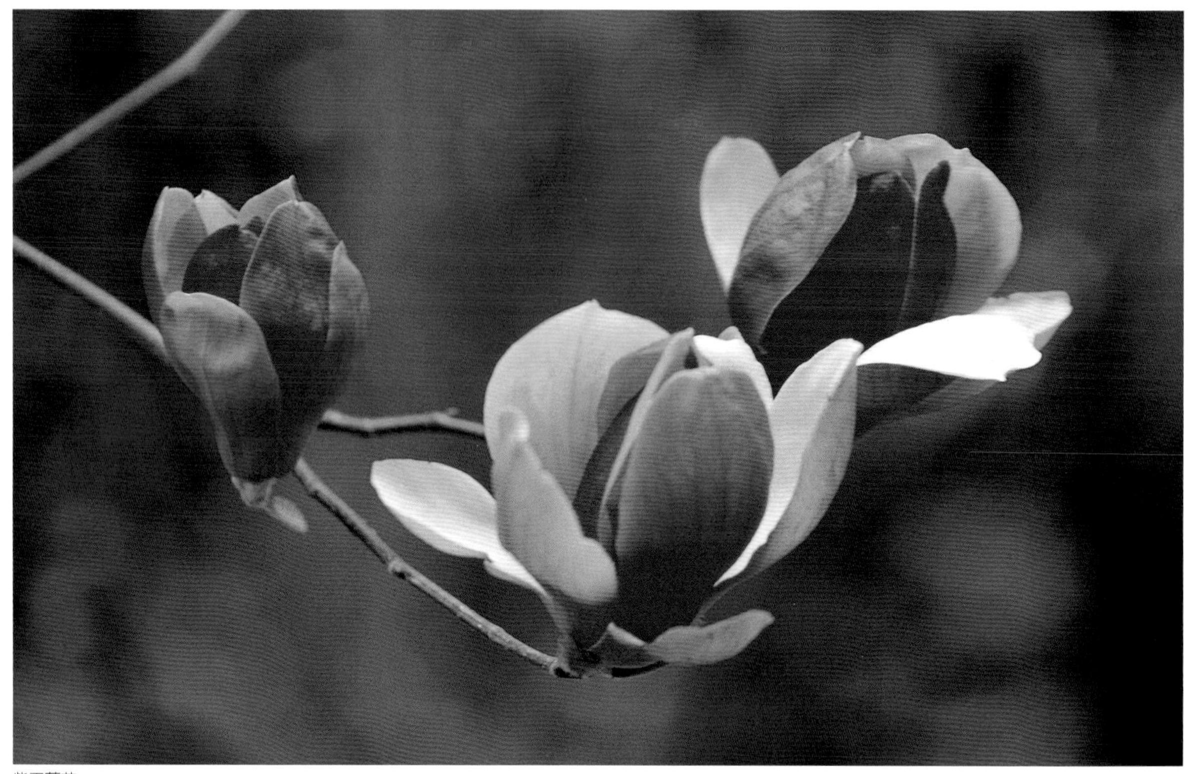

紫玉蘭花。

【原植物】

◎辛夷　落葉灌木，高3～4公尺。生長於較溫暖地區。幹皮灰白色；小枝紫褐色，平滑無毛，具縱闊橢圓形皮孔，淺白棕色；頂生冬芽卵形，長1～1.5公分，被淡灰綠色絹毛，腋芽小，長2～3公釐。葉互生，具短柄，柄長1.5～2公分，無毛，有時稍具短毛；葉片橢圓形或倒卵狀橢圓形，長10～16公分，寬5～8.5公分，先端漸尖，基部圓形，或呈圓楔形，全緣，兩面均光滑無毛，有時於葉緣處具極稀短毛，表面綠色，背面淺綠色，主脈凸出。花於葉前開放，或近同時開放，單一，生於小枝頂端；花萼3片，綠色，卵狀披針形，長約為花瓣的1/4～1/3，通常早脫；花冠6片，外面紫紅色，內面白色，倒卵形，長8公分左右，雄蕊多數，螺旋排列，花藥線形，花絲短；心皮多數分離，亦螺旋排列，花柱短小尖細。果實長橢圓形，有時稍彎曲。花期2～5月。

◎玉蘭　又名：白木蓮、應春花、玉堂春、白玉蘭。落葉喬木，高達15公尺。多栽培或野生於闊葉林中。樹冠卵形，分枝少，幼枝有毛。葉互生；葉柄長1～2.5公分，被柔毛；葉片倒卵形，或倒卵狀矩圓形，長8～16公分，寬5～10公分，先端闊而突尖，基部漸狹，全緣，上面綠色，脈上被疏毛，下面淡綠色，被灰白色柔毛；冬芽密生絨毛。花大，單生，先葉開放，杯狀，直徑10～15公分，白色，或外面紫色而內面白色；花梗粗短，密生黃褐色柔毛；花萼與花瓣相似，9片，倒卵形或卵狀矩圓形；雄蕊多數，花絲扁平；心皮多數，卵形，聚生於延長的花托上。果實圓筒形，長7～10公分。花期2月。果期6～7月。

【採收】一般在早春花蕾未放時採摘，剪去枝梗，乾燥即可。

【性味】辛，溫。入肺、胃經。

【功用主治】祛風，通竅。頭痛，鼻淵，鼻塞不通，齒痛。

【用法與用量】內服：煎湯，3～9克；或入丸、散。外用：研末塞鼻或水浸蒸餾滴鼻。

【宜忌】陰虛火旺者忌服。

【夜合花】

【別名】夜香木蘭
【基原】為木蘭科植物夜合花 *Magnolia coco* (Lour.) DC. 的花朵。

【原植物】 常綠禿淨灌木，高2～3公尺。葉互生，橢圓形至長圓形，長7～18公分，寬3～6.5公分，全緣，先端尾狀漸尖，基部長楔形，背卷，網脈兩面均極明顯凸起，革質；葉柄長5～10公釐。花單一，頂生，白色，極香，直徑3～4公分；花梗粗壯，無毛，常下彎，長1.5～2.5公分；萼片3，淡綠色，倒卵形，無毛，花瓣6，2列，倒卵形，外輪的較大，長2～2.5公分，基部收縮，易落；雄蕊多數，白色，花絲扁幹，花藥內向開裂；心皮少數，聚生於花托上，密生小乳突體。聚合果長約3公分；蓇葖近木質。花期5～6月。

【採收】 4～5月採摘，曬乾。

【功用主治】 肝鬱氣痛，駁骨。跌打，症瘕，婦女白帶。

【用法與用量】 內服：煎湯，4.5～9克。

分布：雲南、福建、廣東、廣西等地。

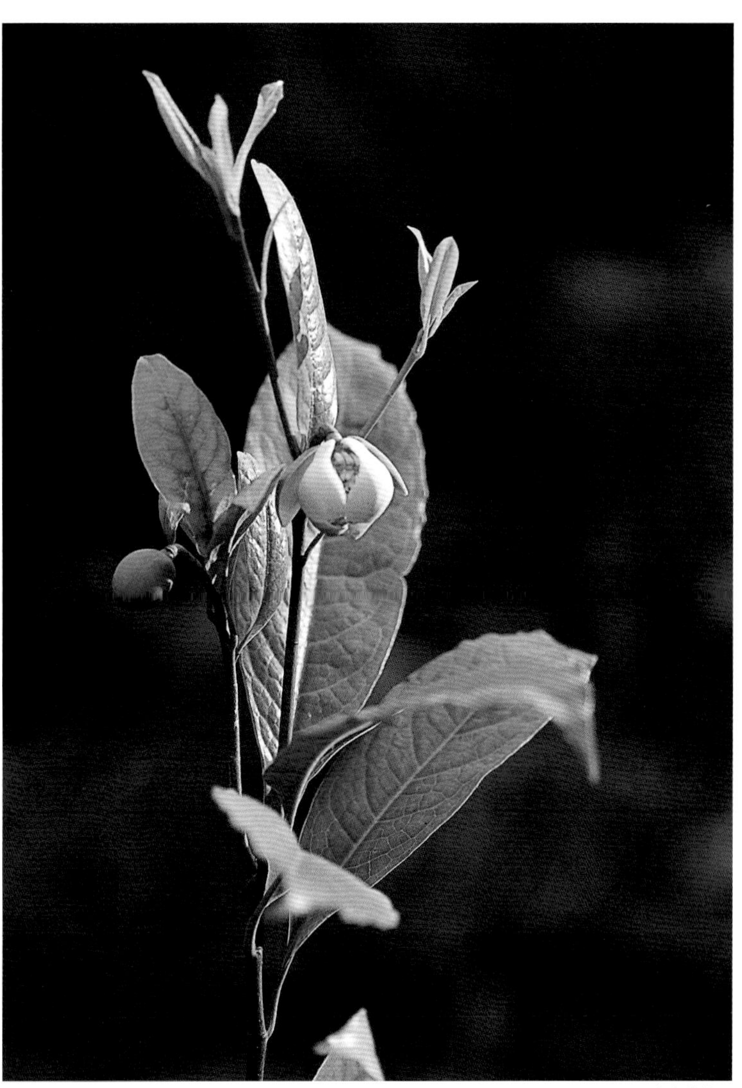
夜合植株。

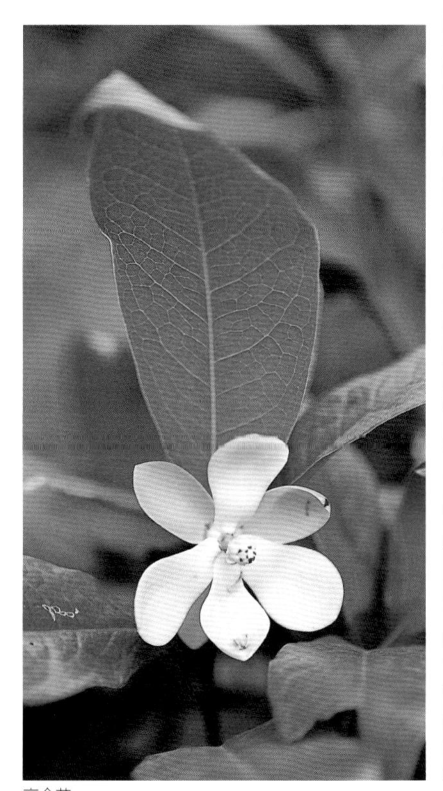
夜合花。

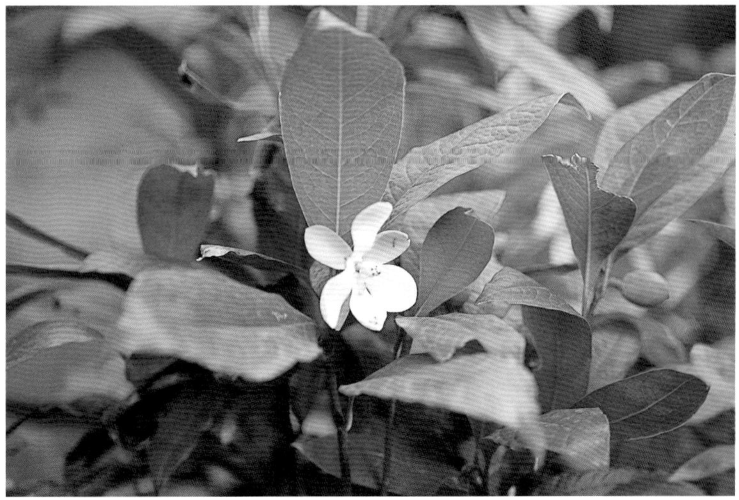
夜合植株。

分布：常生於中國中部以至北部的低山叢林中，庭院或花園中多有栽培。

【玫瑰花】

【別名】徘徊花、筆頭花、湖花、刺玫花

【基原】為薔薇科植物玫瑰 *Rosa rugosa* Thunb. 初放的花。

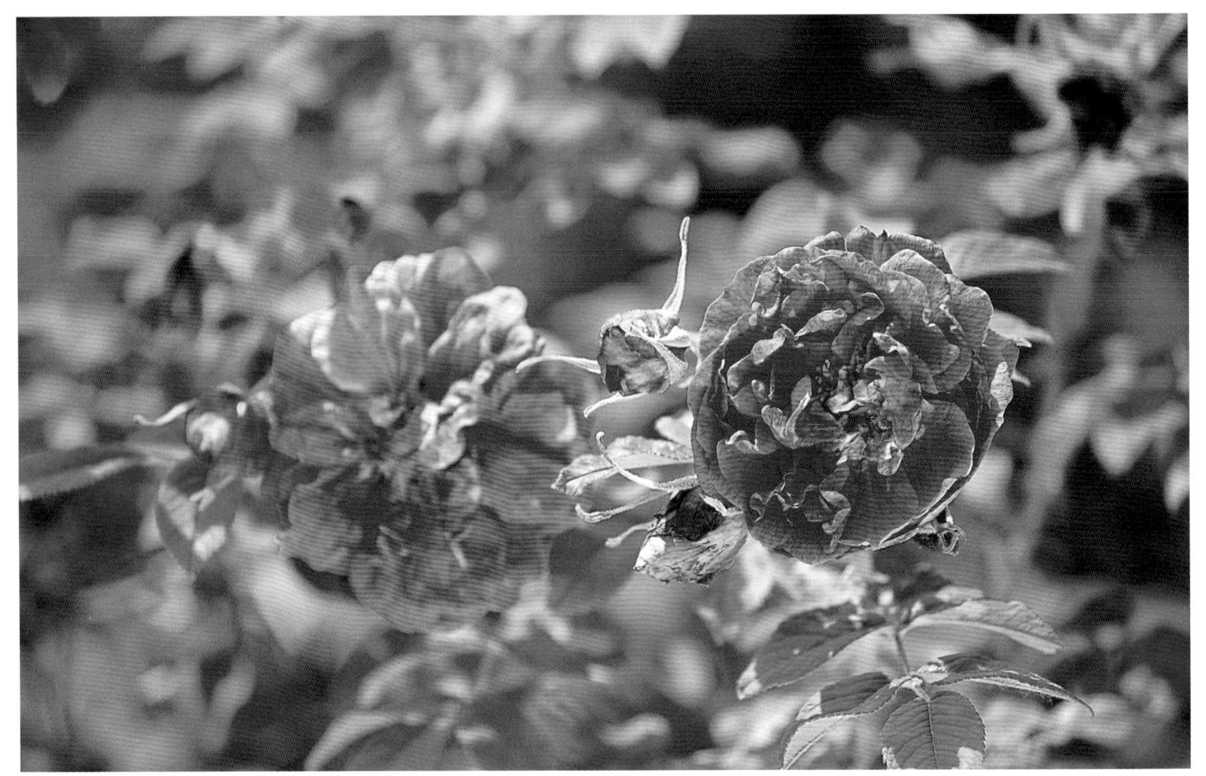

玫瑰花。

【原植物】直立灌木。高達2公尺。幹粗壯，枝叢生，密生絨毛、腺毛及刺。單數羽狀複葉互生；小葉5～9片，橢圓形至橢圓狀倒卵形，長2～5公分，寬1～2公分，先端尖或鈍，基部圓形或闊楔形，邊緣有細鋸齒，上面暗綠色，無毛而起皺，下面蒼白色，被柔毛；葉柄生柔毛及刺；托葉附著於總葉柄，無鋸齒，邊緣有腺點。花單生或數朵簇生，直徑6～8公分，單瓣或重瓣，紫色或白色；花梗短，有絨毛、腺毛及刺；花托及花萼具腺毛；萼片5，具長尾狀尖，直立，內面及邊緣有線狀毛；花瓣5；雄蕊多數，著生在萼筒邊緣的長盤上；雌蕊多數，包於壺狀花托底部。瘦果骨質，扁球形，暗橙紅色，直徑2～2.5公分。花期5～6月。果期8～9月。

【採收】4～6月間，當花蕾將開放時分批採摘，用文火迅速烘乾。烘時將花攤放成薄層，花冠向下，使其最先乾燥，然後翻轉烘乾其餘部分。曬乾者，顏色和香氣均較差。

【性味】甘微苦，溫。入肝、脾二經。

【功用主治】理氣解鬱，和血散瘀。肝胃氣痛，新久風痹，吐血咯血，月經不調，赤白帶下，痢疾，乳癰，腫毒。

【用法與用量】內服：煎湯，3～6克；浸酒或熬膏。

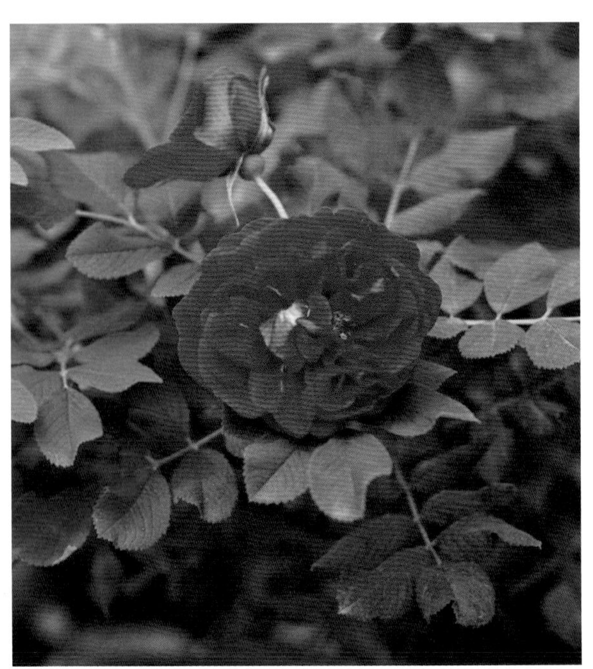

玫瑰花。

【金蓮花】

【別名】旱金蓮、金梅草、旱地蓮、金芙蓉、金疙瘩

【基原】為毛茛科植物金蓮花 *Trollius chinensis* Bge.或亞洲金蓮花 *Trollius asiaticus* L. 的花。

分布：金蓮花——東北及內蒙古、河北、山西等地。亞洲金蓮花——中國北部。

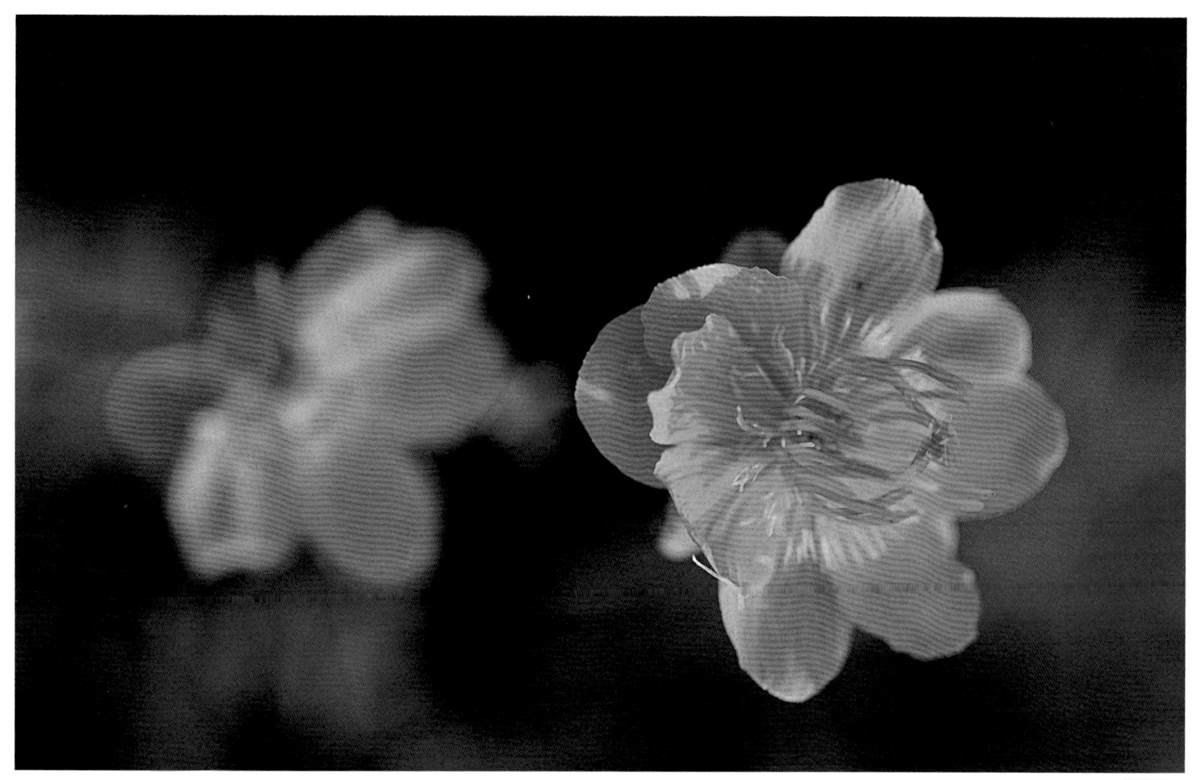

金蓮花。

【原植物】

◎金蓮花　多年生草本，無毛，高30～70公分，不分枝。生於山地草坡或疏林下。基生葉1～4，具長柄；葉片五角形，長3.8～6.8公分，寬6.8～12.5公分，3全裂，中央裂片菱形，2回裂片有少數小裂片和銳牙齒；莖生葉似基生葉，向上漸小。花單生或2～3朵組成聚繖花序；萼片8～15（～19），黃色，橢圓狀倒卵形或倒卵形，長1.5～2.8公分，寬0.7～1.6公分；花瓣多數，與萼片近等長，狹條形，頂端漸狹；雄蕊多數，長0.5～1.1公分；心皮20～30。蓇葖果長1～1.2公分，有彎的長尖。花期夏季。

◎亞洲金蓮花　形態與上種相似。生山地草坡。基生葉細裂。花濃橙黃色，萼片10枚以上，花瓣狀，開展；花瓣多數，形狹小，稍長於雄蕊。

【採收】夏季花盛開時採收，晾乾。

【性味】味苦，性寒，無毒。

【功用主治】清熱解毒。上感，扁桃體炎，咽炎，急性中耳炎，急性鼓膜炎，急性結膜炎，急性淋巴管炎，口瘡，疔瘡。

【用法與用量】內服：煎湯，3～6克。外用：煎水含漱。

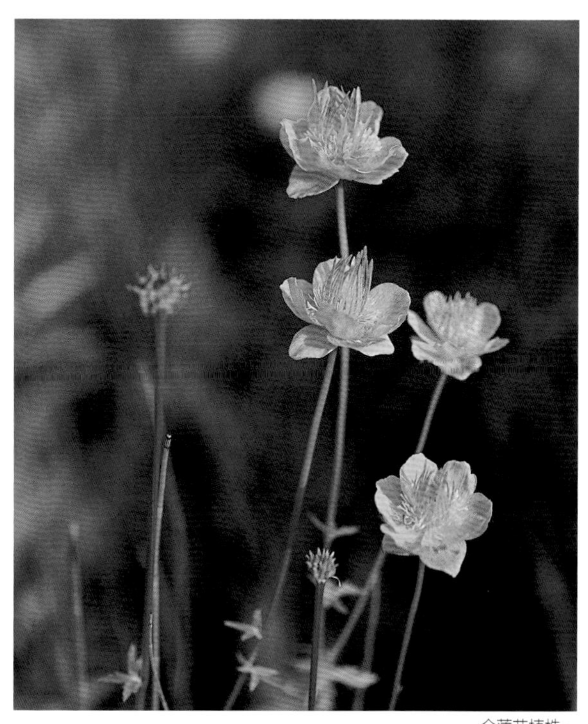

金蓮花植株。

分布：廣東、廣西、福建、臺灣、浙江、湖北、湖南、江西、貴州等地。

【紫荊】

【別名】白花羊蹄甲、紅花紫荊、紅紫荊、彎葉樹、埋修

【基原】為豆科植物羊蹄甲 *Bauhinia variegata* L.Var. candida 的花。

【原植物】 喬木，高5～8公尺。生長於熱帶叢林中，常栽培在庭園中或作行道樹。葉形變化較大，圓形至闊卵形，有時幾為腎形，先端2裂，裂至葉片的1/4～1/2，基部圓形、截形或心形，兩面近無毛，脈11～15條。花大，幾無花梗，排列成少花的短總狀花序，白色，具紫色線紋；萼管狀，有絨毛，裂片卵形，呈佛焰苞狀，先端具5小齒；花瓣倒披針形或倒卵形；發育雄蕊5；子房有毛。莢果條形，長15～25公分，寬1.5～2公分，扁平，有種子10～15粒。花期1～5月。

【採收】 春、夏採收。曬乾。

【性味】 苦澀，平。

【功用主治】 消炎解毒。肝炎，肺炎，氣管、支氣管炎，肺熱咳嗽。

【用法與用量】 內服：煎湯，9～15克。

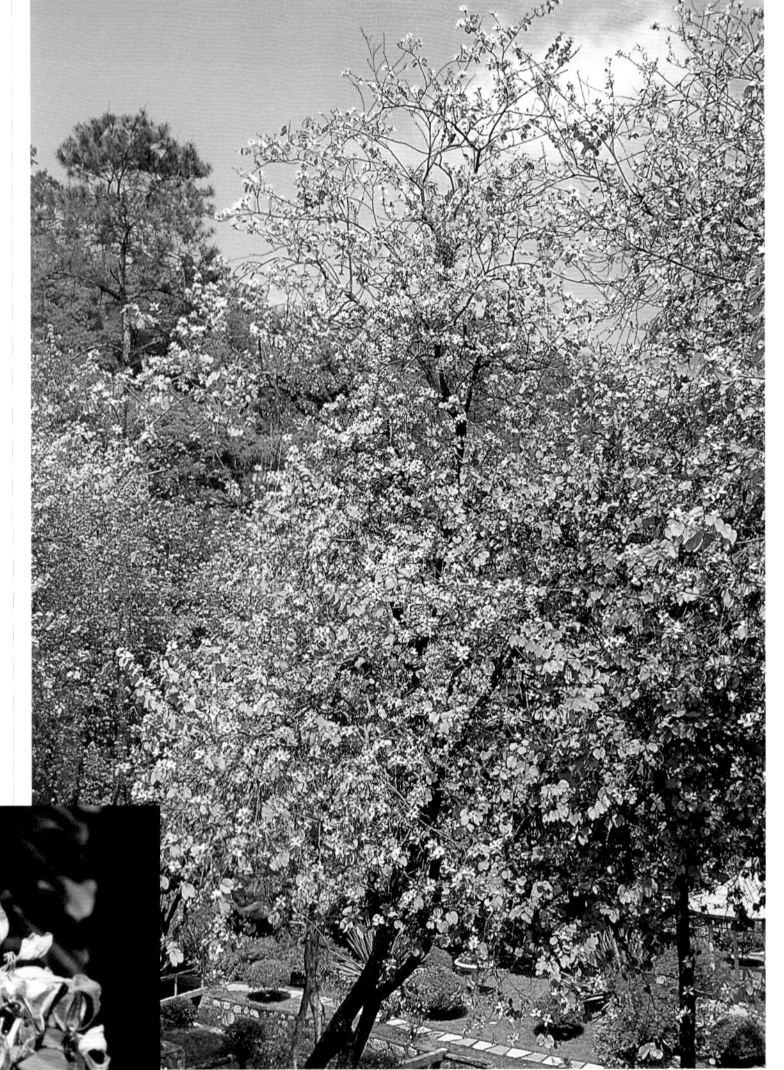

紫荊花。

羊蹄甲花、果實。

【荷花玉蘭】

【別名】廣玉蘭、洋玉蘭、泰山木、大花玉蘭、洋丘蘭
【基原】為木蘭科植物荷花玉蘭 *Magnolia grandiflora* L. 的花、樹皮及葉

分布：原產北美洲東南部；中國長江以南各省區都有栽培。

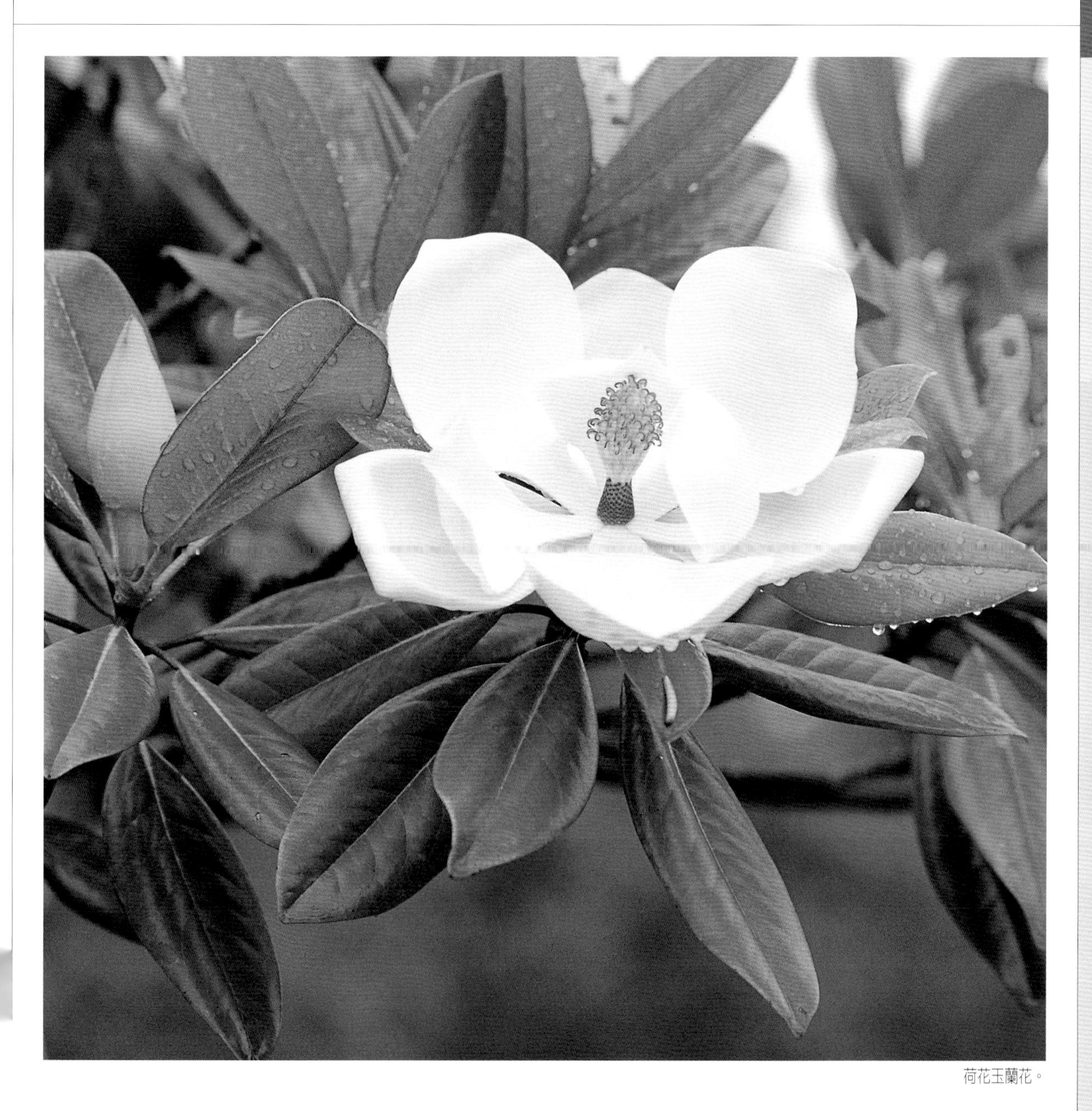

荷花玉蘭花。

【原植物】 常綠喬木，高達30公尺。喜陽光及溫暖濕潤氣候。芽和幼枝生銹色絨毛。樹皮淡褐色，葉厚，革質，橢圓形或倒卵狀橢圓形，正面有光澤，背有鏽色絨毛。花單生於枝頂，荷花狀，花朵碩大，白色，芳香，花被片通常9枚，花期5～7月。聚合果圓柱形，密生銹色絨毛；蓇葖卵圓形，頂端有外彎的喙。果期10月。

【採收】 花：含苞時採收。樹皮：春末夏初時剝皮，除去雜質，曬乾。葉：全年可採收。

【性味】 花：辛，溫。

【功用主治】 花：祛風散寒，止痛。外感風寒，頭痛鼻塞。樹皮：行氣，燥濕，止痛。濕阻，胃痛。葉：緩慢降低血壓。

【用法與用量】 內服：9～12克，水煎服。

分布：中國大部地區有栽培。

【雞冠花】

【別名】雞髻花、雞公花、雞角槍

【基原】為莧科植物雞冠花 *Celosia cristata* L. 的花序。

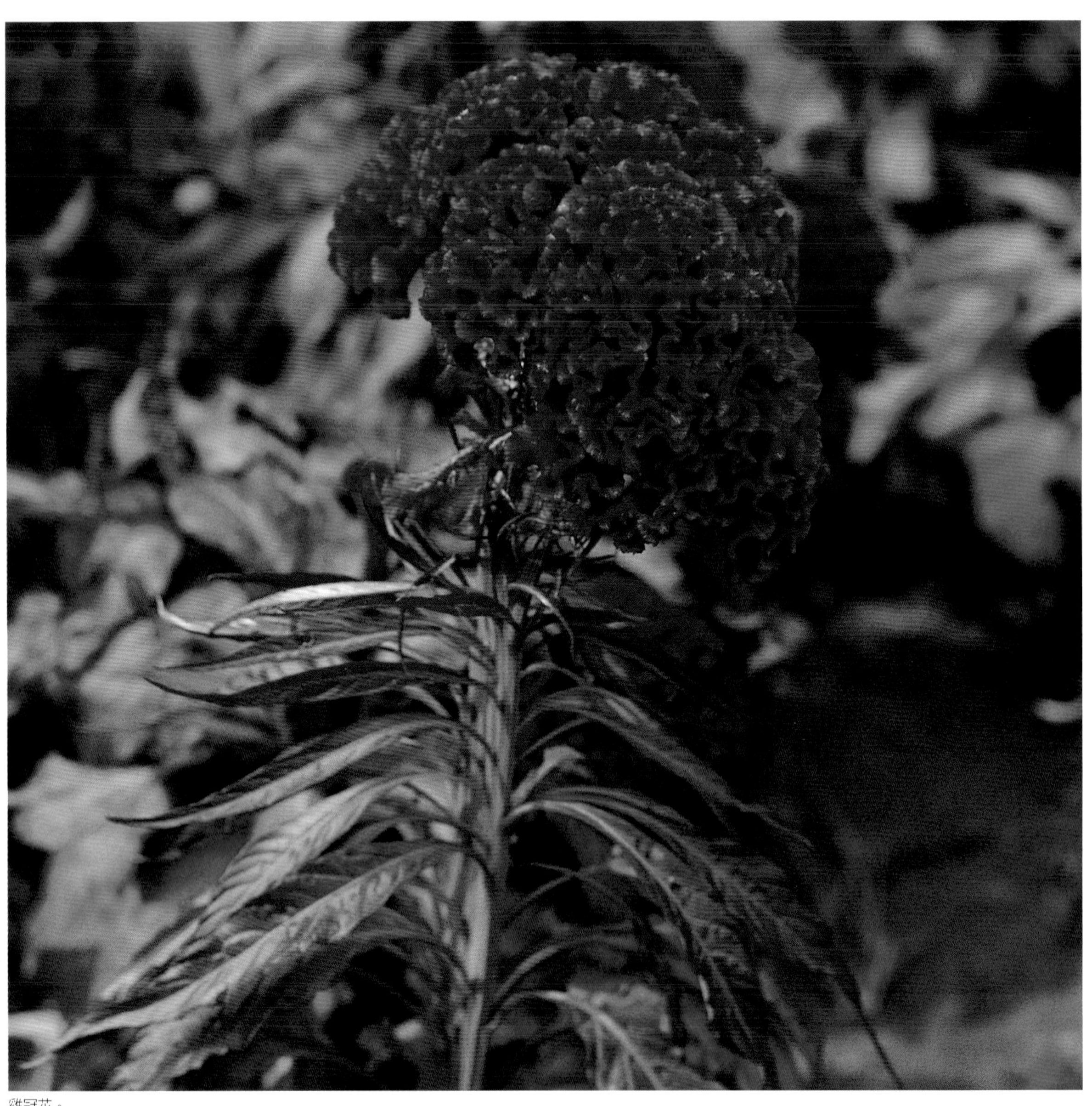

雞冠花。

【原植物】一年生草本，高60～90公分，全體無毛。為觀賞植物。莖直立，粗壯。單葉互生；長橢圓形至卵狀披針形，長5～12公分，寬3.5～6.5公分，先端漸尖，全緣，基部漸狹而成葉柄。穗狀花序多變異，生於莖的先端或分枝的末端，常呈雞冠狀，色有紫、紅、淡紅、黃或雜色；花密生，每花有3苞片；花被5，廣披針形，長5～8公釐，乾膜質，透明；雄蕊5，花絲下部合生成環狀；雌蕊1，柱頭2淺裂。胞果成熟時橫裂，內有黑色細小種子2至數粒。花期7～9月。果期9～10月。

【採收】8～10月間，花序充分長大，並有部分果實成熟時，剪下花序，曬乾。

【性味】甘，涼。入足厥陰肝經。

【功用主治】涼血，止血。痔漏下血，赤白下痢，吐血，咳血，血淋，婦女崩中，赤白帶下。

【用法與用量】內服：煎湯，4.5～9克；或入丸、散。外用：煎水燻洗。

【望春玉蘭】

【別名】辛矧、侯桃、房木、新雉

【基原】為木蘭科植物望春花 *Magnolia biondii* Pamp 的乾燥花蕾。

分布：中國華北、華南各省市。

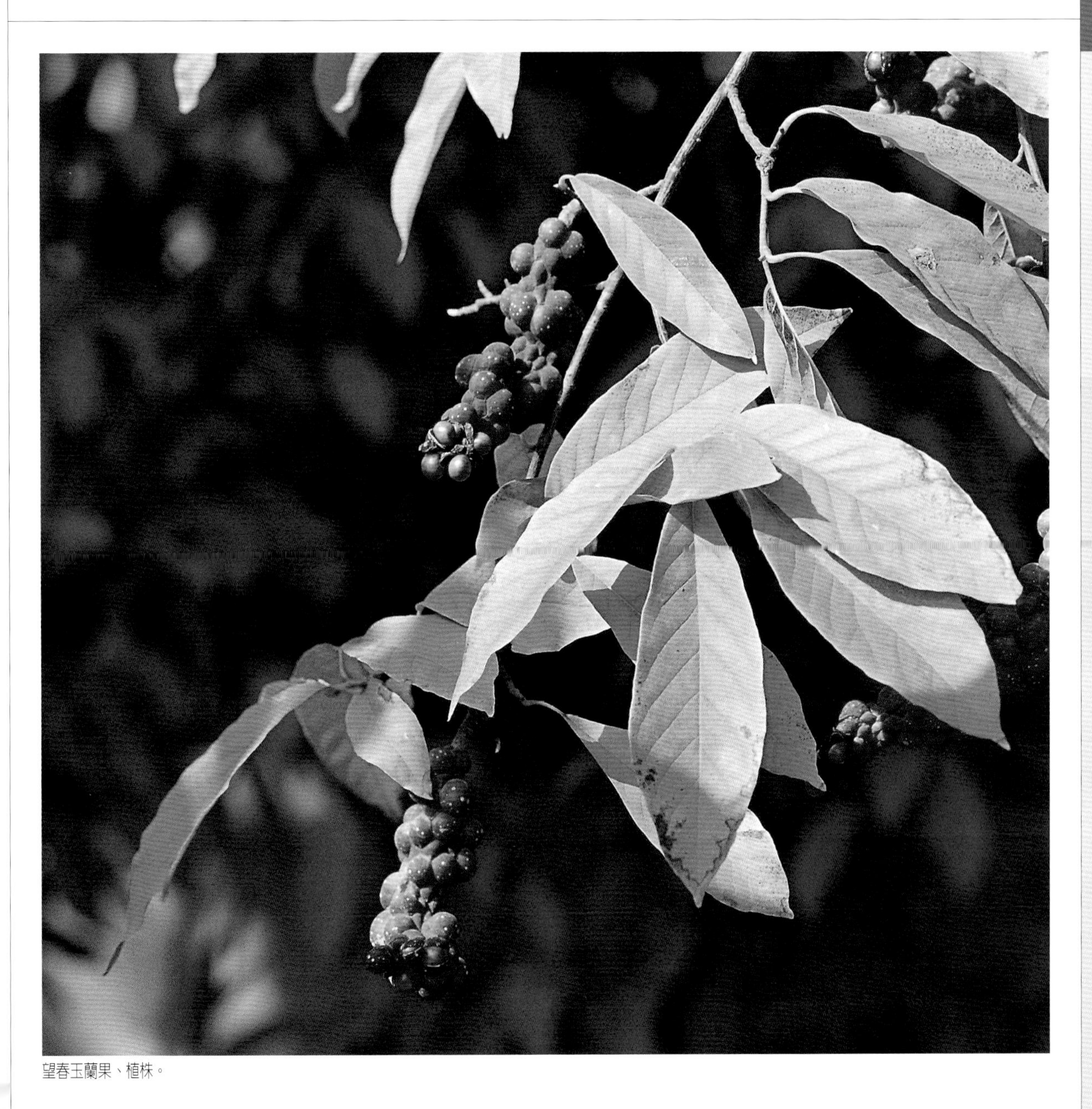

望春玉蘭果、植株。

【原植物】本品呈長卵形，似毛筆頭，長1.2～2.5公分，直徑0.8～1.5公分。基部常具短梗，長約5公釐，梗上有類白色點狀皮孔。苞片2～3層，每層2片，兩層苞片間有小鱗芽，苞片外表面密被灰白色或灰綠色絨毛，內表面類棕色，無毛。花被片9，類棕色，外輪花被片3，條形，約為內兩輪長的1/4，呈萼片狀，內兩輪花被片6，每輪3，輪狀排列。雄蕊和雌蕊多數，螺旋狀排列。

【採收】冬末春初花未開放時採收，除去枝梗，陰乾。

【性味】辛，溫。歸肺、胃經。

【功用主治】散風寒，通鼻竅。主用於風寒頭痛，鼻塞，鼻淵，鼻流濁涕。

【用法與用量】內服：煎湯，3～9克；或入丸、散。外用：研末塞鼻或水浸蒸餾滴鼻。

【棣棠花】

【別名】地棠、黃度梅、金棣棠、黃榆葉梅、小通花、清明花、金旦子花。
【基原】為薔薇科植物棣棠 *Kerria japonica* (L.) DC. 的花或枝葉。

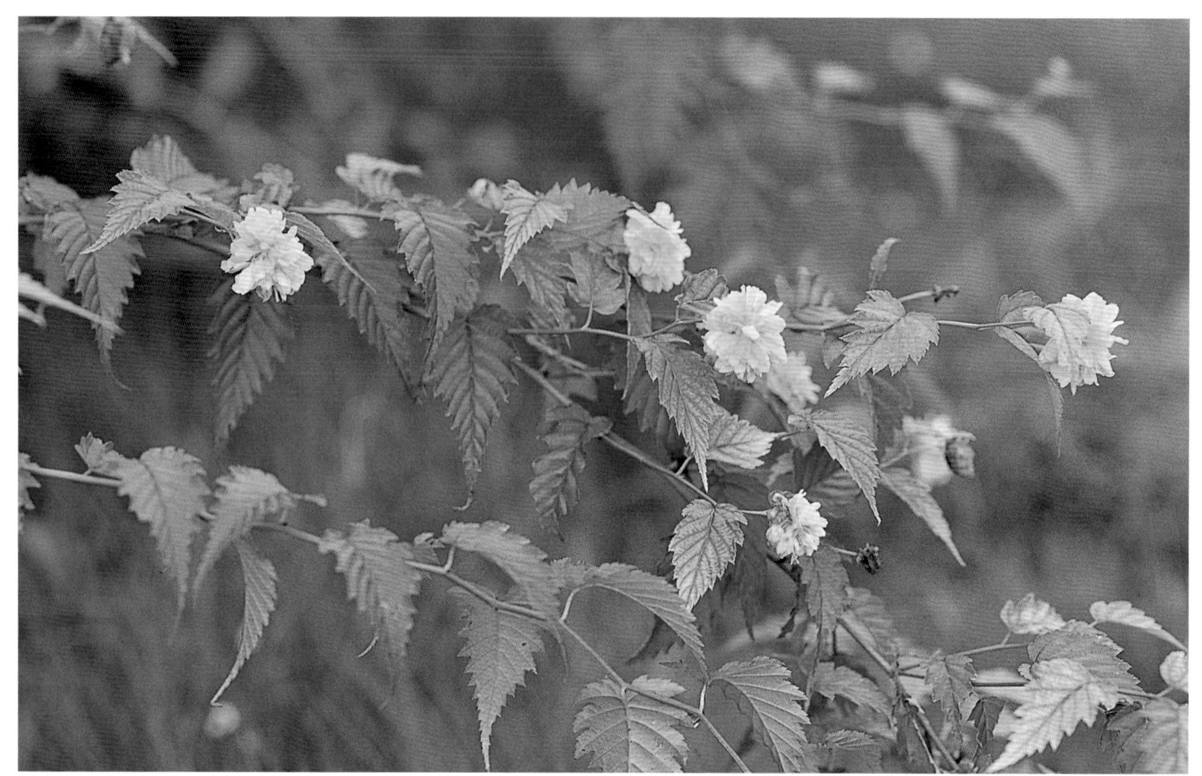
棣棠植株。

【原植物】棣棠花屬落葉叢生灌木，落葉灌木，高1～2公尺；小枝綠色，無毛。葉片卵形至卵狀披針形，長2～10公分，寬1.5～4公分，頂端漸尖，基部圓形或微心形，邊緣有銳重鋸齒，表面無毛或疏生短柔毛，背面或沿葉脈、脈間有短柔毛。花金黃色，直徑3～4.5公分，萼片卵狀三角形或橢圓形，邊緣有極細齒；花柱與雄蕊等長。瘦果黑色，扁球形。花期4～5月，果期7～8月。
【採收】4～5月採花；7～8月採枝葉。
【性味】微苦澀，平。
【功用主治】化痰止咳、健脾化濕。久咳，消化不良，水腫，風濕痛，熱毒瘡。
【用法與用量】內服：水煎服，9～15克。外用：煎水洗。

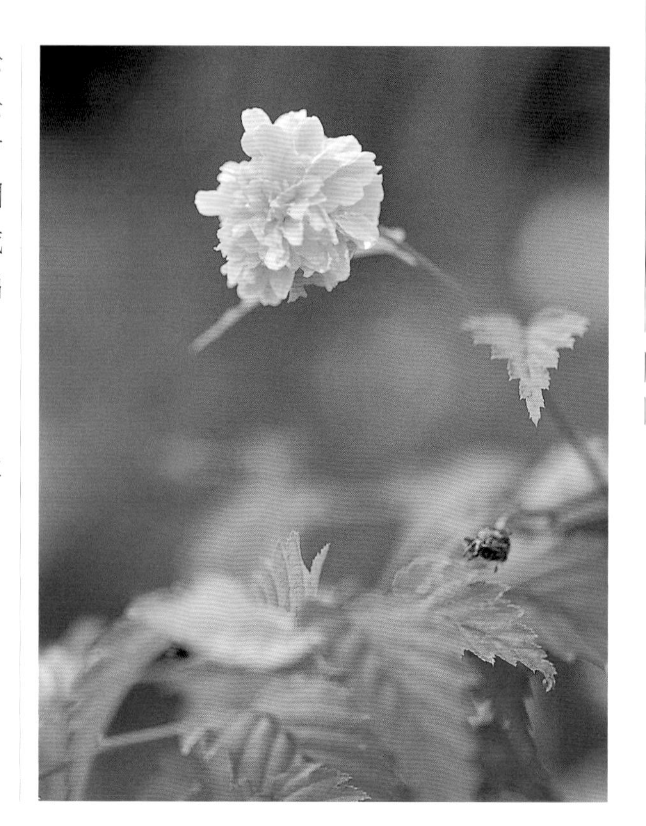

【槐花】

【別名】槐蕊、豆槐、白槐、細葉槐、金藥樹、護房樹

【基原】為豆科植物槐 *Sophora japonica* L. 的花朵或花蕾。

分布：中國大部地區有分布。

【原植物】落葉喬木，高達25公尺。生於山坡、平原或植於庭園。樹皮灰色或深灰色，粗糙縱裂，內皮鮮黃色，有臭味；枝棕色，幼時綠色，具毛，皮孔明顯。單數羽狀複葉互生，長達25公分，葉柄基部膨大；小葉7～15，卵狀長圓形或卵狀披針形，長2.5～5公分，寬1.5～2.6公分，先端尖，基部圓形或闊楔形，全緣，上面綠色，微亮，下面伏生白色短毛；小葉柄長2.5公釐；托葉鐮刀狀，早落。圓錐花序頂生；花乳白色，長1.5公分；萼鐘形，5淺裂；花冠蝶形，旗瓣闊心形，有短爪，脈微紫；雄蕊10，分離不等長；子房筒狀，有細長毛，花柱彎曲。莢果長2.5～5公分，有節，呈連珠狀，無毛，綠色，肉質，不開裂，種子間極細縮。種子1～6粒，深棕色，腎形。花期7～8月。果期10～11月。

【採收】夏季，花初開放時採收花朵，商品稱「槐花」；花未開時採收花蕾，商品稱「槐米」。除去雜質，當日曬乾。

【性味歸經】苦，涼。入肝、大腸經。

【功用主治】清熱，涼血，止血。腸風便血，痔血，尿血，血淋，崩漏，衄血，赤白痢下，風熱目赤，癰疽瘡毒。並用於預防中風。

【用法與用量】內服：煎湯，6～15克；或入丸、散。外用：煎水熏洗或研末撒。

【宜忌】脾胃虛寒者慎服。

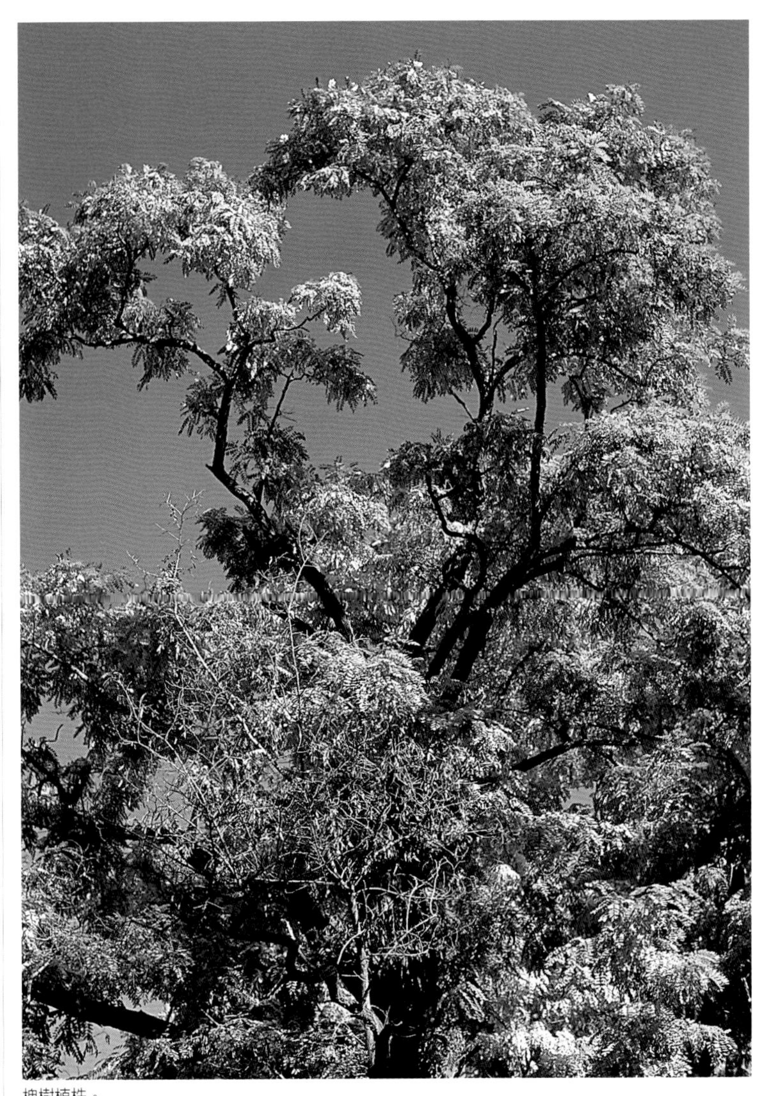

槐樹植株。

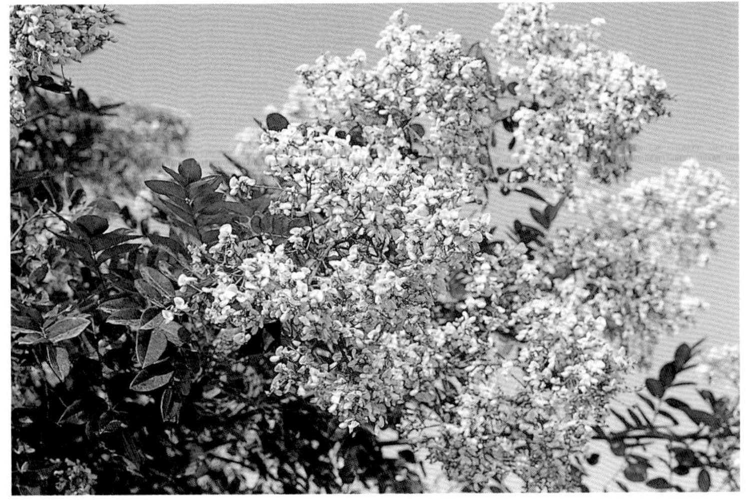

槐花。

分布：中國大部分地區均有分布。

【睡蓮】

【別名】睡蓮菜、瑞蓮、子午蓮、茈碧花。

【基原】為睡蓮科植物睡蓮 *Nymphaea tetragona* Georgi 的花。

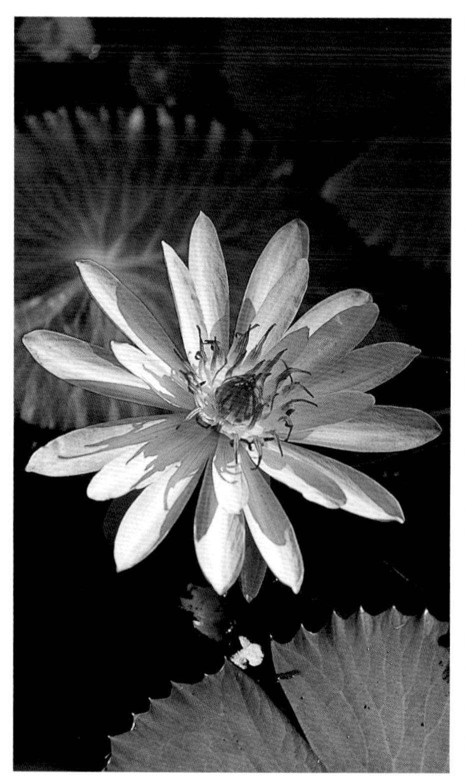

睡蓮花。

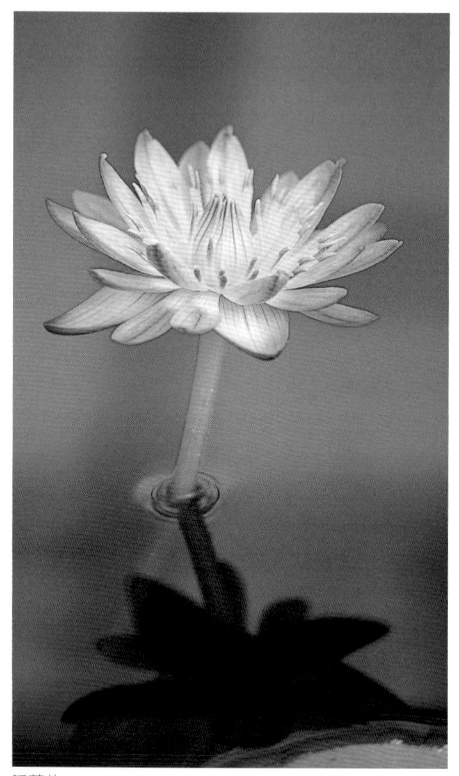

睡蓮花。

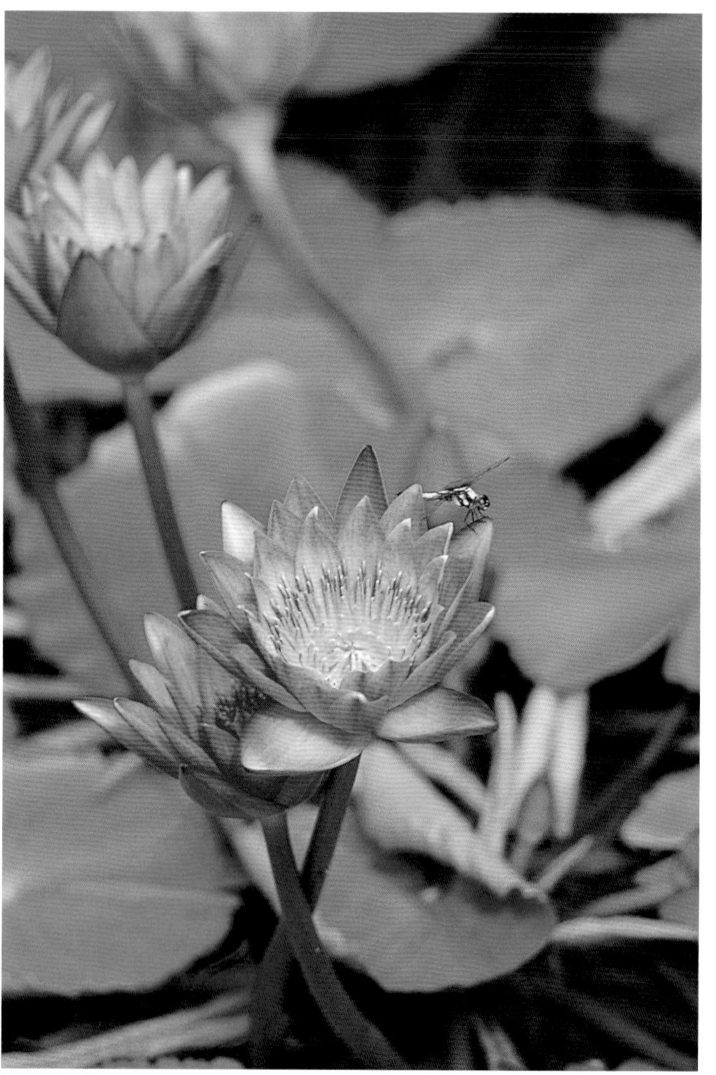

睡蓮植株、花。

【原植物】多年生水生草本。生長於池沼湖泊中。根莖具線狀黑毛。葉叢生浮於水面；圓心臟形或腎圓形，長5～12公分，寬3.5～9公分，先端圓鈍，基部的心耳尖銳或鈍圓，全緣；上面綠色，幼時有紅褐色斑，下面帶紅色或暗紫色；葉柄細長。花浮於水面，直徑4～5公分，白色，午刻開花，午後五時收斂；花萼的基部呈四方形，萼片4；花瓣8～17，多層；雄蕊多數，3～4層，花藥黃色；柱頭的輻射4～8數，廣卵形，呈茶匙狀。漿果球形，鬆軟，有多數細小種子。花期夏季。

【採收】夏季採收。

【功用主治】消暑解酲。小兒急慢驚風。

【用法與用量】內服：煎湯，9～15克。

【蓮花】

【別名】菡萏，荷花，水芙蓉

【基原】為睡蓮科植物蓮 *Nelumbo nucifera* Gaertn. 的花蕾。

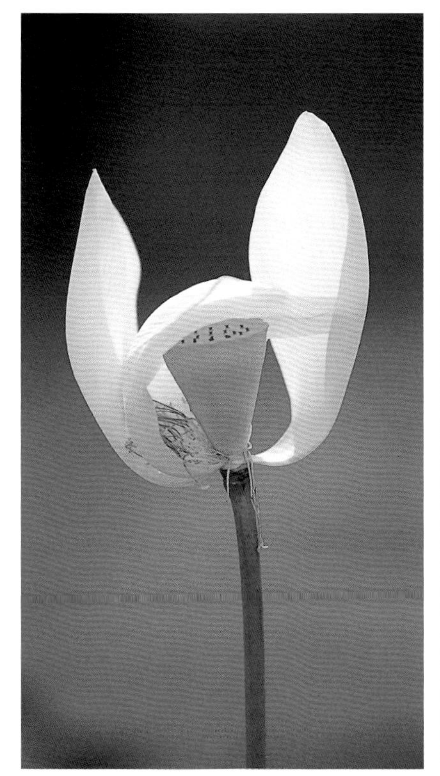

蓮花。

荷花。

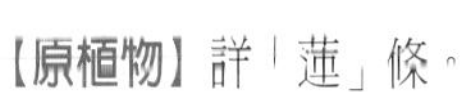

【原植物】詳「蓮」條。

【採收】6~7月間採收含苞未放的大花蕾或開放的花，陰乾。

【性味】苦甘，溫。入心、肝二經。

【功用主治】活血止血，去濕消風。跌損嘔血，天泡濕瘡。

【用法與用量】內服：研末，0.5~3克；或煎湯。外用：敷貼患處。

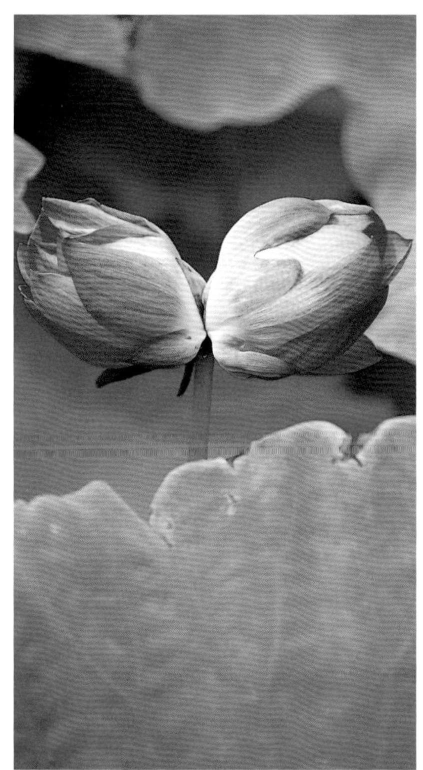

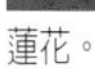

蓮花。

分布：中國大部分地區均有分布。

分布：中國大部分地區均有分布。

【蓮房】

【別名】蓮蓬殼、蓮殼
【基原】為睡蓮科植物蓮 *Nelumbo nucifera* Gaertn. 的成熟花托。

【原植物】詳「蓮」條。
【採收】秋季果實成熟時，割下蓮蓬，除去果實（蓮子）及梗，曬乾。
【性味】苦澀，溫。
【功用主治】消瘀，止血，去濕。血崩，月經過多，胎漏下血，瘀血腹痛，產後胎衣不下，血痢，血淋，痔瘡脫肛，皮膚濕瘡。
【用法與用量】內服：煎湯，4.5～9克；或入丸、散。外用：煎水洗或研末調敷。

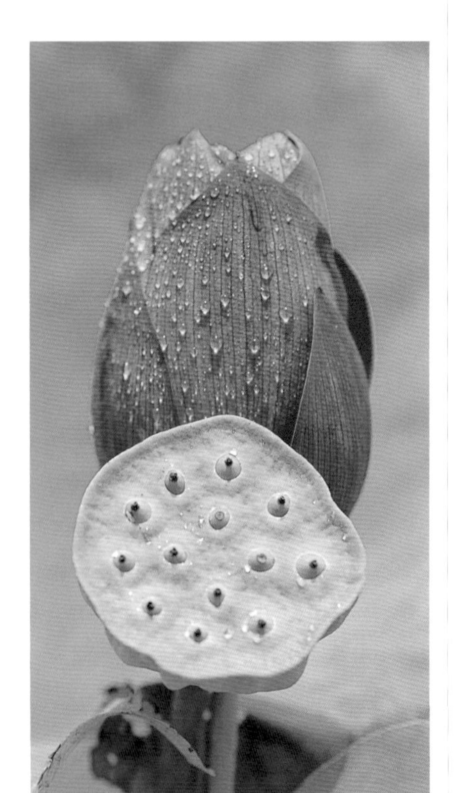
荷花與蓮蓬。

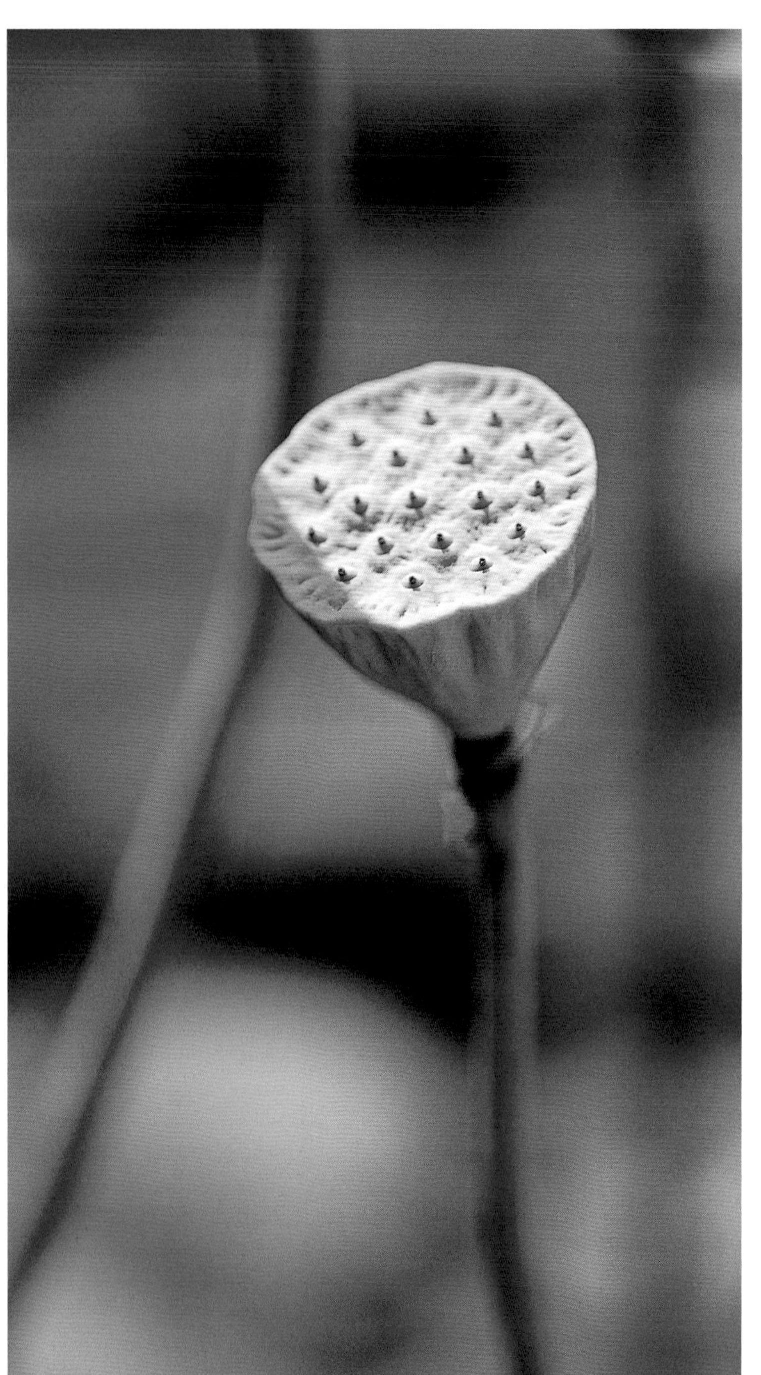
蓮房。

【蓮鬚】

【別名】金櫻草、蓮花鬚、蓮花蕊、蓮蕊鬚

【基原】為睡蓮科植物蓮 *Nelumbo nucifera* Gaertn. 的雄蕊。

分布：中國大部分地區均有分布。

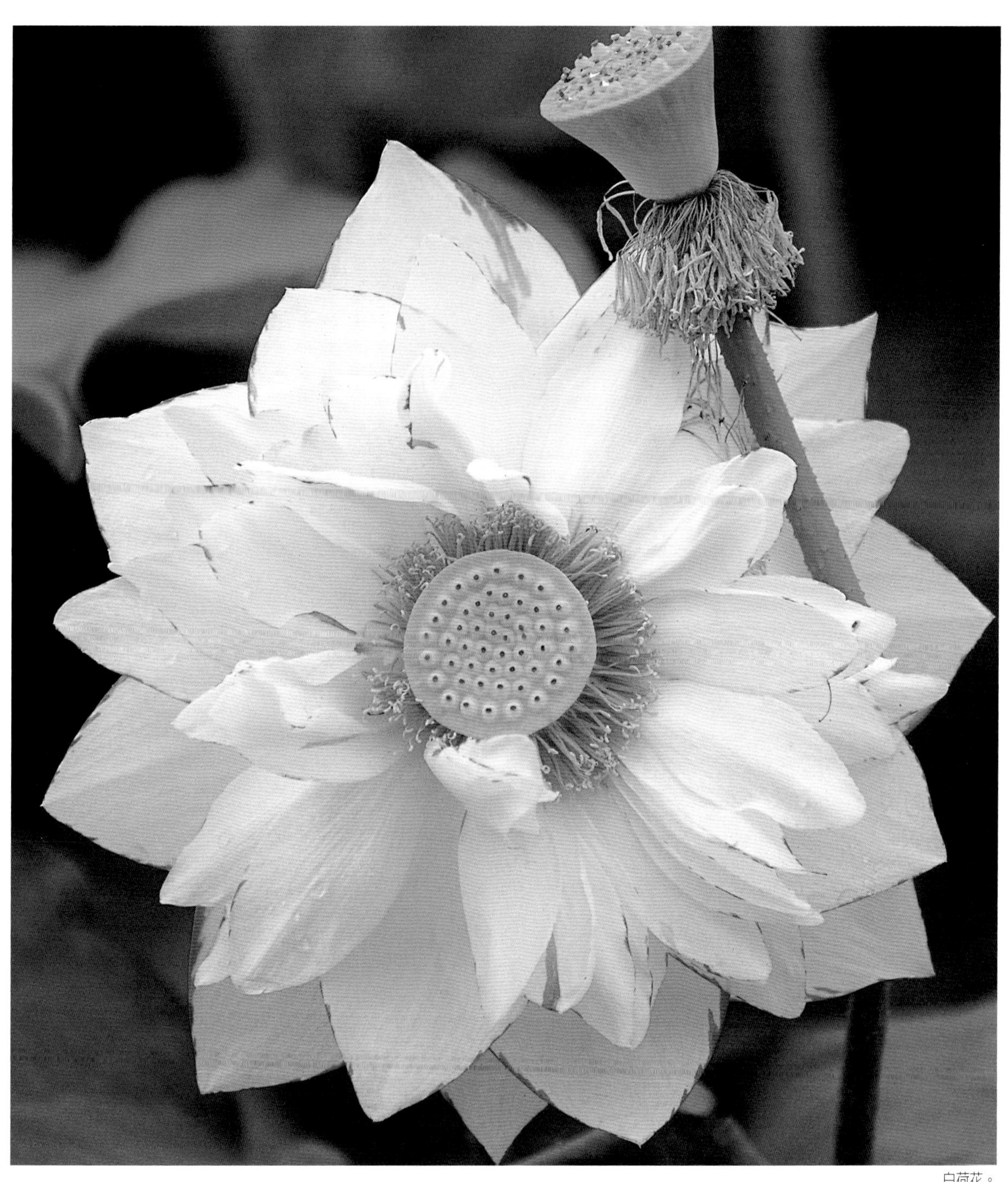

白荷花。

【原植物】詳「蓮」條。

【採收】夏季花盛開時，採取雄蕊，陰乾。

【性味】甘澀，平。入心、腎經。

【功用主治】清心，益腎，澀精，止血。夢遺滑泄，吐、衄、崩、帶，瀉痢。

【用法與用量】內服：煎湯，2.5～4.5克；或入丸、散。

【宜忌】忌地黃、蔥、蒜。小便不利者勿服。

分布：雲南、貴州、臺灣等地。

【土八角】

【別名】山八角、地八角、八角果、野茴香、臭八角。
【基原】為木蘭科植物野八角 *Illicium simonsii* Maxim. 的果實。

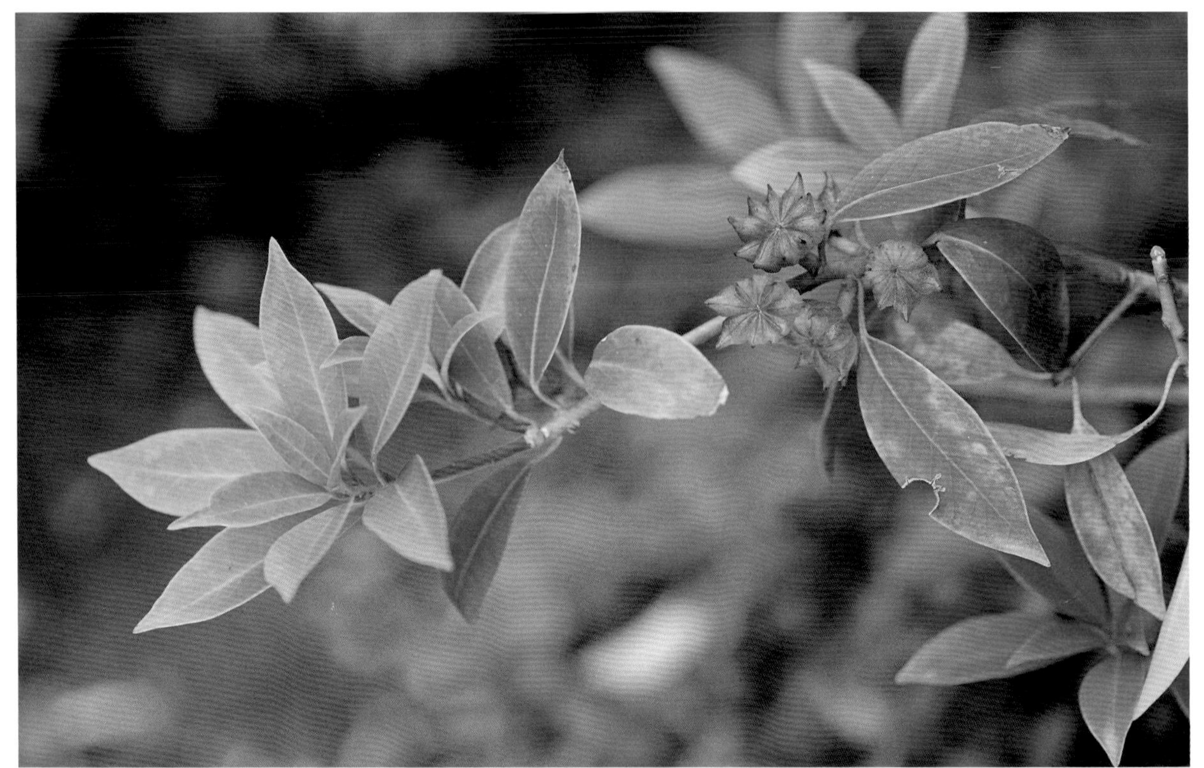
野八角植株、果實。

【原植物】喬木，高達9～15公尺。生長於土壤疏鬆的陰濕山地。野生或栽培。幼枝帶褐綠色，稍具稜，老枝變灰色。葉近對生或互生，有時3～5片聚生，革質，披針形至橢圓形，或長圓狀橢圓形，先端急尖或短漸尖，基部漸狹楔形，下延至葉柄成窄翅。花芳香，淡黃色，有時為奶油色或白色，很少為粉紅色，腋生，常密集於枝頂端聚生。蓇葖8～13枚。種子扁球形，灰棕色至灰黃色。花期2～4月及10～11月，果期8～10月及翌年6～8月。
【採收】果實：秋、冬二季果實由綠變黃時採摘，置沸水中略燙後乾燥或直接乾燥。葉：枝葉茂盛時採收。
【性味】辛，熱。有劇毒。
【功用主治】鎮嘔，行氣止痛，殺蟲生肌，接骨，滅虱。胃寒嘔吐，膀胱疝氣及胸肋脹痛，瘡疥，跌打損傷。
【用法與用量】內服：煎湯，1～2克；或入丸、散。
【宜忌】陰虛火旺者慎服。

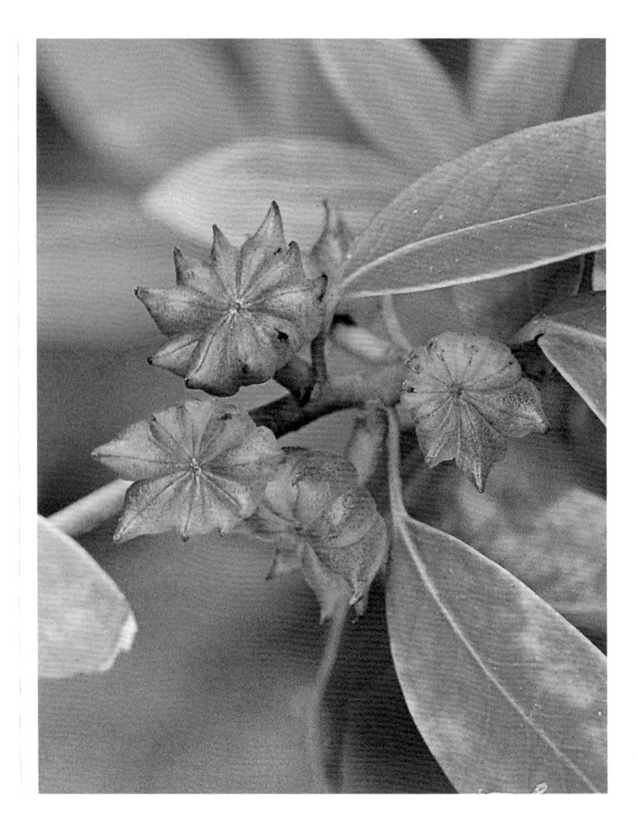

【五味子】

【別名】玄及、會及、五梅子

【基原】為木蘭科植物五味子 *Schisandra chinensis* (Turcz.) Baill. 和華中五味子 *Schisandra sphenanthera* Rehd.et Wils. 的果實。

分布：五味子——東北、華北、湖北、湖南、江西、四川等地。華中五味子——山西、陝西、甘肅、河南、安徽、江西、湖北、四川、雲南、廣西等地。

【原植物】

◎五味子　又名：面藤、山花椒，商品習稱「北五味子」。落葉木質藤本，長達8公尺。生於陽坡雜木林中，纏繞在其他植物上。莖皮灰褐色，皮孔明顯，小枝褐色，稍具稜角。葉互生，柄細長；葉片薄而帶膜質；卵形、闊倒卵形以至闊橢圓形，長5～11公分，寬3～7公分，先端尖，基部楔形、闊楔形至圓形，邊緣有小齒牙，上面綠色，下面淡黃色，有芳香。花單性，雌雄異株；雄花具長梗，花被6～9，橢圓形，雄蕊5，基部合生；雌花花被6～9，雌蕊多數，螺旋狀排列在花托上，子房倒梨形，無花柱，受粉後花托逐漸延長成穗狀。漿果球形，直徑5～7公釐，成熟時呈深紅色，內含種子1～2枚。花期5～7月。果期8～9月。

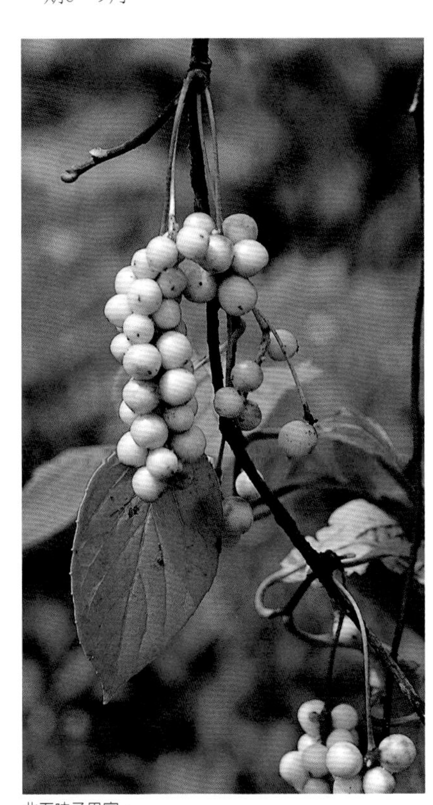
北五味子果實。

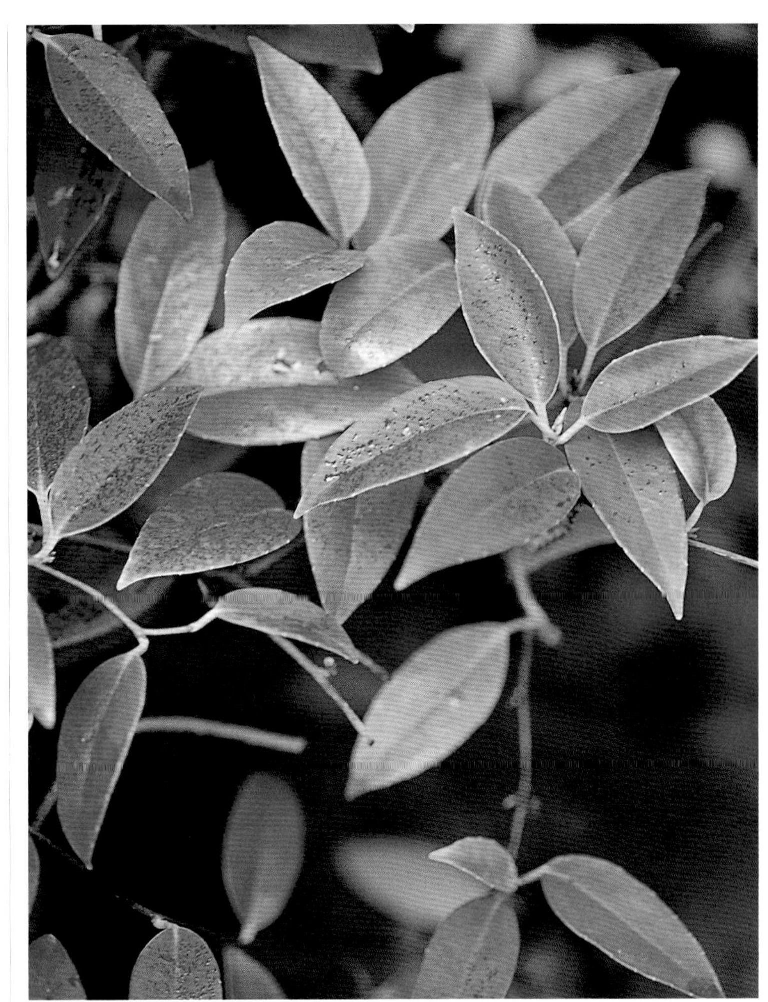
南五味子植株。

◎華中五味子　又名：楔藥北五味子，商品習稱「南五味子」。攀援灌木，長約5公尺餘。小枝圓柱形，紅褐色，無毛。葉橢圓形或倒卵形，長6～9公分，寬3～6公分，先端漸尖，基部楔形，下面蒼白色，無毛。花單生於葉腋，黃綠色，直徑約1.5公分；雄蕊10～15，花藥楔狀倒卵形，頂端微凹或平截。果實紅色，卵狀球形，長6～9公釐。

【採收】 霜降後果實完全成熟時採摘，揀去果枝及雜質，曬乾；貯藏乾燥通風處，防止黴爛、蟲蛀。

【性味】 酸，溫。入肺、腎經。

【功用主治】 斂肺，滋腎，生津，收汗，澀精。肺虛喘咳，口乾作渴，自汗，盜汗，勞傷羸瘦，夢遺滑精，久瀉久痢。

【用法與用量】 內服：煎湯，1.5～6克；或入丸、散。外用：研末摻或煎水洗。

【宜忌】 外有表邪，內有實熱，或咳嗽初起、痧疹初發者忌服。

【山楂】

【別名】赤爪實、棠梂子、赤棗子、山裏紅果、映山紅果、海紅、山梨、酸楂

【基原】為薔薇科植物山里紅 *Crataegus pinnatifida* Bge. var. major N.E.Br. 或野山楂 *Crataegus cuneata* Sieb. et Zucc. 的果實。

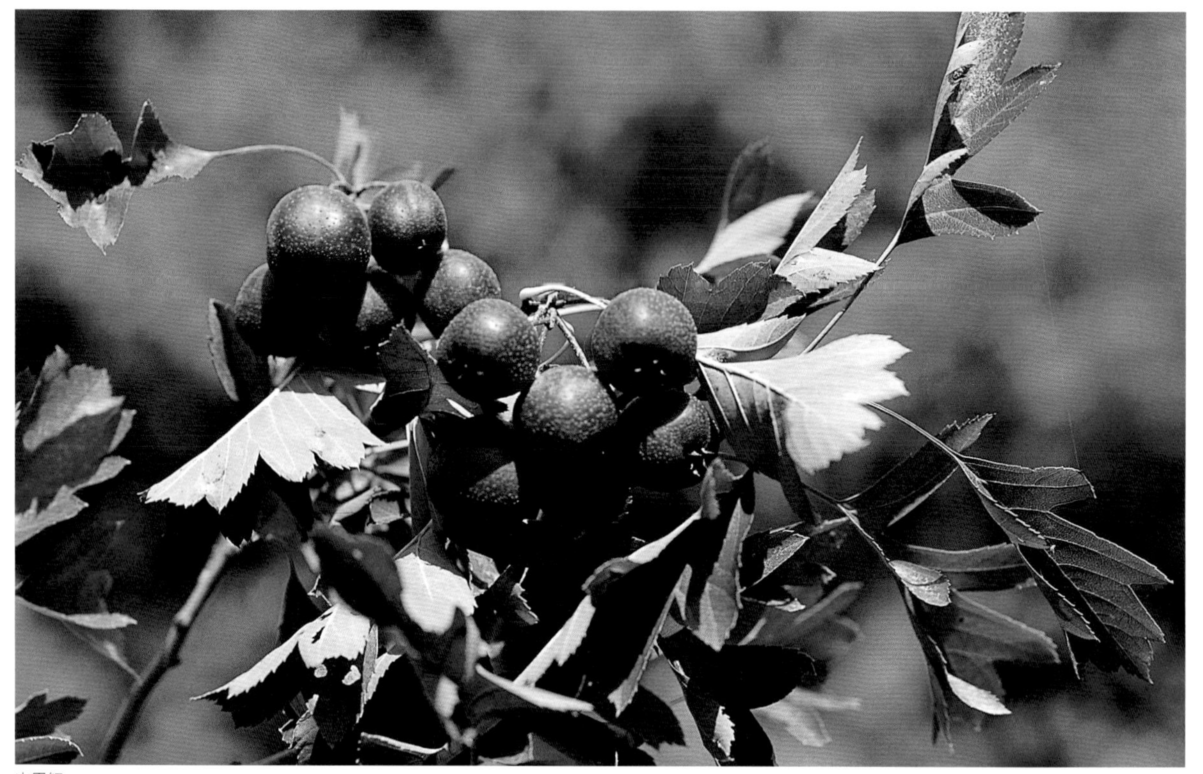

山里紅。

分布：山楂——栽培於東北南部、華北至江蘇一帶。野山楂——江蘇、浙江、安徽、湖南、湖北等地。山裏紅——東北、華北及陝西等地。雲南山楂——西南及廣東、廣西等地。

【原植物】

◎山楂　落葉喬木或大灌木，高達8公尺，生於河岸的砂土或乾燥多砂石的山坡上。樹皮暗棕色，多分枝，枝條無刺或具稀刺。單葉互生；具托葉，托葉卵圓形至卵狀披針形，邊緣具鋸齒；葉柄長2～4公分；葉片闊卵形、三角卵形至菱狀卵形，長6～12公分，寬5～8公分，先端尖，基部楔形，邊緣有5～9羽狀裂片，裂片有尖銳和不整齊的鋸齒，上面綠色，有光澤，下面色較淡，兩面脈上均被短柔毛。花10～12朵成傘房花序；花梗被短柔毛；萼片5枚，綠色，基部連合成杯狀，上部5齒裂；花冠白色或帶淡紅色，直徑0.8～1.3公分，花瓣5枚，離生，倒寬卵形，長和寬均為0.6公分；雄蕊20枚，不等長；心皮5枚，子房下位，5室，各室具一胚珠，花柱5枚，柱頭圓形。梨果球形或圓卵形，直徑約1.5公分，深紅色，具多數白色斑點，果之頂端有外曲的宿存花萼。種子5枚。花期5月，果期8～10月。

◎野山楂　又名：小葉山楂、山果子。落葉灌木，高達1.5公尺，生於荒山坡、溪邊、路邊疏林及灌叢中。枝條具刺，嫩枝被白色絨毛。單葉互生；托葉近卵形；葉柄長約0.3公分，有時無柄；葉片倒卵形至倒卵狀橢圓形，長1.5～6公分，寬0.8～2.5公分，先端尖，不裂或3深裂，邊緣有缺刻及不整齊鋸齒，基部楔形，漸窄縮。花5～6朵簇生成傘房花序；萼片5，卵狀披針形，外側密生細毛。梨果較小，呈紅黃色，近圓形，直徑約1～1.5公分。花期5～6月，果期8～10月。

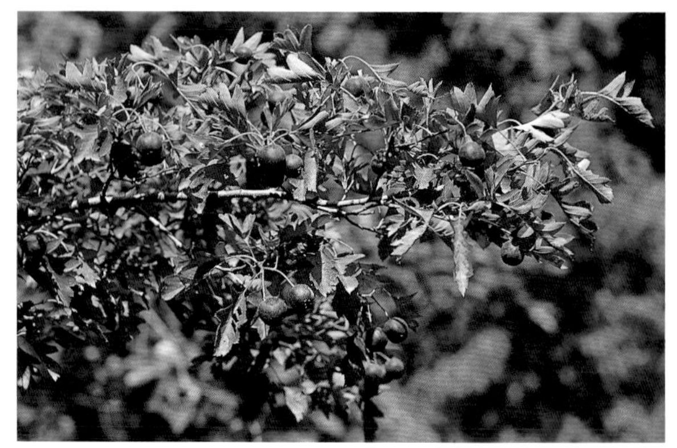

山楂果實。

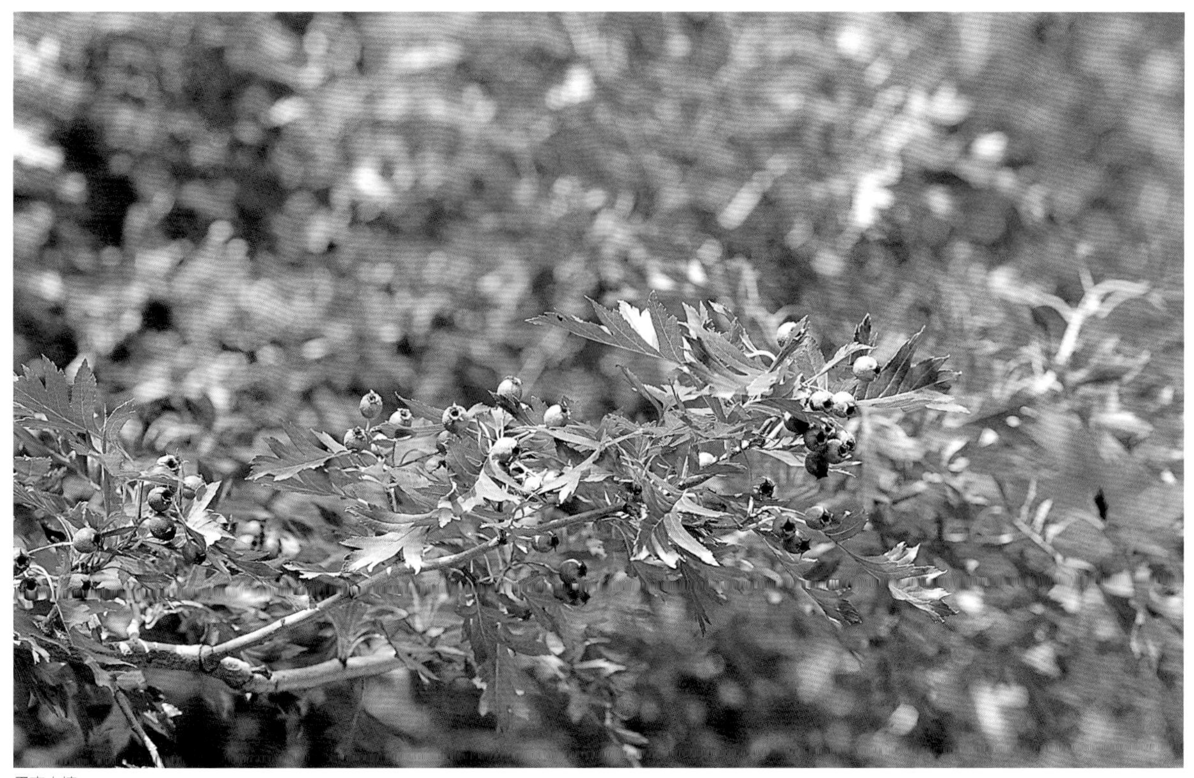
雲南山楂。

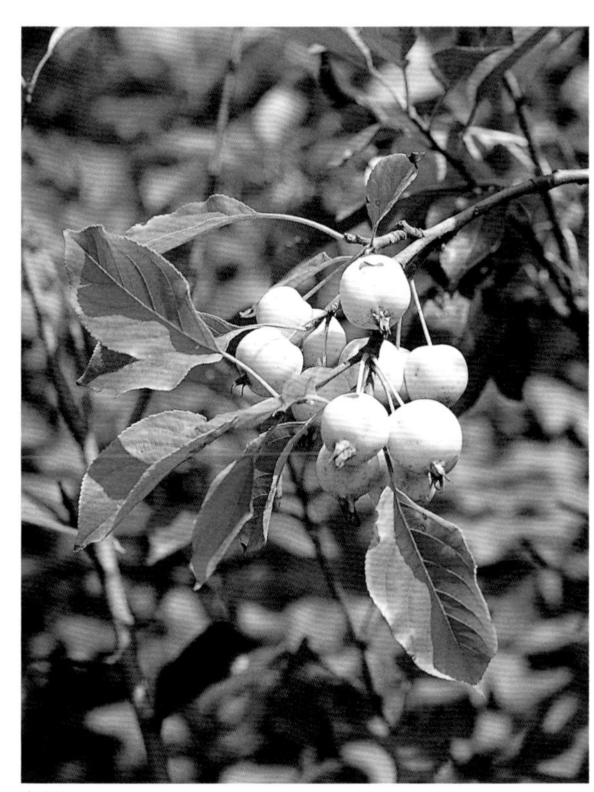
山裏紅。

此外尚有下列同屬植物的果實在少數地區亦作山楂入藥。

◎山裏紅　*Crataegus pinnatifida* Bge.葉片寬卵形，3～5羽狀深裂。果實近球形，直徑約2.5公分，紅色。

◎雲南山楂　*Crataegus scabrifolia*（Franch.）Rehd.葉片卵狀披針形或卵狀橢圓形，常不裂，邊緣具鋸齒；果實近球形，暗紅色或黃色帶紅褐色暈斑。

【採收】秋季果實成熟時採摘。山楂採得後，橫切成厚1.5～3公釐的薄片，立即曬乾。野山楂採得後，曬乾即可，或壓成餅狀後再曬乾。商品山楂片稱為「北山楂」；野山楂稱為「南山楂」。

【性味】酸甘，微溫。入脾、胃、肝經。

【功用主治】消食積，散瘀血，驅絛蟲。肉積，症瘕，痰飲，痞滿，吞酸，瀉痢，腸風，腰痛，疝氣，產後兒枕痛，惡露不盡，小兒乳食停滯。

【用法與用量】內服：煎湯，6～12克；或入丸、散，外用：煎水洗或搗敷。

【宜忌】脾胃虛弱者慎服。

分布：華東、華中及西南各地。

【木瓜】

【別名】木瓜實、鐵腳梨

【基原】為薔薇科植物貼梗海棠 *Chaenomeles lagenaria* (loisel.) koidz. 的果實。

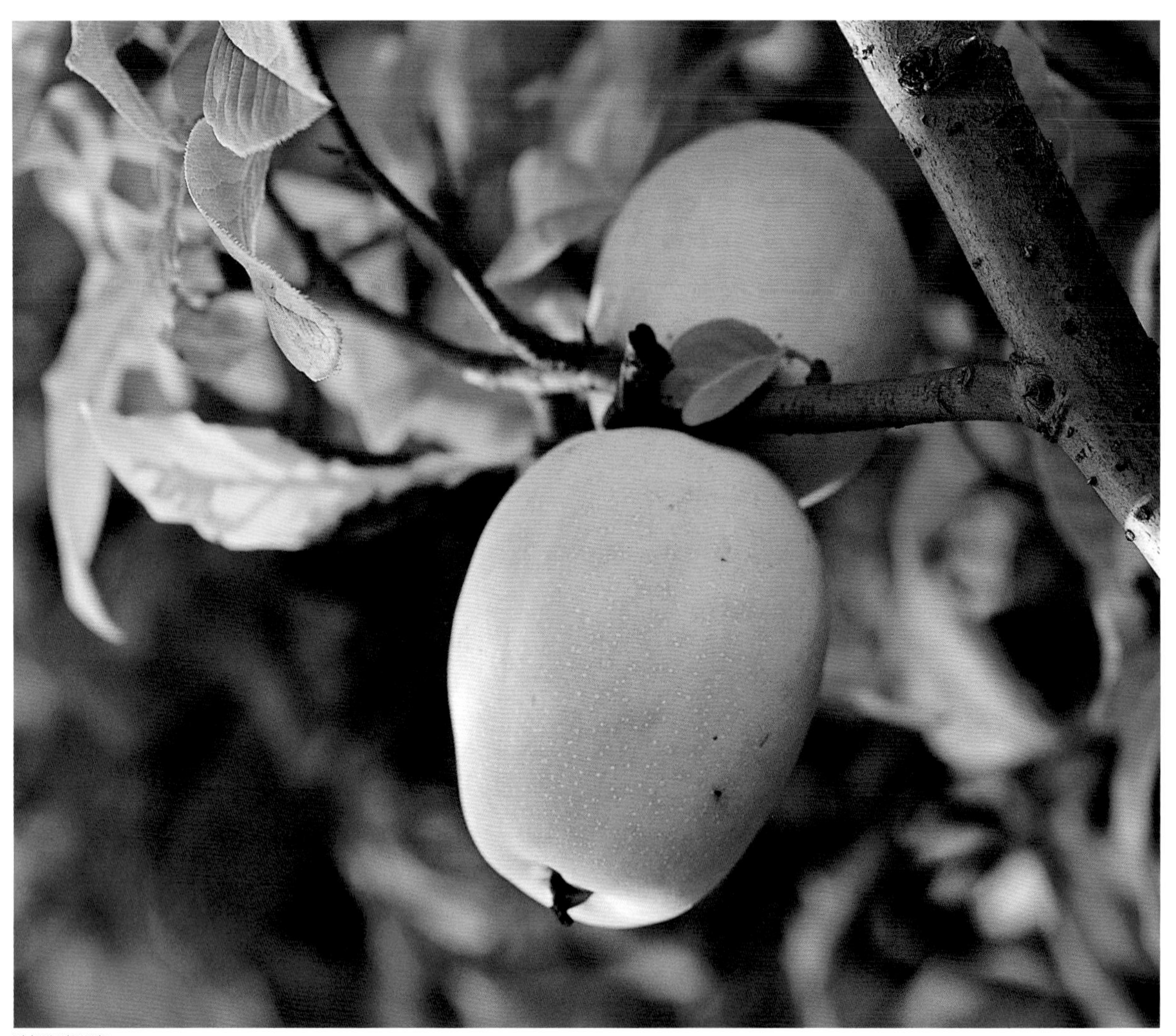

貼梗海棠果實。

【原植物】灌木，高2～3公尺。栽培或野生。枝棕褐色，有刺，皮孔明顯。葉柄長3～15公釐；托葉近半圓形，變化較大，往往脫落；葉片卵形至橢圓狀披針形，長2.5～14公分，寬1.5～4.5公分，先端尖或鈍圓形，基部寬楔形至近圓形，邊緣有腺狀銳鋸齒，有時有不整齊的重鋸齒，上面綠色，下面淡綠色，兩面均無毛，或幼時在下面中肋上有淡棕色柔毛。花數朵簇生，緋紅色，也有白色或粉紅色，花梗極短；萼片5，直立，紫紅色，近於長圓形，長約5公釐，邊緣和內面有黃色柔毛；花瓣5，近圓形，長約1.7公分；雄蕊多數，約分4層，花藥背著，長圓形，2室；雌蕊1，子房下位，5室，花柱5，下部稍連合。梨果卵形或球形，長約8公分，黃色或黃綠色，芳香。花期3～4月。果期9～10月。

【採收】9～10月採收成熟果實，置沸水中煮5～10分鐘，撈出，曬至外皮起皺時，縱剖為2或4塊，再曬至顏色變紅為度。若日曬夜露經霜，則顏色更為鮮豔。

【性味】酸，溫。入肝、脾經。

【功用主治】平肝和胃，去濕舒筋。吐瀉轉筋，濕痹，腳氣，水腫，痢疾。

【用法與用量】內服：煎湯，4.5～9克；或入丸、散。外用：煎水燻洗。

【宜忌】由於精血虛、真陰不足者不宜用。傷食脾胃未虛、積滯多者，不宜用。

【木薑子】

【別名】山胡椒、臘梅柴、滑葉樹、山薑子

【基原】為樟科植物木薑子 *Lintsea pungens* Hemsl. 的果實。

分布：浙江、江蘇、江西、湖北、湖南、貴州、四川、雲南、河南、甘肅、陝西、山西等地。

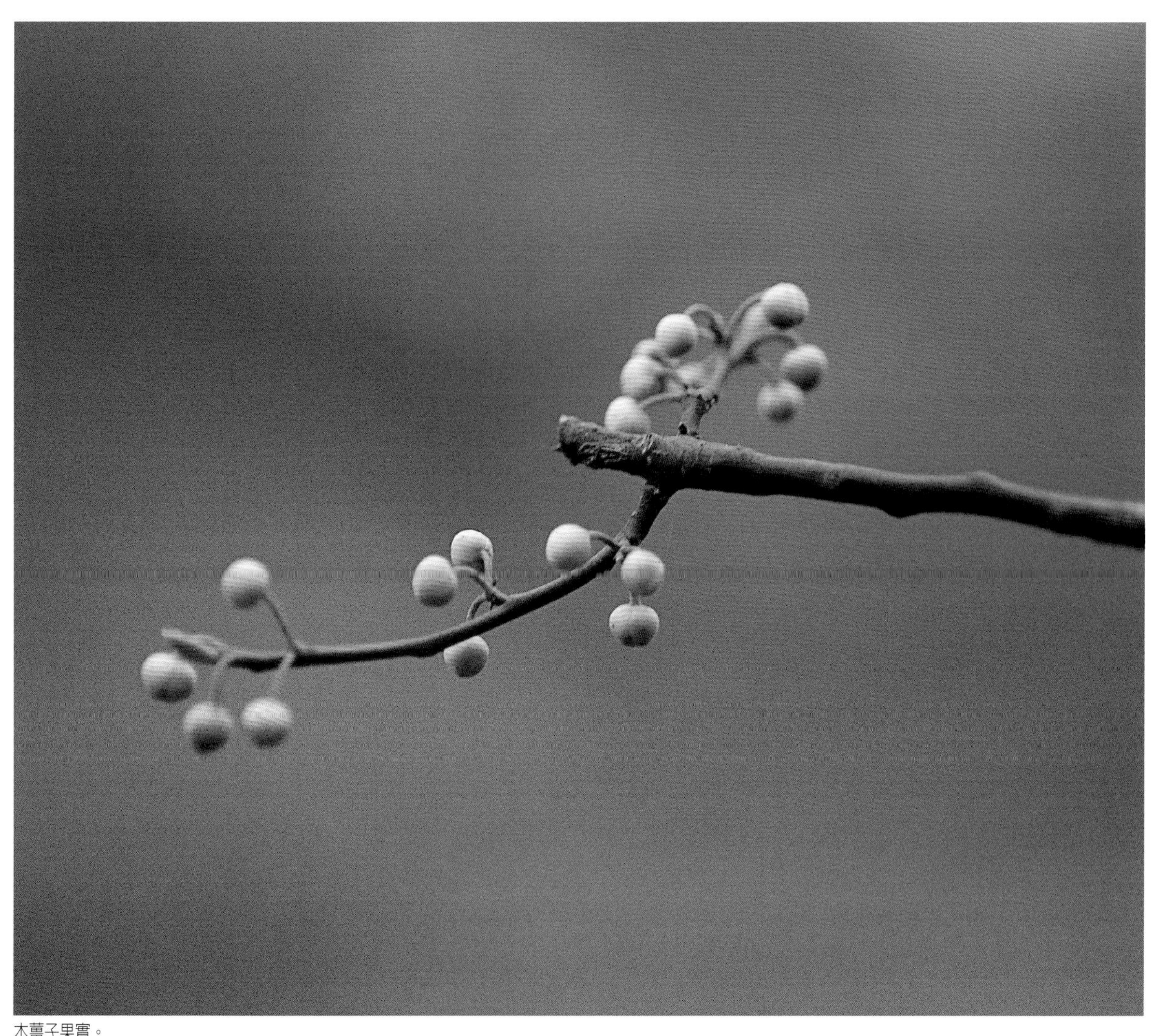

木薑子果實。

【原植物】落葉小喬木，高3～7公尺。生長於溪旁、坡地或雜木林緣。花枝細長。葉簇聚於枝端，紙質，披針形或倒披針形，長5～10公分，初有絹絲狀短柔毛，後漸變為平滑；葉柄有毛。花單性，雌雄異株；繖形花序，由8～12朵花組成，具短梗；花先於葉開放；總苞片表面有毛，早落；花黃色，花梗細小，長1～1.5公分，有絹絲狀粗毛；花被6，倒卵形；花藥4室，瓣裂，全內向，花絲僅於基部有細毛；雌花較大，有粗毛。核果球形，藍黑色，直徑約7～10公釐；果梗上部稍肥大。花期3～4月。果期8～9月。此外，四川地區尚以同屬植物山雞椒 *Litsea cubeba*（Lour.）Pers.亦作木薑子使用。

【採收】8～9月間採取。

【性味】溫，辛。

【功用主治】健脾，燥濕，調氣，消食。胃寒腹痛，泄瀉，食滯飽脹。

【用法與用量】內服：煎湯，9～15克；或入散劑。外用：搗爛敷。

【白松塔】

【別名】白皮松、松塔、松球、松果、槲樹核桃、三針松、白骨松
【基原】為松科植物白皮松 *Pinus bungeana* Zucc. 的毬果。

分布：山西、河南、陝西、甘肅、四川北部和湖北西部，在遼寧、河北、山東和江蘇等地常見栽培。

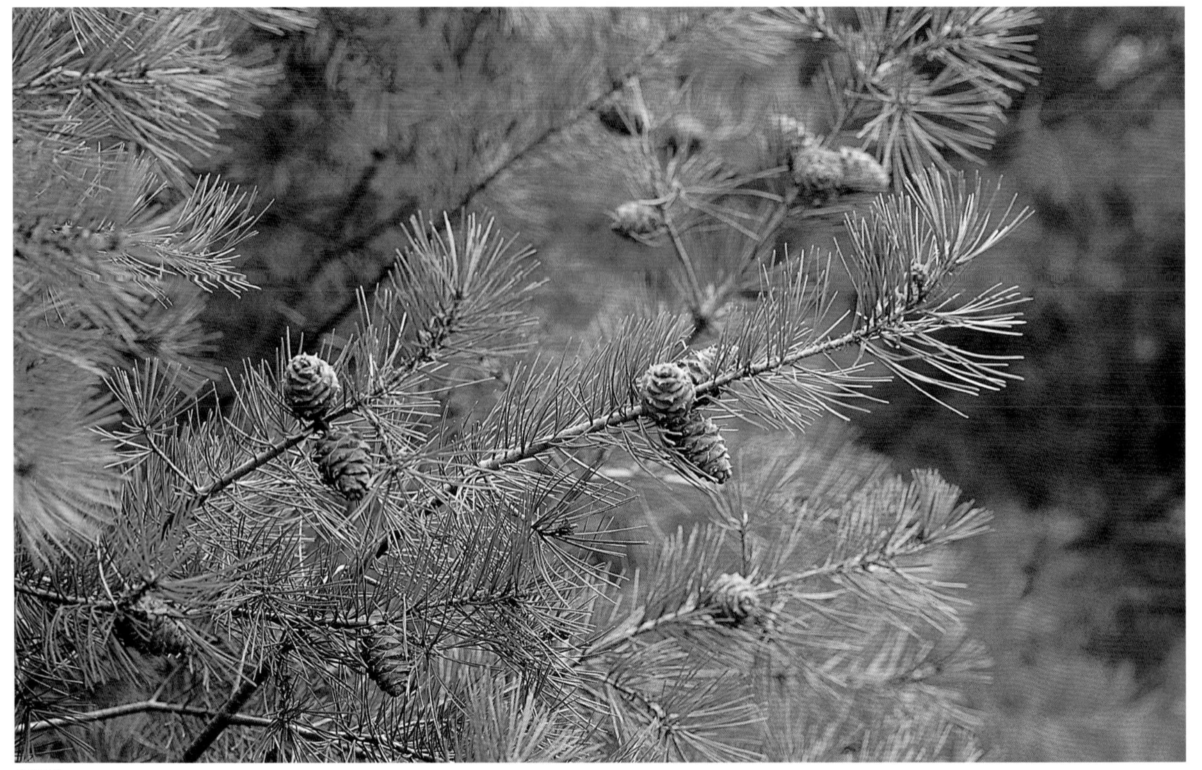
白松塔。

【原植物】常綠喬木，高達30公尺。生於山地林區，喜光。樹皮灰綠色或淡灰褐色，內皮白色，裂成不規則薄片脫落；一年生枝灰綠色，無毛；冬芽紅褐色。針葉3針1束，粗硬，長5～10公分，寬1.5～2公釐，葉的下面與上面兩側均有氣孔線；葉鞘早落。花單性；雄花序無梗，卵狀長橢圓形或圓柱形，生於新枝條的基部或上部，多數聚集而成穗狀，基部鱗片包被；雌花序1至數枚生於新枝先端或上部，受精後發育成毬果。毬果（即松塔）卵形，長5～7公分，成熟後淡黃褐色，種鱗先端厚，鱗盾多為菱形，有橫脊，鱗臍生於鱗盾的中央，具刺尖；種子倒卵圓形，長約1公分，種翅長5公釐，有關節，易脫落。果期6～10月。

【採收】春、秋採收，曬乾。

【性味】苦，溫。

【功用主治】鎮咳，祛痰，消炎，平喘。慢性氣管炎，咳嗽，氣短，吐白沫痰。

【用法與用量】內服：煎湯，30～60克。外洗治療各種疥癬、皮膚病，用量，50～100克。

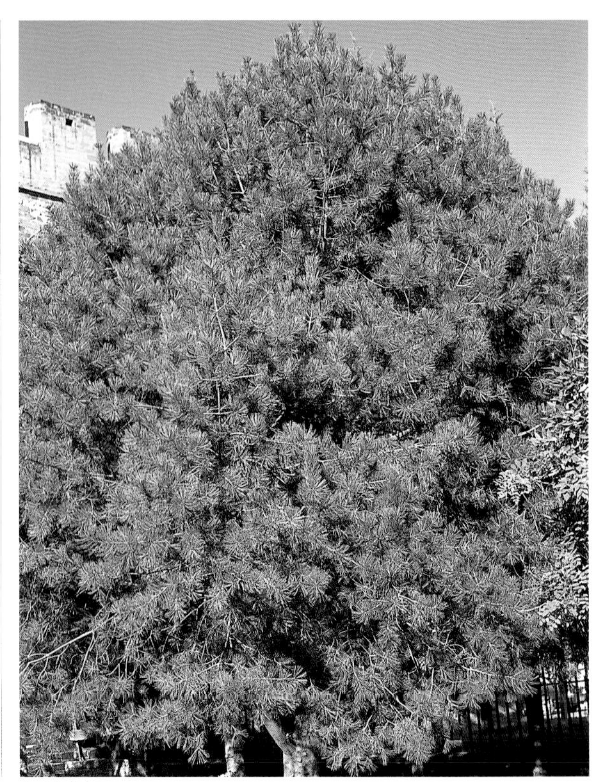
白皮松植株。

【尿泡草】

【別名】羊卵泡、苦馬豆

【基原】為豆科植物苦馬豆 *Swainsonia salsula* Taub. 的果實。

分布：河北、河南、山西、陝西、甘肅等地。

【原植物】矮小灌木，高20～60公分，有疏生短伏毛。生於河邊、溝旁、地埂、沙質土地和鹽鹼地上。羽狀複葉；小葉13～21，倒卵狀橢圓形或矩橢圓形，長5～15公釐，寬3～6公釐，先端鈍圓或微凹，基部寬楔形，上面無毛，下面有白色伏毛；小葉柄極短；托葉披針形，長約3公釐，有白色伏毛。腋生總狀花序，花少數，淡紅色，長12公釐；萼杯狀，萼齒5；旗瓣圓形，頂端凹，基部具爪，兩側向外卷，翼瓣頂端尖，龍骨瓣比翼瓣長。莢果膜質，黃白色，矩圓形，有長柄，表面光滑。種子腎狀圓形，褐色。

【採收】秋季採收，晾乾。

【性味】微苦，平。

【功用主治】利尿。肝硬化腹水，血管神經性水腫，慢性肝炎浮腫。

【用法與用量】內服：煎湯，20～30枚。

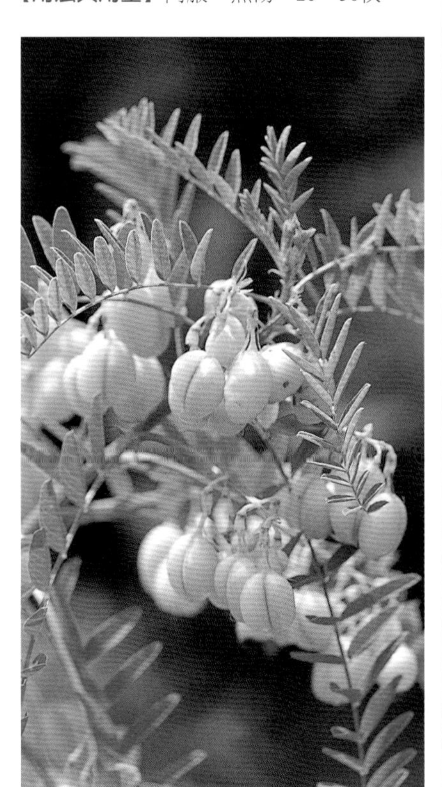

苦馬豆植株特寫。

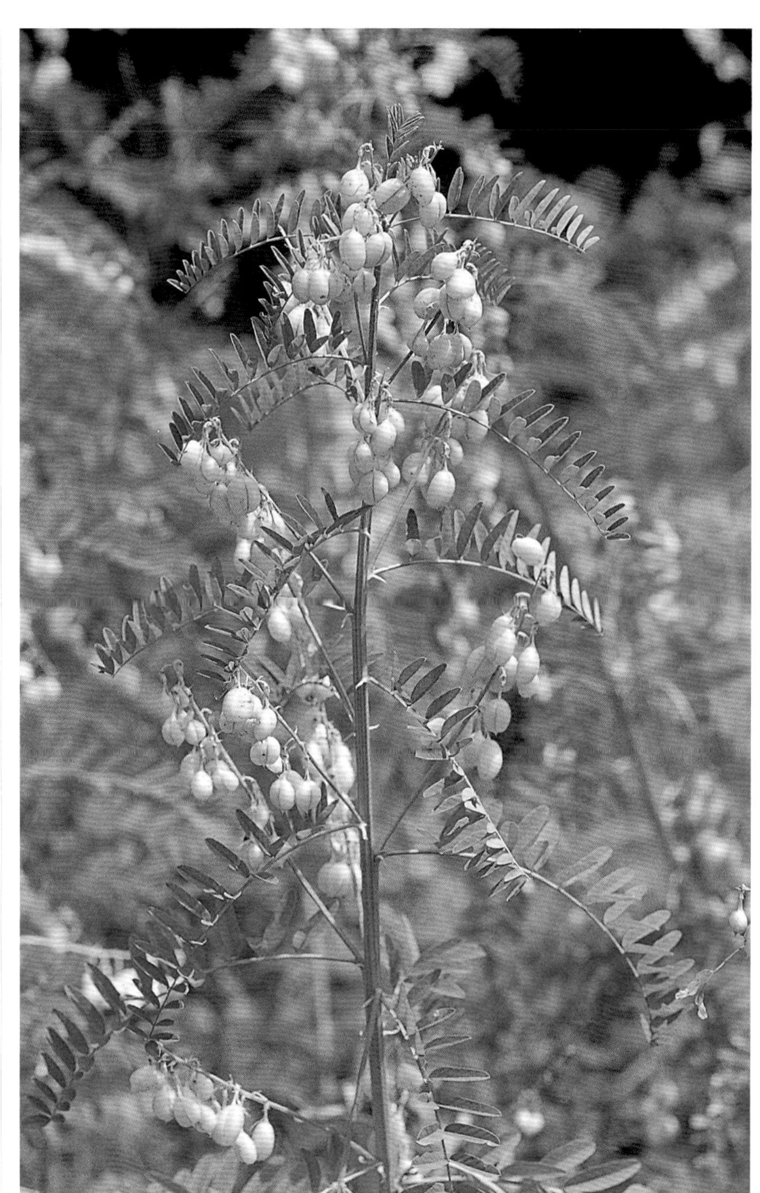

苦馬豆植株。

分布：中國大部分地區有分布。

【李子】

【別名】李實、嘉慶子

【基原】為薔薇科植物李 *Prunus salicina* Lindl. 的果實。

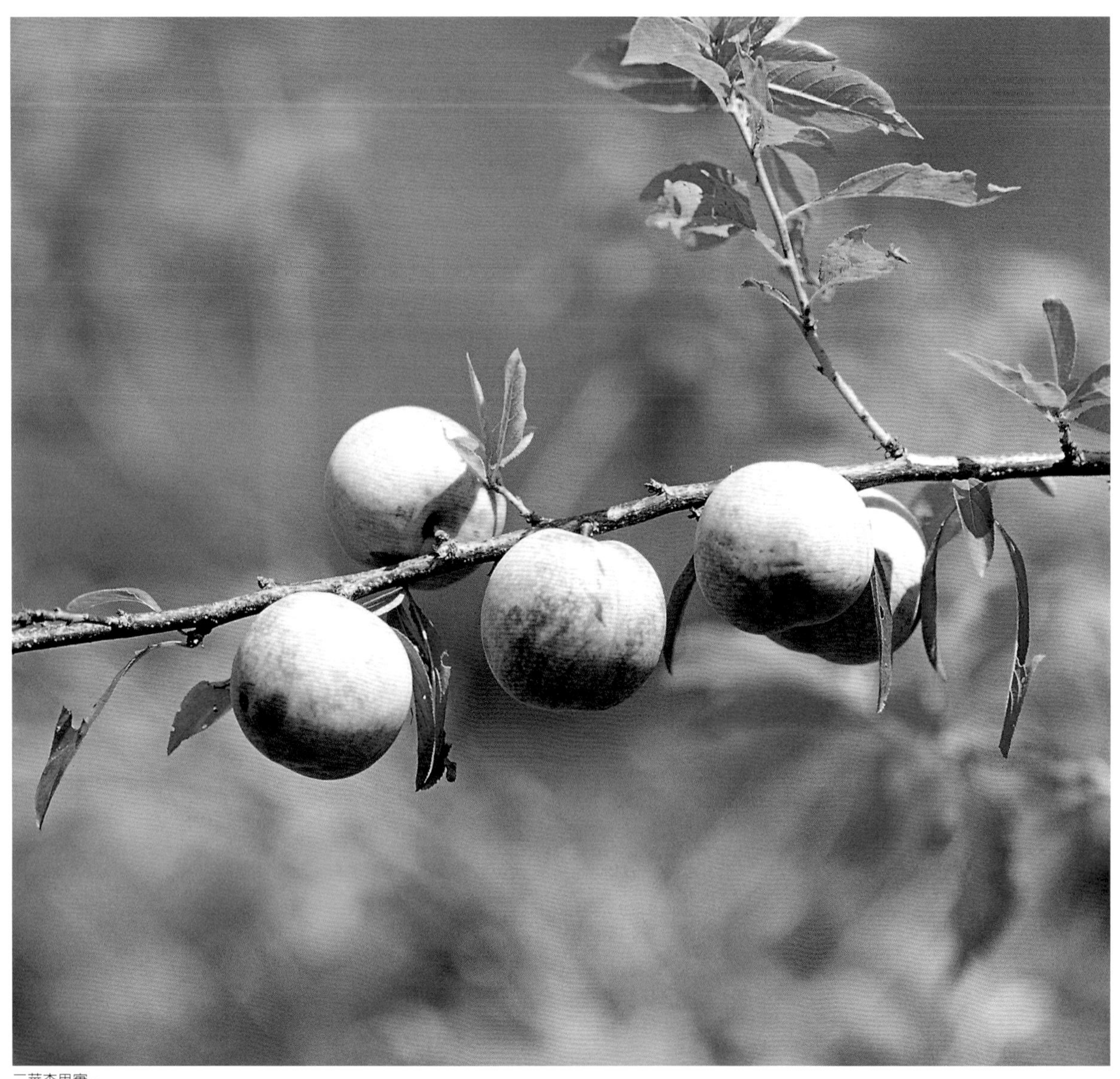

三華李果實。

【原植物】落葉喬木，高達10公尺。生於山溝路旁或灌木林內，常栽培於庭園。小枝無毛，紅棕色有光澤。葉通常橢圓狀披針形，或橢圓狀倒卵形，長6～10公分，寬3～4公分，先端急尖，基部漸狹至柄，邊緣具密鈍細複齒，上面中脈疏生長毛，下面脈腋間有束毛，餘無毛；葉柄長1～2公分，有數腺點。花常3朵簇生，白色，徑1.5～2公分；花梗長1～1.5公分，無毛；萼長圓狀卵形，無毛；花瓣5；雄蕊多數；雌蕊具細長花柱，子房光滑。核果球狀卵形，徑5～7公分，先端梢尖，基部深陷，縫痕明顯，被蠟粉，通常黃色或淡黃綠色，或微紅。花期4～5月。果期7～8月。

【採收】7～8月間，果實熟時採摘，鮮用或曬乾備用。

【性味】甘酸，平。入肝、腎。

【功用主治】清肝滌熱，生津，利水。虛勞骨蒸，消渴，腹水。

【用法與用量】內服：生食或搗汁。

【宜忌】1.肝病宜食，但不可多食，損傷脾胃。2.脾弱者尤忌之。

【皂莢】

【別名】雞棲子、皂角、長皂莢、懸刀、大皂角
【基原】為豆科植物皂莢 *Gleditsia sinensis* Lam. 的果實。

分布：中國大部分地區有分布。

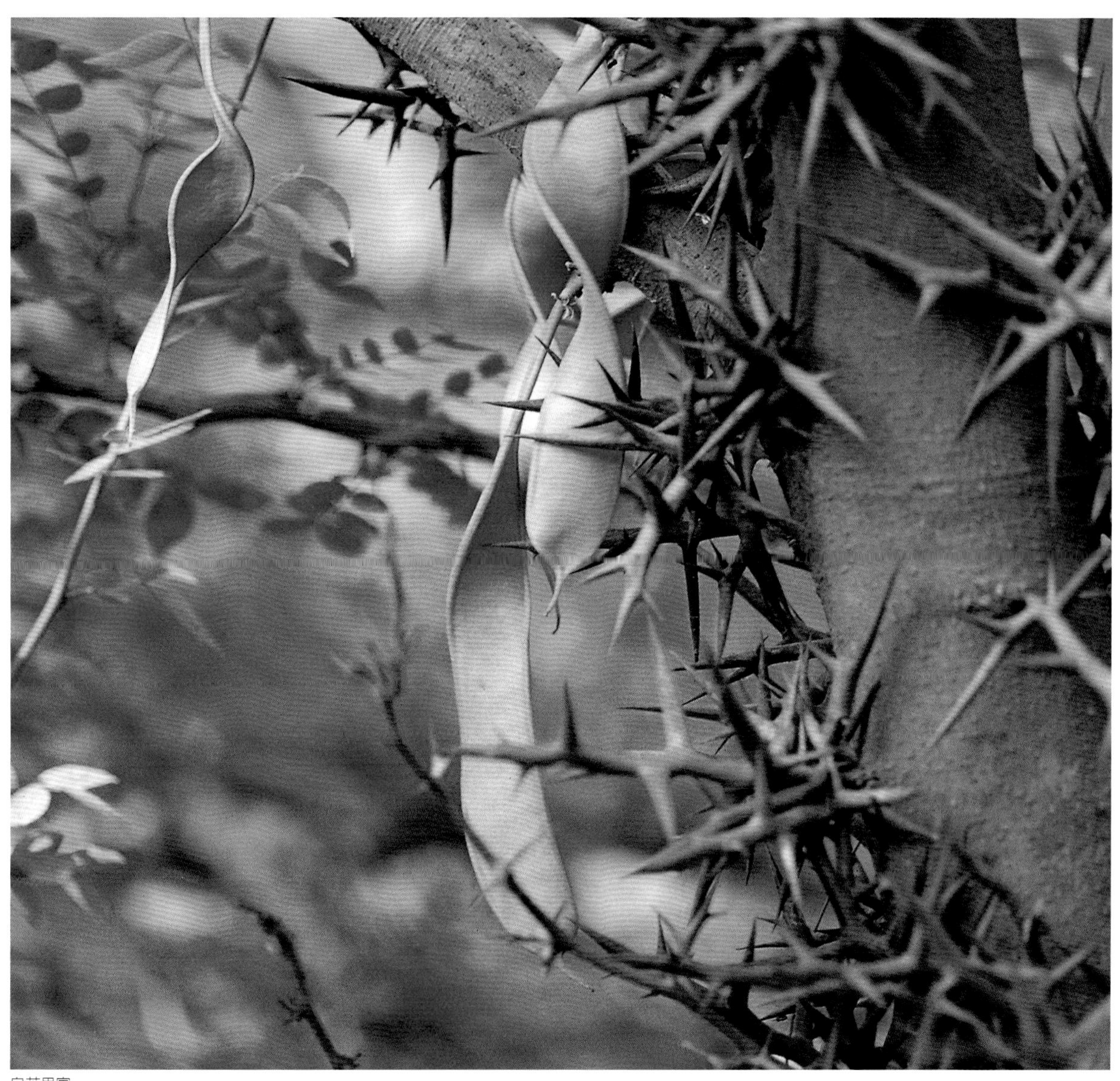

皂莢果實。

【原植物】落葉喬木，高達15公尺。生長於村邊，路旁，向陽溫暖的地方。棘刺粗壯，紅褐色，常分枝。雙數羽狀複葉；小葉4～7對，小葉片卵形、卵狀披針形或長橢圓狀卵形，長3～8公分，寬1～3.5公分，先端鈍，有時稍凸，基部斜圓形或斜楔形，邊緣有細鋸齒。花雜性，成腋生及頂生總狀花序，花部均有細柔毛；花萼鐘形，裂片4，卵狀披針形；花瓣4，淡黃白色，卵形或長橢圓形；雄蕊8，4長4短；子房條形，扁平。莢果直而扁平，有光澤，紫黑色，被白色粉霜，長12～30公分，直徑2～4公分。種子多數，扁平，長橢圓形，長約10公釐，紅褐色，有光澤。花期5月。果期10月。

【採收】秋季果實成熟時採摘，曬乾。

【性味】辛，溫，微毒。

【功用主治】祛風痰，除濕毒，殺蟲。中風口眼斜，頭風頭痛，咳嗽痰喘，腸風便血，下痢噤口，癰腫便毒，瘡癬疥癩。

【用法與用量】內服：研末或入丸劑，1～1.5克。外用：煎湯洗、搗爛或燒存性研末敷。

【宜忌】孕婦忌服。

分布：東北和內蒙古、河北、山東、江蘇、陝西、河南、山西等地區。

【刺果甘草】

【基原】為豆科植物刺果甘草 *Glycyrrhiza pallidiflora* Maxim. 的果實、種子、根。

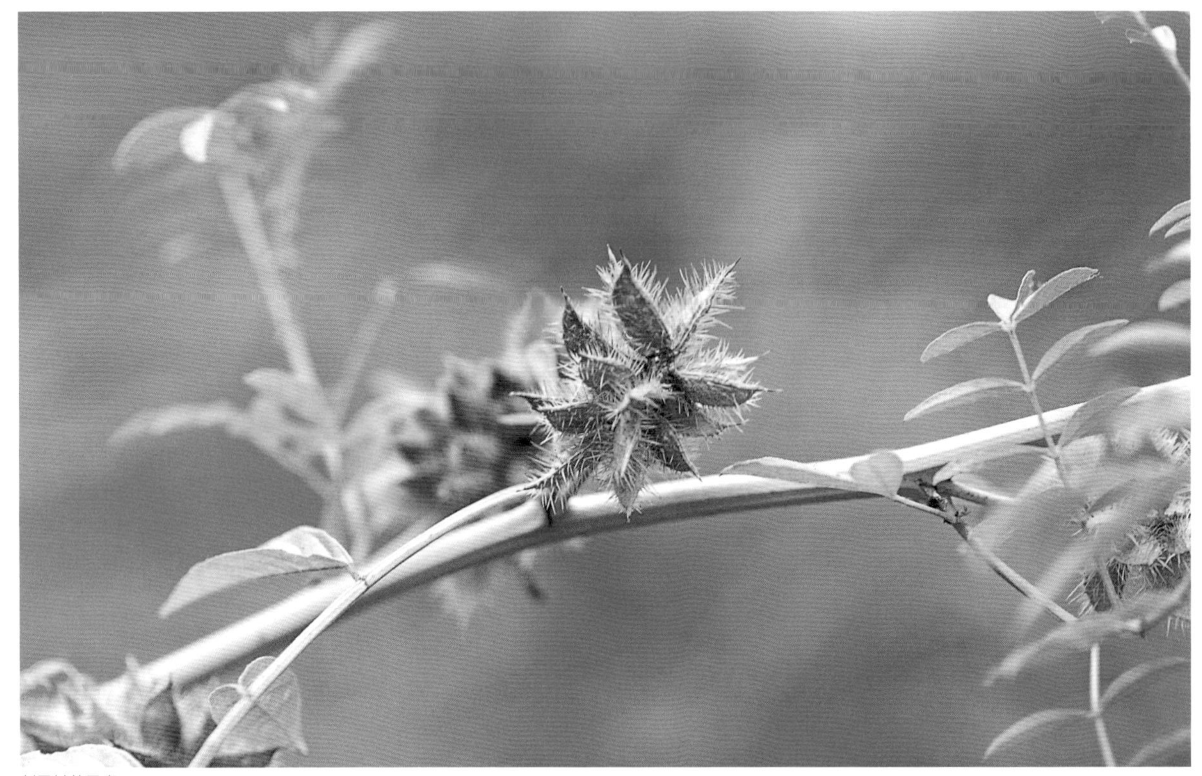

刺果甘草果實。

【原植物】多年生草本。生於田邊、河邊、路邊草叢及灌叢中。莖直立，基部木質化，有條稜，全體被鱗片狀黃色腺體。單數羽狀複葉；小葉5～13，披針形或寬披針形，長2～5公分，寬0.5～2公分，先端漸尖，基部楔形。總狀花序腋生；花緊密，長8～10公釐；萼鐘狀，5裂；花冠蝶形，藍色。莢果卵形，褐色，長1～1.5公分，寬0.4～0.5公分，密生尖刺；種子2顆，黑色。花期6～7月。果期8～9月。

【採收】根全年可採；秋冬果熟後採集，曬乾。

【性味】果實性微溫，味甘辛。

【功用主治】根能殺蟲，外用陰道滴蟲病，消腫腳氣；果實能催乳。種子療腹瀉。

【用法與用量】內服：煎湯，6～9克。

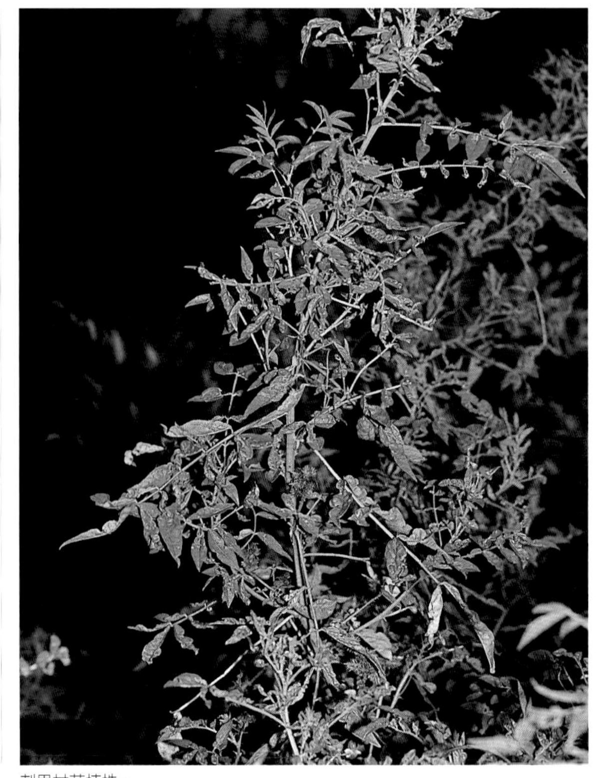

刺果甘草植株。

【刺梨】

【別名】茨梨、文先果、團糖二、送春歸、繅絲花

【基原】為薔薇科植物刺梨 *Rosa roxburghii* Tratt.f.normalis Rehd.et Wils. 的果實。

分布：江蘇、湖北、四川、貴州、雲南、廣東等地。

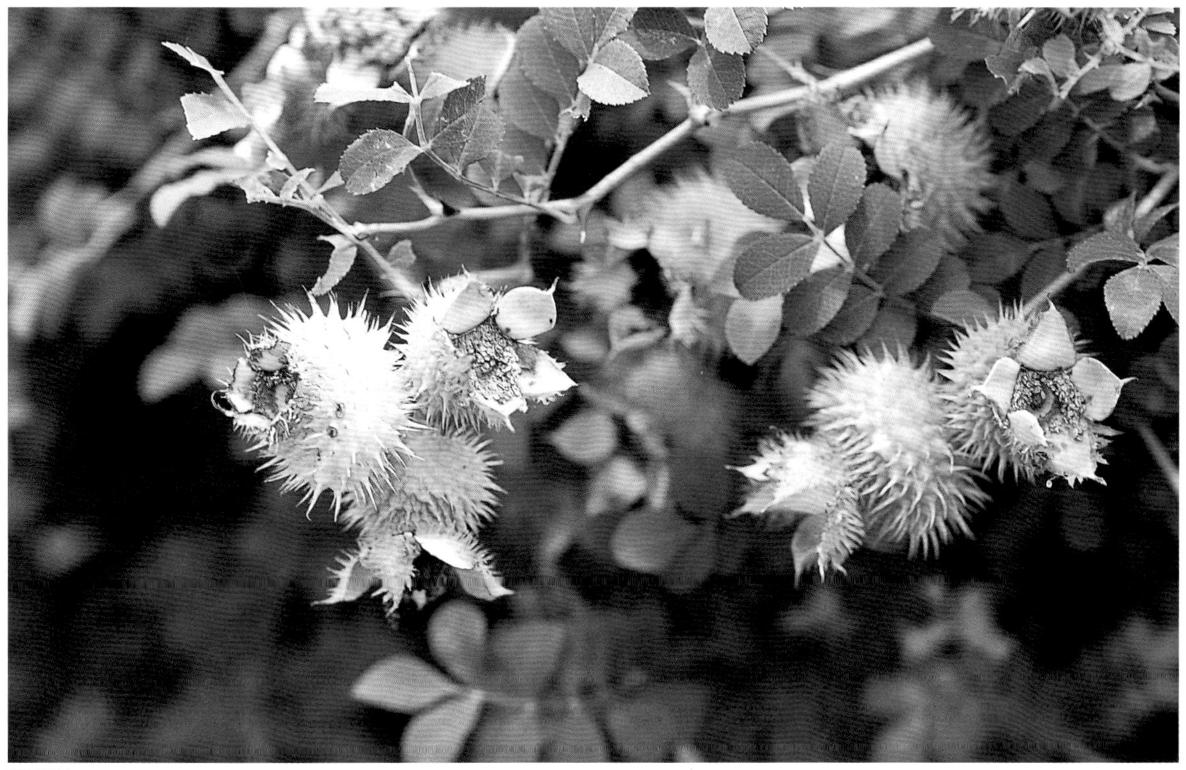

刺梨植株。

【原植物】落葉灌木，高約1公尺。生長於中山及低山地區的溝旁、路邊或灌木林旁。多分枝，遍體具短刺，刺成對生於葉之基部。葉互生，單數羽狀複葉，著生於兩刺之間；葉柄長1.5～2.5公分，具條紋；托葉線形，大部連於葉柄上，邊緣具長尖齒及緣毛；小葉通常7～11枚，對生，長倒卵形至橢圓形，邊緣具細鋸齒，先端尖或圓形，基部闊楔形，兩面無毛；無柄。花兩性，單生於小枝頂端，淡紅色有香氣；花萼5，基部連合成筒狀，圍包雌蕊，上端膨大而成花盤，表面密被細長刺針；花瓣5，廣倒卵形，頂端凹入；雄蕊多數，著生於花盤週邊，有毛，長出於萼筒口；雌蕊多數，著生於萼筒基部，柱頭頭狀。果實偏球形，被有密刺，成熟時為黃色，內含多數骨質瘦果，卵圓形，先端具束毛。花期4～7月。

【性味】味甘而酸澀。

【功用主治】健胃，消食並滋補強壯。食積飽脹。

【用法與用量】內服：生食或煎湯。

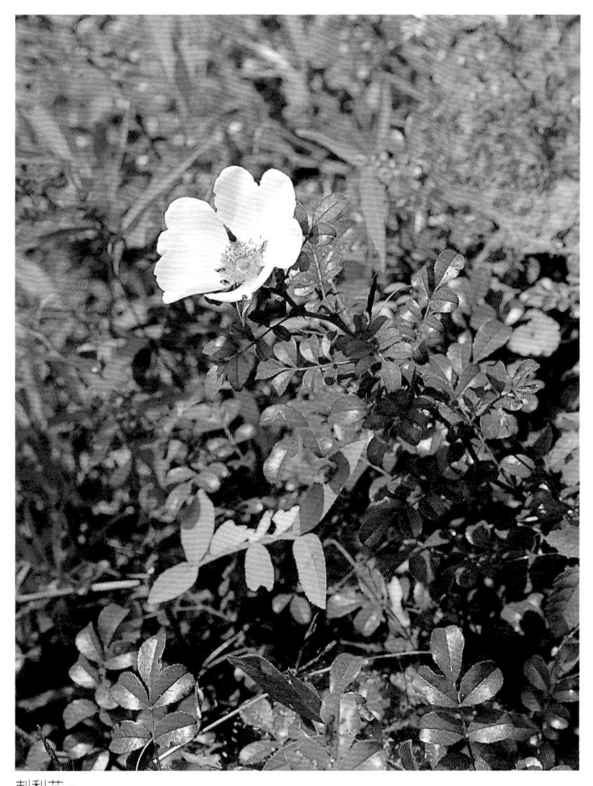

刺梨花。

【波羅蜜】

【別名】婆那婆、優珠曇、天婆羅、樹婆羅、牛肚子果

【基原】為桑科植物木波羅 *Artocarpus heterophyllus* Lam. 的果實。

分布：廣東、廣西、雲南、臺灣等地均有栽培。

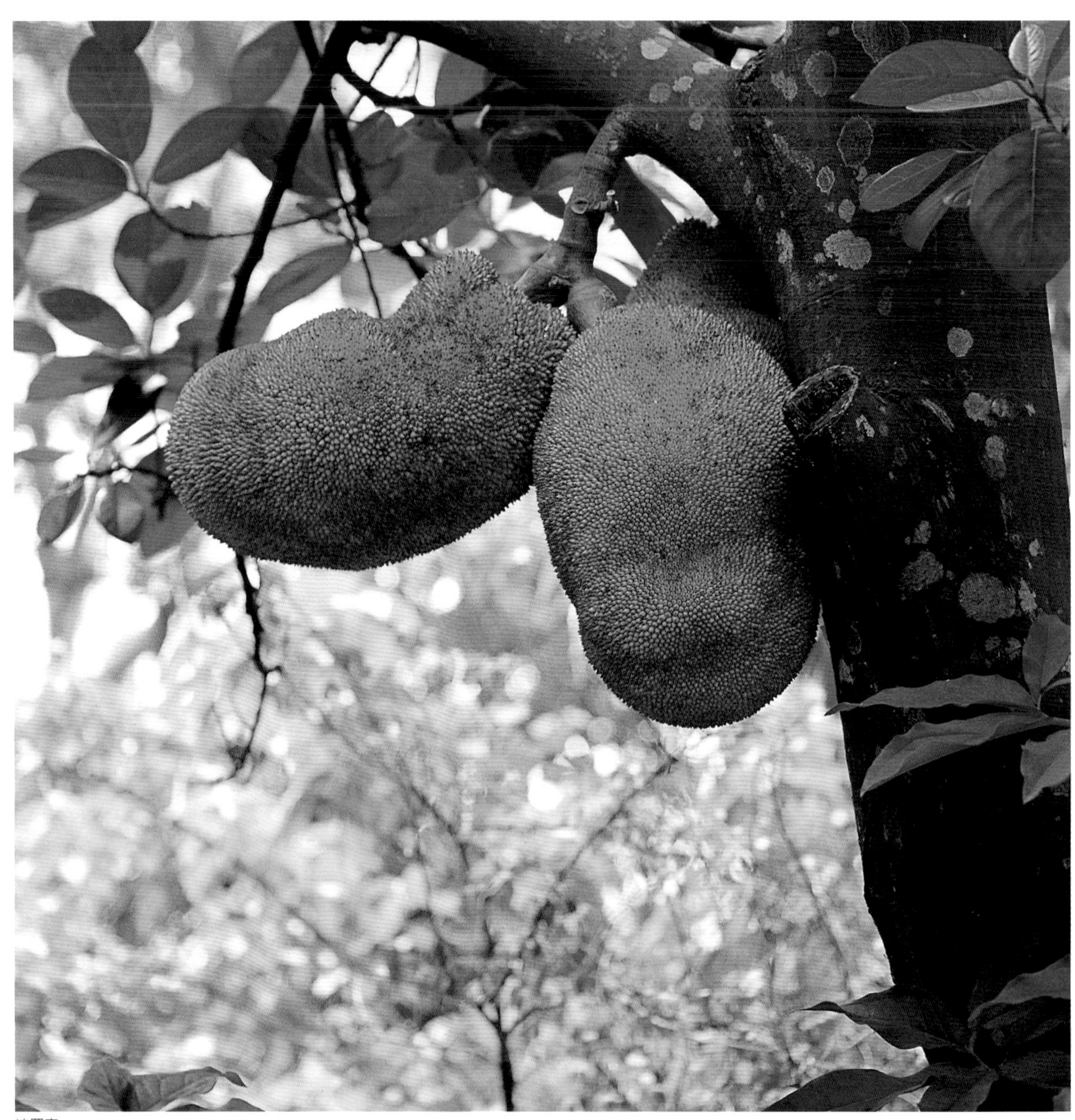

波羅蜜。

【原植物】 常綠喬木，高8～15公尺，全體有乳汁。生長於熱帶地區。葉互生；厚革質；橢圓形至倒卵形，長7～15公分，先端鈍而短尖，基部楔形，全緣，幼枝上的葉有時3裂，兩面無毛，上面有光澤，下面略粗糙；葉柄長1～2.5公分；托葉佛焰苞狀，早落。花單性，雌雄同株；雄花序頂生或腋生，圓柱形，長5～8公分，直徑2.5公分，花被2裂，裂片鈍，雄蕊1；雌花序圓柱形或矩圓形，生於幹上或主枝上的球形花托內。聚花果成熟時長25～60公分，大者重達20公斤，外皮有稍作六角形的瘤狀突起。花期2～3月。

【採收】 夏、秋間成熟時採收。

【性味】 甘微酸，平。

【功用主治】 止渴解煩，醒酒，益氣。

【用法與用量】 內服：適量，10～30克。

【金櫻子】

【別名】刺梨子、山石榴、山雞頭子、糖鶯子、棠球、黃刺果、蜂糖罐、金壺瓶、燈籠果

【基原】為薔薇科植物金櫻子 *Rosa laevigata* Michx. 的果實。

分布：華中、華南、華東及四川、貴州等地。

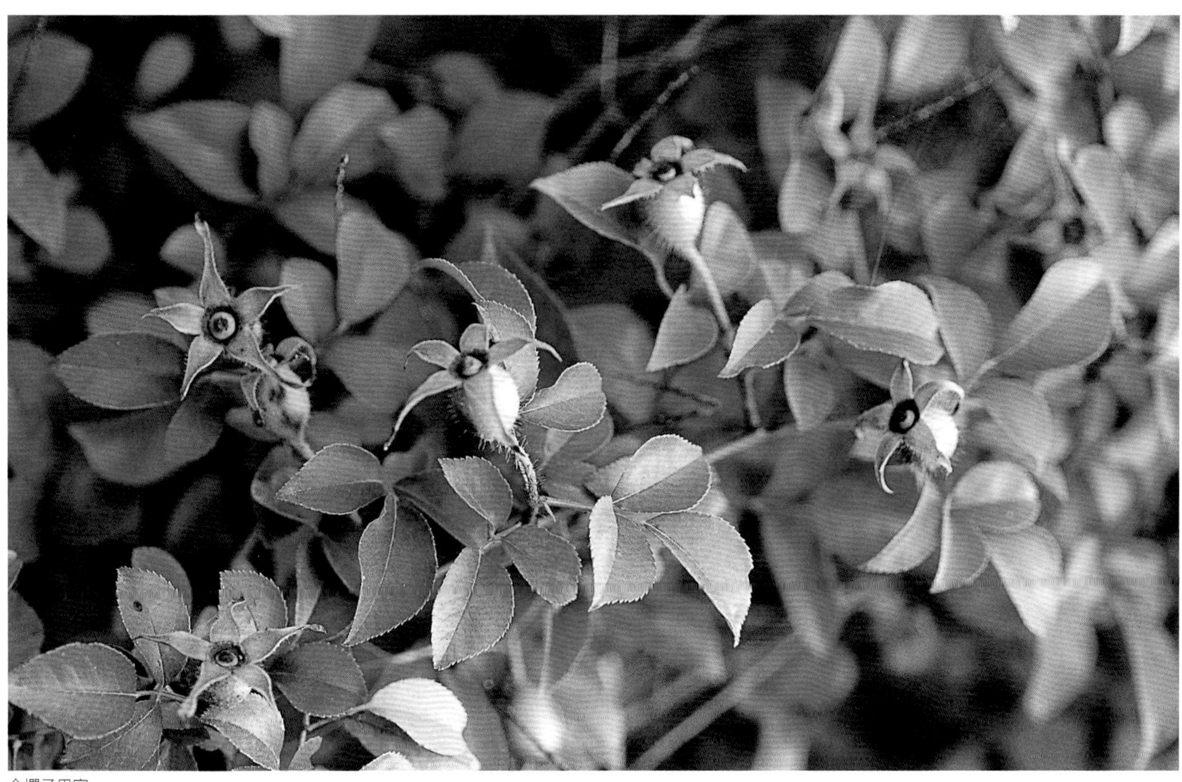

金櫻子果實。

【原植物】常綠攀援灌木，高達5公尺。生長於荒廢山野多石地方。莖紅褐色，有倒鉤狀皮刺。三出複葉互生；小葉革質，橢圓狀卵圓形至卵圓狀披針形，側生小葉較小，葉柄和小葉下面中脈上無刺或有疏刺；葉柄長1～2公分，有褐色腺點細刺；托葉中部以下與葉柄合生，其分離部線狀披針形。花單生於側枝頂端，直徑5～8公分；花梗粗壯，長達3公分，有直刺；花托膨大，有細刺；萼片5，卵狀披針形，有些頂端擴大成葉狀，被腺毛；花瓣5；雄蕊多數，花藥丁字形著生；雌蕊具多數心皮，離生，被絨毛，花柱線形，柱頭圓形。成熟花托紅色，球形或倒卵形，有直刺，頂端有長宿存萼，內含骨質瘦果多顆。花期5月。果期9～10月。

【採收】10～11月間，果實紅熟時採摘，曬乾，除去毛刺。

【炮製】揀去雜質，切兩瓣，用水稍洗泡，撈出，悶潤後除去殘留毛刺，挖淨毛、核，乾燥。

【性味】酸澀，平。

【歸經】入腎、膀胱、大腸經。

【功用主治】固精澀腸，縮尿止瀉。滑精，遺尿，小便頻數，脾虛瀉痢，肺虛喘咳，自汗盜汗，崩漏帶下。

【用法與用量】內服：煎湯，4.5～9克；或入丸、散或熬膏。

【宜忌】有實火、邪熱者忌服。

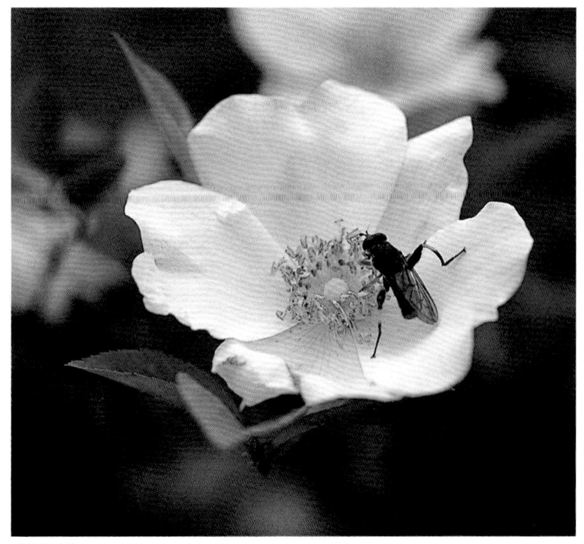

金櫻子花。

【白桂木】

【別名】狗果、胭脂公、紅桂木

【基原】為桑科植物白桂木 *Artocarpus hypargyraea* Hance 的果實。

分布：桂木——廣東、廣西。白桂木——雲南、廣東、廣西等地。

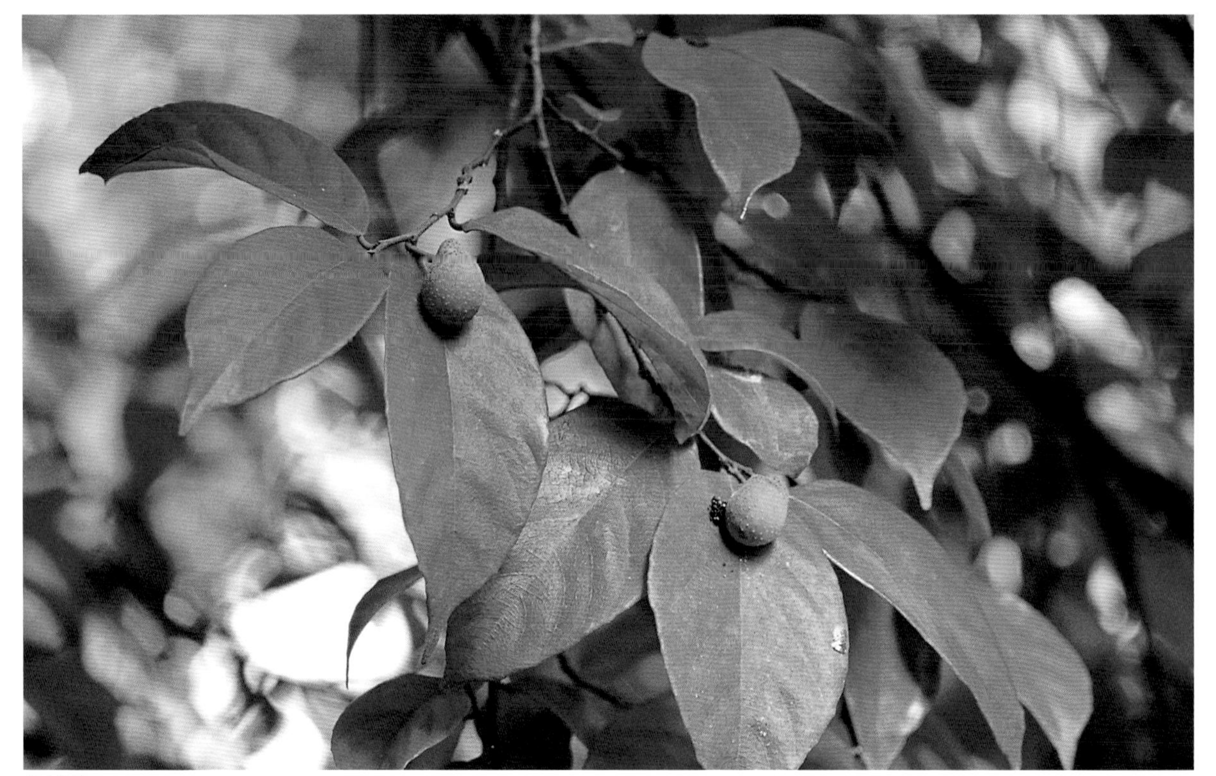

桂木植株。

【原植物】喬木，高達15公尺，禿淨或幼枝略被柔毛。多栽培。葉互生，革質，橢圓形至矩圓狀橢圓形或倒卵狀橢圓形，長7～15公分，寬3～7公分，先端短漸尖而鈍，基部楔尖或闊楔尖，全緣，兩面均禿淨，上面欖綠色，光亮，下面顏色略淡，或同色，或褐色；側脈約7對；葉柄長8～12公釐，禿淨。花單性，同株；雄花序單生於葉腋內，具短柄，倒卵形或橢圓形，長6～8公釐，外面被小柔毛，花被片2～3，雄蕊1，直立；雌花花被管狀，下部埋藏於總軸內，子房直。肉質聚花果，近球形，直徑2～3公分，幼時被鏽色小柔毛，熟時近禿淨，平滑，黃色或紅色。花期4～5月。

【採收】秋季採收，切片曬乾。

【性味】酸，平。

【功用主治】生津止血，開胃化痰。熱渴，咳血，吐血，衄血，喉痛，食欲不振。

【用法與用量】內服：煎湯，15～30克。

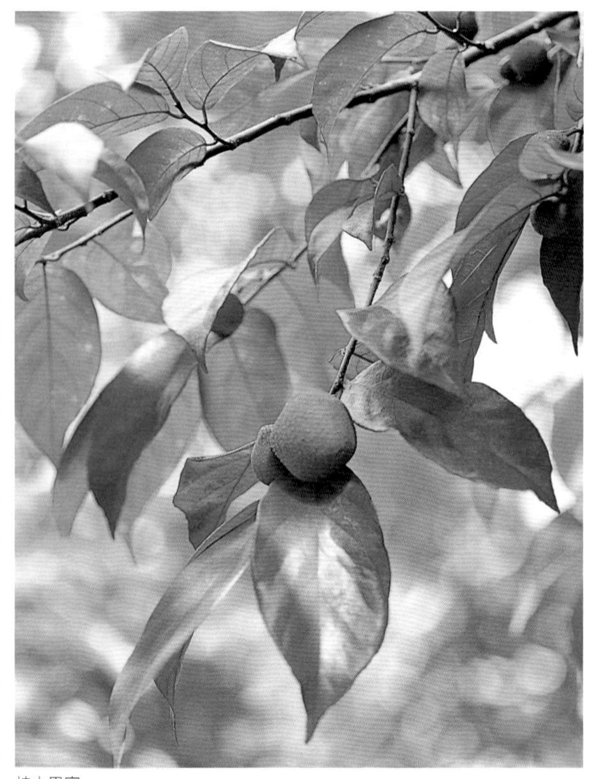

桂木果實。

【桑椹子】

【別名】桑實、黑椹、桑棗、桑葚子、桑果、桑粒
【基原】為桑科植物桑 *Morus alba* L. 的果穗。

分布：中國大部分地區有分布。

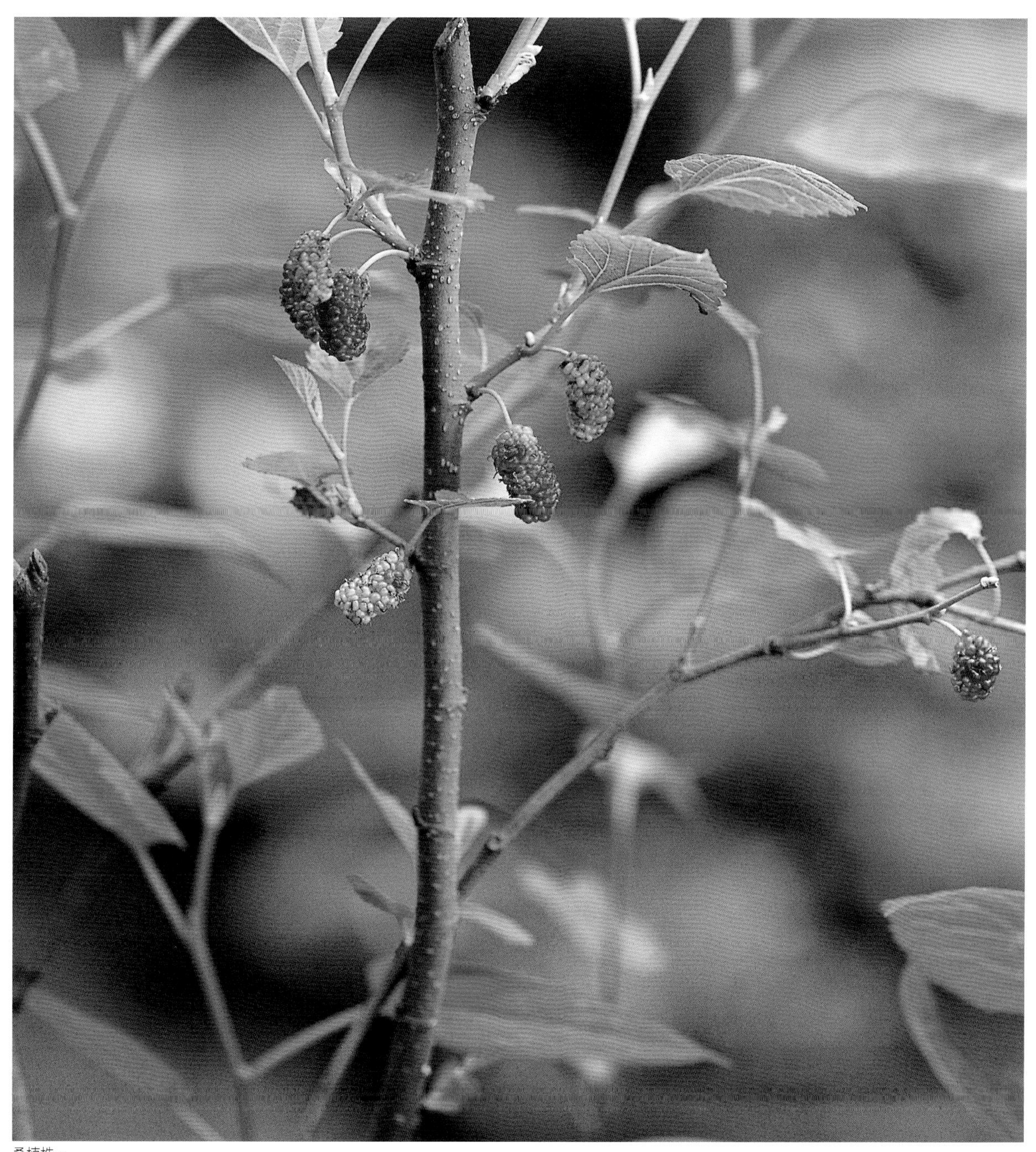

桑植株。

【原植物】詳「桑葉」條。

【採收】4～6月當桑椹呈紅紫色時採收，曬乾或略蒸後曬乾。

【性味】甘，寒。入肝、腎經。

【功用主治】補肝，益腎，熄風，滋液。肝腎陰虧，消渴，便秘，目暗，耳鳴，瘰鬁，關節不利。

【用法與用量】內服：煎湯，9～15克；熬膏、生啖或浸酒。外用：浸水洗。

【宜忌】脾胃虛寒作泄者勿服。

【梨】

【別名】果宗、玉乳、蜜父

【基原】為薔薇科植物白梨 *Pyrus bretschneideri* Rehd.、沙梨 *Pyrus pyrifolia* (Burm.f.) Nakai 等栽培種的果實。

【原植物】

◎白梨　落葉喬木。生於山坡、林緣、房前屋後的空地。小枝粗壯，幼時有柔毛，越年生的枝紫褐色，有皮孔。葉互生；革質；卵形或橢圓狀卵形，長5～10公分，寬約6公分，先端銳尖，基部闊楔形，罕圓形，葉緣鋸齒銳細如針，初時兩面有絨毛，後變光滑；葉柄長2.5～7公分。繖形總狀花序，有花7～10朵；花梗長1.5～3公分；苞片2，針狀；萼片基部狹窄，有腺狀鋸齒，內面有黃色細毛；花瓣5，白色，卵形；雄蕊20；花柱5或4，與雄蕊約等長，光滑。梨果球狀卵形，直徑2.5～3公分；先端留有殘萼；果梗長3～4公分；果皮黃白色，稍有斑點。花期4月。果期9月。

◎沙梨　喬木。小枝光滑或幼時有毛。葉略革質；卵狀長橢圓形或卵形，長7～13公分，寬4～8公分，先端長尖，基部圓形或近乎心臟形，或廣楔形，邊緣密生刺尖狀鋸齒，兩面無毛，或嫩枝葉有絨毛；葉柄長3～4公分。繖形總狀花序，有花6～9朵；萼片5，自基部分裂，三角狀卵形，先端長尖，長0.6～1公分，較花托長2倍，緣有腺質鋸齒，內面基部有黃毛；花瓣5，卵形，長1.5～4.5公分，白色，先端有不規則的缺刻，基部有短爪；雄蕊20；花柱5或4，無毛，與雄蕊同長。梨果近球形，皮赤褐色，或青白色；果肉稍硬，頂部無殘萼。種子楔狀，卵形，稍扁平，黑褐色。花期4月。果熟期9月。

【採收】8～9月間果實成熟時採收。鮮用或切片曬乾。

【性味】甘微酸，涼。入肺、胃經。

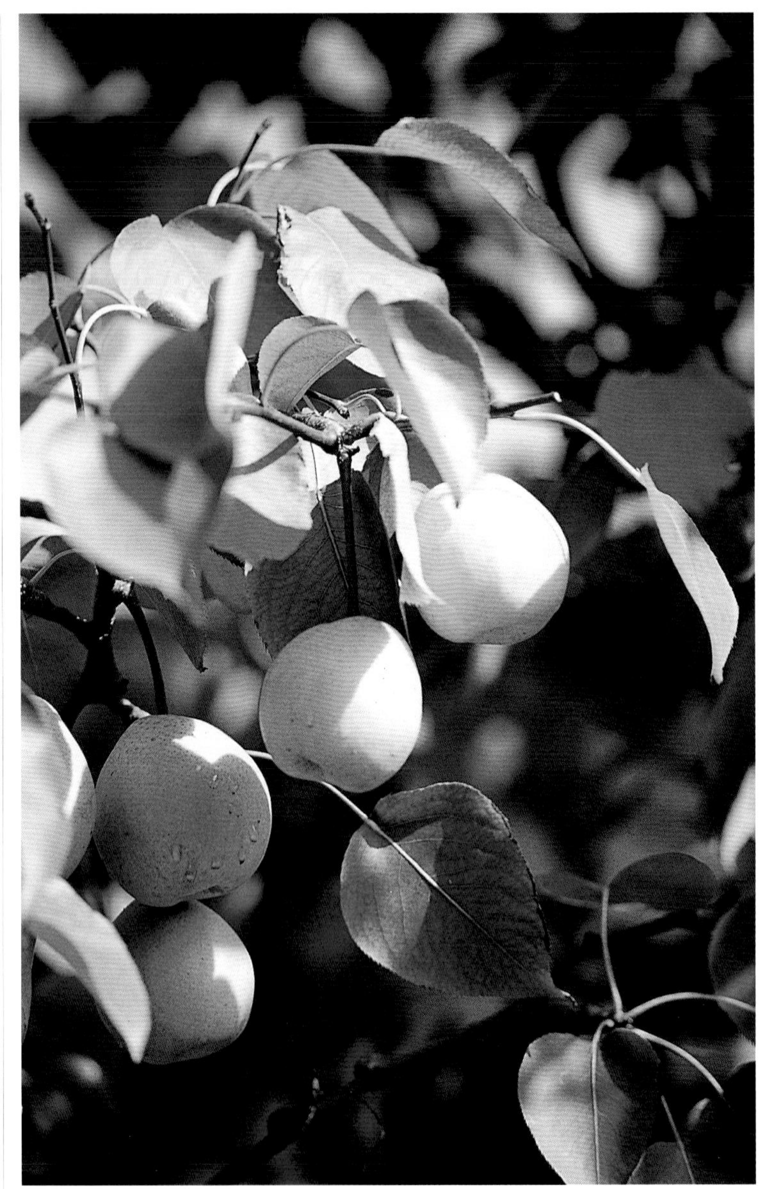

雪梨果實。

【功用主治】生津，潤燥，清熱，化痰。熱病津傷煩渴，消渴，熱咳，痰熱驚狂，噎膈，便秘。

【用法與用量】內服：生食（去皮、核）搗汁或熬膏。外用：搗敷或搗汁點眼。

【宜忌】脾虛便溏及寒嗽忌服。

分布：白梨——華北、西北和遼寧等地，栽培為主。沙梨——長江流域以南各地及淮河流域，栽培為主。

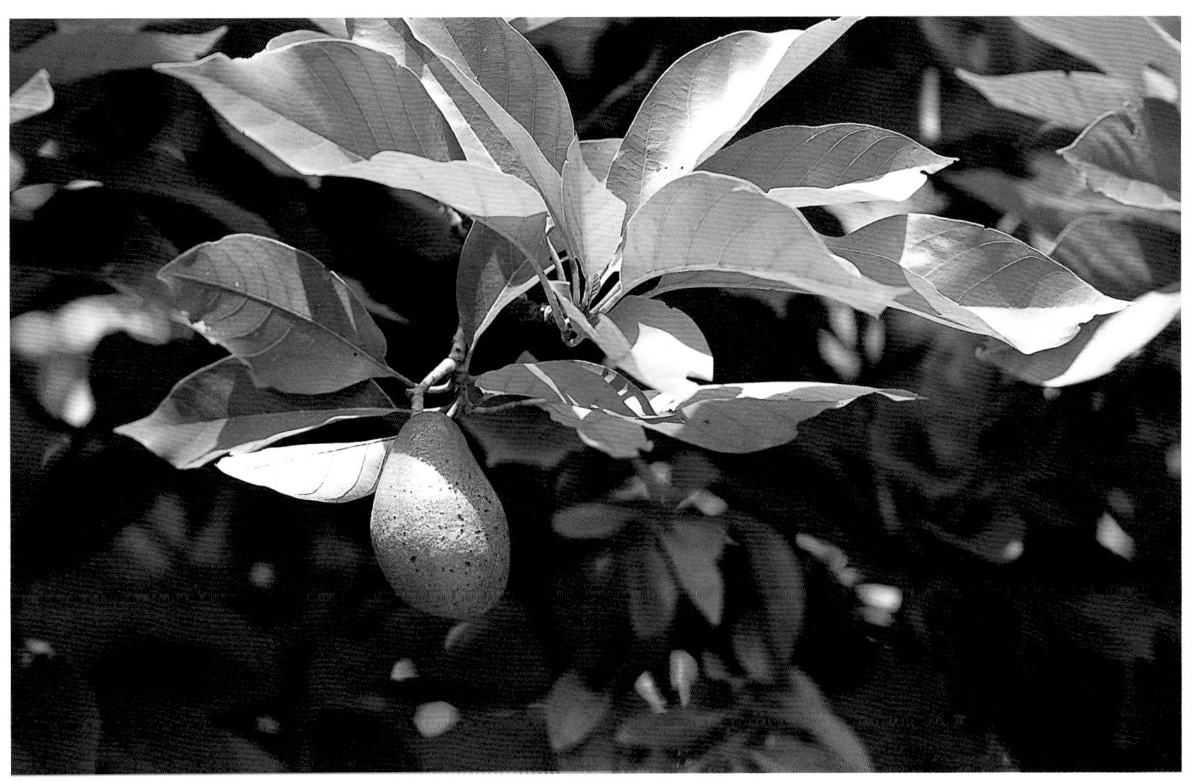

油梨果實。

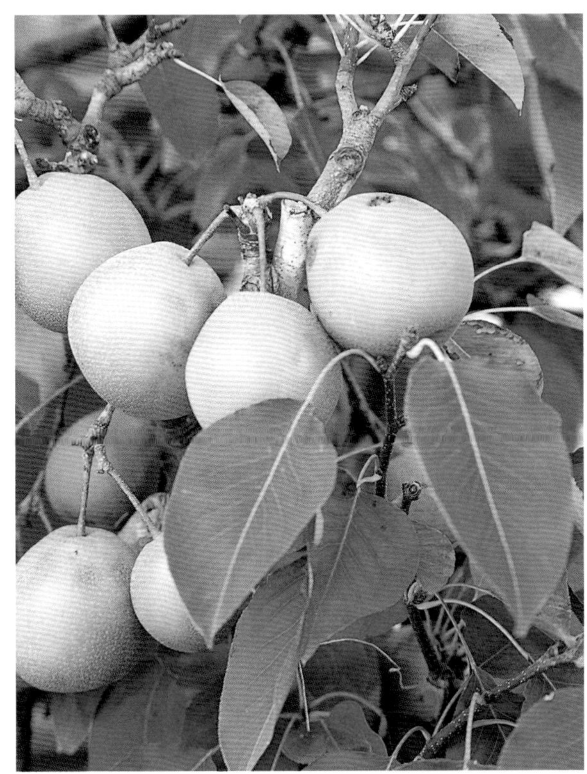

沙梨果實。

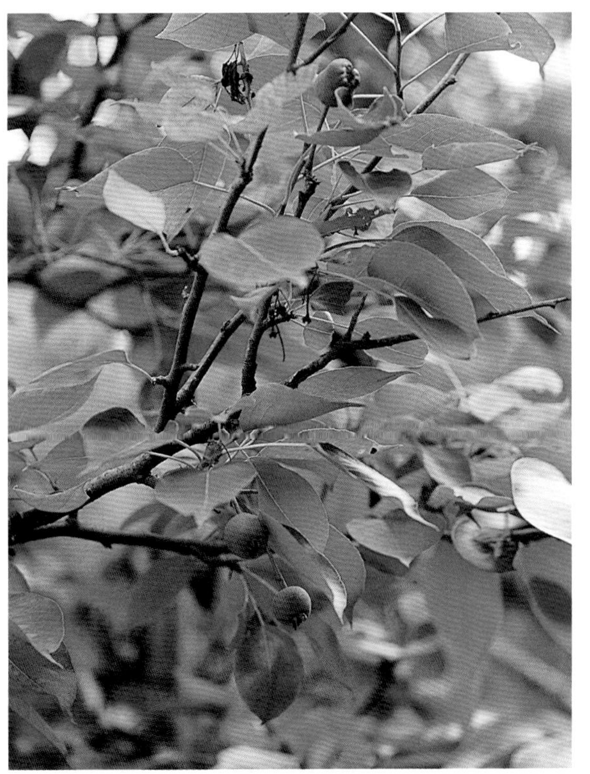

沙梨果實、植株。

【烏梅】

【別名】梅實、熏梅、桔梅肉

【基原】為薔薇科植物梅 *Prunus mume* (Sieb.) Sieb.et Zucc. 的乾燥未成熟果實。

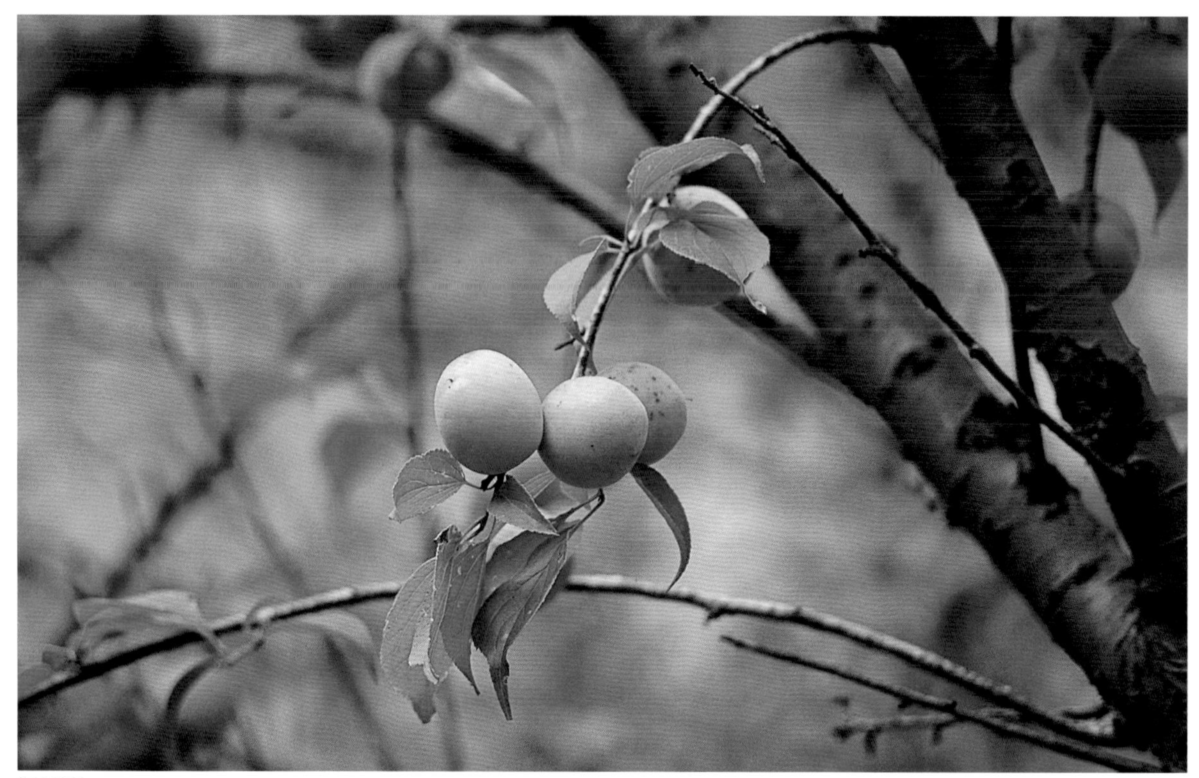

梅子果實。

【原植物】落葉小喬木，高可達10公尺。樹皮淡灰色或淡綠色，多分枝。單葉互生；有葉柄，通常有腺體；嫩枝上葉柄基部有線形托葉2片，托葉邊緣具不整齊細銳鋸齒；葉片卵形至長圓狀卵形，長4～9公分，寬2.4～4公分，先端長尾尖，基部闊楔形，邊緣具細銳鋸齒，沿脈背有黃褐色毛。花單生或2朵簇生，白色或粉紅色，芳香，通常先葉開放，有短梗；苞片鱗片狀，褐色；萼筒鐘狀，裂片5，基部與花托合生；花瓣單瓣或重瓣，通常5片，闊倒卵形，雄蕊多數，生於花托邊緣；雌蕊1，子房密被毛，花柱細長，彎曲。核果球形，直徑約2～3公分，一側有淺槽，被毛，綠色，熟時黃色，核硬，有槽紋。花期1～2月。果期5月。

【採收】5月間採摘將成熟的綠色果實（青梅），按大小分開，分別炕焙，火力不宜過大，溫度保持在40℃左右。當梅子焙至六成乾時，須上下翻動（勿翻破表皮），使其乾燥均勻。一般炕焙2～3晝夜，至果肉呈黃褐色起皺皮。焙後再燜2～3天，待變成黑色即成。

【性味】酸，溫。入肝、脾、肺、大腸經。

【功用主治】收斂生津，安蛔驅蟲。久咳，虛熱煩渴，久瘧，久瀉，痢疾，便血，尿血，血崩，蛔厥腹痛、嘔吐，鉤蟲病，牛皮癬，胬肉。

【宜忌】有實邪者忌服。

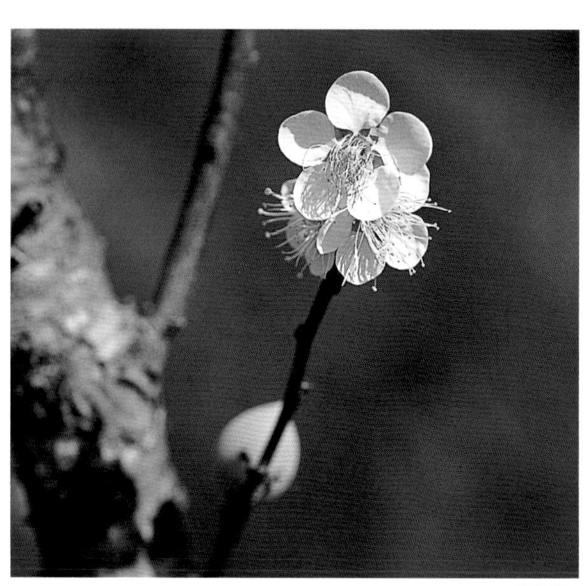

白梅花。

【荷蘭豆】

【別名】白銀豆、荷蘭豆、玉豆。
【基原】為豆科植物荷蘭豆 *Phaseolus lunatus* L. 的種子。

分布：山東、河北、江西、兩廣、雲南、福建、臺灣等地均有栽培。

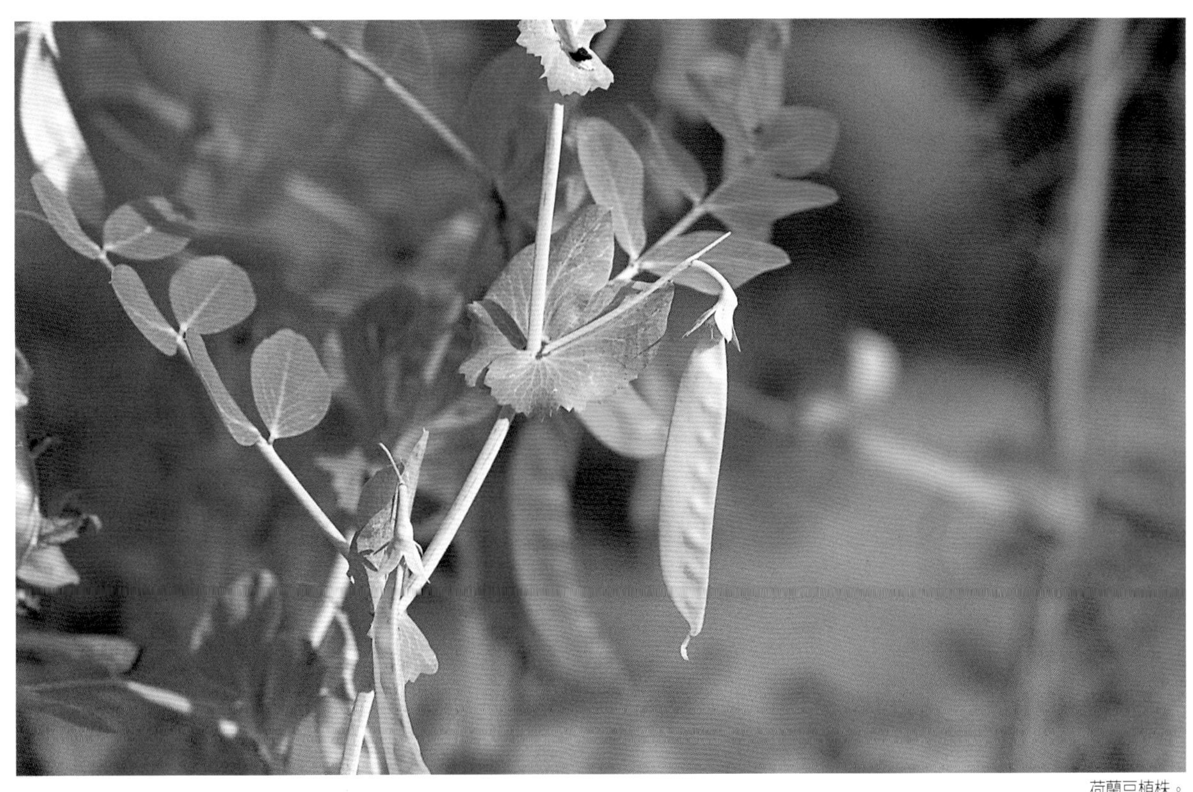
荷蘭豆植株。

【原植物】一年生攀援狀草本，無毛。原產於美洲熱帶地區，現廣植於熱帶及溫帶各地。小葉3，頂生小葉卵形，長4～12公分，寬2～6公分，或更大，兩面近無毛，側生小葉斜三角狀卵形；托葉三角形，基部著生。總狀花序腋生，長8～20公分，花小，白色或淡黃色；小苞片卵形，綠色，有微柔毛；萼鐘狀，萼齒4，外面有短柔毛，較小苞片長；花冠長約1公分；子房有白色長柔毛，花柱上部周圍生黃色髯毛。莢果矩形，扁平，長5～9公分，寬約2公分；種子2～4粒。腎形，扁，光滑。

【採收】4～5月間果實成熟時採摘。作菜時採青嫩的果。

【性味】甘，平。

【功用主治】種子供食用，含油，入藥能補血、消腫。

【用法與用量】內服：適量，作蔬菜用。

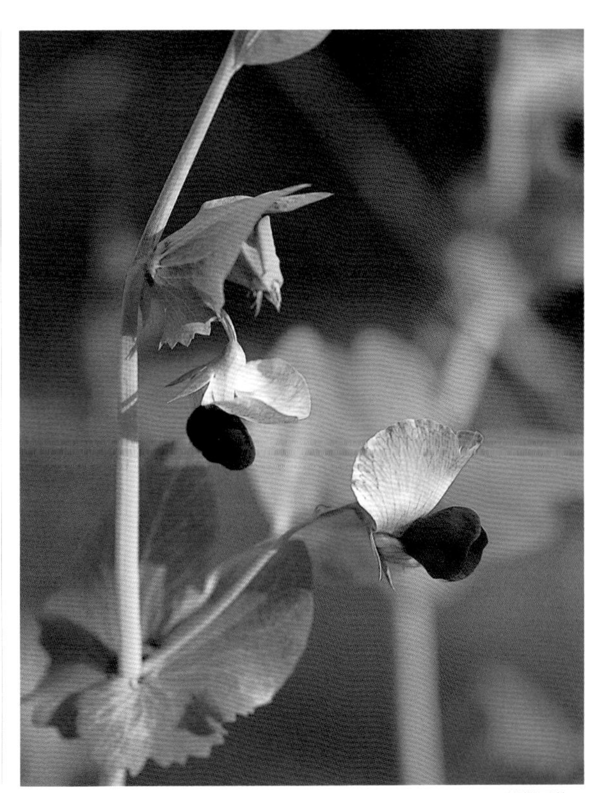
荷蘭豆花。

分布：北馬兜——吉林、黑龍江、遼寧、河北、河南、內蒙古、山西、陝西、甘肅、山東等地。馬兜鈴——河南、山東、安徽、江蘇、浙江、廣西、江西、湖南、湖北、四川、貴州等地。

【馬兜鈴】

【別名】馬兜零、馬兜苓、水馬香果、臭鈴鐺、蛇參果

【基原】為馬兜鈴科植物北馬兜鈴 *Aristolochia contorta* Bge. 或馬兜鈴 *Aristolochia debilis* Sieb.et Zucc. 的乾燥成熟果實。

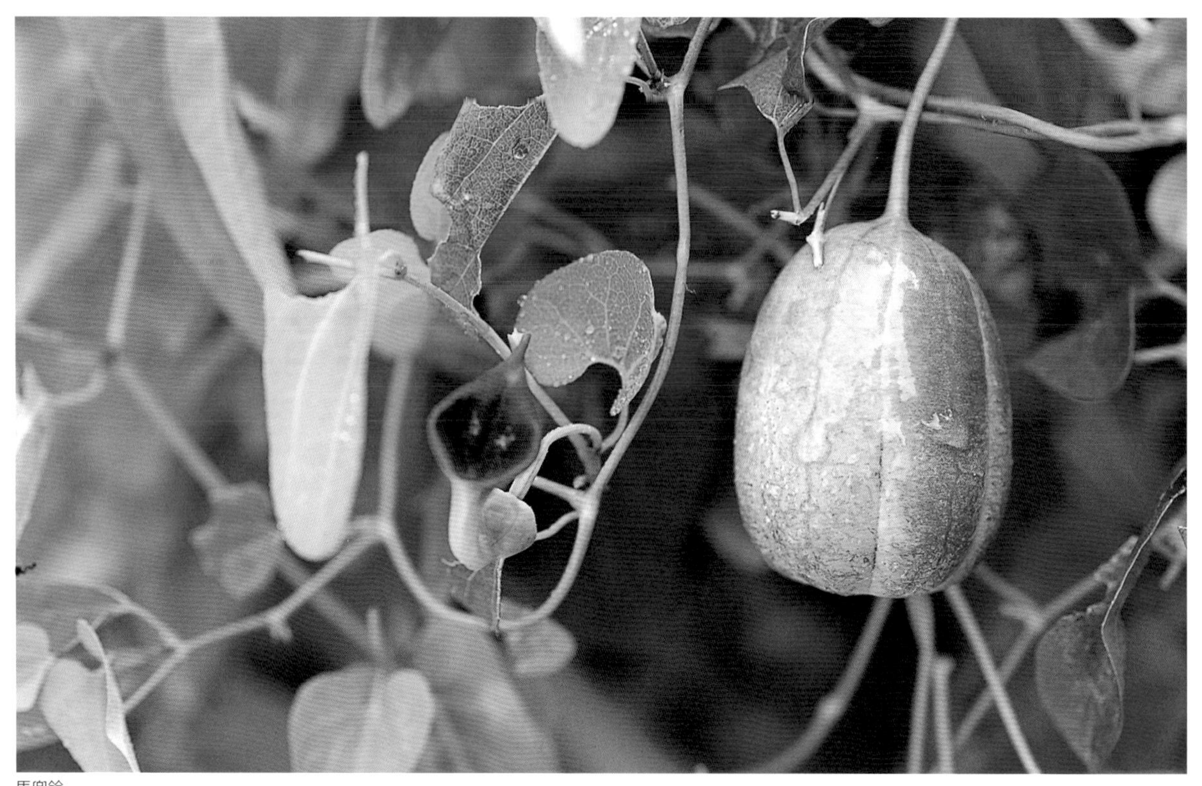

馬兜鈴。

【原植物】

◎北馬兜鈴　又名：圓葉馬兜鈴。生於山溝、溪邊或林緣的灌木叢間。多年生纏繞或匍匐狀細弱草本。根細長，圓柱形，直徑3～8公釐，黃褐色。莖草質，綠色，長達1公尺或更長。葉互生，葉柄絲狀，長約1.5～2公分，葉片三角狀闊卵形，長2.5～7公分，寬2.5～7.5公分，先端鈍或鈍尖，基部心形，全緣，葉面綠色，背面淡綠色，基出脈5～7條，較明顯。花3～10朵，簇生於葉腋間；花梗細，長約1.5公分：花被暗紫色，長1.5～3.5公分，略彎斜，兩側對稱，上部呈斜喇叭狀，先端漸尖，中部呈管狀，下部包住花柱，膨大成球形；雄蕊6，幾無花絲，貼生於肉質花柱上，花藥2室，縱裂；子房下位，長柱形，長約7公釐，花柱6，癒合成柱體，柱頭短。蒴果倒廣卵形或橢圓狀倒卵形，長3～4公分，直徑2.5～3公分，初期綠色，成熟時黃綠色，沿室間開裂為6瓣，果柄上裂成5～6條絲狀。種子扁平，三角狀，邊緣具白色膜質的寬翅。花期7～8月，果期9月。

◎馬兜鈴　多年生纏繞或匍匐狀細弱草本。生於山坡叢林中。葉互生，葉柄較細，長約1～1.5公分；葉片三角狀狹卵形，長3～8公分，寬1.8～4.5公分，中部以上漸狹，先端鈍圓或微凹，基部心臟形，兩側圓耳形，老時質稍厚，基出脈5～7條，較明顯。花較大，單生於葉腋間，花梗細，長1～1.5公分；花被暗紫色，長3～5公分，內被細柔毛，有5條縱脈直達花被頂端；雄蕊6；子房下位，長柱形，花柱6，肉質短厚，癒合成柱體，柱頭短。蒴果近圓形或矩圓形，長4～5公分，直徑3～4公分。花期7～8月。果期9月。

【採收】9～10月果實由綠變黃時連柄摘下，曬乾。

【性味】苦，寒。入肺經。

【功用主治】清肺降氣，化痰止咳。肺熱咳喘，咯血，失音，痔瘺腫痛。

【用法與用量】內服：煎湯，3～9克。

【宜忌】虛寒咳喘及脾弱便泄者慎服。

分布：全中國均有野生及種植。

【桃仁】

【別名】桃梟、鬼髑髏、桃奴、乾桃、氣桃、陰桃子、桃乾、癟桃乾

【基原】為薔薇科植物桃 *Prunus persica* (L.) Batsch 或山桃 *Prunus davidiana* (Carr.) Franch. 的未成熟果實。

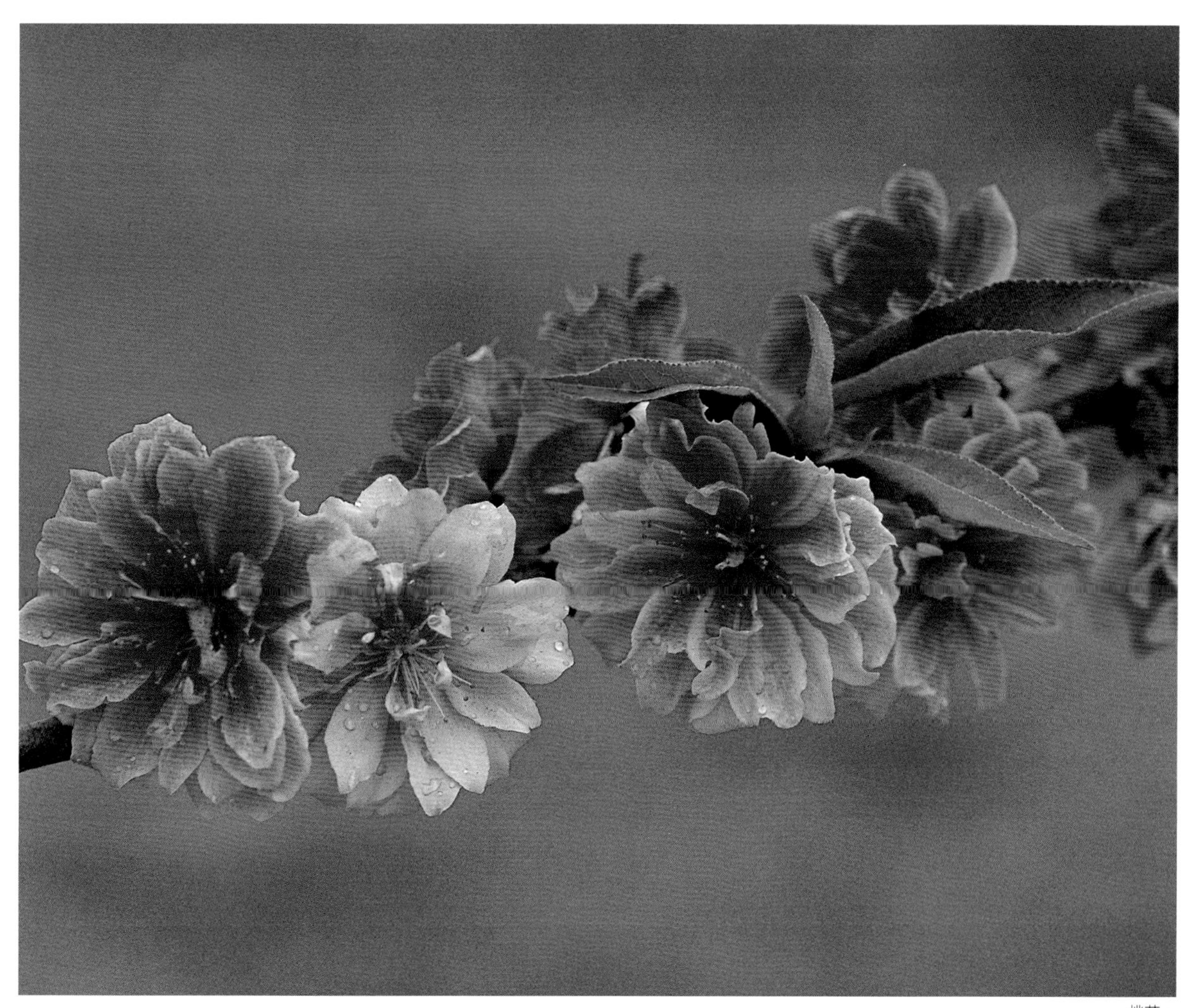

桃花。

【原植物】

◎桃　落葉喬木，高達8公尺。樹皮暗褐色，粗糙。具線狀托葉一對，宿存；葉互生；葉柄具腺體；葉片橢圓狀披針形，邊緣具細鋸齒。花單生，先葉開放；花粉紅色或白色。核果近球形或卵形，密被短毛。花期4月；果期7～9月。中國各地均有栽培。

◎山桃　落葉小喬木，高5～9公尺。葉互生；托葉早落；葉片卵狀披針形，邊緣具細鋸齒。花單生，粉紅至白色。核果近圓形，果肉離核；核小堅硬。花期3～4月；果期6～7月。多生於石灰岩的山谷中。

【採收】4～6月採收。摘取未成熟的果實，曬乾。

【性味】酸苦，平。入手足厥陰經。

【功用主治】盜汗，遺精，吐血，瘧疾，心腹痛；妊娠下血。

【用法與用量】內服：煎湯，4.5～9克；或入丸、散。外用：研末調敷或燒煙燻。

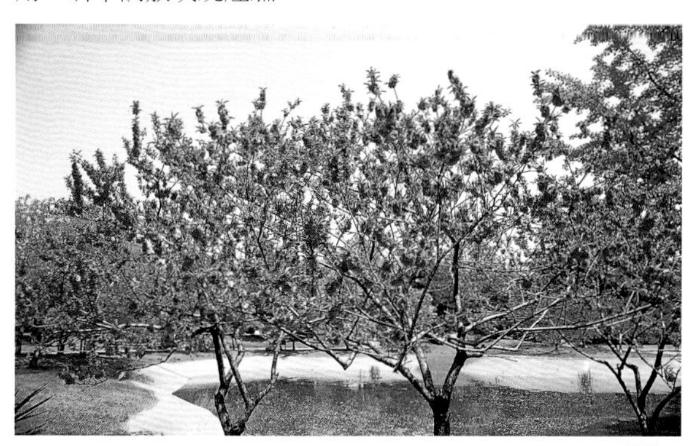

碧桃。

分布：中國南部各地有栽培。

【臘腸樹】

【別名】忽野簷默、阿勃勒、清瀉山扁豆、牛角樹、黃槐花樹、婆羅門皂莢
【基原】為豆科植物臘腸樹 *Cassia fistula* L. 的果實。

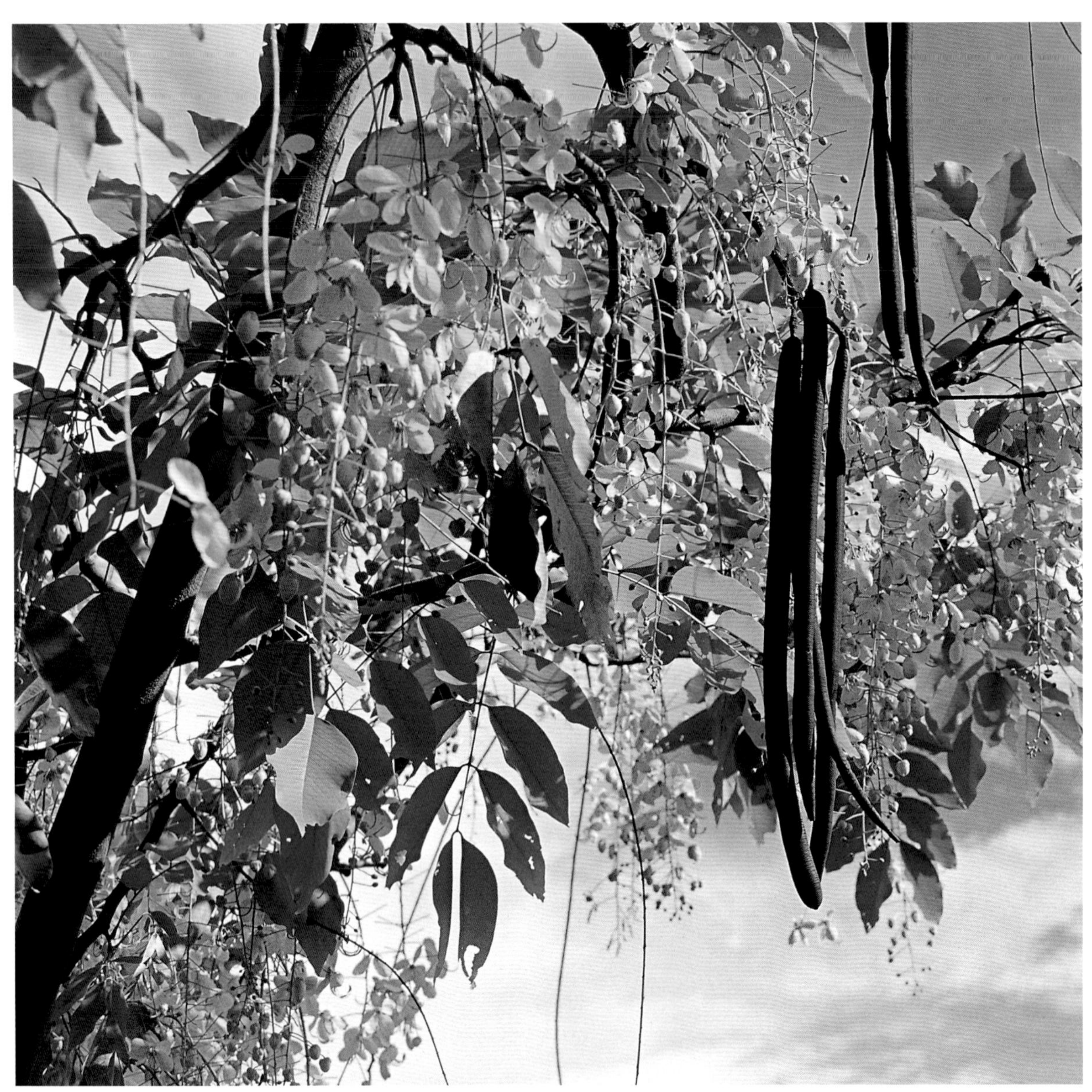

臘腸樹植株、花、果實。

【原植物】喬木，高可達15公尺，全株無毛。樹皮灰白色，平滑。雙數羽狀複葉，對生；葉柄及葉軸無腺點；小葉4～8對，卵形至橢圓形，長6～15公分，寬3.5～5公分，先端漸尖，基部短尖，全緣，兩面均被微毛。花腋生，總狀花序疏散，懸垂；萼片5，長卵形，薄，長1～1.5公分；花冠蝶形，花瓣5，鮮黃色，直徑約4公分，瓣片卵圓形，大小幾相等；雄蕊10，不等長，且不完全發育，花絲彎曲，藥橢圓形；雌蕊1，子房幾無柄，花柱內彎，柱頭頂生，截形。莢果圓柱形，暗褐色，長30～60公分。種子扁平，赤褐色，光亮，種子間有隔膜。花期6月。

【採收】9月間果實成熟時採收，曬乾。

【性味】苦，大寒，無毒。

【功用主治】心膈間熱風，心黃，骨蒸寒熱，三蟲，經絡不暢，小兒疳氣。

【用法與用量】內服：3～6克，水煎服。外用：搗敷。

【宜忌】凡用必先炙黃後用。

【棠梨】

【別名】甘棠、杜梨、杜棠、野梨、土梨

【基原】為薔薇科植物棠梨 *Pyrus betulaefolia* Bge. 的果實及枝葉。

分布：江蘇、浙江、湖北、江西、河南、河北、山東、山西、甘肅、陝西、遼寧等地。

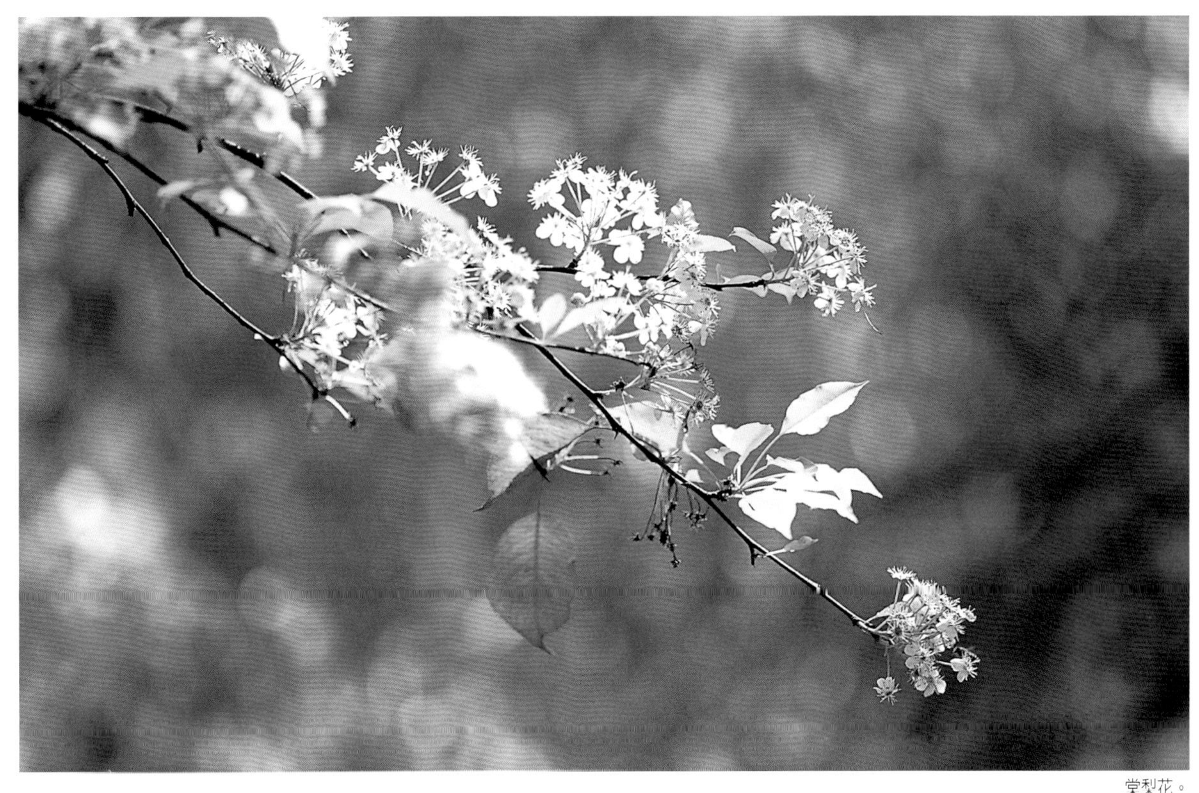

棠梨花。

【原植物】落葉喬木，高4～10公尺。野生於荒郊、山腳、路邊或道旁。樹皮灰褐色，縱裂；幼枝黑褐色，被絨毛，有時具刺。單葉互生；菱狀卵形或橢圓狀卵形，長4～11公分，寬2～5公分，先端長漸尖，基部闊楔形，邊緣鋸齒尖銳，上面深綠色，無毛，下面暗綠色，初時有絨毛；葉柄長2～5公分。花白色，直徑2～3.3公分，先葉開放，8～10朵，成繖房花序；花梗長1～2.5公分；花萼5裂，裂片披針形，有密絨毛；花瓣5，倒卵形，先端圓形，基部狹小；雄蕊多數；花柱2～3。梨果球形，直徑1～1.6公分，褐色，有白色斑點，萼脫落。花期4～5月。果期10月。

【採收】10月果實成熟時採摘。

【性味】酸甘，寒。入手太陰肺、足厥陰肝經。

【功用主治】斂肺，澀腸。咳嗽，瀉痢。

【用法與用量】內服：煎湯，6～12克。

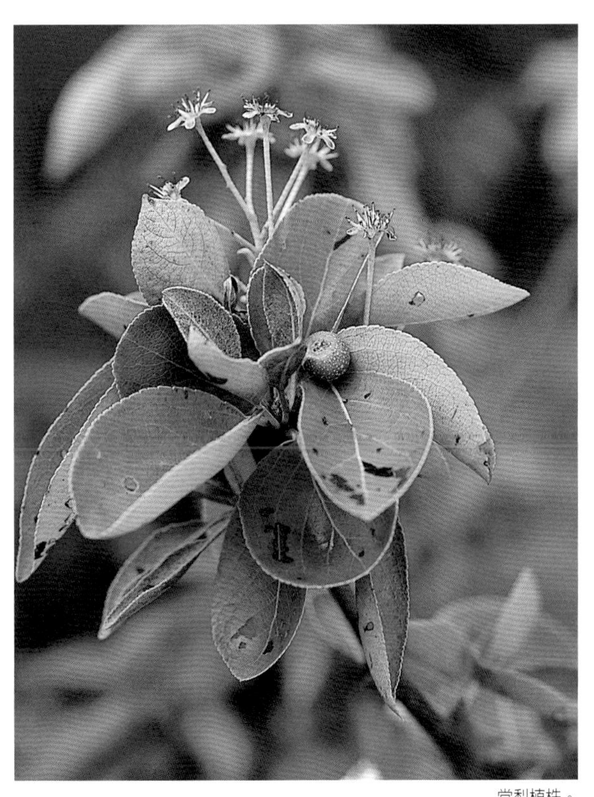

棠梨植株。

分布：江蘇、山東、安徽、浙江、江西、河南、湖北、雲南、廣西、甘肅等地。

【榠樝】

【別名】木李、蠻樝、木梨、海棠、土木瓜

【基原】為薔薇科植物榠樝 *Chaenomeles sinensis* (Thouin) Koehne 的果實。

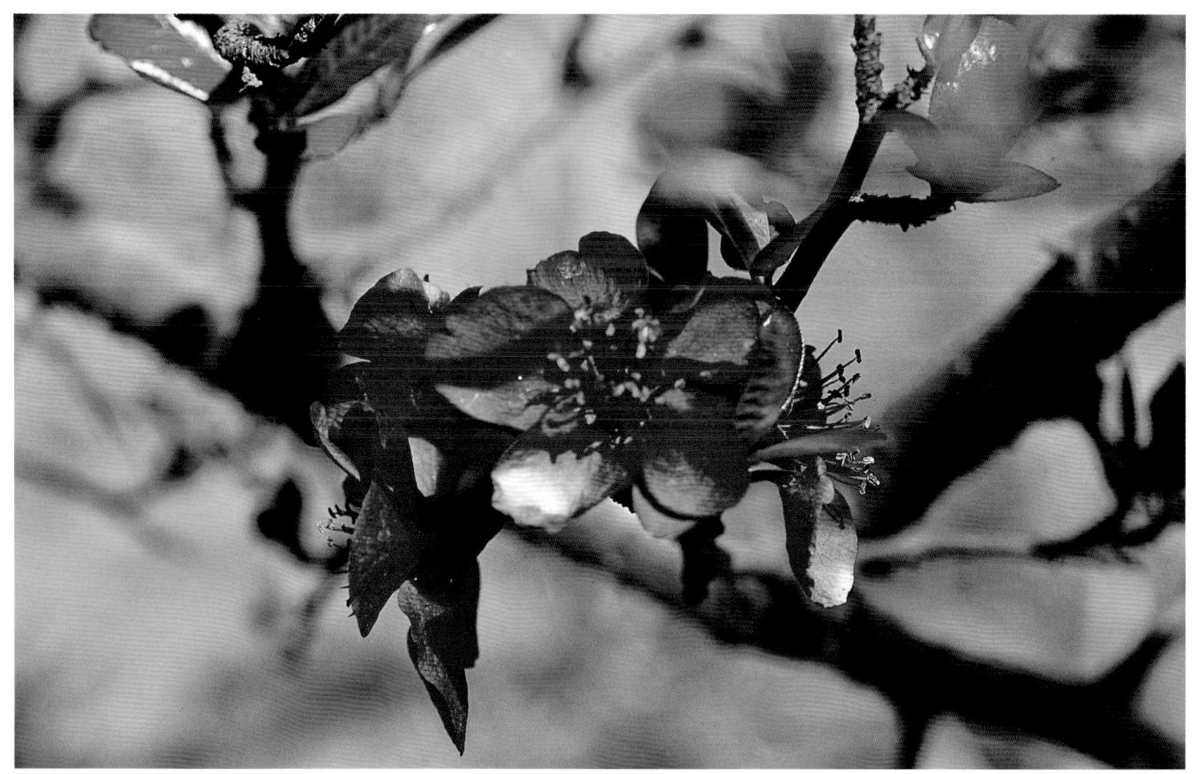

光皮木瓜花。

【原植物】落葉灌木或喬木，高達10公尺左右。栽培或野生。小枝無刺，幼嫩時被毛。單葉互生，橢圓狀卵形，或長橢圓形，或倒卵形，長5～8公分，寬3～5公分，先端尖銳，基部楔形，邊緣具細銳鋸齒，齒端有腺體，上面無毛，幼時密被淡棕色絨毛，下面被毛或後變禿淨，葉柄兩側和托葉的邊緣均有腺體；托葉披針形，膜質，早落。花單生於枝端，與葉同發或先葉開放，直徑3公分左右；萼5裂，裂片卵狀披針形，長8～10公釐，向外反卷，內面被毛，邊緣有細鋸齒，齒尖有腺體；花瓣淡紅色，倒卵狀橢圓形，長約15公釐，先端圓或微凹，邊緣略帶波狀；雄蕊多數；子房5室，花柱5。梨果長橢圓形或倒卵圓形，長10～15公分，黃色，芳香，果肉堅硬。種子扁平三角狀，暗褐色。花期4～5月。果期9～10月。

【採收】9～10月採收成熟果實，置沸水中煮5～10分鐘，撈出，曬至外皮起皺時，縱剖為2或4塊，再曬至顏色變紅為度。若日曬夜露經霜，則顏色更為鮮豔。

【性味】酸，平。

【功用主治】消痰，祛風濕。噁心，泛酸，吐瀉轉筋，痢疾，風濕筋骨痠痛。

【用法與用量】內服：煎湯，3～9克。

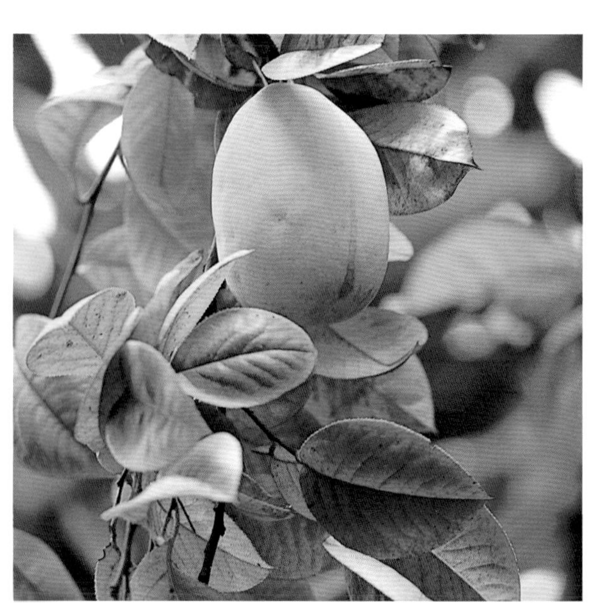

光皮木瓜果實。

【酸角】

【別名】酸餃、酸梅、通血香

【基原】為豆科植物酸豆 *Tamarindus indica* L. 的果實。

分布：廣東、廣西、福建、臺灣、雲南等地。

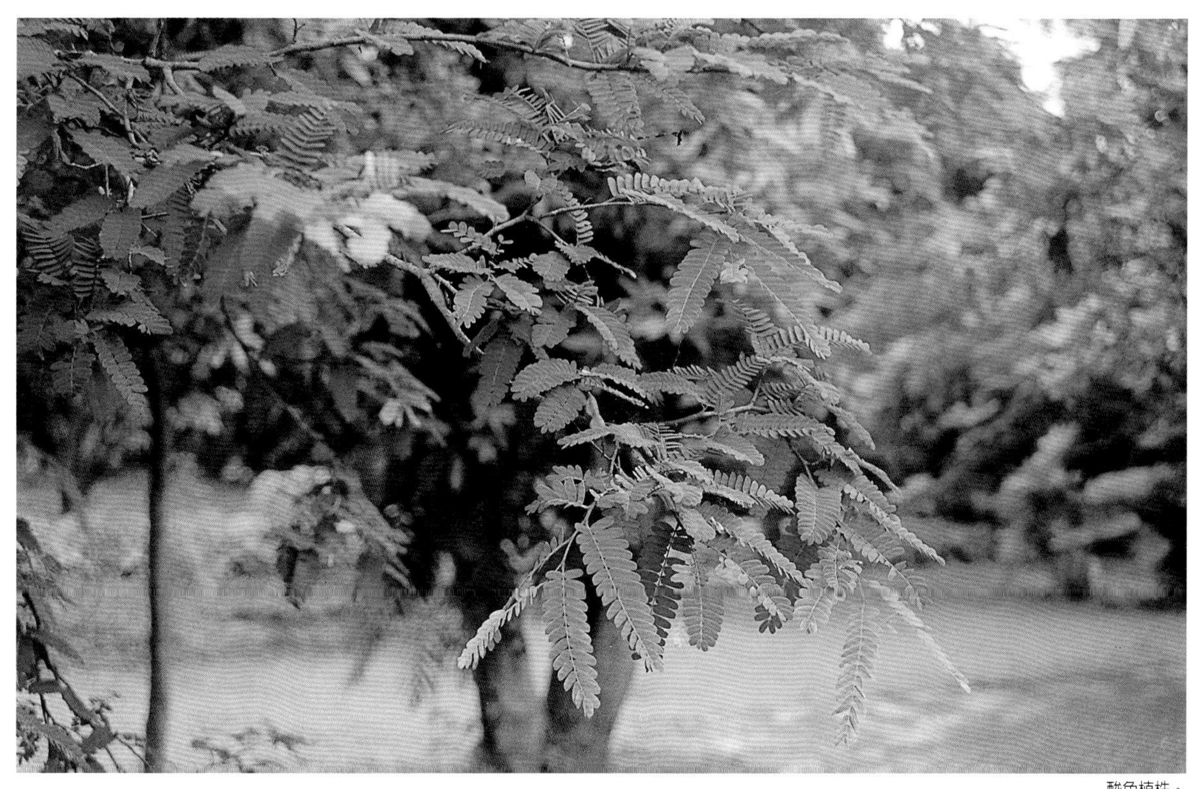

酸角植株。

【原植物】常綠喬木，高達6～20公尺。多為栽培，或野生於雜樹林、河邊、田地旁。樹皮暗灰色，成不規則裂開。枝多，無刺，小枝被短柔毛，皮孔多，褐色。雙數羽狀複葉，長8～11公分，小葉14～40，長圓形，長1～2.4公分，寬4.5～9公釐，先端鈍或微凹，基部偏斜不等，全緣，兩面無毛。花為腋生的總狀花序或頂生圓錐花序；萼筒陀螺形，裂片4，披針形；花瓣3，不等大，黃色，有紫紅色線紋；下面2枚退化成鱗片；能育雄蕊3枚，花絲中部以下合生，其餘退化成刺狀，位於合生絲鞘頂端；雌蕊1，子房有柄，具多數胚珠。莢果厚，長圓形，長3～6公分，寬約2公分，灰褐色。種子3～10粒，紅褐色，光亮，近圓形或長圓形。花期5～6月。果期7～12月。

【採收】春季採摘，除去種子，曬乾。

【性味】甘酸，涼。

【功用主治】清暑熱，化積滯。暑熱食欲不振，妊娠嘔吐，小兒疳積。

【用法與用量】內服：煎湯，15～30克；或熬膏。

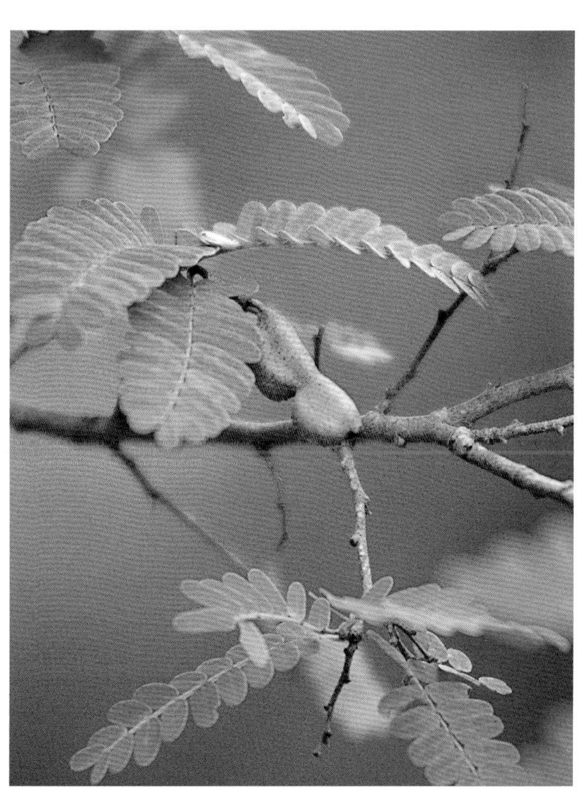

酸角果實。

分布：安徽、江蘇、浙江、江西、福建等地。

【覆盆子】

【別名】覆盆、烏藨子、小託盤、竻藨子

【基原】為薔薇科植物掌葉覆盆子 *Rubus chingii* Hu 的未成熟果實。

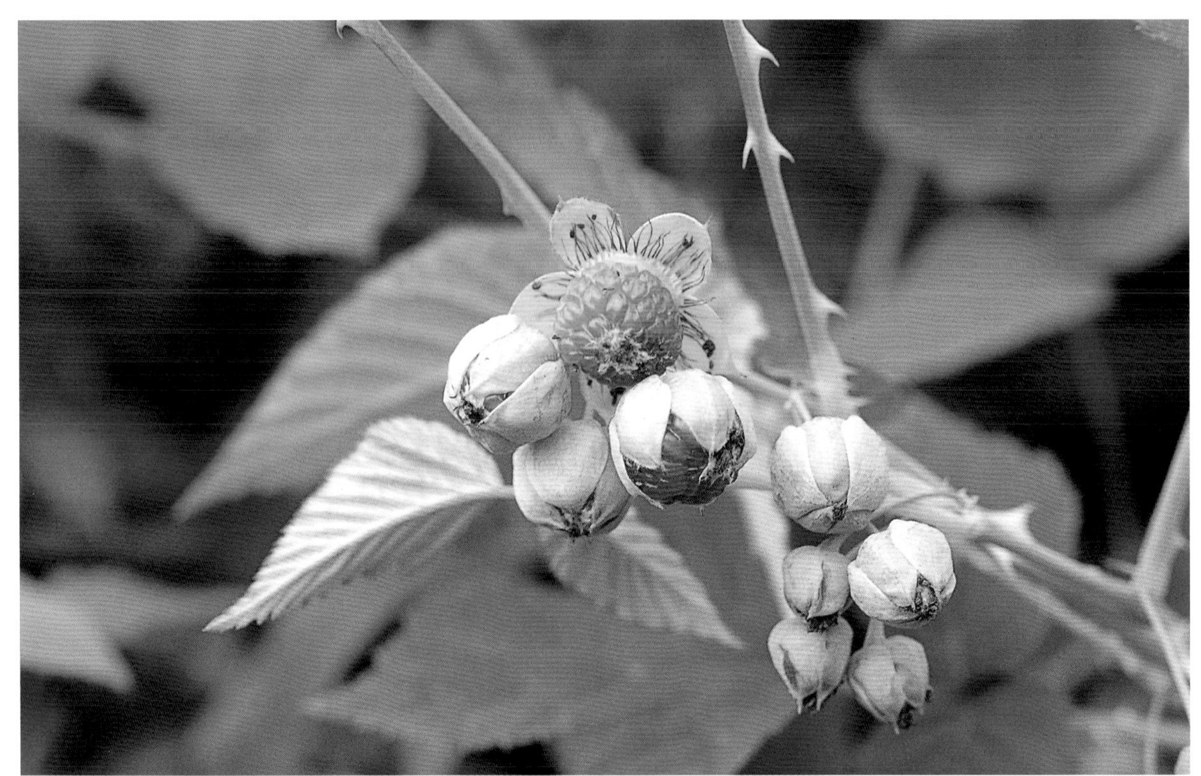

梨葉懸鉤子植株花果。

【原植物】掌葉覆盆子，落葉灌木，高2～3公尺。生於溪旁或山坡林中。枝細圓，紅棕色；幼枝綠色，有白粉，具稀疏、微彎曲的皮刺，長4～5公釐。葉單生或數葉簇生，長3～5公分，有達7公分者，掌狀5裂，罕有3裂，中央1片大，長卵形或長橢圓形，先端漸尖，常呈尾狀，兩側裂片較小，常不相等，裂片邊緣具重鋸齒；主脈5出，上被柔毛，下面葉脈上均有柔毛；葉柄細，長3～4.5公分，有極小的刺；托葉2枚，線狀披針形。花單生於小枝頂端，花梗細，長2～3公分；花萼5，宿存，卵狀長圓形，兩面有毛；花瓣5，卵圓形；雄蕊多數，花藥丁字著生，2室；雌蕊多數，著生在凸出的花托上。聚合果近球形。花期4月。果期6～8月。

【採收】立夏後，果實已飽滿而尚呈綠色時採摘，除淨梗葉，用沸水浸1～2分鐘後，置烈日下曬乾。

【性味】甘酸，平。入胖、腎二經。

【功用主治】補肝腎，縮小便，助陽，固精，明目。陽痿，遺精，溲數，遺溺，虛勞，目暗。

【用法與用量】內服：煎湯，4.5～9克；浸酒、熬膏或入丸、散。

【宜忌】腎虛有火，小便短澀者慎服。

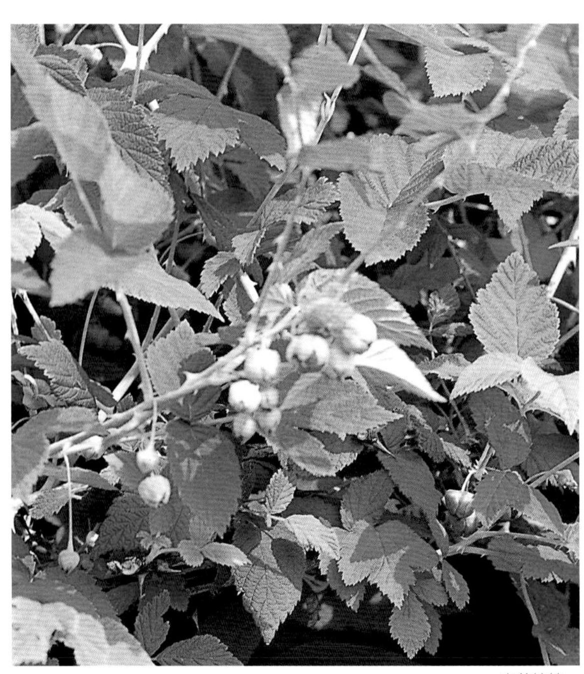

山莓植株。

【刀豆】

【別名】挾劍豆、刀豆子、大刀豆、刀鞘豆、刀巴豆、馬刀豆、刀培豆

【基原】為豆科植物刀豆 *Canavalia gladiata* (Jacq.) DC. 的種子。

【原植物】一年生纏繞草質藤本。莖無毛。3出複葉，葉柄長8～12公分；小葉片闊卵形或卵狀長橢圓形，長約8～20公分，寬約5～16公分，全緣。總狀花序腋生，花疏，有短梗；花萼2，唇形，上唇大，2裂，下唇3齒，卵形；花冠淡紅色或淡紫色，蝶形，長3～4公分，旗瓣圓形，翼瓣較短，約與龍骨瓣等長，龍骨瓣彎曲；雄蕊10枚，連合為單體；子房具短柄。莢果大而扁，長10～30公分，徑3～5公分，被伏生短細毛，邊緣有隆脊，先端彎曲成鉤狀，內含種子10～14粒。種子粉紅色或紅色，種臍約占全長的3/4，扁平而光滑。花期6～7月。果期8～10月。

【採收】秋季種子成熟時，採收果實，曬乾剝取種子。或先剝取種了然後曬乾。

【性味歸經】甘，溫。入手、足陽明經。

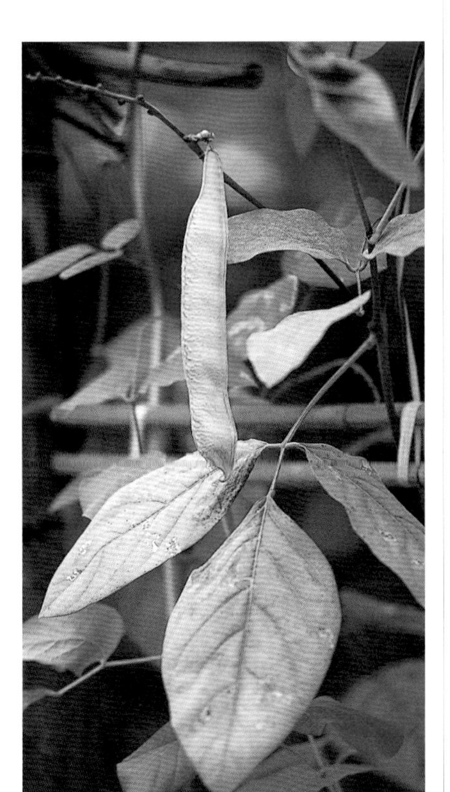

刀豆果實。

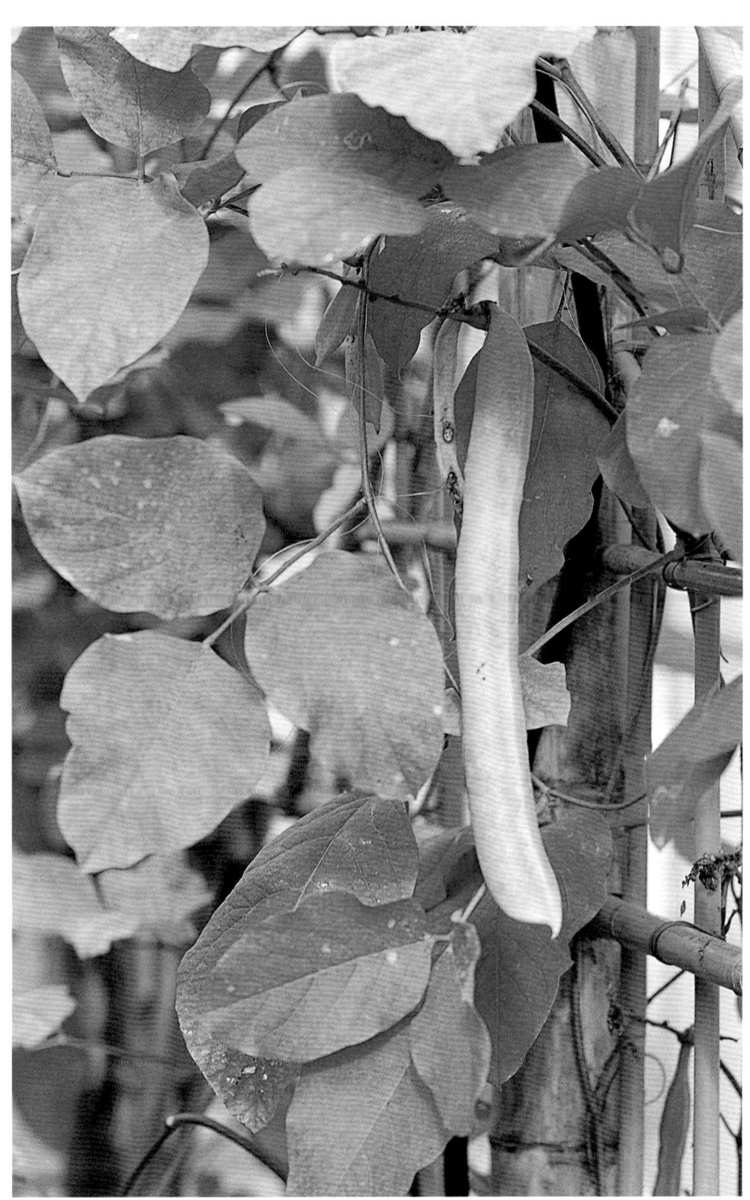

刀豆植株。

【功用主治】溫中下氣，益腎補元。虛寒呃逆，嘔吐，腹脹，腎虛腰痛，痰喘。

【用法與用量】內服：煎湯，9～15克，或燒存性研末。

【宜忌】胃熱盛者慎服。

分布：四川、廣東、廣西、臺灣等地。

【木豆】

【別名】豆蓉、觀音豆、樹豆

【基原】為豆科植物木豆 *Cajanus cajan* (L.) Millsp. 的種子。

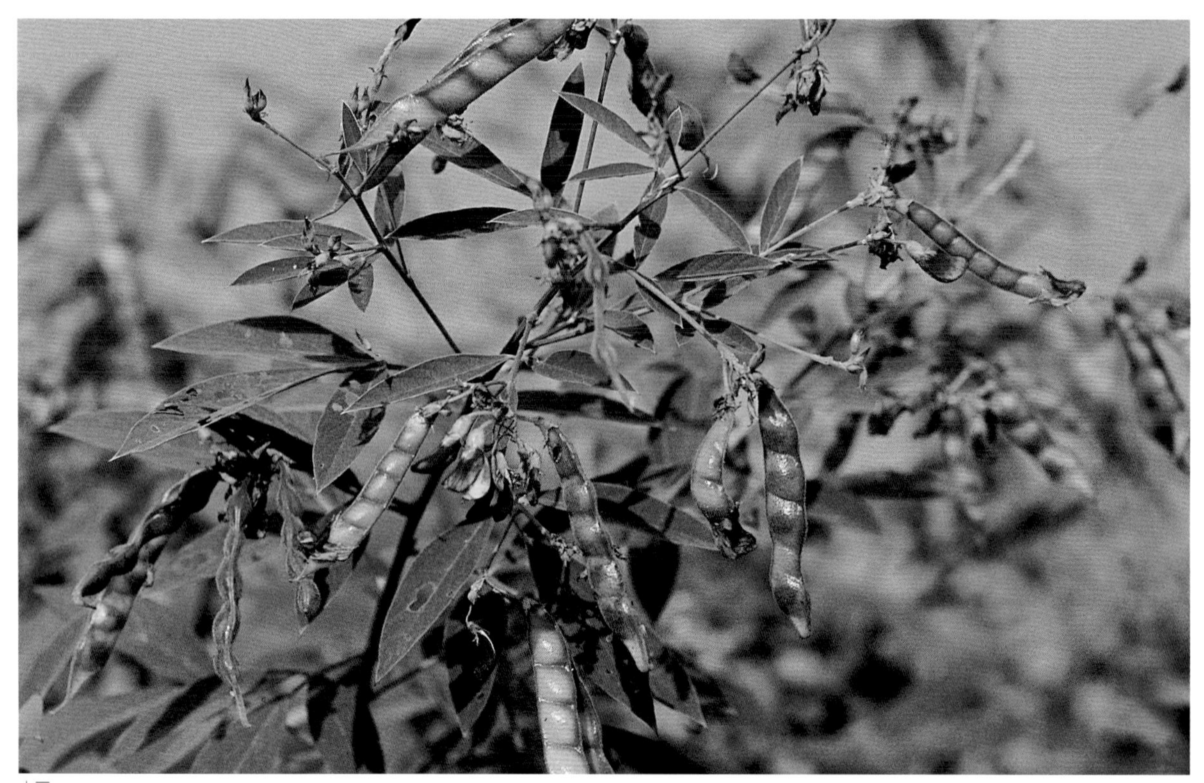

木豆。

【原植物】矮灌木，高1～3公尺，多分枝。生於山坡、砂地、曠地、叢林中或林邊。小枝柔弱，有縱溝紋，被灰色柔毛。托葉小；小葉3枚，卵狀披針形，長5～10公分，寬2～3公分，先端銳尖，全緣，兩面均有毛，下面並有不明顯腺點。總狀花序，腋生；萼鐘形，萼齒5，披針形；花冠黃紅色，長約1.8公分，旗瓣背面有紫褐色縱線紋；雄蕊(9+1)2組；花柱細長線形，基部有短柔毛，柱頭單一。莢果長5～8公分，闊至1公分，先端漸尖，密被黃色短柔毛；種子3～5粒，近圓形，種皮暗紅色，有時有褐色斑點。花期4月(廣州)。

【採收】7～8月採收。

【性味】甘微酸，性溫，無毒。

【功用主治】清熱解毒，補中益氣，利水消食，排癰腫，止血止痢。心虛，水腫，血淋，痔血，癰疽腫毒，痢疾，腳氣。

【用法與用量】內服：煎湯，9～15克；或研末。外用：研末調敷。

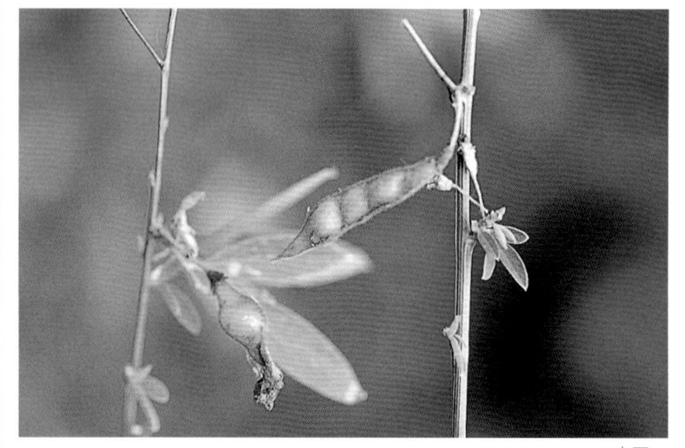

木豆。

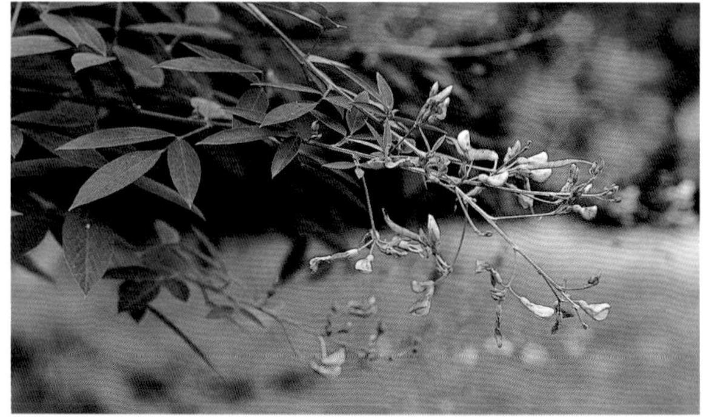

木豆。

【火麻仁】

【別名】麻子、大麻仁、白麻子、冬麻子、火麻子、漢麻、山絲苗、黃麻
【基原】為桑科植物大麻 *Cannabis sativa* L. 的種仁。

分布：中國各地均有栽培。

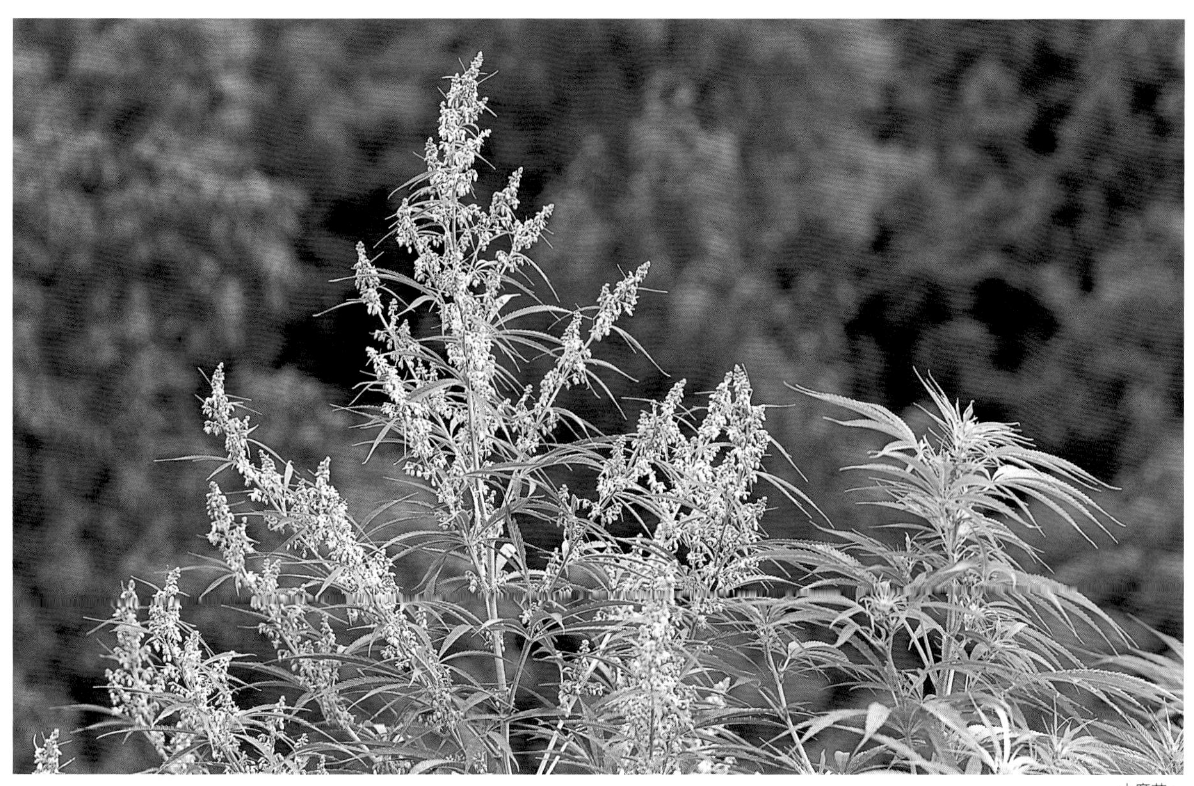
大麻花。

【原植物】一年生草本，高1～3公尺。莖直立，分枝，表面有縱溝，密被短柔毛。掌狀複葉互生，莖下部的葉對生；小葉3～11，披針形至線狀披針形，先端長尖，基部楔形，邊緣有粗鋸齒，上面深綠色，粗糙，下面密被灰白色氈毛；柄長4～14公分，有短綿毛。花單性，雌雄異株；雄花呈疏生的圓錐花序，黃綠色，花被5，長卵形，覆瓦狀排列，雄蕊5，花絲細長；雌花叢生於葉腋，綠色，每朵花外被1卵形苞片，花被1，膜質，雌蕊1，子房圓球狀，花柱分為2枝。瘦果扁卵形，長4～5公釐，有細網紋，週邊包以黃褐色的苞片。花、果期因產地不同而異，華東花期5～6月，果期6～7月；華北花期6～7月，果期8～9月。

【採收】秋、冬果實成熟時，割取全株，曬乾，打下果實，除去雜質。

【性味】甘，平。入脾、胃、大腸經。

【功用主治】潤燥，滑腸，通淋，活血。腸燥便秘，消渴，熱淋，風痹，痢疾，月經不調，疥瘡，癬癩。

【用法與用量】內服：煎湯，9～15克；或入丸、散。外用：搗敷或榨油塗。

【宜忌】畏牡蠣、白薇，惡茯苓。多食損血脈，滑精氣，婦人多食發帶疾。腸滑者尤忌。

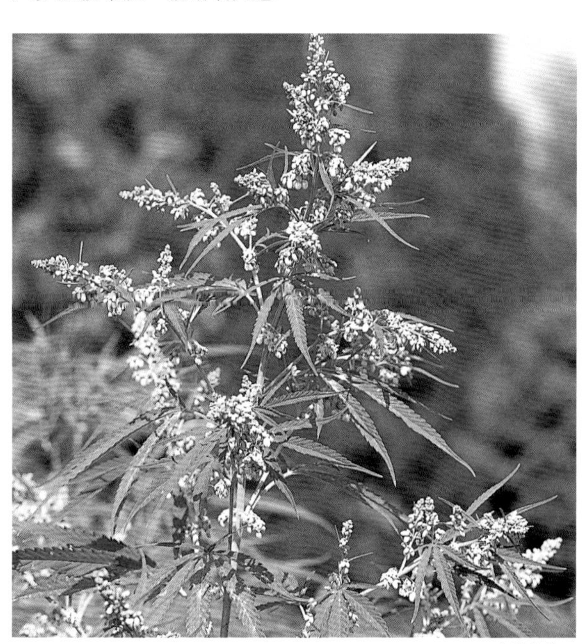
大麻植株。

分布：中國大部分地區有栽培。

【白果】

【別名】靈眼、佛指甲、鴨腳、公孫樹、鴨掌樹
【基原】為銀杏科植物銀杏 *Ginkgo biloba* L. 的種子。

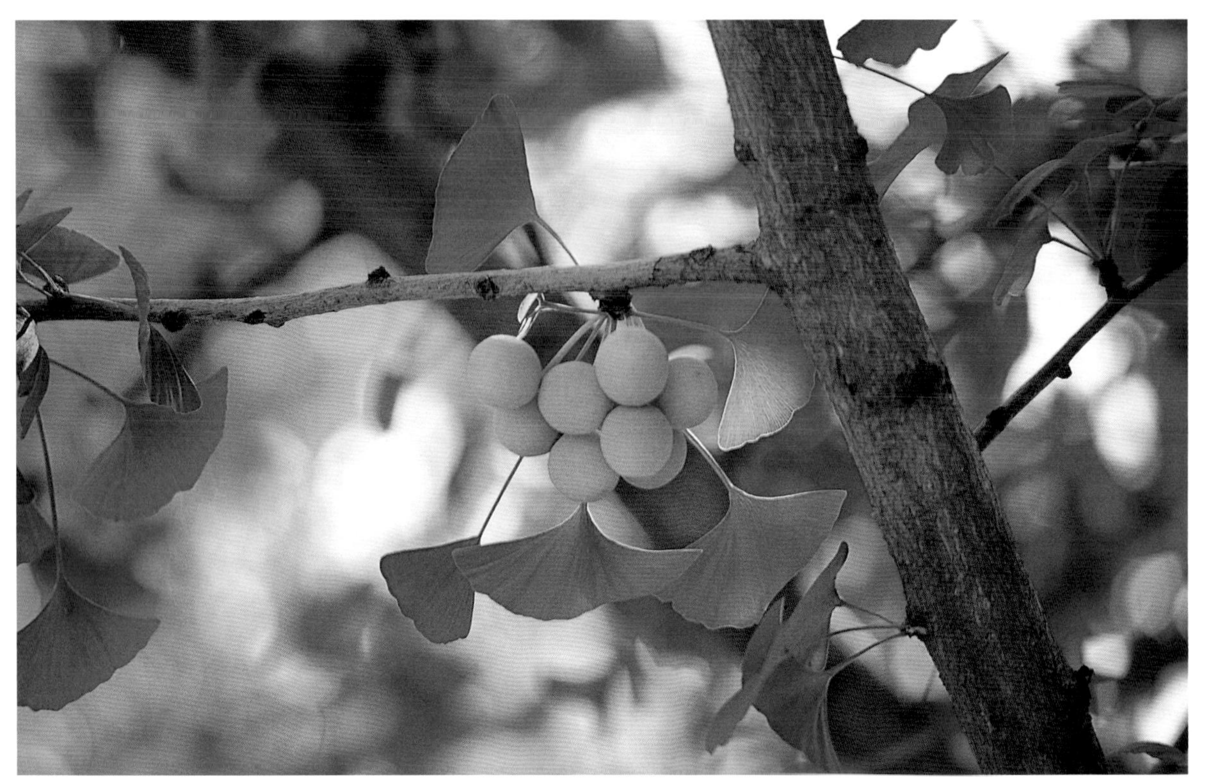
銀杏果實。

【原植物】落葉喬木，高可達40公尺。樹幹直立，樹皮灰色。枝有長短兩種，葉在短枝上簇生，在長枝上互生。葉片扇形，長4～8公分，寬5～10公分，先端中間2淺裂，基部楔形，葉脈平行，叉形分歧；葉柄長2.5～7公分。花單性，雌雄異株；雄花呈下垂的短柔荑花序，4～6個生於短枝上的葉腋內，有多數雄蕊，花藥2室，生於短柄的頂端；雌花每2～3個聚生於短枝上，每花有一長柄，柄端兩叉，各生1心皮，胚珠附生於上，通常只有1個胚珠發育成熟。種子核果狀，倒卵形或橢圓形，長2.5～3公分，淡黃色，被白粉狀蠟質；外種皮肉質，有臭氣；內種皮灰白色，骨質，兩側有稜邊；胚乳豐富，子葉2。花期4～5月。果期7～10月。

【採收】10～11月採收成熟果實，堆放地上，或浸入水中，使肉質外種皮腐爛（亦可搗去外種皮），洗淨，曬乾。

【性味】甘苦澀，平，有毒。入肺、腎經。

【功用主治】斂肺氣，定喘嗽，止帶濁，縮小便。哮喘，痰嗽，白帶，白濁，遺精，淋病，小便頻數。

【用法與用量】內服：煎湯，4.5～9克；搗汁或入丸、散。外用：搗敷。

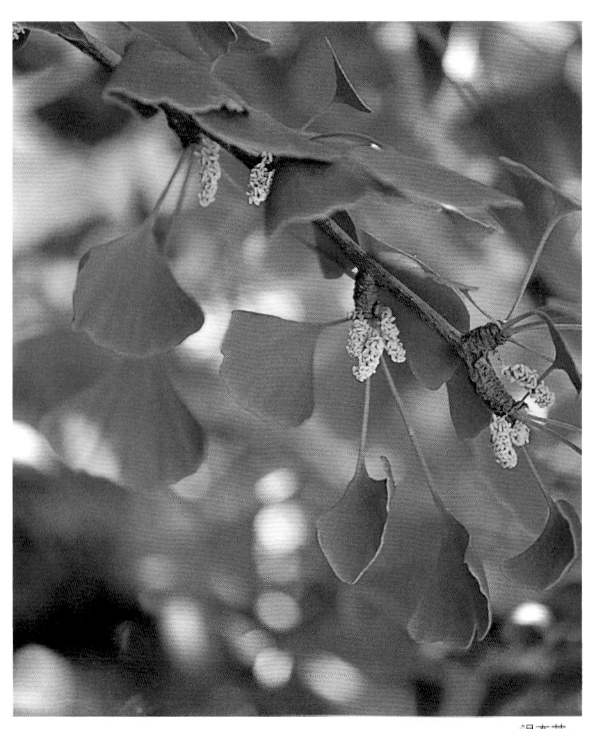
銀杏花。

【血榧】

【別名】臭榧、美麗紅豆杉

【基原】為紅豆杉科植物南方紅豆杉 *Taxus mairei* (Lemé et Lévl.) S.Y.Hu 的種子。

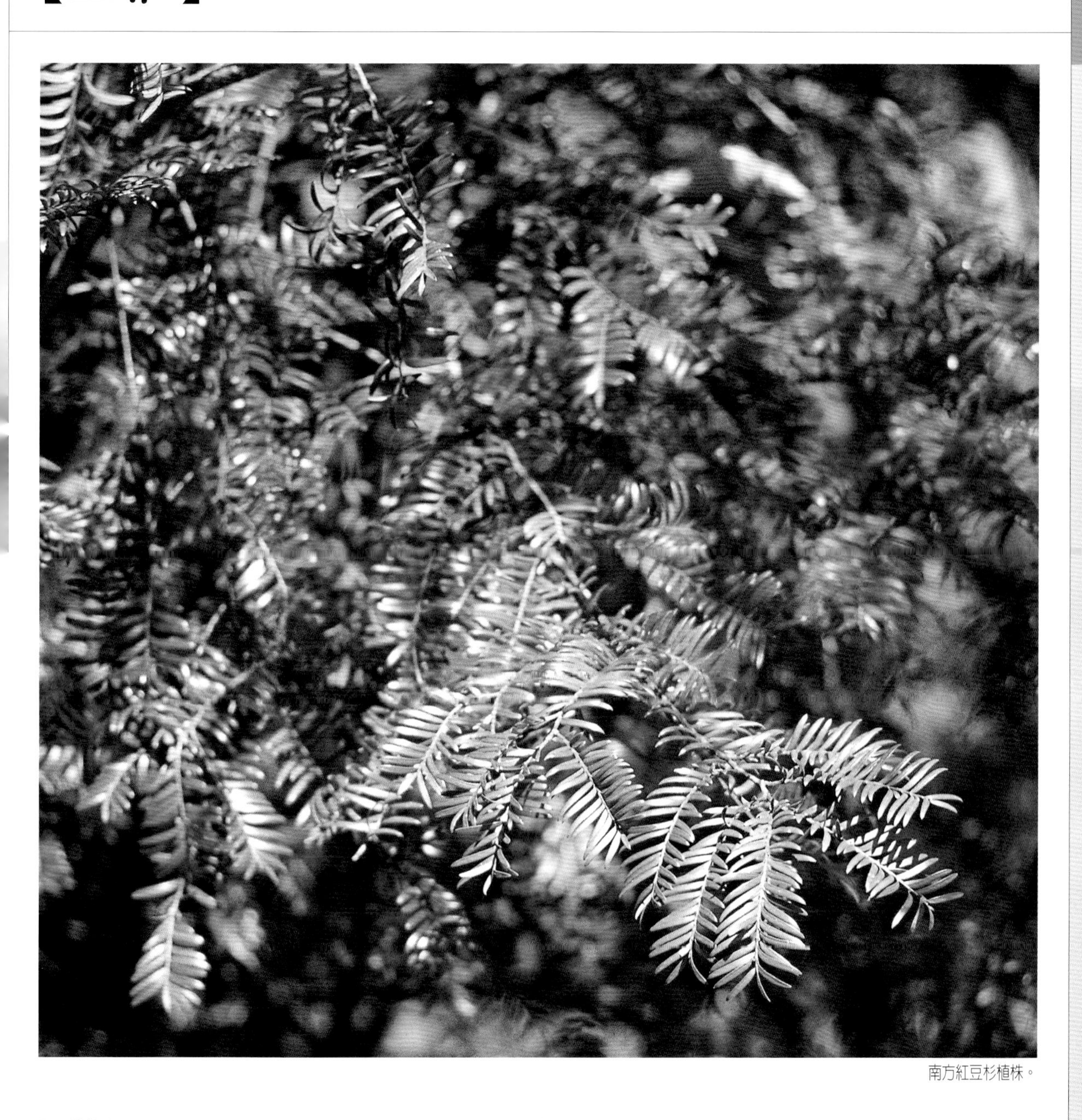

南方紅豆杉植株。

分布：浙江、福建、臺灣、江西、安徽、陝西、四川、雲南、貴州、廣西、廣東等地。

【原植物】常綠喬木，高10～25公尺。生長在海拔1,000公尺或1,500公尺以下的山地。樹皮赤褐色。葉螺旋狀著生，排成2列，線形，鐮刀狀彎曲，長2～4公分，寬3～4.5公釐，先端漸尖或急尖，葉緣通常不反曲，綠色邊帶較寬，上面中脈隆起，下面有兩條黃綠色氣孔帶。花單性，雌雄異株，生於二年枝上葉腋；雄花圓形，具鱗狀苞片，雄蕊4～8，藥3～8室；雌花單生於短枝上，基部為相對的鱗片所包圍。種子寬卵形，略扁，先端具2稜線，生於紅色肉質的杯狀假種皮中，種臍橢圓形。花期4～5月。果期11月。

【採收】10～11月間種子成熟時採摘，除去肉質外皮，取出種子，曬乾。

【功用主治】食積，驅蛔蟲。

【用法與用量】內服：炒熟煎湯，15～18克。

【冷杉果】

【別名】塔杉果、唐則（藏名）。
【基原】為松科植物蒼山冷杉 *Abies delavayi* Franch. 的種子。

分布：臺灣、四川、雲南、西藏等地。

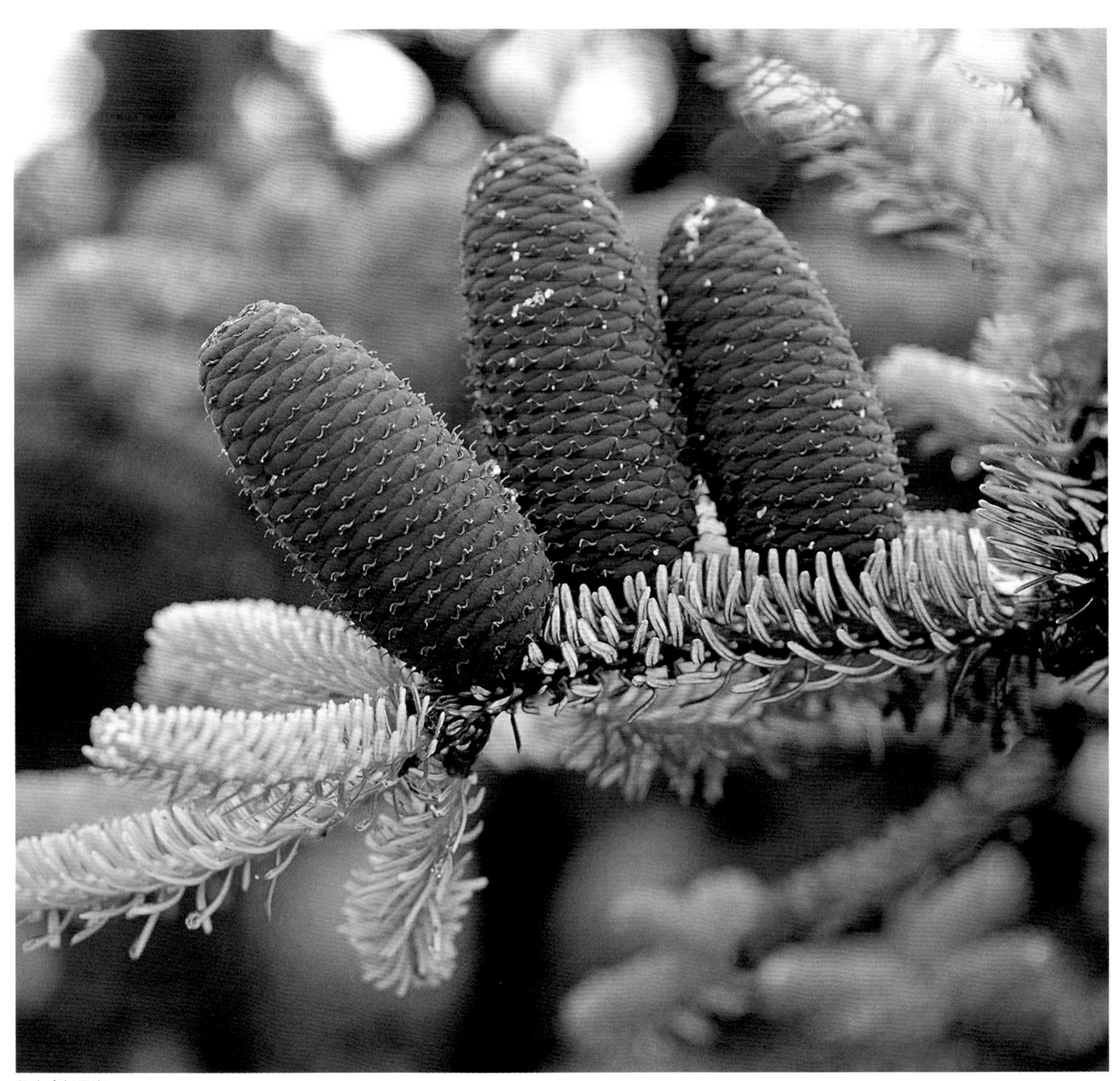

急尖冷杉果實。

【原植物】常綠喬木，高約20～30公尺。生長於高山。樹冠塔形，樹皮灰色或灰褐色，深裂。小枝亮紅褐色或灰褐色，光滑。葉線形，長1～1.5公分，先端鈍形並現凹缺，全緣且反卷，基部狹小，上面中脈凹下，下面中脈凸起，兩側各具一氣孔帶。花單性，同株；雄球花短而下垂，呈圓柱形或長橢圓形，著生於小枝基部的葉腋，花藥朱紅色，2室，冠以球形的藥隔；雌球花呈長圓形，直立，位於小枝的先端，具多數覆瓦狀排列的苞片及鱗片，在其內基部各具2胚珠。毬果長圓柱或長卵圓形，長7～10公分，基部粗大，木質，紫黑色；鱗片扇形；苞片淡紫色，長圓匙形，基部狹窄而成長柄，成熟時鱗片和苞片均脫落。種子具翅。花期春季。果熟期秋季。

【採收】果實成熟時摘下曬乾。輕輕打下鱗片與種子，篩取種子供用。

【性味】性溫，味辛，無毒。

【功用主治】理氣散寒。發痧氣痛，胸腹冷痛及小腸疝氣。

【用法與用量】內服：煎湯，9～12克；或煅存性研末。

【杏仁】

【別名】杏核仁、杏子、木落子、苦杏仁、杏梅仁

【基原】為薔薇科植物杏 *Prunus armeniaca* L. 或山杏 *Prunus armeniaca* L.var. ansu Maxim. 等味苦的乾燥種子。

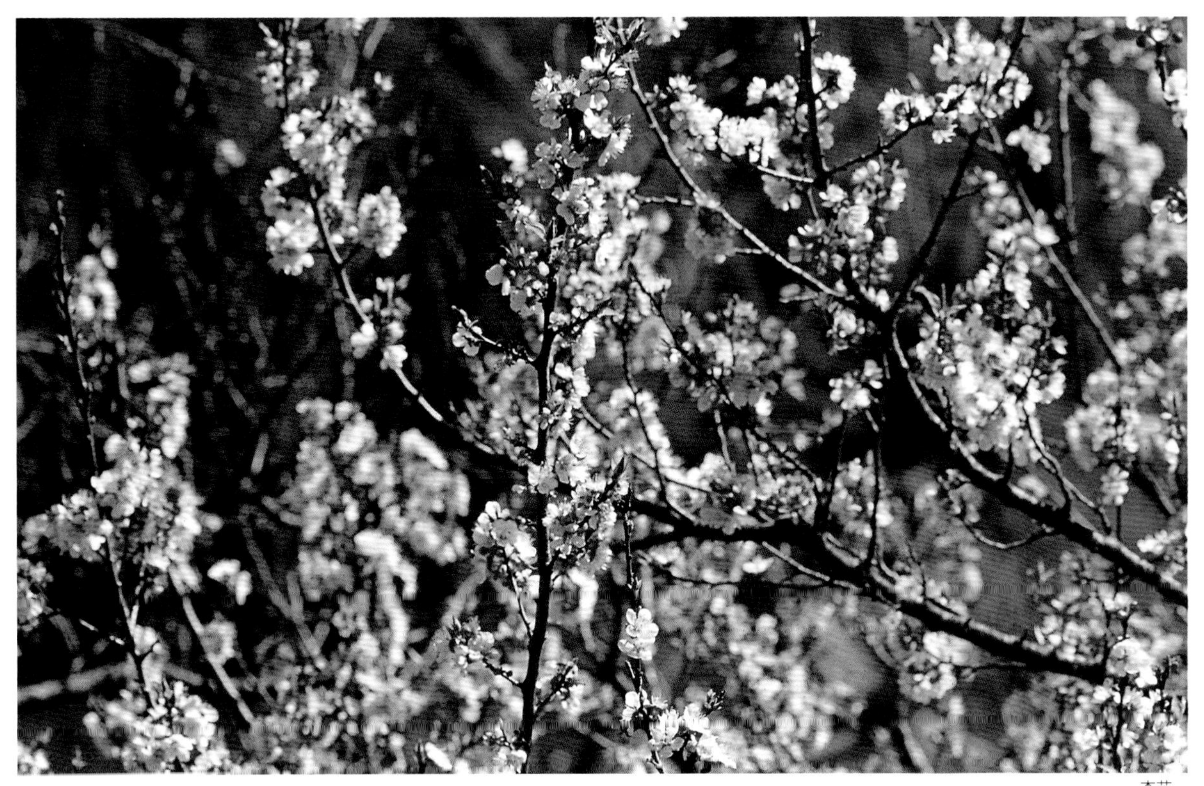

杏花。

分布：杏——黑龍江、遼寧、吉林、內蒙古、河北、河南、山東、江蘇、山西、陝西、甘肅、寧夏、新疆、四川、貴州等地。山杏——遼寧、河北、內蒙古、山東、山西、陝西、寧夏、甘肅、江蘇等地。

【原植物】

◎杏　又名：甜梅。落葉喬木，高4～9公尺。野生或栽培。樹皮暗紅棕色，幼枝光滑，有不整齊縱裂紋。葉互生；卵圓形，長5～9公分，寬7～8公分，先端長漸尖，基部圓形或略近心臟形，邊緣有細鋸齒或不明顯的重鋸齒，主脈基部被白色柔毛；葉柄長2.5～4.5公分，帶紅色，具2腺體。花先葉開放，單生於小枝端；花梗短或幾無梗；花萼5裂，裂片三角狀橢圓形，基部合生成筒狀；花瓣5，白色或粉紅色，闊卵形，長闊幾相等；雄蕊多數，著生於萼筒邊緣，不等長；雌蕊1，子房1室，花柱光滑，僅基部有淡黃色柔毛，柱頭頭狀。核果黃紅色，心臟卵圓形，略扁，側面具一淺凹槽，徑3～4公分，微被絨毛；核近於光滑，堅硬，扁心形，具溝狀邊緣；內有種子1枚，心臟卵形，紅色。花期3～4月。果期4～6月。

◎山杏　形狀與上種相近。生於山坡，間有栽培。葉較小，長4～5公分，寬3～4公分，先端長漸尖，基部呈闊楔形或截形。果較小，果肉亦較薄；核的邊緣薄而銳利；種子味苦。

【採收】夏季果實成熟時採摘，除去果肉及核殼，取種仁，晾乾。置陰涼乾燥處，防蟲蛀。

【性味】苦，溫，有毒。入肺、大腸經。

【功用主治】祛痰止咳，平喘，潤腸。外感咳嗽，喘滿，喉痹，腸燥便秘。

【用法與用量】內服：煎湯，4.5～9克，或入丸、散。外用：搗敷。

【宜忌】陰虛咳嗽及大便溏泄者忌服。

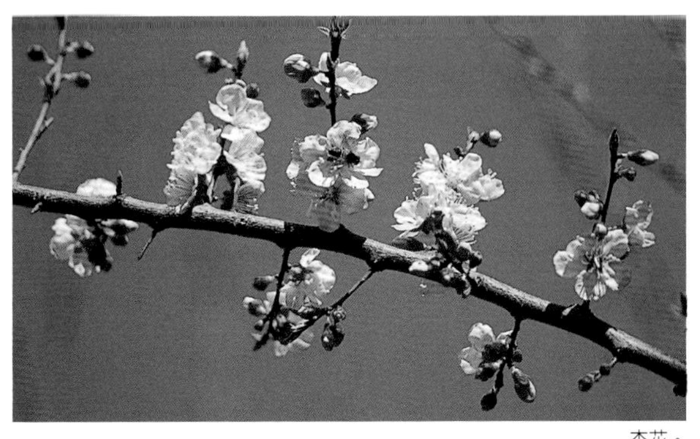

杏花。

分布：扁莖黃芪——遼寧、吉林、河北、陝西、甘肅、山西、內蒙古等地。
華黃芪——河北、河南、山東、內蒙古以及東北等地。

【沙苑子】

【別名】沙苑蒺藜、沙苑蒺藜子、潼蒺藜、沙蒺藜、夏黃草

【基原】為豆科植物扁莖黃芪 *Astragalus complanatus* R.Br. 或華黃芪 *Astragalus chinensis* L. 的種子。

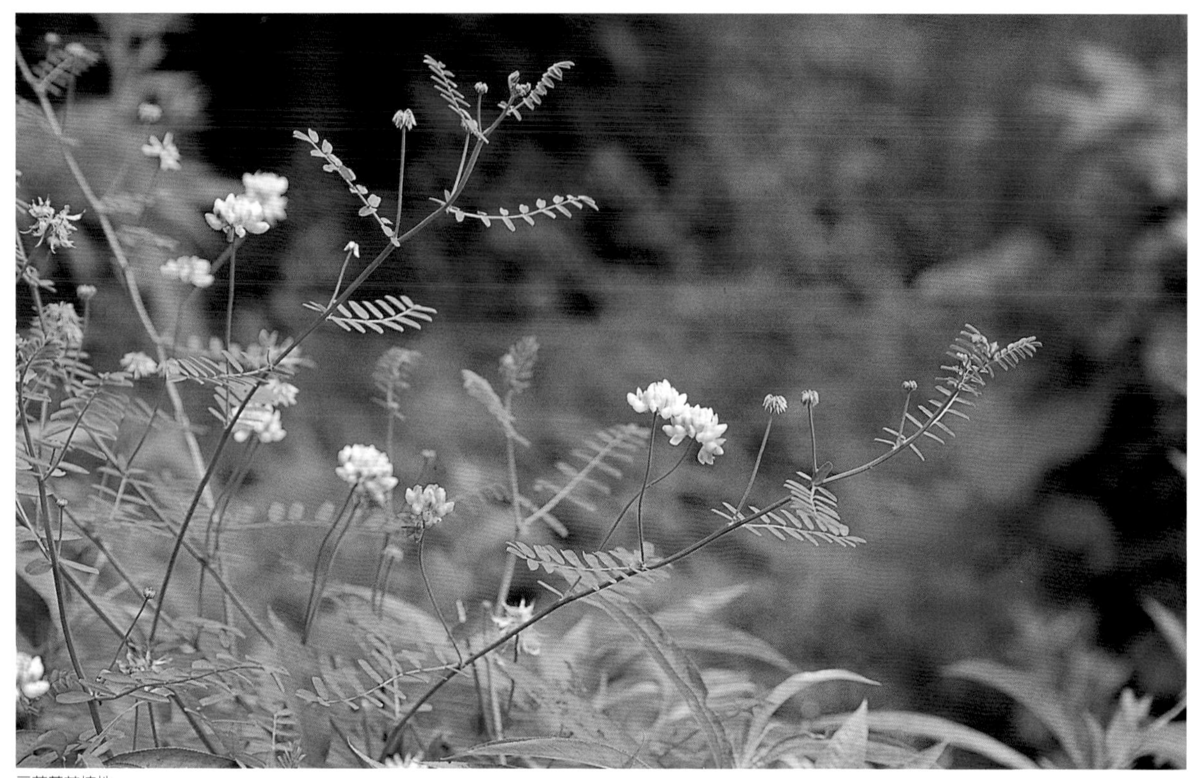

扁莖黃芪植株。

【原植物】

◎扁莖黃芪　多年生高大草本，高可達1公尺以上。生於山野。全體被短硬毛。主根粗長。莖略扁，偃臥。單數羽狀複葉，互生，具短柄；托葉小，披針形；葉柄短，葉片橢圓形，長6～14公釐，寬3～7公釐，先端鈍或微缺，有細尖，基部鈍形至鈍圓形，全緣，上面綠色，無毛，下面灰綠色。總狀花序腋生；總花梗細長；小花3～9朵，小花梗基部有1線狀披針形的小苞片；花萼鐘形，綠色，先端5裂，外側被黑色短硬毛，萼筒基部有2枚卵形的小苞片，外側密被短硬毛；花冠蝶形，黃色，旗瓣近圓形，先端微凹，基部有爪，長約10公釐，寬約8公釐，翼瓣稍短，龍骨瓣與旗瓣等長；雄蕊10，9枚合生，1枚分離；雌蕊超出雄蕊之外，子房上位，密被白色柔毛，有子房柄，花柱無毛，柱頭有畫筆狀白色鬚毛。莢果紡錘形，長3～4公分，先端有較長的尖喙，腹背稍扁，被黑色短硬毛，內含種子20～30粒。種子圓腎形。花期8～9月。果期9～10月。

◎華黃芪　多年生草本，高20～100公分。生山坡、路旁、砂地、河邊。莖直立，有條稜，近無毛。單數羽狀複葉，長8～12公分；小葉21～31，橢圓形或卵狀橢圓形，長1.5～2公分，寬5～9公釐，先端鈍，有短尖，基部圓形或漸狹，上面無毛，下面疏生短柔毛。總狀花序腋生；花多數；萼鐘狀，膜質，萼齒三角披針形，近無毛；花冠黃色，長約1.5公分，翼瓣長為龍骨瓣的2/3；子房有長柄。莢果橢圓形，長1～1.5公分，寬8～10公釐，革質，膨脹，密生橫紋　，成熟後開裂。種子10～12，腎形，種臍凹陷較深，黃褐色。

【採收】秋末冬初，果實成熟而尚未開裂時連莖割下，曬乾後打下種子，去淨雜質，再曬乾。

【性味歸經】甘，溫。入肝、腎經。

【功用主治】補肝，益腎，明目，固精。肝腎不足，腰膝痠痛，目昏，遺精早洩，小便頻數，遺尿，尿血，白帶。

【用法與用量】內服：煎湯，6～9克；或入丸、散。

【宜忌】相火熾盛，陽強易舉者忌服。

分布：廣東、廣西、四川，雲南等地。

【苦石蓮】

【別名】石蓮子、老鴉枕頭、土石蓮子、貓兒核、廣石蓮子
【基原】為豆科植物南蛇竻 *Caesalpinia minax* Hance 的種子。

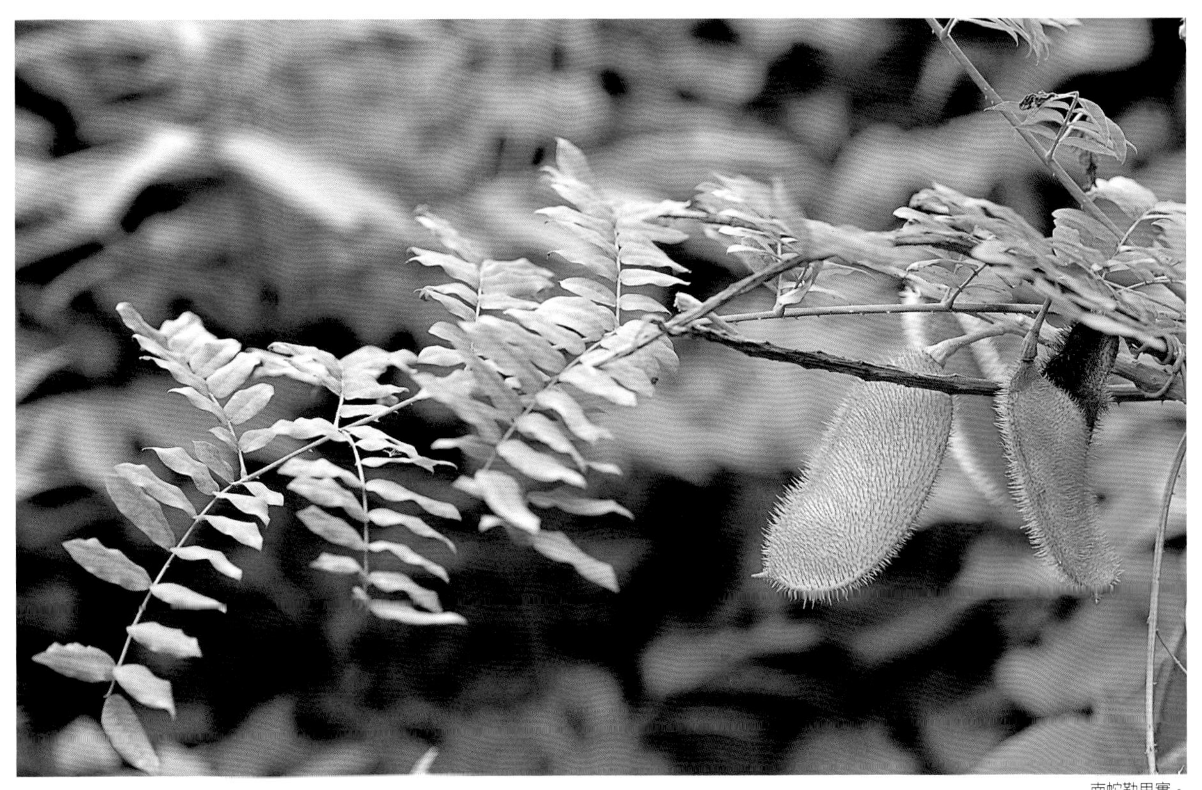

南蛇勒果實。

【原植物】有刺藤本，全株被短柔毛。生於山溝中空曠的溪旁、路邊或灌木叢中。2回雙數羽狀複葉，羽片5～8對，托葉錐狀；小葉12～24枚，近無柄，矩形或倒卵形，長約1.6～3.5公分，闊0.8～1.2公分，先端急尖成細尖，基部圓形，全緣。圓錐花序頂生，花序軸有刺，被柔毛；苞片大，橢圓形、倒披針形，兩面有絨毛；花萼管闊倒卵形，長7公釐，裂片5，矩形，最下1個萼片稍長；花瓣5，紅紫色，倒卵形，長約18公釐，闊12公釐，上面1枚花瓣較短；雄蕊10，不等長，花絲分離，下部密被柔毛，花藥丁字著生；子房密生細刺，花柱比雄蕊稍長，無毛。莢果橢圓狀矩形，長約8～14公分，寬約4.5～5公分；密被棕色針狀刺，先端圓形而有尖喙，內有種子7粒。花期3～4月。果期5～9月。

【採收】8～9月間採成熟果實，取出種子，曬乾。

【性味歸經】苦，寒。入心、脾、腎三經。

【功用主治】散瘀，止痛，清熱，去濕。噦逆，痢疾，淋濁，尿血，跌打損傷。

【用法與用量】內服：煎湯，6～9克。外用：煎水洗或搗敷。

【宜忌】1. 虛寒無火者忌用。2. 大便燥結者忌用。

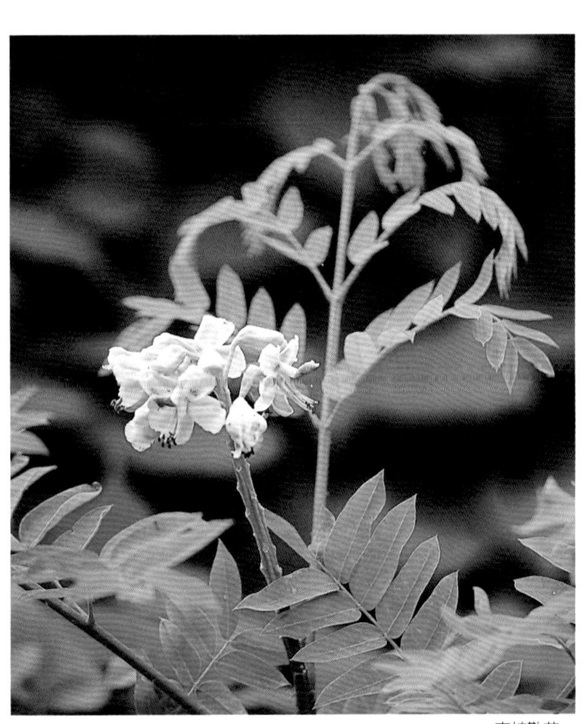

南蛇勒花。

分布：黑龍江、吉林、遼寧、河北、河南、山東、江蘇、安徽、浙江、福建、江西、臺灣、廣西、湖南、湖北、四川、廣東、雲南及貴州等地。

【芡實】

【別名】雞頭實、雞頭、水雞頭、肇實、刺蓮藕、雞嘴蓮、雞頭苞、刺蓮蓬實

【基原】為睡蓮科植物芡 *Euryale ferox* Salisb. 的成熟種仁。

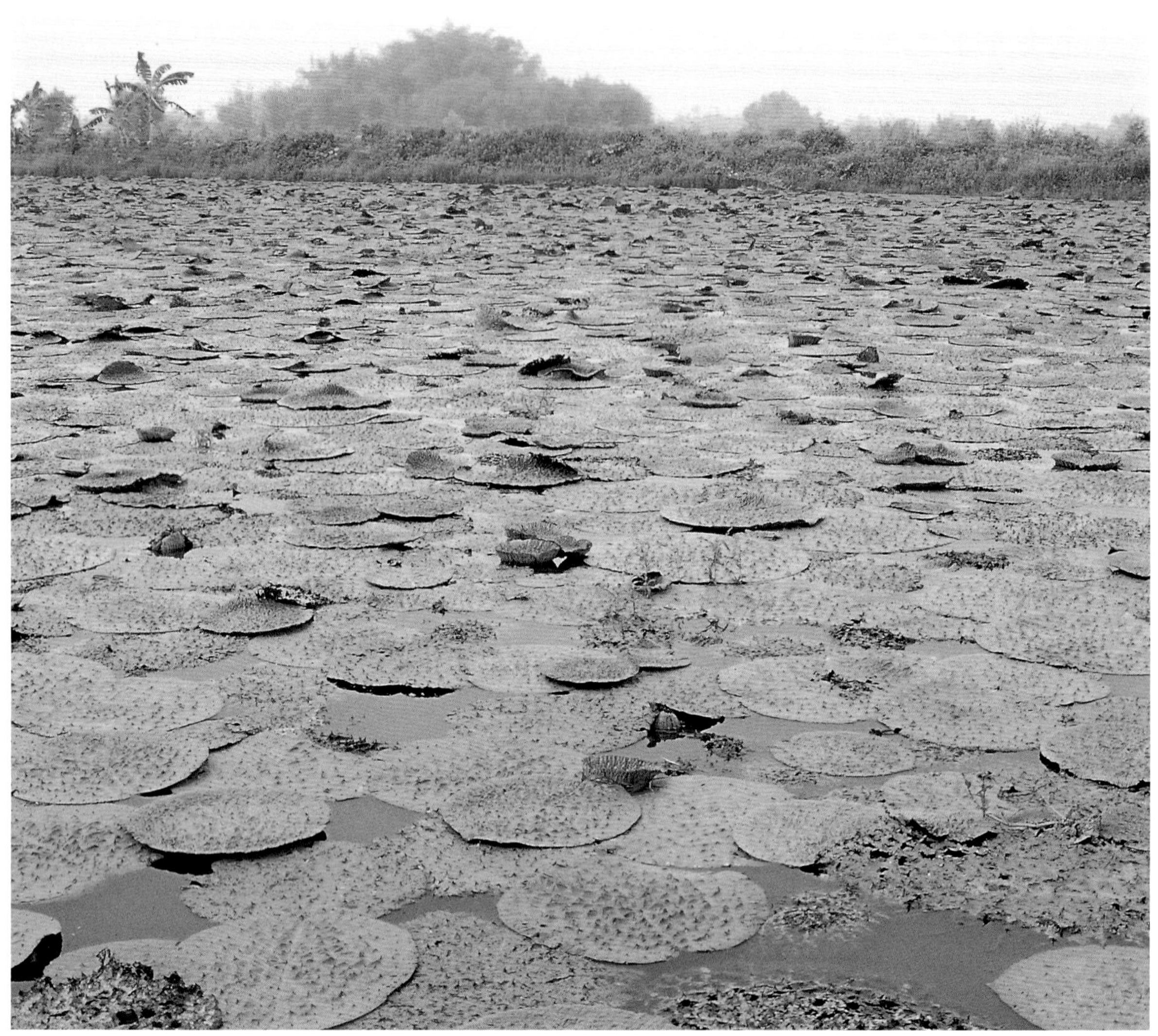

芡實植株。

【原植物】一年生水生草本。生於池沼湖泊中。具白色鬚根及不明顯的莖。初生葉沉水，箭形；後生葉浮於水面，葉柄長，圓柱形中空，表面生多數刺，葉片橢圓狀腎形或圓狀盾形，直徑65～130公分，表面深綠色，有蠟被，具多數隆起，葉脈分歧點有尖刺，背面深紫色，葉脈凸起，有絨毛。花單生；花梗粗長，多刺，伸出水面；萼片4，直立，披針形，肉質，外面綠色，有刺，內面帶紫色；花瓣多數，分3輪排列，帶紫色；雄蕊多數；子房半下位，8室，無花柱，柱頭紅色。漿果球形，海綿質，汙紫紅色，外被皮刺，上有宿存萼片。種子球形，黑色，堅硬，具假種皮。花期6～9月。果期7～10月。

【採收】9～10月種子成熟時，割取果實，擊碎果皮，取出種子，除去硬殼曬乾。

【性味】甘澀，平。入脾、腎經。

【功用主治】固腎澀精，補脾止泄。遺精，淋濁，帶下，小便不禁，大便泄瀉。

【用法與用量】內服：煎湯，9～15克；或入丸、散。

【宜忌】凡外感前後，瘧痢疳痔，氣鬱痞脹，溺赤便秘，食不運化及新產後皆忌之。

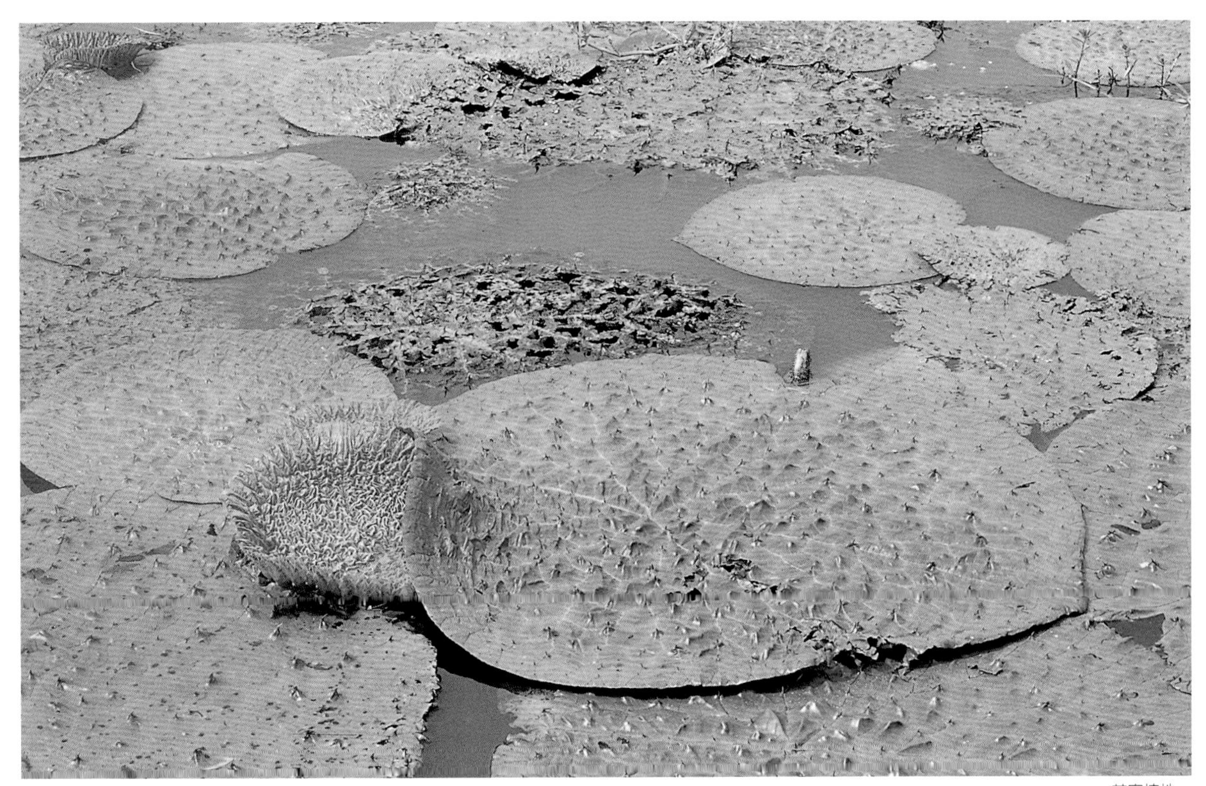

芡實植株。

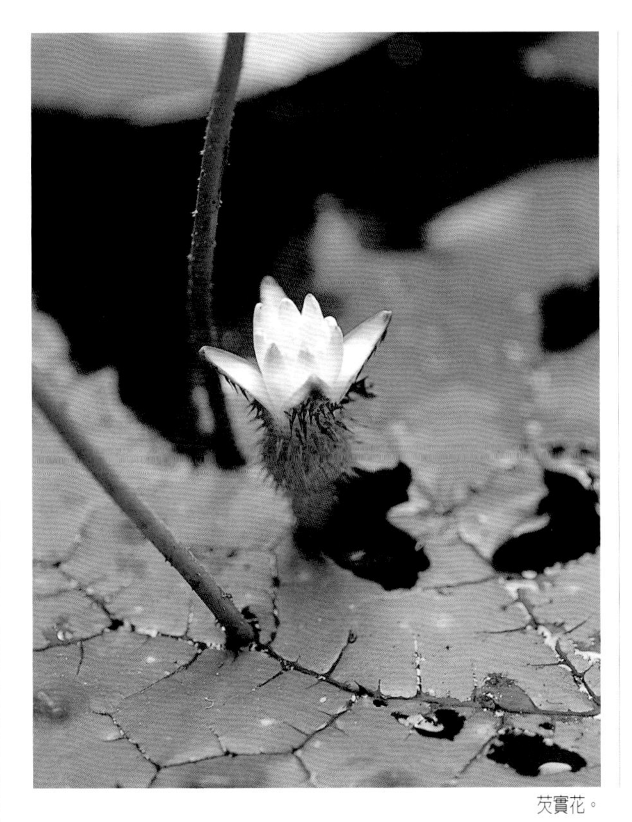

芡實花。

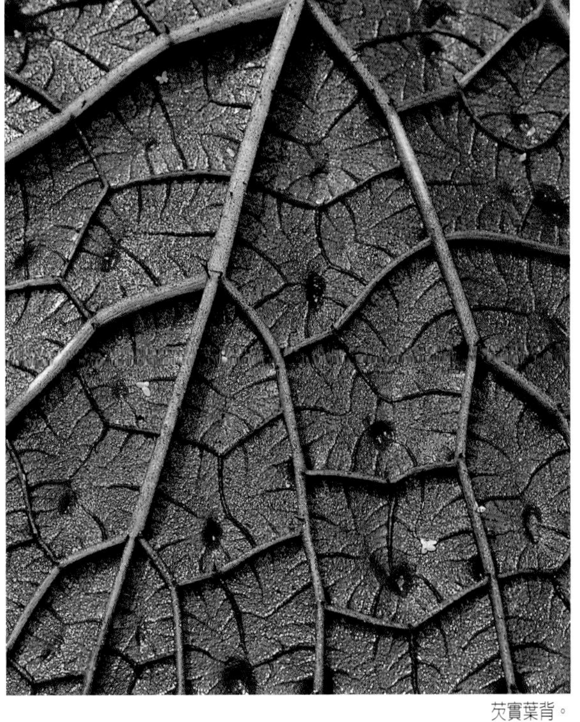

芡實葉背。

分布：遼寧、內蒙古、河北、河南、山西、山東、江蘇、浙江、福建、湖北、廣東等地。

【郁李仁】

【別名】郁子、鬱裏仁、李仁肉、秧李、側李

【基原】為薔薇科植物郁李 *Prunus japonica* Thunb. 的種子。

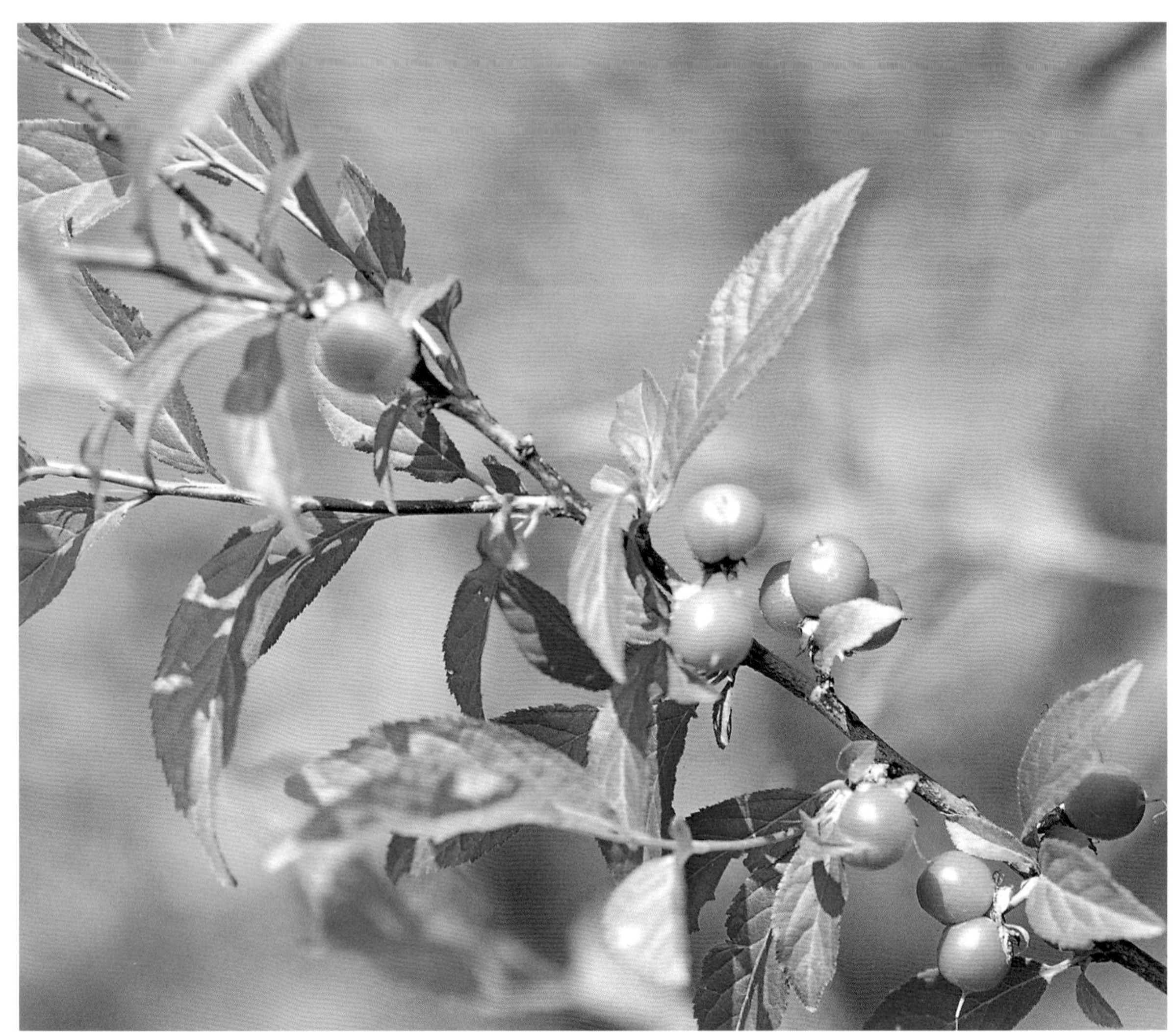

郁李仁植株、果實。

【原植物】落葉灌木，高1～1.5公尺。生長在向陽山坡、路旁或小灌木叢中。樹皮灰褐色，有不規則的縱條紋；幼枝黃棕色，光滑。葉互生；葉柄長2～3公釐，被短柔毛；托葉2枚，線形，呈篦狀分裂，早落；葉片通常為長卵形或卵圓形，罕為卵狀披針形，長5～6公分，寬2.5～3公分，先端漸尖，基部圓形，邊緣具不整齊之重鋸齒，背面沿主脈具短柔毛。花先葉開放，2～3朵簇生；花梗長2～5公釐，有稜，散生白色短柔毛，基部為數枚茶褐色的鱗片包圍，鱗片長圓形，密被鏽色絨毛，有細齒；花萼5，基部成淺萼筒，先端銳尖，邊緣疏生乳突狀鋸齒，網脈明顯；花瓣5，淺紅色或近白色，具淺褐色網紋。斜長圓形，邊緣疏生淺齒；雄蕊多數，花藥圓形或略呈方形，花絲不等長；雌蕊1，子房長圓形，1室，花柱被柔毛。核果近圓球形，暗紅色。花期5月。果期6月。

【採收】秋季果實成熟時採摘，除去果肉，取核，再去殼，取出種仁。上述品種，商品習稱「小李仁」。

【性味】辛苦甘，平。入脾、大小腸經。

【功用主治】潤燥，滑腸，下氣，利水。大腸氣滯，燥澀不通，小便不利，大腹水腫，四肢浮腫，腳氣。

【用法與用量】內服：煎湯，3～9克；或入丸、散。

【宜忌】陰虛液虧及孕婦慎服。

【扁豆】

【別名】南扁豆、沿籬豆、涼衍豆、羊眼豆、膨皮豆、茶豆、小刀豆、藤豆

【基原】為豆科植物扁豆 *Dolichos lablab* L. 的白色種子。

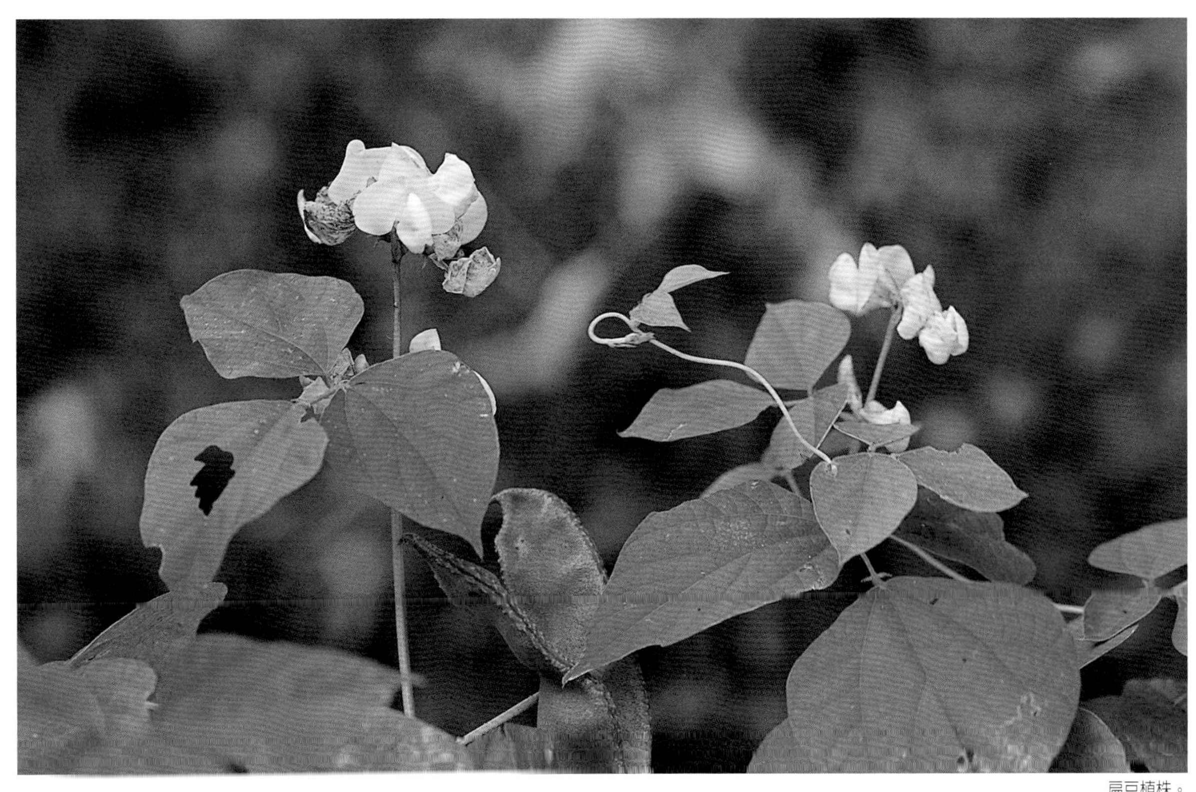

扁豆植株。

【原植物】一年生纏繞草質藤本，長達6公尺。均為栽培品。3出複葉；小葉片闊卵形，長5～9公分，寬6～10公分，先端尖，基部廣楔形或截形，全緣，兩面被疏毛，側生小葉較大，斜卵形，葉柄長4～12公分；托葉細小，披針形。總狀花序腋生，通常2～4朵聚生於花序軸的節上；小苞片2，早落；花萼鐘狀，萼齒5，邊緣密被白色柔毛；花冠蝶形，白色或淡紫色，旗瓣卵狀橢圓形，基部兩側有2附屬體，並下延為2耳，翼瓣斜橢圓形，龍骨瓣舟狀；雄蕊10，2束；子房線形，被柔毛，基部有腺體，柱頭頭狀，疏生白色短毛。莢果長橢圓形，扁平，微彎，長5～8公分，先端具彎曲的喙。種子2～5粒，長方狀扁圓形，白色、黑色或紅褐色。花期7～8月。果期9月。

【採收】立冬前後摘取成熟莢果，曬乾，打出種子，再曬至全乾。

【性味歸經】甘，平。入脾、胃經。

【功用主治】健脾和中，消暑化濕。暑濕吐瀉，脾虛嘔逆，食少久泄，水停消渴，赤白帶下，小兒疳積。

【用法與用量】內服：煎湯，9～18克；或入丸、散。

【宜忌】寒熱病、瘧者，不可食。

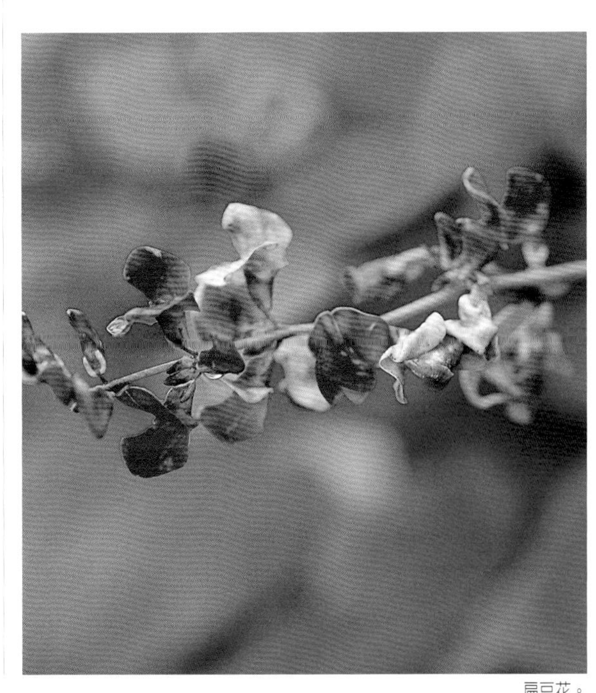

扁豆花。

分布：華東和遼寧、河北、河南、廣東、廣西、湖南、湖北、四川、貴州、雲南等地。

分布：中國大部分地區。

【柏子仁】

【別名】柏實、柏子、柏仁、側柏子

【基原】為柏科植物側柏 *Biota orientalis* (L.) Endl. 的種仁。

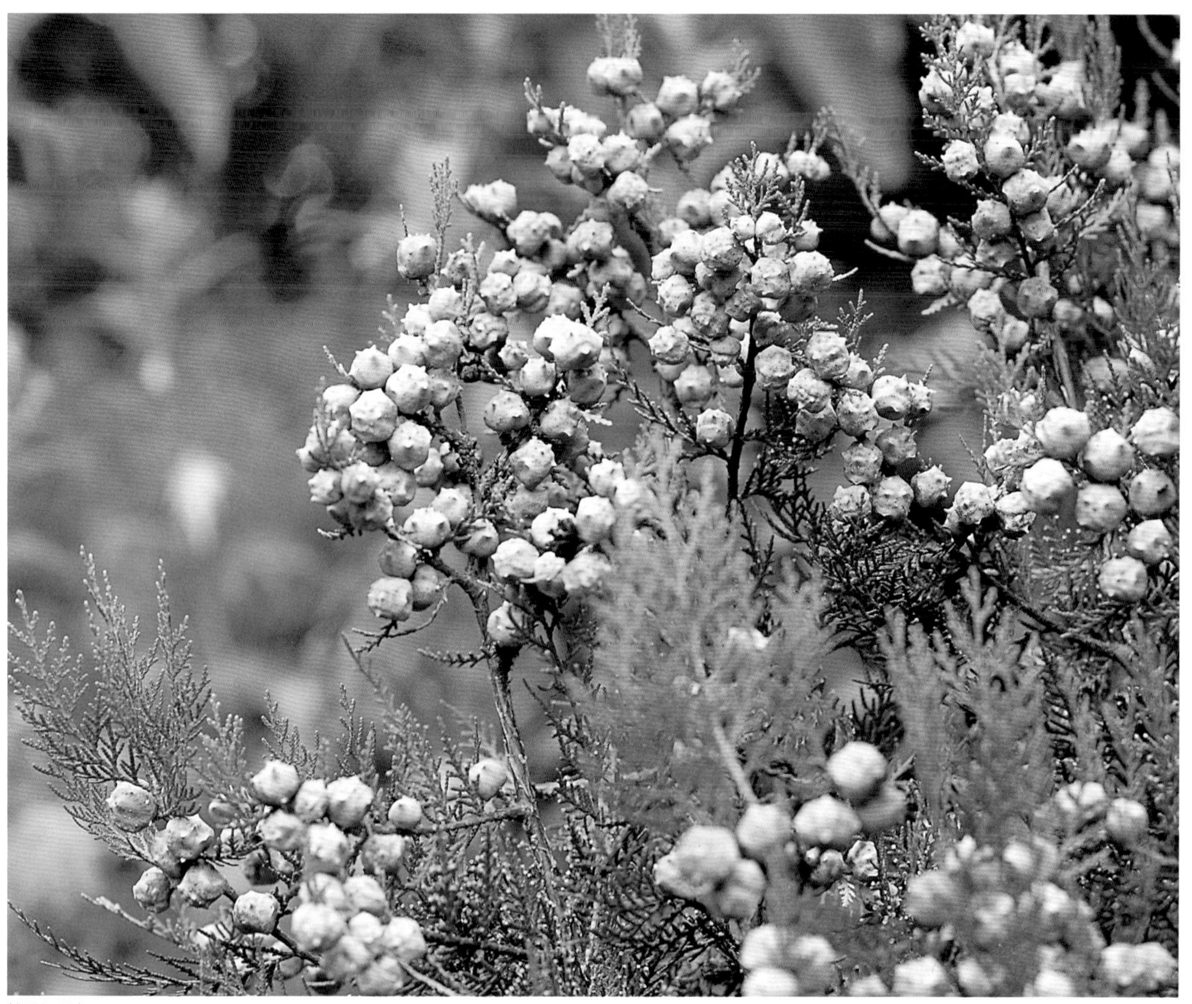

柏子仁果實。

【原植物】常綠喬木，高達20公尺，直徑可達1公尺。樹縱裂成條片；小枝扁平，直展，排成一平面。鱗形葉交互對生；雄球花黃色；雌球花淡褐色。毬果當年成熟，卵圓形，熟前肉質，藍綠色，被白粉；熟後木質，張開，紅褐色。花期3～4月；毬果9～10月成熟。喜生濕潤肥沃的山坡。

【採收】冬初種子成熟時收採，曬乾。壓碎種皮，簸淨，陰乾。

【性味】甘，平。入心、肝、脾經。

【功用主治】養心安神，潤腸通便。驚悸，失眠，遺精，盜汗，便秘。

【用法與用量】內服：煎湯，3～9克；或入丸、散。外用：炒研取油塗。

【宜忌】便溏及痰多者忌服。

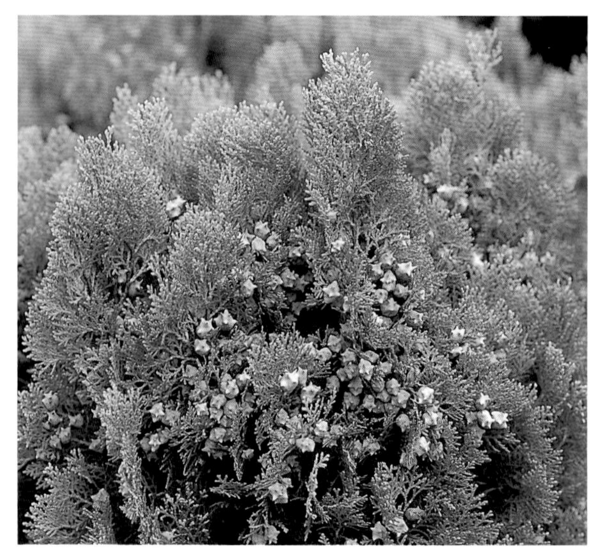

側柏。

【相思子】

【別名】紅豆、雲南豆子、紅漆豆、相思豆、鴛鴦豆、土甘草豆、郎君豆

【基原】為豆科植物相思子 *Abrus precatorius* L. 的種子。

分布：福建、臺灣、廣東、廣西及雲南等地。

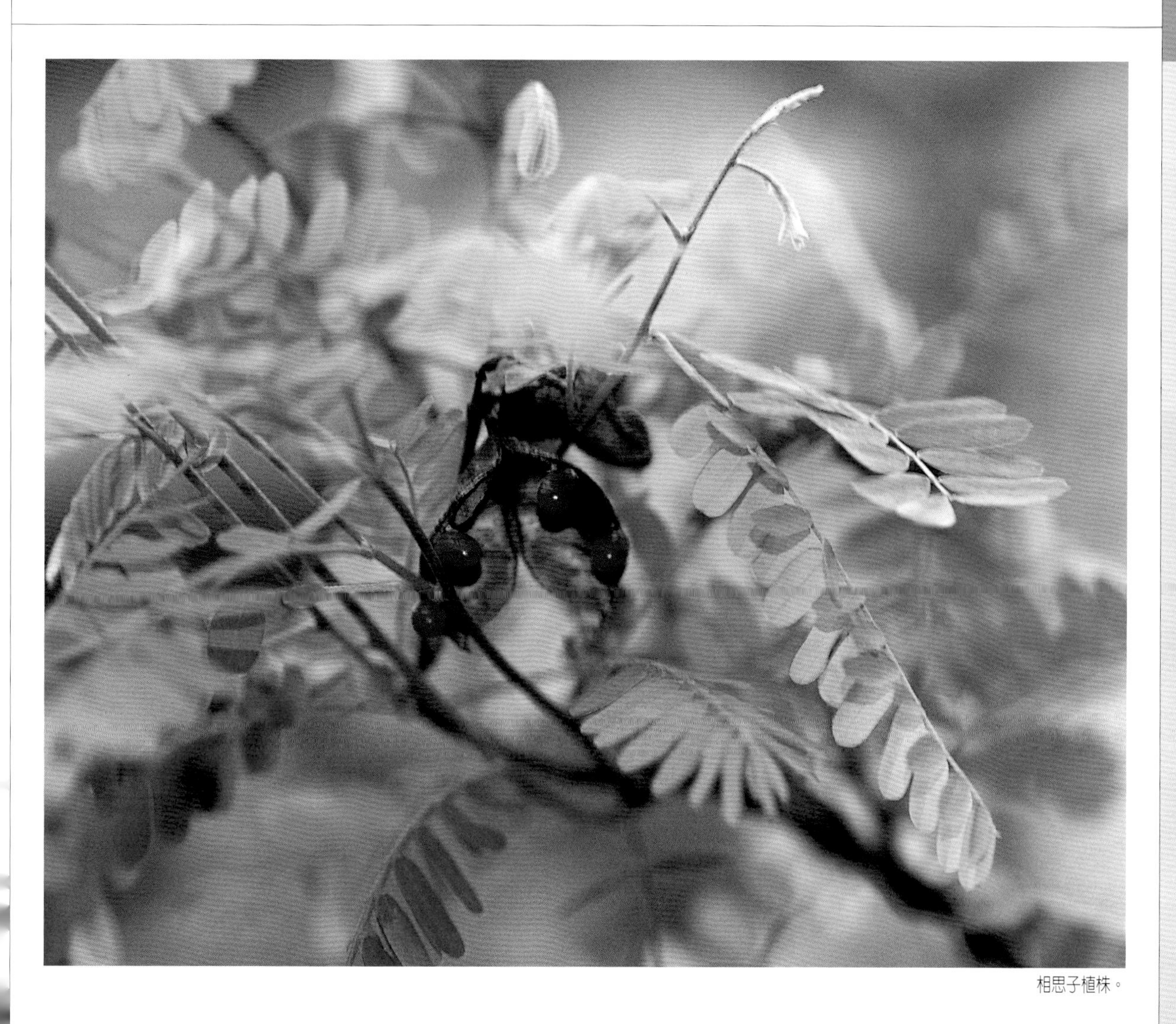

相思子植株。

【原植物】纏繞藤本。生長於丘陵地或山間、路旁灌叢中，常栽培於村邊。莖細長，稍木質化，表面疏生白色剛毛狀伏貼細毛。雙數羽狀複葉，互生，長4～11公分；葉軸被剛毛狀伏貼毛，先端有小尖突；小葉8～20對，具短柄；小葉片長圓形至長圓狀倒卵形，長5～20公釐，寬3～8公釐，先端鈍圓，具細尖，基部圓形或闊楔形，全緣，上面光滑，下面被剛毛狀伏貼細毛；葉易凋落。總狀花序腋生，花序軸粗壯，肉質，被剛毛狀伏貼毛；花小，排列緊密，淡紫色，長約9公釐，具短梗；花萼黃綠色，鐘形，長約3公釐，先端有4短齒，外側被毛；花冠蝶形，旗瓣闊卵形，基部有三角狀的爪，翼瓣與龍骨瓣狹窄；雄蕊9，成1束；子房上位，闊線形，被毛，花柱短，柱頭具細乳頭。莢果黃綠色，革質，長方形，扁平或膨脹，長2～4.5公分，寬1.2～1.4公分，先端有彎曲的喙，表面密被白色剛毛狀伏貼細毛。種子1～6粒，橢圓形，基部靠近種臍部分黑色，上部朱紅色，有光澤。花期3～5月。果期5～6月。

【採收】夏、秋季分批摘取成熟果莢，曬乾，打出種子，除淨雜質後再曬乾。

【性味】辛苦，平，有毒。

【功用主治】拔毒生肌。

【用法與用量】不宜內服，以防中毒。外用：搗爛塗敷患處。

【華山松】

【別名】吃松、松子、果松、徒要（傈族名）
【基原】為松科華山松 *Pinus armandi* Franch. 的種仁。

分布：中國黃河以北各省市。

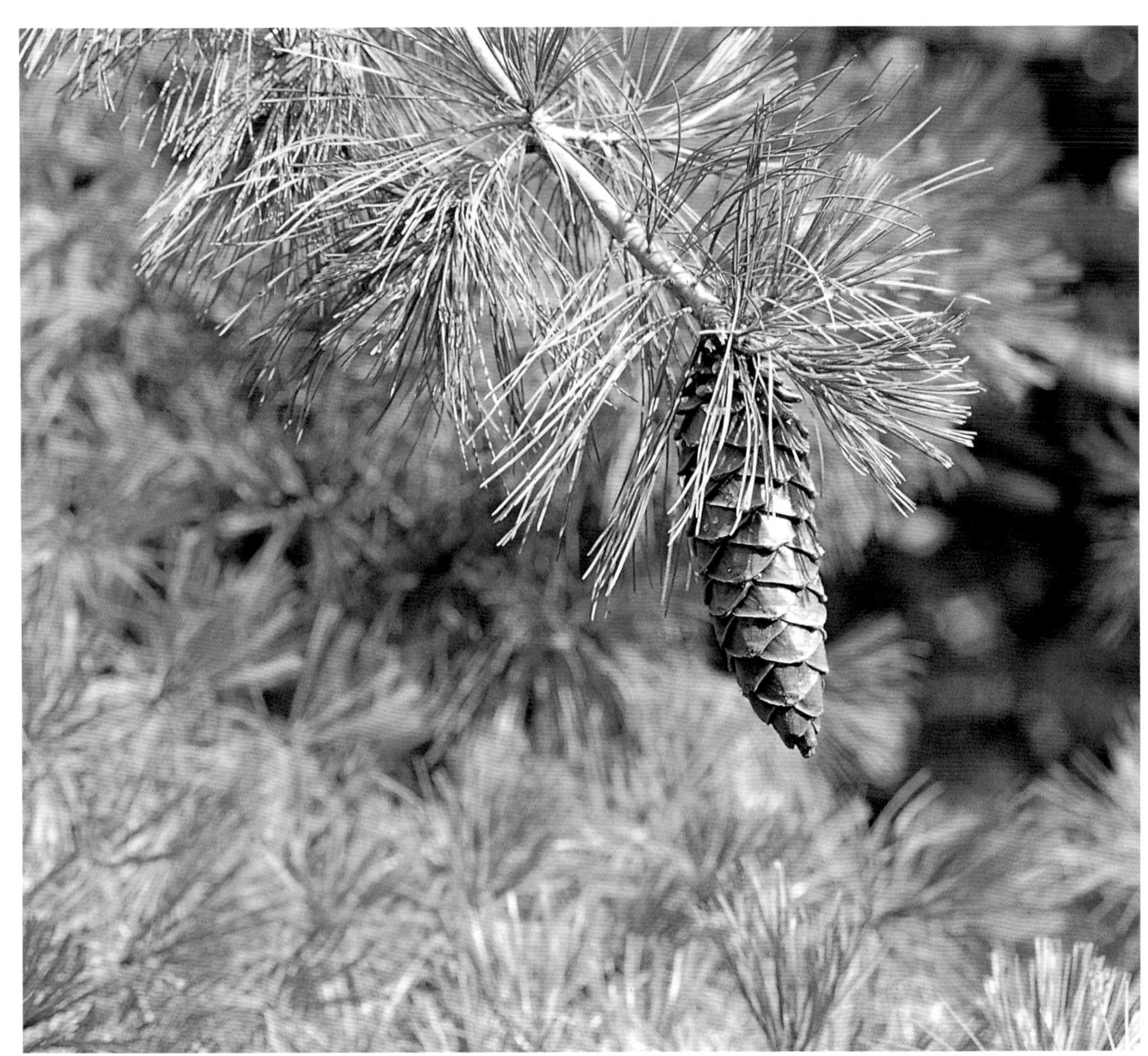

華山松植株。

【原植物】喬木，高達35公尺。樹皮灰色，開裂成方形或長方形厚塊片固著於樹幹；一年生枝綠色或灰綠色，無毛，微被白粉。針葉5針一束，稀6～7針一束；橫切面三角形；樹脂道通常3個，中生或背面兩個邊生，腹面1個中生。毬果圓錐狀長卵圓形，熟時褐色或淡黃褐色，種鱗張開，鱗盾斜方形或寬三角狀斜方形；鱗臍頂生，微小。種子卵形或卵圓形，褐色至黑褐色。無翅。花期4～5月，果期翌年9～10月。

【採收】秋季採收，取出種仁，乾燥即得。

【性味】甘，溫。

【功用主治】潤肺，滑腸，滋補強壯。肺燥咳嗽，慢性便秘，吐血，眩昏，身體虛弱。

【用法與用量】內服：煎湯，3～6克；或入丸、散。外用：炒研取油塗。

【落花生】

【別名】花生、落花參、番豆、長生果、落地生、及地果、南京豆
【基原】為豆科植物落花生 *Arachis hypogaea* L. 的種子。

分布：中國各地均有栽培。

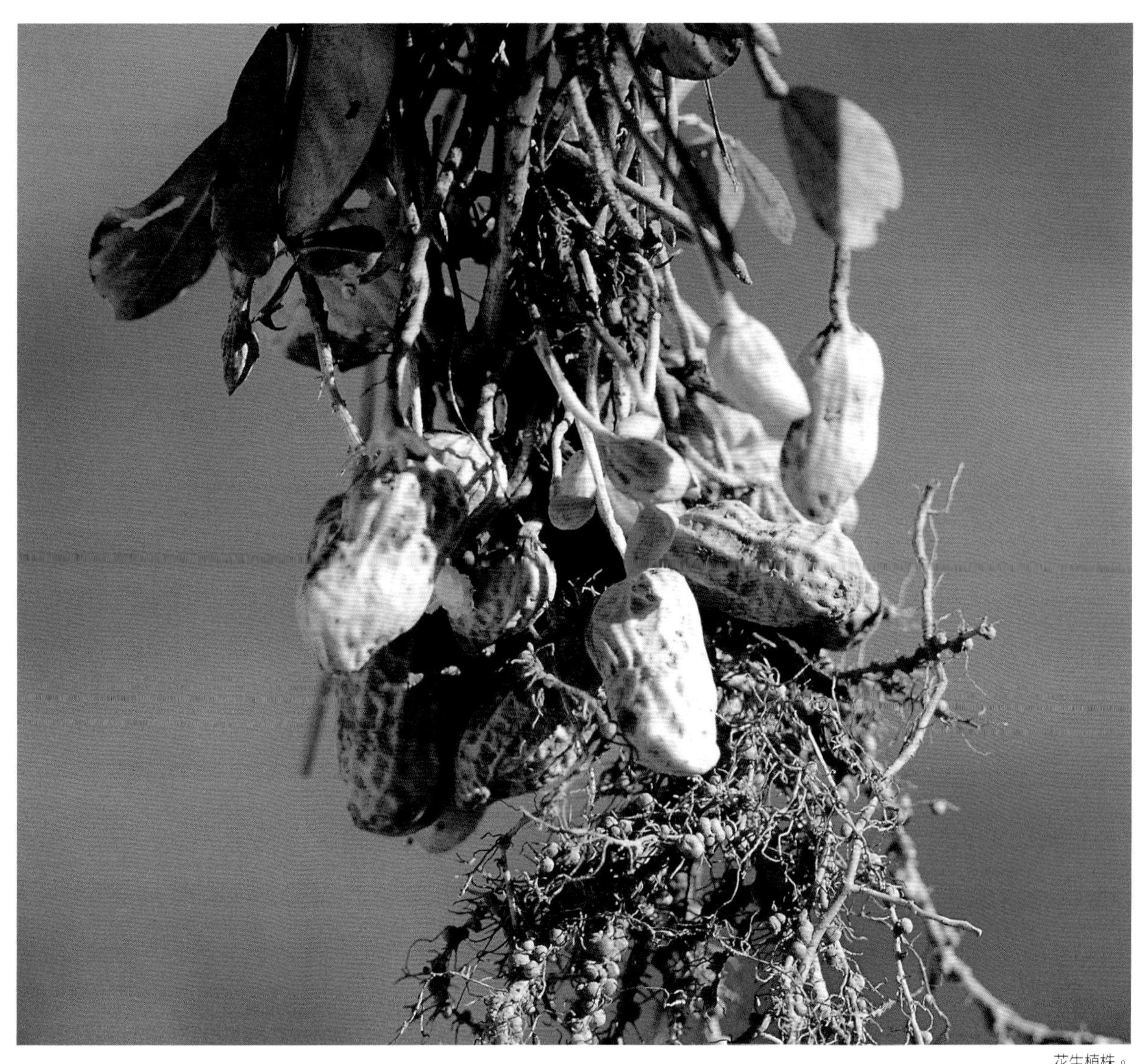

花生植株。

【原植物】一年生草本。根部有很多根瘤。莖高30～70公分，匍匐或直立；莖、枝有稜，被棕黃色長毛。雙數羽狀複葉互生，小葉4，長圓形至倒卵圓形，長2.5～5.5公分，寬1.4～3公分，先端鈍或有突細尖，基部漸狹，全緣；葉柄長2～5公分，被棕色長毛；托葉大，基部與葉柄基部連生，成披針形，長3～4公分，脈紋明顯。花黃色，單生或簇生於葉腋，開花期幾無花梗；萼管細長，萼齒上面3個合生，下面一個分離成2唇形；花冠蝶形，旗瓣近圓形，寬大，翼瓣與龍骨瓣分離，雄蕊9，合生，1個退化；花藥5個矩圓形，4個近於圓形；花柱細長，柱頭頂生，甚小，疏生細毛；子房內有一至數個胚珠，胚珠受精後，子房柄伸長至地下，發育為莢果。莢果長橢圓形，種子間常隘縮，果皮厚，革質，具突起網脈，長1～5公分，內含種子1～4顆。花期6～7月。果期9～10月。

【採收】秋末挖取果實，剝去果殼，取種子曬乾，俗稱「花生米」。

【性味歸經】甘，平。入脾、肺經。

【功用主治】潤肺，和胃。燥咳，反胃，腳氣，乳婦奶少。

【用法與用量】內服：生研沖湯或煎服。

【宜忌】體寒濕滯及腸滑便泄者不宜服。

【雲豆】

【別名】四季豆、唐豇、六月鮮、龍骨豆、白豆
【基原】為豆科植物菜豆 *Phaseolus vulgaris* L. 的種子。

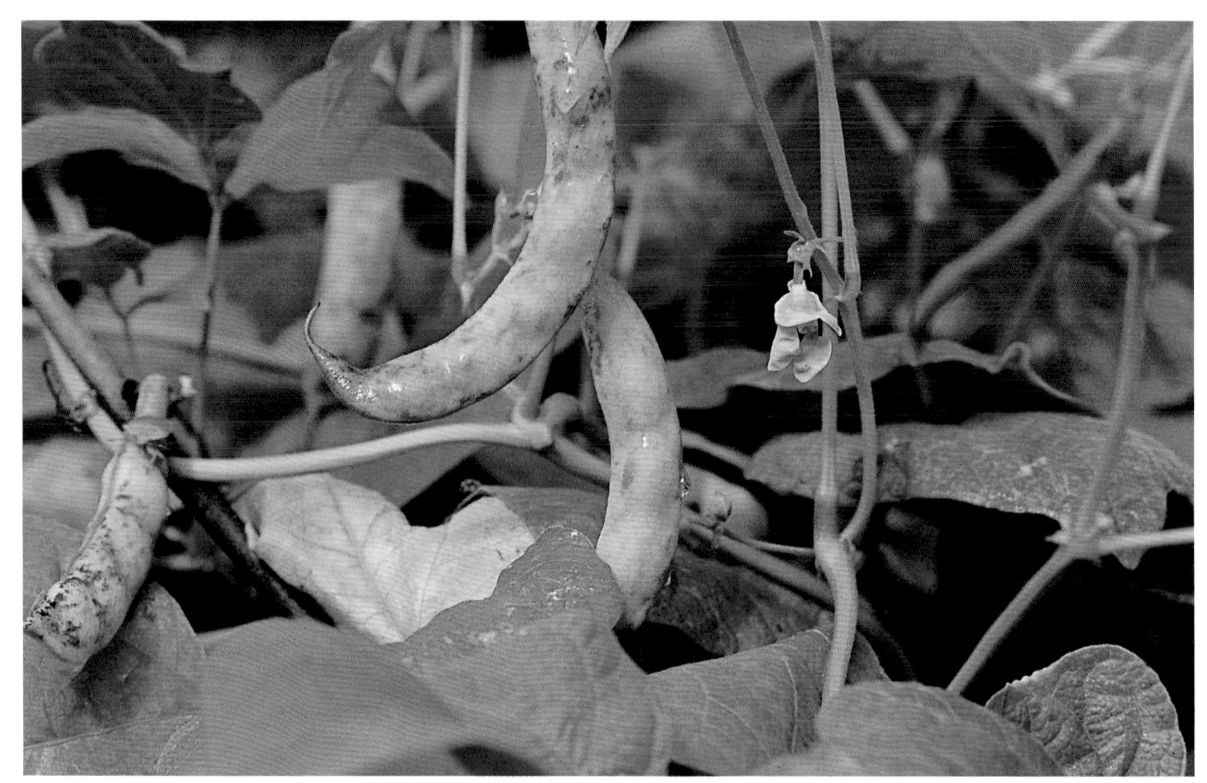
雲豆果實。

【原植物】一年生纏繞草本，被短柔毛。三出複葉；頂生小葉寬卵狀或菱狀卵形，側生小葉偏斜；小托葉漸尖。總狀花序比葉短，腋生；花冠白色或淡紫色。莢果，略膨脹，長達5公分，寬1公分，有喙；種子球形或橢圓形，白色、褐色、藍黑或絳紅色，光澤有斑點。
【採收】果實成熟時採收。打下種子，曬乾。
【性味】甘淡，平。
【功用主治】滋養，解熱，利尿，消腫。水腫、腳氣病。
【用法與用量】內服：10～20克，適量，煮熟當菜吃。

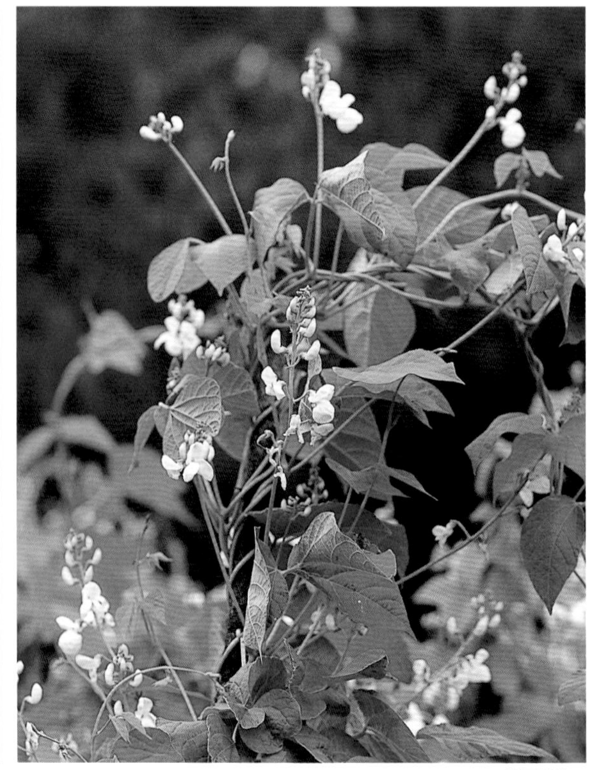
雲豆植株。

【雲實】

【別名】馬豆、臭草、老虎刺尖、杉刺、水皂角、閻王刺、藥王子、倒掛刺、蛇不過、烏不棲、黃花刺、紅總管

【基原】為豆科植物雲實 *Caesalpinia sepiaria* Roxb. 的種子。

分布： 廣東、廣西、湖南、湖北、雲南、貴州、四川、福建、浙江、江蘇、安徽、江西等地。

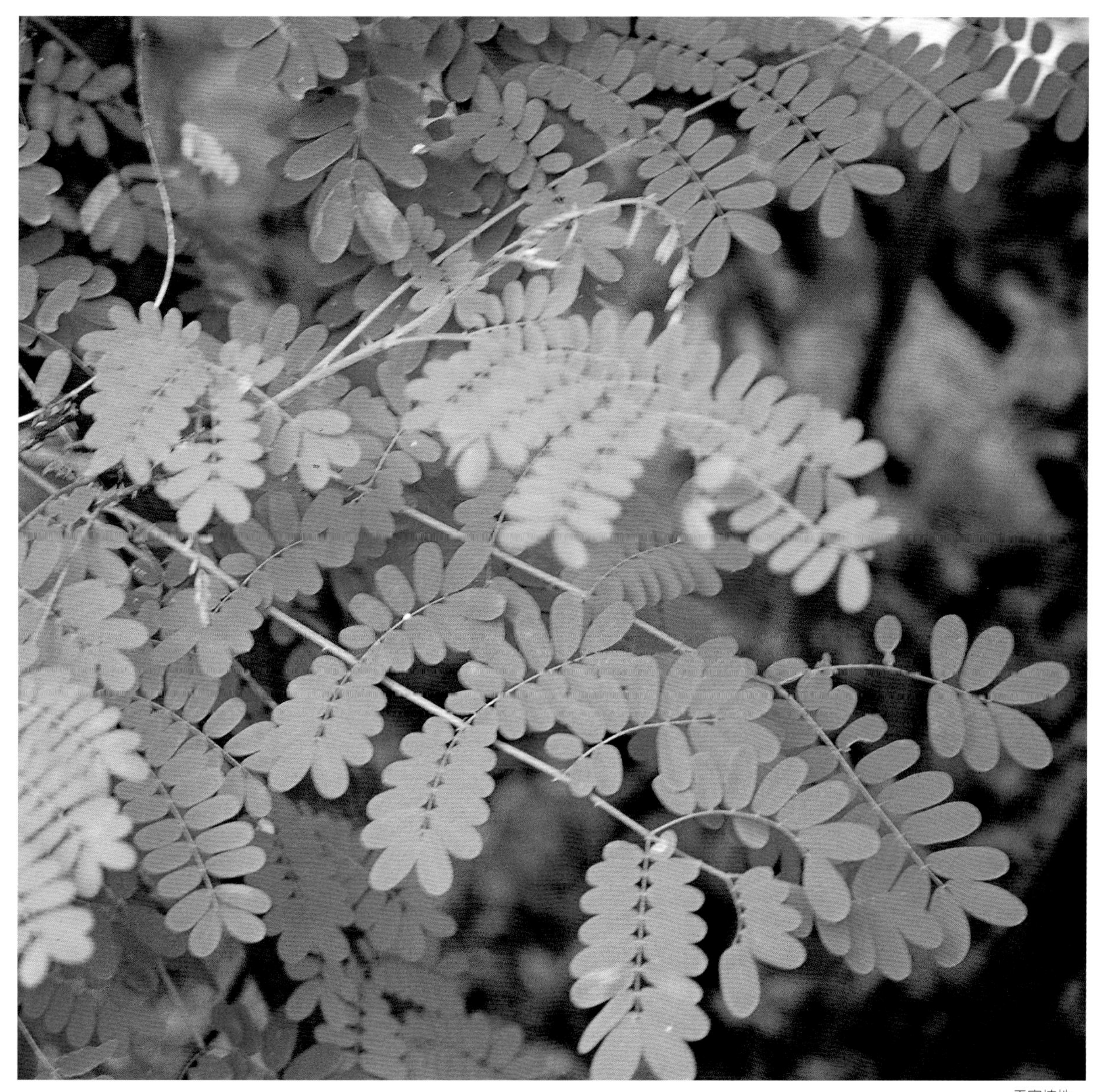

雲實植株。

【原植物】 攀援灌木，具散生鉤刺。生長於平原、丘陵地、山谷及河邊。2回羽狀複葉，長20～30公分，羽片3～10對，有柄；每羽片有小葉12～24對，膜質，長圓形，長10～25公釐，寬6～10公釐，基部鈍，先端近圓形，兩邊均被短柔毛，老時毛脫落；托葉闊，半邊箭頭狀，早落或缺。總狀花序，長15～30公分；花左右對稱，亮黃色；花梗長2～4公分，勁直，萼下具關節，花易脫落；萼片5，被短柔毛；花瓣5，膜質，圓形或倒卵形；雄蕊10，分離，花絲中部以下密生絨毛；子房上位，1室，有胚珠數顆。莢果近木質，短舌狀，偏斜，長6～12公分，寬2～3公分，稍膨脹，先端延伸成1刺尖，沿背縫線膨脹成狹翅，並沿背縫線開裂，栗色，無毛。種子6～9顆，長圓形，褐色。花、果期4～10月。

【性味】 味辛，溫。

【功用主治】 清熱除濕，殺蟲。痢疾，瘧疾，消渴，小兒疳積。

分布：中國各地均有栽培。

【黑大豆】

【別名】烏豆、黑豆、冬豆子、大菽

【基原】為豆科植物大豆 *Glycine max* (L.) Merr. 的黑色種子。

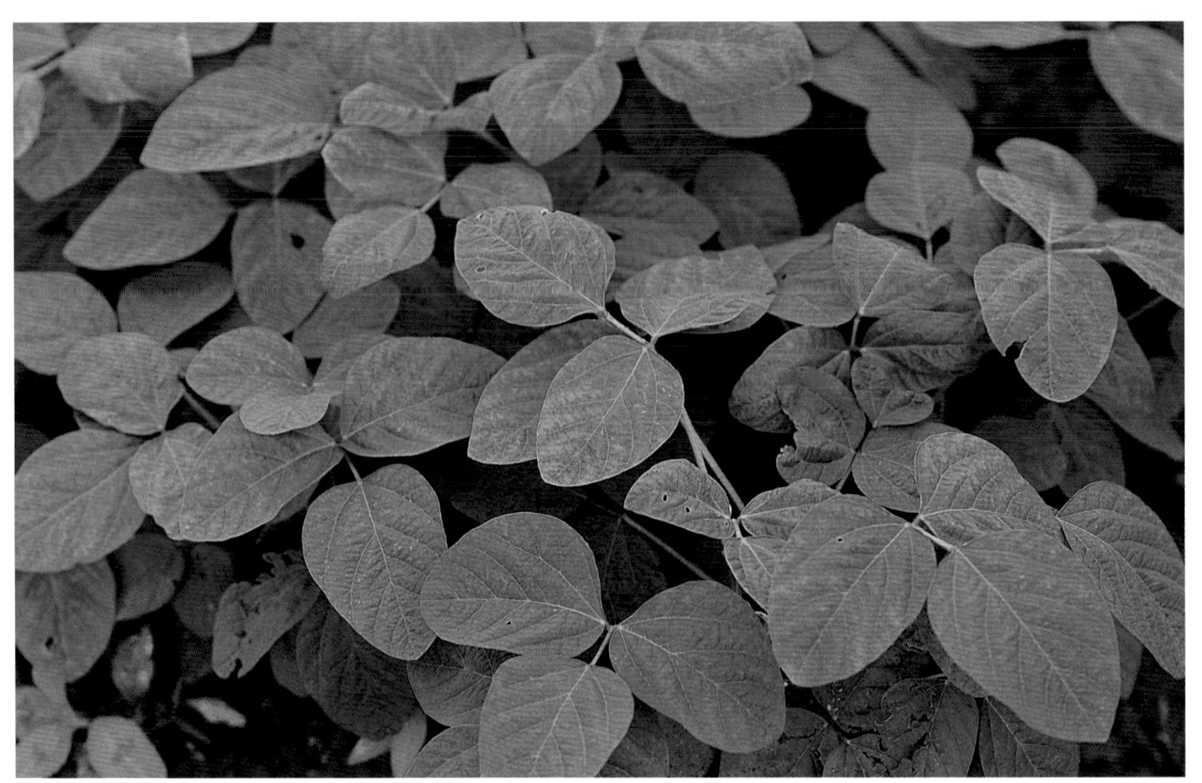

大豆植株。

【原植物】一年生草本，高50～80公分。莖直立或上部蔓性，密生黃色長硬毛。3出複葉；葉柄長，密生黃色長硬毛；托葉小，披針形；小葉3片，卵形、廣卵形或狹卵形，通常兩側的小葉為斜卵形，長6～13公分，寬4～8.5公分，先端鈍或急尖，中脈常伸出成棘尖，基部圓形、闊楔形或近於截形，全緣，或呈微波狀；兩面均被黃色長硬毛。總狀花序短闊，腋生，有2～10朵花；花白色或紫色；花萼綠色，鐘狀，先端5齒裂，被黃色長硬毛；花冠蝶形，旗瓣倒卵形，先端圓形，微凹，翼瓣篦形，有細爪，龍骨瓣略呈長方形，基部有爪；雄蕊10，2體；子房線狀橢圓形，被黃色長硬毛，基部有不發達的腺體，花柱短，柱頭頭狀。莢果長方披針形，長5～7公分，寬約1公分，先端有微凸尖，褐色，密被黃色長硬毛。種子卵圓形或近於球形，種皮黃色、綠色或黑色。花期8月。果期10月。

【採收】秋季種子成熟時，採收果實，曬乾剝取種子。或先剝取種子然後曬乾。

【性味歸經】甘，平。入脾、腎經。

【功用主治】活血，利水，祛風，解毒。水腫脹滿，風毒腳氣，黃疸浮腫，風痹筋攣，產後風痙、口噤，癰腫瘡毒；解藥毒。

【用法與用量】內服：煎湯，10～30克，或入丸、散。外用：研末摻或煮汁塗。

【宜忌】1. 惡五參、龍膽。得前胡、烏喙、杏仁、牡蠣良。2. 服蓖麻子者忌炒豆，犯之脹滿；服厚樸者亦忌之，易動氣。

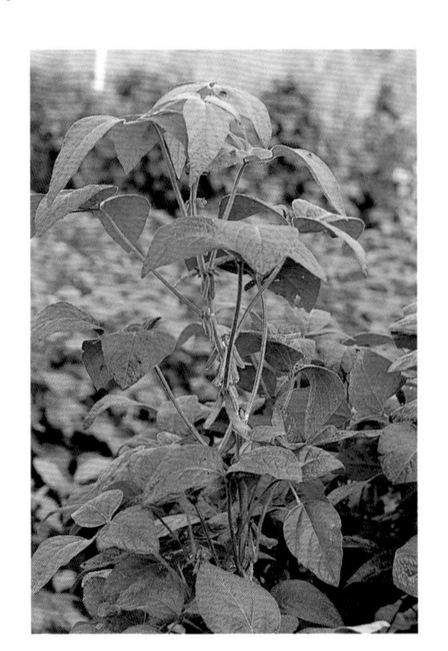

大豆植株。

【榧子】

【別名】彼子、榧實、羆子、玉山果、赤果、野杉、香榧、木榧
【基原】為紅豆杉科植物榧 *Torreya grandis* Fort. 的種子。

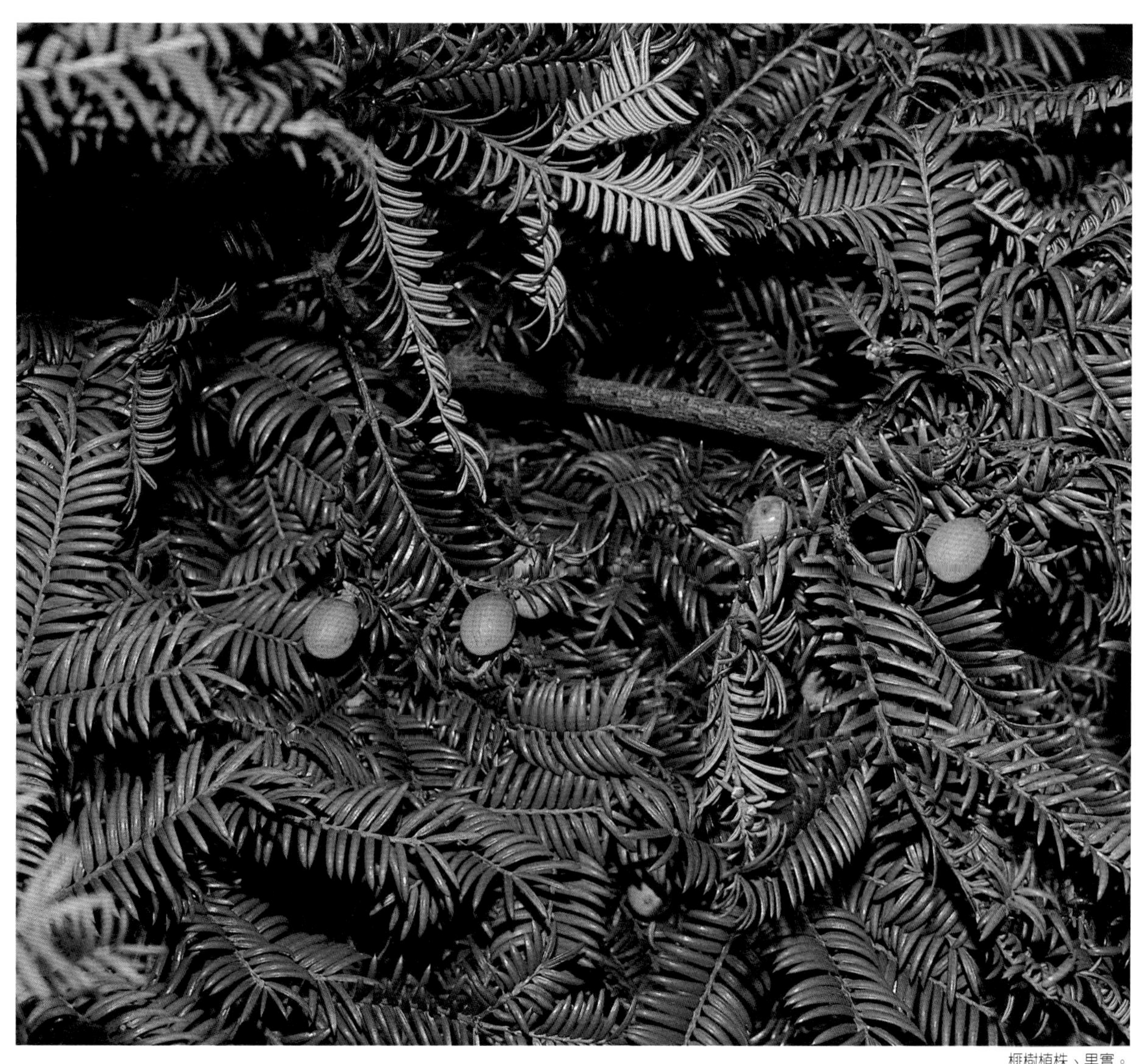

榧樹植株、果實。

分布：安徽、江蘇、浙江、福建、江西、湖南、湖北等地。

【原植物】常綠喬木，高達25公尺。生長於山坡，野生或栽培。樹皮灰褐色，枝開張，小枝無毛。葉呈假二列狀排列，線狀披針形，長1.2～2.5公分，寬2～3公釐，愈向上部愈狹，先端突刺尖，基部幾成圓形，全緣，質堅硬，上面暗黃綠色，有光澤，下面淡綠色，中肋顯明，在其兩側各有一條凹下黃白色的氣孔帶。花單性，通常雌雄異株；雄花序橢圓形至矩圓形，具總花梗，雄蕊排成4～8輪，花藥4室；雌花無梗，成對生，只1花發育，基部具數對交互對生的苞片，胚珠1，直生。種子核果狀、矩狀橢圓形或倒卵狀長圓形，長2～3公分，先端有小短尖，紅褐色，有不規則的縱溝；胚乳內縮或微內縮。花期4月。種子成熟期為次年10月。

【採收】10～11月間種子成熟時採摘，除去肉質外皮，取出種子，曬乾。

【性味】甘，平。入肺、胃、大腸經。

【功用主治】殺蟲，消積，潤燥。蟲積腹痛，小兒疳積，燥咳，便秘，痔瘡。

【用法與用量】內服：煎湯，4.5～9克；或入丸、散。

【宜忌】多食滑腸，助火，熱病咳嗽不宜；殼反綠豆。

分布：中國大部分地區均有栽培。

【綠豆】

【別名】青小豆

【基原】為豆科植物綠豆 *Phaseolus radiatus* L. 的種子。

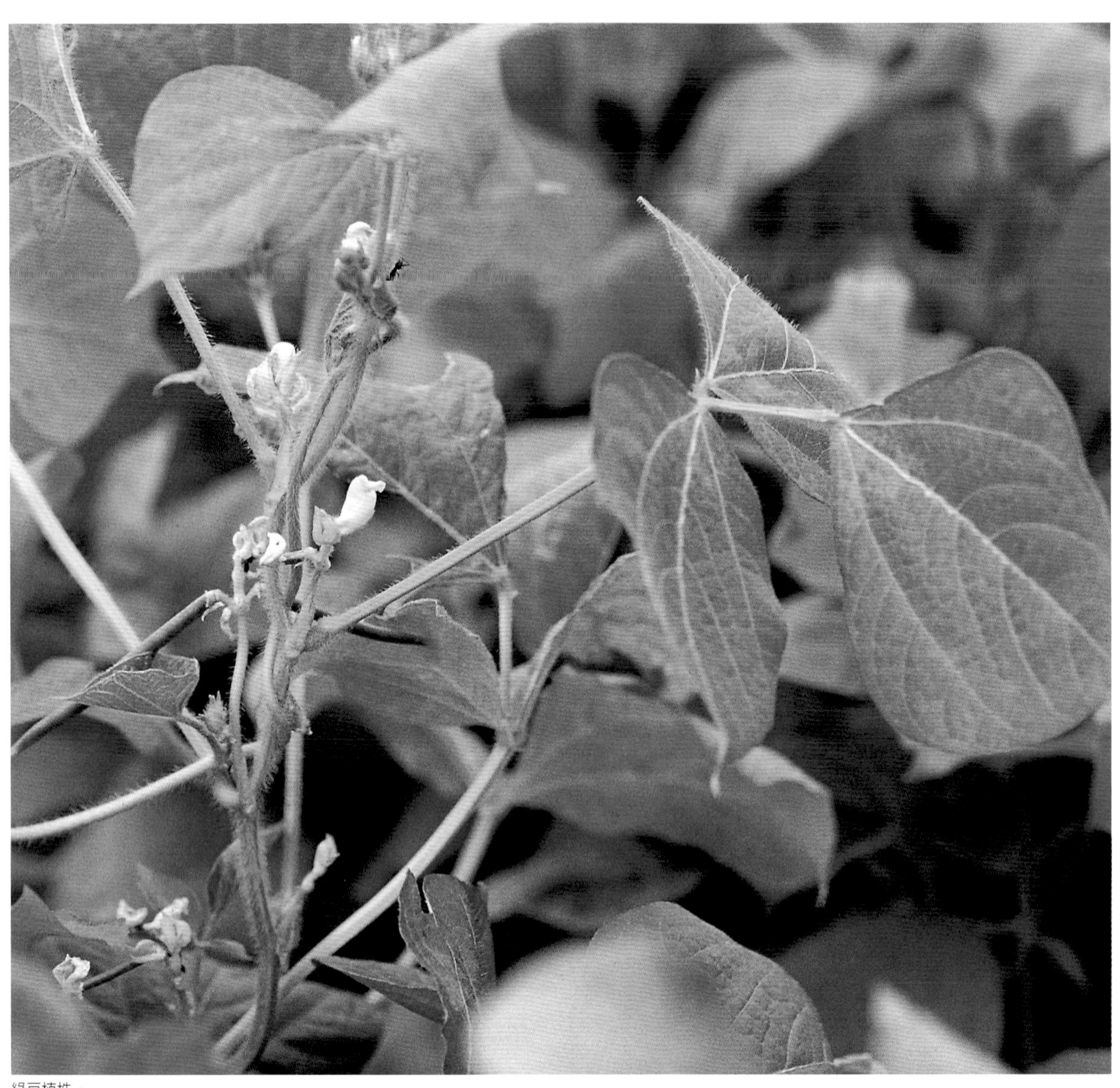

綠豆植株。

【原植物】一年生直立或末端微纏繞草本，被淡褐色長硬毛。小葉3，闊卵形至棱狀卵形，側生小葉偏斜，長4～10公分，寬2.5～7.5公分，先端漸尖，基部圓形、楔形或截形，兩面疏被長硬毛；托葉闊卵形；小托葉線形。總狀花序腋生；苞片卵形或卵狀長橢圓形，有長硬毛；花綠黃色；萼斜鐘狀，萼齒4，最下面1齒最長；旗瓣腎形，翼瓣有漸狹的爪，龍骨瓣的爪截形，其中1片龍骨瓣有角；雄蕊10，2束；子房無柄，密被長硬毛。莢果圓柱狀，成熟時黑色，長6～10公分，寬約6.5公釐，被稀長硬毛。種子短矩形，綠色或暗綠色。花期6～7月。果期8月。

【採收】立秋後種子成熟時採收，拔取全株，曬乾，將種子打落，簸淨雜質。

【性味歸經】甘，涼。入心、胃經。

【功用主治】清熱解毒，消暑，利水。暑熱煩渴，水腫，瀉利，丹毒，癰腫，解熱藥毒。

【用法與用量】內服：煎湯，15～30克；研末或生研絞汁。外用：研末調敷。

【宜忌】脾胃虛寒滑泄者忌之。

【豬屎豆】

【別名】小葉豬屎豆、野黃豆、野花生、豬屎青、臭屎豆、狗屎豆

【基原】為豆科植物豬屎豆 *Cortalaria mucronata* Desv. 的種子或全草。

分布：臺灣、福建、廣東、廣西、海南、雲南等地。

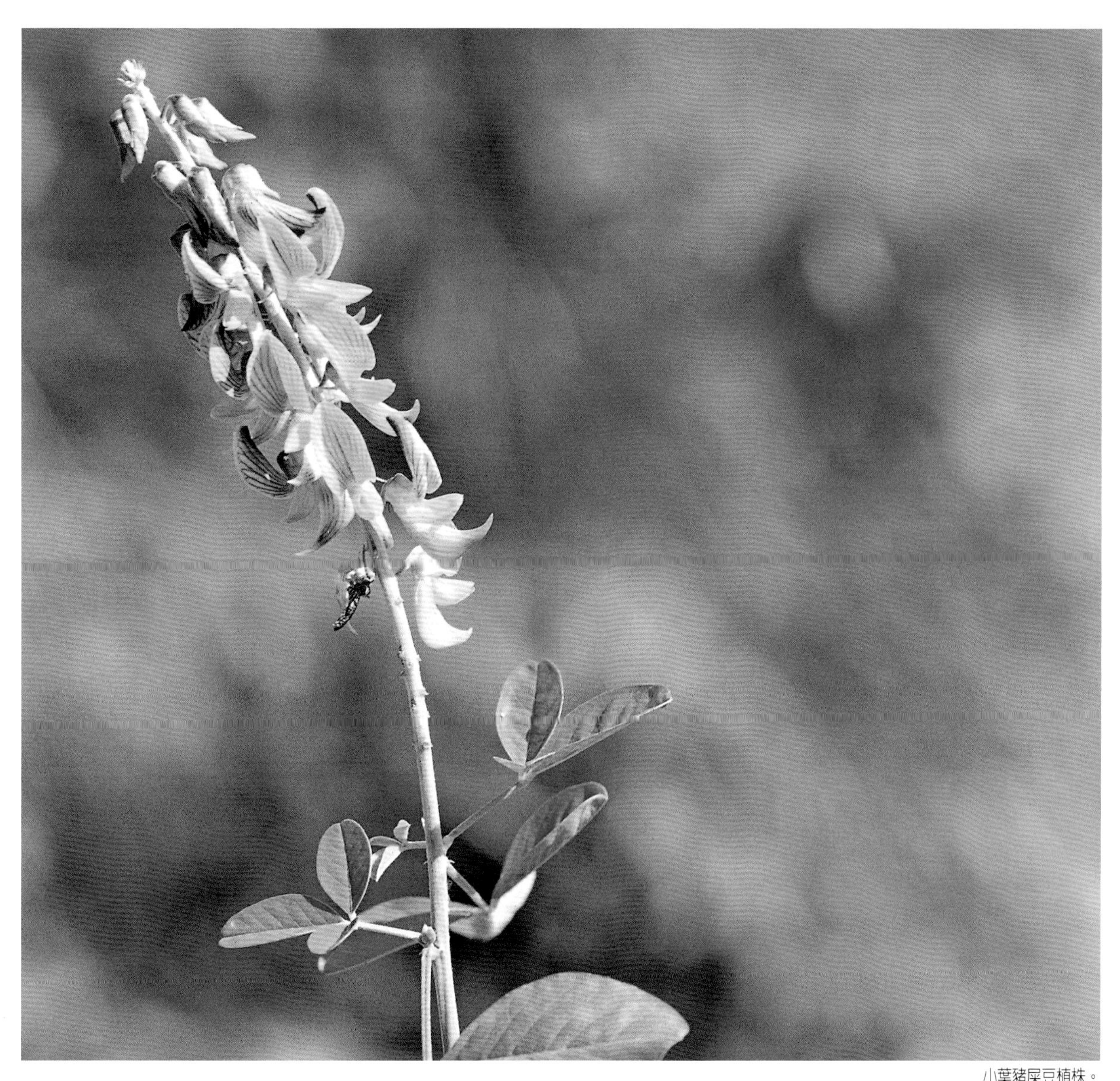

小葉豬屎豆植株。

【原植物】 多年生半灌木狀草本，高約1公尺，莖具柔毛。葉互生，3出複葉，中間小葉比側生小葉略大，寬卵圓形，長4～8公分，有長達1～6公分的葉柄。黃色蝶形花成串生於枝頭，花多達20～50朵。莢果圓柱形，長約5公分，下垂，種子多數。花期6～10月。

【採收】 秋季採老莢果，曬乾除去莢殼取種子備用；全草全年可採，曬乾備用。

【性味】 種子：甘、澀，涼；莖葉：苦、辛，平；根：微苦，平。

【功用主治】 種子：補肝腎、明目、固精。用於頭暈目花、神經衰弱，遺精，早洩，白帶，遺尿，小便頻數。莖葉：清熱祛濕。用於痢疾，濕熱腹瀉。根：解毒散結，消積。用於淋巴結核、乳腺炎，痢疾，小兒疳積。

【用法與用量】 內服：水煎，種子6～15克，莖葉6～18克，根15～30克。

【羅漢松】

【基原】為竹柏科植物土杉 *Podocarpus macrophyllus* (Thunb.) D.Don 或短葉土杉 *Podocarpus macrophyllus* (Thunb.) D.Don.var.maki (Sieb.) Endl. 等的枝葉。

分布：各地園圃多有栽植。

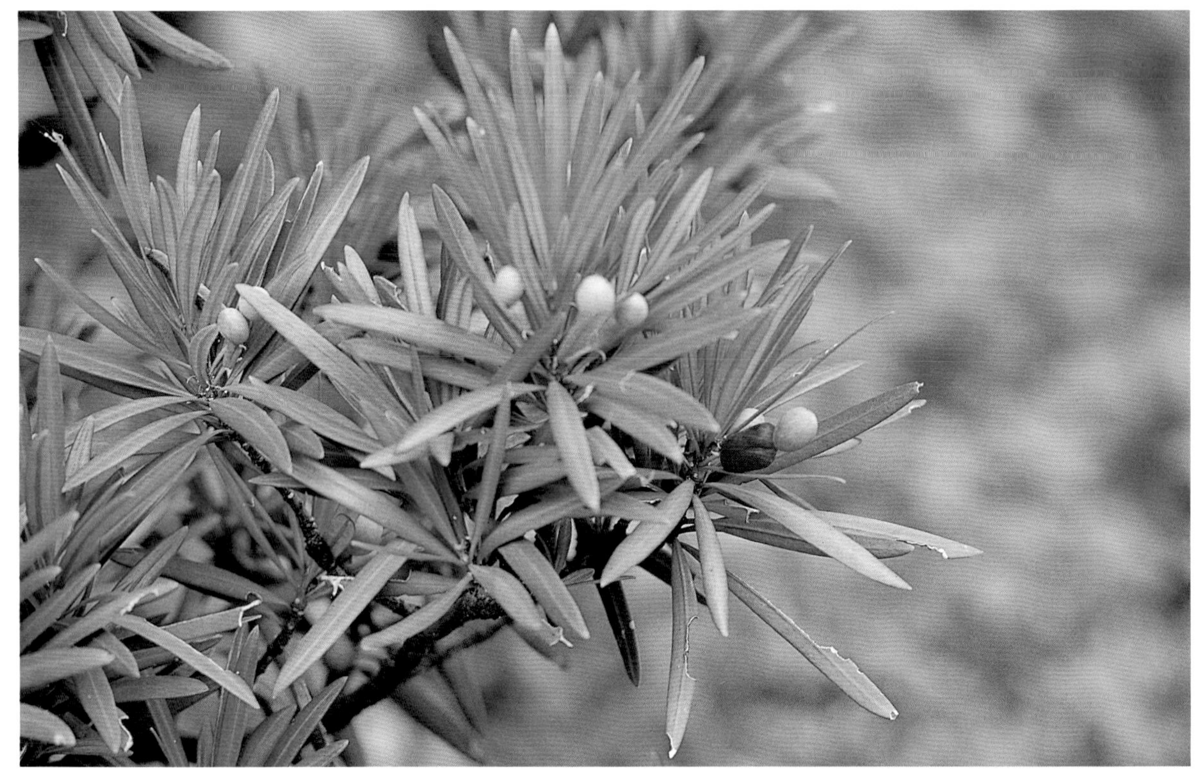
羅漢松植株。

【原植物】

◎土杉　又名：長青、羅漢杉、羅漢松。常綠喬木，直幹，高可達20公尺。樹皮灰白色，淺裂，成薄鱗片狀剝落；枝短而橫展密生。葉螺旋狀互生，線狀長橢圓形或長橢圓狀披針形，長7～13公分，先端鈍，基部狹窄為葉柄狀，兩面中肋顯著而缺側脈。花單性，雌雄異株，生前年枝上；雄花為柔荑花序，長約10公分，基部有鱗片，花藥螺旋狀排列，2室，橢圓形，縱裂；雌花由1鱗片包藏1胚珠所成，花托肥大，基部有苞片數枚。種子廣卵形或球形，帶粉綠色，生於肉質的花托上；花托膨大，橢圓形，初時深紅，後變為紫色。花期5月。果期10月。

◎短葉土杉　又名：短青，小葉土杉、短葉羅漢松。與上種形態近似，葉密生而直立，狹披針形，長5～7公分，寬約6公釐，先端短尖或鈍，上面光綠色，下面青白色。雄花為柔荑花序，長約3公分。種子卵形，長8～12公釐，淡綠色或淡紫色；花托淡紫色。花期夏季。

【性味】甘、澀，平。

【功用主治】祛風止癢、行氣止痛。用於各種皮膚炎、脂溢性脫髮、胃腸氣痛。

【用法與用量】內服煎湯8～15克，外用30～50克，並可用酒浸外用。

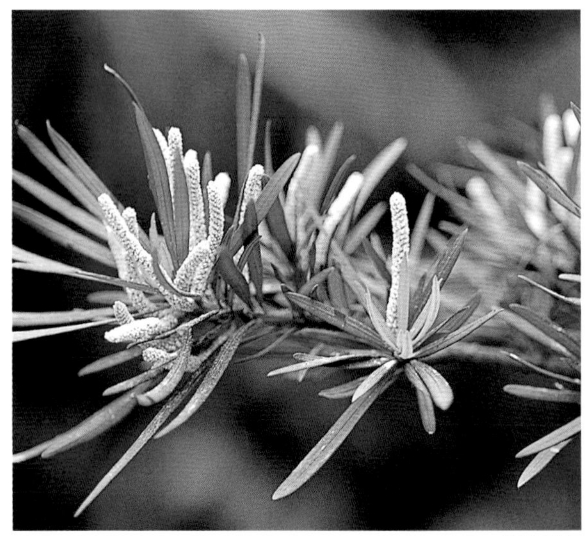
羅漢松花。

【蠶豆】

【別名】佛豆、胡豆、南豆、馬齒豆、豎豆、仙豆、夏豆
【基原】為豆科植物蠶豆 *Vicia faba* L. 的種子。

分布：中國大部分地區有栽植。

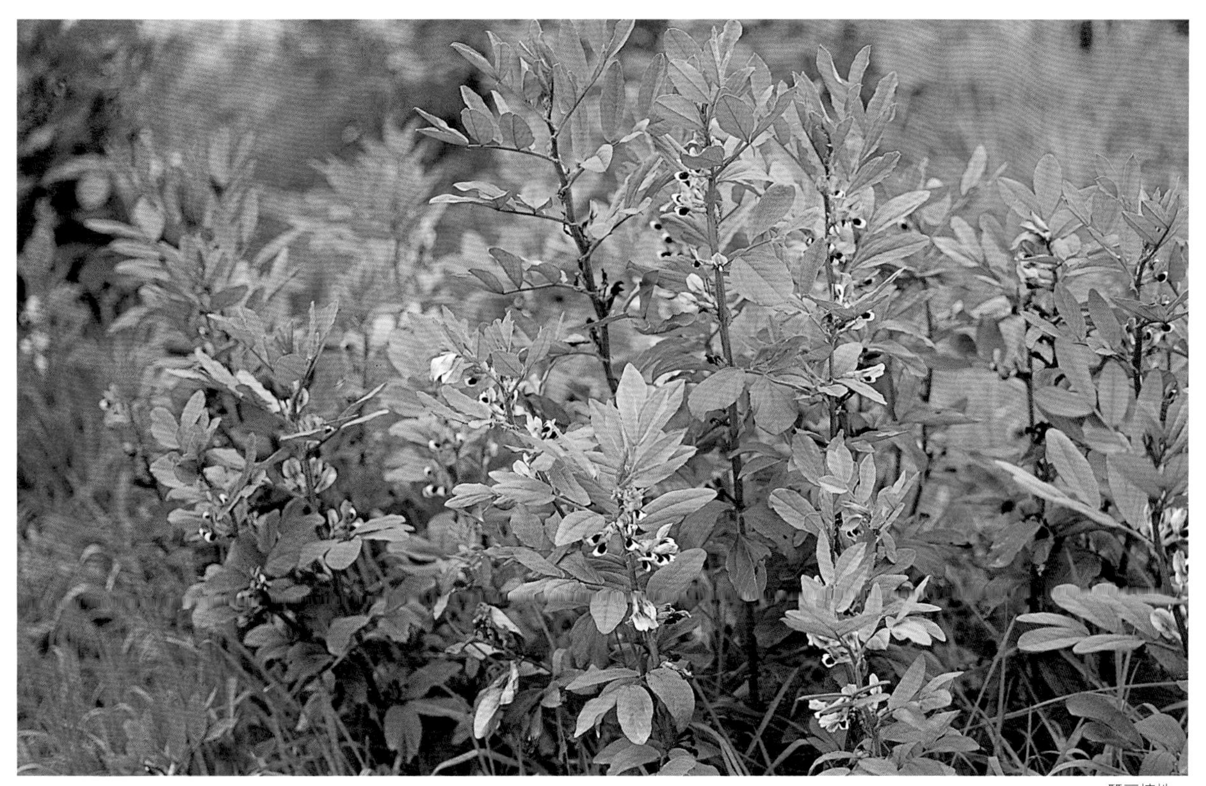

蠶豆植株。

【原植物】一年生草本，全體無毛，高30～180公分。通常栽培於田中或田岸旁。莖直立，不分枝，方形，中空，表面有縱條紋。雙數羽狀複葉互生，葉柄基部兩側具大而明顯的半箭頭狀托葉，先端尖，邊緣白色膜質，具疏鋸齒，基部下沿呈尖耳狀；小葉2～6個，橢圓形或廣橢圓形乃至矩形，長5～8公分，闊2.5～4公分，先端圓形，具細尖，全緣，基部楔形；頂端小葉中央有很不發達的狹線形捲鬚。花1至數朵，腋生於極短的總花梗上；萼鐘狀，無毛，長約1公分，先端5裂，裂片狹披針形，上面2裂片稍短；花冠蝶形，旗瓣白色，有淡紫色脈紋，倒卵形，長約3.5公分，先端圓而有一短尖頭，基部漸狹；翼瓣邊緣白色，中央有黑或紫色大斑，橢圓形，長約1.8公分，頂端圓形，基部作耳狀三角形，一側有爪；龍骨瓣白綠色，三角狀半圓形而作掌合狀，長約5公釐，基部耳狀，一側亦有爪；雄蕊10，2體；雌蕊1，子房無毛、無柄，花柱細，頂端背部有一叢白色髯毛。莢果長圓形，稍扁，大而肥厚，長5～10公分，闊約2公分。種子矩圓形而扁。花期3～5月。

【採收】夏季豆莢成熟呈黑褐色時拔取全株，曬乾，打下種子，揚淨後再曬乾。

【性味歸經】甘，平。入脾、胃經。

【功用主治】健脾，利濕。膈食，水腫。

【用法與用量】內服：煎湯或研末。外用：搗敷。

【宜忌】中氣虛者慎服。

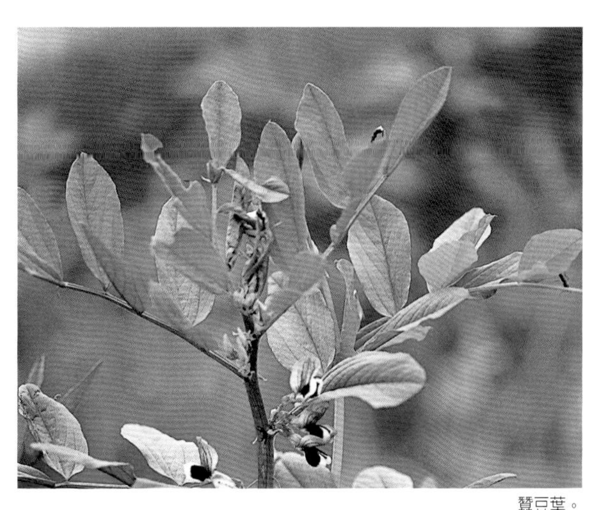

蠶豆葉。

【大金刀】

【別名】青卷蓮、肺經草、青竹標、梳子草

【基原】為水龍骨科植物盾蕨 *Neolepisorus ovatus* (Bedd.) Ching 的全草。

分布：西南、廣西、廣東、福建、臺灣、浙江、江蘇、江西、安徽、湖北等地。

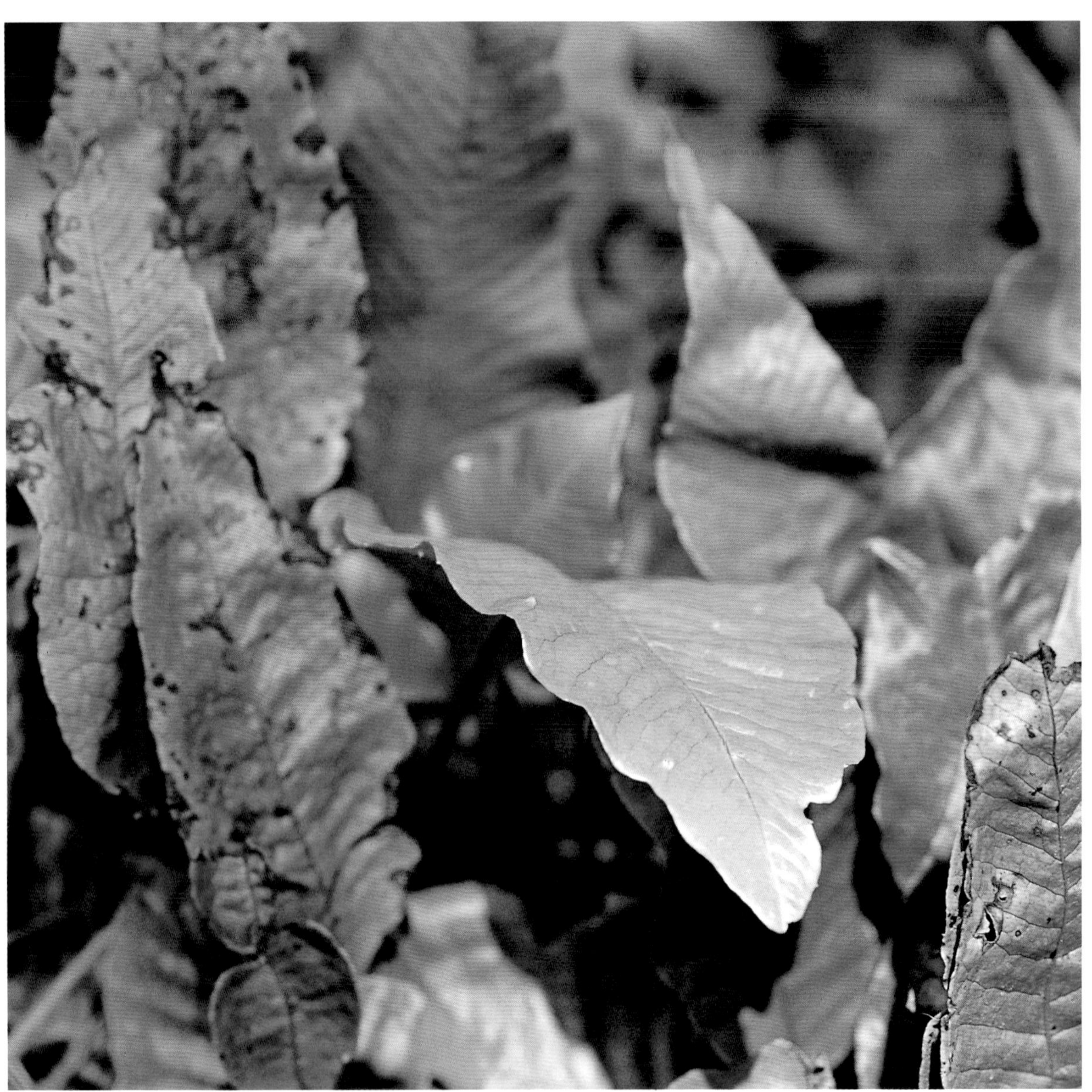

盾蕨植株。

【原植物】多年生草本，高20～40公分。生長林下石隙或溪邊濕地。根狀莖長而橫走，密被棕褐色、卵形鱗片。葉遠生，葉柄長10～17公分或更長，灰黑色，被鱗片；葉片卵狀矩圓形或近三角形，長13～23公分，寬7～12公分，先端漸尖，基部寬，亞截形或圓楔形，有時為楔形，全緣或下部多少分裂；葉質堅，厚紙質，上面無毛，下面多少被鱗片；側脈明顯，細脈聯結成網眼，內藏細脈叉開。孢子囊群大形，圓，在中脈兩旁各1行或為不整齊的多行，幼時被盾形鱗片；孢子兩面形，褐色。

【採收】全年可採。

【性味】苦，涼。

【功用主治】清熱利竅，散瘀止血。吐血，血淋，癰毒，跌打損傷，燙傷。

【用法與用量】內服：煎湯，9～15克；或浸酒。外用：搗敷或研末調敷。

【大葉金花草】

【別名】野黃連、牙齒芒、擎天蕨、雪仙草、蜢蚱參、上樹細辛草、金花草、烏韭、雉雞尾、土黃連

【基原】為鱗始蕨科植物烏蕨 *Stenoloma chusanum* (L.) Ching 的全草或根狀莖。

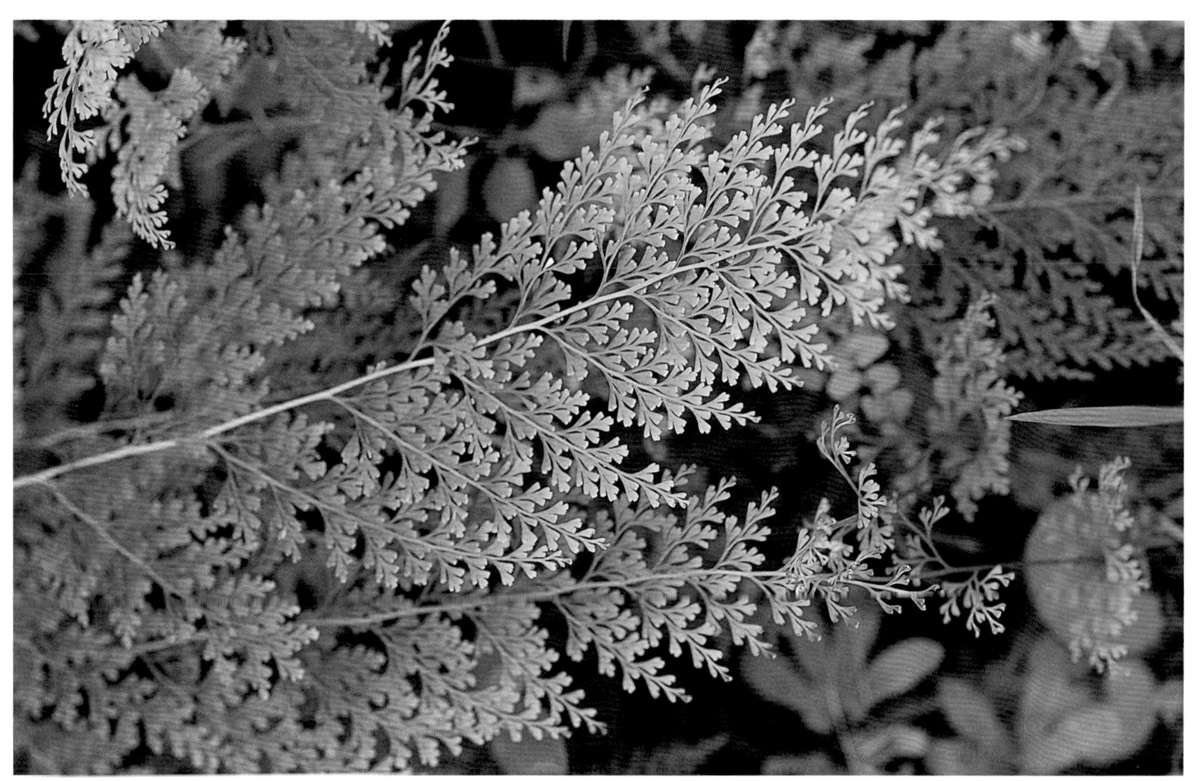
金花草植株。

分布： 長江以南各地，北達陝西南部。

【原植物】多年生草本，高可達65公分。生於林下或灌叢中濕地。根莖堅硬而短，橫走，密被赤褐色鑽狀鱗片。葉近生，葉柄長達25公分，禾稈色，光亮，直立；葉近革質，無毛；3～4回羽狀分裂，披針形，長20～40公分，寬5～12公分；下部羽片卵狀披針形，斜展，長5～10公分，寬2～5公分；小羽片矩圓形或披針形；末回裂片楔形，先端截形，有牙齒，基部楔形，下延，葉脈下面明顯，2叉狀分枝。孢子囊群頂生，每裂片上1～2枚，囊群蓋灰棕色，半環形，寬與葉緣等長，向外開裂。

【採收】秋季採收，洗淨泥沙，曬乾。

【性味】微苦，寒。

【功用主治】清熱，解毒，利濕，止血。風熱感冒，中暑發痧，泄瀉，痢疾，白濁，白帶，咳嗽，吐血，便血，尿血，牙疳，癰腫，食物中毒。

【用法與用量】內服：煎湯，30～60克；或搗汁飲。外用：搗敷或研末撒患處。

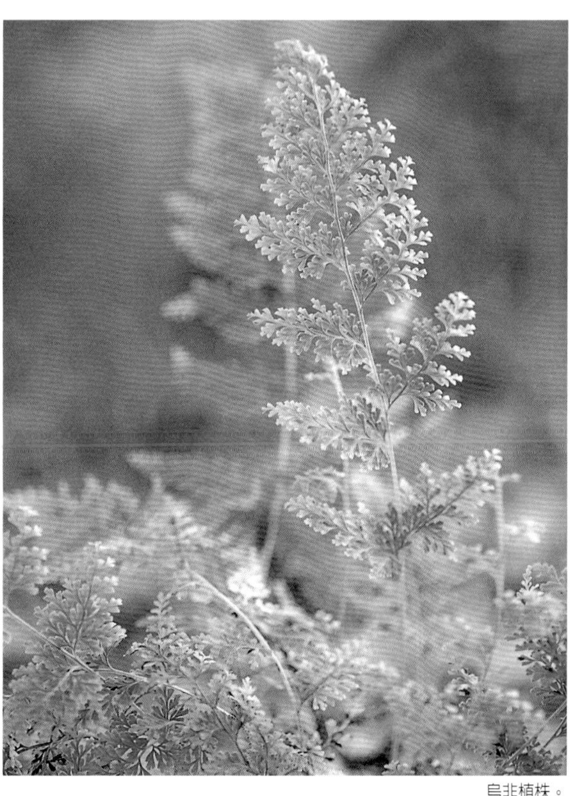
烏韭植株。

分布：華南、雲南、貴州、廣西、四川等省。

【川滇細辛】

【別名】牛蹄細辛、土細辛

【基原】為馬兜鈴科植物川滇細辛 *Asarum delaveayi* Franch. 的根及全草。

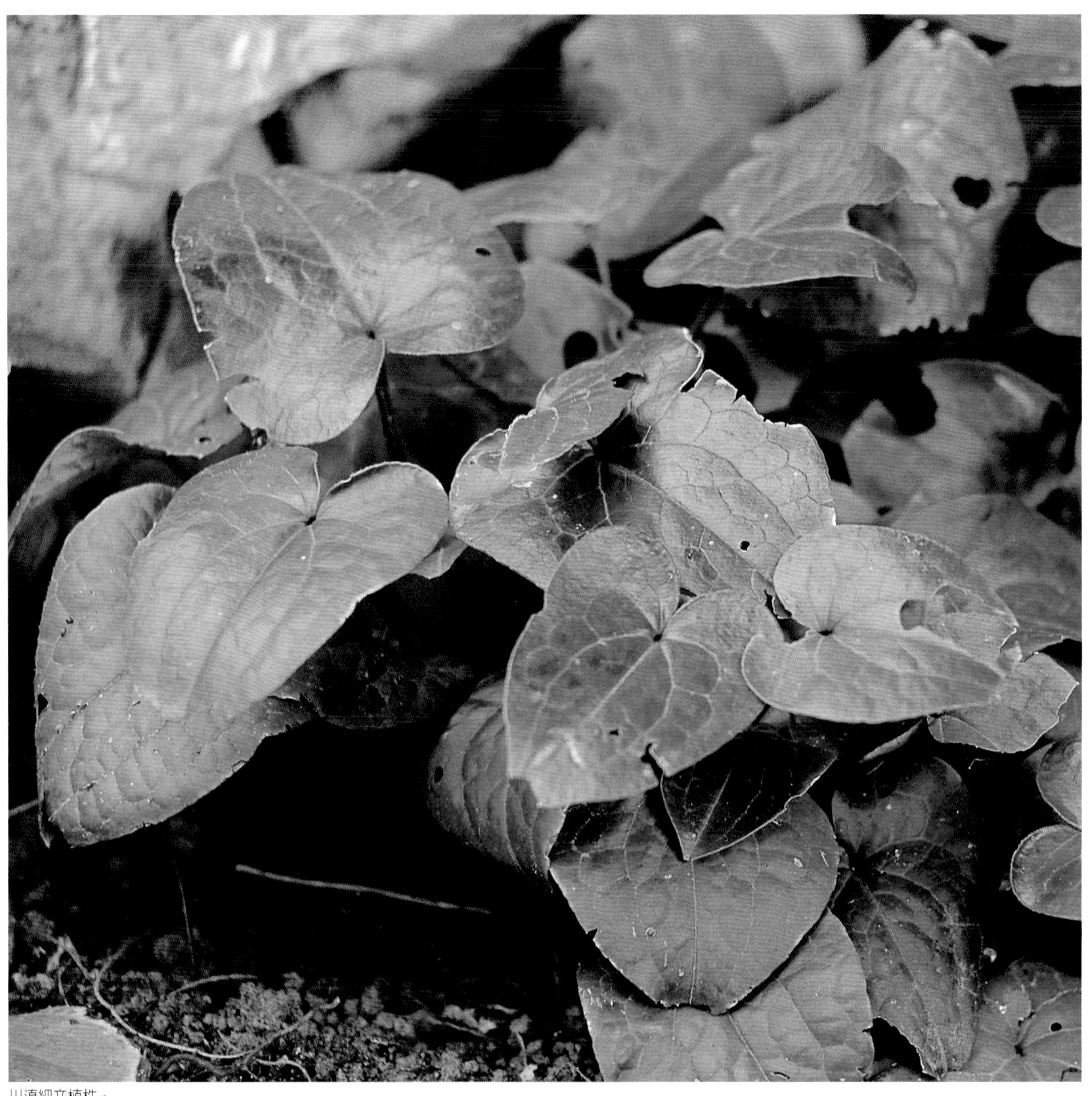

川滇細辛植株。

【原植物】草本。根狀莖較短；根肉質。單葉互生，卵形或近戟形，上面綠色或有雲斑，下面有時紫紅色。花單生於葉腋，深紫色，直徑達6公分，寬2～4公分；雄蕊12。果梨形。

【採收】夏、秋季採，曬乾。

【性味】辛、微苦，溫。

【功用主治】散寒止咳，消腫止痛。風寒咳嗽，跌打損傷，蛇咬傷。

【用法與用量】內服： 8～12克，煎湯；外用：適量，煎湯擦患處。

【毛茛】

【別名】水茛、毛建草、毛堇、鶴膝草、火筒青、野芹菜、辣子草、毛芹菜、爛肺草、三腳虎
【基原】為毛茛科植物毛茛 *Ranunculus japonicus* Thunb. 的全草及根。

【原植物】多年生草本。生長於河溝、池沼、水堤旁及陰濕的草叢中。全株被白色細長毛，尤以莖及葉柄上為多。鬚根多數，肉質，細柱狀。莖直立，高50～90公分。基生葉具葉柄，柄長7～15公分；葉片掌狀或近五角形，長3～6公分，寬4～7公分，常作3深裂，裂片橢圓形至倒卵形，中央裂片又3裂，兩側裂片又作大小不等的2裂，先端齒裂，具尖頭；莖生葉具短柄或無柄，3深裂，裂片倒卵形至菱狀卵形，至莖上部裂片漸狹呈線狀披針形，兩面均有緊貼的灰白色細長柔毛。花與葉相對側生，單一或數朵生於莖頂，具長柄；花直徑2公分；萼片5，長圓形或長卵形，先端鈍圓，淡黃色，外密被白色細長毛；花瓣5，黃色，闊倒卵形或微凹，基部鈍或闊楔形，具蜜槽；雄蕊多數，花藥長圓形，縱裂，花絲扁平，與花藥幾等長；心皮多數，離生，柱頭單一。聚合瘦果近球形或卵圓形，瘦果稍歪，卵圓形，表面淡褐色，兩面稍隆起，密布細密小凹點，基部稍寬，邊緣有狹邊，頂端有短喙。花期4～8月。果期6～8月。

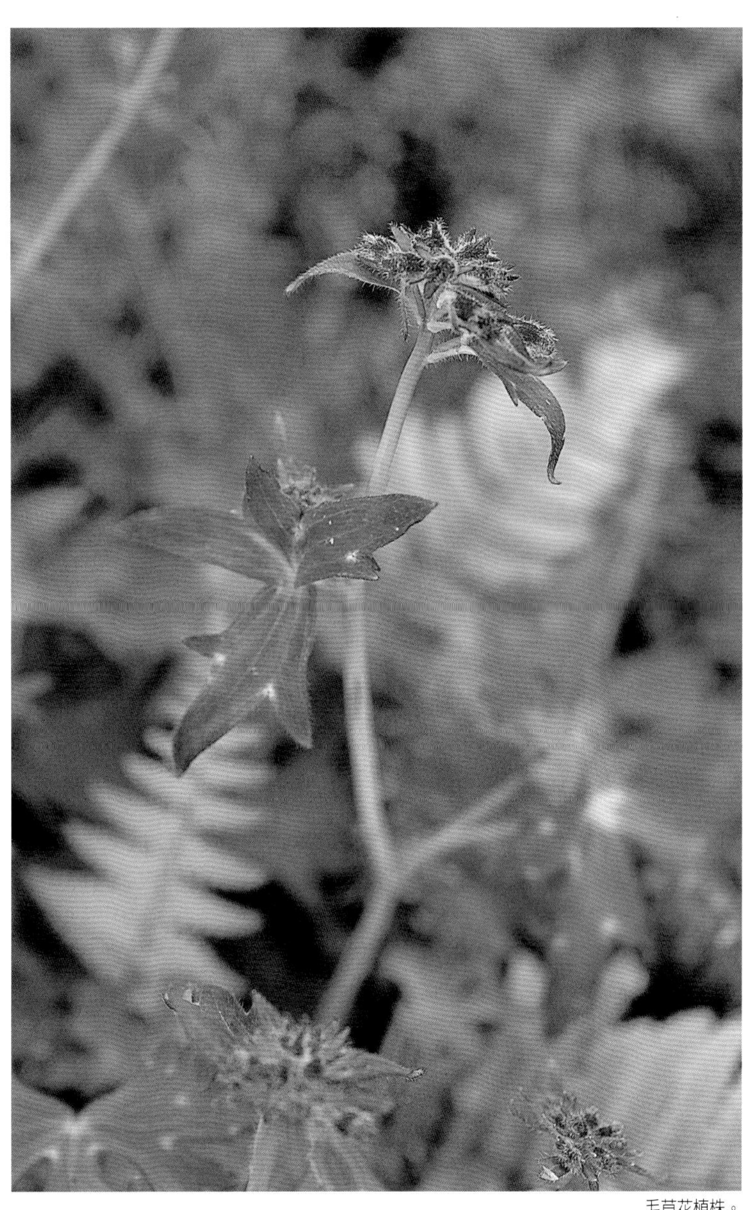
毛茛花植株。

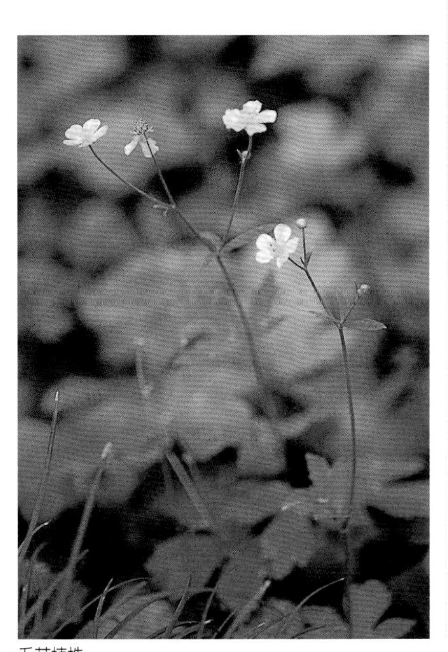
毛茛植株。

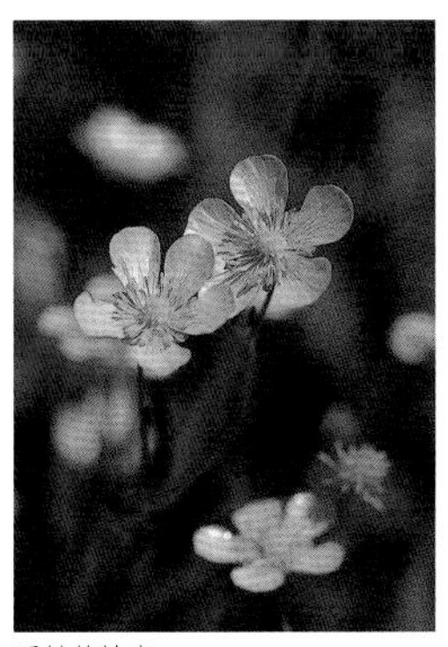
毛茛花特寫。

【採收】夏、秋採取。一般鮮用。
【性味】味辛，溫，有毒。
【功用主治】瘧疾，黃疸，偏頭痛，胃痛，風濕關節痛，鶴膝風，癰腫，惡瘡，疥癬，牙痛，火眼。
【用法與用量】外用：搗敷或煎水洗。

【水楊梅】

【別名】地椒、頭暈藥、南布正、水益母、路邊黃、烏骨雞
【基原】為薔薇科植物日本水楊梅 *Geum japonicum* Thunb. 的全草。

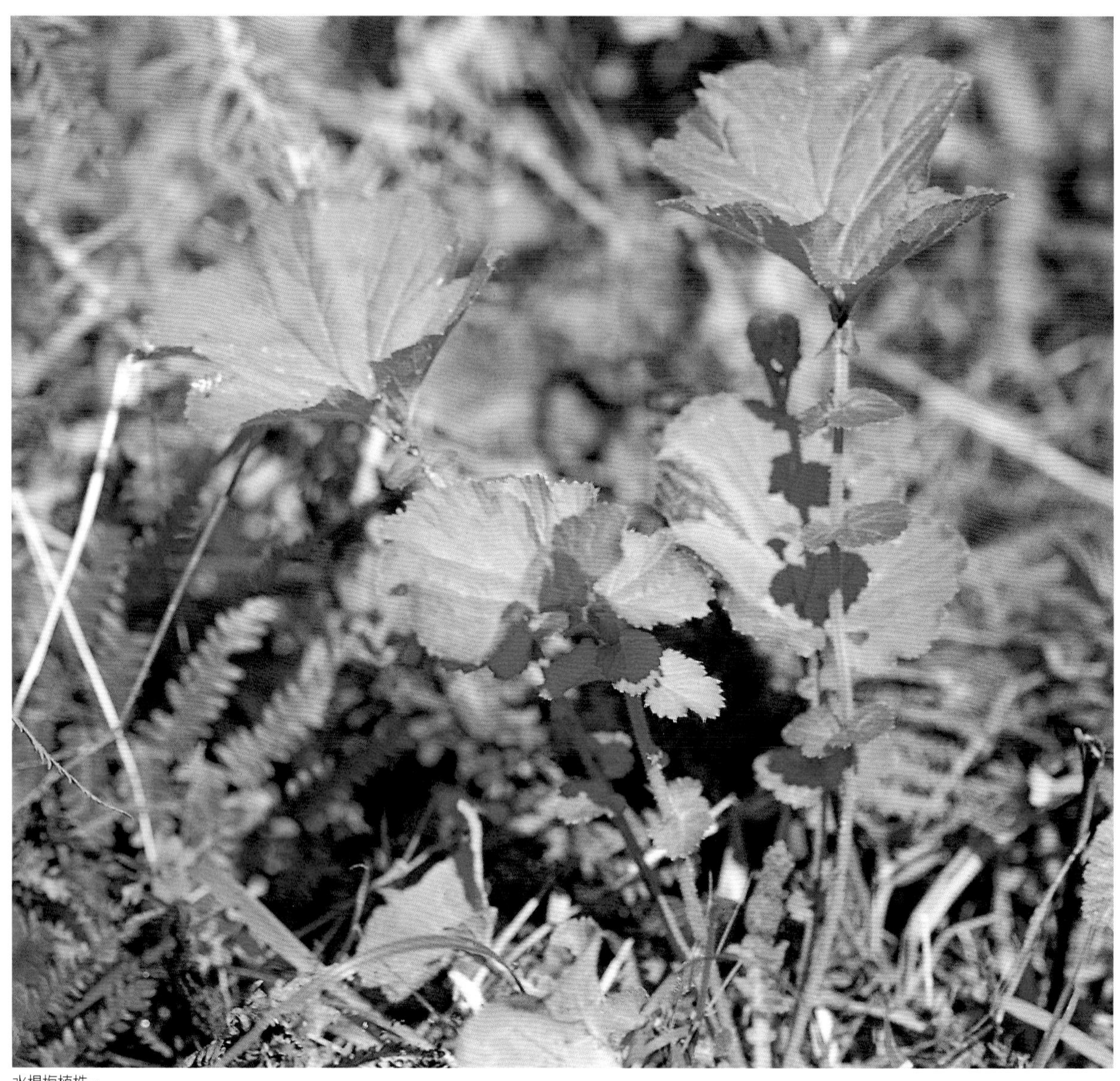

水楊梅植株。

【原植物】 多年生草本，高60～100公分，全株密被白色柔毛。生於山陰、路旁或水溝邊。年老的根叢中常有短而大的根莖，鬚根多。根生葉具長柄，葉片羽狀分裂，裂片大小不一，頂裂片特大，卵狀圓形或心形，先端鈍，多3裂，基部心形至廣楔形，邊緣有圓鋸齒，上面綠色，下面略淡，兩面散生短柔毛；莖生葉卵形至廣卵形，淺3裂或深3裂；托葉葉狀，有粗齒牙。花1至數朵，生於枝端；萼5片，與副萼片間生，萼片三角狀披針形，外面密被毛，副萼片極小，線形；花瓣5片，黃色，圓形或廣橢圓形，平展，與萼片等長；雄蕊、雌蕊均多數。瘦果，散生淡黃色粗毛，具長而先端鉤曲的宿存花柱。花期4～6月。果期9～11月。

【採收】 夏、秋採收。

【性味】 辛，溫。

【功用主治】 補虛益腎，活血解毒。頭暈目眩，四肢無力，遺精陽萎，表虛感冒，咳嗽吐血，虛寒腹痛，月經不調，瘡腫，骨折。

【用法與用量】 內服：煎湯，9～15克，外用：搗敷患處。

【水蕨】

【別名】龍鬚菜、龍牙草、水松草、水鐵樹、水扁柏
【基原】為水蕨科植物水蕨 *Ceratopteris thalictroides* (L.) Brongn. 的全株。

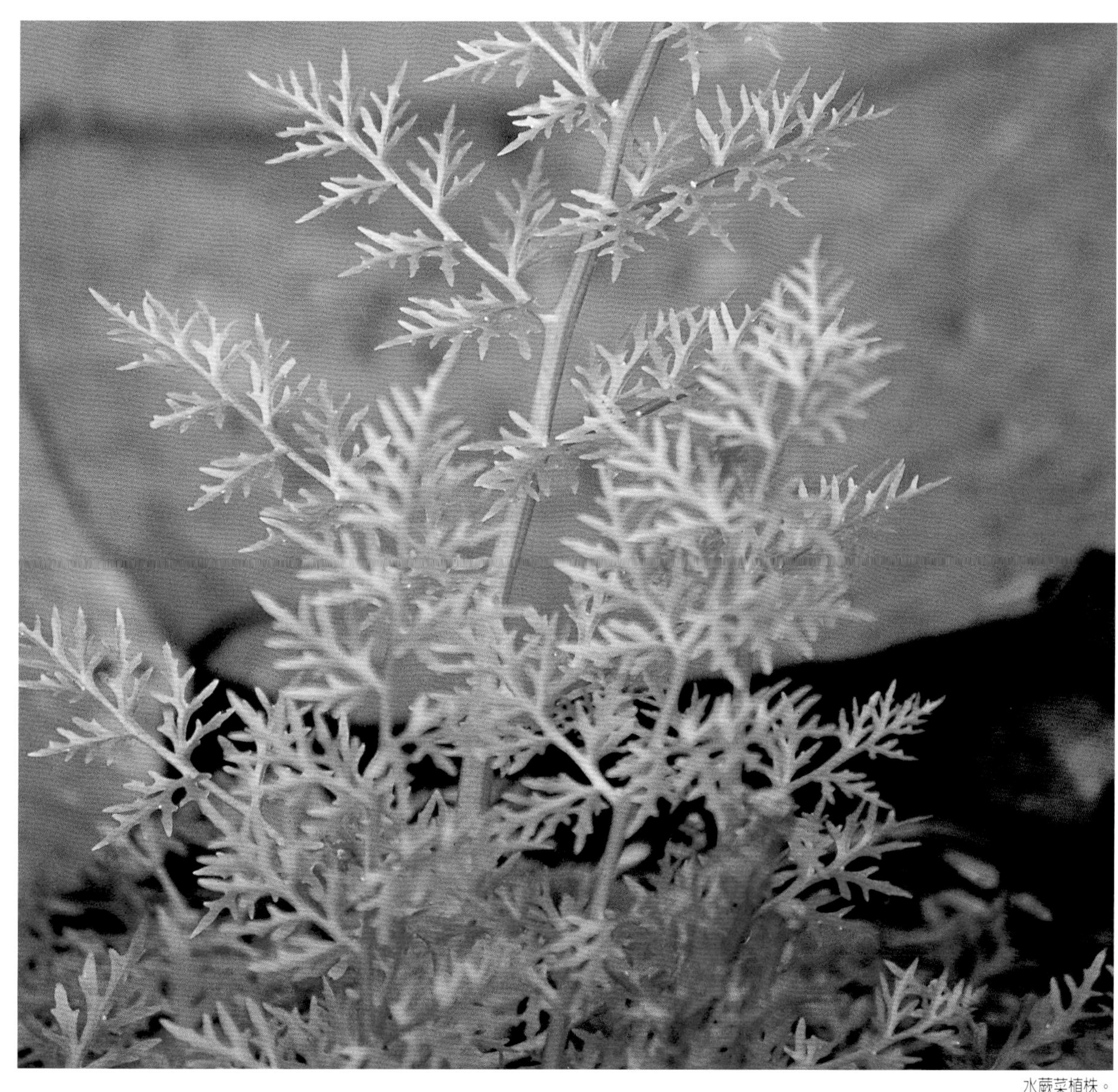

水蕨菜植株。

分布：江蘇、浙江、福建、臺灣、廣東、廣西、雲南、四川、湖北和安徽等地。

【原植物】一年生水生草本，高30～80公分，綠色，多汁。生於池沼、水田或水溝的淤泥中。根莖短而直立，以鬚根固著於淤泥中。葉2型，無毛，不育葉的柄長10～40公分，圓柱形，肉質，葉片直立或漂浮，狹矩圓形，長10～30公分，寬5～15公分，2～4回深羽裂，末回裂片披針形，寬約6公釐；能育葉較大，矩圓形或卵狀三角形，長15～40公分，寬10～22公分，2～3回羽狀深裂，末回裂片條形，角果狀，寬約2公釐，邊緣薄而透明，反卷達於主脈，主脈兩側的小脈聯結成網，無內藏小脈。孢子囊沿能育葉裂片的網脈著生，稀疏，棕色，幼時為反卷的葉緣覆蓋，成熟後多少張開。

【採收】夏秋季採收。

【性味】甘苦，寒。

【功用主治】活血，解毒。痞積，胎毒，跌打損傷。

【用法與用量】內服：煎湯，15～30克。

分布：臺灣、福建、江西、廣東、廣西、雲南、四川和貴州等地。

【火炭母】

【別名】火炭毛、烏炭子、運藥、山蕎麥草、火炭星、赤地利、紅梅子葉

【基原】為蓼科植物火炭母草 *Polygonum chinense* L. 的全草。

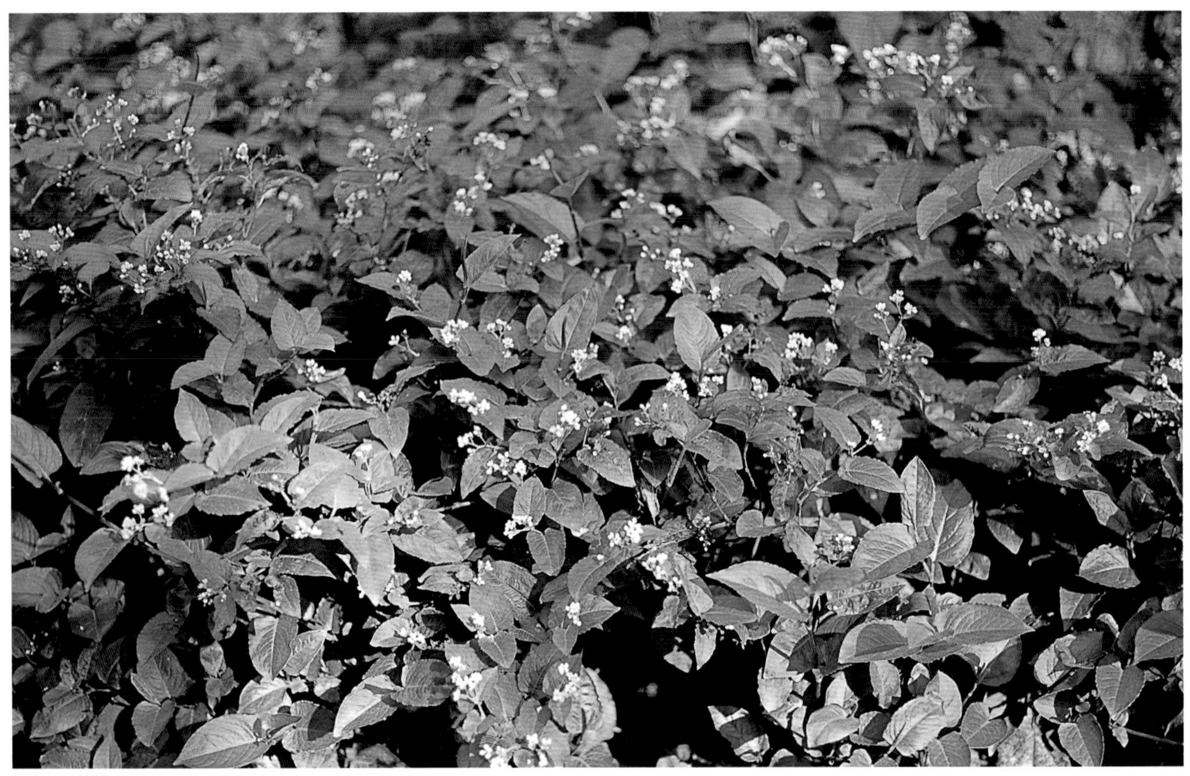

火炭母花植株。

【原植物】多年生直立或半攀援狀草木，長約1.5公尺。生於丘陵地帶向陽草坡、林邊、路旁濕潤土壤。莖略具稜溝，光滑或被疏毛或腺毛，斜臥地面或依附而生，下部質堅實，多分枝，匍地者節處生根，嫩枝紫紅色。葉互生，具柄，有翅；葉片卵狀長橢圓形或卵狀三角形，長7～12公分，全緣或具細圓齒，基部切形、渾圓或近心形，有時具2耳狀裂片；枝上部葉心臟形，有短葉柄或無柄而抱莖；上面鮮綠色或有V形黑紋，下面主脈有毛；托鞘膜質，斜截形。頭狀花序，再組成圓錐或繖房花序，花序軸常被腺毛，無總苞；小苞片光滑，通常急尖；小花白色、淡紅色或紫色；花被5裂片；雄蕊8；子房上位，花柱3裂。瘦果卵形，黑色，具三稜，包於宿存的花被內。花期9月（四川）。

【採收】夏、秋採收、曬乾。

【性味】酸甘，涼。

【功用主治】清熱利濕，涼血解毒。泄瀉，痢疾，黃疸，風熱咽疼，虛弱頭昏，小兒疰夏，驚搐，婦女白帶，癰腫濕瘡，跌打損傷。

【用法與用量】內服：煎湯，15～30克（鮮品30～60克）；或搗汁。外用：搗敷或煎水洗。

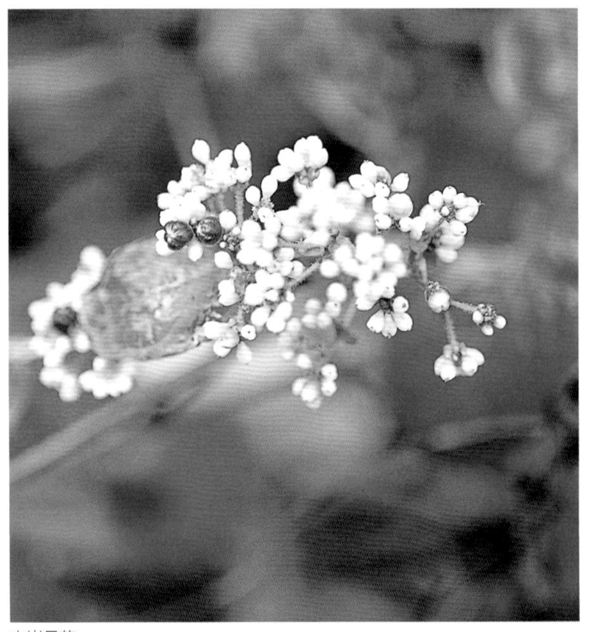

火炭母花。

【王蓮】

【別名】水玉公尺、皇蓮、水尺、維多利亞花、亞馬遜王蓮
【基原】為睡蓮科王蓮 *Victoria amazonica*（Poepp.）Sowerby 的全草。

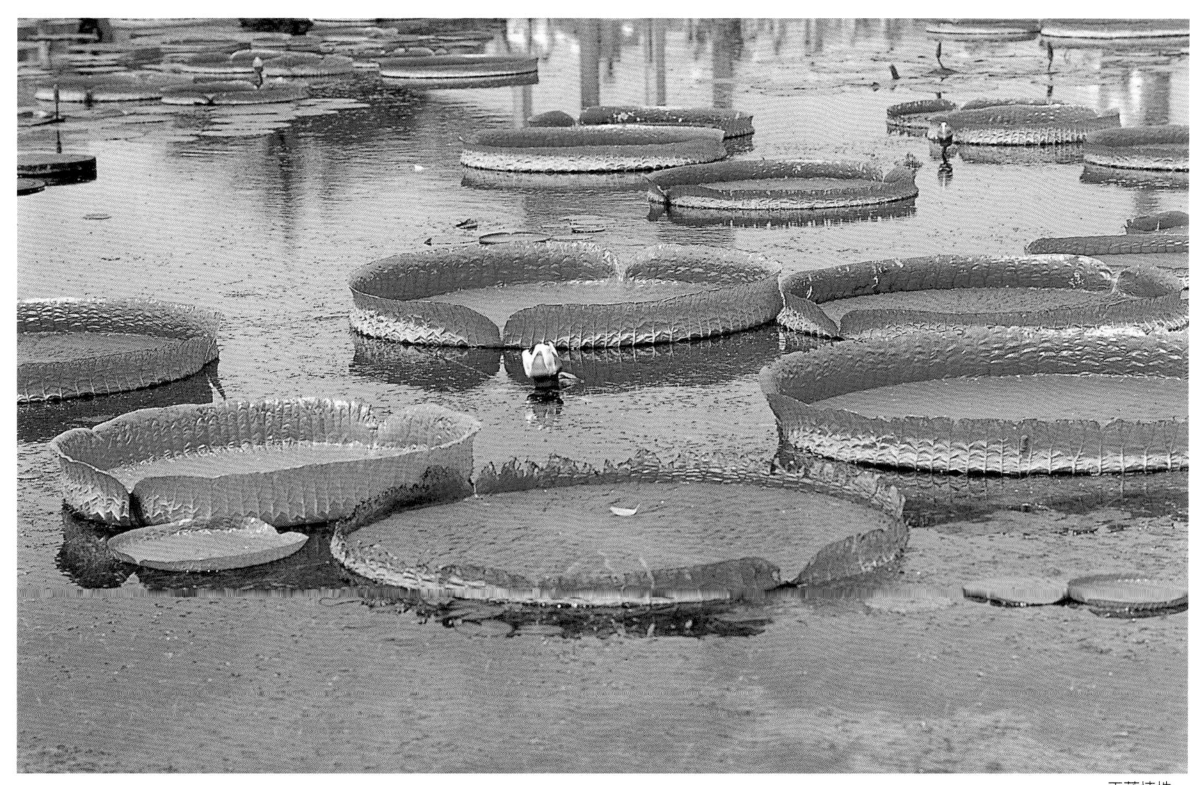

王蓮植株。

【原植物】多年生浮葉草本。生於熱帶雨林中。具肥大根莖。葉圓形，直徑100～250公分，黃綠色；葉緣直立，高8～10公分。葉形隨生長階段而不同，當具1～2被葉時，呈線形；3～4枚葉時，呈戟形；5～6被葉時，近圓形；當具10枚葉後，葉緣四周向上反卷呈蘿篩狀；當具20枚葉後，開始開花，葉片漂浮水面。花單生，較大，直徑30～45公分，浮於水面，初開為白色，爾後變粉，在凋謝前轉為深紅，午後開放，次日上午閉合，傍晚又重新開放，具芳香；雄蕊多數。漿果球形。種子在水中成熟，黑色，能自播。花期7～9月。果期9～12月。

【採收】7～10月採收。

【性味】甘、平。

【功用主治】清熱解毒、利濕。泄瀉、黃疸、瘡癰腫毒。

【用法與用量】內服：煎湯10～20克，外用適量。

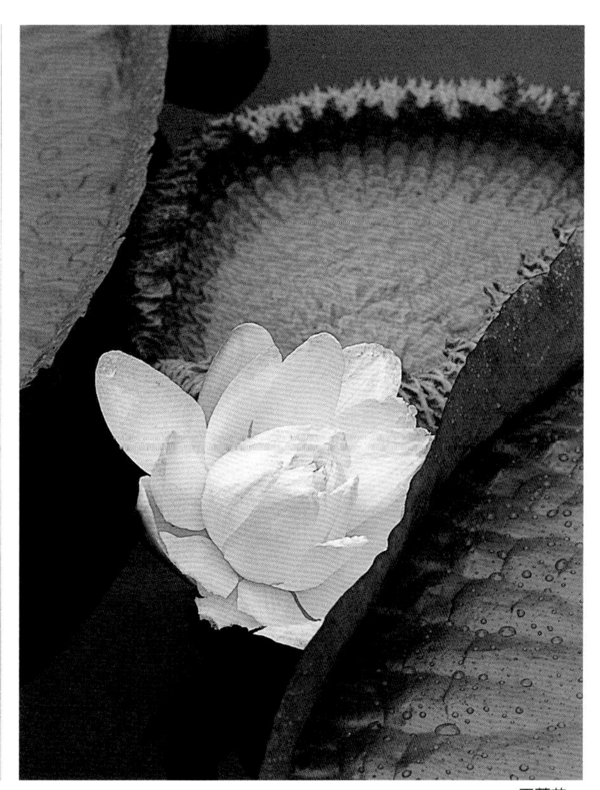

王蓮花。

分布：原產南美亞馬遜河流域，中國南方有栽培。

【瓦韋】

【別名】劍丹、七星草、骨牌草、落星草

【基原】為水龍骨科植物瓦韋 *Lepisorus thunbergianus* (Kaulf.) Ching 的全草。

分布：長江以南各地。

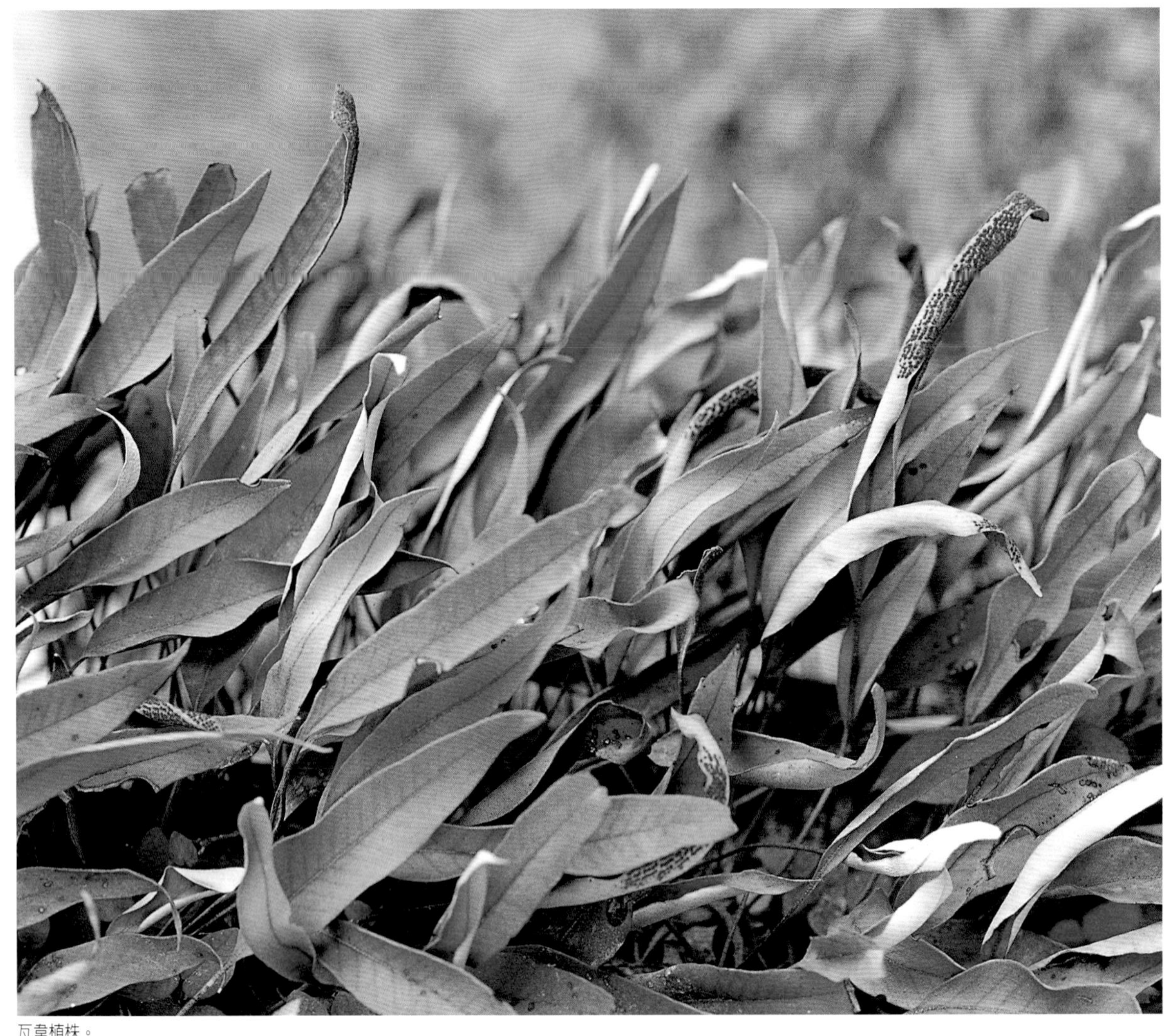

瓦韋植株。

【原植物】多年生草本，高不及20公分。生於樹皮、岩面、屋上。根莖稍粗壯，橫走，密被鱗片，下生鬚根；鱗片黑褐色乃至暗褐色，厚質，線狀鑽形，基部廣卵形。葉自根莖抽出；葉柄短；葉片線狀披針形，長10～18公分，寬1～1.5公分，先端漸尖，基部漸狹，革質而厚，上面深綠色，有小孔點散布，下面淡綠色，中肋隆起，支脈與細脈呈網孔狀，但隱沒於葉肉內。孢子囊群生葉背的上半部，圓形而大，黃色，並列於中肋兩側，成2縱列，幼時有眉狀鱗片覆蓋。

【採收】5～8月採收，洗淨，曬乾。

【性味】性寒，味淡。

【功用主治】利尿，止血。淋病，痢疾，咳嗽吐血，牙疳，跌打損傷，蛇傷。

【用法與用量】內服：煎湯，9～15克。外用：煅存性研末撒。

【半邊旗】

【別名】甘草蕨、甘草鳳尾蕨、半邊蕨、半鳳尾草、半邊風藥、單邊旗、半邊梳

【基原】為鳳尾蕨科植物半邊旗 *Pteris semipinnata* L. 的帶根全草。

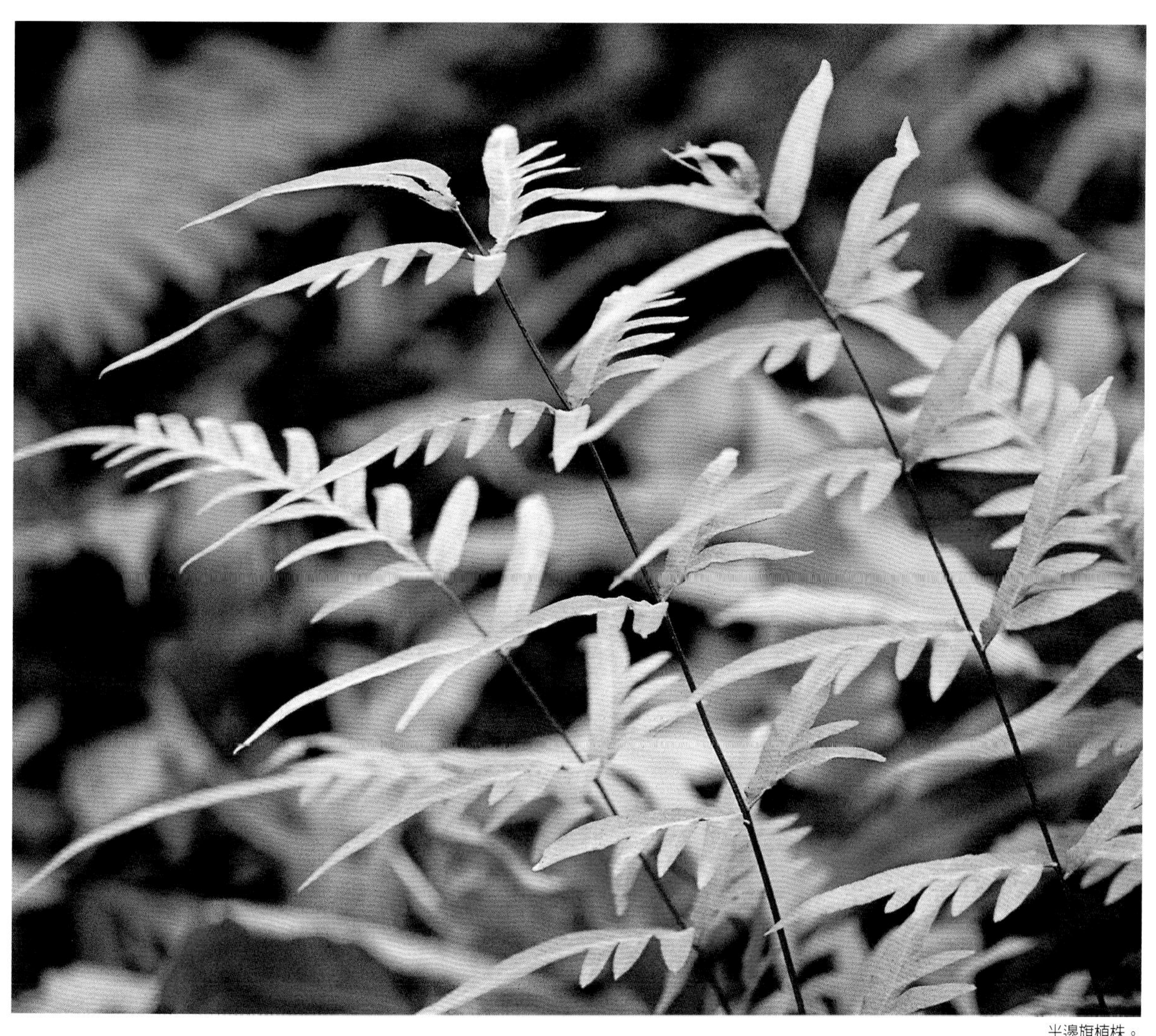

半邊旗植株。

分布：華東、華南、西南及臺灣等地。

【原植物】多年生草本，高30～100公分。生於林下、溪邊或牆上等陰濕地。根莖短，匍匐，密被狹披針形、黑褐色鱗片。葉疏生；葉柄粗壯，直立，長20～50公分，深褐色，或近基部呈黑色，光亮，裸淨與葉軸同；葉近革質，兩面無毛，卵狀披針形，長15～50公分，寬10～25公分；1回羽狀分裂，上部羽狀深裂達於葉軸，裂片線形或橢圓形，勁直或呈鐮形，全緣，基部下延；下部約在2/3處有近對生的半羽狀羽片4～8對，疏生，頂端長尖，全緣，上緣不分裂，下緣深裂達於中脈，裂片線形或鐮形，基部下延；葉脈明顯，單出或分枝。孢子囊群線形，連續排列於葉緣，孢子囊群蓋線形，膜質。

【採收】全年可採，洗淨，曬乾。

【性味】辛，涼。

【功用主治】止血，生肌，解毒，消腫。吐血，外傷出血，發背，疔瘡，跌打損傷，目赤腫痛。 1.《嶺南採藥錄》：「凡，可將葉搗爛和片糖敷；瘡癬，煎水洗。」 2.《南寧市藥物志》：「止血，生肌，消腫，止痛，跌打，痢疾，發背，蛇傷。」3.《浙江天目山藥植志》：「根莖，煎服，目赤腫痛。」

【用法與用量】內服：煎湯，9～15克。外用：搗敷、研末撒；或煎水洗。

分布：中國南北各地。

【白莧】

【別名】糠莧、野莧、豬莧、假莧菜、綠莧

【基原】為莧科植物皺果莧 *Amaranthus viridis* L. 的全草或根。

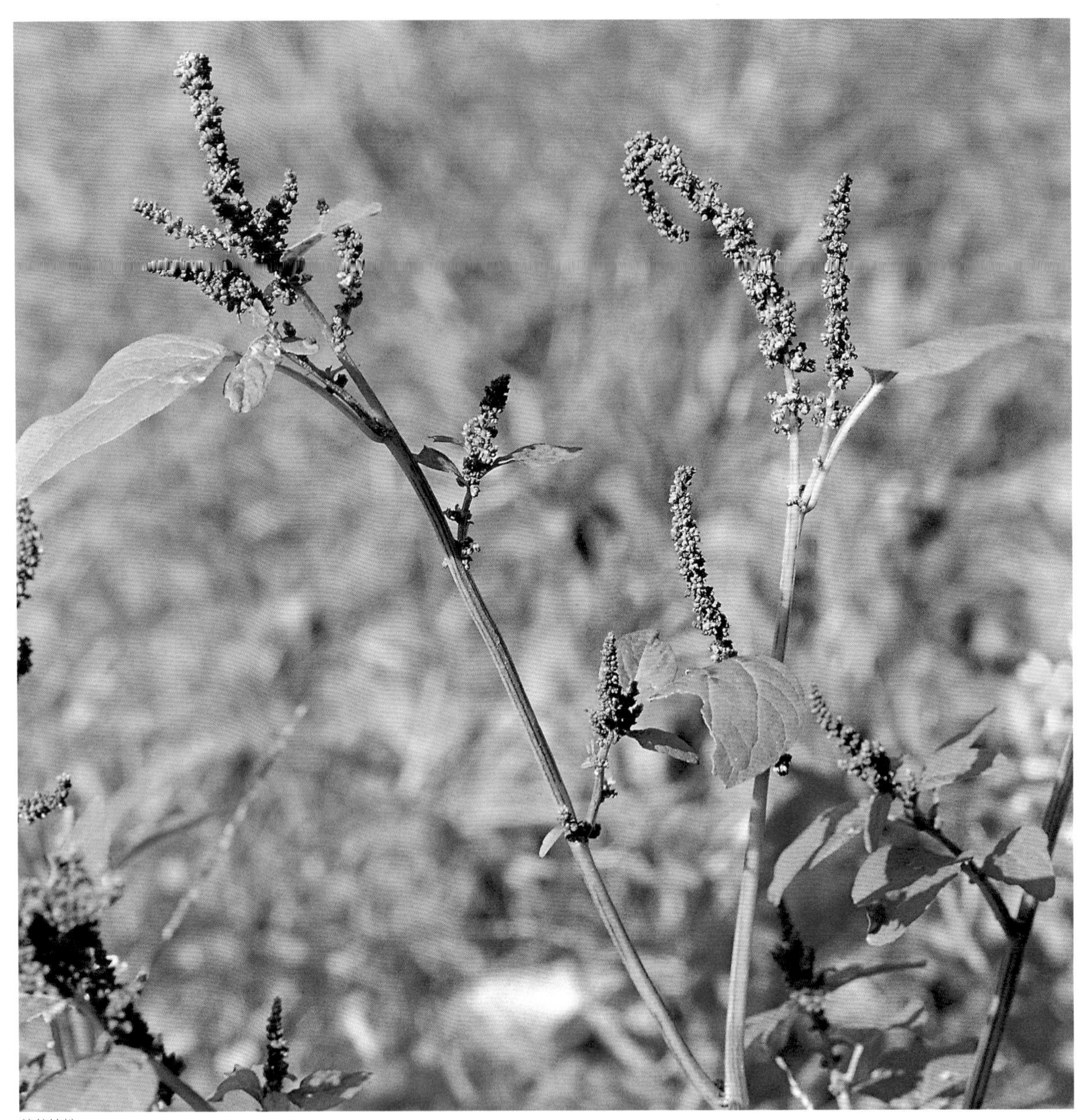

莧菜植株。

【原植物】 一年生草本。生田野間。高40～80公分，全體無毛。莖直立，少分枝。葉卵形至卵狀矩圓形，長2～9公分，寬2.5～6公分，先端圓鈍而微缺，具小芒尖，基部近截形；葉柄長3～6公分。花單性或雜性，密生，綠色；穗狀花序腋生，或集成頂生圓錐花序；苞片及小苞片幹膜質，披針形，小；萼片3，矩圓形或倒披針形；雄蕊3；柱頭2～3。胞果扁球形，不裂，極皺縮，超出宿存萼片。種子褐色或黑色。花期6～7月。

【採收】 春、夏採收。

【性味】 甘淡，涼。

【功用主治】 清熱，解毒。瘡腫，牙疳，蟲咬。

【用法與用量】 內服：煎湯，30～60克。外用：煎水洗，搗敷；或煆研外擦。

【松葉蕨】

【別名】松葉蘭、鐵石鬆、鐵刷把、石寄生、龍鬚草、竹寄生

【基原】為松葉蕨科植物松葉蕨 *Psilotum nudum* (L.) Griseb. 的全草。

分布：雲南、四川、湖南、貴州、廣東、浙江、臺灣等地。

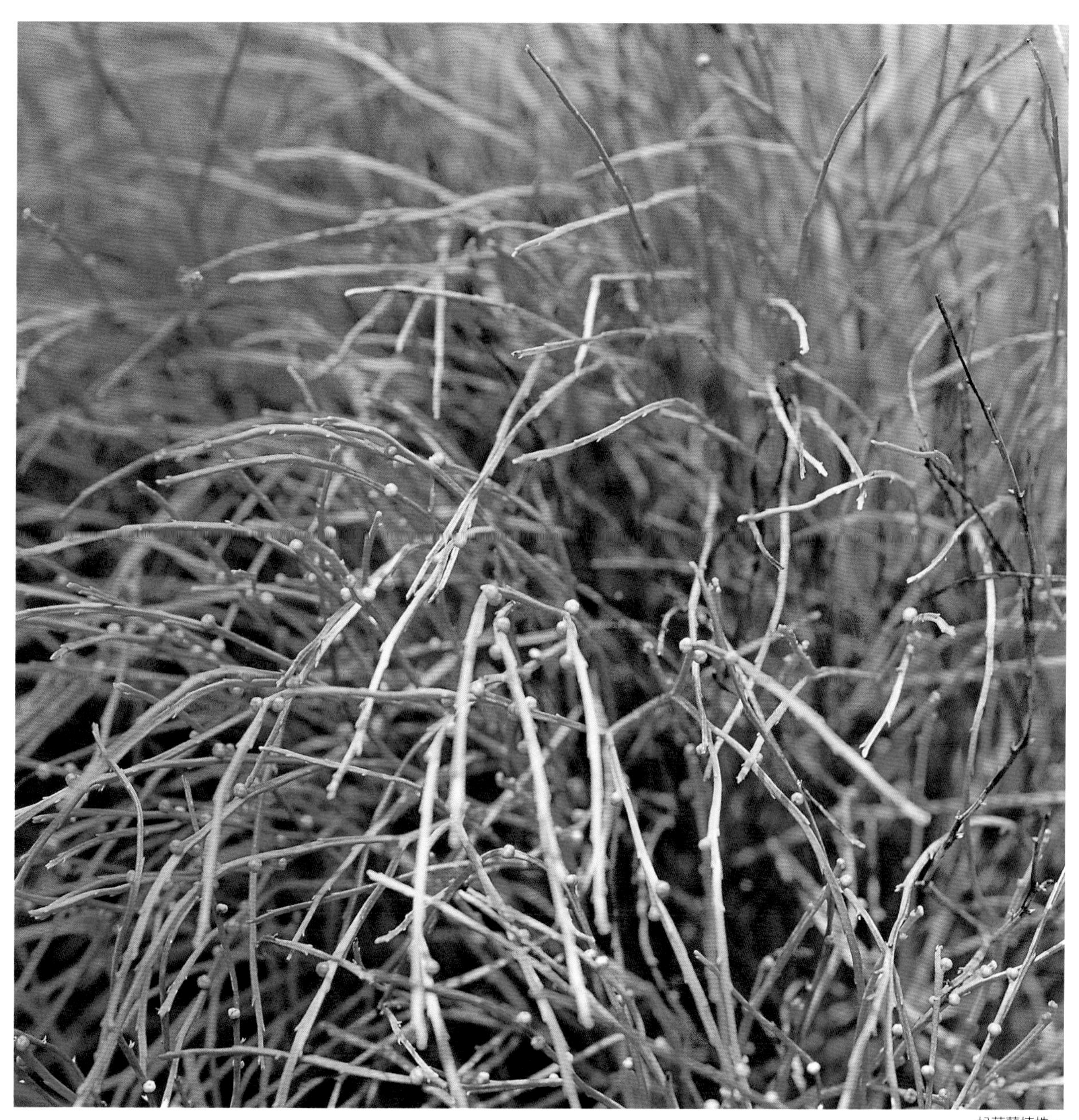

松葉蘭植株。

【原植物】多年生纖細草本，高15～80公分。生於岩石縫中或樹幹上。莖叢生，下部不分枝，上部多次兩歧分枝；分枝平滑，有三稜，密生橢圓形極細的小白點。葉退化為細小的鱗片，卵狀披針形或卵形，疏生於枝條稜角上，呈2～3裂，革質；孢子葉與營養葉同大，有2個深而尖銳的裂齒。孢子囊球形，3室，縱裂；孢子腎形。

【採收】8～9月採收。

【性味】甘辛，溫。入心、肝、胃經。

【功用主治】活血通經，祛風濕。風濕痹痛，婦女經閉，吐血及跌打損傷。

【用法與用量】內服：煎湯，15～30克；研末或浸酒。

分布：遼寧、河北、河南、山東、山西、陝西、四川、浙江、江蘇、安徽、江西、湖北、廣西、雲南、貴州等地。

【石指甲】

【別名】垂盆草、半枝蓮、鼠牙半支、瓜子草、黃瓜子草、白蜈蚣、太陽花

【基原】為景天科植物垂盆草 *Sedum sarmentosum* Bge. 的全草。

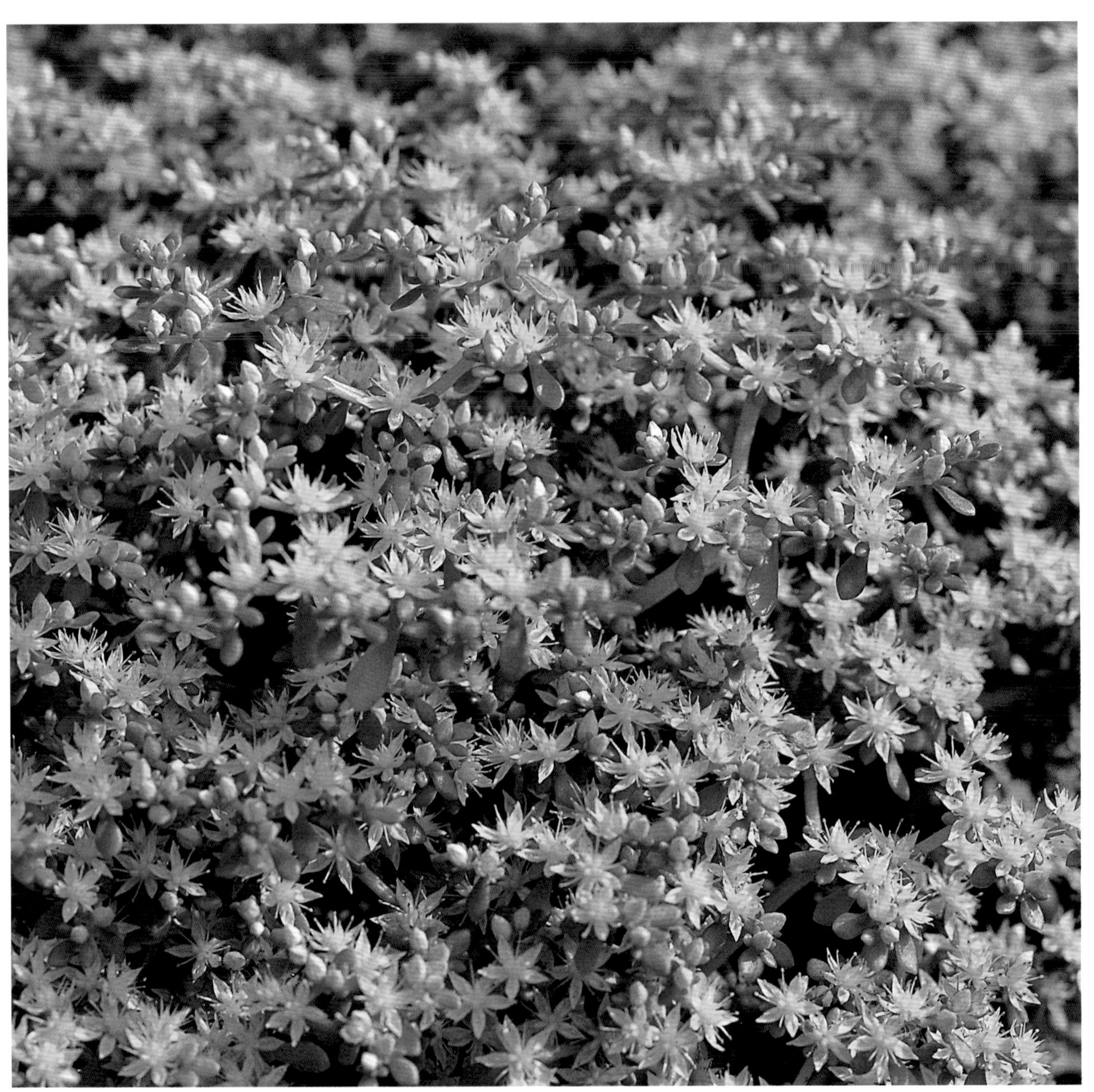

垂盤草花、植株。

【原植物】 多年生肉質草本，高10～20公分。生於山坡傾斜處或岩石上。莖淡紅色，枝纖細，傾斜，匍匐，接近花序處亦易生根。葉3枚輪生，倒披針形至長圓形，長1.5～2.5公分，先端尖，基部楔形，沿莖下延為半圓形的耳狀片，全緣。花呈平展的2歧聚繖花序；萼片5，綠色，寬披針形至長圓形，幾與花瓣等長；花瓣5，黃色，披針形至長圓形，長5～8公釐，先端有較長突出的尖頭；雄蕊10，藥狹卵形，或長橢圓形，花絲細長；心皮5，稍開張。蓇葖果。種子細小，卵圓形，無翅而有細乳頭狀突起。花期6～7月。

【採收】 夏、秋收採。

【性味】 甘淡，涼。

【功用主治】 清熱，消腫，解毒。咽喉腫痛，肝炎，熱淋，癰腫，水火燙傷，蛇、蟲咬傷。

【用法與用量】 內服：煎湯，15～30克。外用：搗敷。

【石荞草】

【別名】石辣蓼、頭花蓼、小紅藤、滿地紅、紅花地丁、繡球草
【基原】為蓼科植物頭花蓼 *Polygonum capitatum* Ham.ex D.Don 的全草。

分布：中國西南部。

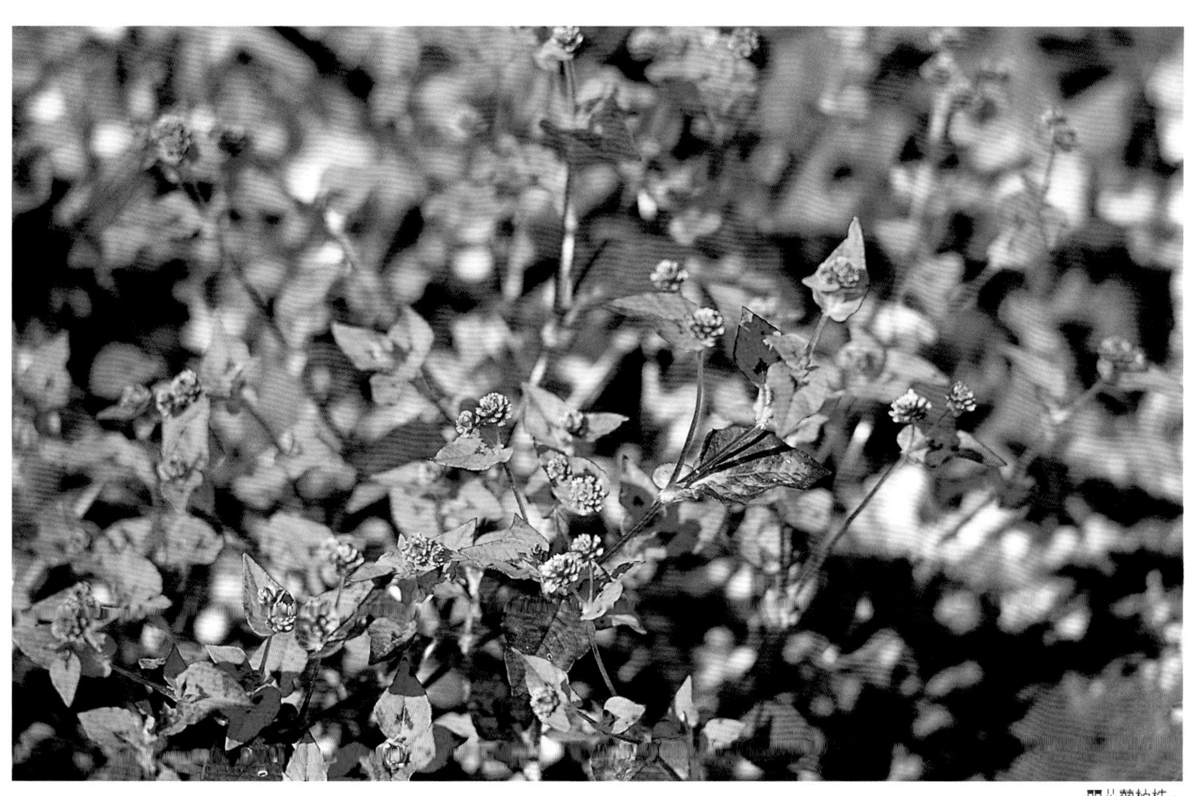
頭花蓼植株。

【原植物】多年生草本。生於岩石上。莖蔓延，先端斜升向上，表面紅色，節處著生柔毛。葉互生，橢圓形，長2.5～5公分，寬1～2公分，先端急尖，基部楔形，全緣，具緣毛，邊緣及葉背往往帶紅色；葉柄帶紅色，長約1～3公釐，基部具耳，包莖；托葉鞘狀，先端平整，被長柔毛。總狀花序直立，近球形；花被淡紅色，5深裂，裂片橢圓形，先端略鈍，長約2公釐；雄蕊8，花絲白色，透明，腺體黃綠色，長圓形，位於花絲基部，花藥淡藍色；子房上位，綠黃色，表面光滑，花柱上部3裂，柱頭球形。瘦果包於宿存的花被內，卵形，具3稜，光滑無毛。花期8～10月。果期9～11月。
【採收】全年可採，曬乾或鮮用。
【性味】苦辛，溫。
【功用主治】解毒，散瘀，利尿通淋。痢疾，腎盂炎，膀胱炎，尿路結石，風濕痛，跌打損傷，瘡瘍濕疹。
【用法與用量】內服：煎湯，15～30克。外用：搗敷，煎水洗，或熬膏塗。
【宜忌】孕婦及實熱者忌用。

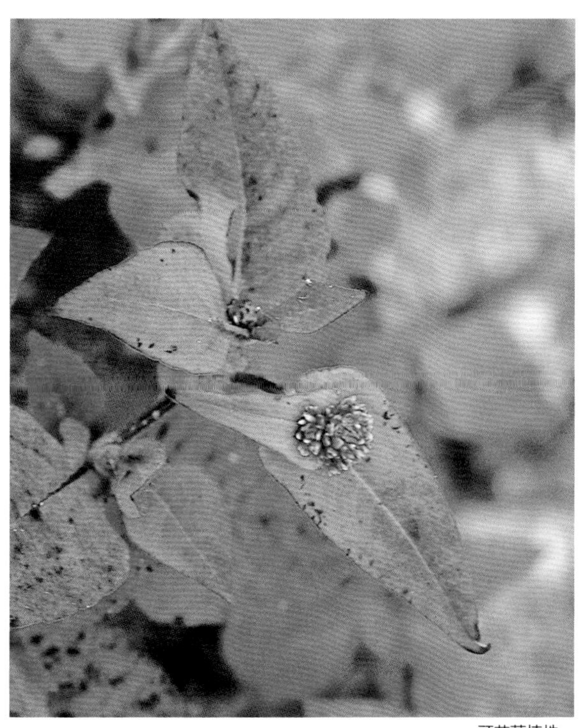
頭花蓼植株。

分布：中國各地。

【扛板歸】

【別名】老虎利、河白草、刺犁頭、有笏犁牛草、攔蛇風、蛇倒退

【基原】為蓼科植物扛板歸 *Polygonum perfoliatum* L. 的全草。

【原植物】多年生蔓性草本，全體無毛。生於荒蕪的溝岸、河邊。莖有稜，稜上有倒生鉤刺，多分枝，綠色，有時帶紅色，長1～2公尺。葉互生，近於三角形，長與寬均為2～5公分，淡綠色，下面葉脈疏生鉤刺，有時葉緣亦散生鉤刺；葉柄盾狀著生，幾與葉片等長，有倒生鉤刺；托鞘葉狀，圓形或卵形，包莖，直徑2～3公分。短穗狀花序，頂生或生於上部葉腋，花小，多數；具苞，每苞含2～4花；花被5裂，白色或淡紅紫色，裂片卵形，不甚展開，隨果實而增大，變為肉質；雄蕊8；雌蕊1，子房卵圓形，花柱3叉狀。瘦果球形，徑約3公釐，暗褐色，有光澤，包在藍色花被內。花期6～8月。果期9～10月。

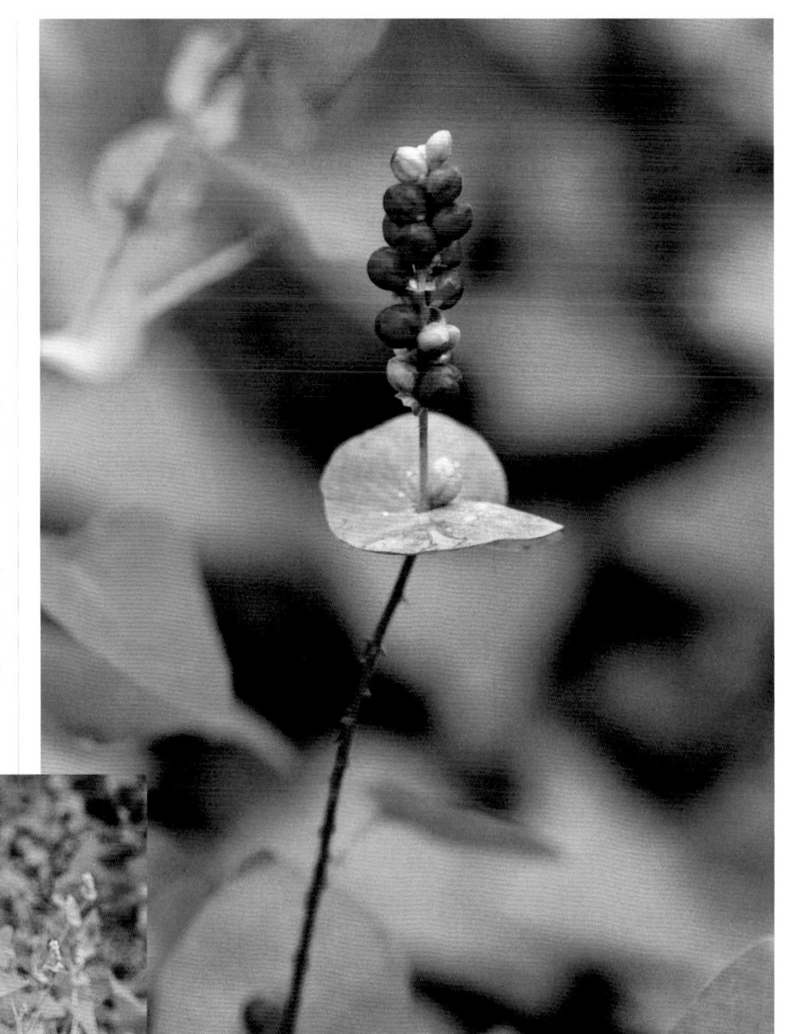

扛板歸花蕾。

扛板歸植株。

【採收】秋季採收，洗淨、曬乾或鮮用。

【性味】酸苦，平。

【功用主治】利水消腫，清熱，活血，解毒。水腫，黃疸，泄瀉，瘧疾，痢疾，百日咳，淋濁，丹毒，瘰鬁，濕疹，疥癬。

【用法與用量】內服：煎湯，7～15克（鮮品21～45克兩）。外用：搗敷、研末調敷或煎水燻洗。

【宜忌】體質虛弱者慎服。

【竹節蓼】

【別名】百足草、觀音竹、鐵扭邊、上石百足、飛天蜈蚣、蜈蚣竹、扁竹花、斬蛇劍
【基原】為蓼科植物竹節蓼 *Homalocladium platycladum* (F.Muell.) Bailey 的全草。

分布：福建、廣東、廣西等地。

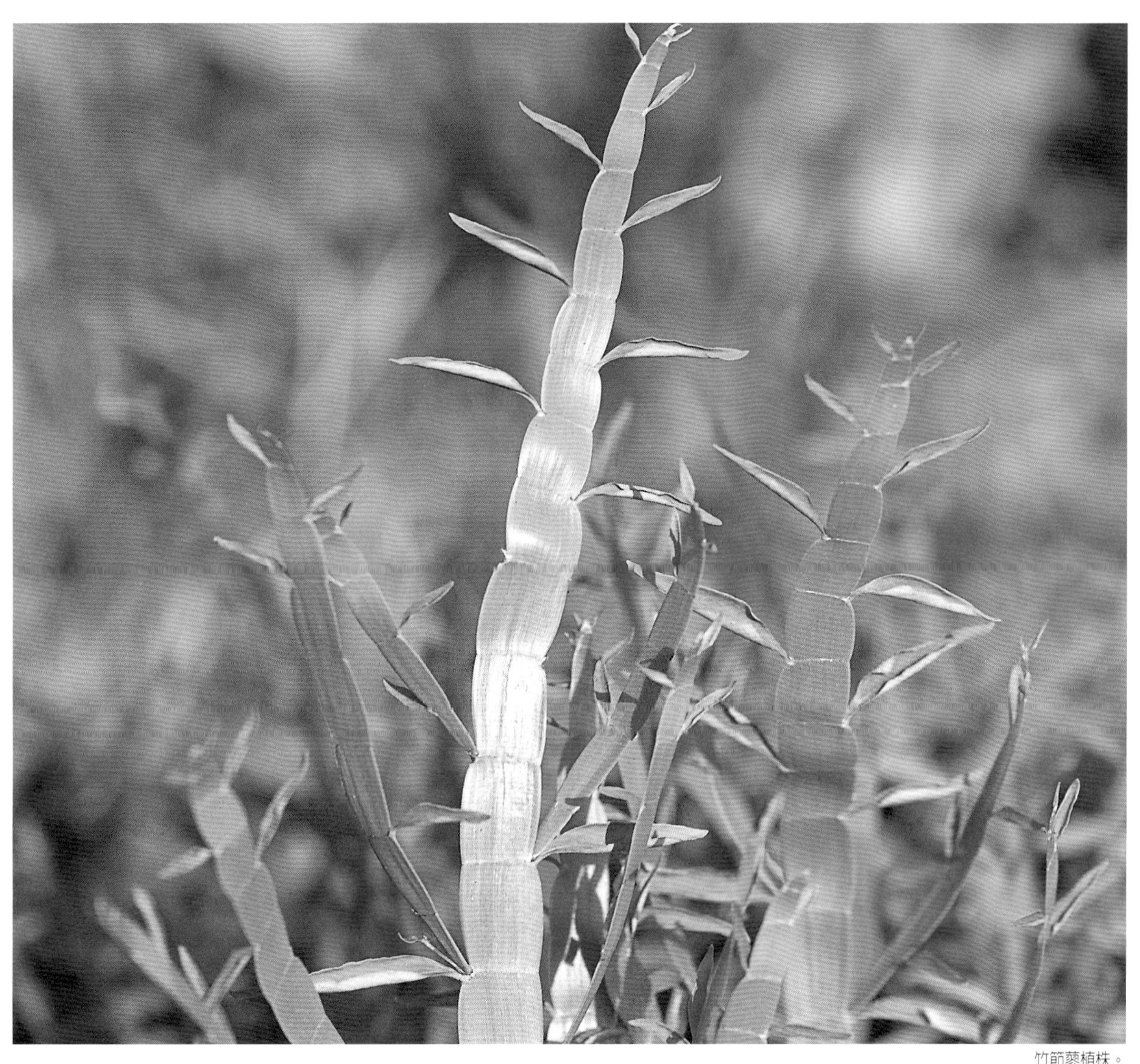

竹節蓼植株。

【原植物】 多年生直立草本，高0.6～2公尺。多栽培於庭園。莖基部圓柱形，木質化，上部枝扁平，呈帶狀，寬7～12公釐，深綠色，具光澤，有顯著的細線條，節處略收縮，托葉鞘退化成線狀，分枝基部較窄，先端銳尖。葉多生於新枝上，互生，菱狀卵形，長4～20公釐，寬2～10公釐，先端漸尖，基部楔形，全緣或在近基部有一對鋸齒，羽狀網脈，無柄。花小，兩性，具纖細柄；苞片膜質，淡黃棕色；花被4～5深裂，裂片矩圓形，長約1公釐，淡綠色，後變紅色；雄蕊6～7，花絲扁，花藥白色；雌蕊1，子房上位，花柱短，3枚，柱頭分叉。瘦果三角形，包於紅色肉質的花被內。花期9～10月。果期10～11月。

【採收】 全年可採，曬乾，或鮮用。

【性味】 甘酸，微寒。入心，肝，脾經。

【功用主治】 清熱解毒，散瘀消腫。癰疽腫毒，跌打損傷，蛇、蟲咬傷。

【用法與用量】 內服：煎湯，9～15克（鮮者30～60克）。外用：搗敷。

【自扣草】

【別名】鹿蹄草、小回回蒜、假芹菜、自灸草、野芹菜
【基原】為毛茛科植物禺毛茛 *Ranunculus cantoniensis* DC. 的全草。

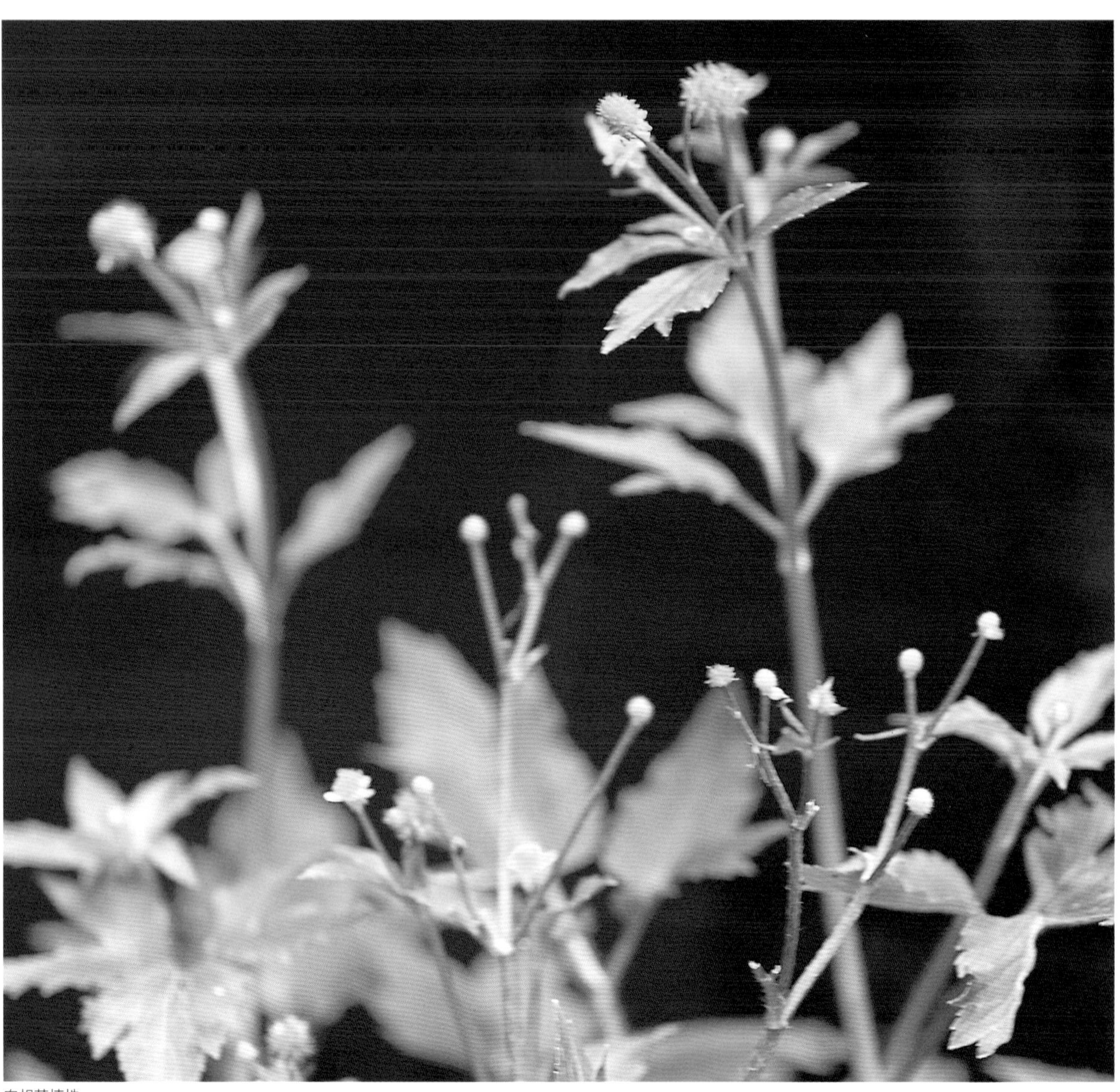
自扣草植株。

【原植物】多年生草本。生長於水溝或水田邊等陰濕處。鬚根多數，白色。莖直立，高0.3～1公尺，分枝圓柱形，中空。莖與葉柄均密被伸展的淡黃色糙毛。基生葉簇生，具長柄，通常2回3裂，1回裂片闊楔形，長3～5公分，寬0.8～1.5公分，再行深裂，2回裂片長方狀倒披針形，上端具不規則的齒裂或3深裂；莖生葉與基生葉相似，但葉柄較短。花小，直徑約6～8公釐，對葉單生於枝端；萼片5，狹卵形，外反，外面有長毛；花瓣5，黃色，闊倒卵形，長約5.5公釐，寬3公釐，基部有圓形的小鱗片；雄蕊多數，短；心皮分離，有胚珠1枚。聚生瘦果球形，直徑約1公分，花托伸長，有短毛；瘦果扁，狹倒卵形，長約4公釐，兩側邊緣附近有不明顯的稜線，頂端有短喙。花期4～5月。

【採收】春末夏初，採取全草，洗淨曬乾。

【性味】甘淡，有毒。

【功用主治】目翳，黃疸。

【用法與用量】外用：搗敷發泡、塞鼻或搗汁塗。

【宜忌】其汁液切不可點眼；不宜內服。

【江南星蕨】

【別名】線雞尾、劍刀蕨、七星劍、金雞尾、大葉金星、斬蛇劍、大石韋

【基原】為水龍骨科植物江南星蕨 *Microsorium fortunei* (Moore) Ching 的全草或帶根全草。

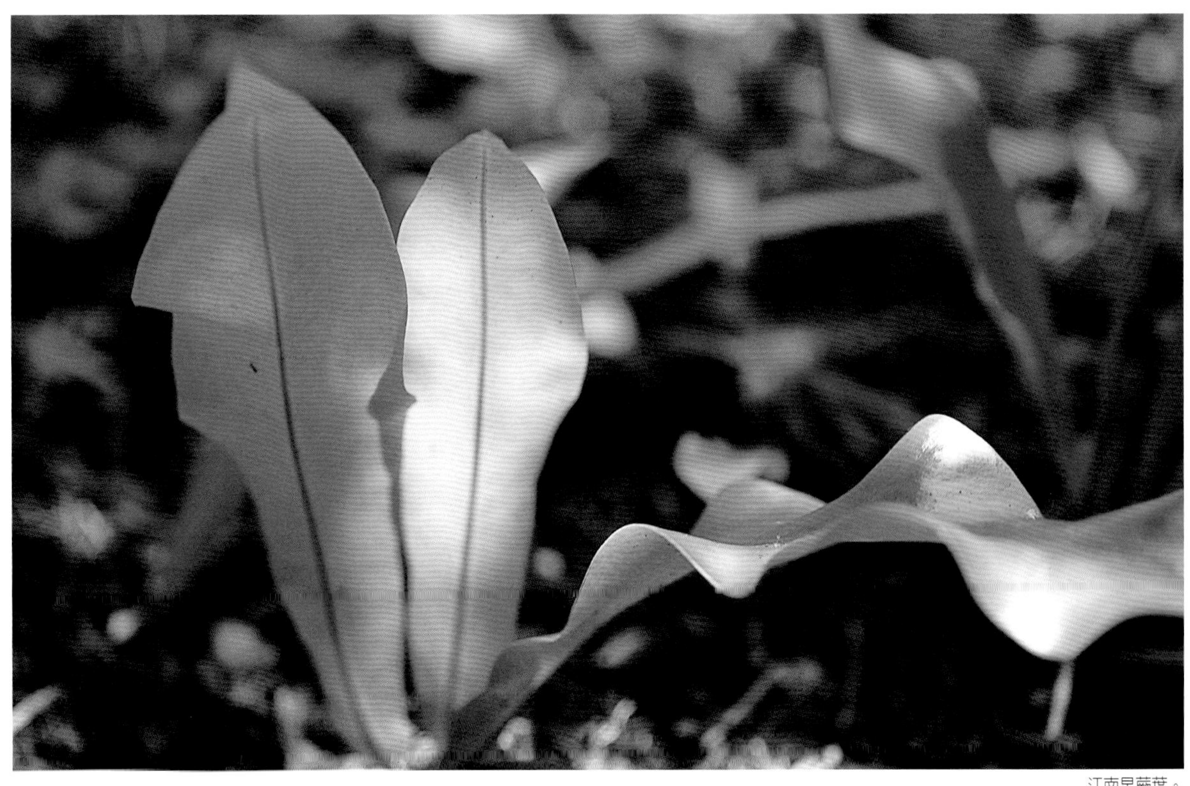

江南星蕨葉。

【原植物】多年生附生草本，高50～70公分。生於石上、樹上或屋瓦縫隙等陰濕處。根莖橫生，細弱，疏被鱗片；鱗片闊卵形，急尖，淡棕色，早脫落。葉近生，柄長3～15公分；葉片狹線狀披針形至闊線狀披針形，長30～45公分，寬1.5～5公分，兩端狹尖，全緣，近革質，淡綠色，葉脈不明顯。孢子囊群大，棕黃色，排列成1行或為不整齊的2行，較近中肋，無蓋，也不具隔絲。

【採收】全年可採。

【性味】苦，寒。入肝、脾、心、肺四經。

【功用主治】清熱涼血，通淋，解毒。熱淋，崩帶，吐血，衄血，熱痢，痔血，肺癰，癆咳，瘰鬁，瘡腫。

【用法與用量】內服：煎湯，15～30克。外用：搗爛敷患處，適量。

【宜忌】虛寒者慎服。

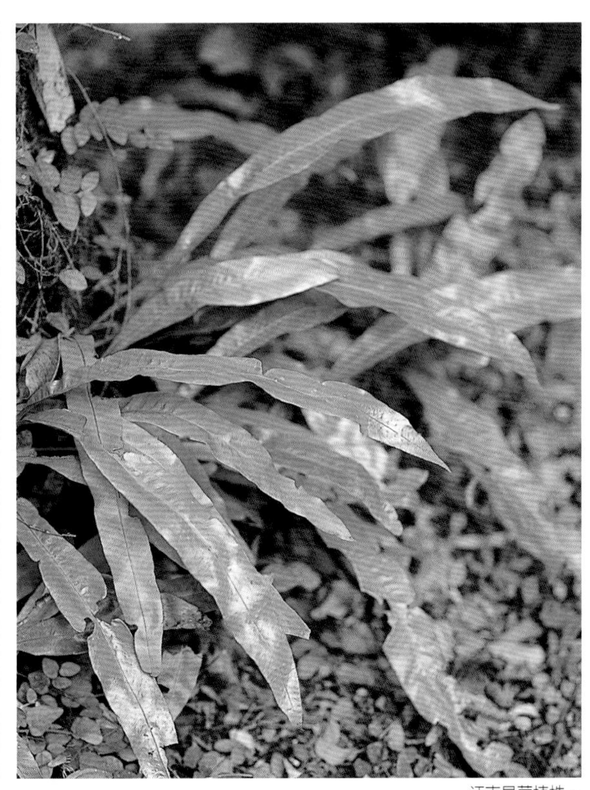

江南星蕨植株。

分布：浙江、江西、安徽、江蘇、福建、臺灣、廣東、廣西、湖南、湖北、陝西、貴州、四川、雲南等地。

【伽藍菜】

【別名】青背天葵、雞爪三七、五爪三七、假川連

【基原】為景天科植物伽藍菜 *Kalanchoe laciniata* (L.) DC. 的全草。

【原植物】多年生肉質直立草本。多為栽培。高0.5～1公尺，全株綠色，老枝變紅，無毛。葉對生，長8～18公分，近頂端的較小，羽狀深裂，裂片披針形，全緣或具不規則的鈍齒至淺裂，頂生葉均為披針形。聚繖花序頂生，花序長10～30公分；花直立，多數；花萼綠色，4深裂，裂片線狀披針形，膜質；花冠黃色或淺橙

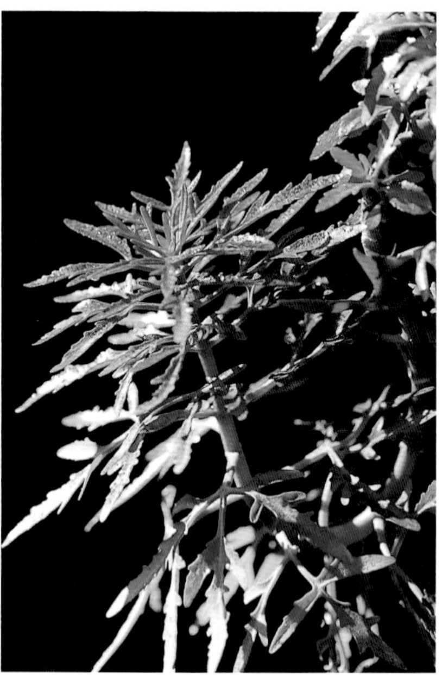

伽藍菜植株特寫。

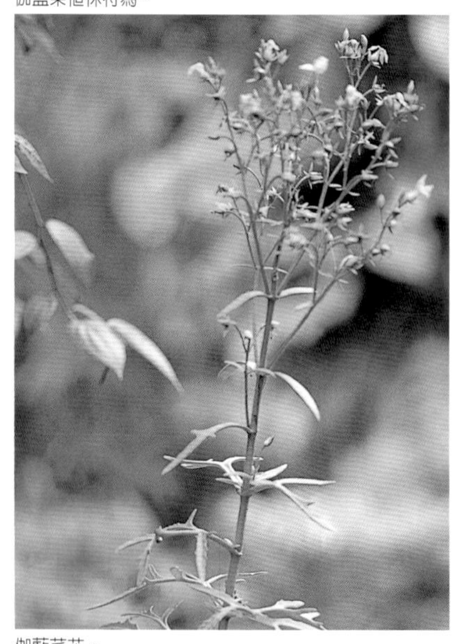

伽藍菜花。

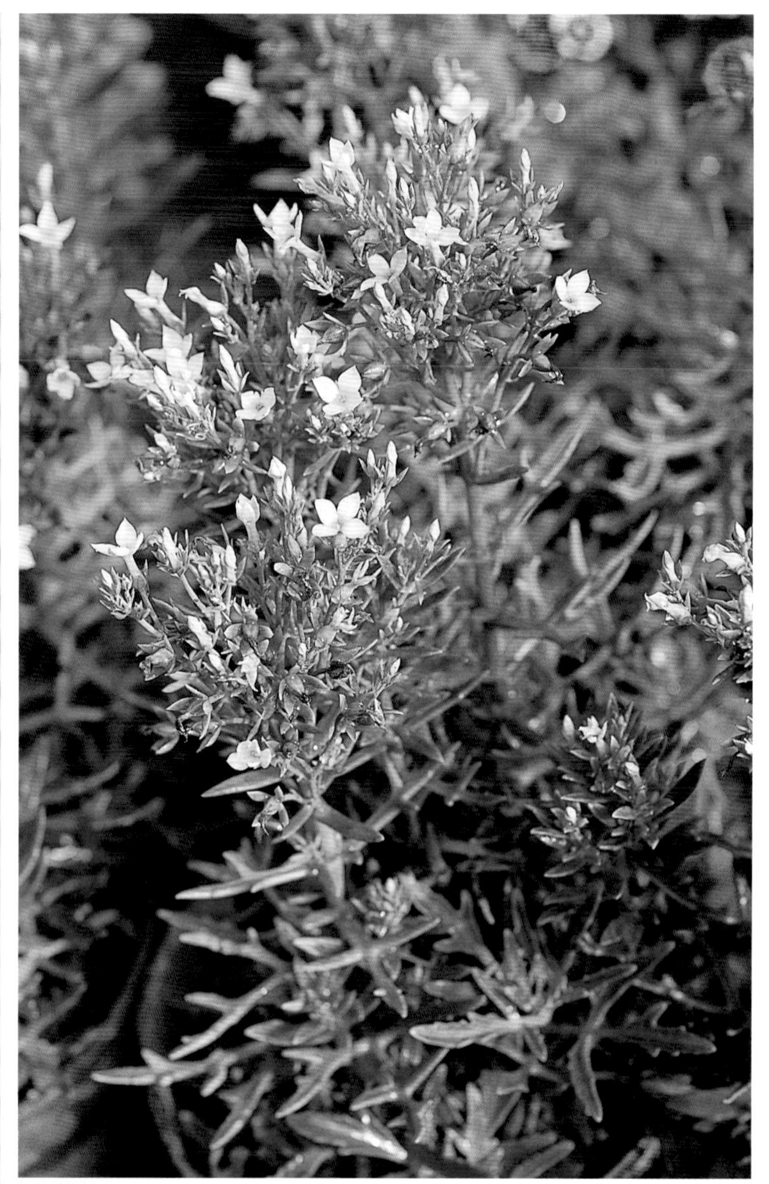

伽藍菜植株。

紅色，長1.5～2公分，徑約2公分，高腳碟狀，花冠管長伸出於花萼外，膜質，裂片急尖；雄蕊8，2輪，著生於花冠管喉部，花絲短；下位鱗片4枚，線形。花期幾乎全年。

【採收】全年可採，鮮用。

【性味】甘苦，寒。

【功用主治】清熱解毒，散瘀，止血。瘡瘍膿腫，跌打損傷，創傷出血，燙傷，濕疹，毒蛇咬傷，湯火傷。

【用法與用量】內服：煎湯，9～15克。外用：搗敷。

【佛甲草】

【別名】火燒草、火焰草、佛指甲、半支連、狗牙半支、禾雀舌、午時花、金槍藥、狗牙瓣、土三七

【基原】為景天科植物佛甲草 *Sedum lineare* Thunb. 的全草。

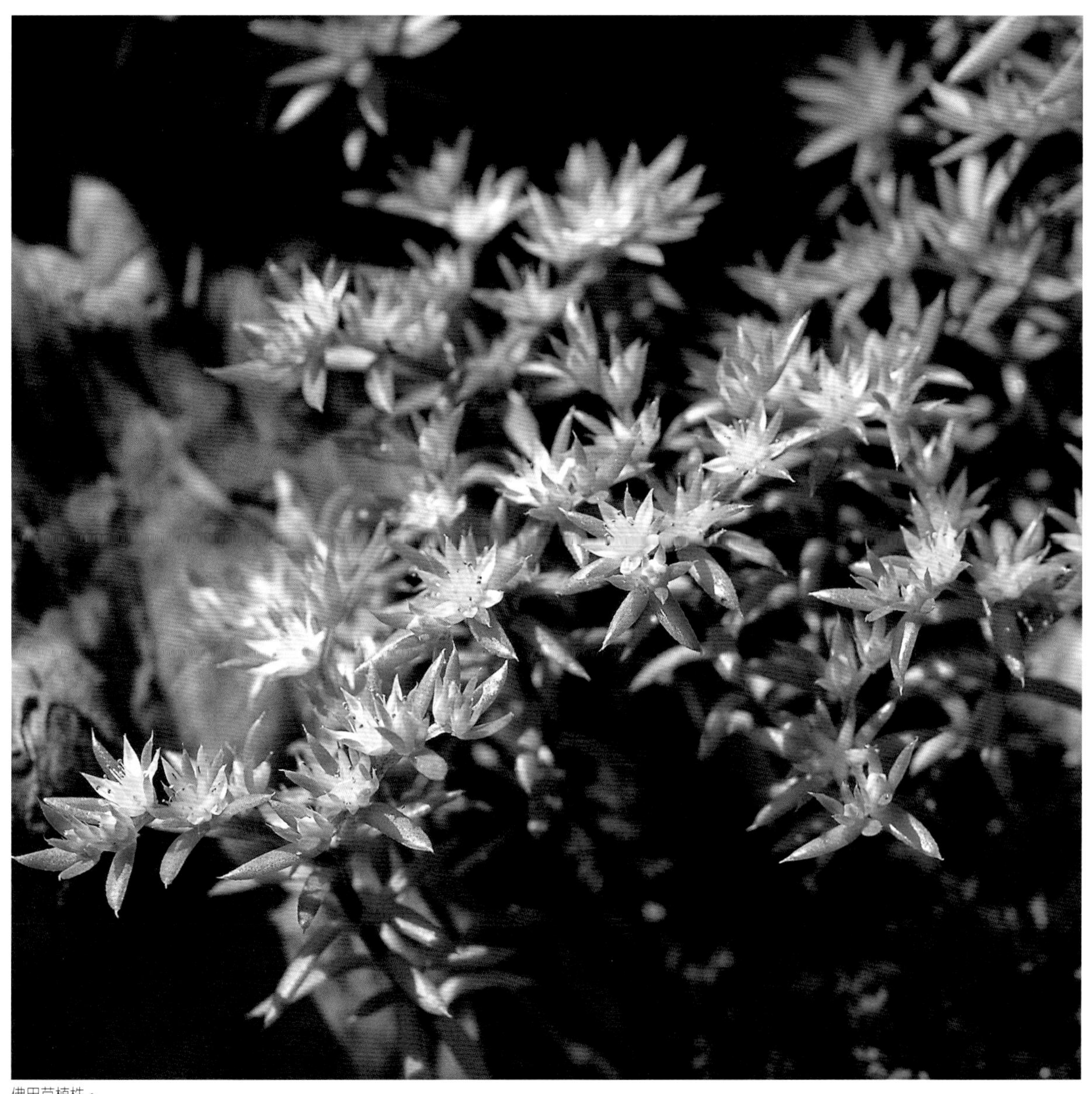

佛甲草植株。

【原植物】 多年生肉質草本，全體無毛。生於山野水濕地皮岩石上，或栽培於庭園。莖纖細傾臥，長10～15公分，著地部分節節生根。葉3～4片輪生，近無柄，線形至倒披針形，長2～2.5公分，先端近短尖，基部有短距。聚繖花序頂生，花黃色，細小；萼5片，無距或有時具假距，線狀披針形，長1.5～7公釐，鈍頭，通常不相等；花瓣5，矩圓形，長4～6公釐，先端短尖，基部漸狹；雄蕊10，心皮5個，成熟時分離，長4～5公釐，花柱短。蓇葖果。花期春末夏初。

【採收】 夏、秋季採。

【性味】 甘，寒。

【功用主治】 清熱，消腫，解毒。咽喉腫痛，癰腫，疔瘡，丹毒，燙傷，蛇咬傷，黃疸，痢疾。

【用法與用量】 外用：搗敷或搗汁含漱、滴眼。內服：煎湯，9～15克（鮮者15～30克）；或搗汁。

分布：臺灣、華東、華南、西南。

【含羞草】

【別名】知羞草、怕羞草、喝呼草、怕醜草

【基原】為豆科植物含羞草 *Mimosa pudica* L. 的全草。

【原植物】直立或蔓生或攀援半灌木。生於山坡、路旁、潮濕地，或栽培。高可達1公尺，有散生利刺及無數倒生刺毛。羽片通常4枚，掌狀排列；小葉多數，觸之即閉合而下垂，矩圓形，長8～13公釐，先端短尖，有散生刺毛，無柄。頭狀花序具長柄，單生或2～3個生於葉腋，直徑約1公分；花淡紅色，極多；萼鐘形，短齒裂；花冠下部合生，上部4裂，三角形，雄蕊4，花絲長，伸出；子房有短柄，花柱絲狀，柱頭頂生。莢果扁平，稍外彎，多數，長1～2公分，頂端有喙，有3～5節，每節有1種子，成熟時節脫落，只剩下具有刺毛的莢緣；種子闊卵形。花期8月。

【採收】夏季採收，曬乾。

【性味】甘，寒。

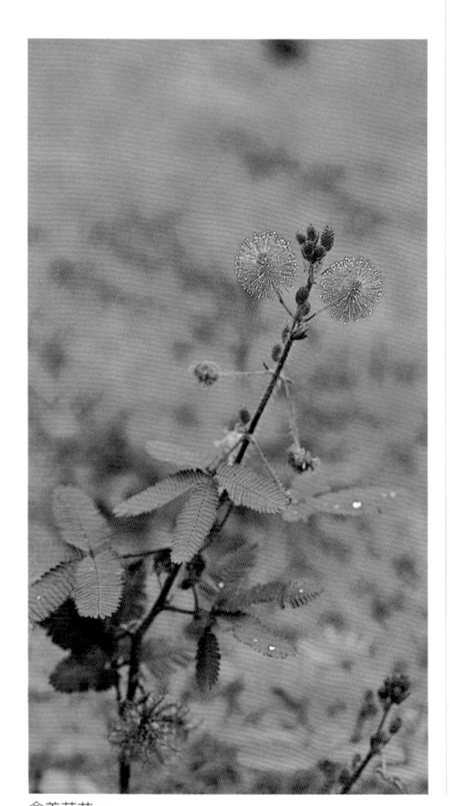

含羞草花。

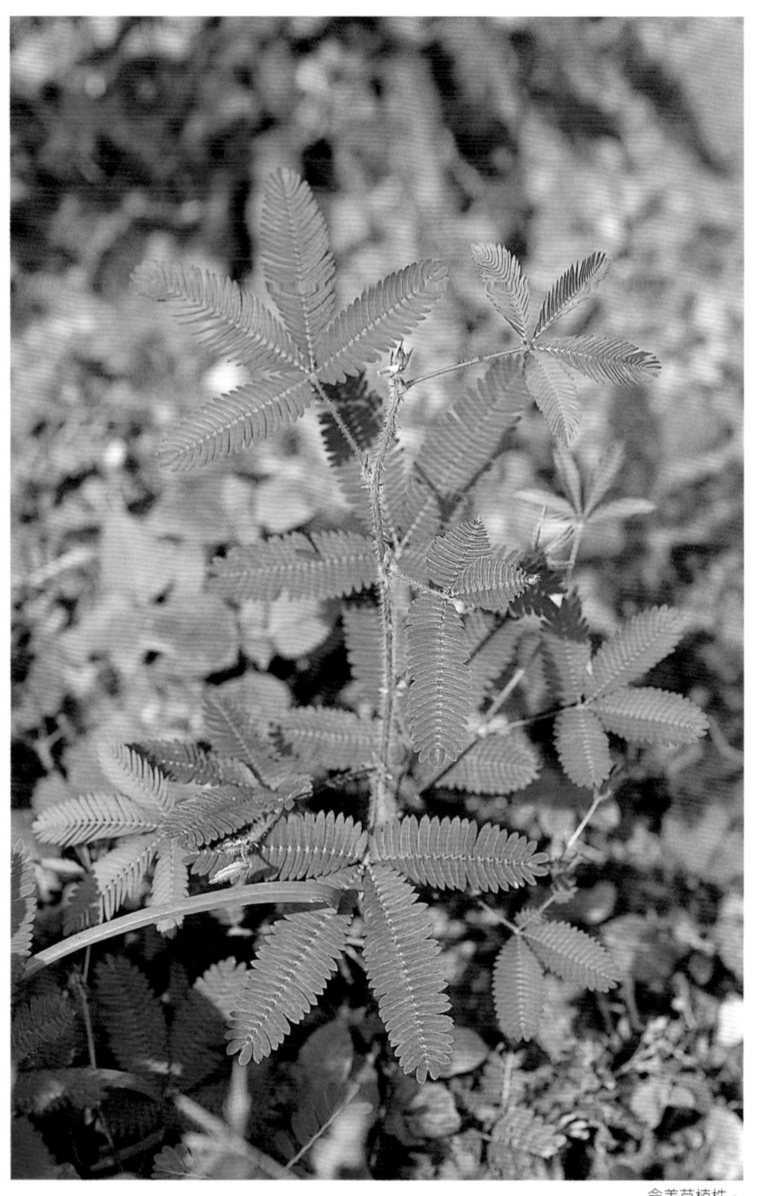

含羞草植株。

【功用主治】清熱，安神，消積，解毒。腸炎，胃炎，失眠，小兒疳積，目熱腫痛，深部膿腫，帶狀皰疹。

【用法與用量】內服：煎湯，15～30克；或燉肉。外用：搗敷。外洗：用量適量。

【赤脛散】

【別名】土竭力、花蝴蝶、小暈藥、苦茶頭草、紅澤蘭、蕎黃連、蛇頭草、草見血、花臉蕎麥

【基原】為蓼科植物缺腰葉蓼 *Polygonum runcinatum* Buch.-Ham. 或華缺腰葉蓼 *Polygonum runcinatum* Buch.-Ham.var.sinense Hemsl. 的全草。

分布：缺腰葉蓼——四川、貴州、雲南、湖南、湖北、陝西、甘肅及河南西部。華缺腰葉蓼——雲南、四川、湖北、湖南、陝西等地。

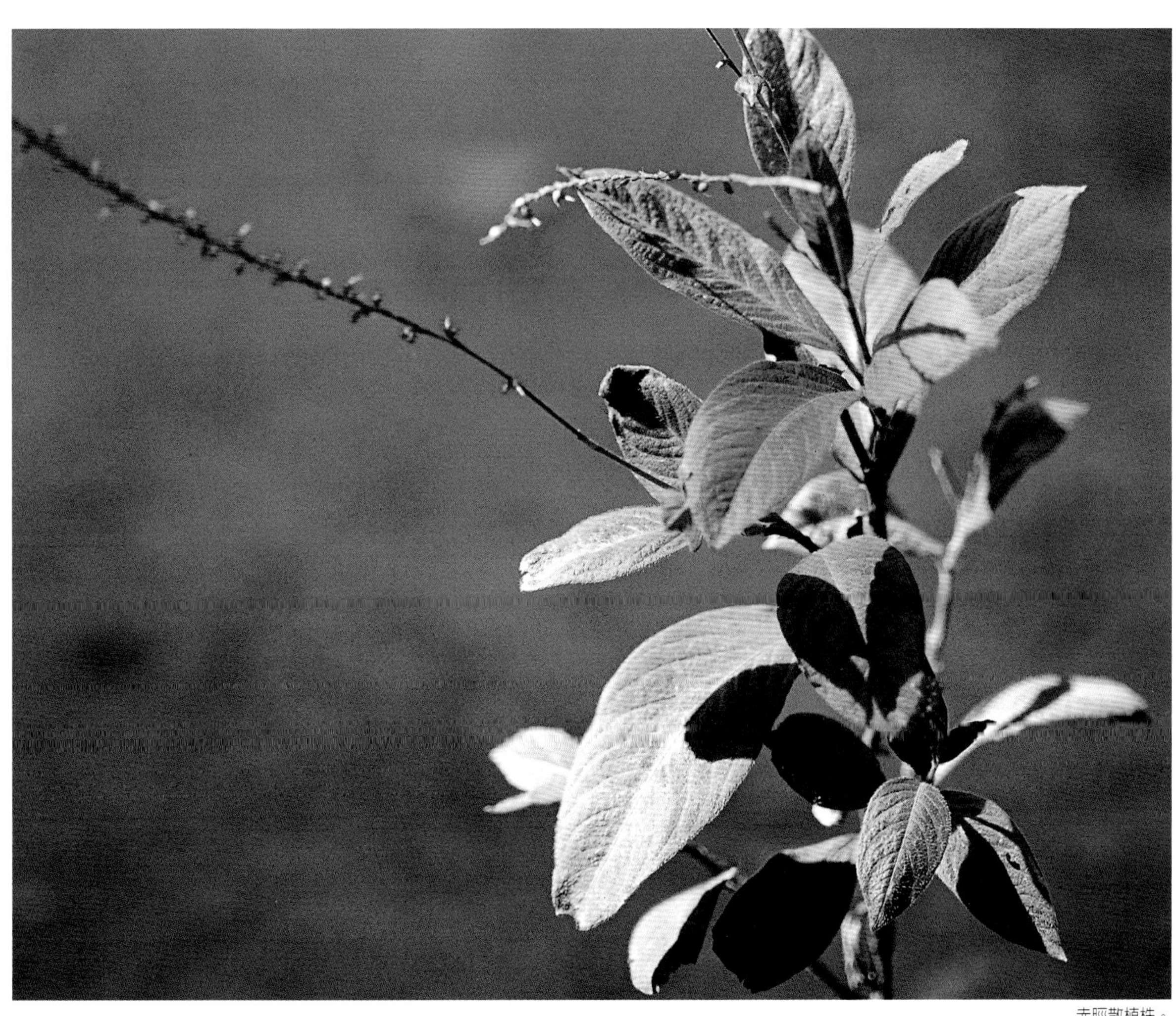

赤脛散植株。

【原植物】

◎缺腰葉蓼　一年生或多年生草本，高30～50公分。生路邊、溝渠、草叢等陰濕處或栽培。根莖細弱黃色，鬚根黑棕色。莖纖細，直立或斜上，稍分枝，紫色，有節及細白毛，或近無毛。葉互生，卵形或三角狀卵形，長5～8公分，寬3～5公分，先端長漸尖，基部近截形常具2圓裂片，兩面無毛或有毛，上面中部有紫黑斑紋，具細微的緣毛；葉柄短，基部有耳狀片；托葉鞘筒狀，膜質，長達1公分，有緣毛。頭狀花序，小形，通常數個生於枝條頂端；總花梗有腺毛；花被粉紅色，沿背部為綠色，5深裂，裂片卵形，先端鈍圓；雄蕊8，花絲比花被短；雌蕊1，子房上位，卵圓形，花柱細弱，由中部分為3裂，柱頭圓球形。瘦果卵圓形，具3稜，基部圓形，長2～2.5公釐，黑色有細點。花期7～8月。

◎華缺腰葉蓼　生草叢、溝邊陰濕處。主要特徵為：葉片兩面均被長柔毛；托葉鞘的緣毛甚短或近無毛；總花梗具細柔毛而無腺毛。

【採收】春夏季採收。

【性味】酸苦微辛，寒。

【功用主治】清熱解毒，活血消腫。痢疾，白帶，血熱頭痛，崩漏，經閉，乳癰瘡癤，跌打損傷。

【用法與用量】內服：煎湯，9～15克（鮮者15～30克）。外用：搗敷。

分布：
卷柏——廣東、廣西、福建、臺灣、浙江、江蘇、江西、湖南、陝西、河北、山東、遼寧、吉林等地。
墊狀卷柏——四川、雲南、西藏、廣西、廣東、江西、湖北、河南、河北等地。

【卷柏】

【別名】豹足、石蓮花、不死草、萬年松、長生草、還魂草、老虎爪、鐵拳頭
【基原】為卷柏科植物卷柏 *Selaginella tamariscina* (Beauv.) Spring 的全草。

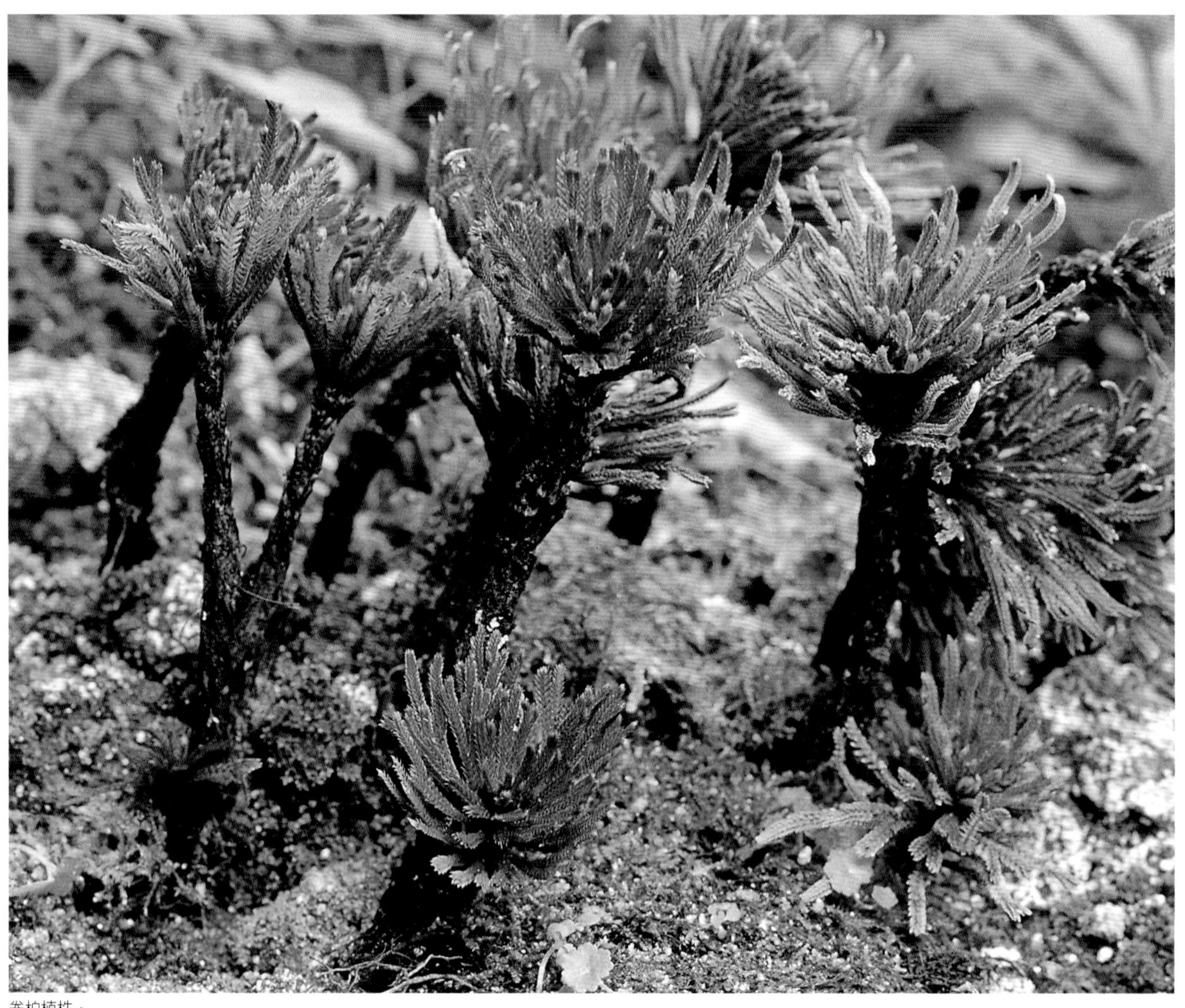

卷柏植株。

【原植物】 多年生草本，高5～15公分。生於岩石上。主莖短或長，直立，下著鬚根。各枝叢生，直立，乾後拳卷，密被覆瓦狀葉，各枝扇狀分枝至2～3回羽狀分枝。葉小，異型，交互排列；側葉披針狀鑽形，長約3公釐，基部龍骨狀，先端有長芒，遠軸的一邊全緣，寬膜質，近軸的一邊膜質緣極狹，有微鋸齒；中葉兩行，卵圓披針形，長2公釐，先端有長芒，斜向，左右兩側不等，邊緣有微鋸齒，中脈在葉上面下陷。孢子囊穗生於枝頂，四稜形；孢子葉三角形，先端有長芒，邊緣有寬的膜質；孢子囊腎形，大小孢子的排列不規則。

除上述品種外，尚有墊狀卷柏 *Selaginella pulvinata* (Hook.et Grev.) Maxim.的全草亦同等入藥。外形與上種相似，根散生。莖自基部分枝，叢生。中葉先端直向，形成2平行線，葉緣厚，全緣。

【採收】 春、秋均可採收，但以春季採者色綠質嫩為佳。採後剪去鬚根，酌留少許根莖，去淨泥土，曬乾。

【性味】 辛，平。

【功用主治】 生用破血，炒用止血。生用經閉、症瘕，跌打損傷，腹痛，哮喘；炒炭用吐血，便血，尿血，脫肛。

【用法與用量】 內服：煎湯，3～9克；浸酒或入丸、散。外用：搗敷或研末撒。

【委陵菜】

【別名】翻白菜、根頭菜、黃州白頭翁、天青地白、蛤蟆草、老鴉翎

【基原】為薔薇科植物委陵菜 *Potentilla chinensis* Ser. 的根或帶根全草。

分布：中國大部分地區。

【原植物】多年生草本，高30～60公分。生於山坡、路邊、田旁、山林草叢中。根肥大，圓錐狀。莖直立，密生灰白色綿毛。單數羽狀複葉，基生葉有小葉8～11對，頂端小葉最大，兩側小葉向下漸次變小，小葉狹長橢圓形，長2～5公分，寬8～15公釐，邊緣羽狀深裂，裂片三角狀披針形，邊緣向下反卷，上面被短柔毛，下面密生白綿毛；托葉長披針形至橢圓狀披針形，全緣或羽狀裂，密被長綿毛；莖生葉與根生葉同形而較小，小葉1～7對。花多數，頂生，呈繖房狀聚繖花序；花萼5裂，裂片廣卵形，副萼5片，披針形至線形，均有白綿毛；花瓣5，黃色，倒卵狀圓形，凹頭；雄蕊多數，花絲不等長，花藥黃色；雌蕊多數，聚生，子房卵形而小，微扁，花柱側生，柱頭小。瘦果卵圓形，長約2公釐，褐色，光滑，包於宿存花萼內。花期6～8月。果期8～10月。

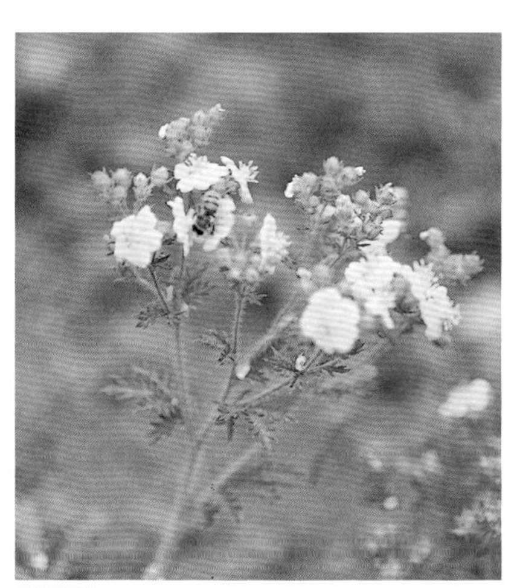

委陵菜花。

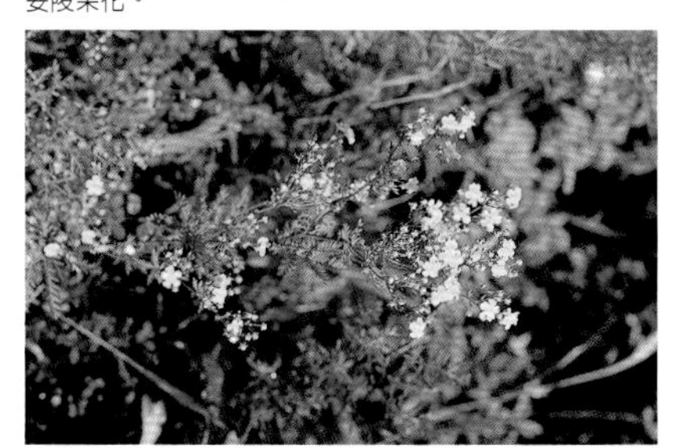

委陵菜花。

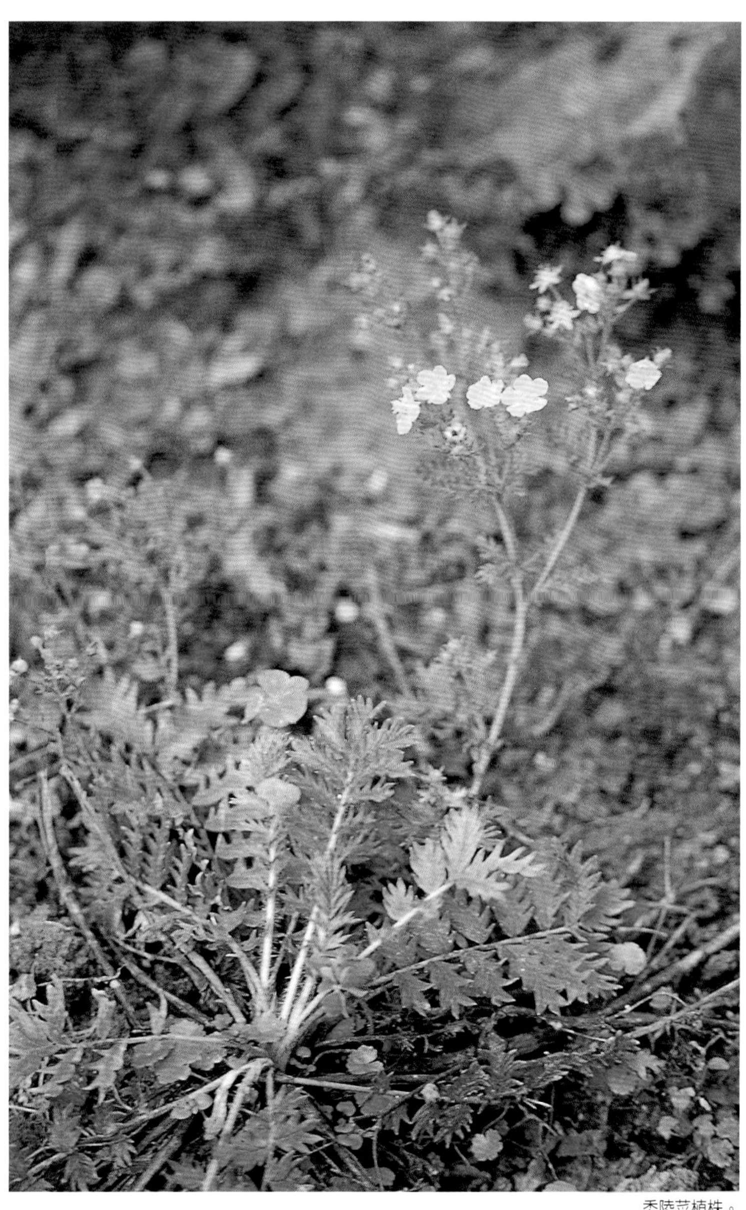

委陵菜植株。

【採收】4～10月間採收。將帶根全草除去花枝及果枝，曬乾。或將地上部分莖葉全部除去，僅用其根。

【性味】苦，平。

【功用主治】祛風濕，解毒。痢疾，風濕筋骨疼痛、癱瘓，瘡疥。

【用法與用量】內服：煎湯，15～30克；研末或浸酒。外用：煎水洗，搗敷或研末撒。

【抱樹蓮】

【別名】巧根藤、飛連草、星毛抱樹蓮、抱石蓮、瓜子菜

【基原】為水龍骨科植物抱樹蓮 *Drymoglossum piloselloides* (L.) Presl 的全草。

分布：中國南部。

【原植物】多年生附生草本。附生於樹上。根狀莖細長，匍匐；鱗片密集，細小、卵形，邊緣撕裂狀。葉疏生，葉柄基部有節，被鱗片；營養葉圓形、倒卵形或橢圓形，長1～5公分，寬1～2公分，近無柄或有短柄，先端渾圓，基部多少斜截頭狀或楔尖，全緣，厚肉質，乾燥時如革質，表面疏被脫落的星狀絨毛；孢子葉線形，長5～10公分或更長，寬3～8公釐，先端鈍，基部漸狹。葉脈不明顯，在強光下可見，聯結，有單出或分枝的內藏小脈。孢子囊群接近葉緣排成一闊線形，初時較狹，後漸擴張幾乎覆蓋葉背全面；孢子囊與少數有柄的星狀絨毛混生；孢子扁圓形。

【採收】夏秋季採收。

【性味】味甘淡，性微涼。

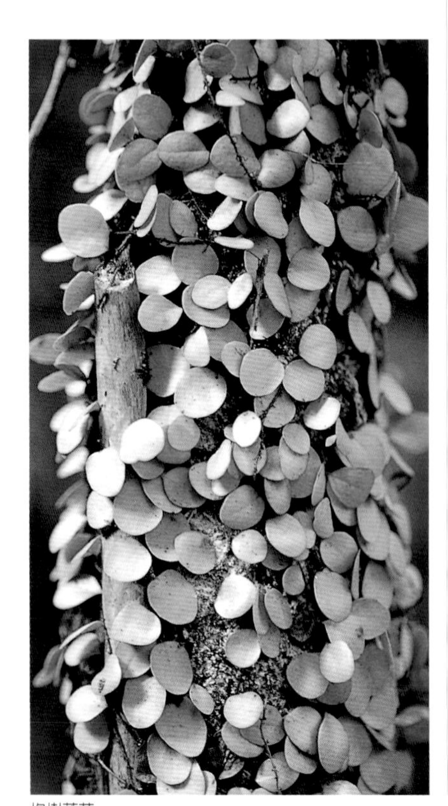

抱樹蓮葉。

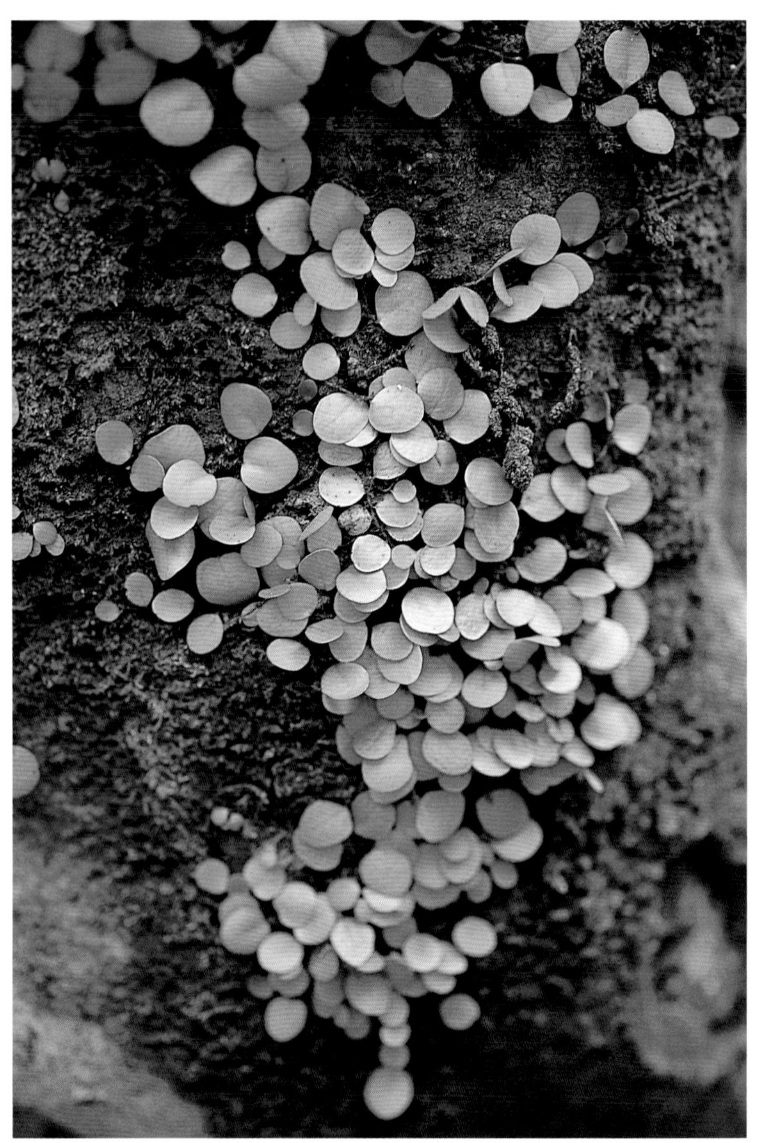

抱樹蓮植株。

【功用主治】清熱，利濕，解毒，殺蟲。風濕疼痛，腮腺炎，淋巴結結核，疥癩，跌打損傷。

【用法與用量】內服：煎湯，15～30克。外用：煎水洗或搗敷。

【杯莧】

【別名】蛇見怕、鏡面草、蛇驚慌、細葉蛇總管、拔子彈草
【基原】為莧科植物杯莧 *Cyathula prostrata* (L.) Bl. 的全草。

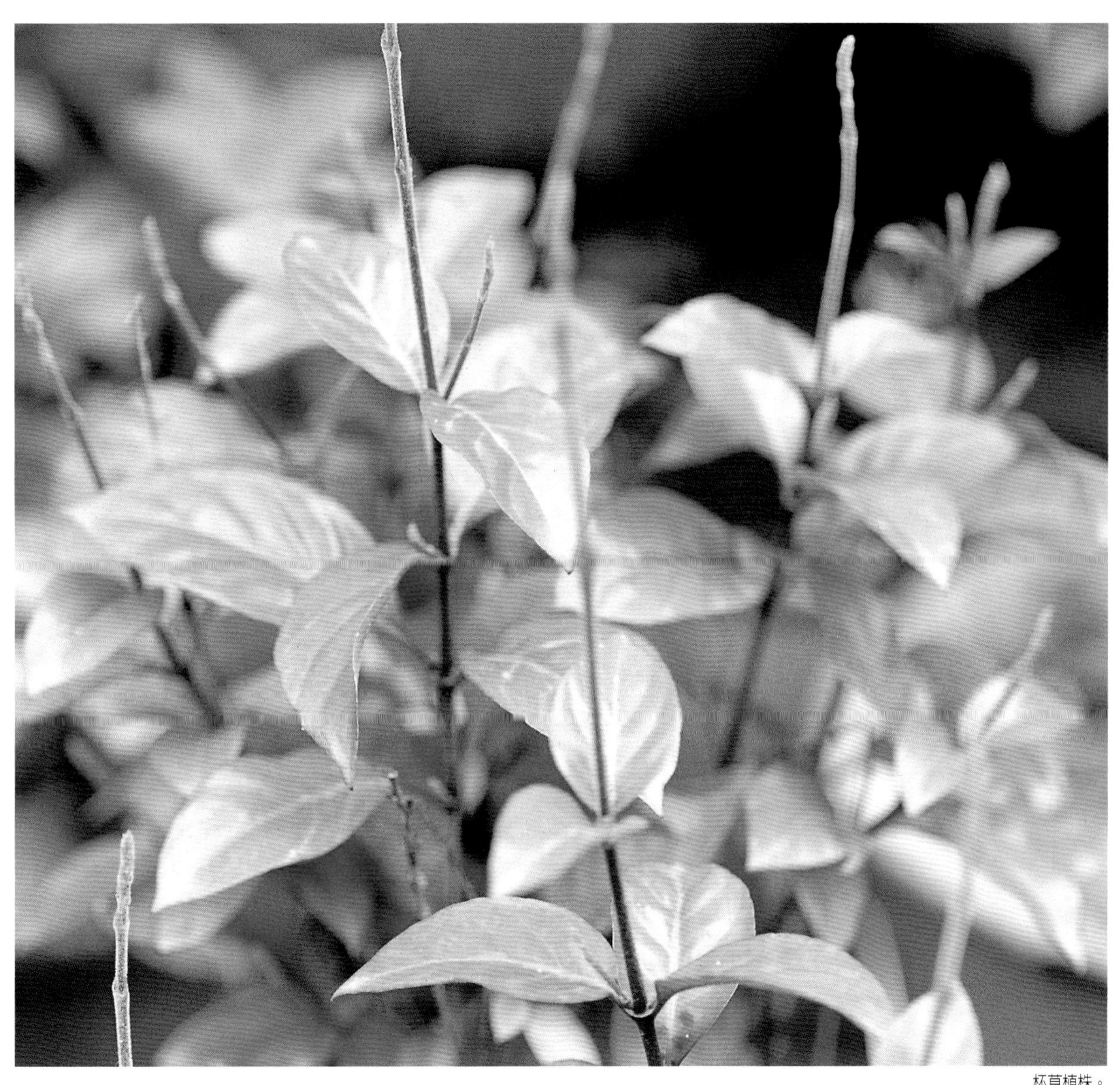
杯莧植株。

分布：華南各地。

【原植物】多年生草本，高可達50公分。生於山坡林下，河邊或山谷蔭蔽處。莖常有四稜，被柔毛，基部常匍匐。葉對生，橢圓形或倒卵狀菱形，長2～5公分，先端鈍或急尖，基部楔形，兩面被伏貼柔毛。總狀花序頂生或腋生；花束疏生，總苞1枚著生於花束基部，卵形；花小，無花梗；小苞片2枚，闊卵形；萼片5，長卵形，長2～2.5公釐，具脈紋3條，外面密被長柔毛；雄蕊5枚，基部合生；不育雄蕊短舌狀，先端鈍或兩淺裂；不育花的花萼及苞片變態為鉤狀芒刺。胞果不開裂。花期9～11月。

【採收】全年可採。曬乾或鮮用。
【性味】苦澀，微涼。
【功用主治】消腫，止痛，拔彈，除諸毒。各種蛇咬傷，肝脾腫大，子彈入肉。
【用法與用量】內服：煎湯，15～30克。外用：搗敷。

【狐尾豆】

【別名】狐狸尾

【基原】為豆科植物兔尾草 *Uraria lagopodioides* (L.) Desv. 的全草。

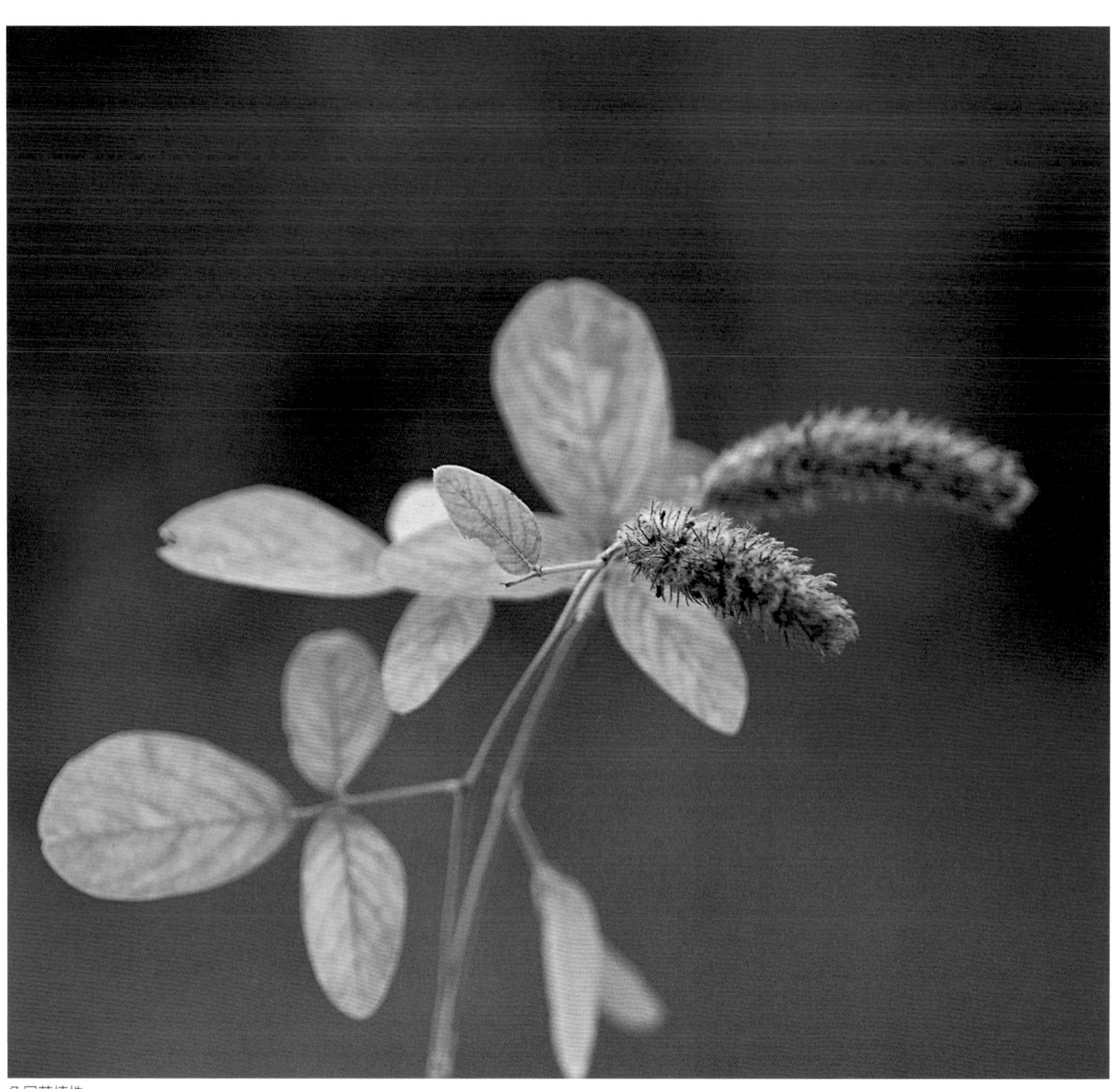

兔尾草植株。

【原植物】多年生草本，平臥或廣展，長可達60公分。生於曠野、草地。葉單生或有小葉3枚；托葉卵狀三角形，上部鑽狀；頂生小葉圓形或橢圓形，長2.5～6公分，先端渾圓或鈍而有小銳尖，側生小葉較小，上面略粗糙，下面被小柔毛。總狀花序頂生，呈稠密的圓柱形、卵形至矩圓形，長3～6公分，厚1.5～2公分，被毛；苞片闊卵形，長8～10公釐，密被絲毛；花柄短於萼，被疏長毛；萼長5～6公釐，上面2枚裂齒短，下面3枚裂齒延長，呈剛毛狀，被疏長毛；花冠蝶形，淡紫色，長約6公釐，旗瓣闊，翼瓣與龍骨瓣粘貼；雄蕊2束，最上1枚分離；雌蕊1，花柱線形、內彎。莢果小，有1或2節莢；莢節橢圓形，長約2.5公釐，膨脹，黑褐色。花期10月。

【採收】夏、秋採取。洗淨，生用或曬乾用。

【功用主治】小兒疳積，痔瘡，皮膚濕疹。

【用法與用量】內服：16～25克，水煎服或直接服食。

【苦刺花】

【別名】苦刺、苦豆刺、苦刺樹、鐵馬胡燒

【基原】為豆科白刺花 *Sophora davidii* (Franch.) Skeels 全株。

分布：南方各省。

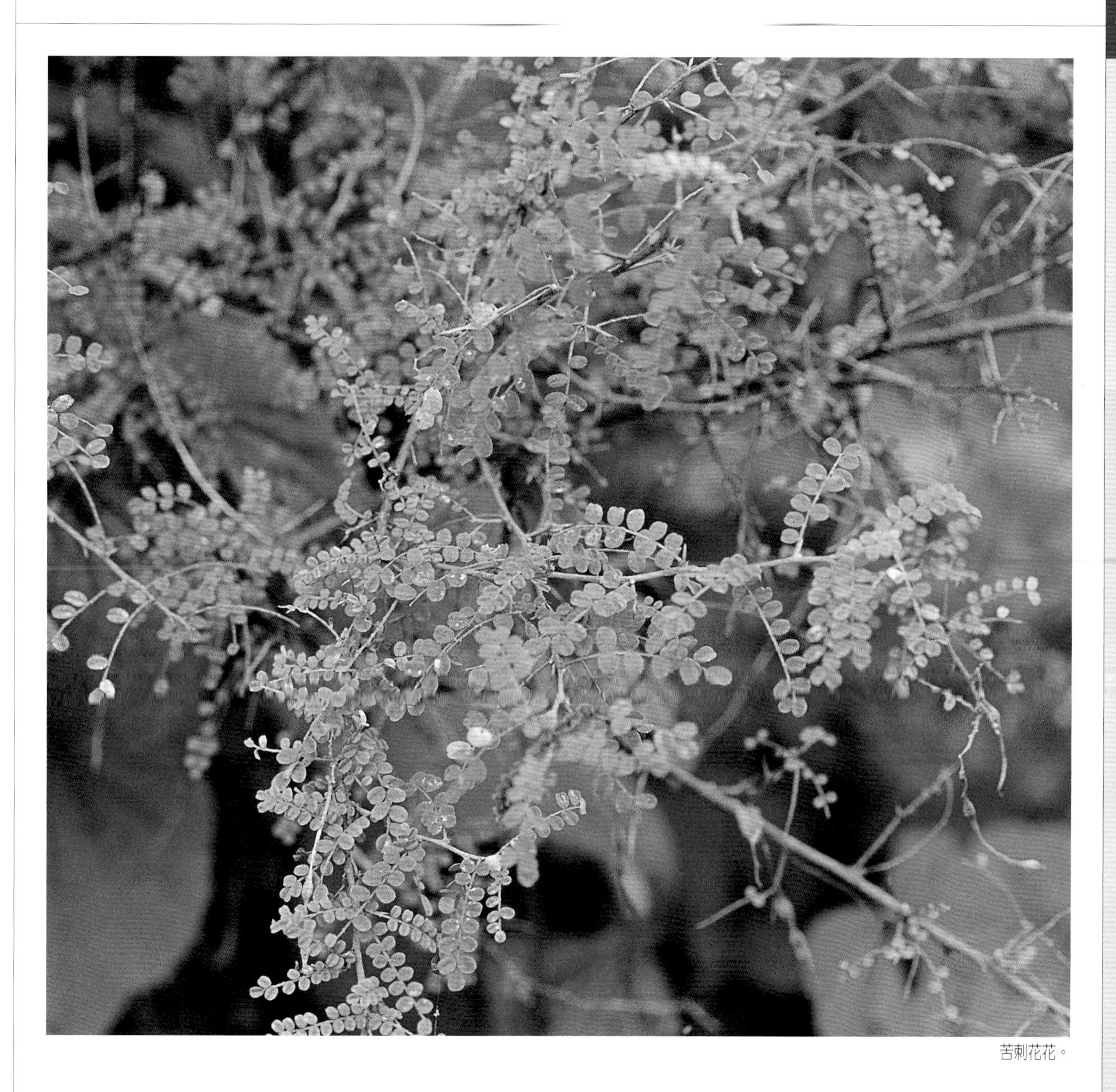

苦刺花花。

【原植物】灌木或小喬木，高1～4公尺。枝直立開展，棕色，無毛，不育枝末端變成刺狀。奇數羽狀複葉，具11～21小葉，葉柄基部不膨大；小葉橢圓狀卵形或倒卵狀長圓形，上面幾無毛，下面疏生毛。總狀花序頂生，有花6～12朵；花冠白色或黃色，有時旗瓣稍帶紅紫色。莢果串珠狀，疏生毛或近無毛，具3～5枚種子。種子卵圓形。花期3～8月，果期6～10月。

【採收】根：夏季採收。果：夏末秋初採摘。花：花開放時採收。葉：全年可採收。

【性味】苦，涼。

【功用主治】根：清熱解毒，利濕消腫，涼血止血。喉炎，肺炎，痢疾，膀胱炎，水腫，衄血，血尿，便血。果：理氣消積。消化不良，胃痛，腹痛。花：盜汗，中暑。葉：清熱解毒。各種腫毒。

【用法與用量】內服：煎湯，9～15克。外用：適量，搗敷。

分布：西藏、雲南、四川、貴州、甘肅等地。

【虎掌草】

【別名】見風青、羊九、狗腳跡、土黃芩、五朵雲

【基原】為毛茛科植物草玉梅 *Anemone rivularis* Buch.-Ham. 的根或全草。

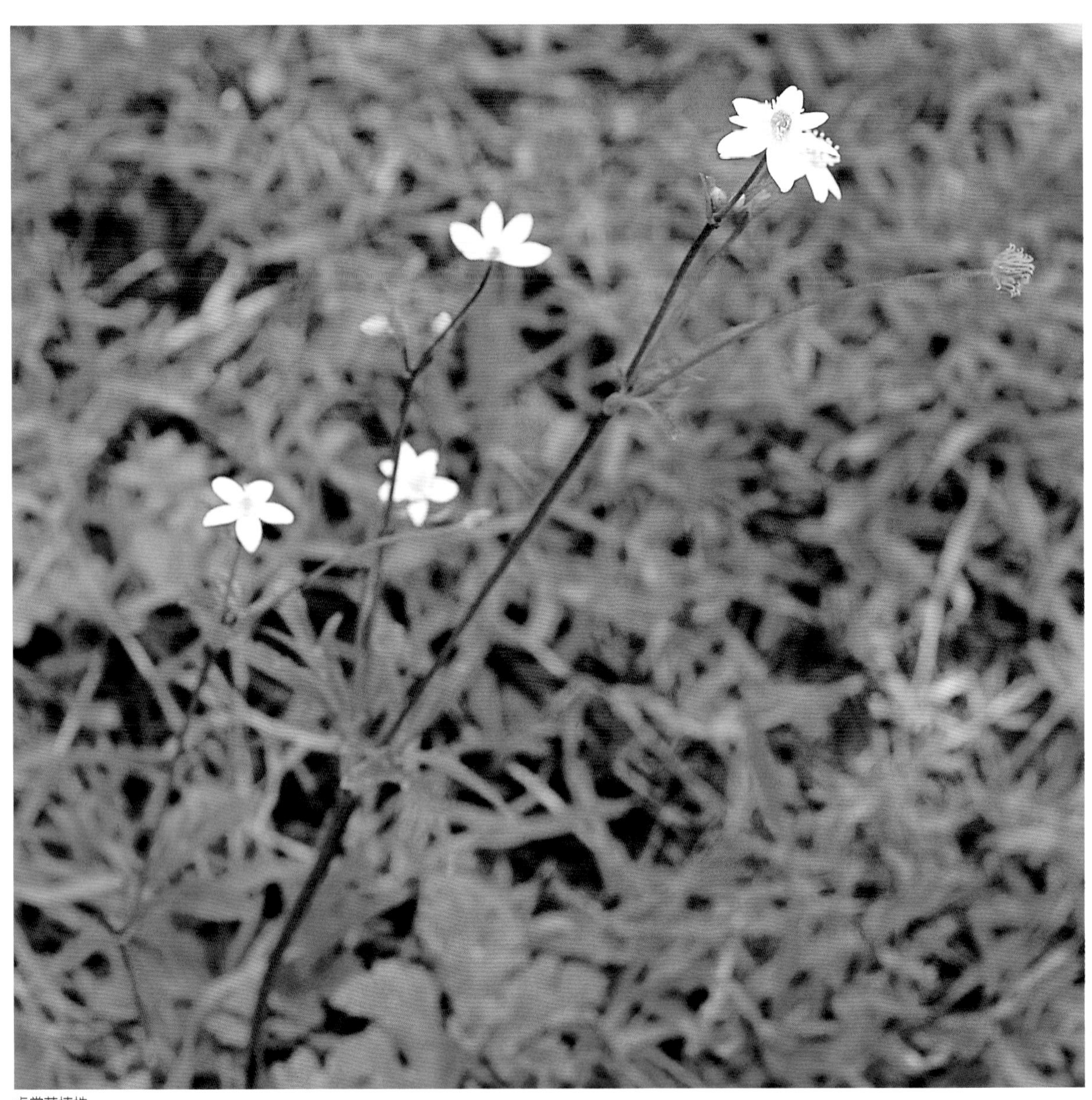

虎掌草植株。

【原植物】多年生草本。生於山溝、荒坡、路旁及疏林中。基生葉3～6；葉片輪廓腎狀五角形，長2.5～6.5公分，寬4.5～9.5公分，3全裂；葉柄長5～22公分。花葶1～3，高7～65公分；聚繖花序一至三回分枝，長10～30公分；總苞苞片3（～4），具鞘狀柄，寬菱形，長3.2～6.5公分，3裂；萼片6～8（～10），白色，狹倒卵形或狹橢圓形，長9～14（～17）公釐，頂端有鬚毛；無花瓣；雄蕊多數，花絲絲形；心皮30～60。瘦果狹卵形，長7～8公釐，無毛，宿存花柱鉤狀彎曲。

【採收】夏季採全草，秋季挖根。

【性味】苦辛，平，有毒。

【功用主治】清熱解毒，活血舒筋。喉蛾，痄腮，瘰癧結核，癰疽腫毒，瘧疾，風濕疼痛，胃痛，跌打損傷。

【用法與用量】內服：煎湯，6～9克（鮮者15～30克）；或浸酒。外用：研末調敷，或鮮品搗敷；或煎湯含漱。

【金耳環】

【別名】土細辛、長花軸細辛、大葉細辛、一塊瓦

【基原】為馬兜鈴科植物金耳環 *Asarum insigne* Diels 的全草。

分布：廣東、廣西等地。

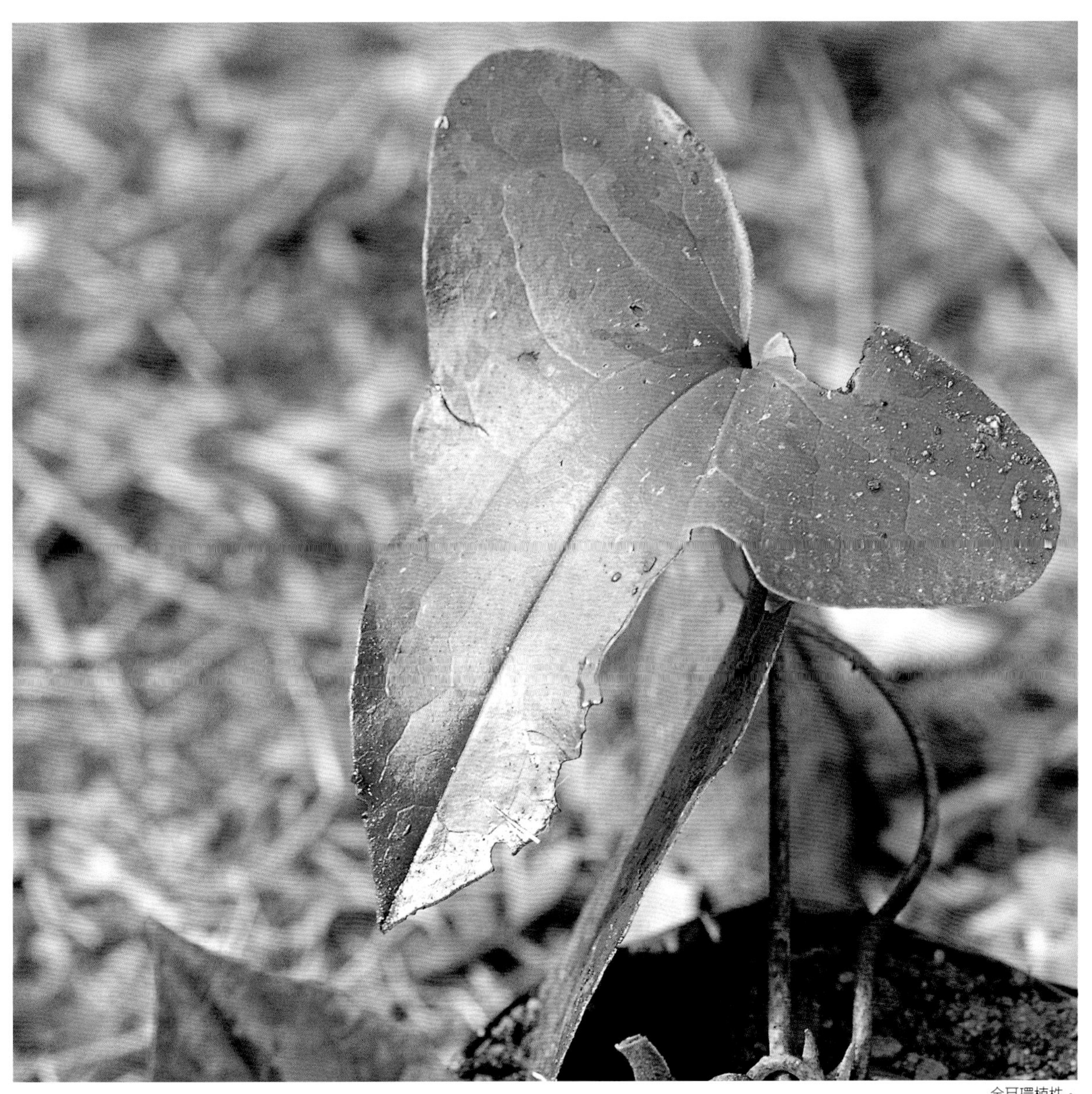

金耳環植株。

【原植物】多年生草本。生於深山溪林下陰濕處。根莖短，鬚根細長，灰黃色。葉基生，卵狀三角形或箭形，先端漸尖，基部耳垂狀，全緣，上面被疏短毛，下面葉脈有疏長毛。花紫紅色，單生，由葉柄間抽出，近於地面，花枝與花冠等長或超過；花被一輪，整齊，鐘狀，3裂，宿存；雄蕊12，排列成2輪，分離或近於分離，花絲短。蒴果近球形，熟時不規則開裂。花期春季。

【採收】夏、秋採收。

【性味】辛，溫，有毒。

【功用主治】祛風散寒，平喘止咳，行氣止痛，解毒消腫。風寒咳嗽，支氣管哮喘，腹寒痛，齲齒痛，毒蛇咬傷，跌打腫痛，牙痛。

【用法與用量】內服：煎湯，1～3克；或入丸、散。外用：搗敷或研末酒調外擦。

分布：原產中國東北地區及河北、河南、安徽、山東等；日本也有分布。

【長藥景天】

【別名】八寶、華麗景天、蠍子草

【基原】為景天科蠍子草 *Sedum spectabile* Boreau 的全草。

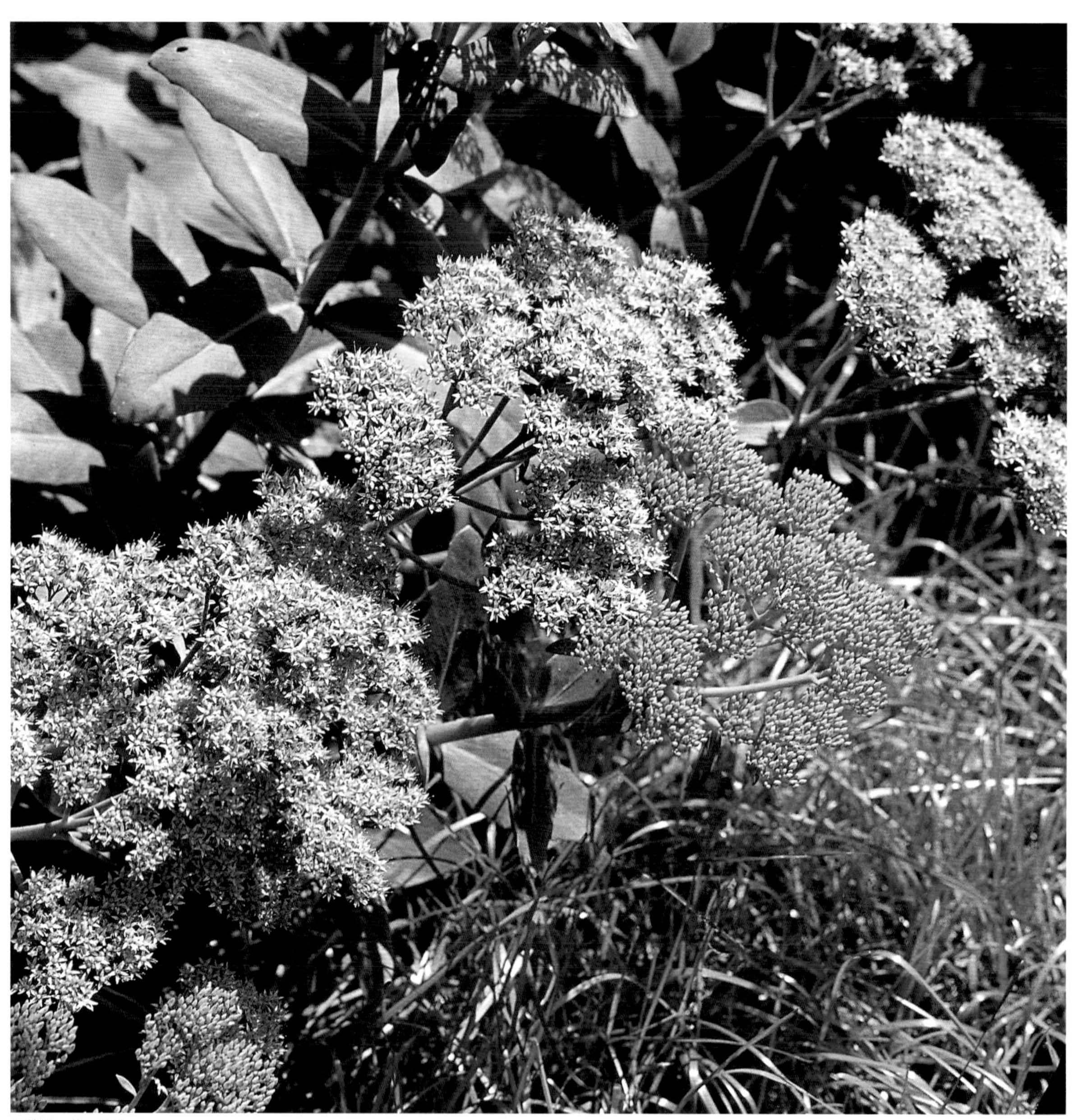

長藥景天花、植株。

【原植物】多年生肉質草本，株高30～50公分。地下莖肥厚，簇生。莖圓而粗壯，直立。全株稍被白粉，呈灰綠色，葉內質，輪生或對生，邊緣有波狀鋸齒，倒卵形，葉柄近無。繖房花序密集如平頭狀，花序徑10～13公分。花淡粉紅色。常見栽培的尚有白色、紫紅色、玫紅色品種。

【採收】夏、秋收採。

【性味】酸，溫。

【功用主治】活血化瘀，止血止痛。

【用法與用量】內服：煎湯，15～30克；或搗汁。外用：搗敷。

【紅景天】

【別名】掃羅瑪爾布（藏名）
【基原】為景天科植物全瓣紅景天 *Rhodiola sacra* (Prain ex Hamet) Fu 的全草。

分布：西藏等地。

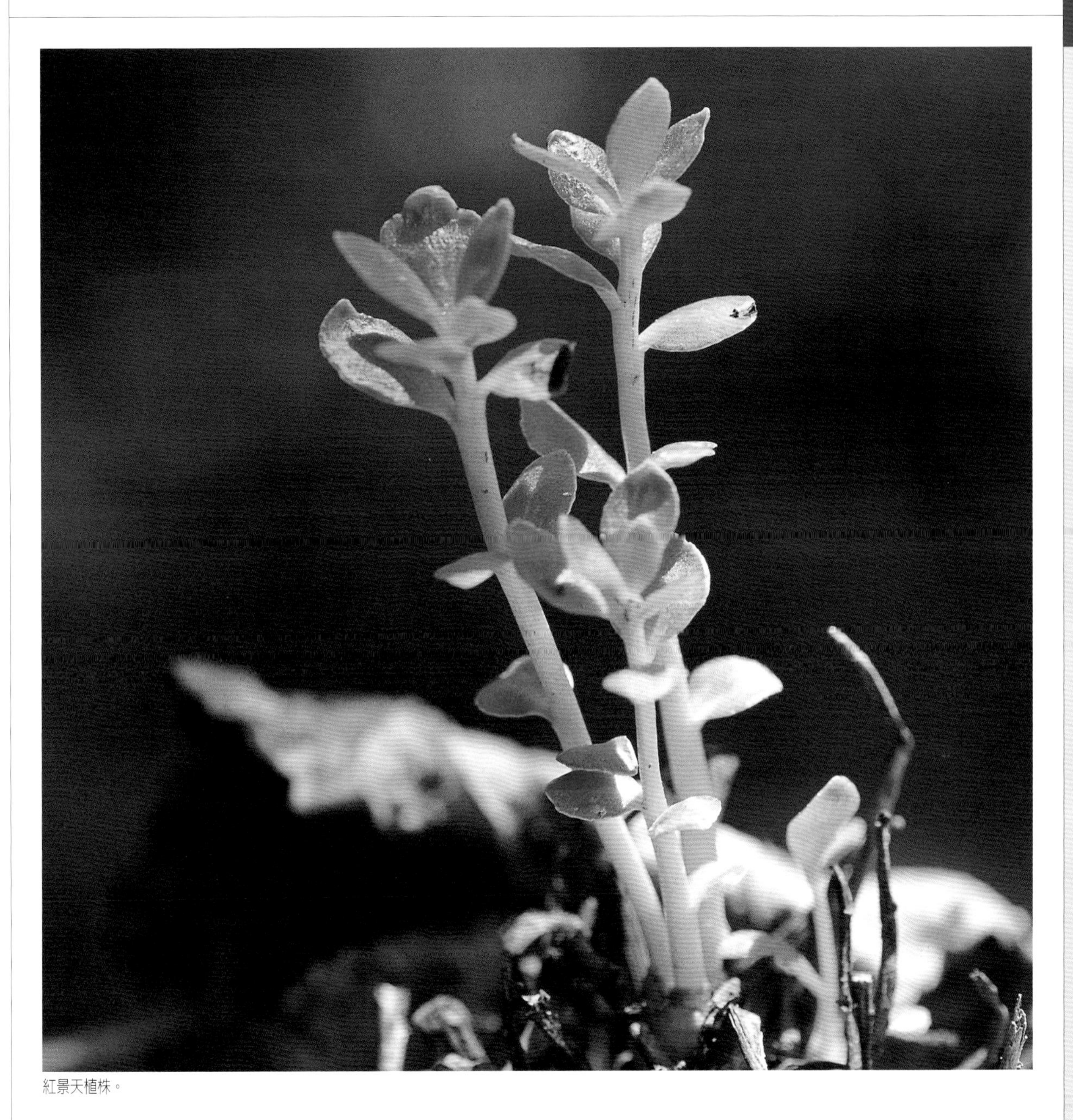

紅景天植株。

【原植物】多年生草本，高10～20公分。生於高山岩石處。根粗壯，圓錐形，肉質，褐黃色，根頸部具多數鬚根。根莖短，粗壯，圓柱形，被多數覆瓦狀排列的鱗片狀的葉。從莖頂端之葉腋抽出數條花莖，花莖上下部均有肉質葉，葉片橢圓形，邊緣具粗鋸齒，先端銳尖，基部楔形，幾無柄。聚繖花序頂生，花紅色。蓇葖果。

【採收】7～9月採收。

【性味】性寒，味甘澀。

【功用主治】活血止血，清肺止咳。咳血，咯血，肺炎咳嗽，婦女白帶。外用跌打損傷，湯火傷。

【用法與用量】內服：煎湯，3～9克。外用：搗敷或研末調敷。

【紅辣蓼】

【別名】辣柳草、蓼子草、斑蕉草、青蓼、蝙蝠草、辣馬蓼、辣椒草
【基原】為蓼科植物辣蓼 *Polygonum flaccidum* Meissn. 的全草。

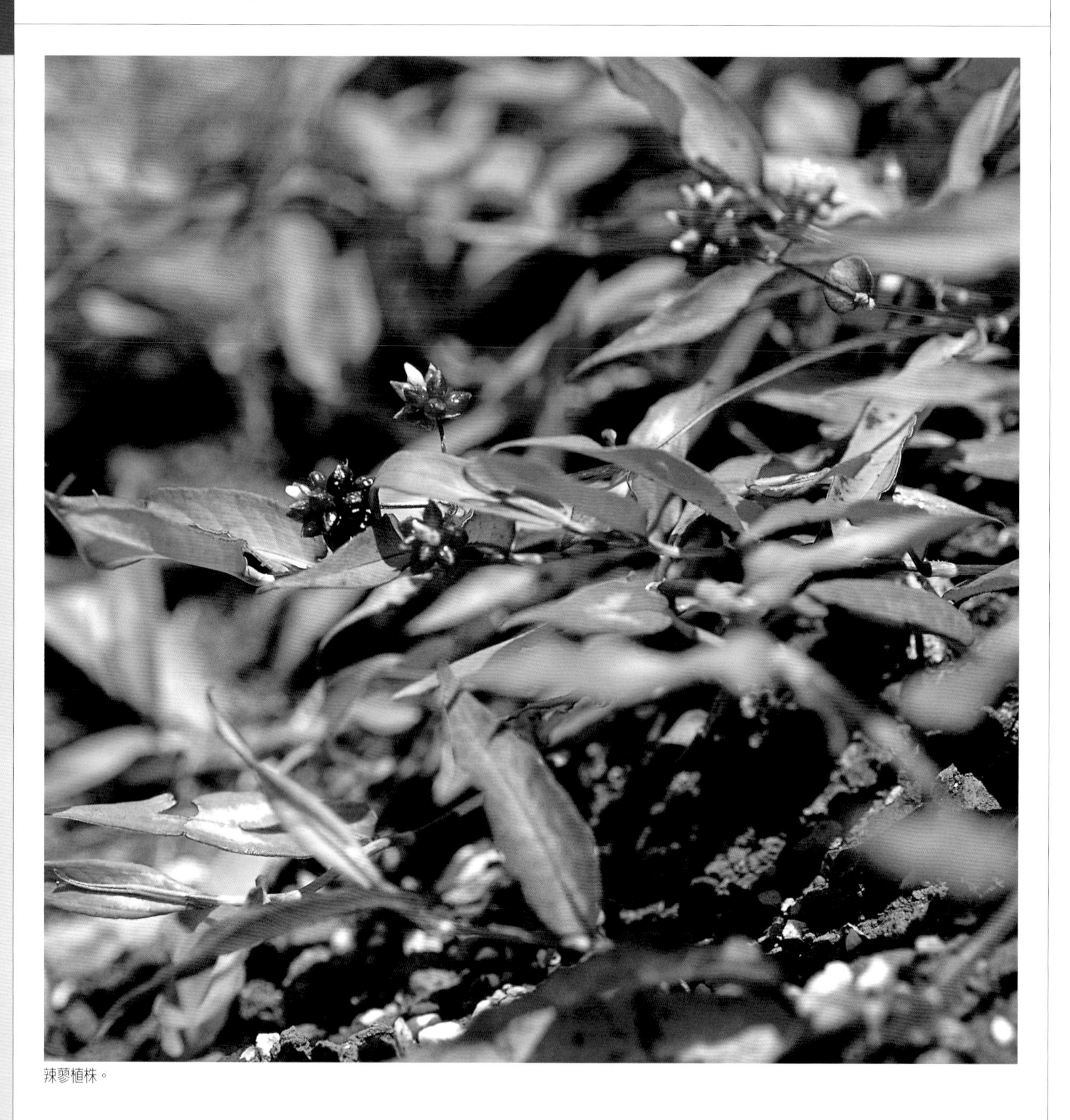
辣蓼植株。

【原植物】一年生草本，高60～90公分，全株散布腺點及毛絨。生於近水邊陰濕處。莖直立，或下部伏地，通常紫紅色，節膨大。葉互生，有短柄；葉片廣披針形，先端漸尖，基部楔形，兩面被粗毛，上面深綠色，有八字形的黑斑；托葉鞘膜質，口緣生長刺毛。穗狀花序生於枝端，花梗細長，長6～12公分，下垂，疏花；花被5深裂，白色，散布綠色點腺，上部呈紅色；雄蕊7～8；子房1室，花柱3枚。瘦果有3稜，外包宿存花被。花期夏季。

【採收】5～6月採收。

【性味】辛，溫，無毒。

【功用主治】痢疾，便血，胃痛，瘧疾，跌打腫痛，蛇犬咬傷。

【用法與用量】內服：煎湯，10～30克；或入丸、散。外用：搗敷或煎水含漱。

【扇葉鐵線蕨】

【別名】鐵線草、螺厥蕨、烏腳槍、鐵魯基、雞爪蓮、鐵腳狼萁、過壇龍

【基原】為鐵線蕨科植物扇葉鐵線蕨 *Adiantum flabellulatum* L. 的全草或根莖。

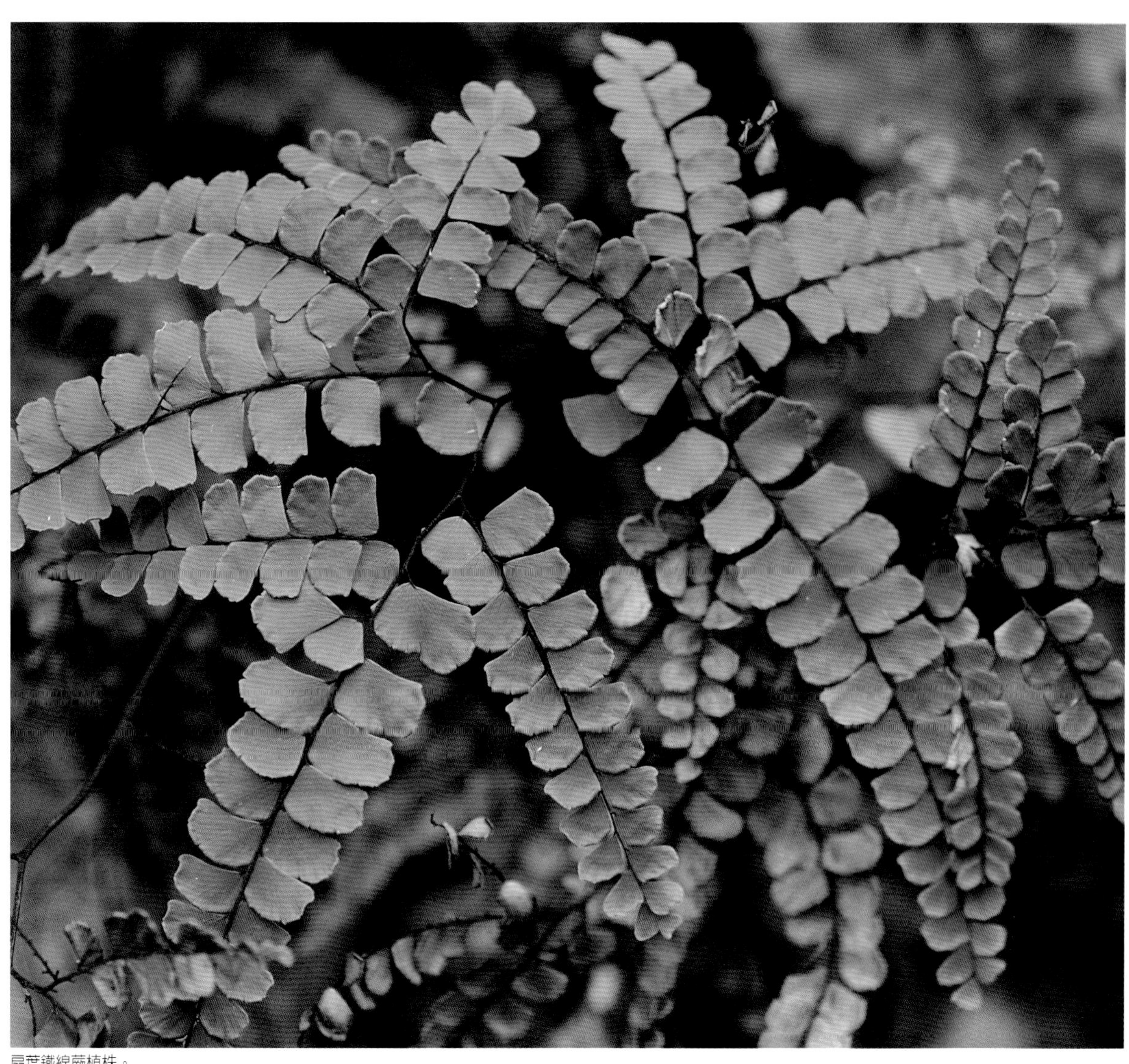

扇葉鐵線蕨植株。

分布：雲南、四川、貴州、廣東、廣西、江西、福建、臺灣、浙江等地。

【原植物】多年生草本，高40～50公分。生於林下陰濕處。根莖短而直立，被狹披針形、漸尖的鱗片。葉柄簇生，堅韌，深褐色至紫黑色，光亮，基部具鱗片，上部裸淨，長10～25公分；葉革質，兩面均裸淨，呈不整齊的闊卵形，長約20公分，寬約15公分，為2回或3回不對稱的二叉分枝；中央羽片最大，線狀披針形，長10～15公分，寬約2公分，頂端鈍頭；小羽片斜方狀橢圓形至扇形，交錯互生於葉軸兩側，長1公分，寬1.5公分，具被毛的短柄，上緣及外緣圓形，且有細微鋸齒，下緣成直角形，略呈覆瓦狀排列於葉軸上，也有疏生的；葉脈不明顯，扇形；葉軸黑褐色，光亮，上面有紅棕色短剛毛。孢子囊群橢圓形，生於小羽片的上緣或外緣的葉脈頂端，通常連接；子囊群蓋與孢子囊群同形，由葉緣鋸齒反折所成。

【採收】全年可採，鮮用或曬乾。

【性味】苦辛，涼。

【功用主治】清熱，利濕，消瘀，散腫。急性傳染性肝炎，痢疾，腹瀉，砂淋，吐血，便血，瘰鬁，跌打損傷，燙傷，外傷出血，疔瘡。

【用法與用量】內服：煎湯，15～30克；或搗汁。外用：搗敷、研末撒或調敷。

分布：華東、華中、西南等地。

【馬牙半支】

【別名】馬牙莧、醬瓣半支、山半支、豆瓣草、仙人指甲、六月雪

【基原】為景天科植物凹葉景天 *Sedum emarginatum* Migo 的全草。

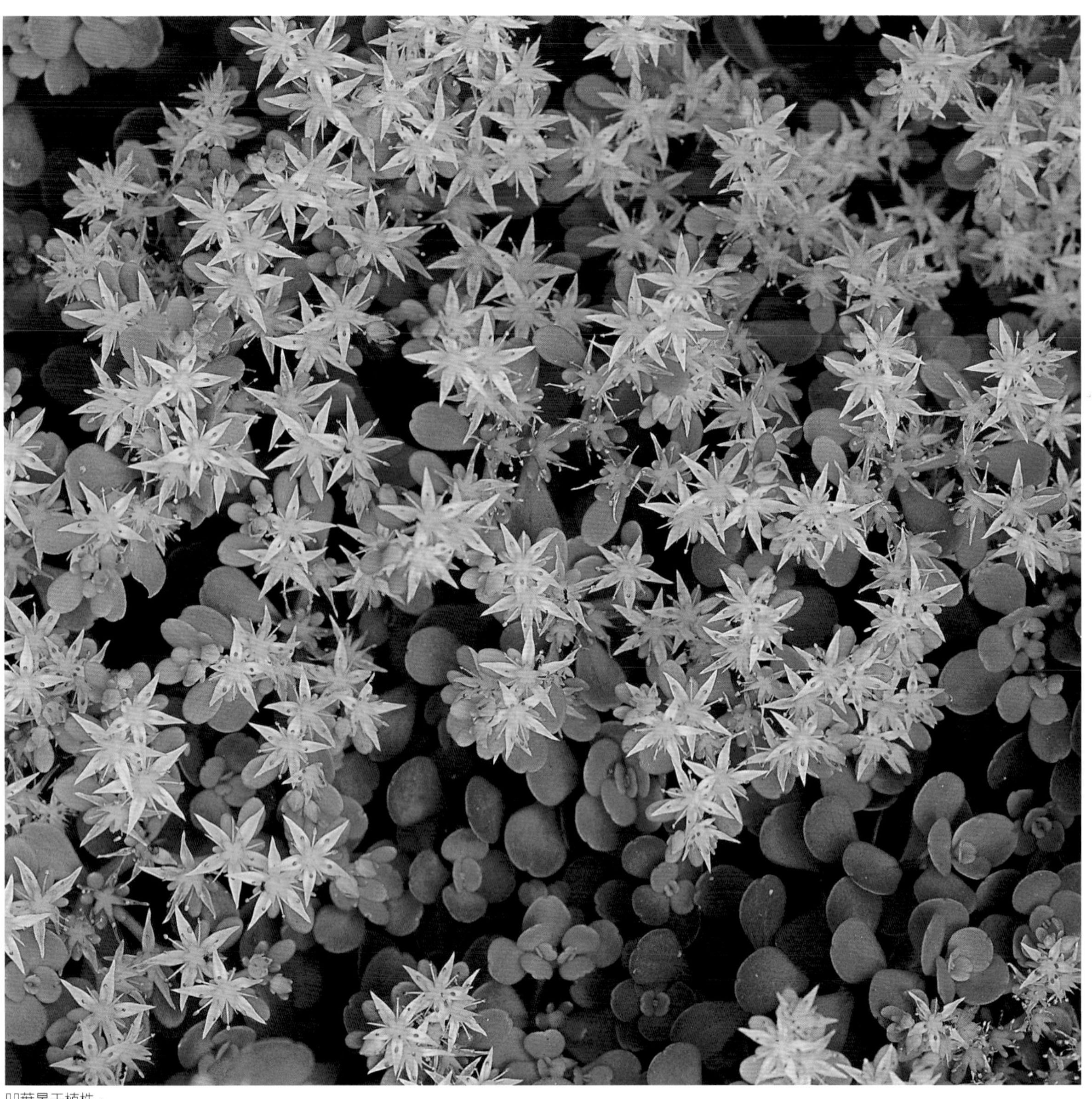

凹葉景天植株。

【原植物】多年生肉質草本，高10～17公分。生於田野向陽處及山野溪旁岩石上。莖下部匍匐，節上生鬚根，上部直立，淡紫色，略呈四方形，稜鈍，有槽，平滑。葉對生；倒卵形至倒卵狀匙形，長約1～2.7公分，先端圓，中間微凹，基部沿莖下伸，成半圓形耳垂，全緣，光滑，表面綠色，中肋基部微凹，頂端不顯，背面中肋處為極細縱溝紋。複聚繖花序頂生；萼片5，綠色，匙形，長不到花瓣的1/2；花瓣5，黃色，披針形或線狀披針形，長約4公釐，先端尖銳；雄蕊10，花絲細長；心皮5，分離，基部微合，胚珠多數。蓇葖果。花期夏間。

【採收】夏、秋收採。

【性味】酸，涼。

【功用主治】清熱解毒，止血，利濕。癰腫，疔瘡，吐血，衄血，血崩，帶下，瘰鬁，黃疸，跌撲損傷。

【用法與用量】內服：煎湯，30～60克；或搗汁。外用：搗敷。

【巢蕨】

【別名】山蘇花，臺灣山蘇花

【基原】為鐵角蕨科巢蕨 *Neottopteris nidus* (L.) J. Smith 的全草。

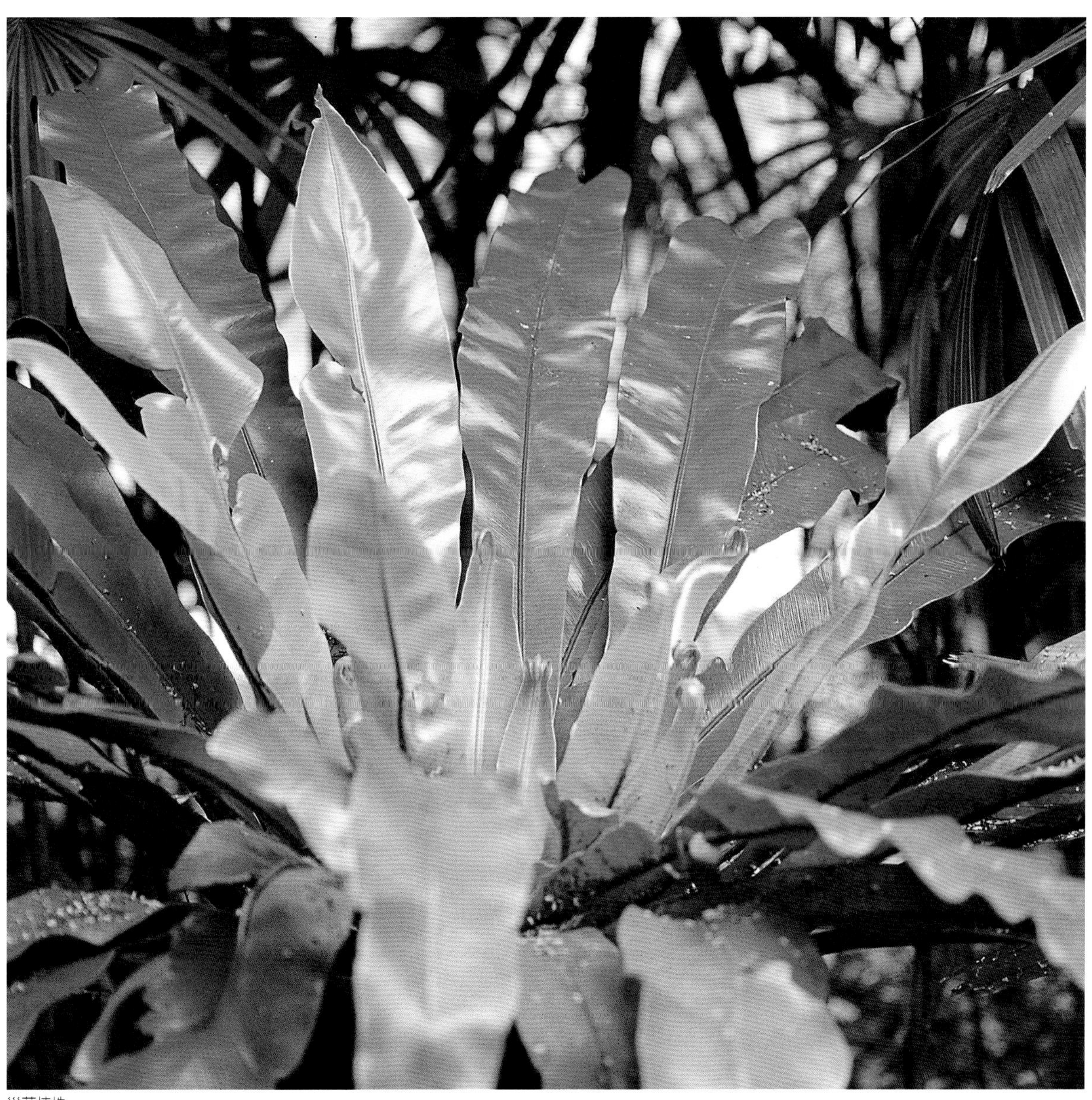

巢蕨植株。

分布：臺灣。

【原植物】附生或生於岩石上。根狀莖粗短，直立，木質，深褐色。葉簇生，灰綠色，葉片為闊披針形，長95～115公分，中部最寬處為9～15公分，全緣並有軟骨質的邊，葉紙質，兩面均光滑。孢子囊群線形，生於小脈上側邊，囊群蓋線形，淡棕色，厚膜質，全緣，宿存。

【採收】春夏季採割，洗淨，鮮用或曬乾備用。

【性味】苦，溫。

【功用主治】收斂、止痢，痢疾。

【用法與用量】內服：煎湯，15～20克。外用：適量。

【細辛】

【別名】細草、獨葉草、金盆草、山人參

【基原】為馬兜鈴科植物遼細辛 *Asarum heterotropoides* F.Schm.var.mandshuricum (Maxim.) Kitag. 或華細辛 *Asarum sieboldii* Miq. 的帶根全草。

分布：遼細辛——東北及山東、山西、河南等地。華細辛——黑龍江、吉林、遼寧、山東、浙江、安徽、江西、湖北、四川、陝西、甘肅等地。

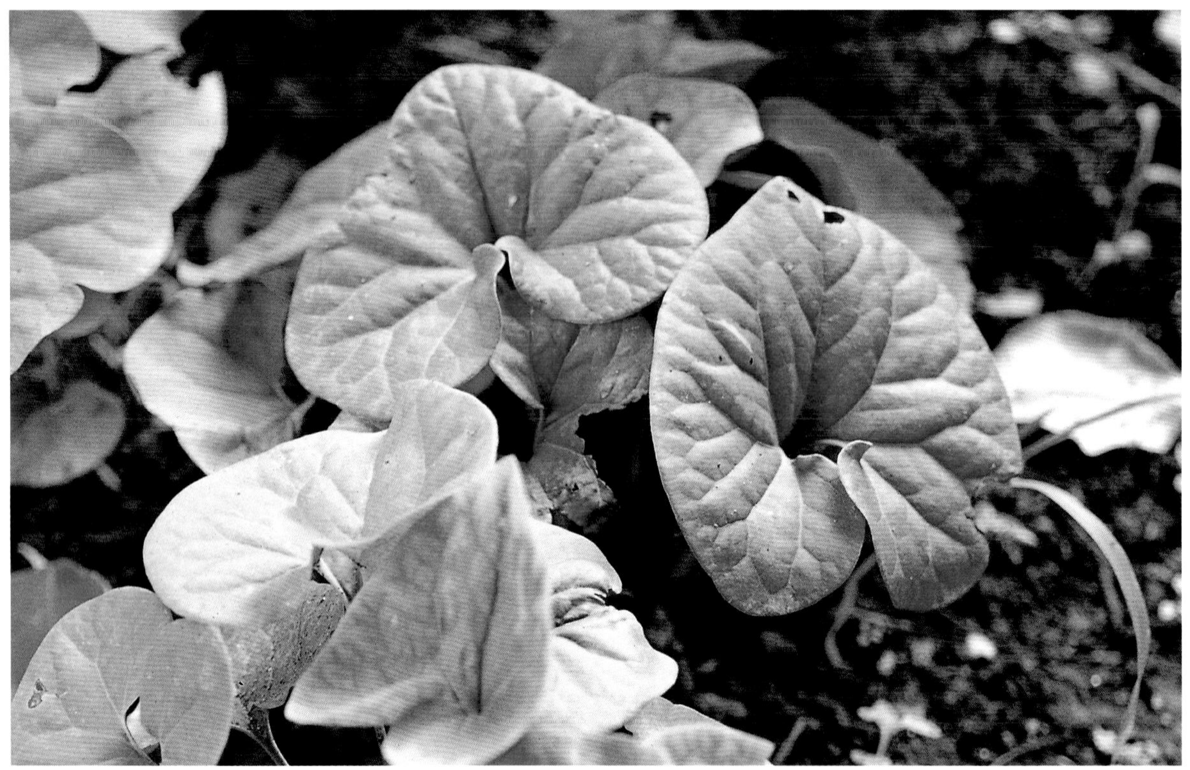
遼細辛植株。

【原植物】

◎遼細辛　又名：萬病草、細參、煙袋鍋花、東北細辛。多年生草本，高12～24公分。生長於林下、灌木叢間、山溝、林緣或山陰濕地。根莖橫走，密生鬚根，撚之有辛香。莖短，基部有2～3枚鱗片，莖端生2～3葉；葉柄長5～18公分，通常無毛或稀有短毛，具淺溝槽；葉片心形或近於腎形，長5～11公分，寬6～15公分，先端鈍尖，偶或漸尖，基部心形或深心形，兩側成耳狀，全緣，上面綠色，脈上被短毛，其他部分亦疏被極短的伏毛，下面淡綠色，密被短伏毛。花單生於葉腋，花梗長3～5公分，直立。花被筒壺形，紫褐色，內有隆起的稜條；裂片3，三角狀闊橢圓形，稍尖，長7～9公釐，寬10公釐，向外反卷，呈汙褐紅色；喉部有環狀縊縮；雄蕊12，長3公釐，花絲及花藥等長；子房半下位，6室，花柱6出，上部分歧。假漿果半球形，長10公釐，寬約12公釐。種子卵狀圓錐形，有硬殼，表面具有黑色肉質的假種皮。花期5月。果期6月。

◎華細辛　又名：西細辛，白細辛。多年生草本。生長於山谷溪邊、林下、岩石旁等陰濕處。與前種極為近似；但根莖較長，節間密。葉通常2枚，先端尖至銳尖，兩面疏生短柔毛。葉柄長10～15公分。花被筒壺形，裂片3，平展，廣卵狀心形或廣卵形，長約10公釐，寬約12公釐，先端漸尖或急尖，暗紫色，內側密被細小的乳頭突起，花絲較花藥長1.5倍。花期5月。果期6月。

【採收】5～7月間連根挖取，除淨泥土，及時陰乾。（不宜曬乾，勿用水洗，否則會使香氣降低，葉變黃，根變黑而影響質量）置乾燥通風處，防止黴爛。

【性味】辛，溫。

【功用主治】祛風，散寒，行水，開竅。風冷頭痛，鼻淵，齒痛，痰飲咳逆，風濕痹痛。

【用法與用量】內服：煎湯，9～15克。外用：研末撒、吹鼻或煎水含漱。

【過江龍】

【別名】蒲地虎、地刷子、伸筋草、猴子草、過山龍、扁葉石松

【基原】為石松科植物地刷子石松 *Lycopodium complanatum* L. 的全草。

分布：東北、西南、華南等地。

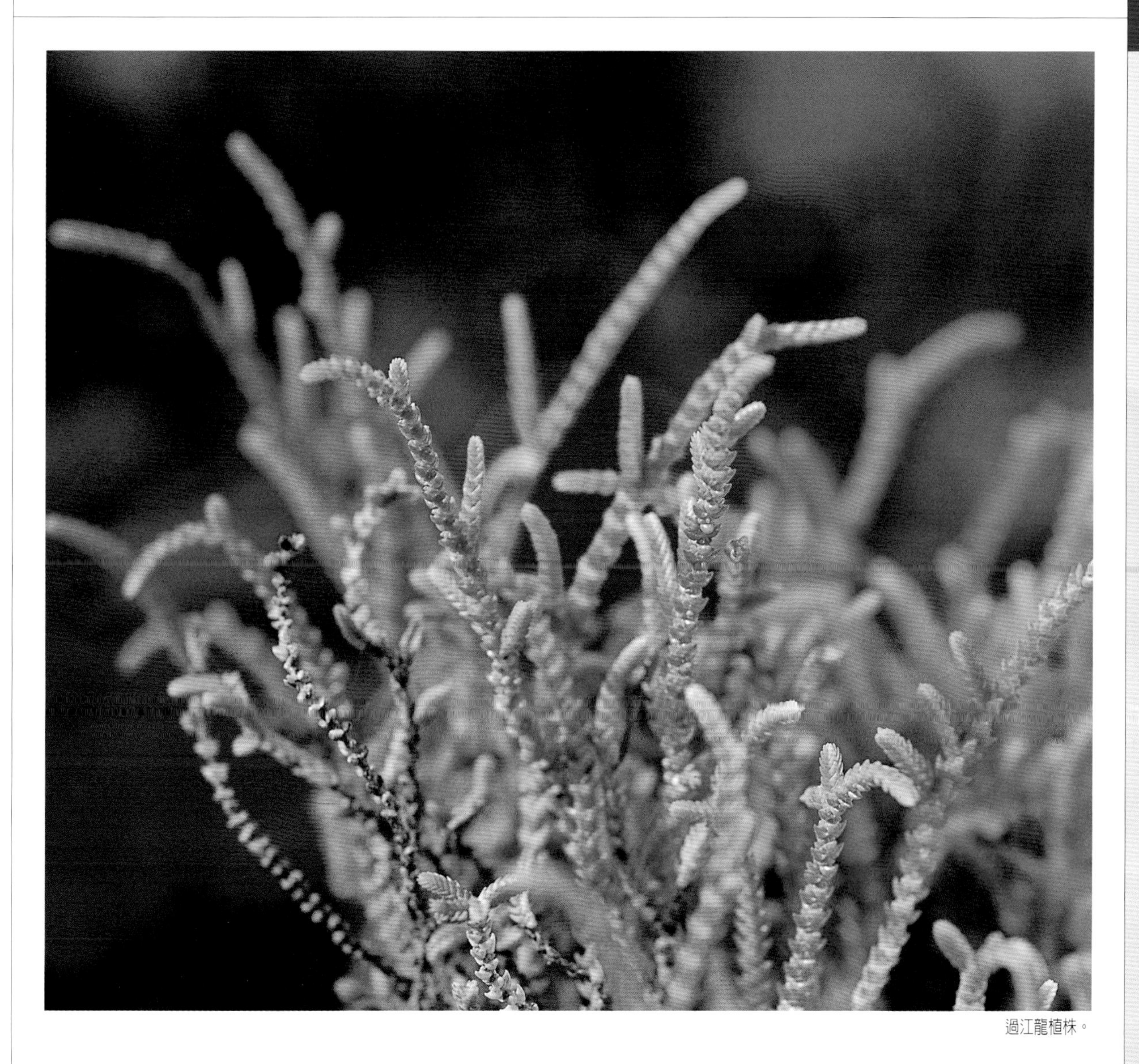

過江龍植株。

【原植物】多年生草本。生於山地疏林下和陽坡上。匍匐莖蔓生；直立莖高30～40公分，黃綠色；營養枝扁平，呈扇狀多回兩歧分叉。葉稍呈交叉對生，4列；側生兩列葉鱗片狀菱狀鑽形，下延癒合，先端刺尖，向腹面彎曲，背面葉線狀披針形，先端短刺尖，夾於兩側葉間；腹葉很小，鱗片狀鑽形，為背葉的1/3～1/2長，短刺尖。孢子枝遠高出側生營養枝，頂端2回分叉；末回分枝頂端各生孢子囊穗1個；孢子葉闊卵圓形，先端急狹漸尖，邊緣有不規則細齒，基部有柄。孢子囊圓腎形。孢子四面體球形，有網紋及小突起。

【採收】7～9月採收，去淨泥土雜質，曬乾。

【性味】性大溫，味辛。

【功用主治】疏風勝濕，舒筋活絡，利尿，散瘀。濕痹麻木不仁，筋骨疼痛，淋病，跌打損傷。

【用法與用量】內服：煎湯，1.5～9克；或浸酒。

【鹿角蕨】

【別名】鹿角山草、蝙蝠蕨

【基原】為水龍骨科植物鹿角蕨 *Platycerium bifurcatum* C.Chr. 的全草。

分布：世界熱帶地區。

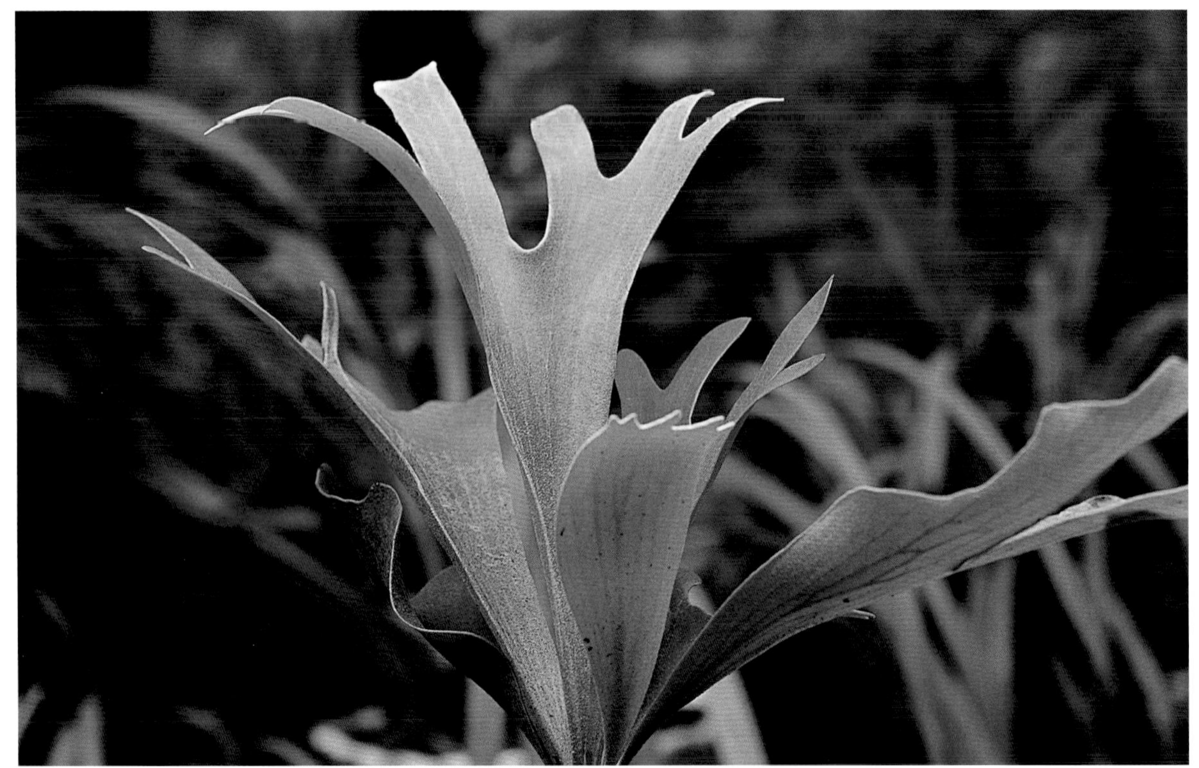

鹿角蕨葉。

【原植物】多年生附生草本。常附生在樹幹或峭壁上，自然懸垂，型態優美，常組成熱帶雨林中的奇特景觀，或栽培供觀賞。根狀莖短，肥厚，被密集葉片掩蓋。葉片狹長，形似鹿角，呈懸垂性，全葉披一層柔毛，葉背有孢子囊群。葉分正常葉和腐殖葉兩種：基部的葉片（腐殖葉）成圓腎形，緊貼附著物，徑約30cm，初為綠色，而後轉為褐色，全緣或波浪緣；不以關節和根狀莖相連，有3～5回不規則的二叉分裂，裂片堅挺，張開。正常葉革質，具短柄，綠色，以關節和根狀莖相連結，幼時直立，長大則下垂，具3個主裂片，以後為多回二叉分裂長可達100公分，正常葉的中央主裂片的各回分叉的彎缺處下面，成片生長孢子囊，幼時常被星狀毛所覆蓋。

【採收】春夏季割取，洗淨，鮮用或曬乾備用。

【性味】辛，涼。

【功用主治】清熱解毒，消腫止痛。肺熱咳嗽，扁桃體發炎。

【用法與用量】鮮品10～30克，水煎服。

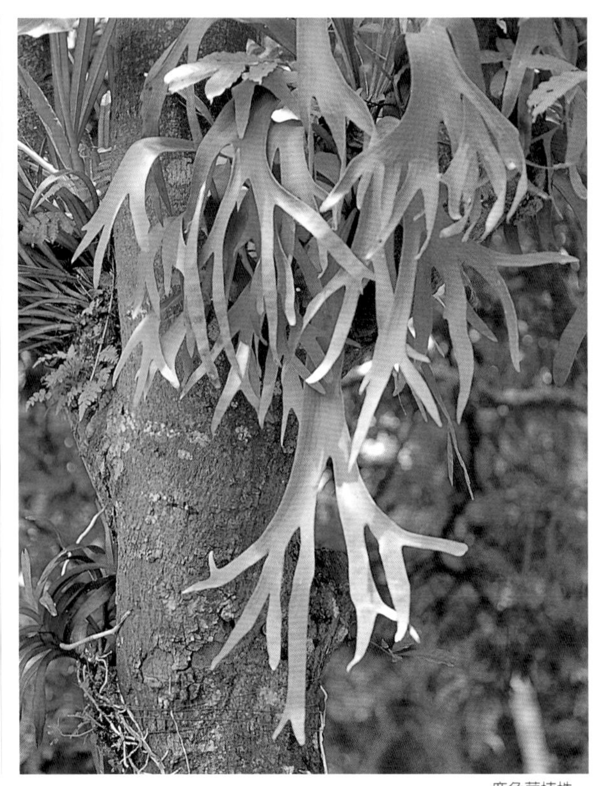

鹿角蕨植株。

【黃花地丁】

【別名】野豌豆、馬口鈴、猴絲草、小響鈴、狗響鈴
【基原】為豆科植物響鈴豆 *Crotalaria albida* Heyne 的全草。

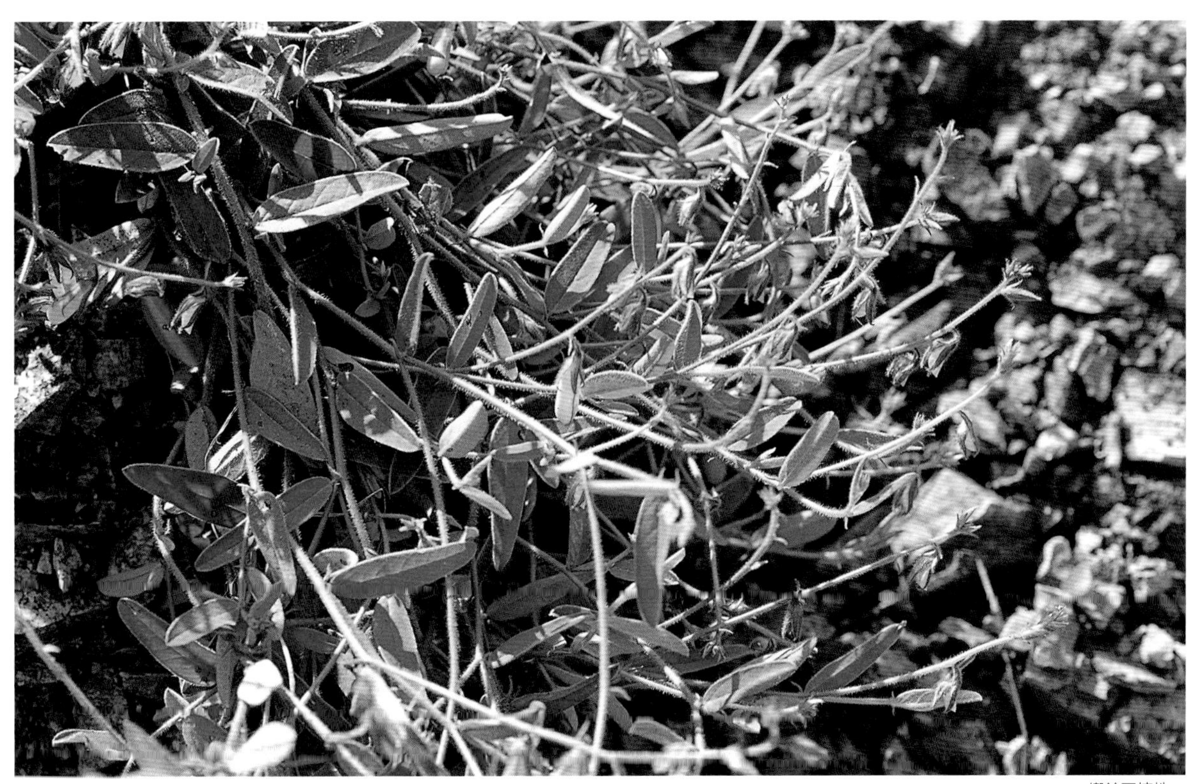
響鈴豆植株。

【原植物】灌木狀草本，高15～100公分，單株或分枝。生長於山坡荒地。枝條細弱，略被短毛。單葉互生，葉倒披針形，大小不一，上面光滑，綠色，下面略被柔毛，青灰色，幾無葉柄。托葉極微細，如剛毛狀，肉眼不易察見。總狀花序頂生或同時腋生，有花6～20朵；苞片與小苞片甚細小，線形或絲狀；小苞片著生於花萼基部；花萼長6～8公釐，深裂，萼齒矩形或線形，先端狹尖，略被絲光質短柔毛；花冠蝶形，淡黃色；旗瓣先端渾圓，至基部漸狹，邊沿略被毛；翼瓣倒卵形；龍骨瓣曲折，均具短爪。雄蕊10枚，合生成單體，花藥異型；花柱長，柱頭細小，斜生。莢果無毛，圓柱形，伸出於花萼之外；種子6～12顆。花果期5～11月。

【採收】夏、秋採集，洗淨，曬乾。

【性味歸經】性寒，味苦。入肺經。

【功用主治】清熱，解毒，利尿。久咳痰喘，尿道炎，膀胱炎，癰疽疔瘡。

【用法與用量】內服：煎湯，9～15克。外用：搗敷。

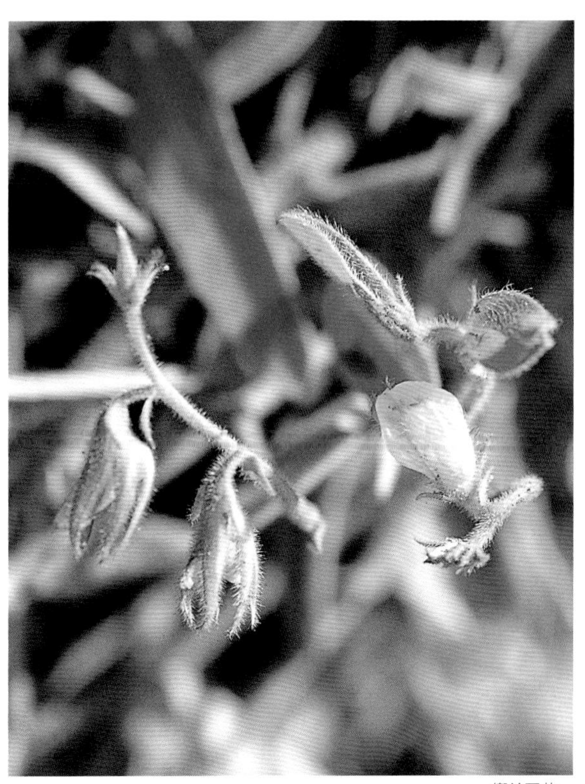
響鈴豆花。

【麻黃】

【別名】龍沙、卑相、卑鹽、狗骨

【基原】為麻黃科植物草麻黃 *Ephedra sinica* Stapf、木賊麻黃 *Ephedra equisetina* Bge. 或中麻黃 *Ephedra intermedia* Schrenk et Mey. 的草質莖。

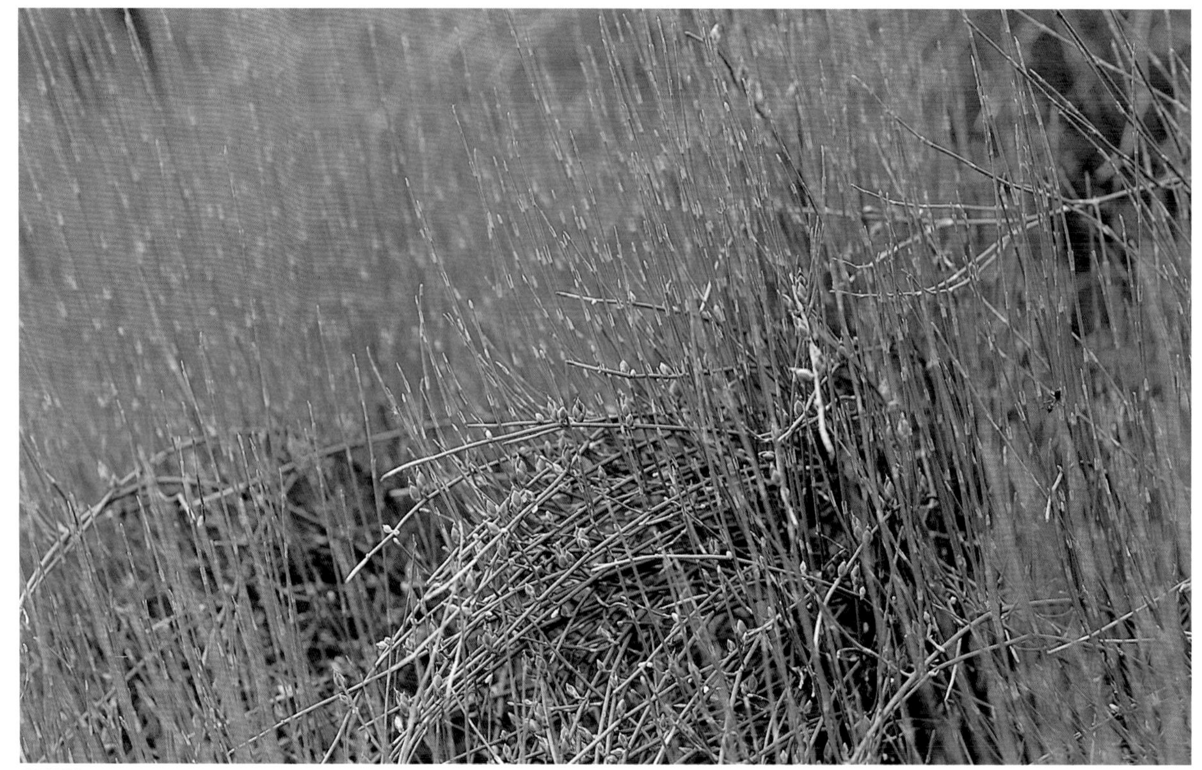

麻黃植株。

【原植物】

◎草麻黃　又名：華麻黃。多年生草本狀小灌木，高30～70公分。生長於乾燥高地、山崗、乾枯河床或山田中。木質莖匍匐臥於土中；草質莖直立，黃綠色，節間細長，長2～4～6公分，直徑1～2公釐。鱗葉膜質，鞘狀，長3～4公釐，下部1/3～2/3合生，圍繞莖節，上部2裂，裂片銳三角形，中央有2脈。花成鱗球花序，雌雄異株，少有同株者；雄花序闊卵形，通常3～5個成複穗狀，頂生及側枝頂生，稀為單生；苞片3～5對，革質，邊緣膜質，每苞片內各有1雄花；雄花具無色膜質倒卵形筒狀假花被；雄蕊6～8，伸出假花被外，花藥長方形或倒卵形，聚成一團，花絲合生1束；雌花序多單生枝端，卵圓形；苞片4～5對，綠色，革質，邊緣膜質，最上1對合生部分占1/2以上，苞片內各有1雌花；雌花有厚殼狀假花被，包圍胚珠之外，珠被先端延長成細長筒狀直立的珠被管，長1～1.5公釐。雌花序成熟時苞片增大，肉質，紅色，成漿果狀。種子2枚，卵形。花期5月。種子成熟期7月。

◎木賊麻黃　小灌木，高70～100公分。生長於乾燥山地及山壁石縫中。木質莖粗大，直立；草質莖節間纖細而短，通常長1.5～2.5公分，直徑1～1.5公釐。鱗葉膜質鞘狀，下部3/4合生，上部通常2裂，鈍三角形。雄花序多單生，或3～4集生於節上，有苞片3～4對，基部約1/3合生；假花被窄倒卵形，雄蕊6～8；雌花序單生，常在節上成對，花序窄橢圓形，苞片3對，最上1對約2/3合生，胚珠1～2，珠被管長1.5～2.5公釐，常略彎曲。雌花序成熟時成肉紅色漿果狀，有短柄。種子多為1枚，窄長卵形。花期6～7月。種子成熟期8～9月。

◎中麻黃　灌木，高達1公尺以上。生長於多沙地帶、沙漠或乾燥山地。莖枝較前兩種粗壯，草質莖對生或輪生，常被白粉，節間長3～6公分，直徑2～3公釐。鱗葉膜質鞘狀，下部2/3合生，上部3裂（稀2裂），裂片鈍三角形或三角形。雄花序數個簇生節上，卵形；苞片3片1輪，有5～7輪，或2片對生，共有5～7對；假花被倒卵形或近圓

分布：草麻黃——吉林、遼寧、河北、河南、山西、陝西、內蒙古等地。木賊麻黃——河北、山西、陝西、內蒙古、甘肅、新疆、四川西部等地。中麻黃——吉林、遼寧、河北、山西、內蒙古、陝西、甘肅、新疆、青海、四川等地。

形；雄蕊5～8，花絲完全合生，或大部分為2束；雌花序3個輪生或2個對生於節上，長橢圓形；苞片3～5輪或3～5對，最上1輪或1對苞片有雌花2～3，珠被管長1.5～2.5公釐，常螺旋狀彎曲；雌花序成熟時紅色肉質，常被白粉。種子2～3。

【採收】 8～10月間割取綠色細枝，或連根拔起，去淨泥土及根部，放通風處晾乾或晾至6成乾時，再曬乾。放置乾燥通風處，防潮防黴。

【性味】 辛苦，溫。入肺、膀胱經。

【功用主治】 發汗，平喘，利水。傷寒表實，發熱惡寒無汗、頭痛鼻塞、骨節疼痛；咳嗽氣喘；風水浮腫，小便不利；風邪頑痹，皮膚不仁，風疹瘙癢。

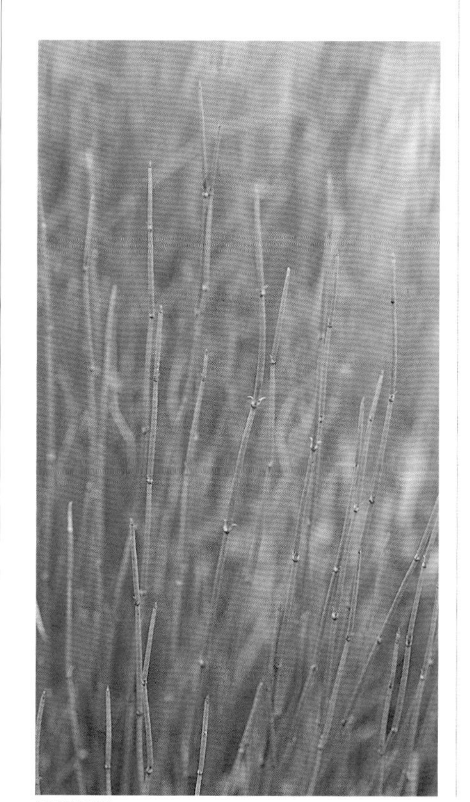

草麻黃植株。

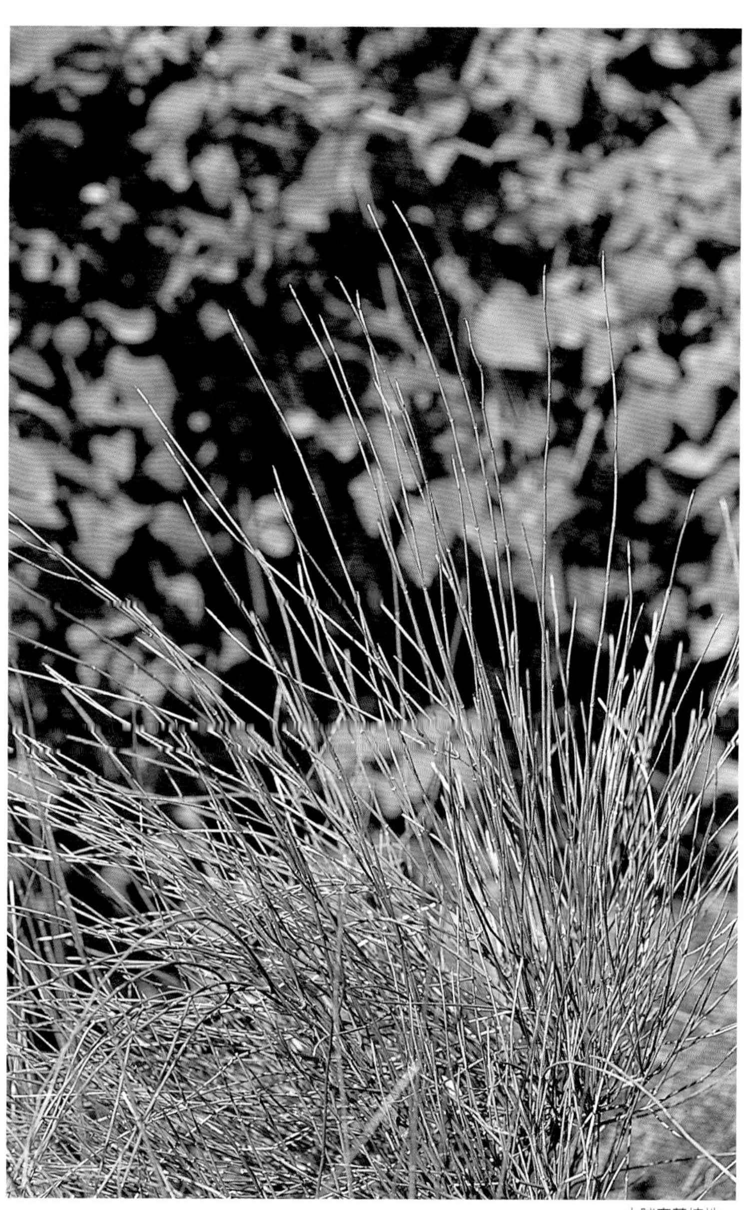

木賊麻黃植株。

【用法與用量】 內服：煎湯，3～9克；或入丸、散。體弱咳喘者，宜炙用。

【宜忌】 凡身體虛弱而自汗、盜汗、氣喘者，均忌服。

分布：雲南、貴州、四川、湖北、陝西、山西、河北、遼寧、吉林、浙江等地。

【景天】

【別名】愼火草、護花草、火焰草、八寶草、火炊燈、繡球花、大打不死

【基原】為景天科植物景天 *Sedum erythrostictum* Miq. 的全草。

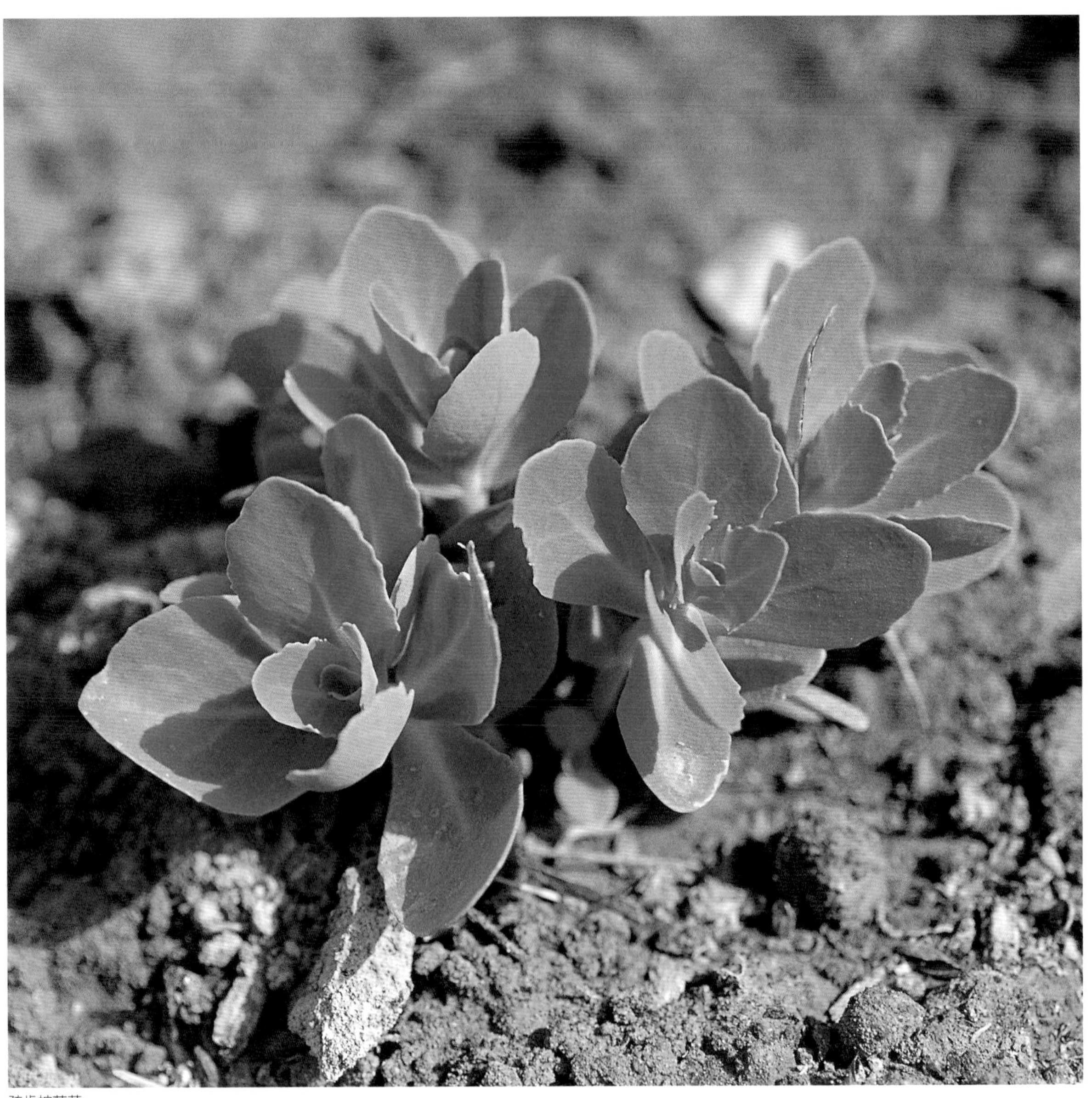

疏齒蛇葡萄。

【原植物】多年生草本。多栽培，或野生於山坡草地及溝邊。塊根胡蘿蔔狀。莖直立，高30～70公分，不分枝。葉對生，少有為互生或3葉輪生，矩圓形至卵狀矩圓形，長4.5～7公分，寬2～3.5公分，先端急尖，鈍，基部短漸狹，邊緣有疏鋸齒，無柄。繖房花序頂生；花密生，直徑約1公分；花梗稍短，或與花等長；萼片5，披針形，長1.5公釐；花瓣5，白色至淺紅色，寬披針形，長5～6公釐；雄蕊10，與花瓣等長或稍短，花藥紫色；鱗片矩圓狀楔形，長1公釐；心皮5，直立，基部幾分離。

【採收】7～8月間採收。

【性味】苦酸，寒。入手少陰經。

【功用主治】清熱，解毒，止血。丹毒，遊風，煩熱驚狂，咯血、吐血，疔瘡，腫毒，風疹，漆瘡，目赤澀痛，外傷出血。

【用法與用量】內服：煎湯，15～30克；搗汁或入散劑。外用：搗汁塗或煎水洗。

【宜忌】脾胃虛寒者忌服。

【葒草】

【別名】水葒、大毛蓼、東方蓼、九節龍、八字蓼、家蓼、水紅花

【基原】為蓼科植物紅蓼 *Polygonum orientale* L. 的全草或帶根全草。

分布：中國各地均有。

【原植物】一年生草本，高1～3公尺。生於路邊和水邊濕地，也有栽培。莖直立，中空，有節，多分枝，遍體密被粗長毛。葉大，互生，廣卵形或卵形，長10～20公分，寬6～12公分，先端漸尖，基部渾圓或稍為心形，全緣呈淺波狀，葉柄長；托鞘膜質，被毛，頂端常擴大而成一廣展或外反的小片。圓錐花序頂生，長2～8公分，稍下垂，被柔毛；苞片鞘狀，外面有長毛，內面無毛，廣卵形；花白色或粉紅色，花被5裂，橢圓形，無毛；雄蕊7～8，稍伸出花外；子房稍圓形扁平狀，花柱2裂。瘦果扁平，略呈圓形，兩面中部微凹，褐黑色，有光澤，包於宿存的花被內。花期4～6月。果期7～8月。

【採收】晚秋霜後，連根挖取，洗淨，根、莖切成小段，曬乾；葉置通風處陰乾，貯放乾燥處。

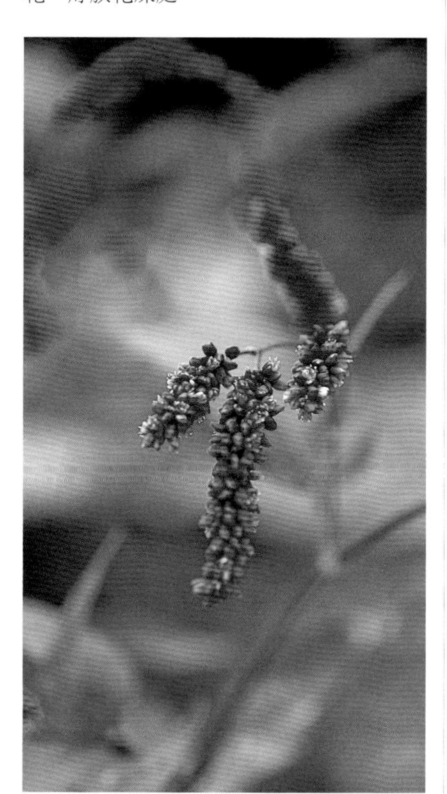

紅蓼花。

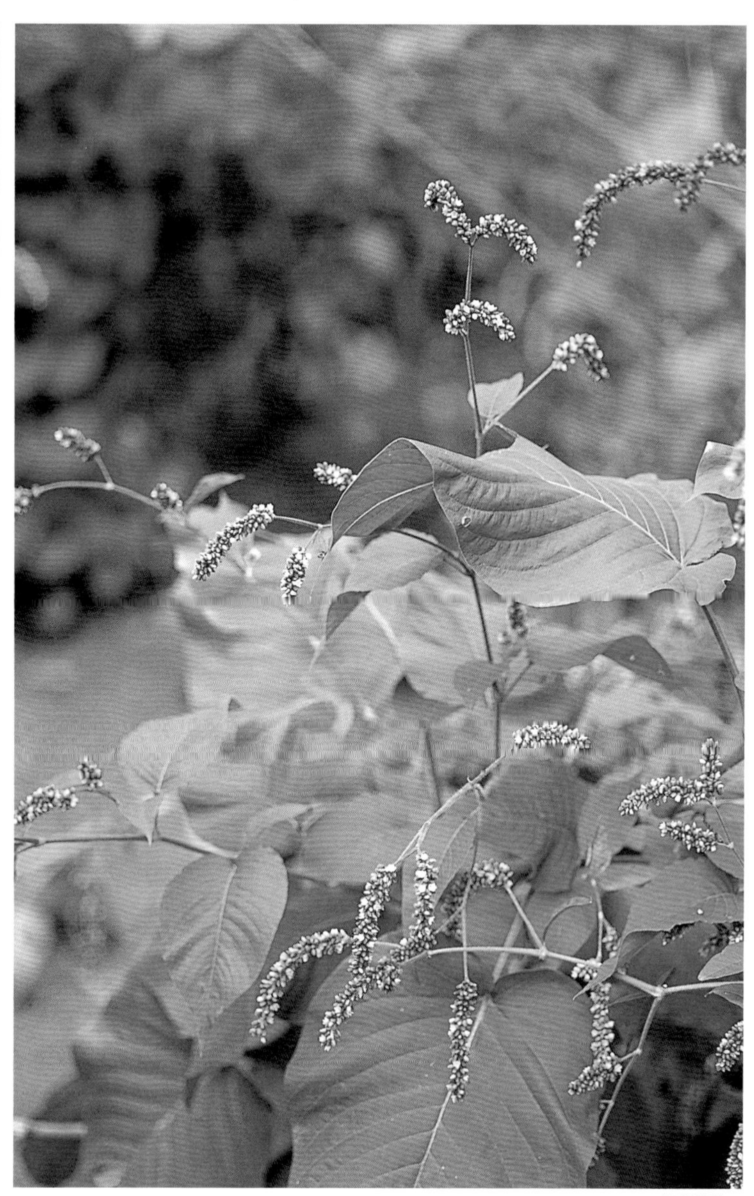

紅蓼植株。

【性味】辛，涼，有毒。

【功用主治】風濕性關節炎，瘧疾，疝氣，腳氣，瘡腫，毒蟲咬傷。

【用法與用量】內服：煎湯，15～30克。外用：研末撒或煎水淋洗。

分布：華中、華東、華南和西南。

【節節花】

【別名】蝦蛆菜、滿天星、白花仔、水牛膝、地扭子、飛疔草、耐驚花

【基原】為莧科植物蓮子草 *Alternanthera sessilis* (L.) DC. 的全草或帶根全草。

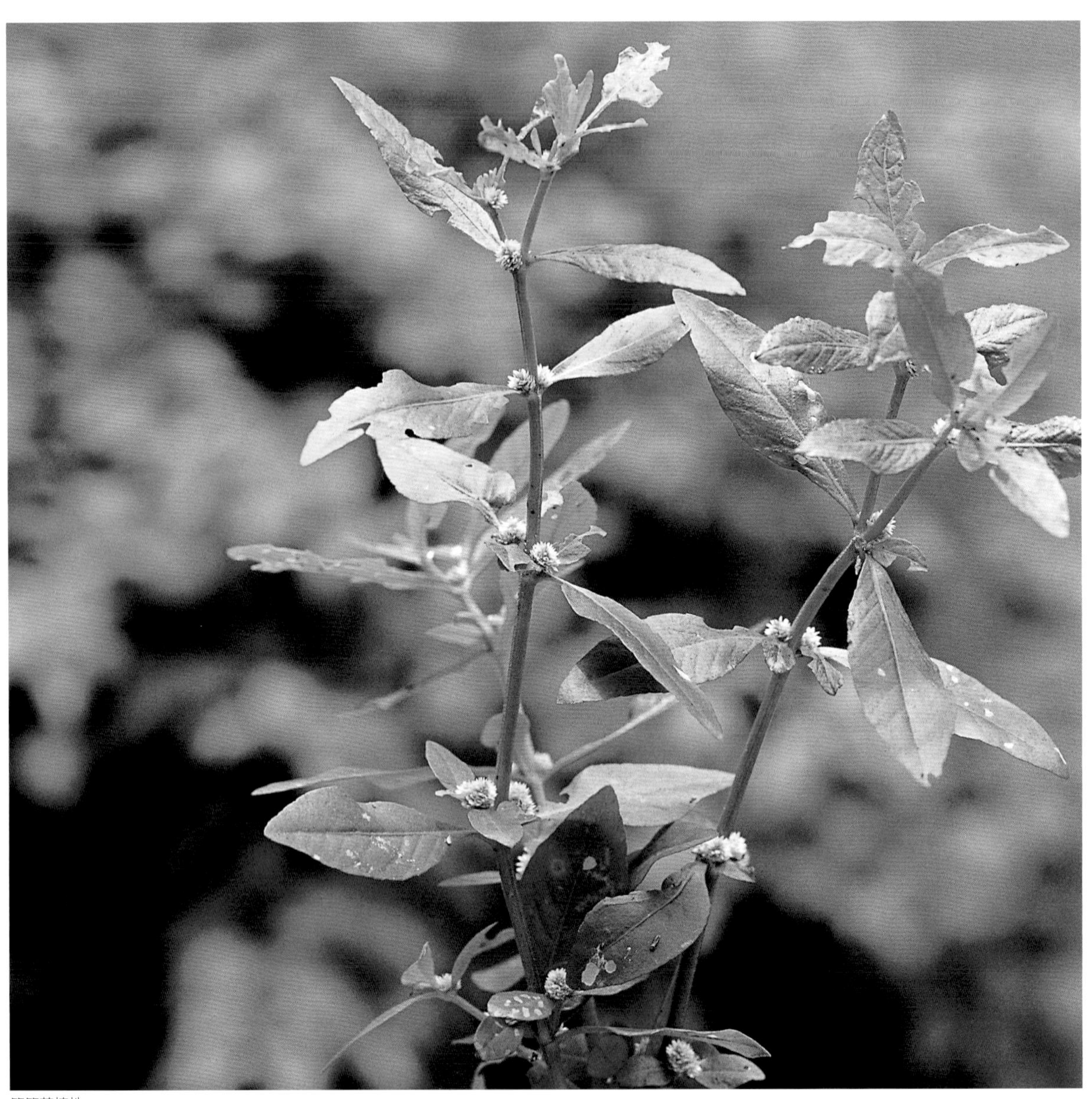

節節草植株。

【原植物】一年生草本。生於水邊、田邊等潮濕地。莖細長，上升或匍匐，有兩行縱列的白色柔毛，節上密被柔毛。葉對生，橢圓狀披針形或披針形，長2～8公分，先端急尖或鈍，基部漸狹成短葉柄，全緣或中部呈波狀。頭狀花序腋生，長0.5～1公分；每花有苞片5，披針形，乾膜質；花密集，花被5，白色，乾膜質；雄蕊通常3枚，不育雄蕊三角狀鑽形，花絲基部合生成杯狀；雌蕊1，心皮1，柱頭頭狀。胞果倒卵形，稍扁平，兩側有狹翅。花期5月。果期7月。

【採收】夏季採收，曬乾。

【性味】苦，涼。入心、小腸二經。

【功用主治】清熱，利尿，解毒。咳嗽吐血，痢疾，腸風下血，淋病，癰疽腫毒，濕疹。

【用法與用量】內服：煎湯，9～15克（鮮者30～60克）。外用：搗敷或煎水洗。

【跳舞草】

【別名】無風自動草、情草、情人草、多情草、搖擺樹。
【基原】為豆科含羞草亞科植物跳舞草 *Hedysarum gyrans* L. 的全草。

分布：中國廣西、華南、西南廣大地區；印度、緬甸、越南、菲律賓等國也有分布。

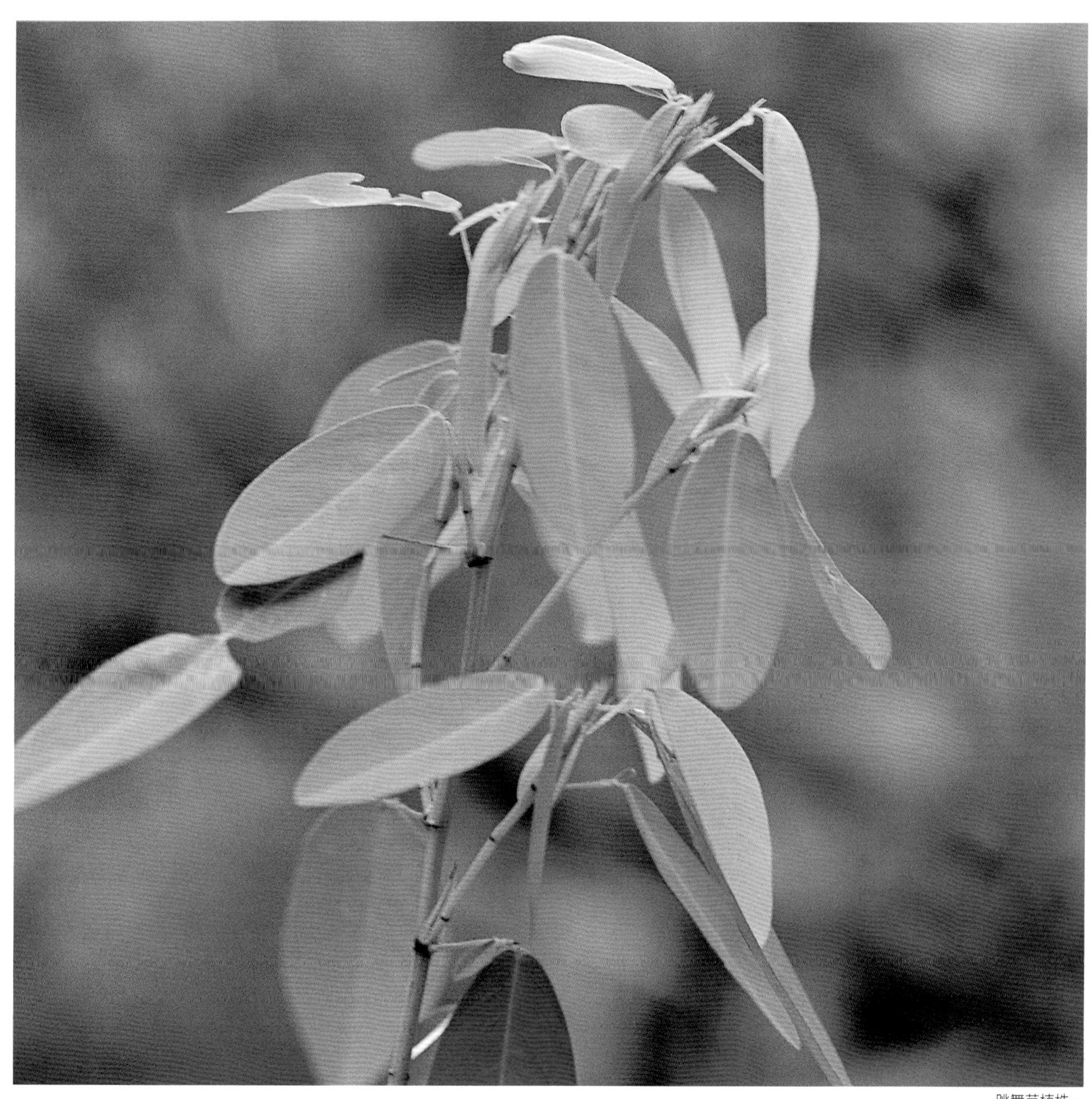

跳舞草植株。

【原植物】多年生草本或常綠灌木。樹高可達2公尺，三出複葉，中間小葉大，兩側的小葉小，其葉片長年不斷左右擺動，上下彈跳，又叫情人草或多情草。花紫紅色，莢果，種子堅硬，外表有光亮的蠟質。
【採收】夏季採收，曬乾。
【性味】辛、苦，溫。
【功用主治】舒筋活絡、祛風止痛，用於風濕骨痛。
【用法與用量】內服，煎湯10克。

分布：廣東、廣西、海南等地。

【雞骨草】

【別名】紅母雞草、石門檻、黃食草、細葉龍鱗草、大黃草

【基原】本品為豆科植物廣州相思子 *Abrus cantoniensis* Hance 的乾燥全株。

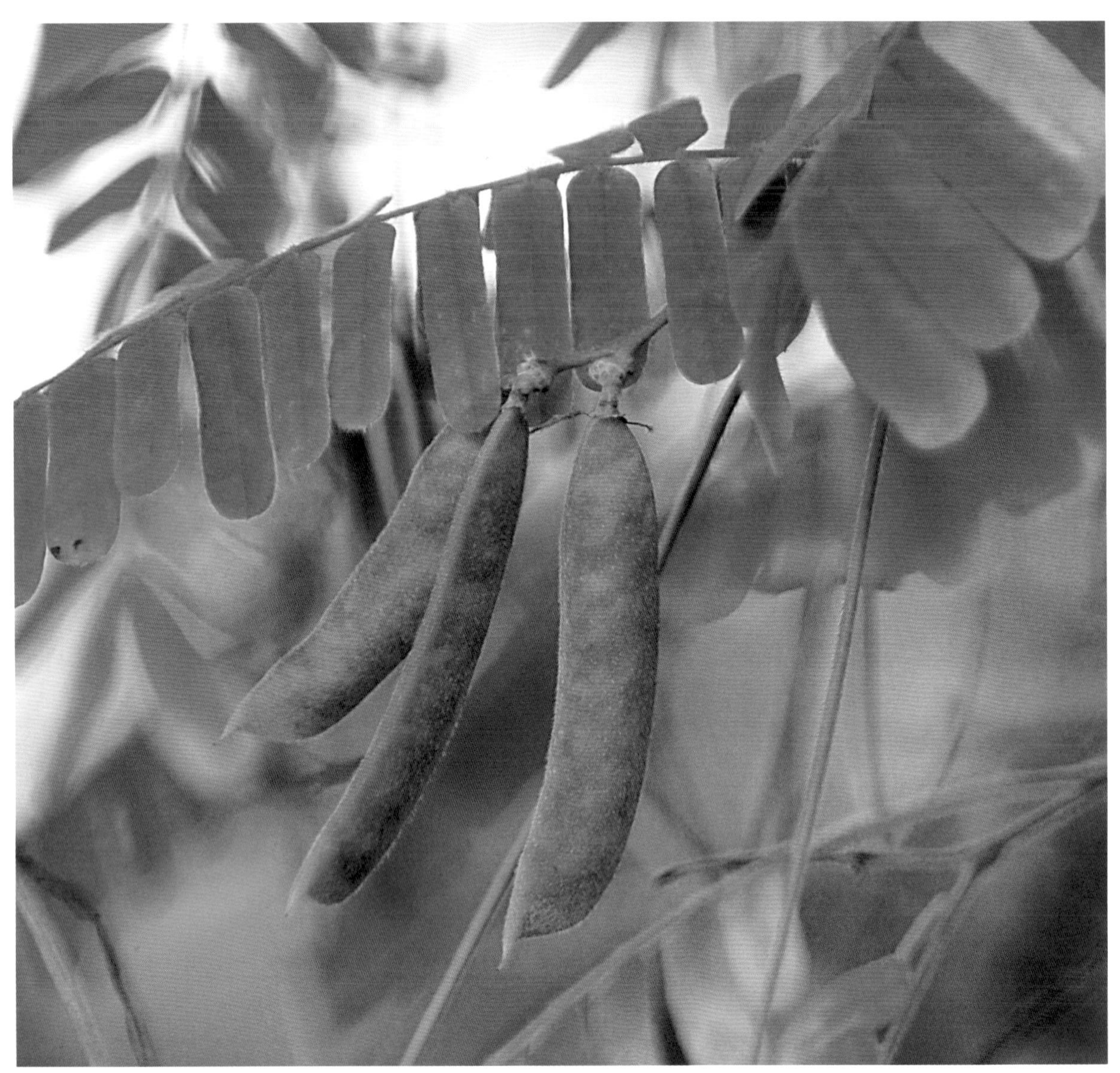

雞骨草（廣州相思子）植株。

【原植物】本品根多呈圓錐形，上粗下細，有分枝，長短不一，直徑0.5～1.5公分；表面灰棕色，粗糙，有細縱紋，枝根極細，有的斷落或留有殘基；質硬。莖叢生，長50～100公分，直徑約0.2公分；灰棕色至紫褐色，小枝纖細，疏被短柔毛。羽狀複葉互生，小葉8～11 對，多脫落，小葉矩圓形，長0.8～1.2公分，先端平截，有小突尖，下表面被伏毛。氣微香，味微苦。

【採收】全年均可採挖，除去泥沙，乾燥。除去雜質及莢果，切段。

【性味】甘，涼。

【功用主治】清熱解毒，舒肝散瘀。治黃疸肝炎，胃痛，乳癰，瘰鬁，跌打傷瘀血疼痛。

【用法與用量】內服：煎湯，10～15克，或入丸、散。外用：搗敷。

【翠雲草】

【別名】翠翎草、龍鬚、藍地柏、綠絨草、回生草、伸腳草、龍鱗草
【基原】為卷柏科植物翠雲草 *Selaginella uncinata* (Desv.) Spring 的全草。

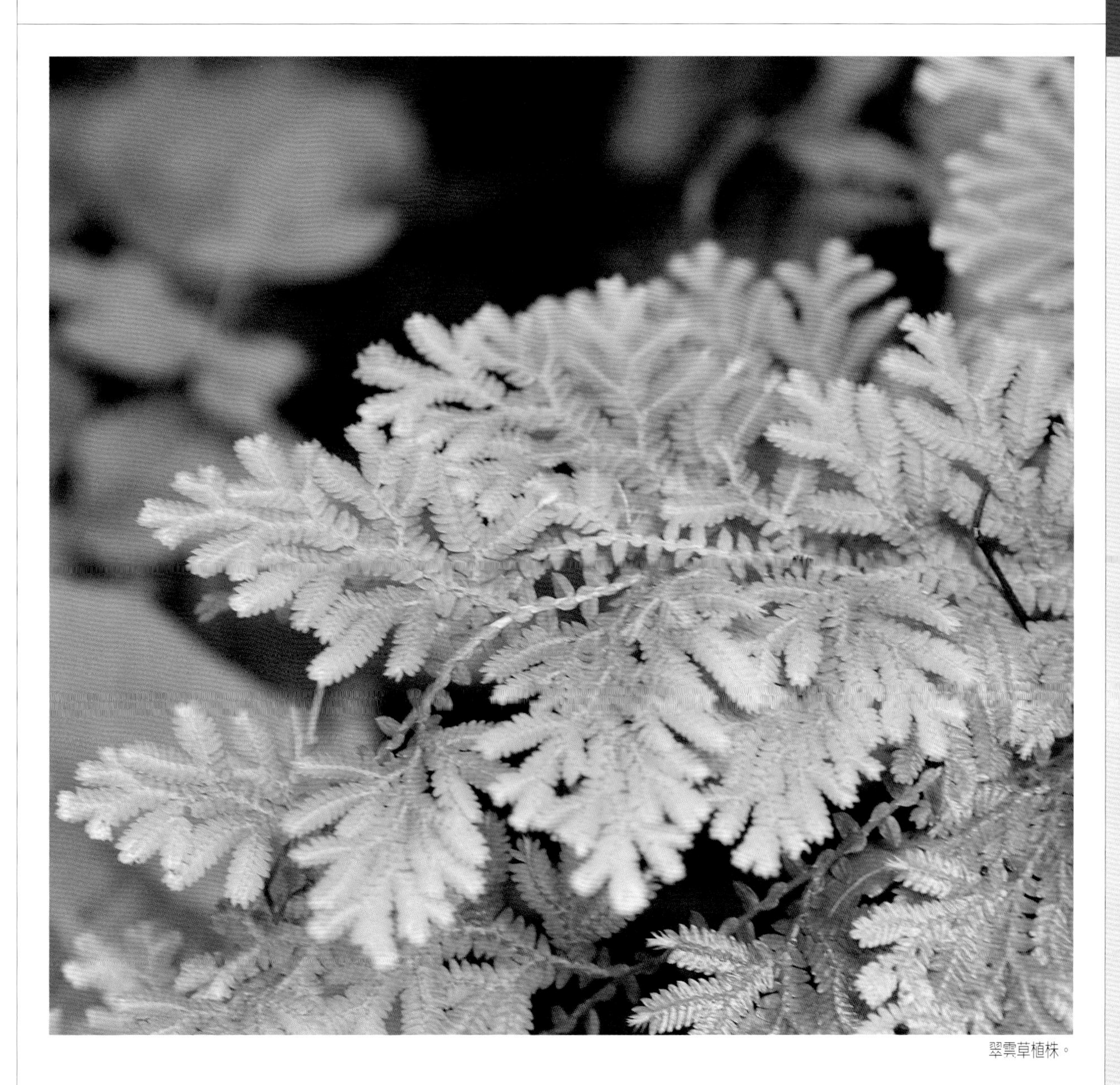

翠雲草植株。

分布：廣西、廣東、福建、浙江、安徽及西南各地。

【原植物】多年生草本。生長於陰濕山石間。主莖纖細，匍匐，長30～60公分；灰黃色，有淺溝，節上生根。分枝向上展伸，其上複為互生、羽狀、叉狀分枝的小枝，末回小枝連葉寬4～6公釐。葉異形，排列平面上，下面深綠色，上面帶碧藍色，卵狀橢圓形，長2～3公釐，寬為長之1/2～2/3，頂端近短尖，邊緣透明，全緣，近兩側相稱，基部渾圓或近心形；生於主莖上的葉最大，斜橢圓形，疏生，直立，邊緣透明，全緣，短漸尖至削尖，基部近心形。孢子囊穗四角形，長6～12.5公釐；孢子葉密生，向上，卵狀披針形，長2.5公釐，有中脈。大孢子黃白色，表面有不整齊的管狀疣突；小孢子基部有冠毛狀突出物，中部有多枚成行的小刺。

【採收】春、秋均可採收。

【性味】微苦，寒。

【功用主治】清熱利濕，解毒，消瘀，止血。黃疸，痢疾，水腫，風濕痹痛，咳嗽吐血，喉癰，痔漏，刀傷，燙傷。

【用法與用量】內服：煎湯，6～12克（鮮者30～60克）。外用：煎水洗。

【酸漿菜】

【別名】山蓼

【基原】為蓼科植物腎葉山蓼 *Oxyria digyna* (L.) Hill 的全草。

分布：吉林、陝西、青海、四川、雲南和西藏等地。

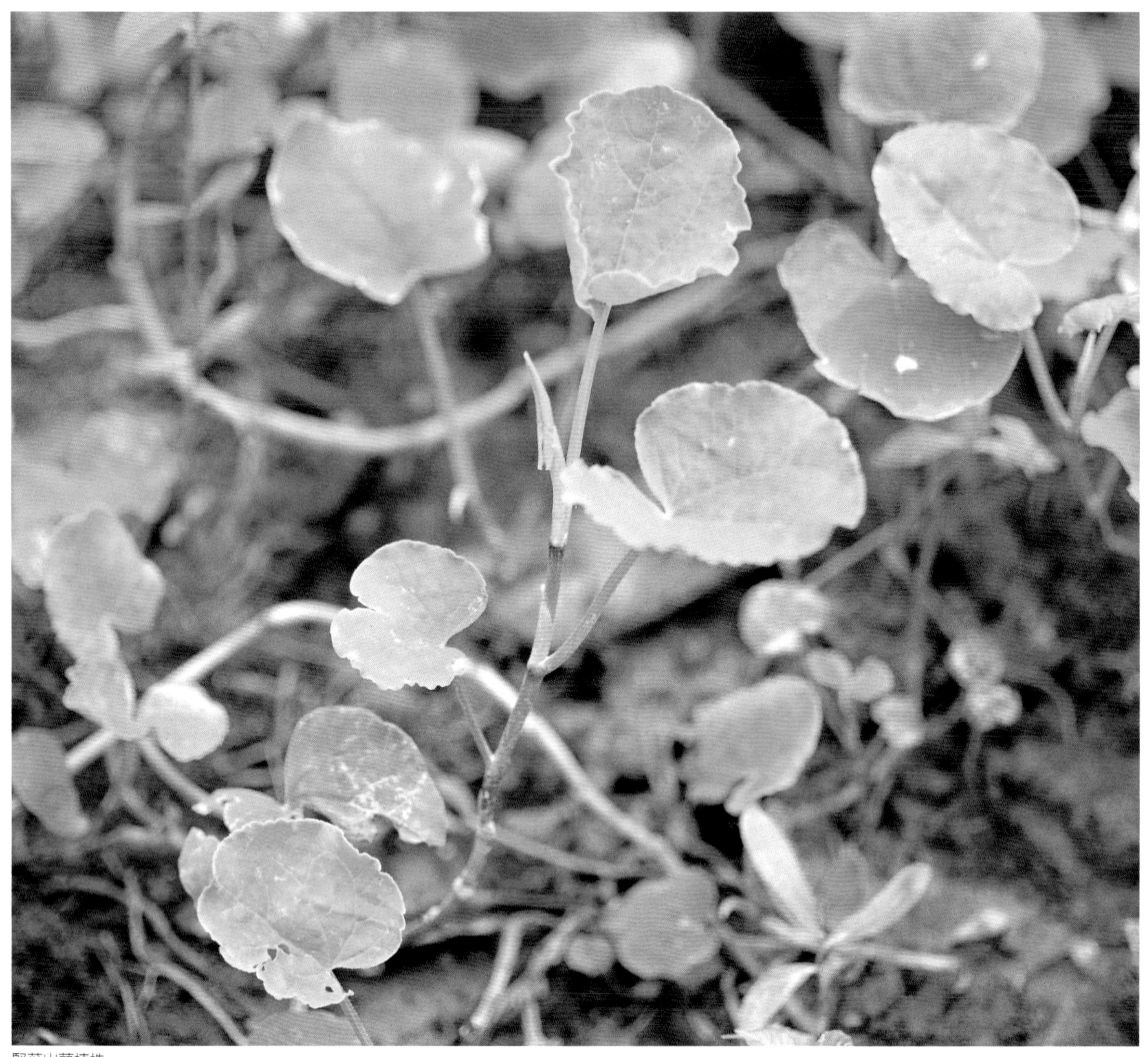

腎葉山蓼植株。

【原植物】 多年生草本，高15～30公分。生於高山地區的山坡或山谷。莖直立。葉常簇生基部，具長柄；葉片腎形，長1.5～3公分，寬2～4公分，頂端圓鈍，基部寬心形，全緣或微波狀；莖上的葉常退化，僅存膜質托葉鞘，有時有1～2小葉。圓錐花序頂生，花梗細長；花小，兩性，淡綠色，花被片4，成兩輪，結果時內輪花被片稍增大，倒卵形；雄蕊6；花柱2。瘦果扁圓形，邊緣有膜質翅，頂端凹陷，翅淡紅色。

【採收】 夏、秋間採收，曬乾。

【性味】 酸，涼。

【功用主治】 清熱利濕。肝氣不舒，肝炎，壞血病。

【用法與用量】 內服：煎湯，9～12克。

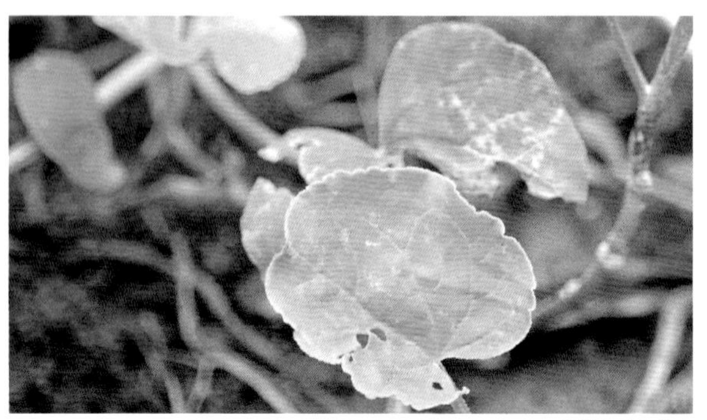

腎葉山蓼的葉。

【鳳尾草】

【別名】井欄邊草、小金星鳳尾、山雞尾、井闌草、鳳凰草、鳳尾蕨、青蕨、雞腳草、百腳雞、金雞爪、井欄茜、小鳳尾。

【基原】為鳳尾蕨科植物鳳尾草 *Pteris multifida* Poir. 的全草或根。

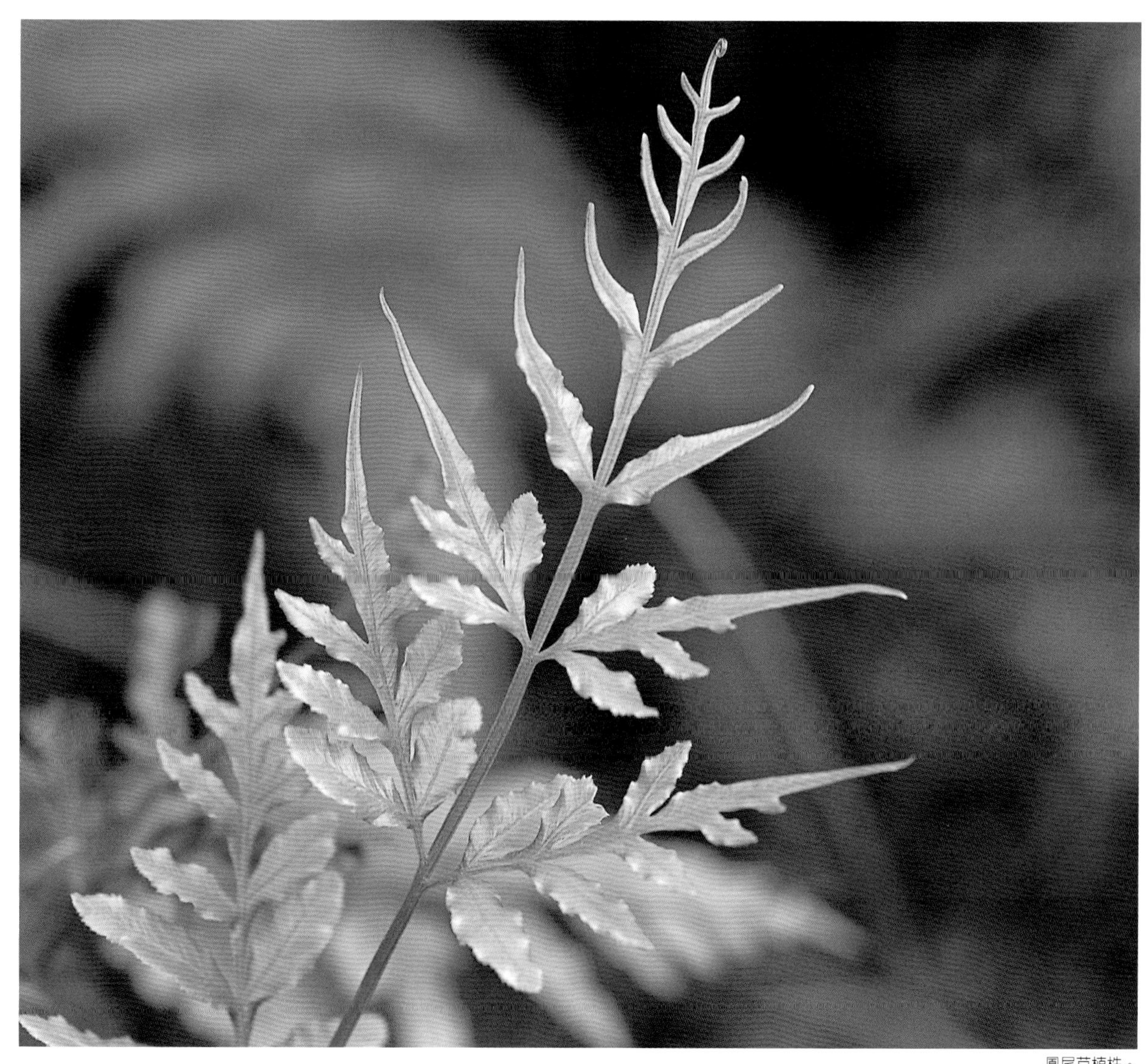

鳳尾草植株。

分布：雲南、四川、廣東、廣西、湖南、江西、浙江、安徽、江蘇、福建、臺灣等地。

【原植物】多年生草本，高30～70公分。生長於半陰濕的岩石及牆角石隙中。地下莖粗壯，密被線狀披針形的黑褐色鱗片。葉叢生，葉柄長5～23公分，灰棕色或禾稈色，無毛；生孢子囊的孢子葉2回羽狀分裂，上面綠色，下面淡綠色，中軸具寬翅，羽片3～7對，對生或近對生，上部的羽片無柄，不分裂，先端漸尖，長線形，全緣，頂端的羽片最長，下部的羽片有柄，羽狀分裂或基部具1～2裂片，羽狀分裂者具小羽片數枚，長線形，小羽片在葉軸上亦下延成翅，葉脈明顯，細脈由中脈羽狀分出，單一或二叉分枝，直達邊緣；不生孢子囊的營養葉葉片較小，2回小羽片較寬，線形或卵圓形，邊緣均有鋸齒。孢子囊群線形，沿孢子葉羽片下面邊緣著生，孢子囊群蓋稍超出葉緣，膜質。

【採收】全年可採。

【性味歸經】味淡微苦，性寒。入腎、胃二經。

【功用主治】清熱利濕，涼血止血，消腫解毒。黃疸型肝炎，腸炎，菌痢，淋濁，帶下，吐血，衄血，便血，尿血，扁桃體炎，腮腺炎，癰腫瘡毒，濕疹。

【用法與用量】內服：煎湯，9～18克（鮮品30～60克）；研末或搗汁飲。外用：搗敷或煎水洗。

【宜忌】虛寒症忌服。

分布：浙江、福建、臺灣及華南、西南地區。

【鋪地蜈蚣】

【別名】筋骨草、狗仔草、獅子草、土木膠、石子藤、寸金草、合金草、龍角藤
【基原】為石松科植物垂穗石松 *Lycopodium cernnum* L. 的全草。

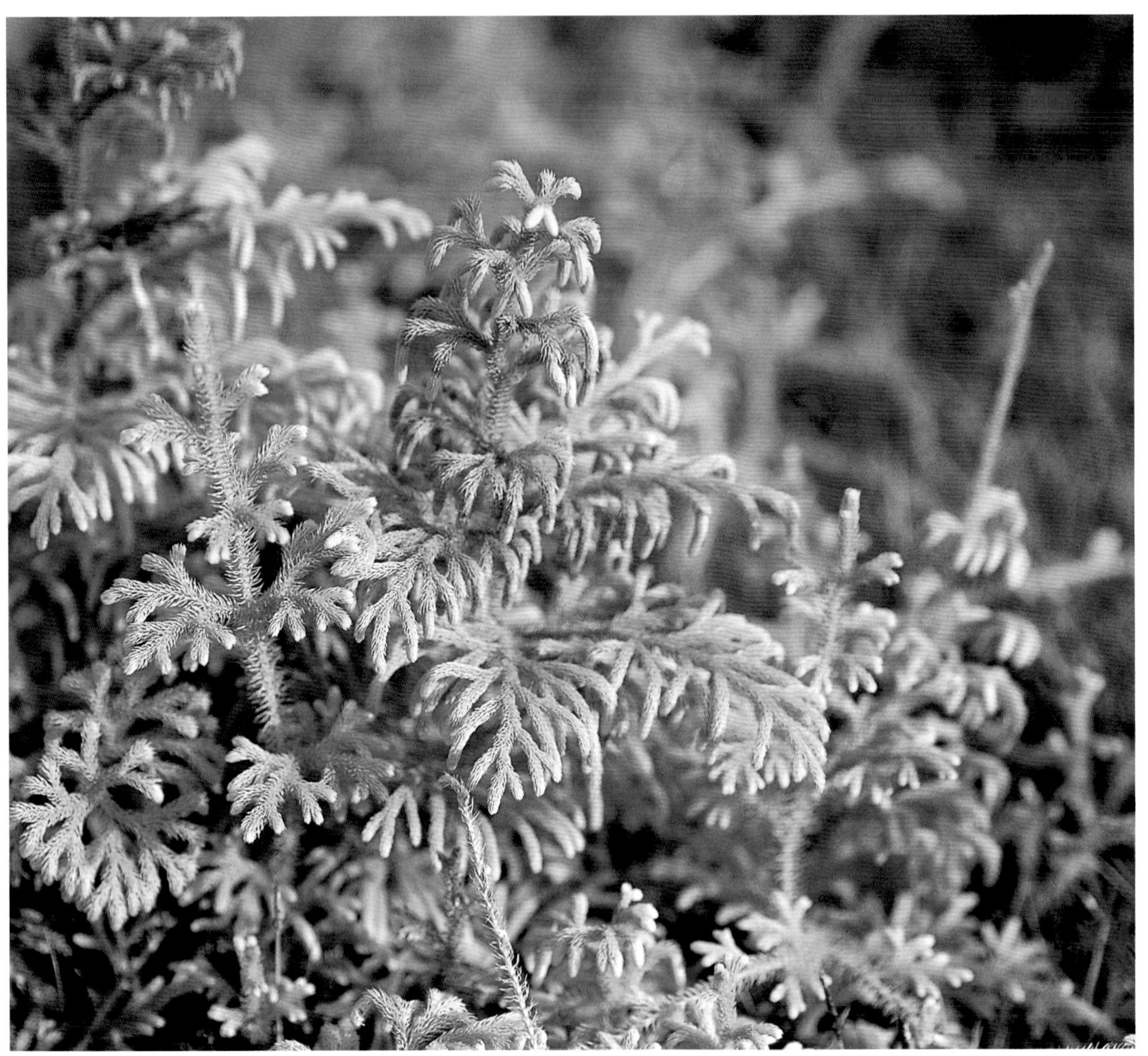

垂穗石松植株。

【原植物】多年生草本。生長於山溪邊或林下蔭濕石上。鬚根白色。主莖直立，基部有次生匍匐莖，長30～50公分或更長。葉稀疏，螺旋狀排列，通常向下彎弓，側枝多回二叉，直立或下垂，分枝上的葉密生，線狀鑽形，長2～3公釐，全緣，通常向上彎曲。孢子囊穗單生於小枝頂端，矩圓形或圓柱形，長8～20公釐，帶黃色，常下垂；孢子葉覆瓦狀排列，闊卵圓形，先端漸尖，邊緣有長睫毛；孢子囊圓形，生於葉腋。孢子四面體球形，有網紋。

【採收】7～9月採收，去淨泥土雜質，曬乾。

【性味】甘，平。入肝、脾、腎三經。

【功用主治】祛風濕，舒筋絡，活血，止血。風濕拘疼麻木，肝炎，痢疾，風疹，赤目，吐血，衄血，便血，跌打損傷，湯、火燙傷。

【用法與用量】內服：煎湯，6～15克（鮮者30～60克）。外用：煎水洗或研末調敷。

【宜忌】孕婦忌服。

【糞箕篤】

【別名】田雞草、飛天雷公、犁壁藤、鐵板膏藥草
【基原】為防己科植物糞箕篤 *Stephania longa* Louv. 的全草或根莖及根。

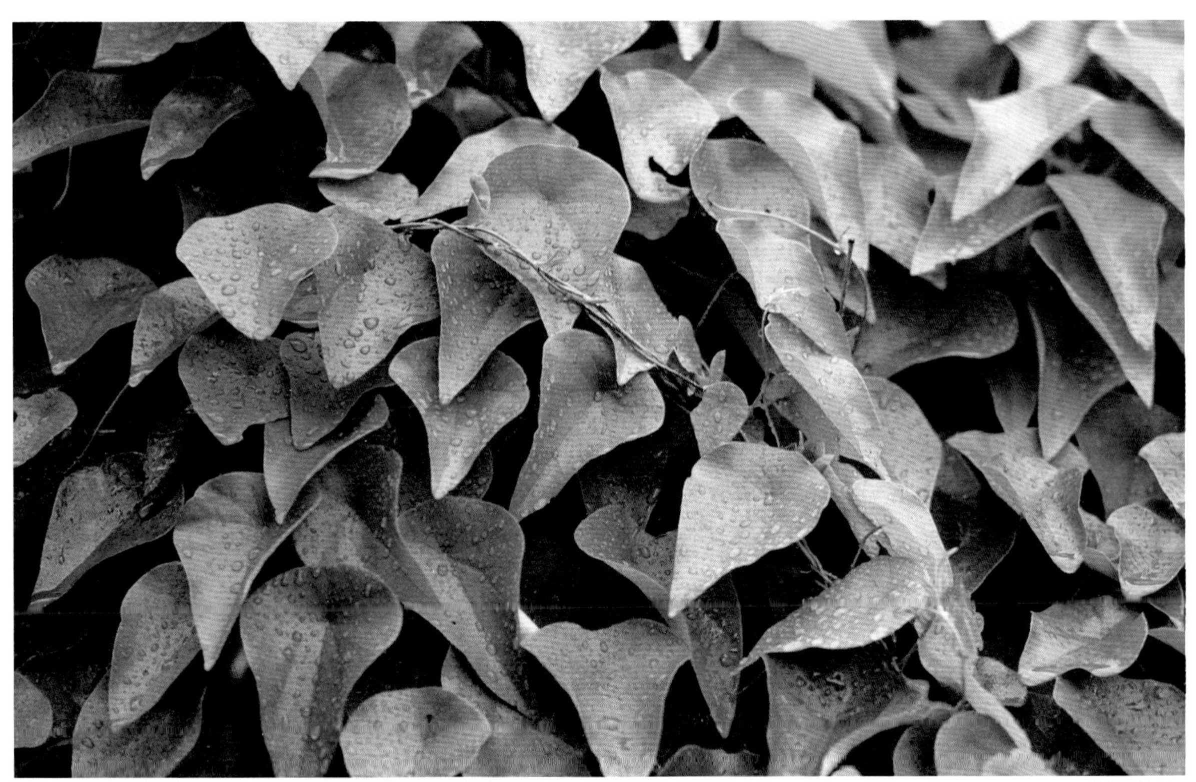
糞箕篤植株。

【原植物】多年生纏繞草本。生於山地，疏林中乾燥處，常纏繞於灌木上。莖柔弱，有縱行線條，無毛。葉紙質或膜質；三角狀卵形，長3～9公分，寬2～6公分，先端極鈍或稍凹入而有小突尖，基部渾圓或截頭形，上面綠色，下面淡綠或粉綠色，主脈約10條，由葉柄著生處向四周放射，在葉背略凸起；葉柄盾狀著生，長3～5公分。花小，雌雄異株，為假繖形花序；雄花的繖形花序不分枝，生於短而蜿蜒狀的小枝上；花序柄長1.5～3公分；小繖形花序5～8個，被粉狀小柔毛；雄花萼片8，被小柔毛，花瓣4，淡綠色，倒卵形，雄蕊花絲癒合，呈柱頭狀，頂端花藥亦癒合呈圓盤狀，橫裂，邊緣呈白色細環紋；雌花萼片3～6，花瓣與雄花相似。核果紅色，乾後扁平，馬蹄形，長約6公釐，寬4～5公釐。花期6～8月。

【採收】全年可採。一般多在秋季割取藤葉或連根挖取，洗去泥砂，除去細根，曬乾或鮮用。

【性味】味腥，性平。

【功用主治】清熱解毒，利濕通便，消瘡腫。熱病發狂，黃疸，胃腸炎，痢疾，便秘，尿血，瘡癰腫毒。

【用法與用量】內服：煎湯，3～9克（鮮者15～30克）。外用：搗敷。

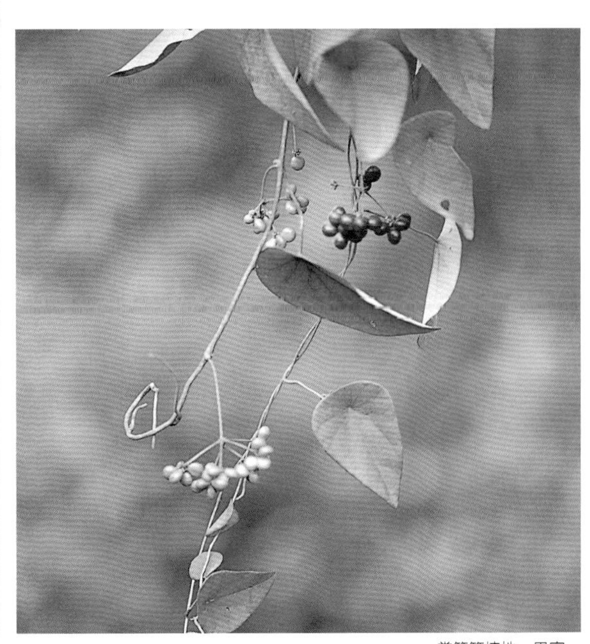
糞箕篤植株、果實。

【檸條】

【別名】中間錦雞兒
【基原】為豆科植物中間錦雞兒 *Caragana intermedia* Kuang et H.C.Fu 的全草。

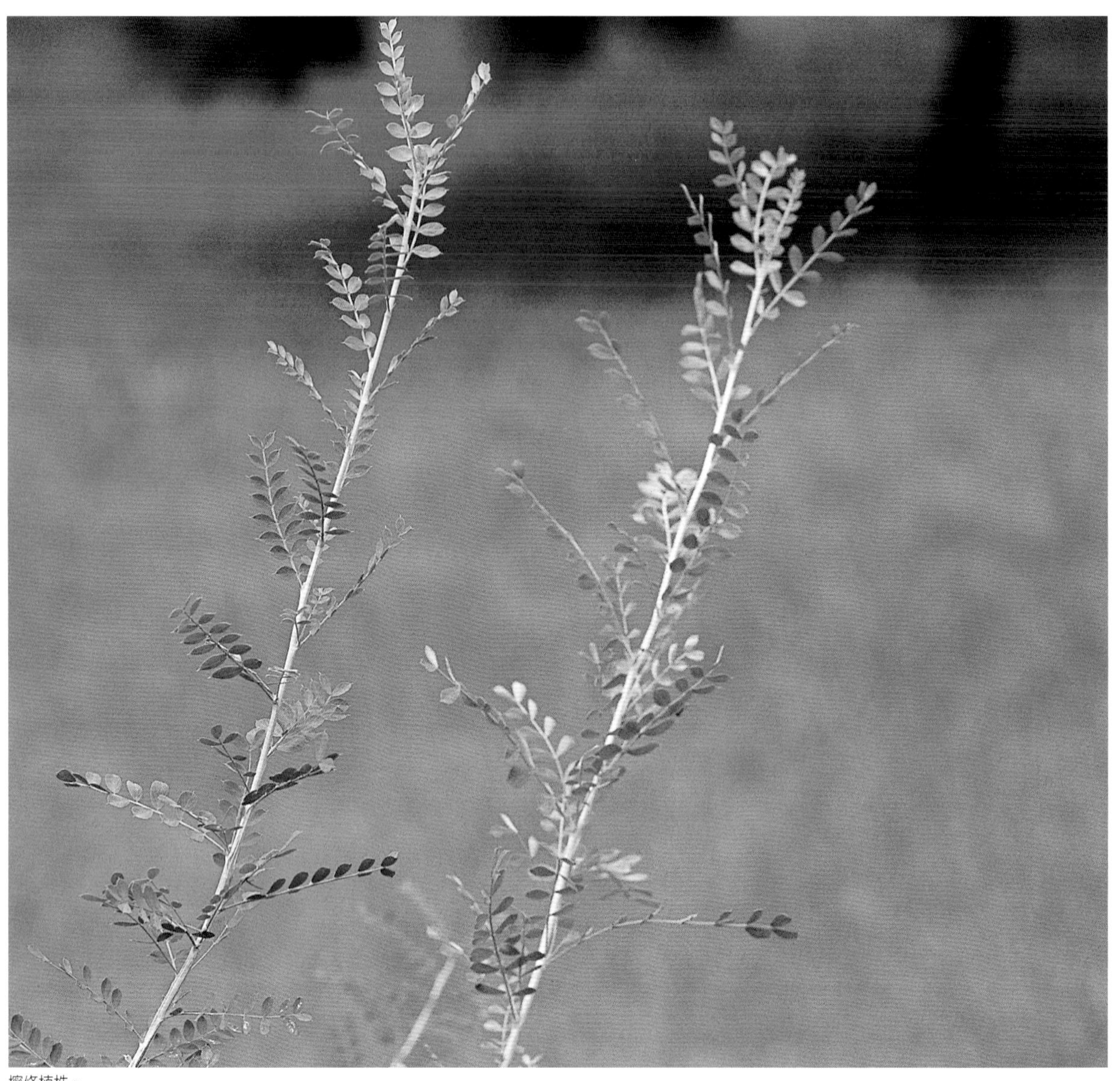

檸條植株。

【原植物】矮小灌木，高30～100公分，多分枝。樹皮黃灰色、黃綠色或黃白色；幼枝被絲質柔毛，枝條伸長；長枝上的托葉宿存，硬化成針刺，長3～10公釐。雙數羽狀複葉，小葉6～18片，橢圓形或倒卵狀橢圓形，先端圓或急尖，具細針尖頭，基部闊楔形，兩面密被灰白色短柔毛。花通常單生，或簇生於短枝上，花梗長15～25公釐，中上部有關節；花萼鐘狀；花冠蝶形，黃色，長2～2.5公分。莢果披針形，端尖，長2～2.5公分，厚革質。種子紅色。花期5～6月。生於沙丘、山坡及乾燥坡地。分布內蒙古、陝西、寧夏、甘肅等地。

【採收】夏、秋採集，洗淨，曬乾。

【性味】甘，溫。

【功用主治】滋陰養血。月經不調，宮頸癌，乳腺癌。

【用法與用量】內服：煎湯，9～15克（鮮者20～30克）。

【翻白草】

【別名】雞腿兒、雞腳草、土菜、茯苓草、郁蘇參、鴨腳參、雞腳爪、黃花地丁

【基原】為薔薇科植物翻白草 *Potentilla discolor* Bge. 的帶根全草。

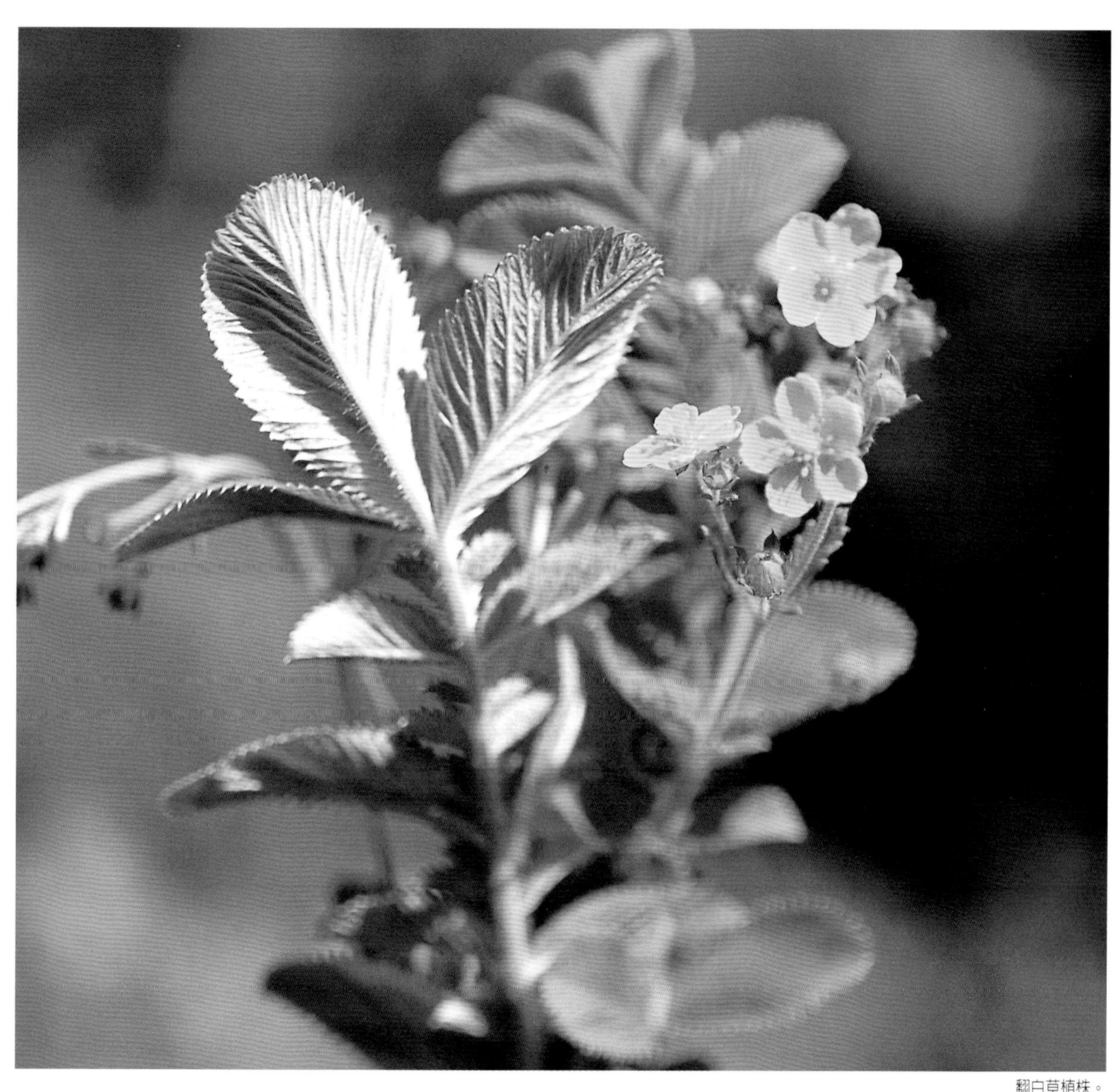

翻白草植株。

【原植物】多年生草本，高15～30公分。生長於丘陵山地、路旁和畦埂上。根多分枝，下端肥厚成紡錘狀。莖上升向外傾斜，多分枝，表面具白色卷絨毛。基生葉叢生，單數羽狀複葉，小葉5～9；莖生葉小，為三出複葉，頂端葉近無柄，小葉長橢圓形或狹長橢圓形，長2～6公分，寬0.7～2公分，先端銳尖，基部楔形，邊緣具鋸齒，上面稍有柔毛，下面密被白色綿毛；托葉披針形或卵形，亦被白綿毛。花黃色，聚繖狀排列；萼綠色，宿存，5裂，裂片卵狀三角形，副萼線形，內面光滑，外面均被白色綿毛；花瓣5，倒心形，凹頭；雄蕊和雌蕊多數，子房卵形而扁，花柱側生，乳白色，柱頭小，淡紫色。瘦果卵形，淡黃色，光滑，臍部稍有薄翅突起。花期5～8月。果期8～10月。

【採收】夏、秋採收。未開花前連根挖取，除淨泥土，曬乾。

【性味】甘苦，平。

【功用主治】清熱，解毒，止血，消腫。痢疾，瘧疾，肺癰，咳血，吐血，下血，崩漏，癰腫，瘡癬，瘰鬁結核。

【用法與用量】內服：煎湯，9～15克（鮮者30～60克）；或浸酒。外用：搗敷。

【夜香牛】

【別名】傷寒草、消山虎

【基原】為菊科斑鳩屬植物夜香牛 *Vernonia cinerea* (L.) Less.，以全草入藥。夏秋採收，洗淨鮮用或曬乾。

分布：廣西、廣東、海南等地。

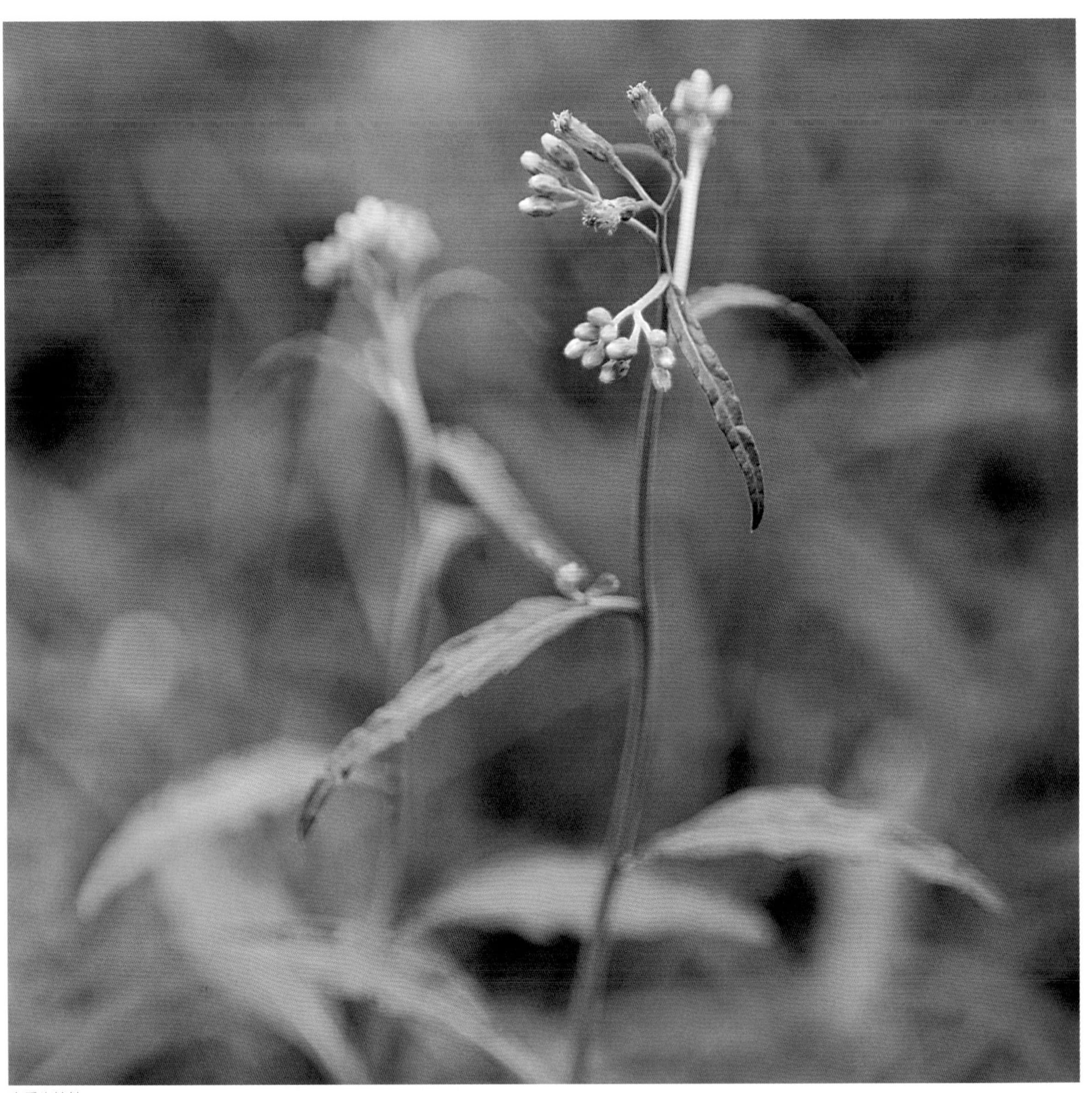

夜香牛植株。

【原植物】 一年生草本，高20～80公分。莖直立，柔弱，少分枝，稍被毛。葉互生；具柄；披針形至卵形或倒卵形，長2～6公分，寬1～3公分，先端鈍或短尖，邊緣有淺齒，基部狹楔尖，下延至葉柄，兩面疏被毛；近枝端的葉較狹而小。頭狀花序長約7公釐，寬約2.5公釐，排列成疏散的傘房花序；總苞片數列，銳尖，最外列較短；全部管狀花，兩性，約20朵，淡紫紅色，花冠長於苞片兩倍，先端5裂，瘦果圓柱形，長約2公釐，有線條，被毛，冠毛白色，多數。花期全年。

【採收】 夏秋採收全草，洗去泥砂，曬乾。

【性味】 苦、微甘，涼。

【功用主治】 疏風散熱，涼血解毒，安神。用於感冒發熱，咳嗽，痢疾，黃疸型肝炎，神經衰弱；外用治癰癤腫毒，蛇咬傷。

【用法與用量】 乾品15～30克，鮮草30～60克；外用適量，鮮品搗爛敷患處。

【白蘇】

【別名】野蘇麻、白蘇子、玉蘇子、蘇梗

【基原】為唇形科紫蘇屬植物白蘇*Perilla frutescens* (L.) Britt.，以葉、嫩枝、入藥。

分布：中國各省均有生長。

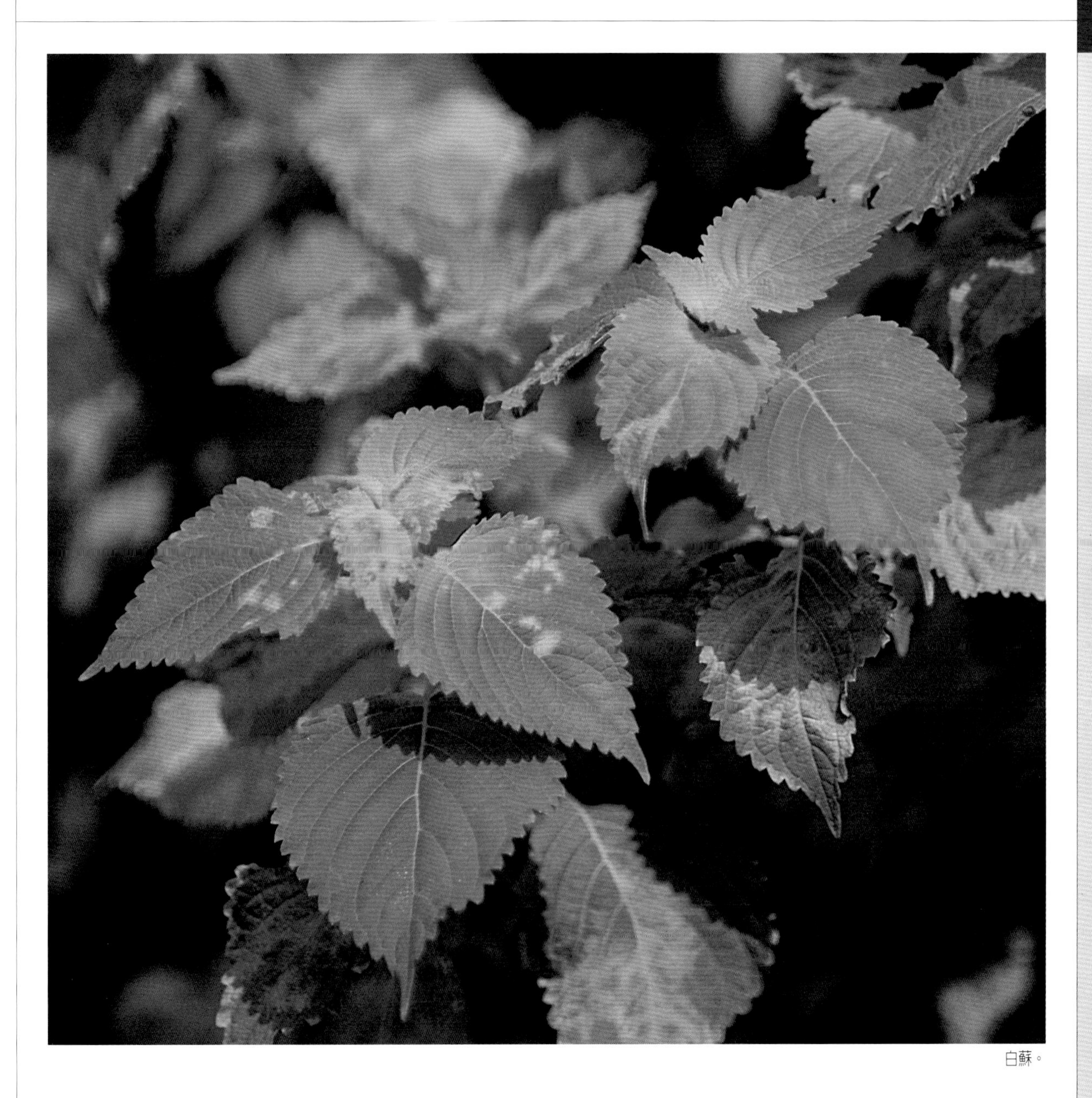

白蘇。

【原植物】唇形科紫蘇屬一年生草本。株高約1公尺。莖方形有溝，多分枝，基部堅硬，光滑，上部有白色毛茸。葉卵圓形，先端尖，背面有腺點。莖葉綠色。總狀花序頂生或側生。

【採收】夏季採葉或嫩枝，除去雜質，曬乾。

【性味】辛，溫。

【功用主治】散寒解表，理氣寬中。用於風寒感冒，頭痛，咳嗽，胸腹脹滿。

【用法與用量】5～15克。

【霧水葛】

【別名】黏榔根、啜膿羔

【基原】蕁麻科霧水葛屬植物霧水葛*Pouzolzia zeylanica*（L.）Benn.，以全草入藥。

分布：廣西、廣東、海南等地。

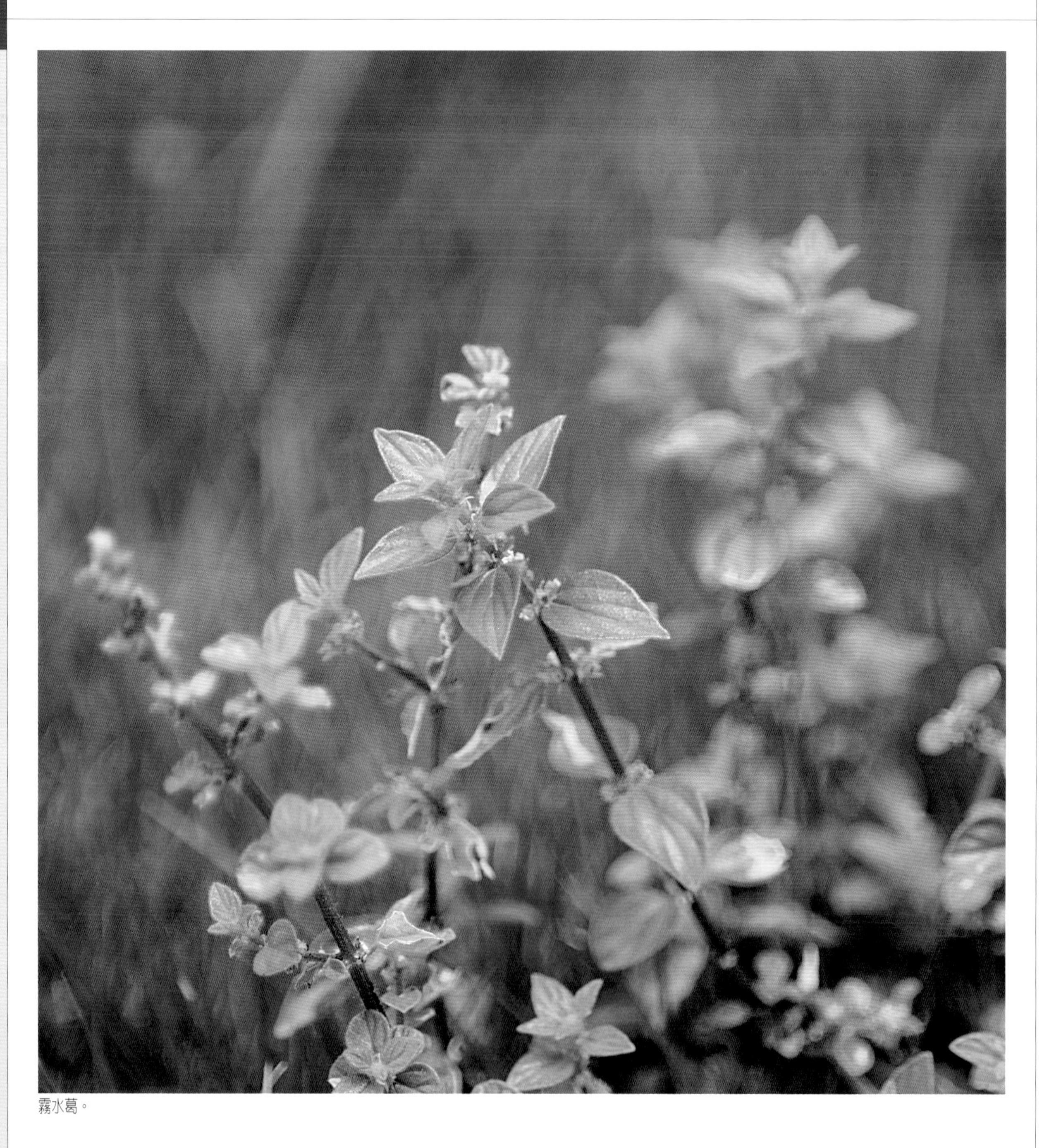

霧水葛。

【原植物】草本，莖披散，下部有1～3對分枝，乾時淡紫紅色。葉對生，紙質，卵形，全緣，兩面疏被短硬毛或無，淡棕綠色，鐘乳體細，點狀，羽狀脈。花小，單性同株，雌雄花混雜排成腋生團傘花序，雄花短梗，雄蕊4枚，退化雌蕊存在。雌花花被管狀，頂端具2裂齒，花後宿存增大，外面被柔毛。瘦果卵形。

【採收】全年可採，洗淨曬乾，多鮮用。

【性味】甘，涼。

【功用主治】清熱利濕，解毒排膿。用於痢疾，腸炎，尿路感染；外用治癤腫，乳腺炎。

【用法與用量】15～30克。

【白花菜】

【別名】羊角菜、屢析草

【基原】為白花菜科植物白花菜*Cleome gynandra* L.的全草。

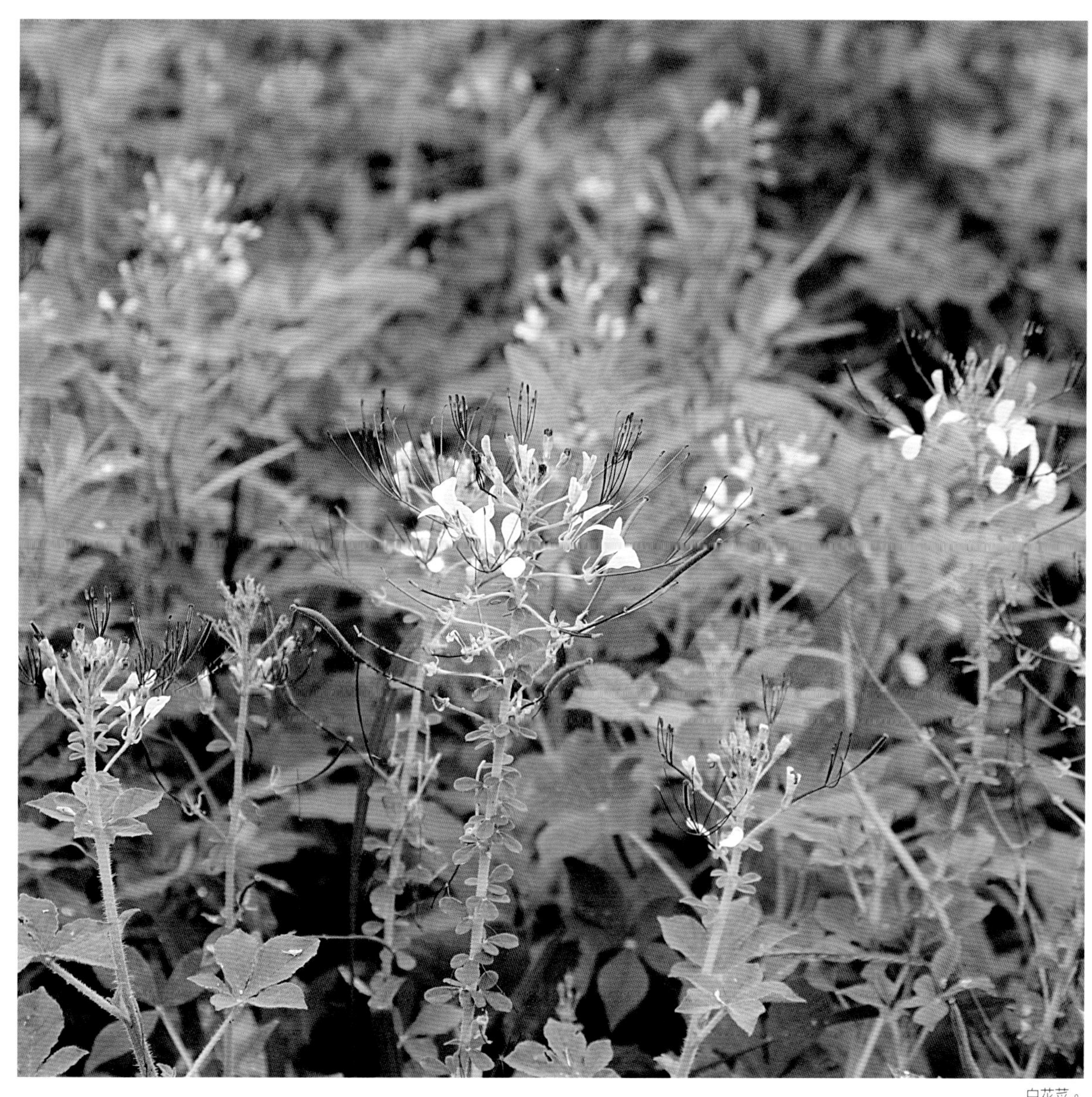
白花菜。

分布：河北、河南、安徽、江蘇、臺灣、雲南、貴州、廣西、廣東等地。

【植物特性】 一年生草本，有惡臭。莖多分枝，高達1公尺，密被黏性腺毛。掌狀複葉常為5片小葉。花瓣有長爪，白或帶紫色。花期5～8月；果期6～9月。常栽培於庭園，野生則生長於溝邊、田埂、路旁等處。

【性味】 辛、甘，溫。

【功能主治】 祛風除濕，活血消腫，解毒截瘧。風濕痹痛；痢疾，白帶，瘧疾；跌打損傷，蛇咬傷；痔瘡。

【用法用量】 煎服9～15克。外用適量，煎水洗或搗敷。

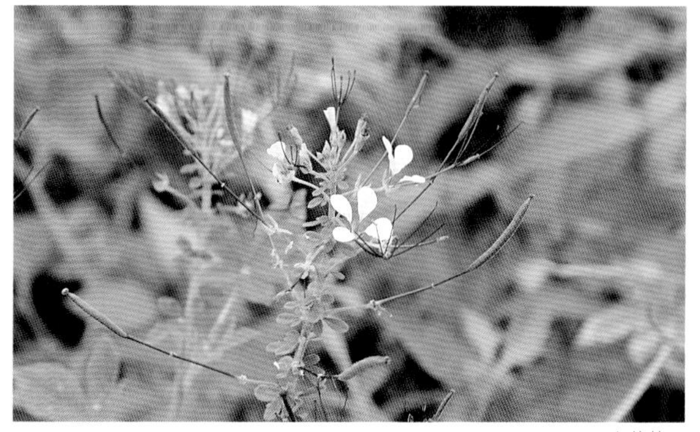
白花菜。

索引

二劃

三劃

四劃

五劃

六劃

七劃

八劃

九劃

十劃

十一劃

十二劃

十三劃

十四劃

十五劃

十六劃

十七劃

十八劃

十九劃

二十劃以上

國家圖書館出版品預行編目資料

中國中藥植物圖鑑 = Chinese herbal drugs atlas
/冼建春攝影．撰文．-- 初版．-- 臺北縣
新店市：人人，2010.03 --
冊；　公分．--（中草藥系列；1-）
含索引
ISBN 978-986-6435-32-4(第1輯：精裝)

1．中藥材　2．藥用植物　3．植物圖鑑

414.34025　　99001843

【中草藥系列1】

中國中藥植物圖鑑
Chinese Herbal Drugs Atlas（第一輯）

攝影．撰文／冼建春
顧問／鄧鐵濤
編審／李惠德、劉心純
主編／冼建春
副主編／張秋鎮、吳趨凡、劉基柱、黃海波、劉傳明、毛一中、冼建國、劉思益
編委、工作人員／溫良明、林秋虹、歐倩雯、郭重儀、范曉梅、胡娟、胡莉芬
書籍裝幀／王行恭設計事務所
發行人／周元白
出版者／人人出版股份有限公司
地址／23145台北縣新店市寶橋路235巷6弄6號7樓
電話／（02）2918-3366（代表號）
傳真／（02）2914-0000
網址／www.jjp.com.tw
郵政劃撥帳號／16402311人人出版股份有限公司
製版印刷／長城製版印刷股份有限公司
電話／（02）2918-3366（代表號）
經銷商／聯合發行股份有限公司
電話／（02）2917-8022
初版一刷／2010年4月
定價／新台幣1000元
行政院新聞局局版台業字第6124號